AF672117

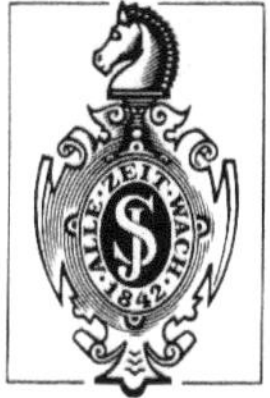
ALLE · ZEIT · WACH
1842

Dietrich Tönnis

Die angeborene Hüftdysplasie und Hüftluxation

im Kindes- und Erwachsenenalter

Grundlagen, Diagnostik, konservative und operative Behandlung

Unter Mitarbeit von Helmut Legal

Mit 346 Abbildungen in 814 Einzeldarstellungen und 49 Tabellen

Springer-Verlag
Berlin Heidelberg GmbH 1984

Professor Dr. Dietrich Tönnis
Direktor der orthopädischen Klinik
Städtische Kliniken Dortmund
Beurhausstraße 40, 4600 Dortmund

Professor Dr. Helmut Legal
Orthopädische Universitätsklinik
Rathsberger Straße 57, 8520 Erlangen

ISBN 978-3-662-06622-5

CIP-Kurztitelaufnahme der Deutschen Bibliothek. Tönnis, Dietrich: Die angeborene Hüftdysplasie und Hüftluxation im Kindes- und Erwachsenenalter: Grundlagen, Diagnostik, konservative u. operative Behandlung/Dietrich Tönnis. Unter Mitarb. von Helmut Legal.
ISBN 978-3-662-06622-5 ISBN 978-3-662-06621-8 (eBook)
DOI 10.1007/978-3-662-06621-8

Ursprünglich erschienen bei Springer-Verlag Berlin Heidelberg New York Tokyo 1984
Softcover reprint of the hardcover 1st edition 1984

Satz und Bindearbeiten: G. Appl, Wemding, Druck: aprinta Wemding
2124/3140-543210

Historische Widmung

Die Widmung dieses Buches soll einem Manne gelten, der schon 1864, also vor 120 Jahren, die Entstehungstheorie der angeborenen Hüftluxation richtig beschrieb[1] und die Neugeborenendiagnostik und -behandlung so darstellte wie wir sie auch heute fordern:

Wilhelm Roser (1817–1888)

Im Jahre 1879 schrieb er folgende Sätze:
„Vor fünfzehn Jahren habe ich die Ansicht aufgestellt, daß die angeborene Hüftverrenkung von einer krankhaften Adduktionsstellung des kindlichen Schenkels im Mutterleibe, von einer gepreßten Lage des Fötus, bei geringer Menge des Fruchtwassers, abzuleiten sein möchte. Ich begründete diese Ansicht durch die Wahrnehmung, daß es Kinder mit schlotterigem Hüftgelenke gibt, denen man mittelst der Adduktion den Schenkel luxieren und mit der Abduktion wieder einrenken kann, und ich bat damals die geburtshelfenden Kollegen, auf diese Mechanik zu achten und die von mir aufgestellte Ansicht klinisch zu prüfen. Meine Aufforderung ist nicht befolgt worden. Auch die Schriftsteller haben von dieser Ansicht, die doch anatomisch und mechanisch wohl begründet erscheint, keine Notiz genommen, und so bin ich bisher mit derselben allein geblieben. Ich glaube aber, dieselbe von Neuem der Aufmerksamkeit der Fachgenossen empfehlen zu dürfen, indem ich meine Gründe von Neuem vorführe und neue Argumente dafür vorbringe ..."
„Und somit werde ich mir wohl die Bitte an die chirurgischen Kollegen erlauben dürfen, sie möchten meine Theorie, die nun schon fünfzehn Jahre in Vergessenheit geblieben ist, zur Beachtung und näheren Untersuchung durch die Geburtshelfer befürworten und empfehlen. Ich verlange ja nicht, daß man mir Recht gebe, sondern nur, daß man die Sache untersuche und prüfe und daß man die Kinder nicht, wie bisher, zwei Jahre alt werden lasse, ohne ihre Hüftverrenkung zu diagnostizieren."[2]
Rosers Anregungen gerieten trotz dieser erneuten Bitte in Vergessenheit. Viele andere Entstehungstheorien wurden vorgetragen; Frühdiagnose und Neugeborenenbehandlung fanden nicht statt. Viele Kinder mußten durch die verspätete Diagnose und Behandlung unter ungenügenden Behandlungsergebnissen und Behinderungen leiden, bis schließlich Ortolani 1937 das „Schnapphänomen" erneut beschrieb und v. Rosen 1957 die routinemäßige Erfassung der Hüftluxation

1 Archiv für Heilkunde (1864) 5: 543–545
2 Langenbecks Archiv für klinische Chirurgie (1879) 24: 309–313

bei Neugeborenen in Schweden einführte. Aber auch heute wird die Hüftluxation in unserem Lande im Durchschnitt noch immer viel zu spät erkannt. So erscheint es berechtigt, Rosers Mahnungen an den Anfang dieses Buches zu stellen.

Vorwort

Seit mehr als 100 Jahren beschäftigt sich die Orthopädie mit der angeborenen Hüftluxation. Die Literatur zu diesem Thema ist kaum mehr überschaubar. Dennoch wird unser Wissen sowohl in den Grundlagen wie in der Therapie durch neue Untersuchungen ständig erweitert. Im deutschen Sprachraum gab Kaiser 1958 das letzte ausführlichere Buch über die angeborene Hüftluxation heraus, und Schlegel lieferte 1961 einen umfangreichen Handbuchbeitrag. Im englischen Sprachraum erschien 1978 die Monographie von Coleman und 1982 die von Somerville. Tachdjian brachte 1982 ein Buch über die Hüftluxation heraus, an dem 44 Autoren mitgearbeitet hatten.
Das vorliegende Buch hat sich zum Ziel gesetzt, einen Überblick über unseren gegenwärtigen Wissensstand zu bringen: Grundlagen, Diagnostik, konservative und operative Behandlungsmethoden und ihre Indikation. Dabei wurde versucht, auch die Entwicklung von den Anfängen bis zu unserem gegenwärtigen Stand zu verfolgen.
Viele Autoren schildern die Diagnostik und Behandlung der angeborenen Hüftdysplasie und Hüftluxation nach bestimmten Altersgruppen. Uns erscheint es richtiger, nach dem arthrographischen Befund und dem Schweregrad der Veränderungen individuell vorzugehen. Deshalb treten die Behandlungen der verschiedenen Altersstufen hier weniger in den Vordergrund.
Für die angeborene Hüftluxation interessieren sich heute Orthopäden, Pädiater, Röntgenologen und Allgemeinmediziner. Während es manchem Leser auf eine Einführung ankommt, erwartet ein erfahrener Kollege spezifischere, in alle Einzelheiten gehende Ausführungen; ein wissenschaftlich tätiger wünscht sich Literaturüberblicke. Um allen Interessen entgegenzukommen, ist das Buch entsprechend untergliedert. Die den Kinderarzt und den Röntgenologen interessierenden Fragen sind gut erkennbar abgegrenzt. Für die mit der konservativen und operativen Behandlung beschäftigten Orthopäden sind die Abschnitte ebenfalls in sich abgeschlossen. Der wissenschaftlich interessierte Leser findet gesonderte Kapitel mit Literaturüberblicken.
An den Schluß des Buches wurde ein Kapitel mit „Anschauungsmaterial“ gesetzt, das die theoretischen Ausführungen ergänzen soll. In der Praxis zeigen sich die Schwierigkeiten der Beurteilung immer wieder am einzelnen Röntgenbild. Deshalb wurde hier auf Fragen wie „Was ist normal?“, „Was ist pathologisch?“ und auch auf die Entscheidung zu verschiedenen Behandlungsmaßnahmen am einzelnen Röntgenbild eingegangen.
Bei dieser Untergliederung für Leser verschiedener Fachgebiete bzw. für mehr oder weniger in die Materie eingearbeitete ließen sich gewisse Überschneidungen einzelner Kapitel nicht vermeiden. Ein so um-

fangreiches Buch wird aber sicherlich nur von wenigen von A bis Z durchgehend gelesen.

In dem vorliegenden Werk werden einerseits alle heute üblichen Behandlungsverfahren geschildert und auch konkurrierende Meinungen wiedergegeben; andererseits sind die für eine Monographie charakteristischen Merkmale – kritische Sichtung unserer Kenntnisse, Wiedergabe eigener Erfahrungen, Formulierung persönlicher Vorschläge – ebenfalls herausgearbeitet und durch entsprechende Statistiken untermauert.

Ziel unserer Behandlung muß das normale Hüftgelenk sein; nach diesem Maßstab müssen alle Ergebnisse beurteilt werden. Ebenso verlangt auch die kritische Entscheidung für oder gegen eine bestimmte Behandlung Kenntnisse über das normale und pathologische Hüftgelenk und seine spontane Weiterentwicklung. Den röntgenologischen Meßverfahren und den Normwerten des Hüftgelenks wurde deshalb entsprechender Raum in der Darstellung gewidmet. Zugleich wurden Vorschläge für ein einheitliches Auswertungsverfahren anhand der Normwerttabellen und ihrer Abweichungsgrade gebracht.

An dieser Stelle möchte ich allen Dank sagen, die zum Gelingen des Buches beitrugen, zunächst meinen akademischen Lehrern, Herrn Prof. Dr. A. N. Witt und seinem damaligen Oberarzt, Prof. Dr. H. Mittelmeier, die mich in dieses Arbeitsgebiet einführten. Meinem Mitautor, H. Legal, Erlangen, danke ich, daß er das Kapitel „Biomechanik“ übernommen und darin die praktische Anwendung der Biomechanik im operativen Bereich so eingehend geschildert hat. Für die Überarbeitung des Manuskripts bin ich Herrn Prof. Dr. W. Psaar (Dortmund) und meinem Oberarzt Dr. K. Kalchschmidt dankbar, ebenso Herrn L. Picht vom Springer-Verlag. Meiner Sekretärin, Frau Tiemann, gebührt Dank für das Schreiben des Manuskripts und des umfangreichen Literaturverzeichnisses. Die Zeichnungen stammen von Herrn R. Henkel (Heidelberg), die Fotos von unseren Klinikfotografen, Fräulein Wirth und Herrn Kühn. Die Qualität ihrer Arbeit spricht für sich selbst.

Dem Springer-Verlag bin ich für sein großzügiges Entgegenkommen bei der Ausstattung des Buches, vor allem mit Fotomaterial, sehr dankbar.

Dieses Buch wäre nicht zustande gekommen, wenn meine Familie nicht soviel Verständnis über mehrere Jahre gezeigt hätte; daher gilt meiner Frau und meinen Kindern mein ganz besonderer Dank.

Dortmund, Februar 1984 Dietrich Tönnis

Inhaltsverzeichnis

Kapitel 1

Anatomische Grundlagen

1.1 Anatomie des Hüftgelenks

Das Hüftgelenk des Erwachsenen ist funktionell ein dreiachsiges Kugelgelenk. Es ermöglicht Bewegungen in allen Ebenen des Raumes und im Rotationssinne. Es ist gesichert durch seine anatomische Form, einen starken Bandapparat und Muskeln, die es von allen Seiten umgeben.

1.1.1 Hüftpfanne

Beim Erwachsenen entspricht die Hüftpfanne einer Hohlhalbkugel. Ihr Krümmungsradius beträgt durchschnittlich 2,7 cm, ihre Knorpelfläche 16 cm^2 (v. Lanz u. Wachsmuth 1938). Zusammen mit der Gelenklippe, dem faserknorpeligen Limbus, umfaßt die Pfanne etwas mehr als die Hälfte des Schenkelhalskopfes (Nußgelenk) (Abb. 1.1). Der Gelenkknorpel überzieht die Pfanne aber nicht vollständig, sondern nur in Form einer bis zu 3 mm dicken Sichel (Fascies lunata), vergleichbar auch einem Hufeisen, das zum unteren Limbis hin offen ist (Abb. 1.2). In der Mitte besteht deshalb eine Vertiefung in der Pfanne (Fossa acetabuli), die von Fett ausgefüllt wird. Zwischen den Enden der Fascies lunata spannt sich das Ligamentum transversum, so daß die Hohlhalbkugel geschlossen ist.

Bei Belastungen soll die Hüftpfanne eine leichte Deformierung zeigen (Huggler et al. 1974). Dabei kommt es zum Ausweiten des Vorder- und Hinterrandes nach vorn bzw. hinten und zur Annäherung des kaudalen Teils der Facies lunata, während der kraniale, die Hauptbelastung tragende, keine Deformierung aufweist.

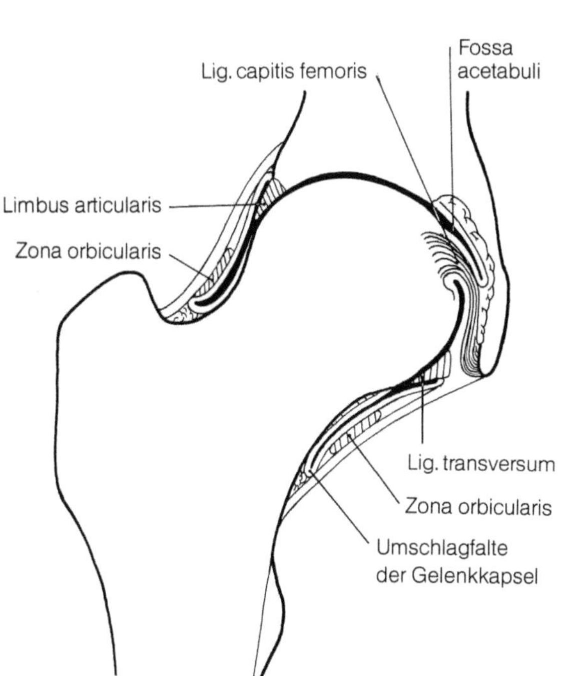

Abb. 1.1. Querschnitt durch das Hüftgelenk mit Darstellung des Limbus und des Kapselverlaufs

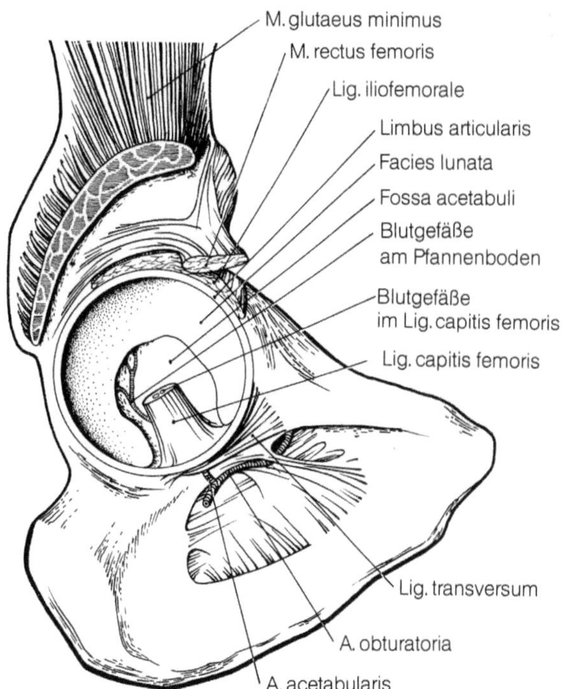

Abb. 1.2. Einblick in die Hüftgelenkpfanne

1.1.2 Stellung der Hüftpfanne

Die Hüftpfanne öffnet sich nach kaudal-lateral. Sie ist aber nicht streng seitlich gerichtet, sondern leicht nach vorn gedreht. Die durch die Öffnung der Pfanne gelegte Ebene hat v. Lanz (1950) als *Pfanneneingangsebene* bezeichnet (Abb. 1.3). Sie wird gemessen am anatomischen Präparat, indem man die Beckenneigung ausgleicht und Promontorium und Linea terminalis parallel zur Meßunterlage bringt. Die Pfanneneingangsebene wird dann als Winkel zwischen der Körperlängsachse und der Tangente an der Pfanne gemessen. Der Durchschnittswert dieses Neigungswinkels beträgt 42°. Die mittlere Schwankungsbreite liegt nach v. Lanz zwischen 37° und 47°. Bei Neugeborenen beträgt die mittlere Neigung 31°, im Alter von 10 Jahren 39°.

Das Röntgenbild zeigt eine andere Beckenkippung. Damit haben hier eingezeichnete Pfannenöffnungswinkel auch etwas andere Größen, beispielsweise der Pfannenöffnungswinkel nach Ullmann (1939) und Sharp (1961) [s. 9.6.1 a)].

Die ventrale Öffnung der Pfanne wurde bisher selten bestimmt. Sie läßt sich aus der Röntgenaufnahme nach Chassard u. Lapiné (1923) ablesen (noch besser heute aus Computertomographien) und beträgt nach verschiedenen Autoren 12–16,5° [s. 9.1.3 und 9.6.1 b) sowie Kap. 11].

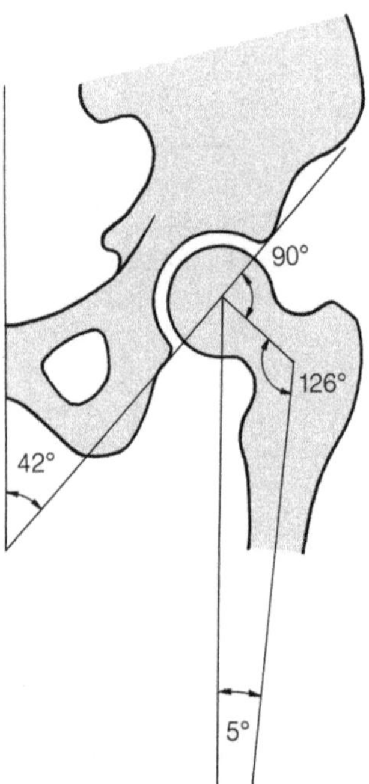

Abb. 1.3. Pfanneneingangsebene nach v. Lanz, Schenkelhalswinkel und Auftreffwinkel der Schenkelhalsachse auf die Pfanneneingangsebene

1.1.3 Schenkelkopf

Er stellt zwei Drittel einer Kugel dar (Durchmesser etwa 5 cm). Sein Mittelpunkt ist im Normalfall mit dem der Pfanne identisch. Seine Form entspricht allerdings nicht genau der einer Kugel, denn der oberste Teil der Kalotte ist leicht abgeflacht. Damit verteilt sich die Belastung mehr auf einen Ring um den obersten Pol. Die Art der Druckübertragung und Belastung des Hüftkopfes ist aber noch nicht endgültig geklärt und bleibt Gegenstand wissenschaftlicher Untersuchungen (s. Kap. 4).

Der *Knorpelüberzug* umfaßt zwei Drittel der Kugeloberfläche. Ventral und dorsal reicht er etwas tiefer als an den Seiten. Die größte Knorpeldicke liegt etwas unter und vor der Mitte (2,2–3,7 mm nach v. Lanz u. Wachsmuth 1938), wo der Kopf beim Gehen und Stehen dem stärksten Druck ausgesetzt ist. Zum Rande hin nimmt die Knorpeldicke ab (1,0–1,9 mm).

Die Fovea capitis ist der Einstrahlungspunkt für das in der Frühentwicklung den Hüftkopf ernährende Blutgefäß, das im *Lig. capitis femoris* (auch *Lig. teres* genannt) verläuft. Die Fovea liegt im hinteren unteren Quadranten des Schenkelkopfes. Sie stellt eine dreieckige kleine Grube dar. In Neutralstellung liegt sie der Fossa acetabuli gegenüber, aus der das Lig. capitis femoris entspringt.

1.1.4 Schenkelhals

Der Schenkelhals liegt noch innerhalb der Hüftgelenkskapsel, die sich ventral bis zu seiner Basis zieht, dorsal etwas höher endet (Abb. 1.1). Phylogenetisch gesehen ist der Schenkelhals nur der oberste Teil des Schenkelschaftes. Seine Abwinkelung gegenüber dem Schaft wird durch seine Belastung und Funktion bedingt. Die Epiphysenzone stellt sich im Wachstum senkrecht zur druckresultierenden Kraft. Die Antetorsion bestimmt das Ausmaß der Innen- und Außendrehfähigkeit. Die Neigung des Schenkelhalses gegenüber dem Schaft nach vorn führt dazu, daß er im Stand leicht dorsal verläuft und damit die Beugung vermehrt wird. Der Abstand des Trochanter major ist entscheidend für die Abspreizung. Insgesamt stellt die Form des Schenkelhalses das Ergebnis vieler funktioneller Kräfte dar. Deshalb sollten operative Änderungen seiner Form sehr genau überlegt sein.

Der Neigungswinkel (A. Fick 1845), *Schenkelhalswinkel* (v. Lanz 1950) oder *Centrum-Collum-*

Diaphysenwinkel (CCD-Winkel nach Müller 1957) ist der nach innen offene Winkel zwischen Schenkelhals und Schenkelschaft (Abb. 1.3). Er beträgt nach Carpy (1892, zit. nach v. Lanz 1950), Mikulicz (1878), Lange u. Pitzen (1921) im Mittel bei Mann und Frau 125–126°. Mittlere Schwankungen erstrecken sich nach v. Lanz (1950) von 120 bis 133°. Aber auch höhere Schenkelhalswinkel müssen keineswegs einen pathologischen Faktor darstellen, wenn andere biomechanische Faktoren im Normbereich liegen. Vor allem im Wachstumsalter ist die Schwankungsbreite außerordentlich groß und die Abgrenzung pathologischer Formen problematisch (s. 9.8.1).

Bei Neugeborenen beträgt der Schenkelhals-Schaft-Winkel etwa 150°, bei Beginn der Belastung etwa 140° und im Alter von 15 Jahren etwa 133°. Mit zunehmendem Alter und bei Osteoporose verringert er sich bis auf 120° (v. Lanz 1950).

1.1.5 Femurtorsionswinkel

Der Schenkelhals zeigt außerdem auch eine Drehung gegenüber der transversal liegenden Kniekondylenachse nach vorn (Abb. 1.4a). Diese kommt durch Torsion des Femurs und Schenkelhalses gegenüber der Kondylenachse zustande. Deshalb sprechen wir auch von *Antetorsionswinkel (AT-Winkel)*. Bei einem Teil der Fälle dürfte es sich aber nicht nur um eine reine Femurtorsion handeln, sondern auch um verschiedene Abweichungen des koxalen Femurendes (Abb. 1.5), um eine Anteflexio colli, bei der der Schenkelhals in sich nach vorn gedreht ist, oder um eine Anteversio capitis, bei der der Kopf gegenüber dem Schenkelhals nach vorn gewendet ist. Derartige Fehlrichtungen des Schenkelhalses sind heute seltener geworden. Sie traten in früheren Jahren als Folge der langfristigen und forcierten Lorenz-Behandlung und aufgrund von Hüftkopfnekrosen sehr viel häufiger auf.

Im angloamerikanischen Schrifttum wird im Gegensatz zum deutschsprachigen nur von der Anteversion des Schenkelhalses gesprochen, nicht von der Antetorsion.

Beim Erwachsenen beträgt der durchschnittliche AT-Winkel nach den anatomischen Messungen (Miculicz 1878; Le Damany 1908; Lange u. Pitzen 1921; v. Lanz 1950) etwa 12°. Auf die neuere Literatur und röntgenologische Messungen wird un-

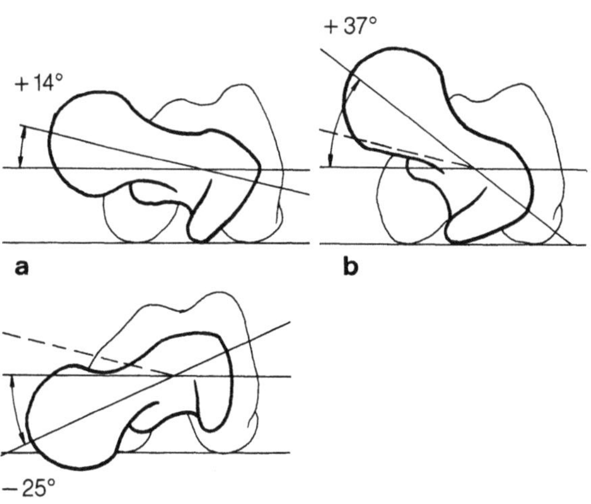

Abb. 1.4 a–c. Darstellung des Antetorsionswinkels, gebildet durch die Tangente an die Kniegelenkkondylen und die Schenkelhalsachse in der Aufsicht von kranial. **a** Normaler, Antetorsionswinkel im Erwachsenenalter, **b** erhöhter Antetorsionswinkel, **c** Retrotorsion des Schenkelhalses

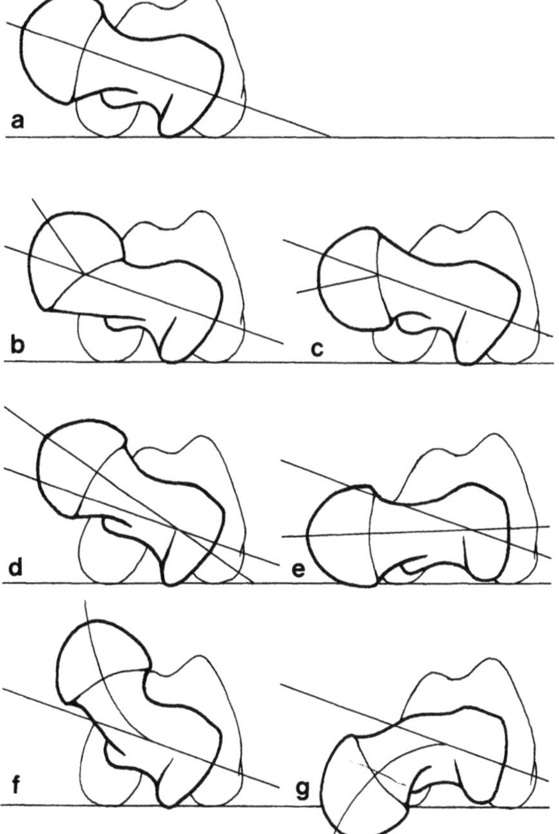

Abb. 1.5 a–g. Verschiedene Fehlstellungen des Schenkelhalses und des Hüftkopfes. **a** Normale Stellung des Hüftkopfes und normale Antetorsion, **b** Anteversio capitis, **c** Retroversio capitis, **d** verstärkte Antetorsio femoris, **e** Retrotorsio femoris, **f** Anteflexio colli, **g** Retroflexio colli

ter 9.8.2–9.9.5 eingegangen. Beim Neugeborenen ist die Antetorsion nach v. Lanz auf 31° durchschnittlich vermehrt. Sie nimmt bis zum Erwachsenenalter auf 12° ab. Bei Hüftdysplasie ist sie häufig erhöht. Darüber hinaus kennen wir das sog. *Antetorsionssyndrom (AT-Syndrom)*, bei dem nur die Antetorsion stark erhöht ist, die anderen Meßwerte des Hüftgelenks aber normal sind. Hier ist auch auf den kompensatorisch evtl. erhöhten Tibiaverdrehungswinkel, die Tibiatorsion nach außen, zu achten und auf die veränderte Rotation im Kniegelenk (Tönnis u. Tarhan 1981).

1.1.6 Schenkelschaftachse, mechanische Längsachse und Kniegelenkachse

Die *Mittellinie oder „Seelenachse" eines Knochens* verbindet die geometrischen Mittelpunkte aller in ventrodorsaler Richtung gelegten Querschnittsebenen (R. Fick 1904). Beim Schenkelschaft verläuft diese Linie nicht gerade, sondern ist nach vorn und lateral gebogen. Unter *Schenkelschaft- oder anatomischer Achse* verstehen die Anatomen nicht die wirkliche Mittellinie, sondern die Gerade, welche die Mittelpunkte der Schaftquerschnitte an der proximalen und distalen Drittelgrenze verbindet.

Die *mechanische Längsachse* des Beins (Pauwels 1950) oder die *Traglinie* (v. Lanz 1950) verbindet bei physiologischen Verhältnissen die Mittelpunkte des Hüft-, Knie- und oberen Sprunggelenks miteinander (Abb. 1.6). Die Größe des Winkels zwischen Schenkelschaft und mechanischer Achse ist individuell verschieden. Sie hängt von der Neigung und der Länge des Schenkelhalses sowie von der Stellung der Kniegelenke (Genu valgum und Genu varum) ab. Nach Miculicz (1878), R. Fick (1904), v. Lanz (1950) und Pauwels (1950) beträgt der Winkel an normalen Extremitäten 5–7°.

Steht ein Mensch mit geschlossenen Beinen aufrecht, dann verläuft die mechanische Femurachse nicht vertikal, sondern etwas schräg einwärts nach unten. Die Kniebasislinie oder Verbindungslinie beider Femurkondylenflächen, die der Kniegelenkachse entspricht, steht dann senkrecht zur Vertikal- oder Medianlinie. Sie bildet mit dem Femurschaft einen mittleren Winkel von 81° (Miculicz 1878; R. Fick 1904) und mit der mechanischen Achse einen Winkel von 87°.

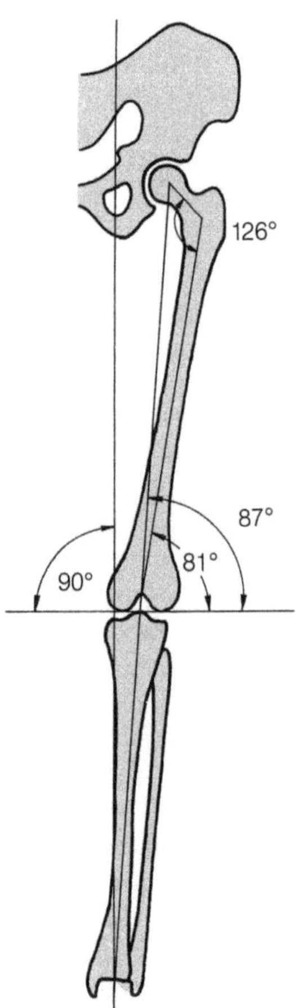

Abb. 1.6. Die Achsenverhältnisse des Beins. Die Kniegelenkachse liegt horizontal bzw. im rechten Winkel zur Vertikalen. Die Traglinie oder mechanische Achse des Beins läuft vom Hüftkopfmittelpunkt durch die Kniegelenkmitte zur Sprunggelenkmitte. Sie weist zur Kniegelenkachse einen Winkel von 87° auf. Die Oberschenkelschaftachse steht dagegen im Winkel von 81° zur Kniegelenkachse

1.1.7 Tibiatorsion

Im Rahmen von Rotationsosteotomien des Femurs spielt auch die Torsion des Schienbeins eine Rolle. Auch hier besteht zwischen proximaler und distaler Gelenkfläche eine Torsion, die individuell sehr unterschiedlich sein kann. Miculicz fand Tibiatorsionen nach außen zwischen 0 und 48°, im Mittel zwischen 20° und 25°.

Ferner ist zu berücksichtigen, daß das Schienbein gegenüber den Oberschenkelkondylen bei Übergang in volle Streckstellung eine sog. Schlußrotation durchführt, die das Schienbein am entlasteten Bein gegenüber dem Oberschenkel zusätzlich um 5–6° nach außen drehen läßt (R. Fick 1904). Am Standbein kommt es umgekehrt zu einer Einwärtsrotation des Oberschenkels.

1.1.8 Sicherung des Hüftgelenks durch Gelenklippe und Unterdruck im Gelenk

Der Rand der Hüftpfanne wird durch das Labrum acetabulare, die Gelenklippe, noch weiter vorgezogen (Abb. 1.1 und 1.2). Klinisch spricht man meist vom Limbus articularis (Saum des Gelenks). Dieser besteht aus Faserknorpel. Er sitzt dem Pfannenrand breitbasig auf und schiebt sich beim Erwachsenen etwa 1 cm weiter über den Hüftkopf und endet dann spitz. Er liegt dem Hüftkopf eng an. Damit umfassen Pfanne und Limbus etwas mehr als die Hälfte des Hüftkopfes. Wird auf den Oberschenkel ein Zug ausgeübt, so entsteht im Hüftgelenk ein Sog und Unterdruck. Dieser wirkt ebenso wie Bänder und Muskeln einer Luxation entgegen. Am Unterrand der Pfanne ist der Limbus mit dem Lig. transversum verschmolzen, das hier die Fossa acetabuli nach unten abschließt.

Klinisch ist von Bedeutung, daß der Limbus innerhalb des Gelenks liegt. Die Kapsel zieht über ihn hinweg und setzt seitlich am knöchernen Rand der Pfanne an. Damit kann der Limbus bei Luxationen in das Gelenk eingeschlagen werden.

1.1.9 Kapsel und Bänder des Hüftgelenks

Die Kapsel und die Bänder des Hüftgelenks entspringen unmittelbar am knöchernen Rand der Pfanne. Kranial-lateral darüber legt sich nur noch der laterale Ursprung der Rektussehne (Abb. 1.2). Ventral zieht die fibröse Kapsel bis zur Basis des Schenkelhalses, zur Linea intertrochanterica (Abb. 1.8). Dorsal umfaßt sie nur die proximalen zwei Drittel des Schenkelhalses, da an der Basis die außenrotierenden Muskeln ansetzen. Die Kapsel des Hüftgelenks wird durch 3 kräftige Bänder verstärkt, das Lig. iliofemorale, pubofemorale und ischiofemorale. Neben ihrem Ansatz an der Schenkelhalsbasis strahlen sie in der Tiefe auch in einen Faserring um den Schenkelhals – die Zona orbicularis. Das Lig. ischiofemorale ist das stärkste Band des menschlichen Körpers (Reißfestigkeit 350 kg nach Kaiser 1958). Es spannt sich bei Streckung und Überstreckung des Hüftgelenks an und sichert das Becken vor einem Abkippen in dorsaler Richtung. Es stabilisiert damit den Stand ohne den Einsatz von Muskelkraft. Das Lig. pubofemorale hemmt die Abduktion, das Lig. ischiofemorale die Innenrotation. In

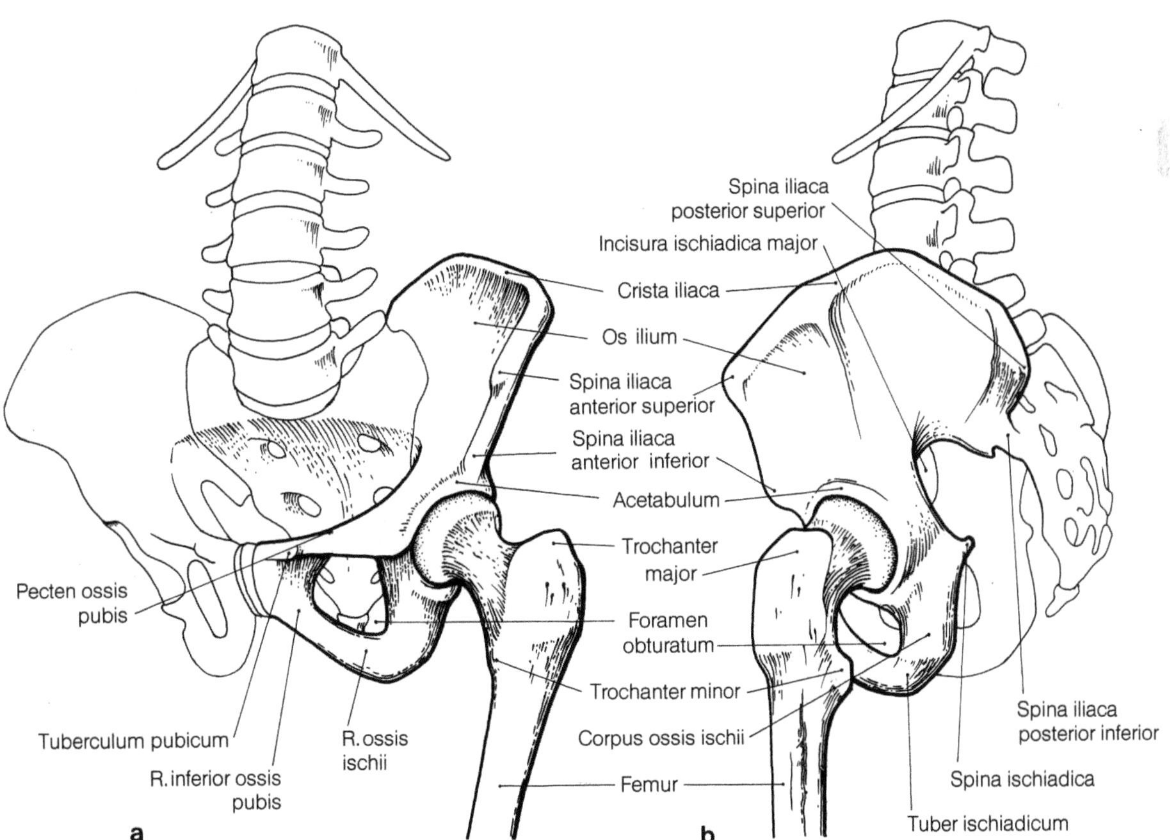

Abb. 1.7. Knöchernes Beckenskelett von schräg vorn (**a**) und schräg dorsal (**b**)

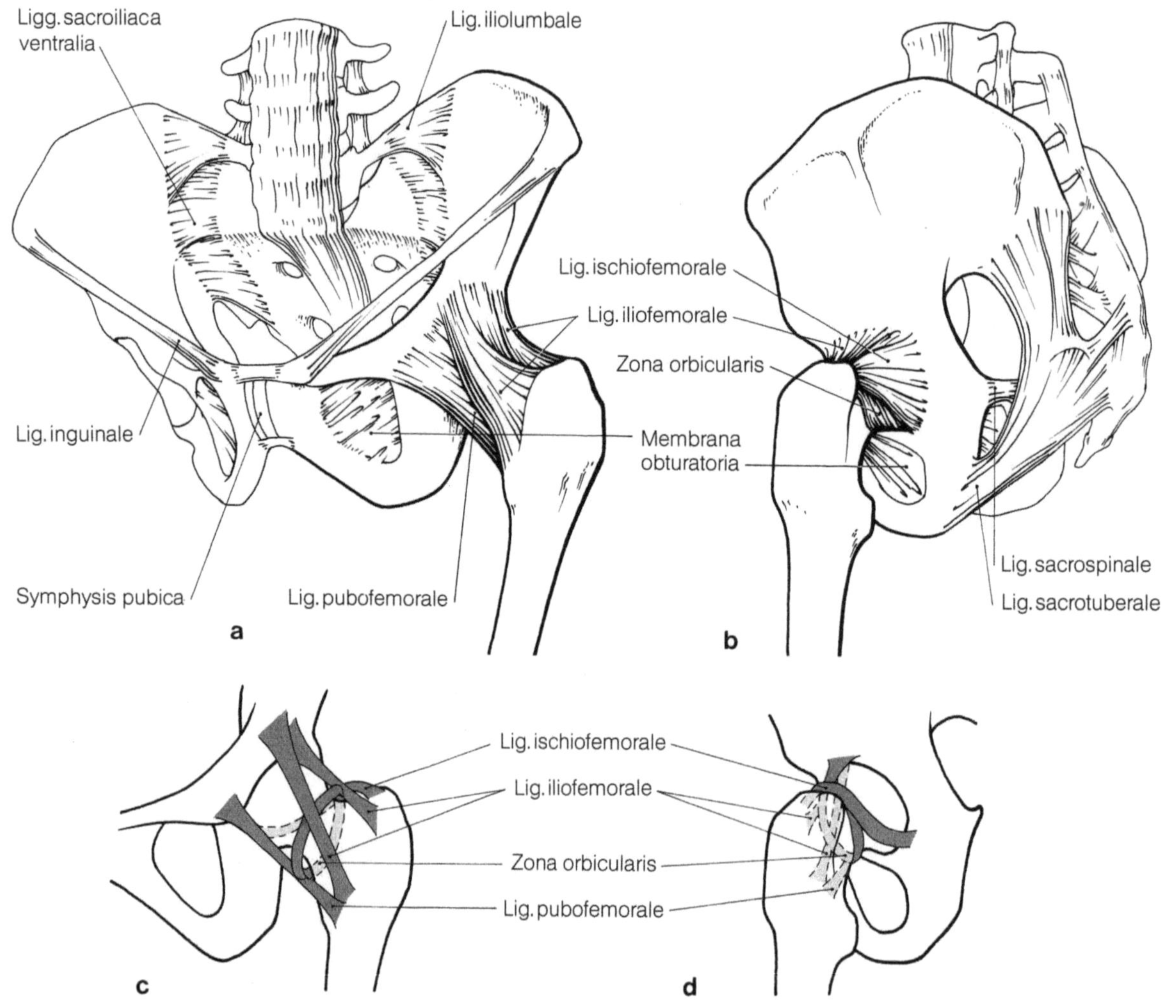

Abb. 1.8 a–d. Bänder des Beckens und des Hüftgelenks von vorn und dorsal

Beugestellung und Außenrotation sind die Bänder des Hüftgelenks entspannt. Die während der Behandlung der Hüftluxation vielfach eingenommene Lange-Stellung mit Abspreizung und Innendrehung der Beine muß deshalb einen erhöhten Druck auf den Hüftkopf ausüben, vor allem wenn sie bei gleichzeitiger Streckung des Hüftgelenks eingenommen wird.

1.1.10 Muskeln des Hüftgelenks

Die Funktion der Muskeln des Hüftgelenks (Abb. 1.9) soll hier nur tabellarisch dargestellt werden (Tabelle 1.1). Es handelt sich dabei im wesentlichen um Aussagen aufgrund von Modellrechnungen (v. Lanz u. Wachsmuth 1950 u. a.). Je nach der Lage der Muskelfasern zur Gelenkachse kann sich selbstverständlich auch ihre Funktion ändern. So soll beispielsweise der Adductor magnus bei Beugestellung ein wesentlicher Rückstrecker sein. Die bei Beugung vor der Gelenkachse liegenden Muskelfasern des Glutaeus medius und maximus unterstützen die Beugung, Adductor longus und brevis gewinnen innenrotierende Funktion.

Untersucht man die Wirkung der Muskeln elektromyographisch, so gewinnt man weitere Aufschlüsse (Inman 1953; Josef u. Williams 1957; Basmajian 1958; Close 1964; Keagy et al. 1966; Tönnis 1966 a, b; Baumann u. Behr 1969; Baumann 1974; Burkhard u. Taillard 1973; Breitenfelder 1975). Wie auch in anderen Bereichen des Körpers werden die Hüftmuskeln nicht nur für einzelne Bewegungsrichtungen eingesetzt, sondern in Komplexmustern und sowohl synergistisch als auch antagonistisch zur Stabilisierung des Gelenks. So zeigt der M. iliopsoas beispielsweise seine Hauptaktivität zwar bei der Beugung, eine deutliche Aktivität tritt aber auch bei Abduk-

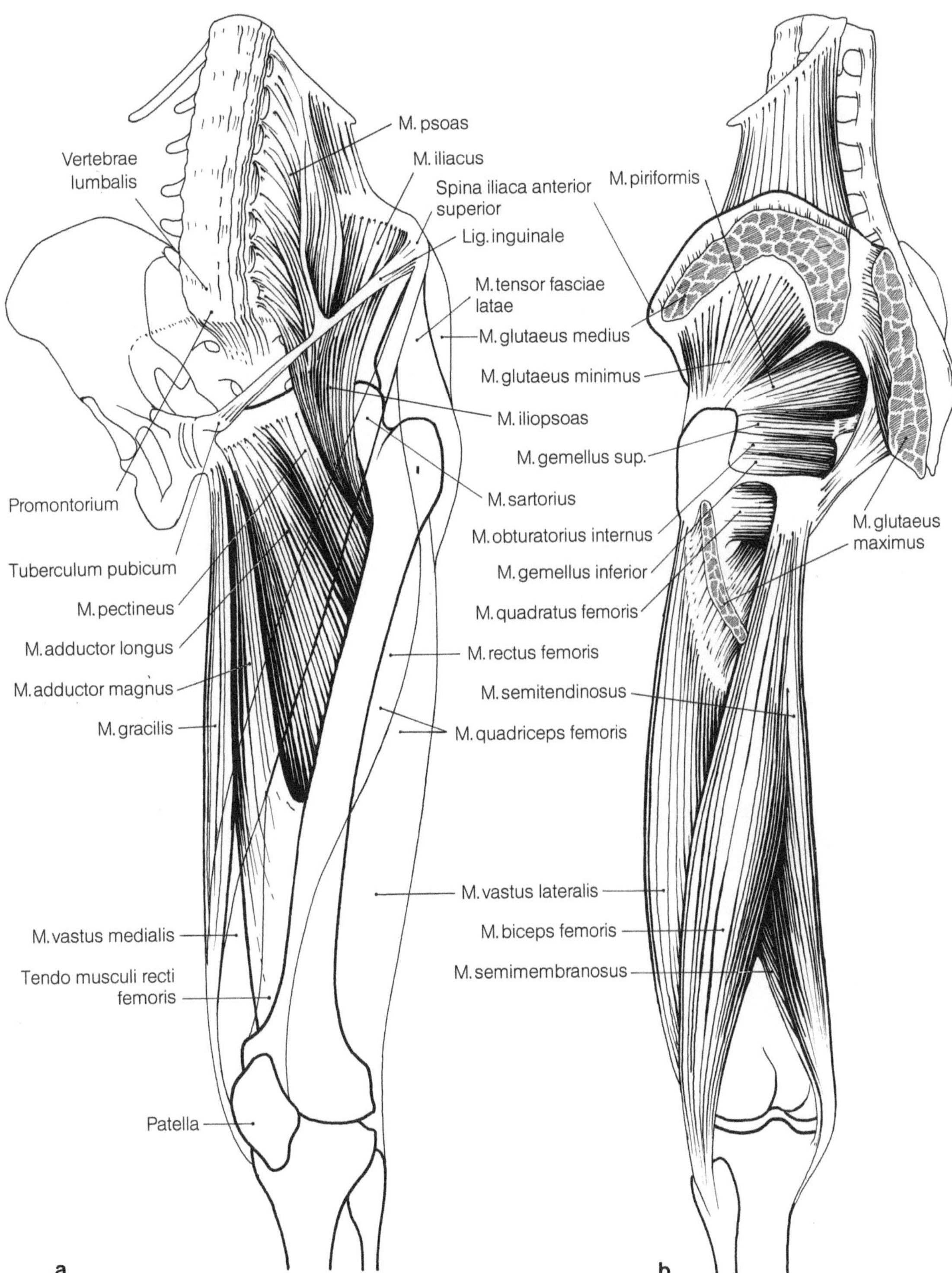

Abb. 1.9. Muskeln des Hüftgelenks von vorn (**a**) und dorsolateral (**b**)

Tabelle 1.1 Funktion der Hüftmuskeln in Streckstellung, genannt in der Reihenfolge ihrer Bedeutung

Beugung	Streckung	Abduktion
Iliopsoas Rectus femoris Tensor fasciae latae Glutaeus medius (vordere Anteile)	Glutaeus maximus Glutaeus medius und minimus (hintere Anteile) Adductor magnus ischiokrurale Muskeln	Glutaeus medius und minimus Glutaeus maximus Piriformis
Adduktion	**Innenrotation**	**Außenrotation**
Adductor magnus Adductor longus und brevis Glutaeus maximus Pectineus Gracilis Quadratus femoris Obturatorius internus und Gemelli	Glutaeus medius (vordere Anteile) Tensor fasciae Adductor magnus (teilweise)	Glutaeus maximus Quadratus femoris Obturatorius internus und externus Glutaeus medius und minimus (hintere Anteile)

tion gegen Widerstand auf (Tönnis 1966 a, b) oder beim Stehen, wenn Rückneigung durchgeführt wird oder Seitneigung zur gleichen Seite (Keagy et al. 1966). Die schon seit A. Fick (1845) anhaltende Diskussion, ob der M. iliopsoas innen- oder außenrotierende Funktion habe – worauf Schlegel im Handbuch der Orthopädie ausführlich eingeht –, kann heute als abgeschlossen betrachtet werden, denn elektromyographisch läßt sich keine wesentliche Aktivität bei Innenrotation und nur geringe bei Außenrotation nachweisen (Tönnis 1966 a). Der M. iliopsoas fördert also allenfalls gering die Außenrotation, man sollte ihn aber nicht als Muskel mit wesentlicher Rotationswirkung ansehen.

1.2 Blutgefäße des Hüftgelenks

1.2.1 Blutgefäße am Hüftkopf und am Schenkelhals

Die Blutversorgung des Hüftgelenks wird im wesentlichen von dem Gefäßkranz der *Aa. circumflexa femoris medialis et lateralis* gewährleistet, die aus der A. femoralis profunda hervorgehen. Die *A. obturatoria* schickt einen zusätzlichen Ast in die Fossa acetabuli, die *A. acetabularis* (Abb. 1.2). In der Embryonalzeit, während der ersten Lebensjahre und z.T. auch später läuft dieses Gefäß durch das Lig. capitis auch bis zum Hüftkopf (A. lig. capitis femoris). Von der *A. glutaea inferior* kommen zusätzliche kleine Gefäße zur Dorsalseite des Hüftgelenks. Äste der *A. glutaea superior* ziehen zum kranialen Pfannenrand.

Die *Aa. circumflexae* entspringen aus der A. femoris profunda oder der A. femoralis und umziehen den Schenkelhals am Übergang zum Schaft und etwa am Rande der Hüftgelenkkapsel im Kreisbogen (Abb. 1.10).

Die A. circumflexa femoris medialis verläuft zwischen der Sehne des M. iliopsoas und der Adduktorenmuskulatur nach dorsal, umschlingt die Sehne und tritt dann an den medialen Schenkelhals heran (Abb. 1.11 a). Die A. circumflexa femoris lateralis zieht ventral über die Psoassehne hinweg und verläuft zwischen den beiden Köpfen des M. rectus femoris zur Vorderseite des Schenkelhalses. Beide Gefäße sind deshalb bei Operationen im Schenkelhalsbereich und in der Nähe der Psoasendsehne gefährdet und müssen sorgfältig beachtet werden.

Die ventral liegende *A. circumflexa femoris lateralis* gibt den R. colli ventralis ab und versorgt außerdem den Trochanter major mit dem R. trochantericus major (Abb. 1.10). Sie beteiligt sich damit (im Erwachsenenalter) nur an der Durchblutung der ventralen Seite des Schenkelhalses, nicht an der des Hüftkopfes. Diese erfolgt ebenso wie die Versorgung der medialen, dorsalen und lateralen Halsabschnitte ganz durch die *A. circumflexa femoris medialis;* sie besitzt – neben anderen – 2 besonders wichtige Äste, den R. nutritius capitis proximalis (proximales Kopfgefäß), der von lateral her zum Kopf und während des Wachstums in die Epiphyse eintritt, und den R. nutritius capitis distalis (distales Kopfgefäß), der von medialkaudal her zum Hüftkopf bzw. der Epiphyse zieht. Zwischen ihnen gehen andere kleinere Äste zur Dorsalseite des Schenkelhalses und des Trochanters ab.

Die *A. circumflexa femoris medialis* teilt sich schon kurz nach ihrem Abgang auf. Deshalb

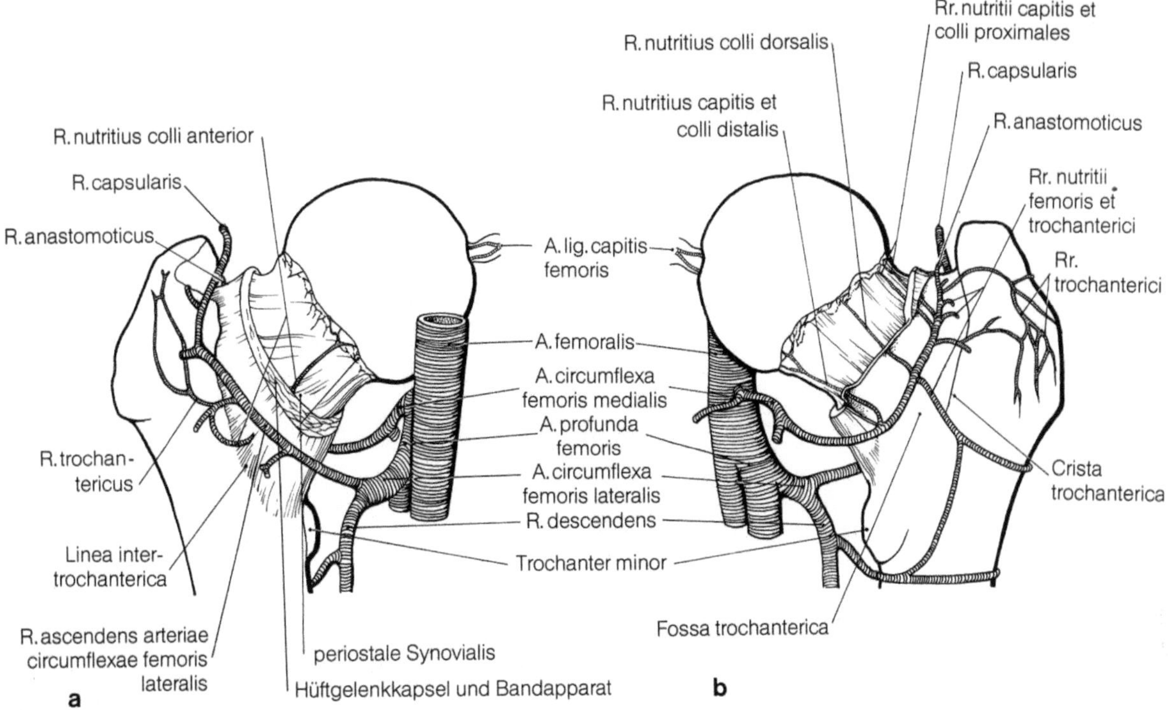

Abb. 1.10 a, b. Gefäßversorgung des Hüftgelenks. **a** Ansicht von ventral, **b** von dorsal. – Während der Abgang der A. circumflexa lateralis meistens aus der A. profunda femoris erfolgt, geht die A. circumflexa medialis teilweise auch direkt aus der A. femoralis ab, wie bei **b** gezeichnet. Zahlreiche weitere Variationen sind möglich. Am Trochanter major besteht eine kleine Anstomose zwischen beiden Gefäßen

spricht man auch von einem *R. superficialis* und einem *R. profundus.* Während der Ramus superficialis das *distale Kopfgefäß* aus sich hervorgehen läßt, gehen vom R. profundus die Äste zur Rückseite des Schenkelhalses, des Trochanters und das *proximale Kopfgefäß* aus. Häufig wird daher nur von dem R. profundus als wesentlichem Versorgungsgefäß des Hüftkopfes gesprochen. Wie die angiographischen Untersuchungen von Hipp gezeigt haben, gibt es auch eine Fülle von Variationen der Blutgefäßversorgung, und die hier dargestellten Verhältnisse gelten nur für die Mehrzahl der Fälle, nicht für jeden Einzelfall. Auch Anastomosen mit Gefäßen der Umgebung sind häufig vorhanden.

Als Besonderheit ist noch der *Verlauf der Gefäße zum Hüftkopf* zu schildern. Der Schenkelhals hat sich gewissermaßen mit in die Gelenkhöhle eingestülpt. Die am Pfannenrand ansetzende Synovia zieht sich deshalb bis zur Basis des Schenkelhalses, schlägt dort um und liegt dann dem Schenkelhals fest auf (Abb. 1.1). Sie zieht mit ihm bis zum knorpeligen Rand des Hüftkopfes (synoviale Umschlagfalte). Die aus dem ringförmigen Gefäßversorgungssystem entspringenden Arterien (retinakuläre Arterien) und ebenso die Venen liegen deshalb dem Schenkelhals direkt auf und sind nur von Periost und Synovia überkleidet. Am Rande der Kopfkalotte treten sie in den Hüftkopf ein. Durch Frakturen oder durch den Druck von Haken und Hebeln können sie aufgrund ihrer exponierten Lage verletzt werden.

1.2.2 Gefäße der Hüftpfanne

Die Gefäße, die zu den 3 Beckenknochen ziehen, die die Hüftpfanne bilden, stammen aus 3 verschiedenen Stromgebieten. Die *A. obturatoria* gibt nach dem Durchtritt durch das Foramen obturatorium zum Schambein die *A. praeacetabularis* ab und zum Unterrand der Hüftpfanne die *A. infraacetabularis.*

Die *A. glutaea superior* schickt die *A. supraacetabularis* oberhalb des Pfannendachs nach vorn und versorgt den Iliumanteil. Kleinere Äste verlaufen zum Pfannendach. Die Versorgung des dorsalen Pfannenbereichs und des Os ischii wird im wesentlichen von der *A. glutaea inferior* übernommen. Ihr Endast ist die *A. retroacetabularis.*

Der Pfannenboden wird zusätzlich noch von einem Ast der A. obturatoria ernährt, der *A. aceta-*

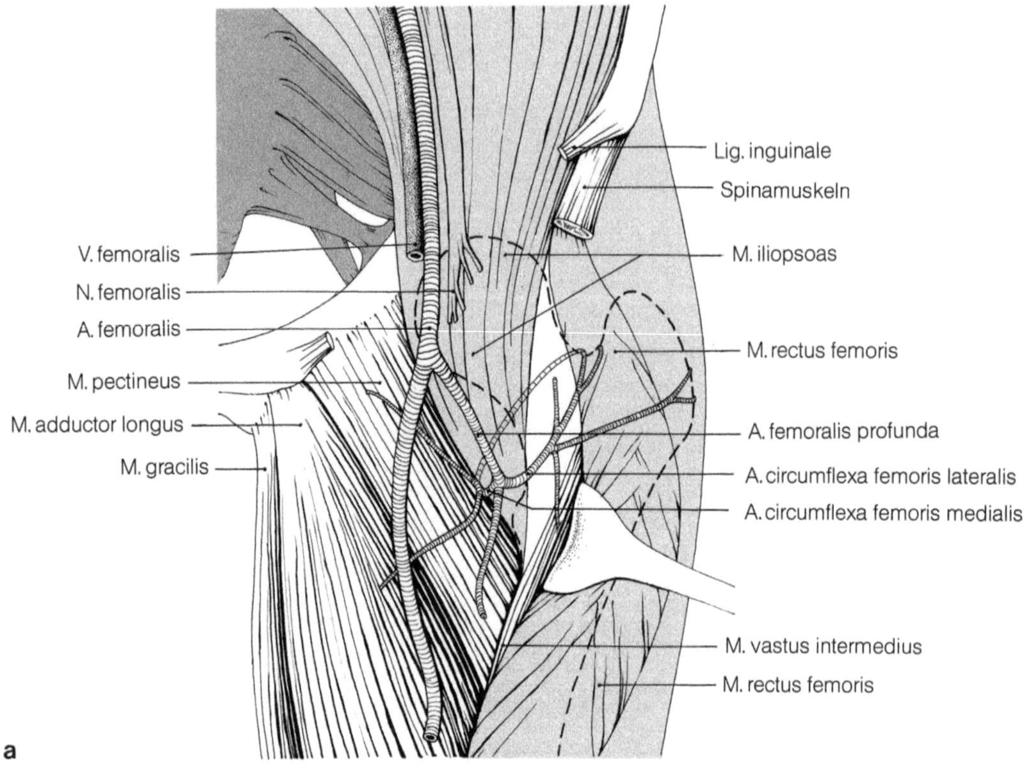

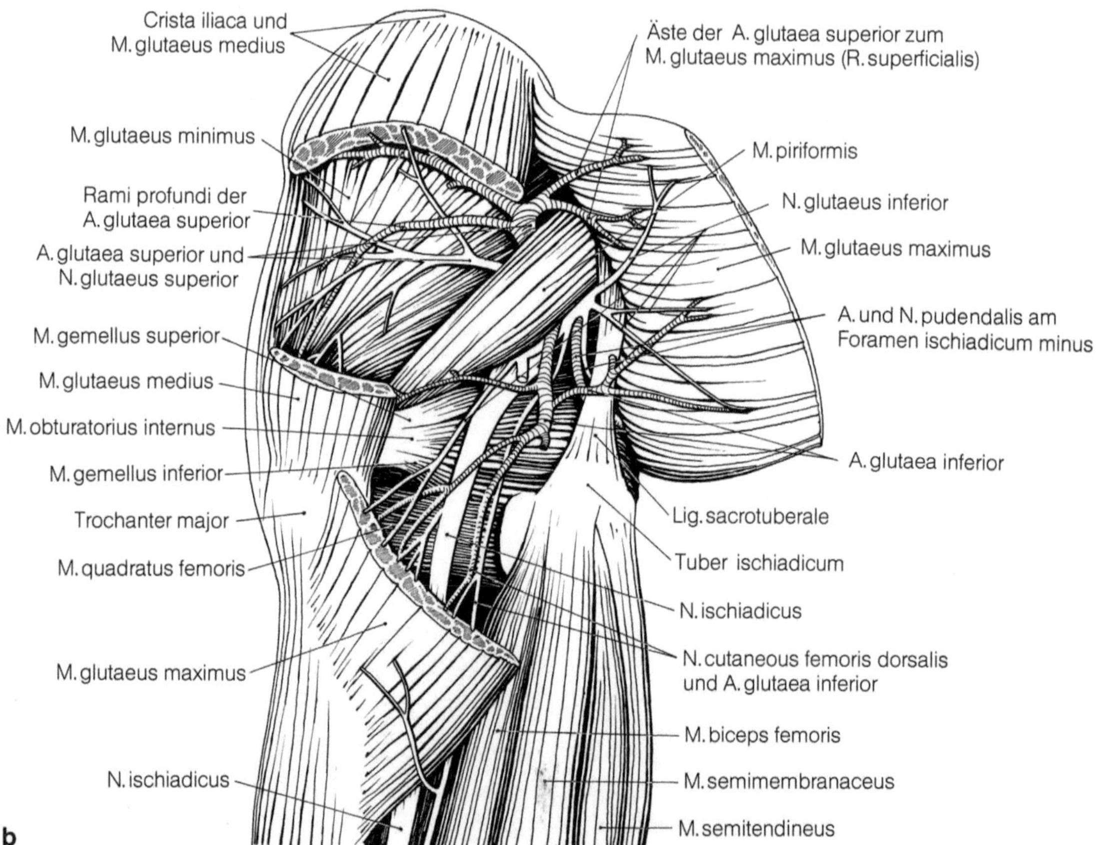

Abb. 1.11 a, b. Verlauf der wichtigsten Gefäße im Hüftbereich. **a** Ansicht von ventral, **b** von dorsal

bularis (Abb. 1.2). Sie ist während der Entwicklung der Hüftpfanne von großer Bedeutung. Ferner zweigt ein Ast zum Lig. capitis femoris und damit zum Hüftkopf ab. Von Bedeutung ist ferner, daß es feine Anastomosen der Hüftpfannengefäße zu den Gefäßen des Schenkelhalses und des Hüftkopfes gibt, so daß hier vielleicht stellenweise eine Mitversorgung übernommen werden kann, wenn operative Eingriffe einzelne Versorgungswege geschädigt haben.

1.3 Nervenversorgung des Hüftgelenks

Die Versorgung des Hüftgelenks mit tiefensensiblen und vegetativen Nervenfasern wird ähnlich wie die Gefäßversorgung von 3 Regionen her vorgenommen. Der Ast des N. femoralis, der den M. rectus femoris versorgt, schickt Nervenfasern von ventral zur Gelenkkapsel. Der N. obturatorius beteiligt sich an der Versorgung von medial und der N. ischiadicus von dorsal über den Muskelast des M. quadratus femoris.

Die häufig mit Hüftgelenkerkrankungen einhergehenden Oberschenkel- und Knieschmerzen erklären sich durch die gemeinsame vegetative Versorgung dieser Region. Ein Reiz in einem Teil eines vegetativen Versorgungsgebietes bezieht, wie wir von den Head-Zonen und den Bindegewebszonen wissen, auch das übrige Ausbreitungsgebiet in den Reizzustand mit ein.

Literatur s. S. 404.

Kapitel 2

Entwicklung des Hüftgelenks

Die Entwicklung des Hüftgelenks hat Anatomen und Orthopäden schon seit langem interessiert (Petersen 1893; Falk 1908; Graf 1909; Le Damany 1903, 1908; Perna 1922; Nauck 1931; Pratje 1936; v. Lanz u. Wachsmuth 1938; v. Lanz u. Mayet 1953; Mayet 1950; Ehler 1959). In der angloamerikanischen Literatur stammen größere Untersuchungen von Bardeen u. Lewis (1901), Fairbank (1930), DeSanto u. Colonna (1939), Strayer (1943, 1971), Gardener u. Gray (1950), Blechschmidt (1961), Laurenson (1965), Ralis u. McKibbin (1973).
Mit der Embryologie des Hüftgelenks haben sich in den letzten Jahren insbesondere Dega (1973, 1978), Watanabe (1974), Ferrer-Torelles u. Ceballos (1982) sowie Ogden (1983) beschäftigt. Neuere Arbeiten zur postnatalen Hüftgelenkentwicklung stammen von Pratje (1936), Haike u. Schulze (1963), Otte (1970), Kopf (1970), Peic (1975), Engelhardt (1977), Ponseti (1978), Bösch (1978), Brückl u. Tönnis (1979) und Ogden (1983).

2.1 Entwicklung der Hüftpfanne

Die Hüftgelenkpfanne wird schon in frühester Embryonalzeit angelegt. Im Alter von 7 Wochen vereinigen sich die knorpeligen Vorstufen des Os ilium, Os ischii und Os pubis und bilden die erste Hüftgelenkanlage. Die Ossifikationskerne dieser 3 Knochen entstehen im 3. und 4. Embryonalmonat. Die Hüftgelenkanlage besteht zu dieser Zeit aus dem kreisrunden, nur kaudal offenen Pfannendachknorpel, der direkt in die sternförmige Knorpelzone der Y-Fuge zwischen den 3 Beckenknochen übergeht (Abb. 2.1). Hier setzt sich der

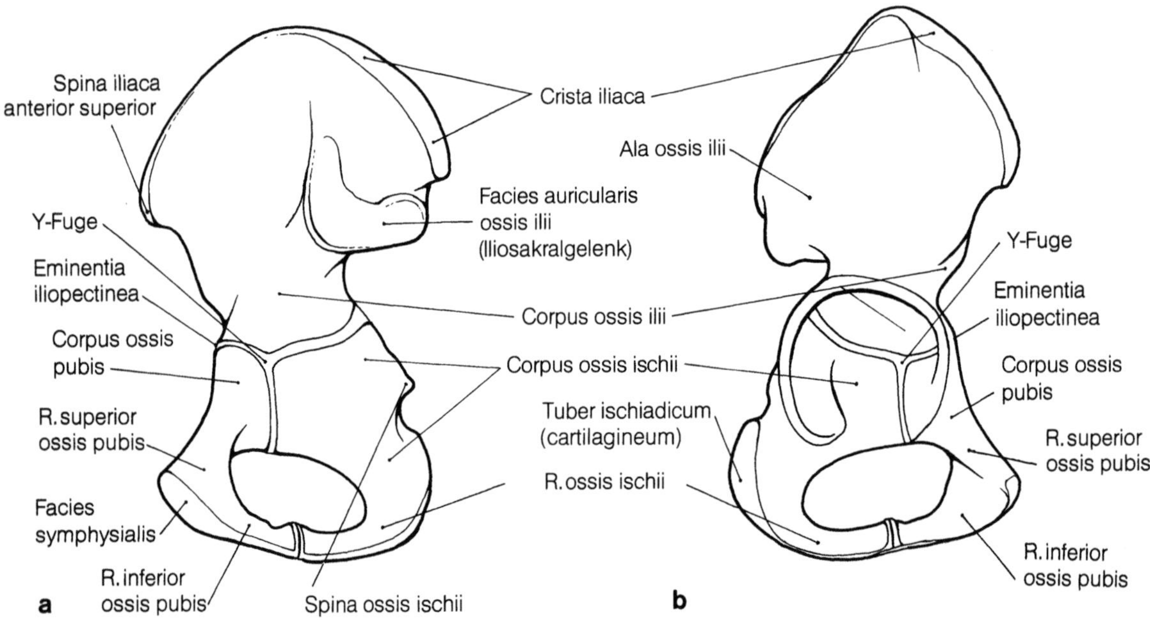

Abb. 2.1 a, b. Verlauf der Y-Fuge am kindlichen Hüftgelenk. **a** Ansicht von der Beckeninnenseite her, **b** von seitlich

Säulenknorpel der Wachstumszone von jeder Seite der Y-Fuge in das Pfannendach bis an den Rand fort. Die Y-Fuge schließt sich bei Mädchen zwischen dem 13. und 16. Lebensjahr, bei Jungen zwischen dem 15. und 18. Lebensjahr.

Im Alter von 8–9 Jahren, in Einzelfällen auch früher oder später, treten dann Knochenkerne am Pfannenrand auf (Abb. 2.2), die den Charakter von Apophysen, ähnlich dem Knochenkern des Trochanter major und minor, haben (Lilienthal 1909; Perna 1922; Francillon 1937; Ponseti 1978). Sie dürften für das weitere Wachstum und insbesondere den pubertären Wachstumsschub, der auch an der Hüftpfanne auftritt (Brückl u. Tönnis 1979), verantwortlich sein. Entsprechend den 3 das Hüftgelenk bildenden Knochen – Darmbein, Schambein, Sitzbein – grenzte Perna das obere Os acetabuli (ein Knochenkern), das vordere Os acetabuli (2 Kerne) und das untere (dorsale) Os acetabuli (3 Knochenkerne) ab. Ponseti (1978) verwendet für das obere Os acetabuli auch nach Harrison (1958, 1961) den Ausdruck „acetabular epiphysis". Das vordere, das den größten Knochenkern hat, nennt er „Os acetabuli". Das hintere bezeichnet er nur als „posterior acetabular bone". Das obere und das vordere Os acetabuli verschmelzen mit den Beckenknochen im Alter von etwa 18 Jahren, das hintere ein Jahr früher.

Perna (1922) schließt aus vergleichenden Studien, daß das obere Os acetabuli seine Entstehung dem aufrechten Gang verdankt und eine phylogenetische Neuerwerbung darstellt. Francillon (1937) nimmt an, daß das obere Os acetabuli auch durch einen Ossifikationsvorsprung des Os ilium ersetzt werden kann. Bleibt die Entwicklung des oberen Os acetabuli aus oder wird es in der Entwicklung beeinträchtigt, so ist der Weg für den Hüftkopf aus der Pfanne nach oben offen. Das gleiche gilt für das hintere Os acetabuli.

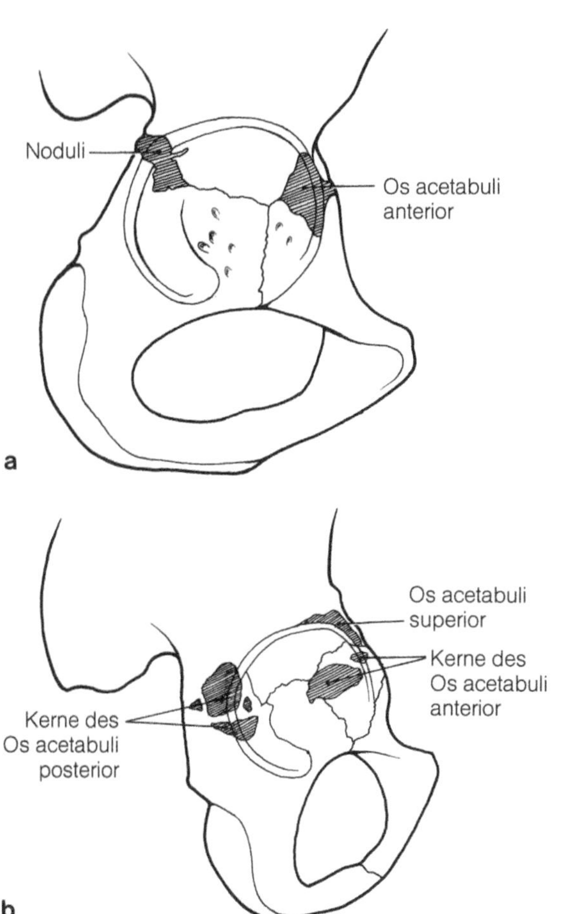

Abb. 2.2 a, b. Knochenkerne am Pfannenrand. **a** Nach Angaben von Lilienthal, **b** von Perna

2.2 Wachstumsprinzipien des Beckens

Diese komplizierten Prinzipien hat Otte (1970) besonders klar dargestellt und schematisiert. Von ihm stammt die folgende Schilderung.

Das Wachstum des Beckens und der Hüftpfanne wird durch 3 verschiedene Vorgänge erreicht:

2.2.1 *Äußere Apposition (perichondral und periostal)*

Das kraniale Ende des Darmbeins hat eine chondrale appositionelle Wachstumszone. Die Außenseite des Darmbeins zeigt dagegen eine periostale Apposition, deren Wachstumsleistung geringer ist.

2.2.2 *Innere, schritthaltende Resorption in der Beckenlichtung*

Diese schreitet auch über die innere Stufe einer Chiari-Osteotomie hinweg. Die Vergrößerung des Beckendurchmessers erfolgt zusätzlich aber auch durch die 5 interponierten Wachstumszonen des Beckenrings (Abb. 2.3).

2.2.3 *Chondrales Wachstumsprinzip*

Es besteht in der primär chondralen Volumenvermehrung und der sekundären Ossifikation. Diese Form des Wachstums findet sich an den 5 interponierten Wachstumszonen des Beckens, den beiden Iliosakralfugen, der Symphyse und den beiden Y-Fugen.

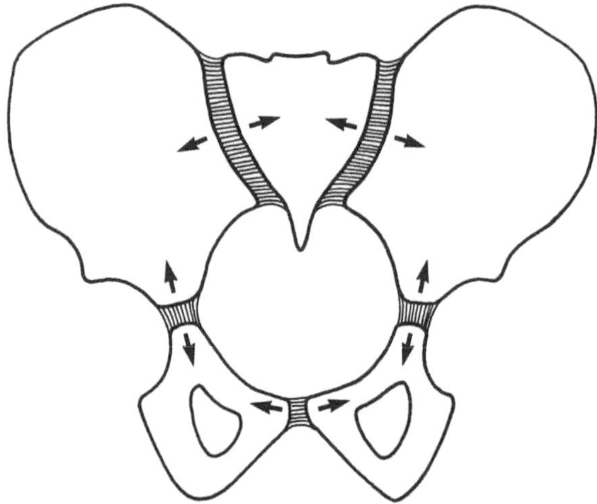

Abb. 2.3. Wachstum des Beckens an den 5 interponierten Wachstumszonen. (Nach Otte 1975)

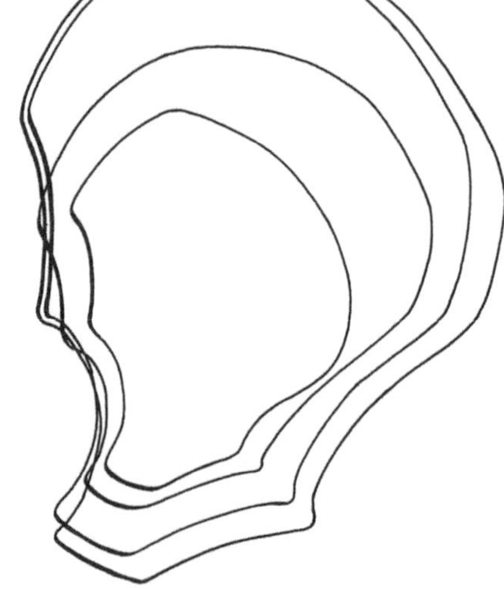

Abb. 2.4. Wachstum der Beckenschaufeln und des Pfannendachs nach einer radiometrischen Bestimmung von Kopf (1970)

2.2.4 Einzelheiten des Wachstums

Das Pfannendach stellt mit der Y-Fuge zusammen eine durchgehende Appositionszone dar. Im Bereich der Y-Fuge findet sich ein zweiseitiger Säulenknorpel. Es wird damit also zu beiden Seiten der Y-Fuge angebaut. Die Säulenformation setzt sich unter dem Gelenkknorpel bis zum Pfannenerker fort.

Das Wachstum an dieser gesamten Wachstumszone der unteren Darmbeinbegrenzung verläuft aber nicht nur distal, es ist auch transversal, in die Breite gerichtet. Dieses Phänomen des transversalen Eigenwachstums hat Lacroix (1951) zuerst für alle epimetaphysären Knorpelfugen und im besonderen auch für die Y-Fuge beschrieben. Damit wächst der Pfannenerker in lateral-kaudaler Richtung weiter (Abb. 2.4), ein Vorgang, der beispielsweise den von Otte (1975) beschriebenen Anti-Chiari-Effekt erklärt, auf den später eingegangen wird.

Das Wachstum des Pfannenerkers hat noch eine weitere Besonderheit, die auch klinisch von Bedeutung ist. An dieser Stelle gehen enchondrale und periostale Knochenbildung ineinander über und müssen miteinander fortschreiten. Dies gilt ebenso auch für die epimetaphysären Grenzzonen der Röhrenknochen. Mareel (1967) hat die früher schon von Lacroix (1951) vermutete Gesetzmäßigkeit auch experimentell bewiesen. Der an der Ossifikationsfront des Pfannenerkers sich vollziehende Übergang von Perichondrium in Periost wird induktiv angeregt, wobei die Induktion von den hypertrophierten, überreifen Chondrozyten der unteren (basalen) Reihen ausgeht. Vor dem Übergang in Periost wird das Perichondrium noch zur Proliferation veranlaßt, womit es das notwendige transversale Wachstum bewirkt.

Diese Induktionswirkung geht offenbar aber nur dann von den Chondrozyten aus, wenn sie in physiologischen Stufen degenerieren und in der Verkalkungs- und Ossifikationszone zugrunde gehen (Otte 1970). Diese Vorbedingung dürfte bei vielen Luxationshüften nicht erfüllt sein. Damit kommt es zum Ossifikationsrückstand des Pfannenrandes, zur Hüftdysplasie.

Das Wachstum der Y-Fuge führt zur Erweiterung und Vergrößerung der Pfanne. Das Wachstum des Pfannenerkers und Pfannenrandes allein würde die Pfanne verengen. Die Tiefe der Hüftpfanne und ihre kugelige Form werden außerdem durch den sphärischen Hüftkopf entscheidend geprägt. Harrison (1961) hat das auch in Experimenten an Ratten nachgewiesen. Nach Resektion des Hüftkopfes oder experimenteller Luxation entwickelte sich die Hüftpfanne sowohl hinsichtlich ihrer Tiefe wie ihrer Gesamtfläche nicht weiter. Der Gelenkknorpel atrophierte und degenerierte, während der Y-Fugenknorpel weiterwuchs und die Gesamtlänge der Beckenschaufel damit erhalten blieb. Ähnliches beobachten wir ja auch bei unbehandelten Hüftluxationen älterer Kinder.

In ähnlicher Weise erzeugten Smith et al. (1958, 1963) Pfannendysplasien bei Hunden durch experimentelle Luxation des Kopfes. Salter (1966) rief bei jungen Schweinen eine Pfannendysplasie hervor, indem er das Bein in Streckstellung eingipste.

Das andere, in Beugung eingegipste Bein ließ die Pfanne sich normal entwickeln. Nach Abnahme des Gipses und normaler Belastung des Gelenks bildete sich die Dysplasie zurück.

Diese Ergebnisse sind uns erklärlich. Wir haben bei Kindern, die durch Versteifung eines Hüftgelenks in Abduktion das gegenseitige Hüftgelenk nur randständig am Pfannenerker belasteten, eine zunehmende Pfannendysplasie beobachtet (Abb. 5.6 und 5.7; Baake u. Tönnis 1974; Bjerkreim 1974). Auch stärkere Beinverkürzungen führen durch die laterale Belastung der Hüftpfanne im Wachstumsalter zu zunehmendem Erkerabbau (Mau 1958; Bjerkreim 1974). Für das normale Pfannenwachstum ist daher der zentrierte Druck von entscheidender Bedeutung. Darüber hinaus müssen alle wachsenden Teile des Hüftgelenks, die Y-Fuge, die Pfannenabschnitte, der wachsende Hüftkopf und der Schenkelhals, sehr fein aufeinander abgestimmt sein und einer regulären Gelenkfunktion und Belastung unterliegen, wenn die Entwicklung normal verlaufen soll.

2.3 Entwicklung des Schenkelhalses und des Hüftkopfes

Die Ossifikation des proximalen Femurendes geht von einem Kopfepiphysenkern und einem Kern im Bereich des Trochanter major aus (Abb. 2.5). Der Kopfepiphysenkern erscheint im 2.–8. Lebensmonat, der des Trochanter major zwischen dem 2. und 7. Lebensjahr, bei Mädchen durchschnittlich im 3., bei Jungen im 5. Lebensjahr. Der Epiphysenkern des Trochanter minor erscheint zwischen dem 6. und 11. Lebensjahr. Die Verschmelzung der Epiphysenfuge tritt beim männlichen Geschlecht zwischen dem 15. und 21., beim weiblichen zwischen dem 14. und 19. Lebensjahr ein, nachdem sich vorher schon die Trochanterkerne der Verknöcherung der Diaphyse bzw. des Halsteils angeschlossen haben.

In der Klinik interessiert besonders der Zeitpunkt des Auftretens des Epiphysenkerns. Fälle, die auch in der zweiten Hälfte des 1. Lebensjahrs noch keinen Epiphysenkern aufweisen, lassen den Verdacht auf ein krankhaftes Geschehen aufkommen. Die Angaben in verschiedenen Untersuchungen über das zeitliche Auftreten des Epiphysenkerns gehen vielfach auseinander. Putti (1929) spricht schon von verspätetem Auftreten des Kerns, wenn er erst im 3. oder 4. Monat erscheint, Hilgenreiner (1925) gibt als Durchschnittswert den 4. Monat an, Schinz (1950) den 5.–7., Francillon (1937) den 6.–8. Monat. Kaiser (1958) hat an 280 gesunden Leipziger Kindern eine Verteilungskurve des Zeitpunkts der Kopfkernentstehung aufgestellt (Abb. 2.6). Sie zeigt die Verhältnisse eindrucksvoll, vor allem die große Schwankungsbreite und den Gipfel im Alter von 4 Monaten. Es wird aber sicher zu berücksichtigen sein, daß bei den von Putti (1929) untersuchten südländischen Kindern die Verknöcherung früher einsetzen kann, da auch die allgemeine Entwicklung der Kinder in südlichen Ländern schneller verläuft.

Darüber hinaus erscheint es möglich, daß sich die Wachstumsakzeleration der Kinder auch in der Knochenkernentwicklung zeigt. So lag beispielsweise bei den Untersuchungen Ruckensteiners 1931 das Häufigkeitsmaximum des Auftretens des Hüftkopfkerns im 9. Lebensmonat, bei Schmid u. Halden 1949 im 6. Lebensmonat, bei Kaiser 1958 im Alter von 4 Monaten.

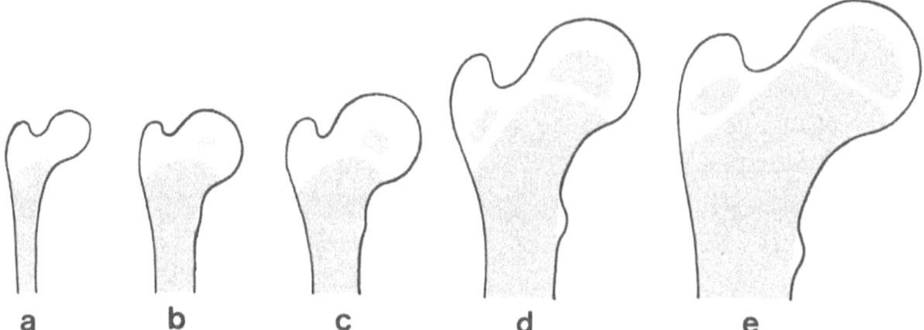

Abb. 2.5 a–e. Entwicklung des proximalen Femurendes während des Wachstums. Das Femurende besteht praktisch aus einer durchgehenden Wachstumszone vom medialen Anteil des Hüftkopfes über den lateralen Schenkelhals bis zum Trochanter. Nach der Ausbildung des Epiphysenkerns am Hüftkopf und des Apophysenkerns am Trochanter major vergrößert sich der knöcherne Schenkelhals vor allem an der Epiphysenlinie des Hüftkopfs und in zweiter Linie an der ganzen lateralen Seite des Schenkelhalses bis zum Trochanter. Von Bedeutung ist, daß auch die laterale Seite des Schenkelhalses eine Wachstumszone bildet, deren Tätigkeit durch Traumen und Ischämien ebenfalls gestört werden kann. **a** Femur bei Neugeborenem, **b** im Alter von 4 Monaten, **c** mit 1 Jahr, **d** mit 4 Jahren, **e** mit 6 Jahren

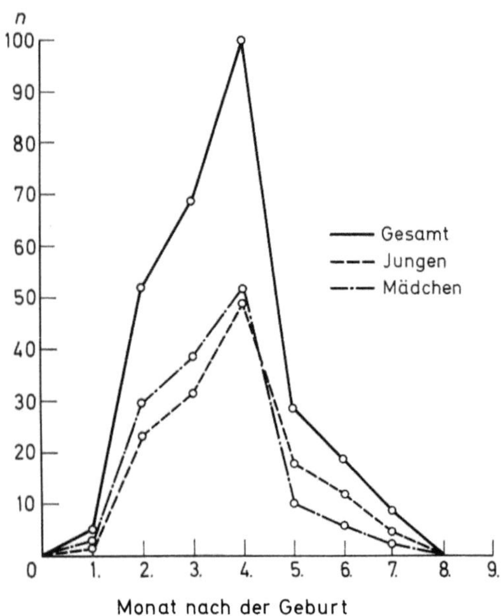

Abb. 2.6. Kurve, die das zeitliche Auftreten des Epiphysenkerns am proximalen Femurende zeigt. (Nach Kaiser 1958)

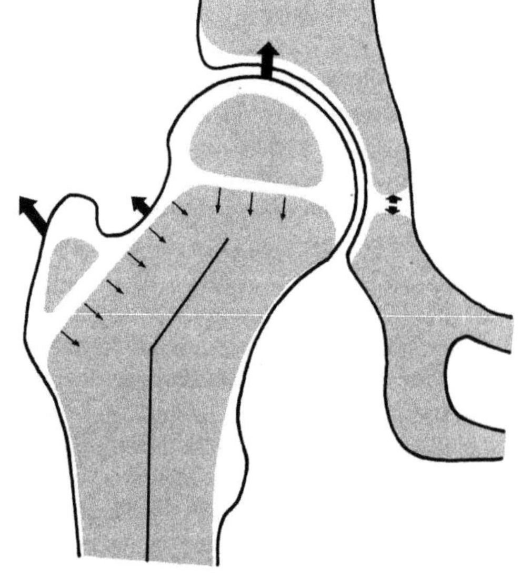

Abb. 2.7. Schematische Darstellung der Wachstumsrichtung und des knöchernen Anbaus am proximalen Femurende. (Nach Siffert 1981)

Als pathologisch wird das Auftreten des Knochenkerns erst nach dem 10. Lebensmonat angesehen (Ruckensteiner 1931; Schmid u. Halden 1949; Schinz 1950; Kaiser 1958).

Bei der Beurteilung der Kopfkerngröße ist zu berücksichtigen, daß im 1. Lebensjahr auch normalerweise leichte Größenunterschiede zwischen der linken und der rechten Seite auftreten. Bei Hüftdysplasien sind häufig auch beide Seiten und dann in unterschiedlichem Maße betroffen. Die Kopfkerngröße kann deshalb nur bei krassen Unterschieden etwas aussagen.

Für das Verständnis des Wachstums von Schenkelhals und Hüftkopf ist es wichtig, sich klarzumachen, daß das ganze obere Femurende - vom Hüftkopf bis zum Trochanter major - zunächst eine einheitliche wachsende Knorpelanlage darstellt (Abb. 2.5). In dieser treten dann der Epiphysenkern des Hüftkopfes und etwas später der des Trochanter major auf. Damit kommt es einerseits zum Wachstum an den Epiphysenkernen; andererseits stellt aber auch die durchgehende Knorpel-Knochen-Grenze von der Schenkelhalswachstumszone am Epiphysenkern über die laterale knorpelige Schenkelhalsbegrenzung bis in die Wachstumsfuge des Trochanter major eine einheitliche Wachstumszone für den Schenkelhals bis zum Alter von 7–12 Jahren dar. Der Schenkelhals vergrößert sich deshalb im Wachstum kranial und lateral (Abb. 2.7). Der mediale Schenkelhals erfährt nur Umbauvorgänge.

Die an der Schenkelhalsaußenseite sich entlangziehende Wachstumsschicht wird in ihrer Bedeutung für das Schenkelhalswachstum und in ihrer Störanfälligkeit noch zu wenig beachtet. Schädigungen mechanischer oder ischämischer Art müssen zu einem Wachstum in die Kopf-im-Nacken-Lage führen und zur Schenkelhalsverkürzung (vgl. Abb. 16.1, 16.12, 16.13).

2.4 Bestimmung des Wachstums und der Form des proximalen Femuranteils

Das Wachstum und die Form des proximalen Femuranteils werden entscheidend bestimmt durch die auf das Hüftgelenk einwirkenden statischen und muskulären Kräfte.

2.4.1 Statische Kräfte

1895 stellte Roux die Theorie über die funktionelle Anpassung des Knochens durch periostales Wachstum auf. Pauwels (1958) fügte die Theorie über die funktionelle Anpassung durch epiphysäres Längenwachstum hinzu und sagte: „Funktionelle Anpassung durch Längenwachstum wird durch Biegebeanspruchung des *Epiphysenknorpels,* funktionelle Anpassung durch Breitenwachstum wird dagegen durch Biegebeanspruchung des *Knochens* gesteuert."

Das Wachstum der proximalen Epiphysenplatte am Femur wird nach Pauwels durch die funktionelle Beanspruchung stimuliert, es reagiert proportional zur örtlichen Spannungsgröße (Abb. 2.8). Ferner kommt es dabei auf die Spannungsqualität an. Förderlich sind allein Druckspannungen, während Zug- und vor allem Tangentialspannungen (Schubspannungen) das Knorpelwachstum stören oder sogar zur Entdifferenzierung des Knorpelgewebes führen können. Ein gleichmäßiges Dickenwachstum der Epiphyse kann daher nur bei im Querschnitt gleichmäßig verteilten Druckspannungen erfolgen. Dazu ist Voraussetzung, daß die Resultierende aus allen einwirkenden Kräften senkrecht auf der Epiphysenfuge steht und genau ihre Mitte trifft. Bei schräger und exzentrischer Lage der Resultierenden nach Umstellungsosteotomien ist die Druckspannung ungleichmäßig über den Querschnitt verteilt, und der Knorpel zeigt einen keilförmigen Zuwachs. Damit lagert sich die Epiphyse um und versucht, sich wieder senkrecht zur Resultierenden zu stellen. Das weitere Wachstum führt dann zu einer Umrichtung des Schenkelhalses.

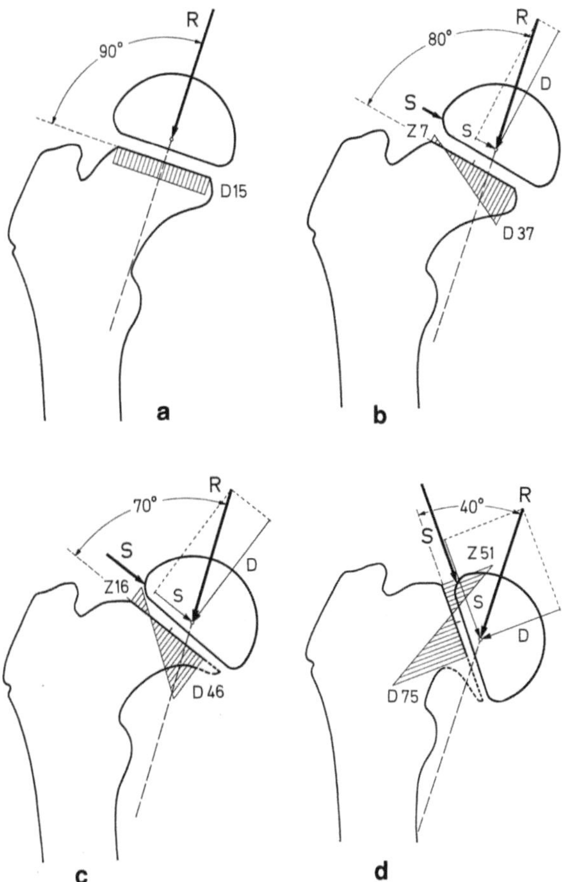

Abb. 2.8 a–d. Zeichnungen von Pauwels über die funktionelle Anpassung des Knochens durch Längenwachstum. **a** Beim gesunden Kind ist die Epiphysenzone am Schenkelhals senkrecht zur resultierenden Druckkraft *(R)* gerichtet. Die Druckspannung ist dabei gleichmäßig über die ganze Epiphysenzone verteilt. **b–d** Bei zunehmender Coxa vara wird die Druckbelastung an der medialen Seite der Epiphysenzone größer, während lateral eine wachsende Zugspannung *(Z)* entsteht. Zusätzlich tritt eine Schubkomponente *(S)* auf, die den Schenkelkopf nach medial zu schieben trachtet und dadurch den Epiphysenknorpel auch noch auf Schub beansprucht. Bei nicht extremer Varusstellung **(c)** fördert die erhöhte Druckspannung an der medialen Epiphysenzone die Wiederaufrichtung des Schenkelhalses, während die laterale Zugspannung das Wachstum bremst

Papadopulos u. Hofmann (1972) haben demgegenüber festgestellt, daß eher periostale Wachstumsvorgänge eine Änderung des Schenkelhals-Schaft-Winkels herbeiführen und das epiphysäre Längenwachstum durch Anpassung der Epiphysenscheibe nur unterstützend eintritt (Abb. 2.9). Sie begründen ihre Behauptung damit, daß die Annahme von Pauwels (1958), daß immer die mediale Epiphysenplatte nach Varisierungsosteotomie mehr unter Druck stehe, nur dann zutrifft, wenn der Mittelpunkt der Hüftkopfbelastungsfläche in der Epiphysenscheibe liegt. Ist er aufgrund einer Hüftkopfabflachung tiefer oder aufgrund eines stärkeren Höhenwachstums des Hüftkopfes über der Epiphysenplatte gelagert, so wird entweder die laterale oder die mediale Wachstumszone mehr belastet. Nach den Bestimmungen mit dem Ischiometer liegt der Hüftkopfmittelpunkt aber nur in seltenen Fällen oberhalb der Epiphysenplatte, so daß die Druckspannung nach Varisierungsosteotomie nicht medial erhöht sein kann.
Darüber hinaus bietet sich eine andere Erklärung an, die Gross et al. (1969) für die Umrichtung der Schenkelhalsepiphyse im Torsionssinn bei fixierter Außen- oder Innenrotationsstellung im Tierversuch und in klinischen Fällen herangezogen haben. Nach dem Gesetz von Hueter und Volkmann dürfen die Grenzen des normalen Druckes am Knorpel nicht überschritten werden, da es sonst zu einer Hemmung des Knorpelwachstums kommt. Sie nahmen daher an, daß das Wachstum an der Seite erhöhten Druckes verzögert wird oder zum Stillstand kommt und an der Seite geringeren Druckes weitergeht. Diese Erklärung erscheint auch uns neben periostalen Korrekturvorgängen geeignet, die manchmal auffälligen „Kopf-im-Nacken-Lagen“ der Epiphyse (Jansen 1925) nach stärkeren Varisierungsosteotomien zu erklären, wenn nicht Nekrosen im lateralen Kopf-

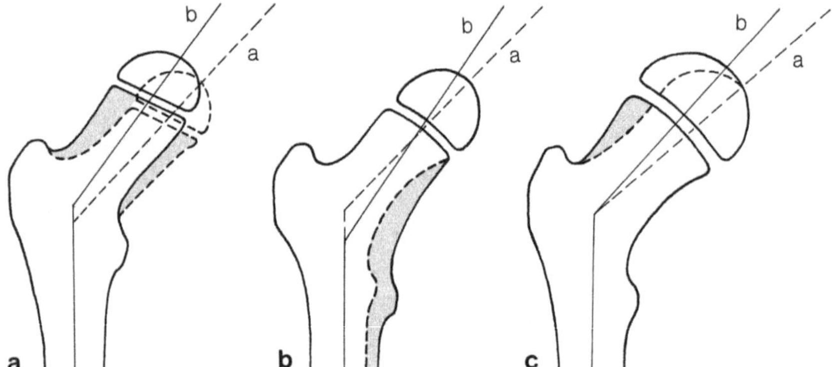

Abb. 2.9 a–c. Möglichkeiten der Vergrößerung des CCD-Winkels durch periostale Wachstumsverschiebungen *(schraffiert)* nach Papadopulos (1972). **a** Gleichzeitige An- und Abbauverschiebungen; **b, c** Anbauverschiebungen. Zusätzlich sind die Schenkelhalsachsen vor und nach der Revalgisierung eingezeichnet

abschnitt verantwortlich zu machen sind. Hier könnte die Druckschädigung der lateralen Epiphyse so stark gewesen sein, daß das Wachstum der Epiphyse weitgehend zum Stillstand kam.

Als Prinzip der Wachstumsvorgänge am Schenkelhals gilt – wenn man kurz zusammenfassen will –, daß erhöhte Belastungen (meist Biegebeanspruchungen) durch Änderungen der Winkelverhältnisse so abgefangen werden, daß die größtmögliche Materialersparnis eintritt. Dabei dürften sowohl periostale Anlagerungsvorgänge wie Umrichtungen der Epiphyse mitwirken.

2.4.2 *Muskuläre Kräfte*

Die Winkelverhältnisse am Schenkelhals sind Ausdruck eines Gleichgewichts zwischen der Einwirkung des Körpergewichts und des Muskelzugs am Hüftgelenk. Eine Veränderung an irgendeiner Stelle dieses Gleichgewichts bedingt Richtungsänderungen der druckresultierenden Kraft und damit auch Richtungsänderungen des Wachstums am koxalen Femurende.

Als Beispiel für Änderungen der Gewichtseinwirkung soll hier die sog. Entlastungs-Coxa-valga genannt werden, die Lindemann (1930) beschrieb. Auch bei kongenitalen Muskelatonien fand er die Coxa valga (Lindemann 1936). Erfolgt durch Krankheit und längere Bettruhe keine Belastung des Femurs, so richtet sich der Schenkelhals stärker auf. Umgekehrt sieht man eine Abnahme des Schenkelhals-Schaft-Winkels mit dem Beginn des Laufenlernens und der Gewichtszunahme des Kleinkindes.

Klinische Beispiele für Schenkelhalsumrichtungen durch einseitige Änderungen der Muskelkraft sind die Coxa valga bei Spastikern und die Coxa valga nach Trochanterresektion (Brandes 1924; Brandes u. Horeyseck 1951). Bei Spastikern bewirkt die Steigerung des Adduktorentonus die Aufrichtung des Schenkelhalses. Hier erlangen die Adduktoren ein Übergewicht gegenüber den Abduktoren. Bei der Trochanterresektion, wie sie Brandes zuerst bei Coxa vara vornahm, kommt es zur Aufrichtung des Schenkelhalses, weil hier die Abduktoren gegenüber den Adduktoren geschwächt werden.

Haike (1965) hat diese Vorgänge auch im Tierversuch nachweisen können. Er nahm bei Kaninchen Durchtrennungen der verschiedenen Muskelgruppen vor. Dabei kam es nach Durchtrennung der Adduktoren zur Coxa vara, nach Durchtrennung der Abduktoren zur Coxa valga. Wurden die innenrotierenden Muskeln (vordere Anteile der Mm. glutaeus medius und minimus sowie M. tensor fasciae) durchtrennt, so kam es zur Außenrotationsfehlstellung und damit auf die Dauer zu einer Umrichtung der Femurepiphyse in eine leichte Retrotorsion.

Wurden die außenrotierenden Muskeln (hintere Anteile der Mm. glutaeus medius, minimus und maximus sowie M. quadriceps femoris) durchtrennt, so entstand eine Innenrotationsfehlstellung und damit auf die Dauer eine verstärkte Antetorsion. Demgegenüber hatte die Psoasabtrennung nur eine geringe Torsionsabweichung des Schenkelhalses nach vorn zur Folge, keine Änderung des Schenkelhals-Schaft-Winkels.

Diese Ergebnisse decken sich mit denen von Anders (1970), der bei jungen Kaninchen ebenfalls die Abduktorenmuskulatur und z. T. auch den Trochanter major resezierte. Es kam dadurch zu einer ausgeprägten Coxa valga und teilweise sogar zur Luxation des Hüftkopfes. Die Resektion des Trochanter minor führte dagegen nicht zu Veränderungen des Schenkelhalswinkels oder der Hüftpfanne, ähnlich wie bei den Versuchen Haikes (1965). Dieser Befund ist auch für die Analyse der Funktion dieses Muskels wichtig.

Änderungen der Femurtorsion wurden außerdem nach Fixation von Versuchstieren in Rotationsstellungen beobachtet. Bernbeck (1951), Wilkinson (1962) und Salter (1966) erreichten eine verstärkte Antetorsion durch Fixation der Oberschenkel in Innenrotation. Sie widerlegten damit die Anschauung von Lange (1910), der Abduktion und Innenrotation bei Streckstellung des Hüftgelenks zur Besserung der Antetorsion empfahl. Fixation in Außenrotation führte im Tierversuch zur Retrotorsion des Schenkelhalses.

Aus der klinischen Beobachtung wissen wir außerdem, daß eine längere Fixation in Lorenz-Stellung (Abduktion von 90° bei 90° Hüftbeugung) zur Coxa valga (Anders et al. 1980) und zur Verstärkung der Antetorsion führt (Abb. 2.10). Darauf haben Büschelberger (1964) und Fettweis (1970) hingewiesen und die Einnahme einer verstärkten Beuge- und verringerten Abspreizstellung gefordert. Büschelberger (1961) zeigte, daß bei 110° Beugestellung und 40° Abduktion die Schenkelhalsachse nahezu senkrecht zur Pfanneneingangsebene steht (Abb. 2.11). In dieser Stellung scheint ein stärkeres Fehlwachstum des Schenkelhalses nicht mehr einzutreten (Fettweis 1968, 1970, 1981; Flöhr 1981). Auch nach Be-

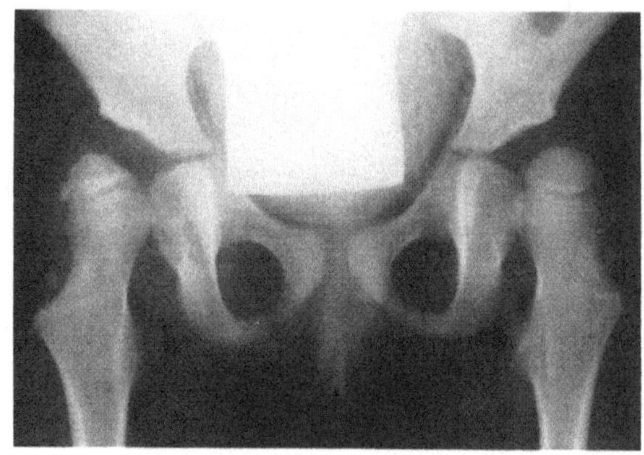

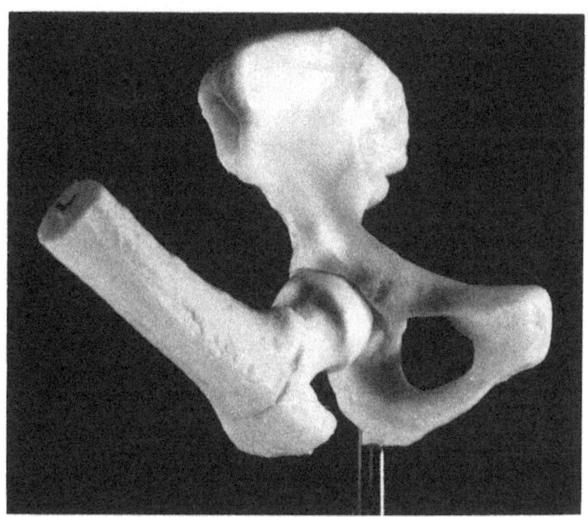

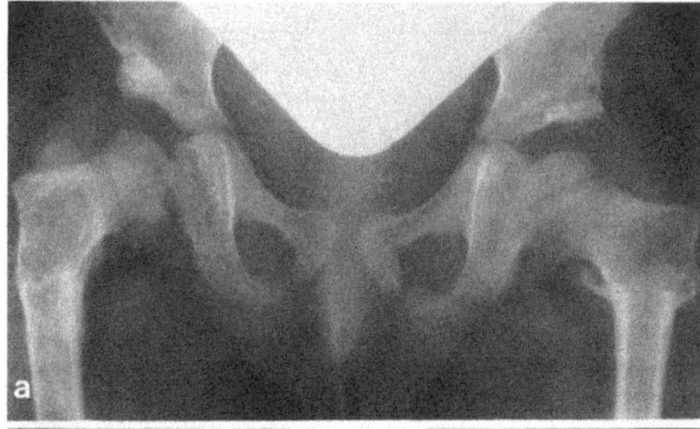

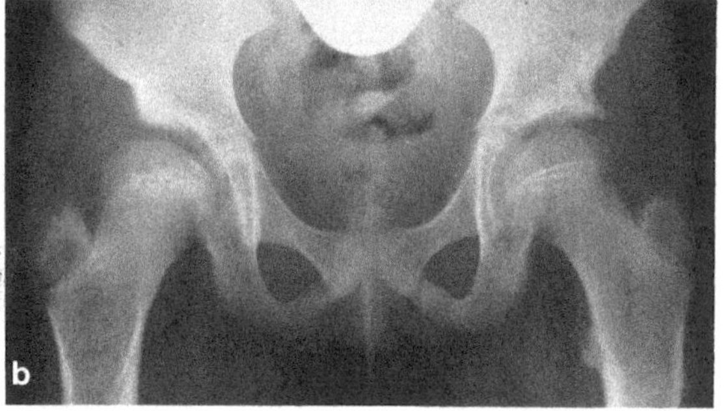

Abb. 2.10 *(Oben).* Erhebliche Coxa valga antetorta mit ▷ Umrichtung der Epiphyse zur Kopf-im-Nacken-Lage, rechts auch mit Hüftkopfnekrose

Abb. 2.11 *(Mitte).* Bei 110° Beugestellung und 40° Abduktion steht die Schenkelhalsachse nach Büschelberger nahezu senkrecht zur Pfanneneingangsebene. Das Foto eines Kunststoffmodells von Becken und Femur soll dies verdeutlichen

Abb. 2.12 a, b *(Unten).* Zustand nach Azetabuloplastik und Detorsions-Varisierungs-Osteotomie bei Hüftdysplasie beiderseits im Alter von 4 Jahren. **a** Während links ein technisch einwandfreies Ergebnis vorliegt, ist das Pfannendach rechts ungenügend herabgebogen und verbleibt im steilen Pfannendachwinkel. Der Schenkelhals ist stark varisiert. **b** 5 Jahre später, im Alter von etwa 9 Jahren, erscheint das linke Hüftgelenk weitgehend normal, rechts hat sich dagegen bei fortbestehender starker Pfannendysplasie eine starke Revalgisierung mit Kopf-im-Nacken-Lage und Coxa magna ergeben. Der Hüftkopf ist hier auch flacher als links. Für das Fehlwachstum dürfte die fortbestehende starke Pfannendysplasie von wesentlichem Einfluß sein

handlung im Hanausek-Apparat (70° Beugestellung, 50° Abspreizung) fanden Anders et al. (1980) nur noch 16% pathologische CCD-Winkel gegenüber 40% nach klassischer Behandlung nach Lorenz.
Schließlich bleibt noch zu erwähnen, daß auch eine Fehlform der Hüftpfanne das Richtungswachstum des Schenkelhalses beeinflußt (Abb. 2.12). Bei hochgradigen Dysplasien und instabilem Hüftgelenk finden wir erhöhte CCD-Winkel. Nach Varisierungsosteotomien kommt es zu einer verstärkten Revalgisierung des CCD-Winkels in Abhängigkeit vom Pfannendachwinkel (Anders et al. 1984). Auch die Epiphysenfuge des Schenkelhalses zeigte bei starken Pfannendysplasien nach Varisierungsosteotomie eine Umrichtung zu niedrigen EY-Winkeln im Sinne der pathologischen Revalgisierung (Behrens u. Tönnis 1984). Hoffmann-Daimler hat diesen Vorgang auch biomechanisch untersucht und belegt (1969).
Idelberger (zit. nach Gross et al. 1969) fand, daß vordere Pfannendysplasien, bei denen der vordere Pfannendachwinkel erhöht ist, mit einem erhöhten AT-Winkel einhergehen. Umgekehrt konnte er auch im Tierversuch beobachten, daß es nach Resektion des vorderen Pfannendachs zu vermehrter Antetorsion kam.

2.5 Form und Stellung des Hüftgelenks während der Entwicklung

Sowohl die Pfanne wie der Femur zeigen während der Entwicklung einen Wandel ihrer Form und ihrer Stellung, der nicht geradlinig verläuft, sondern „umwegig". Deshalb spricht man auch von einer umwegigen Entwicklung der Hüftpfanne und des Schenkelhalses (Nauck 1931).
Besonders v. Hayek (1950, zit. nach v. Lanz 1950), v. Lanz (1950) sowie v. Lanz u. Wachsmuth (1938) und Mayet (1950) haben die Entwicklung von Femur und Pfanne in ihren Winkel genau verfolgt und beschrieben. Neuere Untersuchungen verschiedener Autoren konnten „umwegige Entwicklungen" aber nur z. T. nachweisen. So fand z. B. Schmidt (1969) eine kontinuierliche Abnahme des transversalen *Pfannenneigungswinkels* während der Fetalzeit und in den folgenden Lebensjahren, v. Lanz (1950) dagegen eine Abnahme des Pfannenneigungswinkels bis zur Geburt und danach einen erneuten Anstieg.
Für den *Schenkelhals-Schaft-Winkel* gab v. Lanz 137° bei Geburt und einen weiteren Anstieg bis auf 144° im 1. und 2. Lebensjahr an, danach dann einen kontinuierlichen Abfall. Ähnlich äußerten sich Lange u. Pitzen (1921) sowie Martin (1928). Demgegenüber fanden Böhm (1934, 1935), Mikulicz (1878), Zcebök et al. (1952), Nishizuka (1926) und Schmidt (1969) nur Schenkelhals-Schaft-Winkel von 123–125° bei Geburt, später einen stetigen Anstieg des Winkels bis zu den Normalwerten des Erwachsenenalters.
Auch für die Entwicklung der *Antetorsion* gab v. Lanz (1950) eine Zunahme des Winkels von 2° im 3. Embryonalmonat bis auf 31° bei Geburt und dann eine stetige Verringerung des Winkels an. Schmidt (1969) fand demgegenüber im 6.–8. Fetalmonat 28,6°, bei Geburt 30,6°, im 1.–11. Lebensmonat 36,4° und erst in den folgenden Jahren den Abfall der Winkel bis zu späteren Normwerten. Watanabe (1974), der Messungen an bis zu 25 Wochen alten Feten durchgeführt hat, fand für die beiden Femurwinkel in dieser Zeit keine wesentlichen Veränderungen, aber eine große Schwankungsbreite, vor allem in der Antetorsion. Er stellte außerdem fest, daß Feten, die eine erhöhte Innenrotation der Oberschenkel zeigten, einen Anstieg der Antetorsionswerte aufwiesen, während bei Feten mit erhöhter Außenrotation eine Retrotorsion zu beobachten war. Diese Befunde decken sich mit den experimentellen Untersuchungsergebnissen über das Schenkelhalswachstum, die bereits geschildert wurden.
Eine deutliche Veränderung zeigt die *Hüftgelenkpfanne* während der Entwicklung (Altmann 1925; LeDamany 1912; v. Lanz 1950; Dega 1973, 1978; Ralis u. McKibbin 1973). Während der ersten zwei Drittel des fetalen Lebens ist die Pfanne halbkugelig. Dann aber vermindert sich die Tiefe im Verhältnis zur Breite, so daß sie bei Geburt nur noch $^{4}/_{10}$ des Durchmessers beträgt, während sie anfangs $^{5}/_{10}$ aufwies. Nach der Geburt nimmt die Tiefe wieder zu und beträgt im Erwachsenenalter im Verhältnis zur Breite $^{6}/_{10}$ oder mehr. Zur Zeit der Geburt ist die Pfanne also besonders flach und damit die Luxationsgefährdung auch am größten. Nur $^{4}/_{10}$ des Kopfes befinden sich dann innerhalb der Pfanne. Später umfaßt das Gelenk den Hüftkopf bis zum Äquator und darüber hinaus.
Zur Erklärung der umwegigen Entwicklung wurden verschiedene Theorien aufgestellt, v. Lanz sieht darin eine Auswirkung unterschiedlicher Muskelkräfte. Grunewald (1919) führt den Vorgang auf Änderung in der Stellung der Beckenschaufel während des Wachstums und auf andere anatomische Tatsachen zurück. Altmann (1925) geht von der vergleichenden Anatomie aus und zeigt, daß ähnliche Verhältnisse auch bei den menschlichen Ahnen herrschten. Storck (1940)

sieht den mit dem Wachstum zunehmenden Raummangel im Uterus und die fehlende Bewegungsfreiheit der Beine gegen Ende der Schwangerschaft als Ursache für die Entwicklung an. Einen Literaturüberblick zu diesem Thema bringen Kaiser (1958) und Schlegel (1961). Neuere angloamerikanische Untersuchungen über die pränatale Entwicklung des Hüftgelenks stammen von Gardener u. Gray (1950), Strayer (1943), Stanisavljevic u. Mitchell (1963) sowie Watanabe (1974). Detaillierte Ausmessungen von Hüftgelenken aus der 11.–15. Schwangerschaftswoche brachte vor kurzem auch Krug (1981).

2.6 Wachstum des jugendlichen Hüftgelenks, beurteilt nach planimetrischen Messungen

Weitere Aufschlüsse über die Entwicklung des Hüftgelenks bis zum Abschluß des Wachstums ergeben sich aus planimetrischen Messungen, die wir gemeinsam mit Brückl durchführten (Brückl u. Tönnis 1979). Bei der Konstruktion des ACM-Winkels von Idelberger u. Frank [s. 9.6.2 c)] wurden verschiedene Meßstrecken ermittelt: die Entfernung zwischen Pfannenerker und statischem Hüftkopfzentrum und der Azetabulumindex (gemessen an der ACM-Winkelkonstruktion). Auch das Lebensalter bei Verknöcherung der Y-Fuge wurde untersucht. Dabei stellte sich folgendes heraus:

Das Wachstum des Hüftgelenks zeigt bei den verschiedenen Geschlechtern Unterschiede. Gemeinsam ist ihnen ein verstärktes Wachstum zwischen dem 5. und 8. Lebensjahr. Der Pubertätswachstumsschub tritt bei Mädchen jedoch im Alter von 9–12 Jahren, bei Jungen im Alter von 11–14 Jahren auf. Die Y-Fuge schließt sich bei Mädchen zwischen dem 13. und 16., bei Jungen zwischen dem 15. und 18. Lebensjahr.

Auch nach dem Verschluß der Y-Fuge gibt es noch ein Wachstum am Hüftgelenk, das wahrscheinlich von den epiphysären Knochenkernen des Pfannenrandes (Ossa acetabuli) ausgeht.

Der Azetabulumindex (Hüftpfannendurchmesser: Hüftpfannentiefe) lag für kindliche und jugendliche Hüftgelenke von 5–20 Jahren zwischen 1,7 und 2,3, im Mittelwert bei 2,0 ± 0,3. Die Hüftpfannentiefe „m" nahm bei Mädchen zwischen dem 9. und 12. Lebensjahr im Mittelwert von 24,8 auf 28,6 mm zu und bei Jungen zwischen dem 11. und 14. Lebensjahr von 28,8 auf 33,8 mm. In den übrigen Zeitabschnitten war die Zunahme wesentlich geringer. Diese Messungen bestätigen die auch schon bei der Betrachtung der Röntgenbilder in dieser Entwicklungsphase festzustellende vermehrte Vorwölbung des Hüftpfannenbodens in die Beckenlichtung. Dysplastische Hüftgelenke zeigen demgegenüber die typischen Wachstumsschübe normaler Hüftgelenke nicht. Bei ihnen vollzieht sich der Schluß der Y-Fuge auch deutlich früher. Auch in der Entwicklung des Pfannenbodens (Imhäuser 1947, 1952) und der Tränenfigur (Peič 1975) bestehen deutliche Unterschiede, die sich bei anatomischen Heilungen jedoch nicht mehr feststellen lassen.

Interessant war bei unserer Untersuchung ferner, daß Hüftgelenke, deren kontralaterale Seite eine Pfannendysplasie aufwies, die selbst aber lediglich eine Coxa valga zeigten, nach der Pubertät sich ebenfalls pathologischen Pfannenwerten näherten. Es liegt deshalb nahe anzunehmen, daß bei noch tätiger Y-Fuge ausreichende Kompensationsmöglichkeiten für die physiologische Formerhaltung des Pfannendachs bestehen, daß aber nach Verknöcherung der Y-Fuge der lateralisierte Druck des Hüftkopfes bei extremer Coxa valga das Wachstum der epiphysären Knochenzentren des Pfannenrandes bremst.

Literatur s. S. 405.

Kapitel 3

Entwicklung des Gefäßsystems am Hüftgelenk und seine Variationen im Hinblick auf Ischämien

Das Gefäßsystem des Hüftkopfes und Schenkelhalses macht während des Wachstums verschiedene Wandlungen durch, entsprechend den Veränderungen der proximalen Femurepiphyse. Es sei in Erinnerung gerufen, daß diese zunächst vom Hüftkopf bis zur Trochanter-major-Region ganz aus Knorpel besteht. Im Laufe des ersten Lebensjahres bildet sich der knöcherne Epiphysenkern des Hüftkopfes und im 3.–5. Lebensjahr durchschnittlich der Kern des Trochanter major. Damit ergeben sich manche Änderungen.

Die Entwicklung des Gefäßsystems beschreibt Trueta (1957) in 5 Abschnitten: 1) Geburtsphase, 2) Kleinkindalter, 3) intermediärer Zeitraum, 4) Präadoleszentenalter, 5) Adoleszentenalter. Nach dieser Einteilung soll die Besprechung im folgenden vorgenommen werden.

3.1 Zeit der Geburt

Die Blutgefäßversorgung des knorpeligen Hüftkopfes wird vor allem von den dorsomedialen und dorsolateralen Gefäßen, die aus der A. cir-

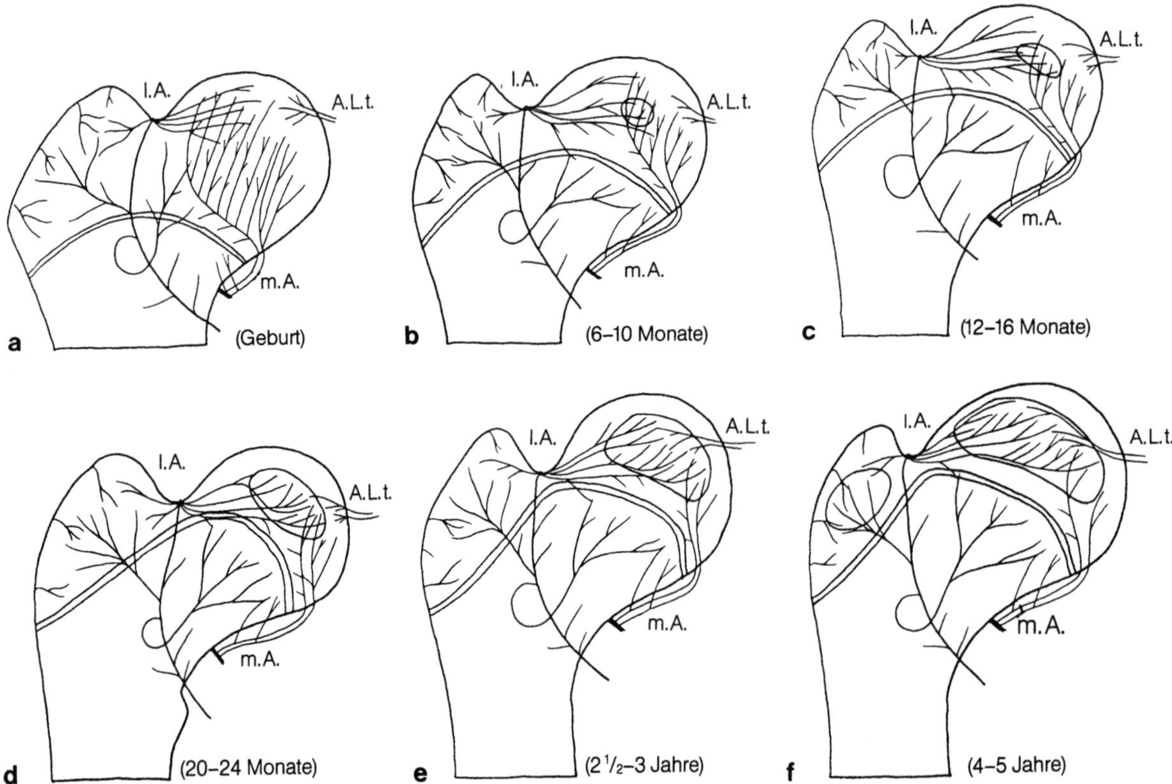

Abb. 3.1 a–f. Normale Gefäßentwicklung der proximalen Femurepiphyse mit gut entwickelten medialen *(m. A.)* und lateralen retinakulären Arterien *(l. A.)* sowie auch Arterien des Lig. teres *(A. L. t.)*. (Nach Batory 1982)

cumflexa femoris medialis stammen, übernommen (Abb. 1.10, 3.1). Auch das Lig. capitis enthält Gefäße und übernimmt einen kleinen Anteil der Versorgung. Chung (1976) weist darauf hin, daß es ein zirkuläres Gefäßnetz außerhalb der Kapsel – gebildet durch Aa. circumflexa femoris medialis et lateralis – und ein zweites innerhalb der Kapsel gibt, das zirkulär die Epiphyse umgibt und zahlreiche kleine Äste aus sich hervorgehen läßt. Diese durchbrechen in sog. Knorpelkanälen (Ogden 1974b, 1982) zunächst noch die wachsende Knorpelschicht.
Die Versorgung des Hüftkopfes wird also im wesentlichen durch die A. circumflexa femoris medialis übernommen. Die A. circumflexa femoris lateralis versorgt dagegen den vorderen Trochanterbereich und den vorderen Schenkelhals. Sie anastomosiert aber nach v. Lanz (1938) und Ogden (1974b) mit der A. circumflexa femoris medialis lateral am Schenkelhals und läßt außerdem eine „intraepiphyseale Arterie" aus sich hervorgehen.

3.2 Kleinkindphase (von etwa 4 Monaten bis zu 4 Jahren)

Vor dem Auftreten des epiphysären Knochenkerns im 1. Lebensjahr besteht zwischen den Ernährungsgebieten der dorsolateralen und dorsomedialen Kopfarterien kein Zusammenhang (v. Lanz u. Wachsmuth 1938). Es liegt gewissermaßen eine Wasserscheide zwischen ihnen, welche von innen oben nach unten außen verläuft, wenn man den knorpeligen Kopf in der Frontalebene betrachtet. Nach Bildung des Knochenkerns im Laufe des 1. Lebensjahres vereinigen sich die Gefäßbezirke im Bereich seiner primitiven Markräume. Auch Ogden (1974a, b, 1982) hat betont, daß es sich bei den Gefäßen der Knorpelkanäle um Endarterien handelt.
Der Hauptzufluß kommt nach Trueta (1957) zu dieser Zeit aus den metaphysären Gefäßen, welche mit vielen kleinen Ästen die Knorpelzone durchziehen, die später zur Epiphysenzone des Schenkelhalses wird. Auch die A. circumflexa femoris lateralis gibt dabei Gefäße ab. Dagegen bilden sich die Arterien im Lig. capitis femoris nach Trueta (1957), Kaiser (1958), Schwaiger (1936) u. a. zurück und erscheinen erst in wechselndem Maße nach dem 8. Lebensjahr wieder.
Einen Literaturüberblick zu dieser häufig untersuchten Frage bringen Hipp (1962) und Batory (1982). Chung (1976) fand nach umfassenden Untersuchungen, daß die Arterien des Lig. capitis femoris bei 45% der Menschen unabhängig vom Alter entwickelt sind. Batory (1981 a, b) kam bei einem kleineren Sektionsgut auf 28,5%.

3.3 Intermediäre Phase von etwa 4 bis 7 Jahren

Nach der Ausbildung der Epiphysenzone und vermutlich auch mit dem starken Wachstumsschub in diesem Alter bilden sich die ursprünglich bis zum Kopfzentrum ziehenden retinakulären Gefäße zurück. Die Versorgung der proximalen Femurepiphyse wird jetzt fast ausschließlich von der A. circumflexa femoris medialis mit dem proximalen und in wesentlich geringerem Maße mit dem distalen Kopfgefäß vorgenommen (Ogden 1974 a, b, 1982; Chung 1976). Im Lig. capitis finden sich zu dieser Zeit bei der Mehrzahl der Untersuchten keine Gefäße. Mit dieser Reduzierung des Blutzustroms fast ausschließlich auf das proximale Kopfgefäß, das mit seinen Ästen von der Fossa trochanterica an der Außenseite des Schenkelhalses entlang zum Hüftkopf zieht, entsteht eine besondere Verletzlichkeit.

3.4 Präadoleszentenphase von 9 bis 10 Jahren

Die Epiphysenzone bleibt weiterhin undurchgängig für die Blutversorgung des Femurkopfes. Trueta beschreibt aber, daß in dieser Zeit erneut Gefäße durch das Lig. capitis zum Hüftkopf vordringen. Die Blutversorgung wird jetzt bei einem Teil der Menschen wieder durch 2 verschiedene Zuflüsse gewährleistet.

3.5 Adoleszentenphase

Mit der allmählichen Rückbildung der Wachstumszone dringen vom Schenkelhals Gefäße in den Hüftkopf vor und vereinen sich mit den retinakulären Gefäßen und denen des Lig. capitis femoris zu dem verwebten Bild, wie es Trueta u. Harrison (1953) für den Erwachsenen beschrieben haben.

3.6 Variationen des Gefäßsystems

Die in den Hüftkopf eindringenden Gefäße der A. circumflexa femoris medialis werden auch in dorsomediale und dorsolaterale retinakuläre Arterien unterteilt (Batory 1982). Die Endäste der A. circumflexa femoris lateralis tragen dann die Bezeichnung ventrale retinakuläre Arterien.

Die dorsomedialen Arterien wurden von vielen Autoren beschrieben (Nußbaum 1924; Vereby 1942; Wolcott 1943; Tucker 1949; Howe et al. 1950; Trueta 1957; Hipp 1962; Lagrange u. Dunoyer 1962; Crock 1965; Müssbichler 1970; Ogden 1974 a, b; Lauritzen 1974; Chung 1976). Allerdings stellen nur einige von ihnen fest, daß diese Gefäße immer regelmäßig die proximale Femurepiphyse erreichen. Übereinstimmung herrscht darin, daß die Zahl der dorsomedialen retinakulären Arterien, welche die Epiphyse erreichen, sehr variabel ist und mit zunehmendem Wachstumsalter reduziert wird. Ebenso verringert sich der Durchmesser dieser Arterien während des Wachstums (Tucker 1949).
Der Durchmesser der dorsolateralen Arterien vergrößert sich dagegen bis zum Erwachsenenalter um 100%.
Die Zahl der dorsolateralen retinakulären Arterien wird von den meisten Autoren als variabel bezeichnet und mit 2–6 Arterien angegeben. Nur Howe et al. (1950) und Chung (1976) fanden ihre Zahl konstant und beschrieben 4 dorsolaterale Arterien. Batory (1981 b) fand 3–5.
Für die *ventralen retinakulären Arterien* stellten die meisten Autoren keine Verbindung mit der proximalen Femurepiphyse fest. Nußbaum (1924), Vereby (1942) und Lauritzen (1974) beschrieben jedoch sehr schmale Anastomosen zwischen dieser Gefäßgruppe und dem epiphysären Kreislaufsystem. Ogden (1974 a, b) fand, daß diese Gefäße meist nur im frühen Stadium der postnatalen Entwicklung bis zum 2. Lebensjahr die proximale Femurepiphyse erreichen. Mit der weiteren Entwicklung der Wachstumsplatte und der Formierung des Schenkelhalses versorgen sie dann das intraossäre Netz der Metaphyse.
Die *Arterien des Lig. capitis femoris (teres)* machen eine besondere Entwicklung durch, die bereits angedeutet wurde. Ihre größte Bedeutung scheinen sie in der embryonalen und der frühen fetalen Phase zu haben. In der fetalen Entwicklung übernehmen dann die dorsomedialen retinakulären Arterien die Hauptversorgung, in der postnatalen Phase dominieren die dorsolateralen retinakulären Arterien. Nach Trueta (1957) dringen vom 8. Lebensjahr an wieder Gefäße durch das Lig. capitis zur Femurepiphyse vor. Diese Gefäße haben individuell sehr unterschiedliche Bedeutung. Das zeigen vor allem die Beobachtungen von Savitt u. Thompson (1965). Sie fanden durch Injektionsversuche bei Schenkelhalsfrakturen, daß bei 5% der Patienten eine vollständige Füllung des Gefäßsystems des Hüftkopfes über die A. lig. capitis femoris zu erreichen war, bei 20% kam es zu einer teilweisen Füllung. Bei 70% war keine Abhängigkeit von den Gefäßen des Kopfbandes festzustellen, und die Versorgung erfolgte nur durch die Schenkelhalsgefäße. Diese Zahl stimmt mit dem von Batory (1981 b) gefundenen Prozentsatz überein. Er fand bei 28,5% seiner Sektionen altersunabhängig Gefäße im Lig. capitis femoris, während Chung (1976) sogar auf 45% kam.

3.7 Klinische Bedeutung

Zusammenfassend muß man feststellen, daß es in der Gefäßversorgung erstens individuelle Unterschiede gibt und zweitens auch große Schwankungen in den Entwicklungsphasen. Dadurch erklären sich vermutlich auch Unterschiede in den Befunden verschiedener Autoren. Für die Klinik ist entscheidend, daß es einmal zeitliche Phasen gibt, in denen eine besondere Anfälligkeit des wachsenden Femurkopfes besteht, und zum anderen im Einzelfall ungünstige, abweichende Gefäßversorgungsarten vorliegen können, die bei bestimmten Behandlungsmaßnahmen zu einer avaskulären Nekrose Veranlassung geben.
Im Säuglings- und Kleinkindalter ist von Nachteil, daß die Arterien in den Knorpelkanälen Endarterien sind. Erst mit dem Auftreten des knöchernen Epiphysenkernes des Femurkopfes kommt es in seinen noch primitiven Marksinus zu Anastomosen und damit gewissen Ausgleichsmöglichkeiten der Gefäßgebiete. Wahrscheinlich sind auch deshalb Femurköpfe, die noch keinen Kopfkern aufweisen, im Hinblick auf Nekrosen nach Einrenkungsbehandlung noch gefährdeter als weiterentwickelte.
Im Alter von 4–7 Jahren besteht ebenfalls eine besondere Anfälligkeit. Hier kann es zu latenten, ischämischen Phasen (Batory 1981 a, b, c, 1982) und zum M. Perthes kommen. Aber auch für Luxationsbehandlungen ist daran zu denken, daß in dieser Zeit keine Gefäße durch die Epiphysenzone und das Lig. capitis femoris dringen und die Versorgung vorwiegend nur von den dorsolateralen Kopfgefäßen gewährleistet wird.
Individuell abweichende, besonders ungünstige Gefäßversorgungen sind vermutlich auch ein Grund dafür, daß es trotz weiterer Verbesserung unserer Technik der Einrenkungsbehandlung immer eine kleine Zahl von Hüftkopfnekrosen geben wird. So müßte beispielsweise ein Hüftkopf, der seine Versorgung nur durch das proximale Kopfgefäß erhält, bei dem das distale nicht voll ausgebildet ist und auch Zuflüsse durch das Lig. capitis femoris fehlen, auf jede Einwirkung von

Druck oder Verletzung an der Schenkelhalsaußenseite im Rahmen konservativer Methoden oder operativer Einstellung sofort eine totale Hüftkopfnekrose erleiden. Diese Problematik kennen wir von Rückenmarktraumen, bei denen ebenfalls bestimmte Abschnitte des Rückenmarks dann besonders gefährdet sind, wenn sie nur von einer Hauptarterie versorgt sind und nicht von zwei oder mehreren (Tönnis 1963).

Literatur s. S. 407.

Kapitel 4

Einführung in die Biomechanik des Hüftgelenks

H. Legal

4.1 Einleitung

Das menschliche Hüftgelenk stellt eine evolutionäre Notlösung der Natur dar. Durch die anthropologische Körperaufrichtung des Menschen vom quadrupeden zum aufrechten, bipeden Gang ist es im Bereich der Becken-Bein-Verbindung zu einer Verwringung gekommen mit der Folge einer Öffnung des Pfannencavums nach vorn. Während beim Vierfüßler die Pfanneneingangsebene nahezu senkrecht von der Schenkelhalsachse getroffen wird und sich das koxale Femurende unter der senkrechten Belastung gegen den massiv ausgebildeten dorsokaudalen Rand des Azetabulums anstemmen kann, besteht beim aufrecht gehenden Menschen die Pfanne nur noch teilweise, nämlich im kraniodorsalen und geringer im kranioventralen Bereich aus Knochensubstanz, sodaß der vollständige Gelenkschluß ventral durch den knorpeligen Limbus oder durch kapsulärligamentäre Strukturen erzwungen werden muß.
Die beschriebene phylogenetische Verwringung des Beinskeletts gegenüber dem Beckenkorb hat demnach zur Folge eine Diversion der beiden im Hüftgelenk zusammenstoßenden Winkel des koxalen Femurendes (CCD- und AT-Winkel s. 4.4) und der Pfanneneingangsebene mit den daraus resultierenden ungünstigeren und biomechanisch komplizierten Beanspruchungsverhältnissen. Hinzukommt, daß im Gegensatz zum Quadrupeden durch Freiwerden der vorderen bzw. oberen Extremitäten die Körperlast eben nicht von 4, sondern nurmehr von 2 Extremitäten getragen werden muß.
Die Voraussetzung für die lebenslange ungestörte Funktion eines Gelenks ist die Erhaltung eines Gleichgewichts zwischen der Beanspruchbarkeit und der tatsächlichen Beanspruchung des Gelenks. Besteht diesbezüglich ein Mißverhältnis, so ist mit der Entwicklung einer Arthrose zu rechnen. Dies gilt insbesondere für ein dem Körpergewicht ausgesetztes, belastetes Gelenk wie die Hüfte. Hierbei kann die Entstehungsursache der Arthrose außerhalb oder innerhalb des Gelenks zu suchen sein.
Die im Gelenkbereich selbst zu suchenden Faktoren liegen einerseits in der biologischen Qualität der Gelenkstrukturen, andererseits handelt es sich um anlage- und entwicklungsbedingte Formfehler, etwa die Hüftgelenkdysplasie in all ihrer zu beobachtenden Spielbreite. Diese ist nach Hackenbroch (1957, 1961, 1971) als präarthrotische Deformität zu werten und führt aufgrund der biomechanischen Fehlbelastung im Sinne einer Überbeanspruchung eines zu kleinen Gelenkareals unter Einwirkung des Zeitfaktors zum vollkommenen Gelenkverschleiß.
Demnach muß das Bestreben der orthopädischen Chirurgie darin bestehen, im Falle einer Hüftgelenkdysplasie günstigere biomechanische Bedingungen am belasteten Gelenk zu schaffen. Dies setzt jedoch die Kenntnis der Biomechanik der Hüfte und eine zumindest größenordnungsmäßige Einstufung der Belastung, der Richtung der angreifenden Kräfte und schließlich der Beanspruchung des Hüftgelenks voraus (Legal 1977).

4.2 Belastung und Beanspruchung des Hüftgelenks

Pauwels hat auf dem Orthopädenkongreß 1965 konstatiert, daß die Anwendung mechanischer Prinzipien in der Orthopädie nach wie vor auf große Schwierigkeiten stoße, weil bezüglich der Begriffe Belastung und Beanspruchung keine klaren Vorstellungen herrschen. Deshalb sei hier eine kurze Begriffsdefinition der Belastung und Beanspruchung vorausgeschickt.
Belastung ist gleichbedeutend mit den auf einen Körper wirkenden äußeren Kräften. Auf das Hüftgelenk bezogen würde dies bedeuten, daß unter Belastung die vektorielle Summe aller Kräfte in Form der Hüftgelenkresultierenden R zu verstehen ist, die von der Pfanne auf den Hüftkopf

übertragen werden. R ist abhängig vom Körpergewicht und von der Zugkraft der Muskeln, Sehnen und Bänder, die die untere Extremität mit dem Rumpf verbinden, sowie von den Trägheitskräften, die je nach dem momentanen Bewegungszustand des Körpers vom Rumpf über das Hüftgelenk auf die untere Extremität übertragen werden. Die Belastung des Hüftgelenks wird in kp oder durch relative Einheiten in Korrelation zum Körpergewicht angegeben.

Den Begriff der Beanspruchung reserviert Pauwels für die Einwirkung von äußeren Kräften im Material, d.h. für die Verformungen und Spannungen, die durch die Belastung im Material hervorgerufen werden und die für die Folgen der Belastung maßgebend sind. Unter der Beanspruchung des Hüftgelenks ist also nach Ausklammerung von Zug- bzw. Schubspannungen im koxalen Femurende der Druck p auf die tragende Oberfläche von Hüftkopf und -pfanne zu verstehen. Die Beanspruchung (Gelenkdruck p) wird in kp/cm^2 gemessen. Sie ist abhängig von Betrag und Richtung der Belastung (R) und von Größe, Form und Anordnung von Hüftkopf und -pfanne. Hierbei spielt v.a. die Größe der tragenden Gelenkfläche eine entscheidende Rolle: je kleiner die Fläche, desto größer der Druck und umgekehrt; übersteigt der Druck die Toleranzgrenze des Knorpels, so führt dies allmählich zur Entwicklung einer Arthrose.

4.3 Stand der Erkenntnisse über die Biomechanik des Hüftgelenks (Literaturübersicht)

Die ersten Versuche, die Biomechanik des Hüftgelenks aufzuhellen, reichen bis in das vorige Jahrhundert zurück, wobei die Problematik von den verschiedensten Blickwinkeln aus betrachtet wurde. Nach statischen Überlegungen über die Wirkungsweise der Oberschenkelmuskulatur durch A. Fick (1850) folgten anatomische Gelenkstudien an der Hüfte durch R. Fick (1904, 1911), die weitere Klarheit über die hüftumgreifenden Muskelkräfte brachten. Braune u. Fischer (1889) gelang es erstmals, Einblick in die Probleme der Schwerpunktverlagerung des menschlichen Körpers in den verschiedenen Gang- und Standphasen zu vermitteln. Die Ergebnisse der klassischen Untersuchung Fischers, die er in seinem Werk *Der Gang des Menschen* (1899) niederlegte, dienten schließlich als wesentliche Grundlage für die konkreten Belastungs- und Beanspruchungsabschätzungen von Pauwels. Fischer gelang es, durch diffizile Untersuchungen an einem gesunden Individuum einen Doppelschritt in 31 Gangphasen aufzugliedern, wobei es ihm im wesentlichen darauf ankam, in einem rechtwinklig-räumlichen x-y-z-Koordinatensystem die Verlagerung des jeweiligen Körperschwerpunkts (S_1, S_2, S_3 etc.) in der momentanen Gangphase in Korrelation zum Schenkelkopfmittelpunkt festzustellen. Dabei wurden Bahnkurven für den Kopfmittelpunkt sowie für den derzeitigen Körperschwerpunkt angegeben und in Korrelation zu dem Gewicht des jeweils wirksamen Körperabschnitts des untersuchten Individuums gesetzt. Die Untersuchung Fischers dient seitdem als Arbeitsgrundlage für weitere biomechanische Berechnungen.

Von Koch (1917) und Storck (1931) kennen wir die ersten Abschätzungen der statischen bzw. dynamischen Gelenkbelastung unter Berücksichtigung des Körpergewichts sowie der Richtung und Größe der Hüftgelenkresultierenden.

Eingehendere Arbeiten über die mechanische Belastung bzw. Beanspruchung des Hüftgelenks stammen von Pauwels (1935), der unter Hinzuziehung der Daten von A. Fick, Braune u. Fischer sowie Fischer die Belastung in der Standphase beim langsamen Gehen, der sog. Standbeinperiode des Ganges (16. Gangphase nach Fischer) ermittelte. Auch die Pauwelsschen Gedankengänge stellen seither die Grundlage weiterer biomechanischer Arbeiten dar.

Inman (1947) und Merchant (1965) stellten zweidimensionale Überlegungen über die Gelenkbelastung im Einbeinstand unter Berücksichtigung der im Hüftgelenk wirkenden Muskelmomente an, wobei Inman eine algebraische Bestimmung der resultierenden Kraft der Hüftabduktoren gelang.

Denham (1959) spielte verschiedenartige Lastfälle des Hüftgelenks, z.B. bei verschiedenen Schwerpunktpositionen, unterschiedlichen Schenkelhalslängen, Gelenkkontrakturen etc. durch und gab damit Impulse für die klinische Anwendbarkeit des bis dahin bekannten Gedankengutes auch im Hinblick auf die Alloarthroplastik des Hüftgelenks.

Die Ergebnisse von Inman wiederum dienten als Grundlage für die Berechnungen bei Bewegungsstudien von Williams u. Lissner (1962) sowie für Belastungsuntersuchungen von Osborne u. Fahrni (1950) bei Umstellungsosteotomien.

Rydell entwickelte 1965/66 eine Austin-Moore-Prothese, die mit sog. „strain gauges" ausgerüstet wurde, wodurch – wenn auch mit erheblichem experimentellem Aufwand – direkte Belastungsmessungen im Einbeinstand, während der Schwungphase und beim schnellen Laufen möglich waren. McLeish u. Charnley (1970) widmeten bei ihren Untersuchungen des Hüftgelenks im Einbeinstand ein besonderes Augenmerk wiederum den abduzierend wirkenden Kräften, wobei sie allerdings bezüglich der Wirkung des Tractus iliotibialis zu einem anderen Ergebnis kamen als Inman.

Schließlich gelang es Kummer (1968, 1969) sowie Amtmann u. Kummer (1968), die Theorie der Hüftgelenkbelastung durch Einbeziehung *aller* geometrischen Daten des Becken-Bein-Skeletts, die sich auf Größe und Richtung der Hüftgelenkresultierenden auswirken, realistischer darzustellen; sie konnten u. a. die Größe der Hüftgelenkresultierenden und die Neigung ihrer Wirkungslinie gegen die Vertikale in Abhängigkeit von der Bedingung, daß das Lot aus dem Körperschwerpunkt in die Stützfläche des Fußes fallen muß, sowie in Abhängigkeit von morphologischen Merkmalen des koxalen Femurendes berechnen und die Ergebnisse in Tabellen und Nomogrammen niederlegen. Eine direkte Berechnung der Belastung im Individualfall wurde nicht durchgeführt; Kummer (1968, 1974 a, b, 1976) gab schließlich ein anschauliches Modell für die tragende Fläche des Kugelgelenks und für die Verteilung der Spannungen über der tragenden Fläche an, dessen sich zahlreiche spätere Autoren bedienten.

Hamacher u. Roesler (1971, 1972, 1974) lieferten erstmals ein Rechenprogramm unter Berücksichtigung der Größe und Richtung der Hüftgelenkresultierenden im *Einzelfall,* das sie an einem größeren Probandenkollektiv anwendeten, während von ihnen die Hüftgelenk*beanspruchung* nicht ermittelt wurde.

Brinckmann et al. (1974) entwickelten auf der Grundlage der biostatischen Analyse von Bartel u. Johnston (1969), Amtmann u. Kummer (1968) sowie Roesler u. Hamacher (1972) schließlich ein Computerprogramm, womit zwar die Berechnung der durch Operationen herbeigeführten Veränderungen der Hüftgelenk*belastung,* bezüglich der *Beanspruchung* aber nur eine Abschätzung in Abhängigkeit von der Belastung gelang.

Eine von Debrunner (1975) veröffentlichte Studie zur Biomechanik der Hüfte stellt zumindest für gesunde Gelenke unter gewissen Einschränkungen ein recht praktikables Rechenmodell vor; es birgt jedoch durch die Festlegung eines *konstanten* Punktes A als Ausgangspunkt für die Verlaufsrichtung der Muskelkraft M im Bereich der Beckenschaufel eine nach anderen Berechnungsmethoden vermeidbare Vereinfachung in sich. Durch die konstante Position von A ist auch die Verlaufsrichtung der Muskelkraft M als gleichbleibend festgelegt, obwohl sie beim Gehen und bei unterschiedlichen Gelenkpositionen variiert. Diese Vereinfachung wirkt sich aber besonders bei Femur- und Beckenosteotomien aus, da sich die Verlaufsrichtung von M schon allein im Rahmen dieser operativen Maßnahmen nicht unerheblich ändert; dadurch werden Vergleiche von prä- und postoperativen Belastungsberechnungen ungenau. Debrunner selbst weist darauf hin, daß die konstante Lage von A einen nicht zu vernachlässigenden Einfluß auf die Berechnung der Belastung und auf die von ihm vorgenommene Druckabschätzung ausübe.

Legal (1977), Legal u. Ruder (1977, 1979 a, b) und Legal, Reinecke u. Ruder (1978, 1980) entwickelten eine für die tägliche klinische Praxis anwendbare biomechanische Analyse des Hüftgelenks, die erstmals nicht nur eine Berechnung der Belastung, sondern auch der eigentlich biologisch relevanten Beanspruchung im Einzelfall ermöglichte und die zur biomechanisch fundierten Operationsplanung bei Korrekturosteotomien am Bekken und koxalen Femurende herangezogen werden konnte. Ihre Grundlage stellt eine Synthese des von Pauwels (1935, 1965), Amtmann u. Kummer (1968) sowie Roesler u. Hamacher (1972 a, b) geäußerten Gedankengutes dar. Anhand dieser Methode soll in den weiteren Ausführungen die Biomechanik des Hüftgelenks erläutert werden, da sie u. E. eine plausible modellhafte Vorstellung der Hüftmechanik vermittelt.

Brinckmann et al. (1980, 1981) gaben ein Meß- und Rechenverfahren an, mit dessen Hilfe die tragende Fläche des Hüftgelenks direkt aus der im a. p.-Röntgenbild sichtbaren knöchernen Berandung der Pfanne bestimmt werden kann. Sie beziehen sich dabei wie Legal (1977) und Debrunner (1979) auf die Argumentation von Kummer (1968; s. 4.8), wobei sie allerdings voraussetzen, daß die wirkliche ventrale und dorsale Berandung der Pfanne im Röntgenbild tatsächlich erkennbar sei; sie arbeiten außerdem mit einer nur sehr ungenau zu ermittelnden „Vorzugsrichtung der Spongiosastruktur im medialen Schenkelhals" zur Bestimmung der Belastung.

Diverse in jüngster Zeit vorgestellte Methoden einer Ganganalyse (Johnston u. Smidt 1969; Debrunner u. Maeder 1972; Baumann 1973; Steger et al. 1979 u. a.) brachten zwar Aufklärung über die Bewegungsabläufe, zeitlichen Belastungsphasen, Winkelstellungen und Muskelaktivitäten an der unteren Extremität, ergaben bisher aber noch keine Hinweise auf die im Hüft- oder Kniegelenk herrschenden Kräfte oder Druckbeanspruchungen. Die dreidimensionale dynamische Ganganalyse

lyse von Paul (1965, 1966/1967) zeigte immerhin eine weitgehende Übereinstimmung mit den Abschätzungen von Pauwels. Diese Gangstudie von Paul kann aber zunächst nur als theoretische Grundlage dienen, da zur Berechnung der Trägheitskräfte ein erheblicher experimenteller Aufwand notwendig ist. Gruber, Legal u. Ruder (1982, 1983) entwickelten aufbauend auf Überlegungen von Nigg (1977, 1979), eine *dynamische* biomechanische Analyse der Bewegungsabläufe an der unteren Extremität, mittels derer durch Bestimmung der Beschleunigungen die Gelenkkräfte im dynamischen Lastfall an Hüfte und Knie errechnet werden können. Diese Methode gilt zunächst als Modell und stellt die Basis dar für eine Berechnung der dynamischen Gelenkkräfte im Einzelfall.

4.4 Anatomische Grundlagen

Das menschliche Hüftgelenk ist als modifiziertes Kugelgelenk, nämlich als sog. Nußgelenk angelegt, da die knöcherne Pfanne durch den faserknorpeligen Limbus derart vertieft wird, daß nur der knorpelige Pfannenrand den Kopf über seinen Äquator hinaus umgreift. Die eingangs erwähnte Aufrichtung des menschlichen Körpers hat die Stellung des Hüftgelenkes aus der Mitte seines Bewegungsumfanges heraus verschoben, wodurch im Gegensatz zu einem reinen Kugelgelenk (z.B. Schultergelenk) eine Einschränkung der Beweglichkeit entstanden ist, die beim Hüftgelenk hauptsächlich in Richtung der Überstrekkung begrenzt ist. Als modifiziertes Kugelgelenk existieren in ihm 3 Freiheitsgrade der Beweglichkeit mit 3 entsprechend angeordneten, aufeinander jeweils senkrecht stehenden Hauptachsen, die sich im geometrischen Mittelpunkt C des sphärischen Kopfes als Drehzentrum schneiden.

Der Femurkopf besitzt zumindest in seinem artikulierenden Anteil Kugelform, deren Mittelpunkt im Kongruenzfall mit demjenigen der Pfanne identisch ist. Der Femurkopf verjüngt sich im Bereich seines nicht überknorpelten Anteils in den Schenkelhals, der gegenüber dem Femurschaft 2 anatomische Formfaktoren aufweist: die Schenkelhalsneigung (R. Fick 1904, 1911), von Müller (1971) als CCD-Winkel (Centrum-Collum-Diaphysen-Winkel) bezeichnet, und die Antetorsion (AT-Winkel).

Der CCD-Winkel wird durch die am Hüftgelenk angreifende resultierende Kraft R zum Epiphysenknorpel determiniert; der AT-Winkel hat eine wesentliche Bedeutung für die Reduktion der Biegebeanspruchung des Schenkelhalses, da durch die Antetorsion die Schenkelhalsachse nahezu mit der Wirkungslinie der belastenden Kraft zusammenfällt. In der Frontalebene verläuft die Resultierende R nämlich schräg von kranial-medial nach kaudal-lateral; zugleich ist sie in der Sagittalebene gegenüber der Femurachse von ventral-kranial nach dorsal-kaudal gerichtet. Diese funktionell bedeutsamen Achsenkrümmungen sind immer der möglichen passiven Verbiegung entgegengesetzt gerichtet, die bei einer Nachgiebigkeit des Knochens unter Belastung auftreten würde (Kummer 1959, 1962). (Vgl. *Annahme 2* unter 4.6.)

Die Spongiosaarchitektur im koxalen Femurende ist gekennzeichnet durch eine typische Zug- und Drucktrajektorienausbildung mit Entwicklung des sog. Wardschen Dreiecks (Abb. 4.1), deren Entstehung nach dem Wolffschen Transformationsgesetz (1892) durch die Biegebeanspruchung des koxalen Femurendes zu erklären ist. Die Spongiosa ist mit einem Minimum an Material gebaut, weil sie ein „biegungsfreies trajektorielles Rahmenfachwerk" (Pauwels 1965, 1973) darstellt, bei dem auch an den Knoten keine Biegebean-

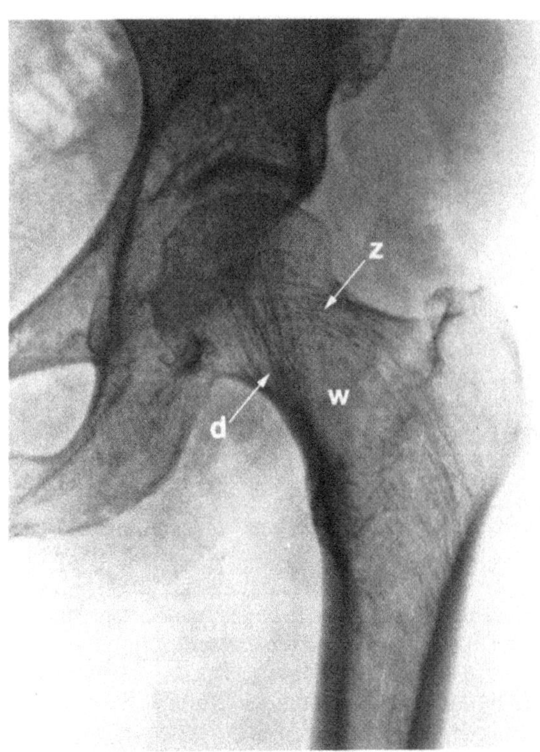

Abb. 4.1. Spongiosaarchitektur im koxalen Femurende (*d*, Drucktrajektorien; *z*, Zugtrajektorien; *w*, Wardsches Dreieck)

spruchung auftritt. Pauwels hat hierfür anhand von spannungsoptischen Versuchen eindrucksvolle Überlegungen angestellt: Wird eine Säule an einem dem Schenkelhals gleichzusetzenden Tragearm exzentrisch belastet, so treten an der Innenseite Druck-, an der Außenseite Zugspannungen auf, die sich neben dem Gesamtdruck auf den Knochen auswirken (Abb. 4.2). Die Länge des Tragearms ist für die Größe der Druck- bzw. Zugspannungen ausschlaggebend. Gleiches wie für die Säule gilt für das koxale Femurende: Abb. 4.3 a demonstriert die Verhältnisse für die Coxa norma mit physiologischem CCD-Winkel. Nimmt nun der Schenkelhalswinkel im Sinne einer Coxa vara ab (Abb. 4.3 b), so werden seine Biegebeanspruchung größer, die Drucklinien an der Innenseite stärker, die Kortikalis medial dikker, während das von der lateralen Kortikalis zum Hüftkopf ziehende Bündel der Zugtrajektorien mehr hervortritt. Es kann u. U. sogar zu Ermüdungszonen an der Basis des Schenkelhalses kommen. Bei der Coxa valga (Abb. 4.3 c) ist demgegenüber die Biegebeanspruchung verringert, die mediale Kortikalis dünner, die Trajektorien sind fast nur in der Druckaufnahmerichtung im ganzen Schenkelhals verteilt. Darüber hinaus hat Pauwels diese Biegebeanspruchung auch für den Femurschaft ermittelt und gezeigt, daß der Tractus iliotibialis im Sinne einer Zuggurtung die Biegebeanspruchung des Schafts verringert. Eine Varisierungsosteotomie mit Unterstellung verlängert demnach den Hebelarm und wirkt entlastend auf den Schaft.

Die Hüftpfanne (Azetabulum) stellt, wie oben erläutert, eine Hohlhalbkugel dar, die *zusammen* mit dem Knorpellimbus den Kopf über seinen Äquator hinaus umfaßt. Der knöcherne Rand der Hüftgelenkpfanne bildet die sog. Pfanneneingangsebene. Diese ist aufgrund des aufrechten Ganges des Menschen nicht nur nach lateral-kaudal geneigt, sondern auch nach ventral geöffnet (Anteversion der Pfanne). Auch diese anatomische Besonderheit wird bei den weiteren biomechanischen Erörterungen Berücksichtigung finden (s. 4.8.2).

Um nicht die Neigung der Pfanneneingangsebene in bezug auf alle 3 Hauptebenen des Körpers bestimmen zu müssen, hat v. Lanz (1950) eine mittlere Ebene, die durch Promontorium und Linea terminalis bestimmbare Beckeneingangsebene, als einheitliche Bezugsebene gewählt. Ihre Neigung beträgt zur Körperlängsachse etwa 30°. Ihre Bestimmung erlaubt, die Stellung des Pfannendachs mit einem einzigen Winkelwert hinreichend genau anzugeben. Der mittlere Durchschnittswert des Neigungswinkels der Pfanneneingangsebene zur Sagittalebene beträgt nach v. Lanz 42° („Pfannenneigungswinkel"; Abb. 4.4).

Bei normalen Verhältnissen (physiologischer CCD-Winkel 126°, physiologischer Pfannenneigungswinkel 42°) trifft die Schenkelhalsachse nahezu senkrecht auf diese Pfanneneingangsebene (88–92°; s. Abb. 4.4 a). Dieser Auftreffwinkel kann in Abhängigkeit vom CCD-Winkel sowie vom „Pfannenneigungswinkel" als zahlenmäßiger Ausdruck der Auslastung der einzelnen Hüftgelenkabschnitte aufgefaßt werden. Bei einer Coxa vara wird ein großes Kopfsegment belastet, was sich in einem großen Auftreffwinkel äußert (Abb. 4.4 b). Bei einer Coxa valga wird die Bela-

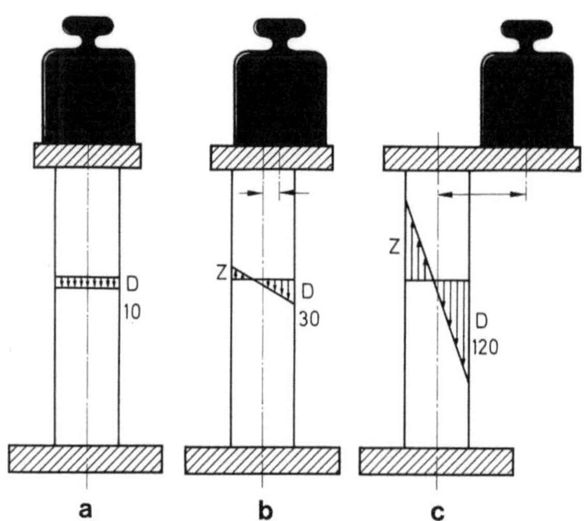

Abb. 4.2 a–c. Schematische Darstellung der im koxalen Femurende auftretenden Druck- und Zugspannungen (nach Pauwels). **a** Zentrische Lage der Last ergibt eine reine Druckbeanspruchung der Säule; **b, c** durch Einwirkung der Last über einen Tragearm exzentrische Belastung der Säule mit Entwicklung von Zug- bzw. Druckspannungen, je nach Länge des Tragearms (*Z*, Zugspannung; *D*, Druckspannung)

Abb. 4.4 a–d. Auftreffwinkel nach v. Lanz, Größe der belasteten Fläche. **a** Coxa norma und mittlere Pfanneneingangsebene mit physiologischem Auftreffwinkel von 90°. **b** Coxa vara und mittlere Pfanneneingangsebene mit vergrößertem Auftreffwinkel von 106°. **c** Coxa valga und mittlere Pfanneneingangsebene mit kleinem Auftreffwinkel von 73°. **d** Coxa valga und steile Pfanneneingangsebene mit vermindertem Auftreffwinkel von nur 60°. Der Auftreffwinkel stellt ein Maß für die Größe der tragenden Gelenkfläche dar ▷

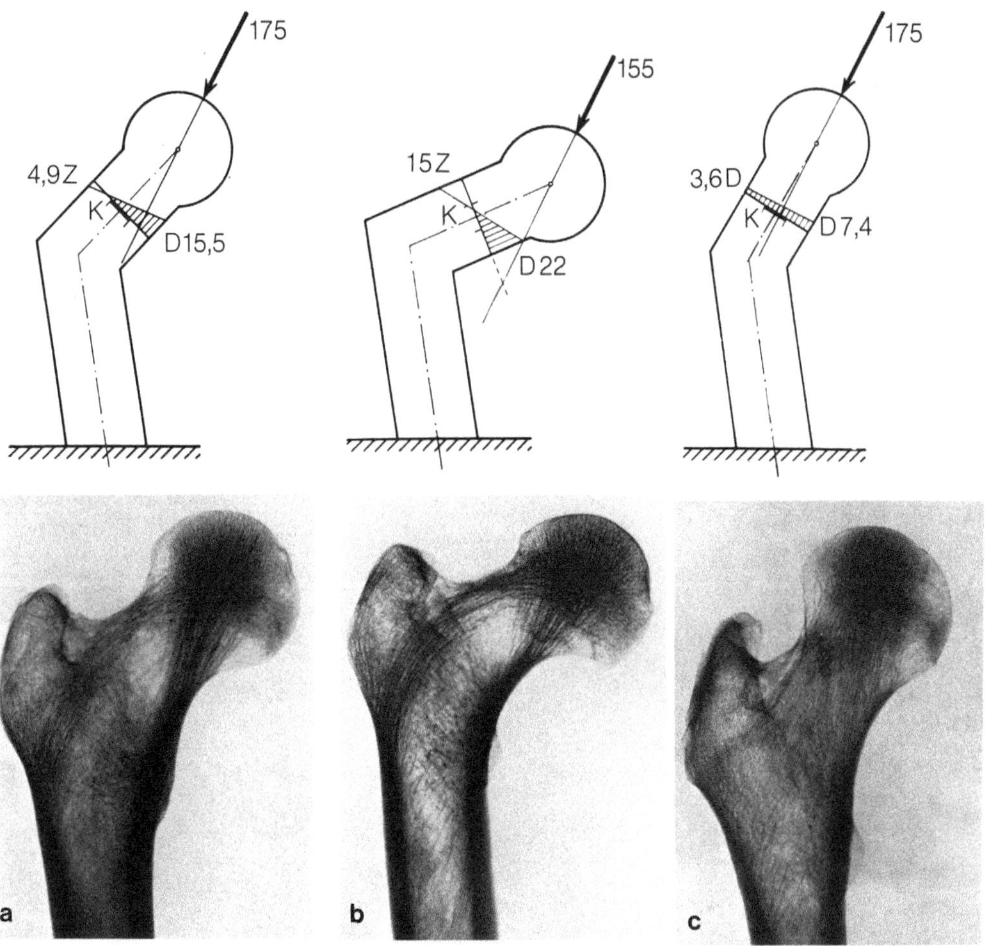

Abb. 4.3 a–c. Beanspruchung des koxalen Femurendes. **a** Bei Coxa norma mit physiologischem CCD-Winkel. Schematische Darstellung: Die Richtung der resultierenden Kraft *(175)* verläuft schräg zur Schenkelhalsachse und liegt außerhalb des Kerns *(K)*. Druckspannung *D* etwa 3mal so groß wie Zugspannung *Z*. Röntgenbild: Ausbildung von starken Druck- und mäßigen Zugtrajektorien; die Kortikalis erscheint auf der Druckseite deutlich dicker als auf der Zugseite. **b** Bei Coxa vara mit erniedrigtem CCD-Winkel. Schematische Darstellung: Die resultierende Kraft *(155)* liegt weit außerhalb des Kerns des Schenkelhalses *(K)*; infolge der Biegebeanspruchung hohe Druck- *(D)* und Zugspannungen *(Z)*. Röntgenbild: Entwicklung kräftiger Druck- wie auch Zugbündel und eines gut erkennbaren Wardschen Dreiecks. **c** Bei Coxa valga mit erhöhtem CCD-Winkel. Schematische Darstellung: Die resultierende Kraft *(175)* liegt innerhalb des Kerns des Schenkelhalses *(K)* mit alleiniger Entwicklung von Druckspannungen *(D)*. Röntgenbild: kräftige Drucktrajektorien mit Fehlen der Zugbündel. (Aus Pauwels 1965)

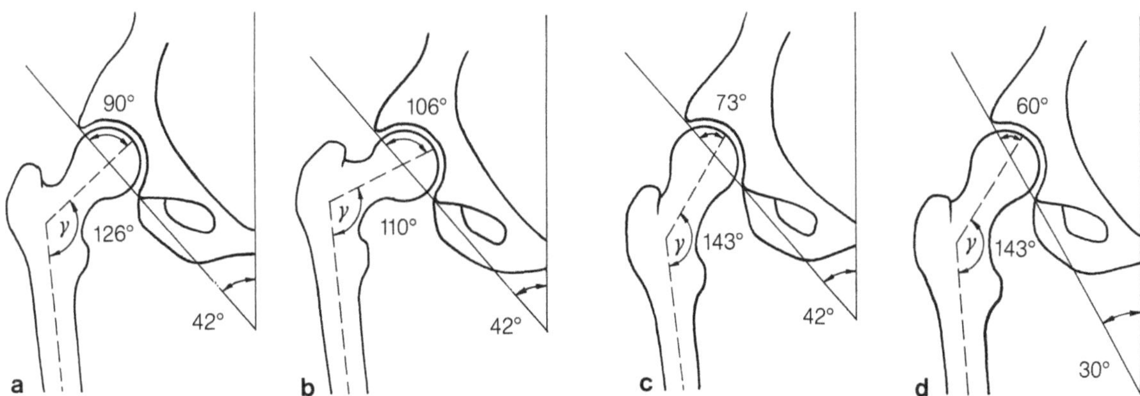

stungsfläche entsprechend einem kleineren Auftreffwinkel kleiner (Abb. 4.4c). Sie vermindert sich weiter, wenn zusätzlich die Pfanneneingangsebene steiler steht (Abb. 4.4d), was wiederum aus einem erheblich verringerten Auftreffwinkel abzulesen ist. Mit der Berechnung des Auftreffwinkels nach v. Lanz kann man sich relativ rasch ein grobes Bild von der Tragfläche des Gelenks und damit von der Beanspruchung machen. Zu seiner Erfassung sind Spezialröntgenaufnahmen des Beckens unter ventraler Beckenkippung von 30° erforderlich.

Würde man Femurkopf und Azetabulum in einer durch das Kopfzentrum verlaufenden Horizontalebene betrachten (Abb. 4.5), so ergäbe sich, wie dies v. Lanz darstellt, bei einer mittleren Antetorsion von 12° (Abb. 4.5a), daß ventrale und dorsale Pfannenanteile vom Schenkelkopf annähernd gleichmäßig ausgelastet werden. Bei erhöhter Antetorsion (Abb. 4.5b) wird der ventrale Teil der Pfanne übermäßig beansprucht, da die Schwerpunktebene ventral vom Femurschaft liegt. Bei Retrotorsion (Abb. 4.5c) kommt die Schwerpunktebene dorsal vom Femurschaft zu liegen, und es tragen mehr die dorsalen Gelenkanteile der Pfanne, wobei hier die sich bei Retrotorsion zusätzlich ungünstig auswirkenden Muskelverhältnisse zu berücksichtigen sind.

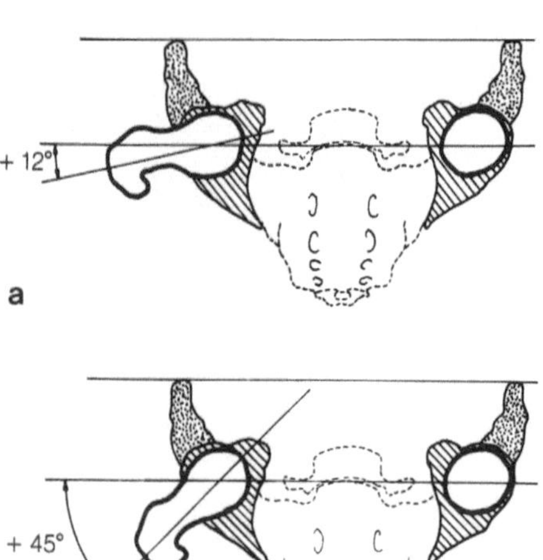

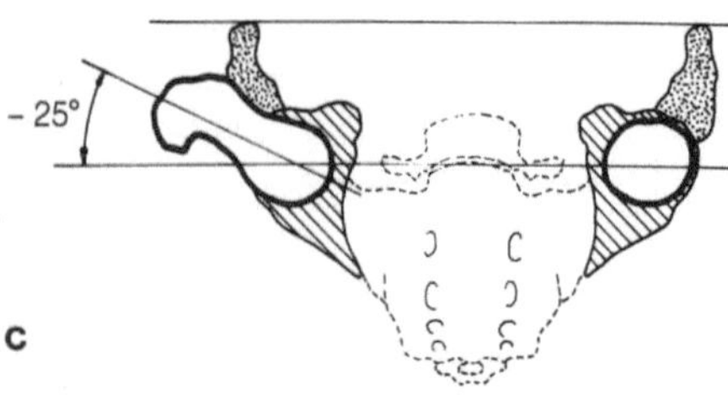

Abb. 4.5 a–c. Auftreffwinkel nach v. Lanz in der Horizontalebene. Die quere Hüftachse entspricht der Kniekondylenachse und der Schwerpunktebene. **a** Bei physiologischer AT trifft die Projektion der Schenkelhalsachse das Gelenk ungefähr in der Mitte; dorsaler und ventraler Pfannenanteil werden gleichmäßig beansprucht. **b** Bei erhöhter AT Schwerpunktebene ventral vom Femurschaft liegend, deshalb ventrale Pfannenanteile übermäßig beansprucht, dorsale entlastet. **c** Bei Retrotorsion Schwerpunktebene dorsal vom Femurschaft liegend, deshalb dorsale Gelenkanteile übermäßig beansprucht, ventrale weitgehend entlastet

Bezüglich der charakteristischen Knorpelverteilung in Form der Facies lunata der Pfanne haben Kummer (1968, 1969, 1974 a, b) und Tillmann (1969) bei Untermauerung der Theorie Pauwels' von der „kausalen Histogenese des mesenchymalen Stützgewebes" (1960, 1965) eine einleuchtende Erklärung gefunden. Tillmann prägte im Zusammenhang mit seinen Untersuchungen an der Facies lunata den Begriff der „Knorpelerhaltungszone", ein Knorpelareal, in dem sich die Druckspannung zwischen einem oberen und unteren physiologischen Grenzwert bewege. Werden diese Toleranzgrenzen über- oder unterschritten, so kommt es zur Degeneration oder zum Schwund des Knorpels (Tillmann 1969; Molzberger 1973) und mithin zu subchondralen Knochenumbauvorgängen (Oberländer 1973). Der Grund für diese charakteristische Knorpelbelagverteilung ist also darin zu suchen, daß die Gesamtresultierende R bei der Bewegung im Hüftgelenk ihre Lage, Richtung und Größe ändert und dadurch eben nur *der* Teil des Pfannencavums überknorpelt sein muß, in dem bei den unterschiedlichsten Gelenkstellungen physiologische Druckspannungen herrschen. Eine geometrische Erfassung dieser Facies lunata zwecks Erstellung einer Flächenberechnung im Einzelfall ist derzeit u. a. wegen ihrer differierenden individuellen Form- und Größenentwicklung noch nicht erfolgt. Die Ermittlung der tragenden Fläche des Hüftgelenks, der Richtung der resultierenden Muskelkraft M, der Richtung und Größe der Hüftgelenkbelastung bzw. der Beanspruchung ist unter 4.9 dargestellt.

4.5 Röntgenologische Grundlagen

Zur röntgenologischen Beurteilung der Gelenkgeometrie und zur Durchführung einer biomechanischen Analyse werden heute neben Funktionsaufnahmen 2 Röntgenaufnahmen der Hüfte herangezogen:

1. Standardröntgenaufnahme des Beckens (Beckenübersichtsaufnahme = BÜ-Aufnahme),
2. Antetorsionsaufnahme nach Rippstein (1955) (AT-Aufnahme).

Bei der BÜ-Aufnahme handelt es sich um ein Röntgenbild in Normalstellung, also in Mittel- oder Gangstellung unter mittlerer Rotation bei querverlaufender Kniekondylenachse, die durch Lagerung des Probanden auf dem Bucky-Tisch in Rückenlage mit hängenden Unterschenkeln angefertigt wird.

Folgende Meßpunkte bzw. geometrische Kenngrößen (Meßstrecken und Winkel), die für eine biomechanische Analyse relevant sind, lassen sich u. a. aus der BÜ-Aufnahme entnehmen (Abb. 4.6):

Punkt *C*	Kopfmittelpunkt,
Punkt *T*	Ansatzstelle der Hüftabduktoren am Trochantermassiv (s. auch 4.7.2),
Punkt *E*	Pfannenerker,
Strecke d_6	senkrechter Abstand der Körperlängsachse durch den Schwerpunkt S_6 vom Kopfmittelpunkt C,
Strecke t'	Abstand Kopfmittelpunkt C–Muskelangriffspunkt T,
Strecke *S*	Hüftkopfradius,
Strecke *GS*	Gelenkspaltbreite,
Winkel γ proj.	projizierter CCD-Winkel,
Winkel ψ	Winkel zwischen Verlängerung von d_6 und t',
CE-Winkel (Wiberg)	Winkel zwischen einer Parallelen zur Körperlängsachse durch den Kopfmittelpunkt C und der Verbindungslinie zwischen Kopfmittelpunkt C und Pfannenerker E.

Hinweis: Röntgenologisch ermittelte und reelle Skelett*normdaten* s. Abb. 4.29 c.

Der Kopfmittelpunkt C wird wie üblich bestimmt mit dem Röntgenischiometer nach Müller (1971); die Konstruktion der Schenkelhalsachse erfolgt bei normalem CCD-Winkel bzw. Coxa valga nach Grünewald (1920) bzw. Müller, bei Coxa vara nach Müller. Die Femurschaftachse ist definiert als Verbindungslinie zweier Schaftmittelpunkte. Aus Femurschaftachse und Schenkelhalsachse ergibt sich bekanntlich der projizierte CCD-Winkel. Hinsichtlich der Werte für den reellen CCD-Winkel der gesunden Hüfte sei auf Kap. 1 verwiesen. Am gesunden Hüftgelenk bilden Kopf und Pfanne röntgenologisch jeweils eine kreisförmige Konturlinie, wobei der knöcherne Kopf den Radius S und die ossäre Pfanne den Radius S + GS aufweisen. Am gesunden Gelenk fallen die Mittelpunkte beider Kreise im Punkt C zusammen. Eine Dezentrierung von Kopf und Pfanne, d. h. eine Abweichung beider Mittelpunkte voneinander deutet auf eine unvollständige Anpassung der Gelenkkörper hin. Idelberger u. Frank (1952) haben den sog. ACM-Winkel, Busse, Gasteiger u. Tönnis (1972) zwecks Erkennung einer etwa vorliegenden Dezentrierung den sog. „Hüftwert" angegeben. Der ACM-Winkel und der Hüftwert erwiesen sich in der täglichen klinischen Praxis zur Beurteilung der Kongruenz des Gelenks als durchaus nützlich; in ein biomechanisches Berechnungsverfahren konnten sie jedoch bis heute nicht einbezogen werden, da es derzeit noch kein Analyseverfahren gibt, das auch die Kongruenzverhältnisse eines Gelenks, ggf. eine Inkongruenz der Gelenkkörper mitberücksichtigen würde.

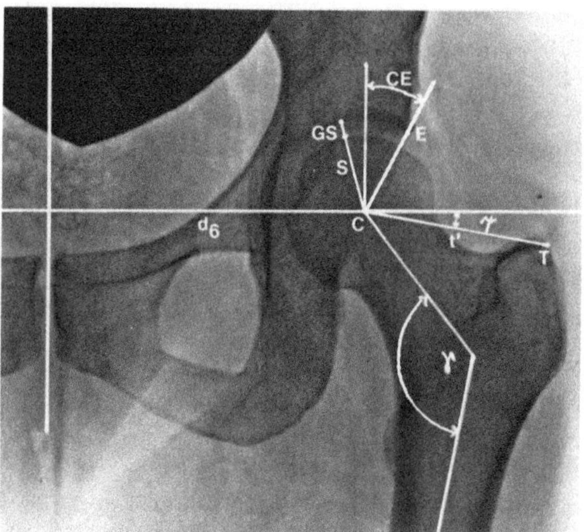

Abb. 4.6. Geometrische Kenngrößen des Hüftgelenks, die zu einer biomechanischen Analyse notwendig sind (vgl. Text)

Die Größe des Zentrum-Ecken-Winkels (CE-Winkel) nach Wiberg (1939, 1945) gilt als numerischer Wert für das Ausmaß der Abstützung des Schenkelkopfes durch das Pfannendach (Jentschura 1951). Wiberg fand für Erwachsene einen Mittelwert von 26° bei einer Schwankungsbreite von 20–46°, Jentschura einen Mittelwert von 31° bei einer Schwankungsbreite von 23–44°, Legal (1977) wie Debrunner (1979) ebenfalls einen Mittelwert von ca. 32°. Allgemein gilt in der Literatur als Grenze zwischen normalem und pathologischem CE-Winkel für Erwachsene der Bereich zwischen 20 und 25° (Wiberg 1939; Severin 1943;

Jentschura 1951), wobei Werte unter < 20° als pathognomonisch für eine Hüftgelenkdysplasie gelten. Legal (1977) vertritt die Auffassung, daß der CE-Winkel nur in Verbindung mit der Beurteilung des Hüftkopfradius S einen Schluß auf das Vorliegen einer Hüftgelenkdysplasie zuläßt; seine Untersuchungen ergeben folgende Korrelation (Abb. 4.7): Am *gesunden* Hüftgelenk können mittleren Hüftkopfradien mittlere CE-Winkel zugeordnet werden, während große CE-Winkel kleinen Hüftkopfradien und kleine CE-Winkel großen Hüftkopfradien entsprechen, eine vom physikalischen Standpunkt aus gesehen sehr vernünftige Korrelation. Ungünstig würde sich auf die Beanspruchung eines Hüftgelenks z. B. die Kombination eines *kleinen* Kopfradius und eines *kleinen* CE-Winkels auswirken, da dann die für die Beanspruchung relevante tragende Fläche erheblich reduziert würde. Dies bestätigen auch die expliziten Berechnungen Legals an Hüftgelenken, deren CE-Winkel im pathognomonischen Grenzbereich zur Hüftdysplasie, also bei 20–25° lagen: Hüftgelenke mit einem Wiberg-Winkel von 20° und einem großen Hüftkopfradius ergaben eine normale Beanspruchung (Druck), während CE-Winkel von 20° in Kombination mit einem zu kleinen Kopfradius eine pathologische Druckerhöhung aufwiesen. Wir halten diese Feststellung hinsichtlich der Diagnose einer Hüftgelenkdysplasie für bemerkenswert.

Das Röntgenbild des Hüftgelenks im a. p.-Strahlengang läßt ein wichtiges Zeichen für die Größe der Beanspruchung des Gelenks erkennen, auf das bereits Pauwels (1960) hingewiesen hat. Es ist die Sklerosierung im Bereich des Pfannendaches, von Pauwels als „Sourcil" (Augenbraue) bezeichnet, die bei normaler Beanspruchung als hauchdünne Sklerosezone im belasteten Pfannenbereich imponiert (Abb. 4.8 a). Als Folge eines erhöhten Drucks wegen verminderter Kopfüberdachung verdichtet sich hier der Knochen, was sich im Röntgenbild als mehr oder weniger breiter Sklerosesaum darstellt (Abb. 4.8 b und c). In fortgeschrittenen Stadien tritt dieses Zeichen auch im Hüftkopf auf. Es kommt zu Zirkulationsstörungen im Gewebe, der Knochen baut sich ab und entwickelt zystische Auflockerungen (Abb. 4.8 d).

Abb. 4.8 veranschaulicht die Verteilung der Druckspannungen nach einer Zeichnung von Pauwels samt zugehörigem Röntgenbefund. Bei horizontal überdachtem Gelenk ist die Auflagefläche am größten, die Verteilung der Druckspannungen breit und niedrig pro Flächeneinheit (Abb. 4.8 a). Mit zunehmender Steilstellung der Pfanne oder bei ungenügender Überdachung ventral steigen die Druckspannungen. Die Resultie-

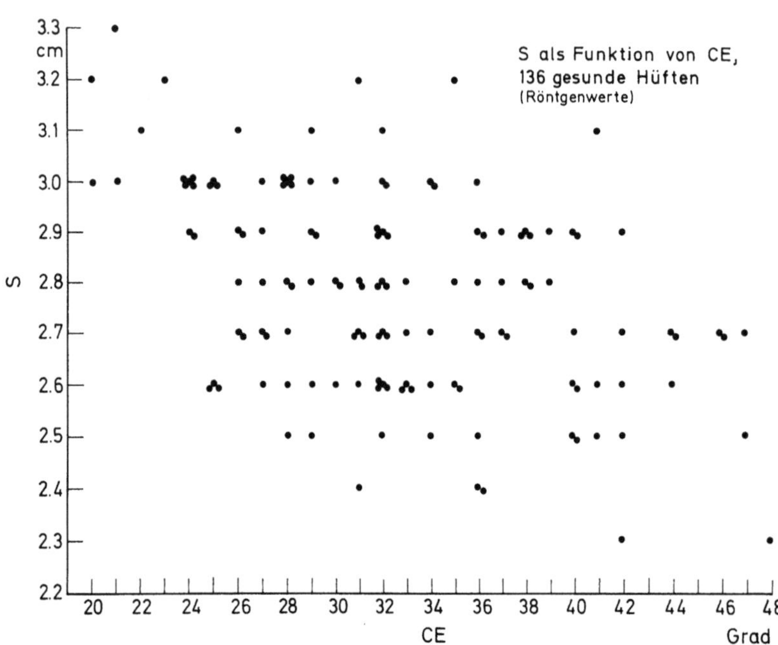

Abb. 4.7. Korrelation des Kopfradius und des CE-Winkels am gesunden Hüftgelenk. Kleine Hüftkopfradien entsprechen großen CE-Winkeln und umgekehrt. Die Diagnose einer Hüftgelenkdysplasie kann also nicht nur anhand der Größe des CE-Winkels gestellt werden; sie muß vielmehr auch die Größe des Hüftkopfradius einschließen

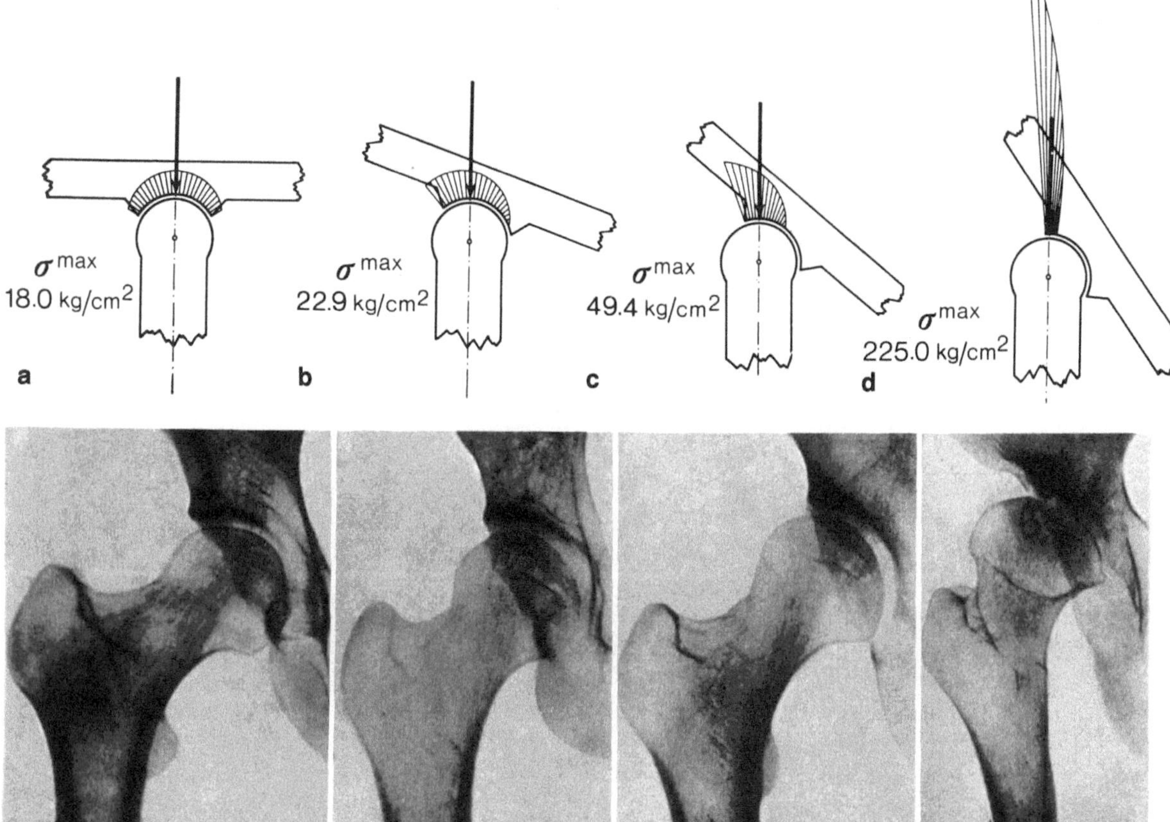

Abb. 4.8 a–d. Entwicklung der Pfannendachsklerose (Sourcil) sowie schematische Darstellung von Größe und Verteilung des Gelenkdrucks in Abhängigkeit von der Kopfüberdachung, also der Größe der tragenden Gelenkfläche. **a** Horizontal überdachtes Gelenk mit großer Auflagefläche, Druckspannungen gleichmäßig verteilt und niedrig; Sourcil niedrig, regelmäßig, weit über den Kopf reichend; **b, c** bei zunehmender Steilstellung der Pfanne und Reduzierung der tragenden Gelenkfläche Ansteigen der Druckspannungen zum Pfannenerker hin, Sourcil im Röntgenbild zur Pfannenecke hin höher entwickelt; **d** maximal reduzierte tragende Gelenkfläche bei Subluxation mit Konzentration der stark erhöhten Druckspannungen auf den Pfannenerker; infolgedessen Entwicklung eines schmalen Sklerosesaumes, zur Pfannenecke stark ansteigend mit zystischer Durchsetzung des Kopfes und der Pfanne bei bereits eingetretener Inkongruenz des Gelenks und fortgeschrittener Arthrosis deformans. (Aus Pauwels 1973)

rende R wird immer weiter an den Pfannenrand verschoben. Die Belastungsfläche wird immer kleiner, dementsprechend der Druck immer höher und die Sklerosierungsfläche auch umgrenzter, breiter und zum Pfannenerker hin ansteigend (Abb. 4.8 a–d). Diese Röntgenbefunde sind als typische Überlastungsreaktion des Gelenks bekannt und lassen sich auch – wie gezeigt werden soll – durch ein exaktes biomechanisches Analyseverfahren mit Berechnung des Gelenkdrucks bestätigen bzw. erklären.

Die AT-Aufnahme wird mit dem von Francillon (1953) und Rippstein (1955) entwickelten Beinhaltegerät angefertigt; sie liefert bekanntlich den *projizierten* Antetorsionswinkel. Wegen der durch die Lagerung und den CCD-Winkel eingetretenen Verzeichnung haben Ryder u. Crane (1953), Dunlap et al. (1953) sowie Müller (1954) einen Korrekturfaktor ermittelt, mit dessen Hilfe es möglich ist, einander entsprechende projizierte AT-Winkel und projizierte CCD-Winkel in eine Tabelle einzutragen, aus der sich reeller CCD- und AT-Winkel ablesen lassen. Bezüglich des reellen AT-Winkels beim Erwachsenen bzw. beim wachsenden Organismus sei wiederum auf Kap. 1 verwiesen.

4.6 Grundlagen der biomechanischen Analyse

Beim Studium der Literatur über die Biomechanik des Hüftgelenks und im Rahmen der Anwendung der bisher bekannten Berechnungsmethoden in Einzeluntersuchungen stößt man allenthalben auf Unzulänglichkeiten. Diese Erkenntnis führte Legal (1977) zur Entwicklung einer eigenen biomechanischen Analyse, deren Grundlage eine Synthese des von Pauwels (1935, 1965), Amtmann u. Kummer (1968) sowie Roesler u. Hamacher (1972 a, b) geäußerten Gedankengutes darstellt. Diese Grundlage fand ihre Ergänzung in Form der Elimination von vermeidbaren Näherungen, die in den Berechnungen der genannten Autoren angenommen wurden. Sie wurde erweitert durch die Möglichkeit, nicht nur - wie bei anderen Autoren zuvor - die Belastung, sondern auch die Druckbeanspruchung im Einzelfall in der täglichen klinischen Praxis aus Standardröntgenaufnahmen bestimmen zu können. Mit Hilfe dieses Analyseverfahrens läßt sich die Biomechanik des Hüftgelenks plausibel und einfach erklären.

Der Darstellung dieser Methode muß jedoch vorausgeschickt werden, daß sich jede Gelenkanalyse notwendigerweise auf gewisse verallgemeinernde, nicht genau kontrollierbare Annahmen stützt, weshalb sie stets einer kritischen Beurteilung bedarf. Die Auswahl dieser Annahmen muß im Laufe der Erfahrungen ggf. den neuen Erkenntnissen angepaßt werden.

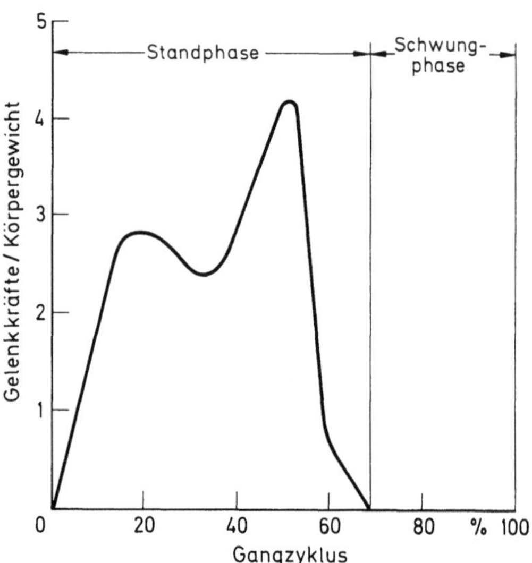

Abb. 4.9. Belastungsverlauf des Hüftgelenks beim langsamen Gang; idealisiertes Kraft-Zeit-Diagramm, in dem lediglich der Betrag der Gesamtkraft ohne Richtungsangabe in den einzelnen Gangphasen eines Gangzyklus dargestellt ist (nach Paul); Belastungsmaximum in der sog. Einbeinstandphase in etwa der Mitte eines Gangzyklus (Phase 16 nach Fischer)

Annahme 1. Das in den Gesamtorganismus integrierte Hüftgelenk hat seine Funktion in der Möglichkeit der Fortbewegung; demnach wirken also im Gang dynamische Kräfte, deren Berechnung einen erheblichen experimentellen Aufwand erfordert (Debrunner u. Mäder 1972; Paul 1965, 1966/67, 1970 a, b, 1976). Dieser Umstand schließt die klinisch anwendbare Praktikabilität einer Berechnungsmethode der dynamischen Belastung bzw. Beanspruchung des Hüftgelenks nach den derzeitigen Erkenntnissen noch aus oder gestattet nur Abschätzungen. Zum andern kann man die beim Gang auf das Hüftgelenk wirkenden Trägheitskräfte zumindest dann vernachlässigen, wenn die Beschleunigungen klein bleiben, so daß die einzelnen Gangphasen für sich beim langsamen Gang *statisch* betrachtet werden können.

Nach Paul (1966/67) kann man den Belastungsverlauf in Abhängigkeit von der Zeit beim *langsamen* Gang auf das in Abb. 4.9 wiedergegebene Kraft-Zeit-Diagramm idealisieren, in dem lediglich der *Betrag* der Gesamtkraft (ohne *Richtungsangabe*) in den einzelnen Gangphasen eines Gangzyklus dargestellt ist. Die *größte* Belastung erfährt dabei das Hüftgelenk in der sog. Standbeinperiode oder Einbeinstandphase, der Phase 16 nach Fischer (1899), in der das Schwungbein am Standbein vorbeigeführt wird. Nur diese Standbeinperiode des langsamen Ganges soll der Einfachheit halber bei den weiteren biomechanischen Betrachtungen berücksichtigt werden.

Annahme 2. Zu den oben genannten Annahmen gehört die Reduktion des Problems in die Frontalebene, d.h. man vernachlässigt die 3. Dimension und projiziert alle Kräfte außerhalb der Frontalebene in diese Ebene. Kummer konnte 1968 nachweisen, daß die Betrachtung des Problems in der Frontalebene nur einen vernachlässigbar kleinen Fehler in sich birgt. Die von ihm angegebene und ermittelte sog. Beanspruchungsebene schließt mit der Frontalebene einen derart kleinen Winkel ein, daß sich die dadurch entstehende Verzerrung röntgenologisch nur gering auswirkt, da die Meßgenauigkeit der von Röntgenaufnahmen abgenommenen Meßdaten im Rahmen dieses Meßfehlers zu liegen scheint. Die Berücksichtigung der räumlichen Verhältnisse würde andererseits bei der Belastungsberechnung spezielle Röntgenaufnahmen und einen größeren, klinisch nicht praktikablen mathematisch-physikalischen Aufwand erfordern.

Annahme 3. In der neuen Literatur sind zwar durch klinische und experimentelle Studien (Ekholm u. Norbäck 1951; Camosso u. Marotti 1962; Edwards 1967; Burstein u. Frankel 1968; Tillmann 1969; Radin et al. 1970; Simon 1971; Konermann 1971; Hayes 1972; Molzberger 1973; Mow et al. 1974; Sillar et al. 1972, 1974; Day et al. 1975 u.a.) diverse Gesetzmäßigkeiten über Belastungsareale und Struktur des Knorpels erarbeitet worden. Da jedoch die mechanischen Eigenschaften der Knorpelmasse infolge Fehlens der notwendigen biologischen Materialdaten bisher nur ungenügend bekannt sind, kann die Reaktionsweise des Knorpels bei der Belastung bzw. in einer exakten biomechanische Analyse auch nur ungenügend Berücksichtigung finden.

Annahme 4. Wie noch gezeigt werden soll, kann man sich der physikalischen Einfachheit halber im Modell zur Bestimmung der Gelenkbeanspruchung auf die Ermittlung des Maximaldrucks unter Annahme einer Gleichverteilung des Drucks zwischen Kopf und Pfanne beschränken (s. 4.8).

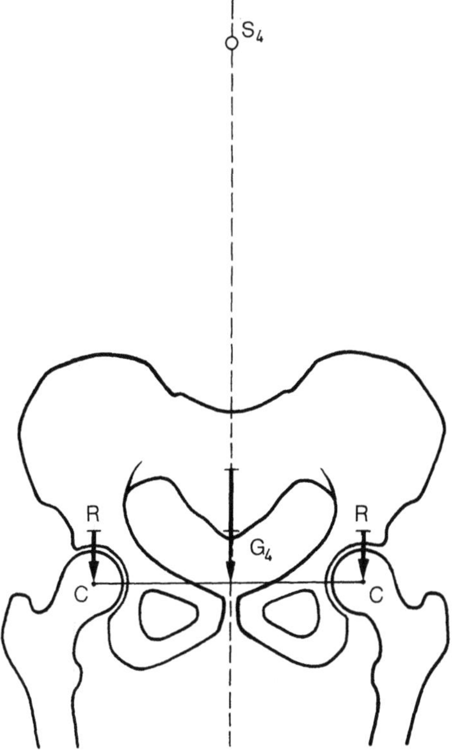

Abb. 4.10. Größe und Richtung der Hüftgelenkresultierenden *R* im Zweibeinstand (nach Pauwels)

4.7 Belastung des Hüftgelenks

4.7.1 Belastungsmodell

Bei der Ermittlung der auf das Hüftgelenk wirkenden Belastung ist von einem statischen Gleichgewichtszustand des Körpers auszugehen (Pauwels). An ihm können die auftretenden äußeren und inneren Kräfte geprüft werden. Die äußeren Kräfte lassen sich mit hinreichender Genauigkeit bestimmen, wenn Skelettmaße, Gesamtkörpergewicht und Partialgewichte bekannt sind. Die inneren Kräfte, bei denen es sich ausschließlich um Muskelkräfte handelt, können dagegen nicht errechnet werden. Sie lassen sich nur ableiten, wenn sie antagonistisch wirkenden äußeren Kräften, die errechnet werden können, das Gleichgewicht halten.

Im *Zweibeinstand* (Abb. 4.10) wirken auf das Hüftgelenk praktisch nur äußere Kräfte, nämlich die Körperlast. Das Becken ruht auf beiden Schenkelköpfen. Da eine seitengleiche Unterstützung durch beide untere Extremitäten erfolgt, sind zur seitlichen Stabilisierung des Beckens in der *Frontalebene* auch keine Muskelkräfte erforderlich. Bei aufrechter Oberkörperhaltung weist das Lot aus dem Körperschwerpunkt S_4, in dem das Körperpartialgewicht G_4 (aus 4 Beträgen: Rumpf + Kopf + 2 Arme) wirkt, in der *Sagittalebene* keinen oder nur einen vernachlässigbaren Abstand von der Hüftachse auf. Deshalb nehmen zur Aufrechterhaltung des Gleichgewichtszustands über der Hüftachse in sagittaler Richtung ebenfalls nur vernachlässigbare Muskelkräfte Einfluß (Pauwels 1965). Es kommt also näherungsweise kein Drehmoment der Körperschwere zur Geltung, dem Muskelkräfte das Gleichgewicht halten müssen. Demnach wird das Gewicht der in S_4 vereint gedachten Körpermasse G_4 direkt und gleichmäßig auf beide Hüftköpfe übertragen, d.h. jedes Hüftgelenk trägt die Hälfte des Körperpartialgewichts G_4. Die Kraft R ist vertikal gerichtet.

Eine andere Betrachtungsweise ist erforderlich im *Einbeinstand* (Abb. 4.11), genauer gesagt in der beschriebenen Standbeinperiode des langsamen Gehens (16. Gangphase nach Fischer 1899). Das Hüftgelenk des Standbeins trägt in dieser Phase das Körperpartialgewicht G_5 (Kopf + Rumpf + 2 Arme, vermehrt um das Gewicht des Schwungbeins). Infolge der einseitigen Unterstützung des Beckens durch das Hüftgelenk des Standbeins müssen dabei Muskelkräfte wirken, die das Herabsinken des Beckens zur Schwungbeinseite hin verhindern, wodurch die Gelenkkräfte im Vergleich zum Zweibeinstand wesentlich vergrößert

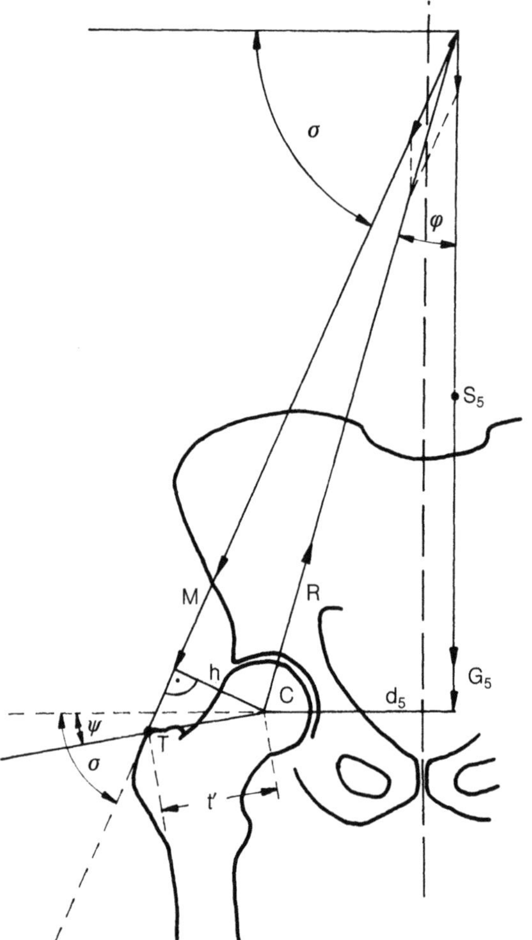

Abb. 4.11. Schematische Darstellung der Hüftgelenkbelastung in der Standbeinperiode des langsamen Ganges; für das Hebelsystem gilt die Vektorgleichung: $h \cdot M = d_5 \cdot G_5$

werden. In der Standbeinperiode muß also zur Aufrechterhaltung des Gleichgewichts ein abgewinkeltes Hebelsystem wirksam werden mit dem Drehpunkt im Kopfmittelpunkt C. Der Schwerpunkt S_5 des vertikal gerichteten Körperpartialgewichts G_5 ist zur Schwungbeinseite hin verlagert; als sein Hebelarm wirkt die Strecke d_5 (Lastarm). Zur Aufrechterhaltung des Gleichgewichts wirkt auf der Standbeinseite die Resultierende M der Hüftabduktoren (Frontalprojektion der Kraftrichtung der Hüftabduktoren) mit dem Hebelarm von der Größe h (Kraftarm). Demnach übt das Körperpartialgewicht G_5 auf der Schwungbeinseite ein Drehmoment $d_5 \cdot G_5$ um den Hüftkopfmittelpunkt C aus, während auf der Standbeinseite ein antagonistisch wirkendes Drehmoment der Muskelkraft $h \cdot M$ zum Tragen kommt. Daraus ergibt sich für das beschriebene geknickte Hebelsystem die Momentengleichung:

$$h \cdot M = d_5 \cdot G_5.$$

Verschiebt man die Kräfte G_5 und M entsprechend dem Kräfteparallelogramm längs ihrer Wirkungslinie bis zum Schnittpunkt weiter, so erhält man durch vektorielle Addition die auf das Hüftgelenk wirkende Gesamtresultierende R. R schließt nach Pauwels beim gesunden Gelenk mit dem Lot einen Winkel von ca. 16° (in Abb. 4.11 φ genannt), während die Resultierende M der Muskelkraft mit der Körperlängsachse einen Winkel von 21° bildet (wir verwenden hier entsprechend Abb. 4.11 den Ergänzungswinkel zu 90°, den M mit der Horizontalen einschließt, und nennen diesen Winkel σ).

Pauwels hat eine grobe Abschätzung für die Größe der Gesamtresultierenden R angegeben (Abb. 4.12a): Da der Hebelarm d_5 des Körperpartialgewichts G_5 bei einer biomechanisch gesunden Hüfte 3mal so lang sei wie der Hebelarm h der Muskelkraft M, müsse die Muskelkraft zur Erhaltung des Gleichgewichtes über dem Hüftgelenk *etwa* 3mal so groß sein wie das Körperpartialgewicht G_5. Infolgedessen sei die Hüftgelenkbelastung, d. h. die Gesamtresultierende R *etwa* 4mal so groß wie das Körperpartialgewicht G_5.

Selbstverständlich ergeben sich diese Zahlenbeispiele für R nicht als arithmetische Summe von M und G_5, sondern als vektorielle Summe, wodurch R kleiner wird als $4 \cdot G_5$; Hamacher u. Roesler (1972) errechneten die Größe der Gesamtresultierenden R bei einem gesunden Hüftgelenk beispielsweise mit $3{,}6 \cdot G_5$, Legal mit $3{,}08 \cdot G_5$.

Derartige Abschätzungen hat Pauwels unter Hinzuziehung der Daten von Fischer nicht nur für ein hüftgesundes Individuum, sondern auch bei pathologischen Schenkelhalsstellungen im Sinne einer Coxa valga bzw. vara und somit bei unterschiedlichen Hebelarmlängen der Muskelkraft M angestellt. Dabei kam er zu dem Ergebnis, daß die Vergrößerung des CCD-Winkels auch eine Vergrößerung der Resultierenden R nach sich ziehe, eine Coxa vara hingegen zu einer Minderung der Belastung führe. Zur Verdeutlichung seien hier die Abb. 4.12 b und c von Müller (1954, 1971) übernommen, die nach Schemata von Pauwels (1935) zusammengestellt wurden: Die Belastung des Hüftkopfes wird durch die Breite der unterstützenden Säule maßstabsgetreu dargestellt. Man erkennt, daß bei Verringerung des Hebelarms der Hüftmuskulatur im Falle einer Coxa valga nach den Hebelgesetzen eine Vergrößerung des Gegengewichts der Hüftmuskulatur erforder-

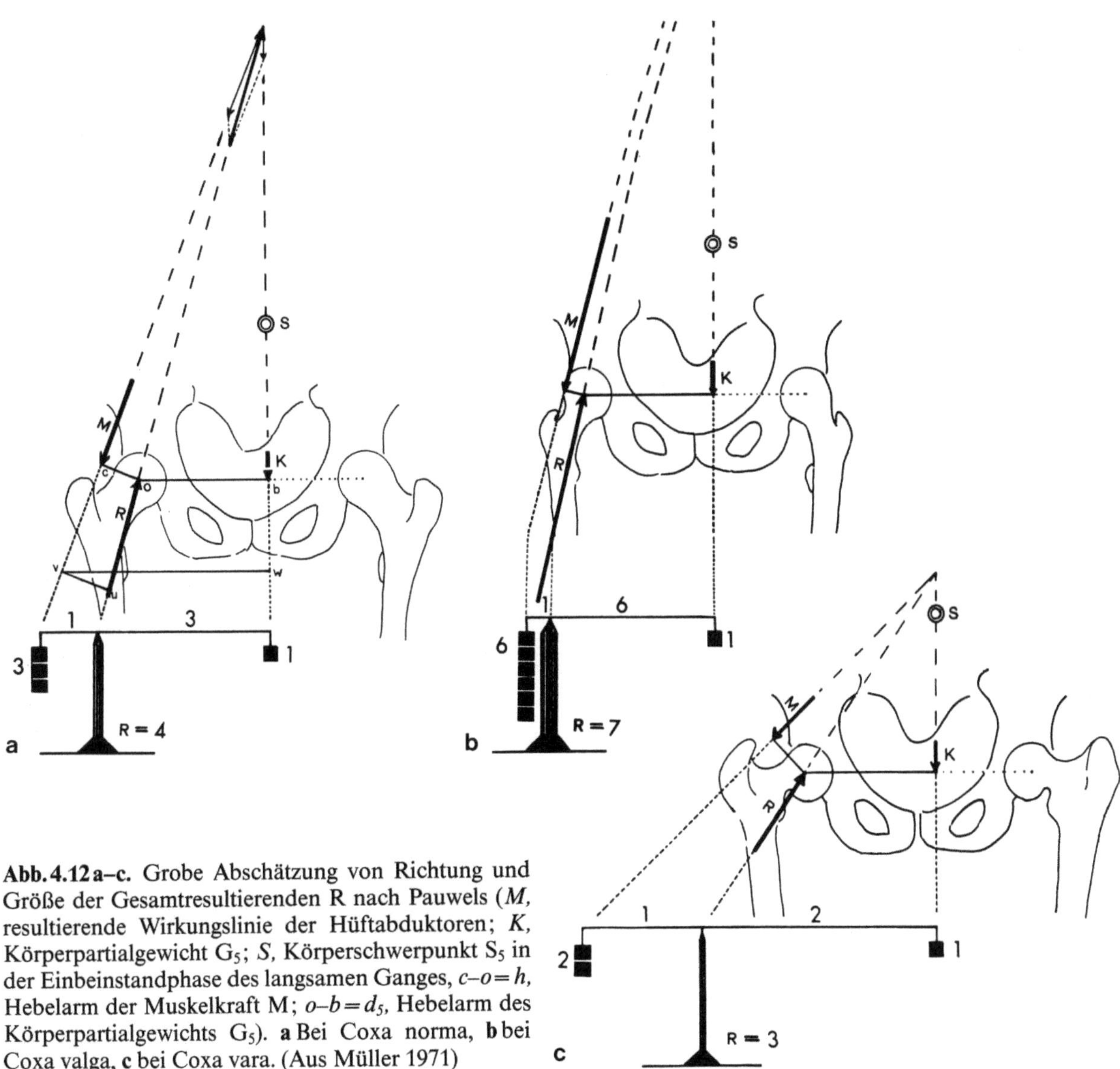

Abb. 4.12 a–c. Grobe Abschätzung von Richtung und Größe der Gesamtresultierenden R nach Pauwels (*M*, resultierende Wirkungslinie der Hüftabduktoren; *K*, Körperpartialgewicht G_5; *S*, Körperschwerpunkt S_5 in der Einbeinstandphase des langsamen Ganges, $c–o = h$, Hebelarm der Muskelkraft M; $o–b = d_5$, Hebelarm des Körperpartialgewichts G_5). **a** Bei Coxa norma, **b** bei Coxa valga, **c** bei Coxa vara. (Aus Müller 1971)

lich wird und somit auch die Belastung des Hüftkopfes wächst (Abb. 4.12 b). Umgekehrt kommt es bei der Coxa vara mit einem längeren Hebelarm zu einer starken Verringerung der Belastung (Abb. 4.12 c).

Es sei an dieser Stelle betont, daß Pauwels' Berechnungen lediglich Abschätzungen darstellen, die sich auf von Fischer ermittelte Werte *einer* Versuchsperson beziehen. Andererseits wurden Pauwels' Beispiele unter Berücksichtigung *nur* des CCD-Winkels seither vielerorts bei der klinischen Beurteilung der Belastung oder bei Operationsplanungen zur Verbesserung der Biomechanik in unzulässiger Weise verallgemeinert. Dabei wurde fälschlicherweise angenommen, daß ein oberhalb der Norm liegender Schenkelhals-Schaft-Winkel stets mit einer *Über*belastung des Hüftgelenks verknüpft sei. Die biomechanische Analyse von Roesler u. Hamacher (1972 a, b), Brinckmann et al. (1974) sowie Legal (1977) ergibt jedoch eindeutig, daß die Belastung des Hüftgelenks nicht nur aus *einer* einzelnen Kenngröße ermittelt werden darf, da der CCD-Winkel eben nur *eine* von mehreren die Belastungsverhältnisse beeinflussenden Meßgrößen darstellt. Legal (1977) hat ebenso wie Roesler u. Hamacher (1972 a u. b) Hüftgelenke gefunden, die zwar einen oberhalb der Norm liegenden CCD-Winkel aufwiesen, deren errechnete Belastung aber aufgrund anderer belastungssenkender Kenngrößen im Normbereich lag.

4.7.2 Diskussion der geometrischen Kenngrößen zur Bestimmung der Belastung

Amtmann u. Kummer (1968) berücksichtigten bei ihren biomechanischen Überlegungen, daß sich Lastmoment und Muskelmoment mit der Stellung des Beckens, v.a. mit Hebung und Senkung der Spielbeinseite ändern. Dabei war zu beachten, daß das gesamte Gleichgewicht des Körpers gewahrt bleiben muß, d.h. daß das Lot aus dem Körperschwerpunkt S_6 in die Stützfläche F des Fußes fallen muß (Abb. 4.13). Die genannten Autoren haben die Größe der Hüftgelenkresultierenden und die Neigung ihrer Wirkungslinie gegen die Vertikale in Abhängigkeit von dieser Bedingung sowie von den morphologischen Merkmalen des koxalen Femurendes berechnet und die Ergebnisse in Tabellen und Nomogrammen niedergelegt. Die von ihnen angegebenen Formeln erfordern zur individuellen quantitativen Berechnung neben der Angabe des Körpergewichts noch 8 geometrische Skelettgrößen, wobei die Autoren nur die allgemeine mathematische Lösung und ihre graphische Darstellung beschrieben, dagegen absichtlich nicht auf die Frage eingingen, wie die als meßbar angenommenen Kenngrößen tatsächlich gewonnen werden können.

Der letztgenannten Aufgabe haben sich Hamacher u. Roesler (1971) gewidmet, indem sie nach einem Verfahren suchten, das es gestattet, die zur Berechnung erforderlichen Kenngrößen auch im Einzelfall zu bestimmen, um so auch Richtung und Größe der Hüftgelenkresultierenden R *individuell* festlegen zu können. Die Autoren wandelten zu diesem Zweck die von Amtmann u. Kummer entwickelten Formeln um und konnten aus einer Ganzaufnahme des Becken-Bein-Skeletts die von ihnen geforderten 8 geometrischen Größen zur Berechnung der Hüftgelenkresultierenden im Einzelfall entnehmen (Abb. 4.14).

Legal hat 1977 die von Hamacher u. Roesler angegebene Belastungsanalyse in Einzeluntersuchungen an gesunden bzw. pathologischen Hüftgelenken überprüft. Hierbei konnte wie bei Hamacher u. Roesler in zahlreichen Fällen keine Korrelation zwischen Rechenergebnis und Röntgenbild hergestellt werden, d.h. es fanden sich z.B. Fälle mit eindeutig pathologischem Hüftbefund, aber einer als normal berechneten Belastung und umgekehrt. Dies lag u.a. daran, daß Hamacher u. Roesler den Ansatzpunkt T der hüftabduzierenden Muskulatur am Trochanter major stets auf der Verlängerung der Gesamtfemurschaftachse j liegend annahmen (s. Abb. 4.14). Dies entspricht jedoch nicht den wahren

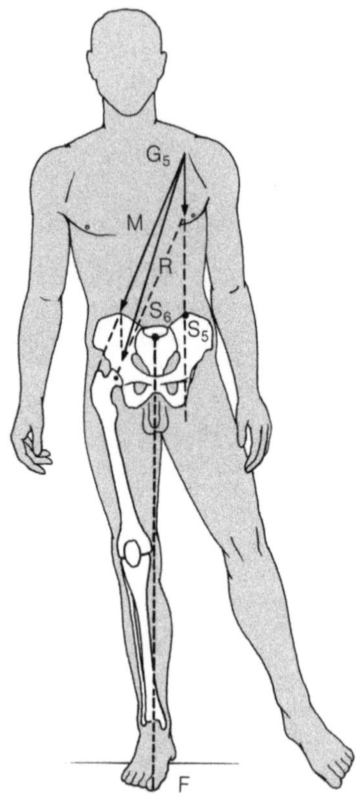

Abb. 4.13. Schematische Darstellung der Beziehung zwischen dem Gesamtkörperschwerpunkt S_6 und dem Teilschwerpunkt S_5 nach Kummer. Beim statischen Gleichgewicht muß der Gesamtkörperschwerpunkt S_6 senkrecht über der Stützfläche F des Fußes liegen. Die auf das Hüftgelenk wirkende Resultierende R setzt sich aus dem Kräfteparallelogramm der Last G_5 und der Muskelkraft M zusammen. Die Wirkungslinie von G_5 ist das Lot durch den Teilschwerpunkt S_5. (Aus Kummer 1969)

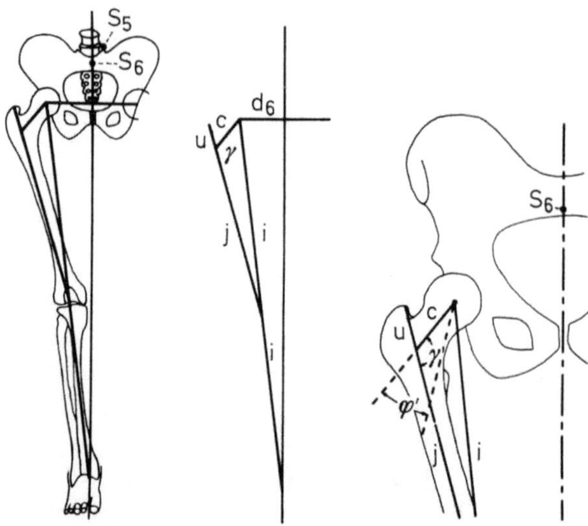

Abb. 4.14. Geometrische Kenngrößen zur Berechnung der Hüftgelenksbelastung nach Hamacher u. Roesler

anatomischen Verhältnissen. Entscheidend für die exakte Berechnung der Hüftgelenkresultierenden R ist gerade die genaue Kenntnis des Abstandes Hüftkopfmittelpunkt C–Muskelangriffspunkt T (Parameter t′), da dieser Abstand ein Maß für den Muskelhebelarm h (Kraftarm) darstellt. Der Ansatzpunkt T der hüftabduzierenden Muskulatur liegt im Gegensatz zu den Annahmen von Hamacher u. Roesler aber wesentlich weiter lateral als die Verlängerung der Gesamtfemurschaftachse j, wodurch der Muskelhebelarm h wesentlich größer ausfällt. Nach den Angaben von Inman (1947), Kummer (1968) sowie McLeish u. Charnley (1970) ist, was durch Debrunner (1975) bestätigt wird, der virtuelle Angriffspunkt T der Muskelkraft M als am Übergang der superolateralen Begrenzung des Trochanter major in seine obere, horizontal verlaufende Kontur liegend anzunehmen (Abb. 4.15).

Nach Kummer (1976, persönliche Mitteilung) kommt dem Tractus iliotibialis eine stärkere abduzierende Wirkung zu, als bisher angenommen wurde. Schon diese Tatsache würde eine Lateralverlagerung von T rechtfertigen. Zum anderen sei die Trochanterapophyse als eine Art Sesambein oder ein Hypomochleon anzusehen, über welches die Abduktoren hinwegziehen. Die Erklärung für diese Feststellung sieht Kummer darin, daß bei noch offener Trochanterapophysenfuge und Ansatz der Hüftabduktoren an der Trochanter*spitze* diese dem Muskelzug nicht standhalten, sondern abreißen würde, da Wachstumsfugen nur einer Druck- und Scher-, nicht aber einer Zugbelastung standhalten würden. Aus dieser Überlegung ergibt sich, daß die Trochanterapophyse im Sinne eines Hypomochleons für die Hüftabduktoren auf Druck belastet wird und der virtuelle Ansatzpunkt T der Muskulatur entsprechend Abb. 4.15 als nach lateral-distal verlagert anzusehen ist.

Nach Korrektur der Lage des Muskelansatzpunktes T und damit exakter Festlegung der Muskelhebelarmlänge h muß man die für die Belastungsberechnung notwendigen geometrischen Kenngrößen (t', d_6 und Winkel ψ) nun nicht aus der röntgentechnisch aufwendigeren Becken-Bein-Ganzaufnahme entnehmen, sondern kann sie direkt aus der meßfehlergünstigeren Beckenübersichtsaufnahme ablesen (s. Abb. 4.6).

Die in der Momentengleichung $h \cdot M = d_5 \cdot G_5$ zu findenden Parameter d_5 und G_5 lassen sich entsprechend den Angaben unter 4.7.4 aus d_6 und G_6 ermitteln.

Entscheidend in die Rechnung gehen noch ein die Winkel σ und φ (s. Abb. 4.11), wobei σ den Winkel zwischen der Muskelresultierenden M und der Horizontalen bzw. φ den Winkel zwischen der Hüftgelenksresultierenden R und dem Lot bildet.

4.7.3 Gang der Belastungsberechnung

Unter Zugrundelegung des Pauwels-Hebelsystems und der unter 4.7.2 besprochenen Modifikationen kann die Hüftgelenkbelastung wie folgt berechnet werden (Abb. 4.16):

In der Standbeinphase greifen am Rumpf die Kräfte M, R und G_5 an. Im Gleichgewicht muß sich die Summe dieser Kräfte und die Summe der entsprechenden Drehmomente aufheben. Also gilt die Vektorgleichung:

$$M + R + G_5 = 0 \qquad (1)$$

Diese Vektorgleichung (1) liefert zwei Gleichungen für die vertikalen bzw. horizontalen Komponenten von R bzw. von M, nämlich:

$$R_v = M_v + G_5 \qquad (2)$$

$$R_H = M_H \qquad (3)$$

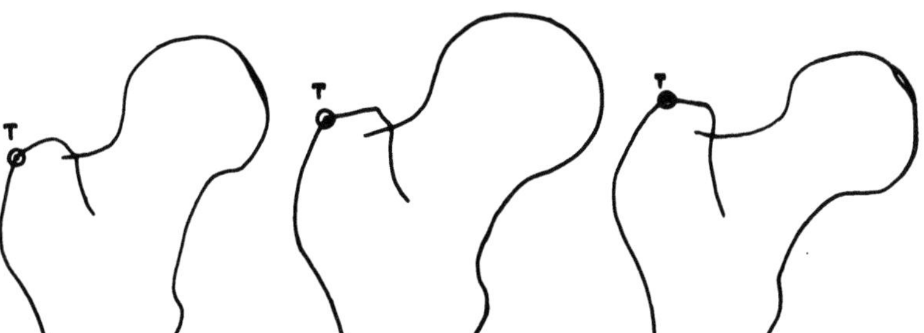

Abb. 4.15. Position des virtuellen Angriffspunktes *T* der Muskelkraft *M* bei verschiedenen Trochanterformen (*T* liegt am Übergang der superolateralen Begrenzung des Trochanter major in seine obere, horizontal verlaufende Kontur)

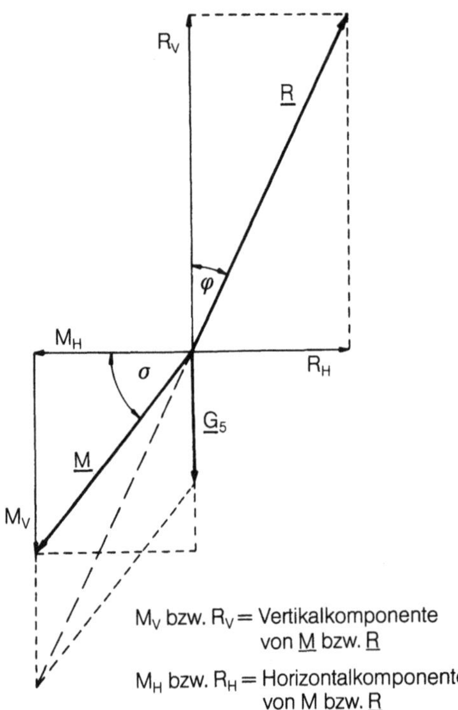

Abb. 4.16. Schematische Darstellung der Kraftvektoren *G_5, M* und *R* im Zustand des statischen Gleichgewichts in der Einbeinstandphase des langsamen Ganges

Hierbei bedeuten entsprechend Abb. 4.16:

M_v bzw. R_v = Vertikalkomponente von M bzw. R

M_H bzw. R_H = Horizontalkomponente von M bzw. R

Verwenden wir als Bezugspunkt der Momente den Kopfmittelpunkt C, dann liefert R kein Drehmoment, und es muß gelten:

$$d_5 \times G_5 + h \times M = 0 \qquad (4)$$

Da d_5 und G_5 bzw. h und M senkrecht aufeinander stehen, vereinfacht sich diese Gleichung zu:

$$d_5 \cdot G_5 = h \cdot M \qquad (5)$$

Die Größe h ergibt sich bei gegebenem σ aus den Meßgrößen t' und ψ entsprechend Abb. 4.11:

$$h = t' \cdot \sin(\sigma - \psi) \qquad (6)$$

Nach Einführung der Winkel φ und σ schreiben sich die Gleichungen (2) und (3):

$$R \cdot \cos\varphi = M \cdot \sin\sigma + G_5 \qquad (7)$$
$$R \cdot \sin\varphi = M \cdot \cos\sigma \qquad (8)$$

Einfache Umformungen ergeben:

$$\frac{R}{G_5} = \frac{\cos\sigma}{\cos(\sigma+\varphi)} \qquad (9)$$

$$\frac{M}{G_5} = \frac{\sin\varphi}{\cos(\sigma+\varphi)} \qquad (10)$$

$$\cot\varphi = \tan\sigma\left[\frac{t'}{d_5}\cdot\cos\psi + 1\right] - \frac{t'}{d_5}\cdot\sin\psi \qquad (11)$$

Diese Gleichungen (9)–(11) für R/G_5, M/G_5 und φ entsprechen denen, die auch Hamacher u. Roesler angegeben haben. Die in ihnen verwendeten Größen sind aus Abb. 4.6 und Abb. 4.11 zu entnehmen.

4.7.4 *Bemerkungen zur Belastungsberechnung*

Es mag überraschen, daß zur Berechnung der Belastung die Messung des CCD-Winkels nicht erforderlich ist; für die statische Belastungsberechnung genügt aber die Festlegung der Punkte T und C. Debrunner irrt, wenn er feststellt, daß Legal aus dem gemessenen CCD-Winkel die Lage von T *berechnen* würde; wie er entnimmt Legal die Lage von T direkt aus dem Röntgenbild.
Den projizierten CCD-Winkel und den projizierten AT-Winkel würde man lediglich für eine dreidimensionale Rechnung benötigen. Es sei nochmals darauf hingewiesen, daß des rechentechnischen Aufwands wegen bei dieser Belastungsberechnung das gesamte Problem in der Frontalebene behandelt wird. Die bei großen reellen AT-Winkeln zu erwartenden Fehler für t' werden in der Rechnung zumindest partiell dadurch korrigiert, daß in diesem Fall t' durch projektorische Verkürzung als kleiner Wert in der Rechnung belastungs*erhöhend* wirkt. Entsprechendes gilt näherungsweise für ψ.
Laut Hamacher u. Roesler beträgt das Verhältnis $d_5:d_6$ im Mittel in allen 31 Gangphasen 1,2, mit einer Maximalabweichung der Einzelwerte vom Mittelwert um 3% (errechnet aus Angaben von O. Fischer und Pauwels), d.h. es gilt die Beziehung $d_5 = 1{,}2 \cdot d_6$. Diese Beziehung wird übernommen und geht in die Rechnung ein.
Die Rechnung ergibt also, wie aus den Gleichungen (9)–(11) hervorgeht, Werte für R und M in Relation zum Körperpartialgewicht G_5, was den Vorteil hat, daß die Rechnung ohne Kenntnis von Körperpartialgewicht und -größe durchgeführt werden kann und daß Ergebnisse verschiedener Individuen verglichen werden können. Wollte man G_5 absolut ermitteln, so müßte man auf die

von Braune u. Fischer bestimmten Teilgewichte zurückgreifen, wobei gilt:

$$G_5 = 0{,}814 \cdot G_6,$$

d.h. $G_5 = 81{,}4\%$ von G_6.

Debrunner (1975) und Dempster (zit. nach Debrunner 1975) geben für das Gewicht eines Beins ⅙ des Körpergewichts G_6 an, woraus sich ergibt:

$$G_5 = \frac{5}{6} \cdot G_6,$$

d.h. $G_5 = 0{,}833 \cdot G_6$,
oder $G_5 = 83{,}3\%$ von G_6.

Da die Richtung der Muskelkraft M, d.h. der Winkel σ sicherlich in einem gewissen Bereich variiert, seine genaue Größe aber nicht bekannt ist, lassen sich die Größen R/G_5 und M/G_5 aus den Formeln (9)–(11) in Abhängigkeit von σ berechnen, wobei nach unserer Erfahrung σ auch bei pathologsichen Hüften etwa zwischen 60 und 75° liegt. Die Rechnung ergibt beispielsweise bei $\sigma = 70°$ (dies entspricht etwa der Mittelstellung des gesunden Hüftgelenks in der Frontalebene): $R = 3{,}08 \cdot G_5$, $M = 2{,}12 \cdot G_5$ (Pauwels ermittelte für den Anstellwinkel von M der gesunden Hüfte den Ergänzungswinkel zu 90°, nämlich 21°; dies entspräche einem σ-Wert von 69°; s. 4.7.1).

4.8 Beanspruchung des Hüftgelenks

4.8.1 Druckberechnungsmodell (Maximaldruck/Druckgleichverteilung)

Die für das Hüftgelenk biologisch relevante Größe ist neben der Belastung die Beanspruchung, also der Druck p, d.h. die Kraft pro Fläche gemessen in kp/cm^2. Die Beanspruchung eines Gelenks hängt ab (Kummer 1969):

1. Von der Größe der das Gelenk belastenden Gesamtkraft R,
2. von der Größe der kraftaufnehmenden, tragenden Fläche,
3. von der Lage des Durchstoßpunktes der Gesamtkraft R in der Tragfläche und der Verteilung der Kräfte innerhalb der tragenden Fläche.

Die Größe der das Gelenk belastenden Gesamtkraft R ist nach den Erörterungen unter 4.7 hinreichend definiert.

Eine genaue Berechnung der Druckverteilung im menschlichen Hüftgelenk stößt, wie in der Literatur ausgiebig diskutiert (Harrison et al. 1953; Pauwels 1965; Goofellow u. Bullough 1968; Bartel u. Johnston 1969; Byers et al. 1970; Greenwald u. Haynes 1972; Kummer 1968, 1969, 1974 a, b, 1976; Hamacher u. Roesler 1971, 1972, 1974; Paul 1965, 1966/67, 1970 a, b; Brinckmann et al. 1974, 1978, 1980, 1981), auf erhebliche Schwierigkeiten. Um bei bekannter Gelenkresultierender R die gesuchte Druckverteilung im Hüftgelenk ermitteln zu können, bräuchte man im Prinzip die genaue Form der belasteten Teile des Hüftkopfes und der Hüftpfanne sowie die mechanischen Eigenschaften der dazwischenliegenden Knorpelmasse (s. *Annahme 3* unter 4.6).

Beides ist nicht genau bekannt, so daß man nur mit einigen weiteren Annahmen eine genäherte Rechnung ausführen kann, wobei zunächst nur der Maximaldruck unter der Annahme einer Gleichverteilung über der tragenden Fläche berechnet wird (s. Annahmen unter 4.6).

Zu diesen Annahmen gehört, daß sich die Knorpelmasse im Hüftgelenk „hydrostatisch" so verhält, als würden über den Gelenkspalt hinweg nur sog. Normalkräfte, d.h. Kräfte, die an jeder Stelle senkrecht auf die Gelenkoberfläche auftreffen, übertragen werden und Tangentialkräfte, also Scherkräfte, die den Hüftkopf aus der Pfanne verschieben würden, nicht zur Geltung kommen. Kummer (1974) spricht von einem „Modellgelenk", dessen glatte Oberfläche und gute Schmierung ein absolut reibungsfreies Gleiten der Gelenkflächen aufeinander garantieren möge, wodurch ebenfalls nur Normalkräfte wirken. Das Hüftgelenk sei weiterhin ein ideales Kugelgelenk mit vollständig kongruenten Gelenkflächen. Unter diesen Voraussetzungen entspricht die Druckverteilung in den Gelenkflächen der Verteilung der übertragenen Normalkräfte.

Der Druck p auf eine Fläche ist definiert als Kraft pro Fläche, d.h. $p = \frac{R}{F}$ (im Falle einer Ebene senkrecht zur Kraft). Abbildung 4.17 zeigt die Einwirkung der Kraft R auf eine plane Fläche, wobei diese Kraft R in Teilkräfte p_n zerlegt werden kann, die wieder als Normalkräfte, also senkrecht zur Fläche wirken und die vektoriell addiert wieder die Kraft R ergeben.

Krümmt man nun diese plane Fläche zu einer Halbkugeloberfläche (Abb. 4.18), wobei R senkrecht auf die Kugeloberfläche einwirkt (d.h. die Verlängerung von R verlaufe durch den Kopfmittelpunkt C) und übernimmt die Teilnormkräfte p_n vom obigen Beispiel, so lassen sich diese in Komponenten parallel zur Resultierenden p_p und senkrecht zur Resultierenden p_s zerlegen. Die Komponenten p_s heben sich dann gegenseitig auf. Addiert man die parallel zu R wirkenden Kräfte

p_p vektoriell, wie dies in Abb. 4.18 geschehen ist, so ergibt sich ein viel zu kleiner Wert für R. Damit die Vektorsumme der p_n tatsächlich R liefert, müssen die Teilnormalkräfte entsprechend vergrößert werden. Den richtigen Wert für p_n erhält man durch die Überlegung, daß man die belastete Kugeloberfläche durch die Projektion auf eine Ebene senkrecht zu R durch den durch R definierten Äquator der Kugel ersetzt. Daraus kann man den Druck p als Quotient aus R/F ermitteln, wobei F die Projektion der tragenden Fläche auf eine Ebene senkrecht zu R ist.

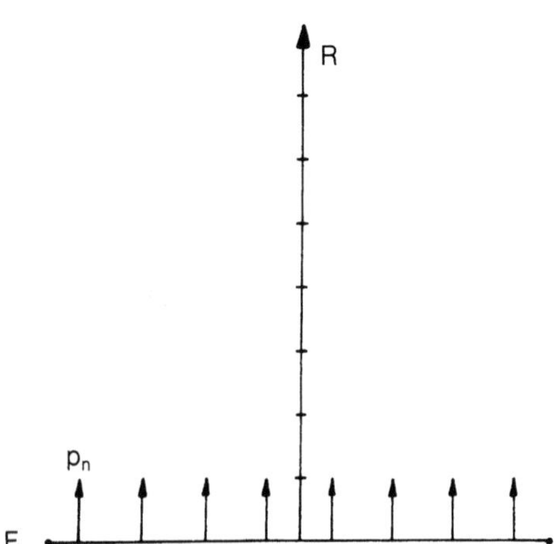

Abb. 4.17. Einwirkung einer Kraft *R* als Normalkraft, also senkrecht auf eine plane Fläche; die Kraft *R* kann in Teilkräfte p_n zerlegt werden, deren vektorielle Addition wieder die Kraft *R* ergibt

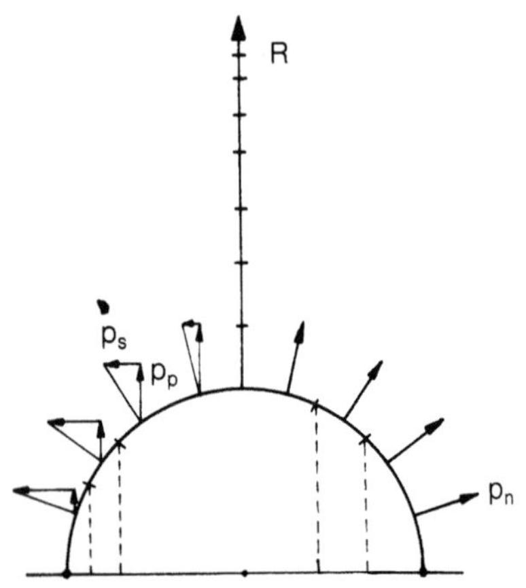

Abb. 4.18. Einwirkung einer Kraft *R* auf eine Halbkugeloberfläche (Wirkung der Teilkräfte p_n als Normalkräfte, also senkrecht zur Kugeloberfläche; die Teilkraft p_n läßt sich in Komponenten parallel zur Resultierenden p_p und senkrecht zur Resultierenden p_s zerlegen; die Komponenten p_s heben sich gegenseitig auf)

Dieses Vorgehen ist an sich nur bei zentrischer Lage der Gelenkresultierenden gerechtfertigt; bei nicht zentrischer Lage von R bezüglich der projizierten Kontaktfläche – wie dies am menschlichen Hüftgelenk der Fall ist – steigt der Druck zu *dem* Rand der Fläche hin an, dem die Resultierende am nächsten gelegen ist. Diese Verhältnisse sind in Abb. 4.19 dargestellt. Rückt R sehr nah an den Rand der tragenden Fläche, was beispielsweise bei ungenügender Kopfüberdachung der Fall ist, so liefert die einfache Formel $p = \frac{R}{F}$ sicher einen viel zu kleinen Wert für den Maximaldruck. Die Gleichung $p = \frac{R}{F}$ ist für nicht zu pathologische Fälle eine vernünftige Näherung, und es genügt dann die Kenntnis der Projektion der tragenden Fläche auf eine Ebene senkrecht zu R. Im Gegensatz zu Brinckmann et al. (1974), die auf einer Überlegung von Bartel u. Johnston (1969) aufbauend die belastete Fläche des Hüftgelenks durch einen Kreis approximieren, bezieht sich Legal (1977) auf Kummer (1968, 1969) sowie Amtmann u. Kummer (1968) und idealisiert die tragende Kontaktfläche des Hüftgelenks zu einem Kugelzweieck, das von 2 Großkreisen begrenzt wird (Abb. 4.20 und 4.21). Der eine Großkreis ist der Pfannenrand, der 2. Großkreis, der auf den

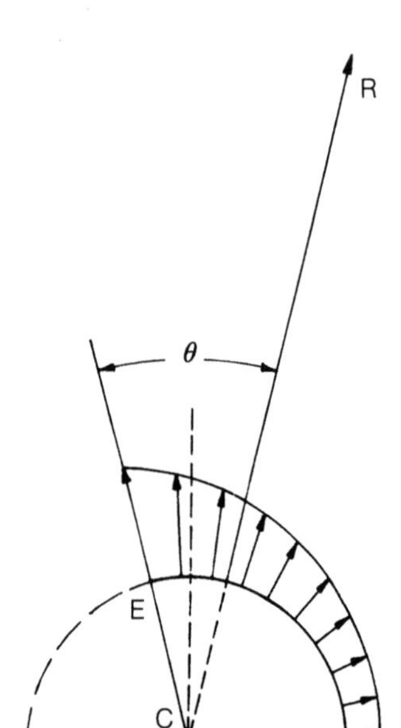

Abb. 4.19. Exzentrische Einwirkung einer Kraft *R* auf eine Kugeloberfläche; der Druck steigt zu *dem* Rand der Fläche hin an, dem die Resultierende am nächsten gelegen ist (*C*, Kopfmittelpunkt; *E*, Pfannenerker; Winkel θ = CE-Winkel + φ, Winkel φ = Winkel zwischen der Resultierenden *R* und dem Lot (s. Abb. 4.11.)

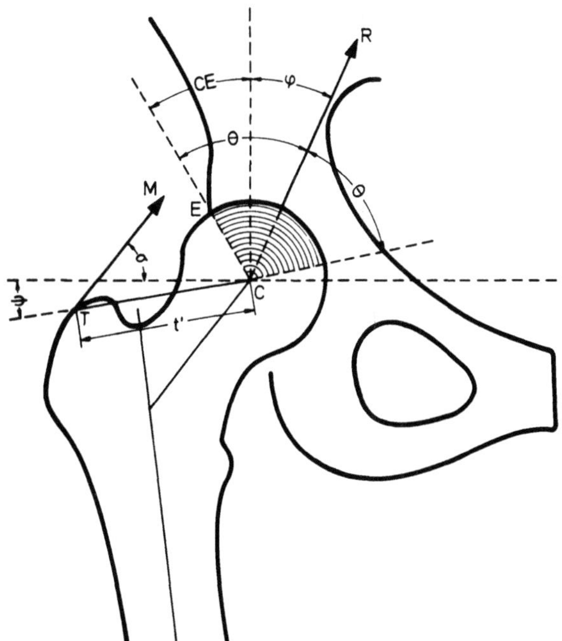

Abb. 4.20. Schematische Darstellung des für die Druckberechnung verwendeten Kugelzweiecks (Frontalprojektion) und der für die Berechnung der Belastung und der Beanspruchung notwendigen Kenngrößen

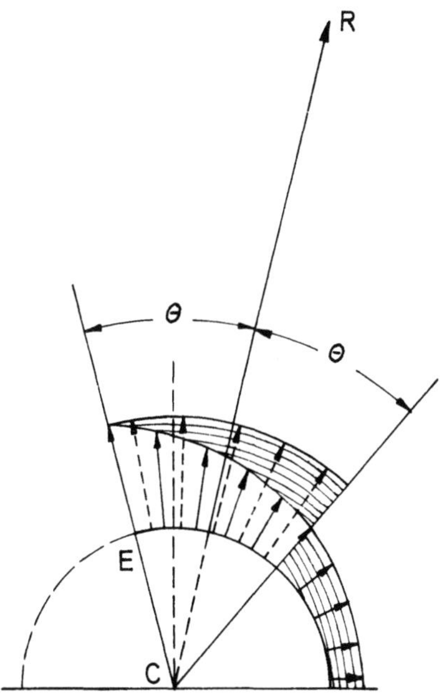

Abb. 4.22. Darstellung der angenommenen Druckgleichverteilung unter Berücksichtigung des Maximaldrucks über dem Hüftgelenk

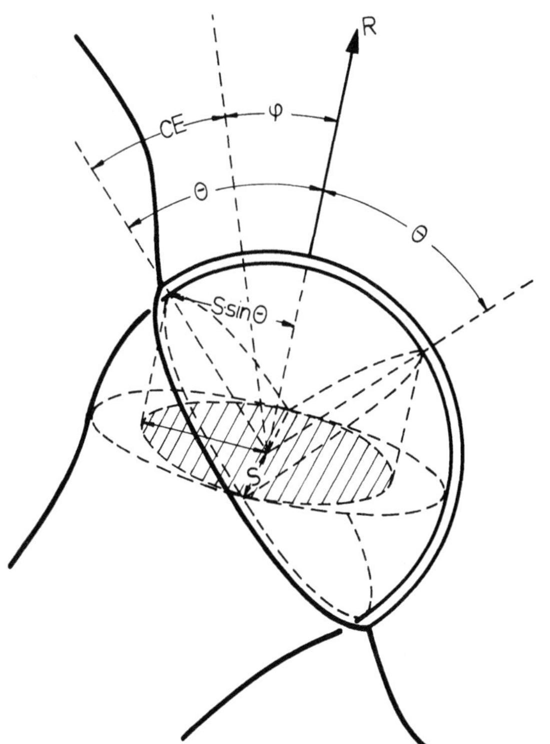

Abb. 4.21. Schematische Darstellung des für die Druckberechnung verwendeten Kugelzweiecks und seiner Projektion in eine Ebene senkrecht zu *R* (Fläche für die Berechnung des Maximaldrucks)

Durchstoßpunkt von R als Pol bezogene Äquator. Um den Maximaldruck errechnen zu können, ersetzen wir zusätzlich den tatsächlichen Druckverlauf in der tragenden Fläche durch eine Gleichverteilung über dem Kugelzweieck, in dem die Resultierende R symmetrisch liegt, d. h. die zweite Begrenzung ist einfach der zum Pfannenrand bezüglich R symmetrische Großkreis. Die Teilkräfte, die dabei außerhalb des Winkelbereiches 2θ liegen, werden insofern berücksichtigt, als sie nach Vornahme der Gleichverteilung zur Berechnung des Maximaldrucks dem Winkelbereich 2θ zugeschlagen werden, wie dies Abb. 4.22 zeigt. Die in die Berechnung des Maximaldrucks eingehende Fläche erhält man dadurch, daß man dieses Kugelzweieck – wie oben diskutiert – in die zu R senkrechte Ebene projiziert. Die Verhältnisse sind in Abb. 4.21 dargestellt. Die Projektion ist eine Ellipse und für F ergibt sich:

$$F = \pi \cdot S^2 \cdot \sin\theta.$$

Hierbei bildet S den Kopfradius; der Winkel θ ist bestimmt durch die Beziehung

$$\theta = \mathrm{CE} + \varphi.$$

Der CE-Winkel läßt sich als Wibergscher Zentrum-Ecken-Winkel ermitteln, φ als Winkel zwischen R und dem Lot.

Demnach läßt sich die Beanspruchung (Druck) des Hüftgelenks aus folgenden Gleichungen errechnen:

$$F = \pi \cdot S^2 \cdot \sin\theta \qquad (12)$$

$$\text{und } p = \frac{R}{F} \qquad (13).$$

4.8.2 Korrektur der Druckberechnung (Lage des Kopfmittelpunkts C, Pfannenanteversion)

In der bisherigen Darstellung wurde stets vorausgesetzt, daß der Kopfmittelpunkt C in der Pfanneneingangsebene liege, d.h. in die Druckberechnung geht der Kopfradius S bei der Ermittlung der tragenden Fläche mit seinem ganzen Betrag ein.

Unsere konkreten Messungen ergaben jedoch, daß die Bedingung, C liege in der Pfanneneingangsebene, weder bei den meisten gesunden und schon gar nicht bei dysplastischen Hüftgelenken erfüllt wird. Die *knöcherne* Pfanne umschließt den Kopf auch beim Gesunden um weniger als die Hälfte. Ein umfassender Gelenkschluß schien der Natur offenbar aus ökonomischen Gründen ungerechtfertigt, da er eine Bewegungseinschränkung des Hüftgelenks zur Folge hätte, zumal die Druckübertragung zum Äquator des Gelenks hin auf Null abfällt.

Es wurde bisher weiterhin vorausgesetzt, daß der Kopfmittelpunkt C auf der Röntgenprojektion des vorderen Pfannenrandes liege, d.h., es wurde bisher ein Kugelzweieck angenommen, dessen Achse in sagittaler Richtung von ventral nach dorsal durch C verläuft. Wie oben erörtert, ist die Pfanneneingangsebene aber nicht nur seitlich geneigt, sondern auch nach vorn geöffnet (Anteversion der Pfanne); das bedeutet, daß der vordere Pfannenrand bezüglich der Frontalebene nicht so weit über den Kopf nach ventral reicht wie der hintere nach dorsal.

Aufgrund der Pfannenanteversion und wegen der beschriebenen Tatsache, daß C nicht in der Pfanneneingangsebene liegt, fällt die bisher dargelegte Druckberechnung bezüglich der tragenden Fläche bei weitem noch zu optimistisch aus. Um eine realistischere Druckberechnung zu erzielen, muß eine weitere geometrische Kenngröße, nämlich y eingeführt werden (Abb. 4.23).

Auf der Standardröntgenaufnahme ist die Projektion des vorderen bzw. hinteren Pfannenrandes wegen Überlagerung mit dem Hüftkopf bzw. den dorsalen Pfannenanteilen in den seltensten Fällen exakt eruierbar. Brinckmann et al. (1980, 1981) be-

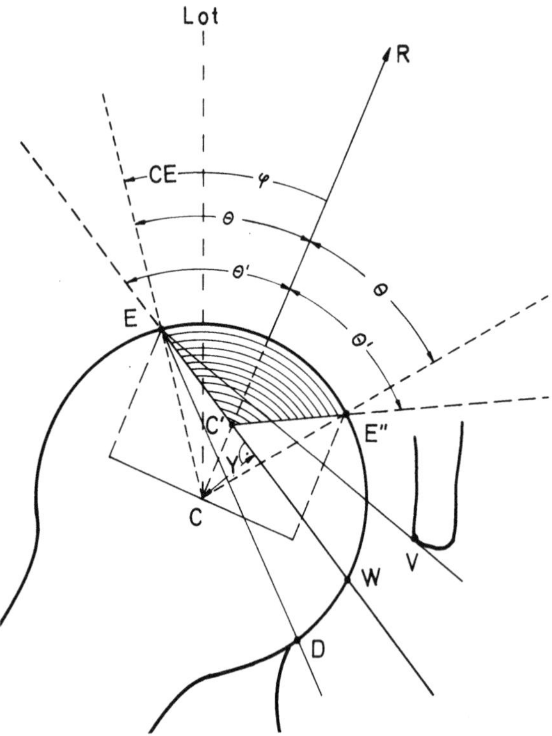

Abb. 4.23. Berücksichtigung der wirklichen Lage des Kopfmittelpunkts *C* bezüglich der Pfanneneingangsebene. *E–D*, idealisierter dorsaler Pfannenrand; *E–V*, idealisierter ventraler Pfannenrand; *E–W*, Winkelhalbierende des Winkels; *DEV*, entspricht der Projektion der „mittleren Pfanneneingangsebene"; *y*, senkrechter Abstand der „mittleren Pfanneneingangsebene" vom Kopfmittel *C* (vgl. Text)

rücksichtigen zwar bei ihren Überlegungen die anatomische Berandung der Pfanne, gestehen aber ebenfalls durch Auswahl von eben nur die Berandung darstellenden Röntgenbilder diesen Nachteil ein. Legal (1977) hat deshalb eine Meßmethode angegeben, die die Projektion der Pfannenränder zumindest näherungsweise erfaßt. Auf der Beckenübersichtsaufnahme wurde die Projektion des vorderen Pfannenrandes zur Linie E-V und die des hinteren Pfannenrandes zur Linie E-D idealisiert (Abb. 4.23). Der Punkt E liegt am Pfannenerker, der Punkt D ergibt sich als Schnittpunkt der unteren Kopfkontur mit dem gewöhnlich gut erkennbaren unteren hinteren Pfannenrand; der Punkt V ist definiert als die lateral-kaudale Begrenzung der sog. Köhler-Tränenfigur (1953), ein Punkt, in dem aufgrund eigener röntgenologischer Studien der vordere Pfannenrand nach kaudal ausläuft.

Die genannten Linien E-V und E-D schließen einen Winkel ein, in den die Winkelhalbierende

E-W gelegt wird. Die Linie E-W stellt die Projektion einer „mittleren Pfanneneingangsebene“ dar. Die Größe der Senkrechten y auf diese „mittlere Pfanneneingangsebene“ durch den Kopfmittelpunkt C stellt also ein Maß für die Entfernung des Kopfmittelpunkts C von der anatomischen Pfanneneingangsebene dar und gibt demnach Auskunft über die ventrale und dorsale Kopfüberdachung. Je größer y, desto schlechter die Kopfüberdachung und umgekehrt (Abb. 4.23).

4.8.3 Flächenberechnung unter Berücksichtigung der „mittleren Pfanneneingangsebene“

Nach Einführung von y zeigt nun die Abb. 4.23 den Winkelbereich des tragenden Kugelzweiecks, in dem die Resultierende R wiederum symmetrisch liegt. Die in die Berechnung des Maximaldrucks eingehende Fläche F_0 erhält man wiederum dadurch, daß man dieses Kugelzweieck in die zu R senkrechte Ebene projiziert, woraus sich entsprechend Abb. 4.24 die von 2 Ellipsenbögen begrenzte Fläche ergibt:

$$F_0 = ab\,(\pi - 2A\ \sqrt{1-A^2} - 2\arcsin A) \qquad (14)$$

In dieser Formel bedeutet:

$$a = \sqrt{S^2 - y^2} \qquad (15)$$

$$b = \frac{a}{S}\,(a \cdot \sin\theta + y \cdot \cos\theta) \qquad (16)$$

$$A = 1 - \frac{S}{b} \cdot \sin\theta \qquad (17)$$

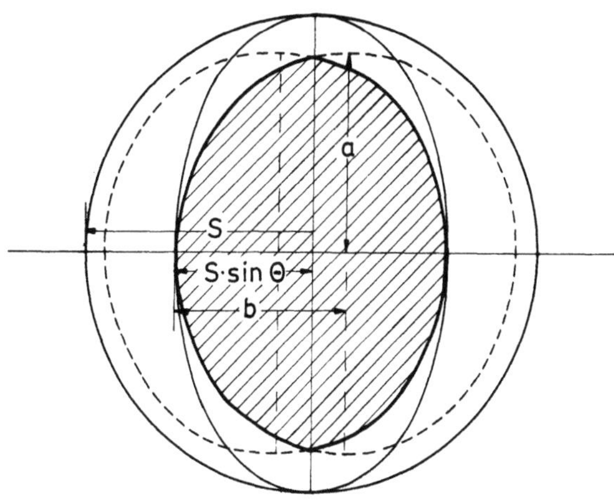

Abb. 4.24. Schematische Darstellung der nach der Korrektur hinsichtlich der Lage des Kopfmittelpunktes C und unter Berücksichtigung der Pfannenanteversion für die Druckberechnung verwendeten Fläche, die von 2 Ellipsenbögen begrenzt wird (Aufsicht)

Würde man die Ellipsenbögen zu Ellipsen ergänzen, so stellt a die große und b die kleine Halbachse dar (Abb. 4.24 zeigt die Aufsicht auf die projizierte Fläche F_0).
Bei der Korrektur der Druckberechnung müßte eigentlich auch die Gelenkspaltbreite GS berücksichtigt werden; eine detaillierte Darstellung jenes Problems würde jedoch den Rahmen dieser Ausführungen sprengen, weshalb auf die Literatur verwiesen wird (Legal 1977; Legal, Reinecke u. Ruder 1978).

4.8.4 Druckverteilung (linearer Druckanstieg/Hookesches Gesetz)

Bei den bisherigen Überlegungen zur Bestimmung des Hüftgelenkdrucks wurde der Maximaldruck ermittelt unter Annahme einer Gleichverteilung des Druckes über der gesamten tragenden Fläche des Hüftgelenks, in der die Resultierende R symmetrisch liegt. Dies entspricht jedoch sicher nicht den wahren Gegebenheiten. Bereits Pauwels hatte rein empirisch aufgrund der im Röntgenbild sichtbaren Sklerosierung im Pfannendach (Sourcil) konstatiert, daß der Gelenkdruck zum Pfannenrand hin ansteige (s. Abb. 4.8). Zum anderen muß davon ausgegangen werden, daß im menschlichen Hüftgelenk eine nichtzentrische Lage der Gelenkresultierenden R vorliegt. Entsprechend einer Anregung von Kummer haben Legal, Reinecke u. Ruder 1978 bzw. 1980 zwei weitere realistischere Druckmodelle angegeben und deren Druckverteilung rechnerisch überprüft.
Im Druckberechnungsmodell p_L (Abb. 4.25) wird über dem Hüftgelenk ein *linearer Druckanstieg* zu *dem* Rand der Pfanne hin angenommen, der dem Durchstoßpunkt der Gelenkresultierenden R am nächsten liegt.
Im Modell p_H (Abb. 4.26 und 4.27) wird eine Druck*verteilung* dargestellt, wie sie sich aus der Annahme der *Gültigkeit des Hookeschen Gesetzes* für den Knorpel ergibt. Die Anwendung des Hookeschen Gesetzes auf das Hüftgelenk besagt, daß sich der Gelenkknorpel ideal elastisch verhalten würde, d. h. die lokal vorhandene Verformung des Knorpels ist proportional zu dem an dieser Stelle herrschenden Druck. Außerdem können keine Tangential-, sondern nur Normalkräfte, also nur Kräfte senkrecht zur Kontaktoberfläche übertragen werden.
Abbildung 4.28 gestattet nun einen Vergleich der 3 dargelegten Druckverteilungsmodelle: Das Modell für p_H ist wohl das realistischste, bleibt aber wegen des nicht unerheblichen Rechenaufwands

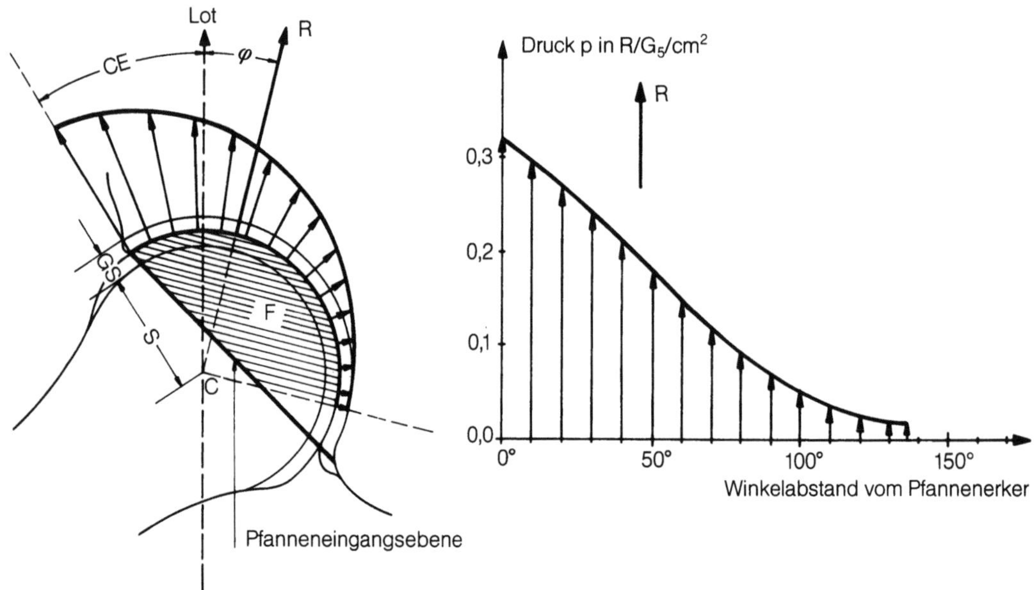

Abb. 4.25. Druckverteilung für die gesunde Hüfte für den Fall des linearen Druckanstiegs in der Ebene senkrecht zu R, dargestellt über dem Gelenkspalt bzw. in Abhängigkeit vom Winkelabstand vom Pfannenerker. Die tragende Kontaktfläche F ist schraffiert eingezeichnet

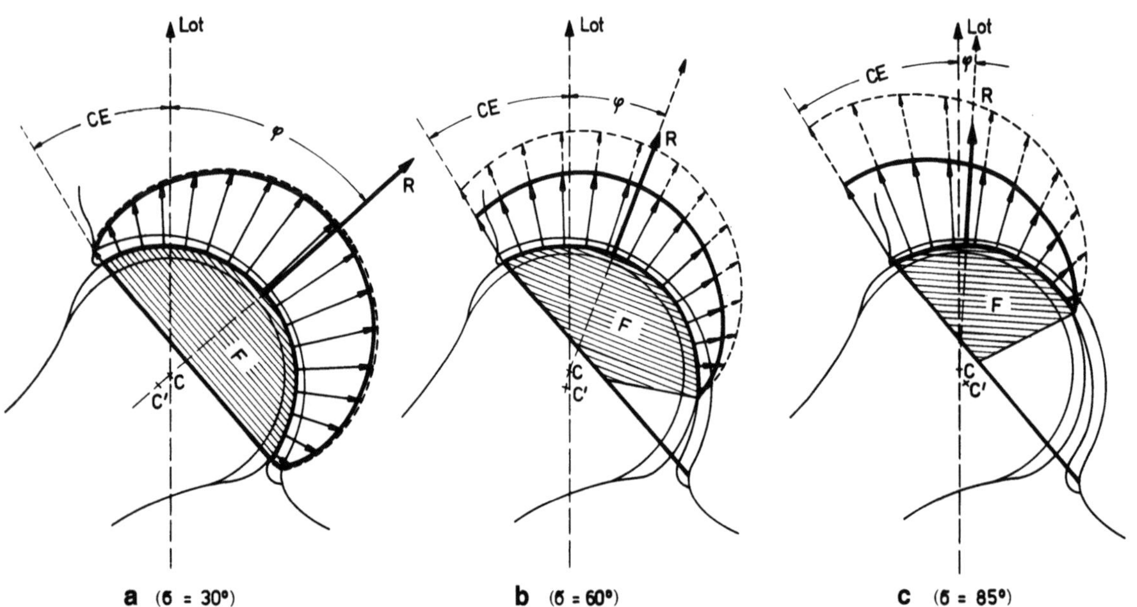

Abb. 4.26 a–c. Druckverteilungen für die gesunde Hüfte unter der Annahme der Gültigkeit des Hookeschen Gesetzes für den Knorpel für 3 Werte der Muskelkraftrichtung σ. Die Knorpeldeformationen sind zur Verdeutlichung stark übertrieben dargestellt. C bzw. C′ sind die Mittelpunkte des Hüftkopfes bzw. der Pfanne. Die gestrichelt eingezeichneten Druckverteilungen entsprechen einer Resultierenden R, wie sie im Fall **a** für $\sigma = 30°$ auftritt. Zu den durchgezogenen Verteilungen gehören die jeweils bei dem entsprechenden σ tatsächlich vorkommenden Werte von R. Man beachte die starke Abnahme der tragenden Kontakfläche F, wenn R zum Pfannenrand hin wandert

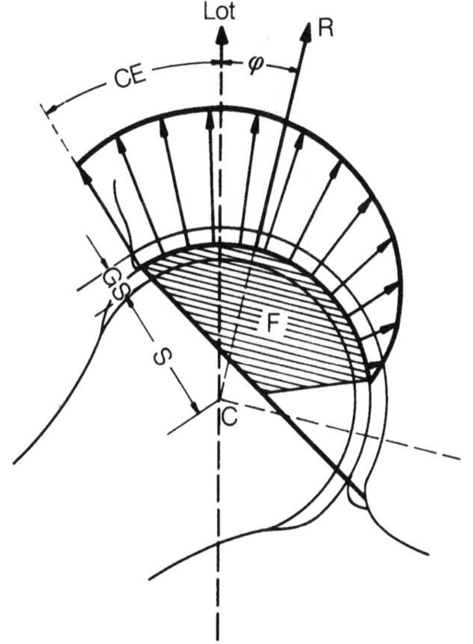

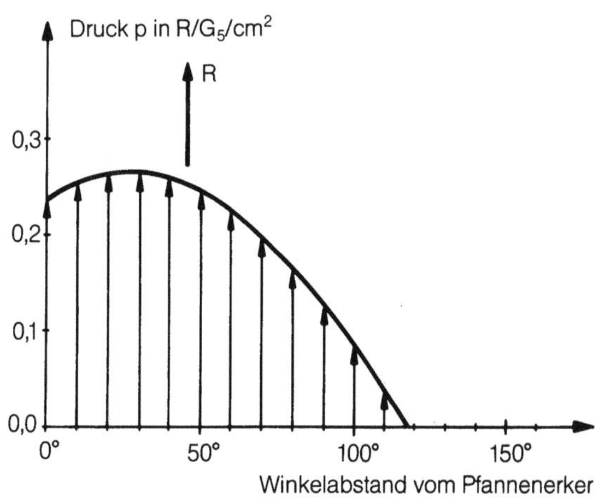

Abb. 4.27. Druckverteilung für die gesunde Hüfte, wie sie sich aus der Gültigkeit der Annahme des Hookeschen Gesetzes für den Knorpel ergibt, dargestellt über dem Gelenkspalt bzw. in Abhängigkeit vom Winkelabstand vom Pfannenerker

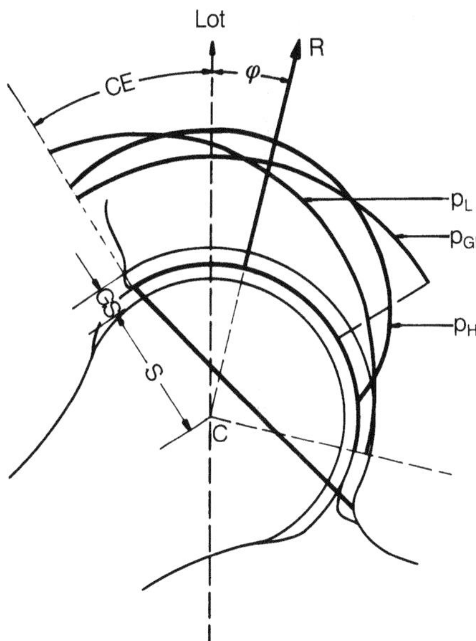

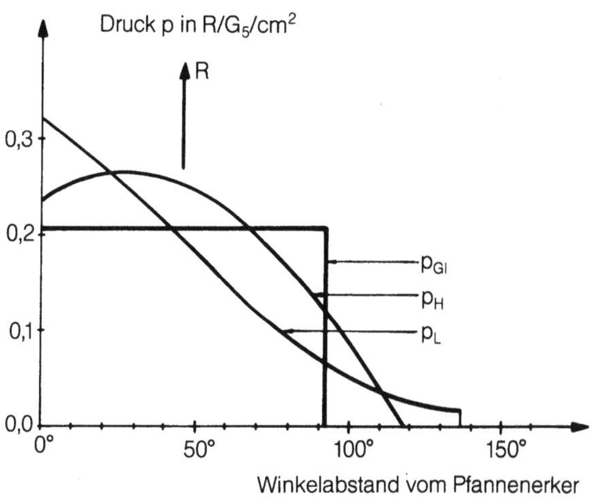

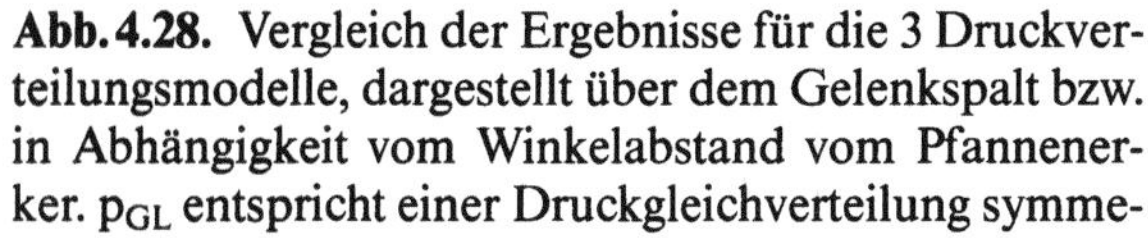
Abb. 4.28. Vergleich der Ergebnisse für die 3 Druckverteilungsmodelle, dargestellt über dem Gelenkspalt bzw. in Abhängigkeit vom Winkelabstand vom Pfannenerker. p_{GL} entspricht einer Druckgleichverteilung symmetrisch zu *R*, p_L ergibt sich aus der Annahme eines linearen Druckanstiegs, p_H aus der Annahme der Gültigkeit des Hookeschen Gesetzes

speziellen, meist wohl theoretischen Fragestellungen vorbehalten; das Modell für p_{Gl} erfordert einen vertretbaren Rechenaufwand und genügt, wie aus dem Vergleich mit den Druckkurven für p_H und p_{Gl} hervorgeht, für die biomechanische Berechnung in der täglichen klinischen Praxis insbesondere für die Operationsplanung und die biomechanische Analyse eines Operationsergebnisses. Deshalb wurde dieses Druckberechnungsmodell für p_{Gl} unter Annahme einer Gleichverteilung des Druckes symmetrisch zu R und Ermittlung des Maximaldrucks bisher an mehreren hundert gesunden bzw. pathologischen Hüftgelenken angewendet.

4.9 Explizite Berechnung der Belastung und Beanspruchung

4.9.1 Gesunde Hüfte

Die für die Berechnung der Belastung und Beanspruchung des Hüftgelenks benötigten geometrischen Kenngrößen sind in Abb. 4.6, 4.20 und 4.21 schematisch dargestellt. Da die Richtung der Muskelkraft M, d.h. der Winkel σ (s. Abb. 4.20) sicherlich in einem gewissen Bereich variiert, werden Belastung und Beanspruchung in Abhängigkeit von σ berechnet, wobei σ nach unserer Erfahrung auch bei pathologischen Hüften etwa zwischen 60 und 75° liegt.

Der zeitliche Aufwand zur Entnahme der für die Rechnung benötigten geometrischen Kenngrößen aus der Standardbeckenübersichtsaufnahme beträgt ca. 5 min. Das Programm erfordert einen Computer mit einer Speicherkapazität von 16 k-Worten, geht also über die Möglichkeiten eines Taschenrechners hinaus.

Das Programm liefert Daten für die Belastung R/G_5 und die Beanspruchung p/G_5 in Abhängigkeit von σ gegebenenfalls prä- und postoperativ (s. Abb. 4.29c). R und p werden deshalb in Korrelation zum Körperpartialgewicht G_5 berechnet, um unabhängig zu sein vom tatsächlichen Körpergewicht G_6 des untersuchten Probanden und um Vergleiche mit anderen gesunden und v.a. auch pathologischen Fällen anstellen zu können.

Neben den Daten erhält man Belastungsdiagramme für R/G_5 (s. Abb. 4.29d) sowie Beanspruchungsdiagramme für p/G_5 (s. Abb. 4.29e) wiederum jeweils in Abhängigkeit vom Winkel σ. Die in den Diagrammen dargestellte Kurve N entspricht einer Normkurve, die Kurve A dem präoperativen, die Kurve E dem postoperativen Kurvenverlauf des untersuchten Hüftgelenks (s. Abb. 4.29d und e).

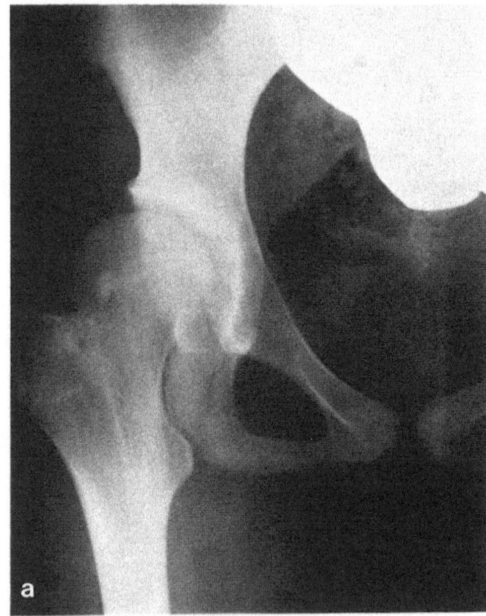

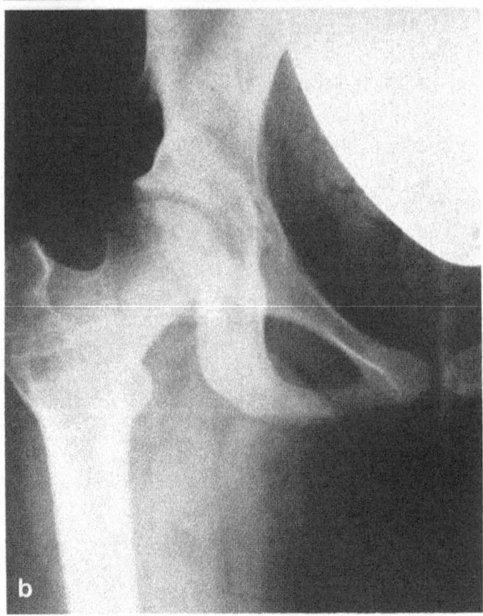

Abb. 4.29 a–e. (Patient w., 16 Jahre). **a** Hüftgelenksdysplasie rechts, Coxa valga antetorta; **b** Zustand nach Derotations-Varisierungs-Osteotomie (DVO) und sphärischer Pfannenummeißelung; **c** Computerausdruck der Skelettdaten sowie der prä- und postoperativen Rechendaten (*beachte:* Werte für R/G_5 und p/G_5 in Abhängigkeit des Winkels $\sigma = 70°$); **d** Verlauf der Belastungskurven für R/G_5 in Abhängigkeit von σ; *N*, Normkurve; *A*, vor und *E*, nach Operation. Beachte das eingezeichnete physiologische Belastungsfeld *(PBF)*; **e** Verlauf der Beanspruchungs- oder Druckkurven für p/G_5 in Abhängigkeit von σ; *N*, Normkurve; *A*, vor und *E*, nach Operation. Beachte das eingezeichnete physiologische Druckfeld *(PDF)*

ROTATIONSOSTEOTONOMIE
VARISIERUNGSOSTEOTONOMIE
SPHAERISCHE PFANNENUMMEISSELUNG

SKELETTNORMDATEN, N,(ROENTGENWERTE)

T	PSI	D6	CE	S	C	CCDP	LAMDA	ATP	Y	Z	GS	FY
6.73	5.89	10.71	32.55	2.78	6.00	127.45	46.54	9.14	0.40	1.05	0.48	1.00

SKELETTNORMDATEN, N,(REELLE WERTE)

T	PSI	D6	CE	S	C	CCDR	LAMDA	ATR	Y	Z	GS	FY
5.85	5.89	9.33	32.55	2.42	5.22	126.45	46.54	10.96	0.34	0.92	0.41	0.87

SKELETTDATEN VOR DER OPERATION, A, (ROENTGENWERTE)

T	PSI	D6	CE	S	C	CCDP	LAMDA	ATP	Y	Z	GS	FY
4.80	10.00	10.20	6.00	2.70	2.60	152.00	72.00	******	1.20	0.80	0.60	1.00

SKELETTDATEN VOR DER OPERATION, A, (REELLE WERTE)

T	PSI	D6	CE	S	C	CCDR	LAMDA	ATR	Y	Z	GS	FY
4.27	10.00	9.07	6.00	2.40	2.31	******	72.00	******	1.07	0.71	0.53	0.89

SKELETTDATEN NACH DER OPERATION, E, (ROENTGENWERTE)

T	PSI	D6	CE	S	C	CCDP	LAMDA	ATP	Y	Z	GS	FY
6.10	-13.00	11.10	17.00	2.90	4.20	121.00	37.00	******	1.10	0.80	0.60	1.00

SKELETTDATEN NACH DER OPERATION, E, (REELLE WERTE)

T	PSI	D6	CE	S	C	CCDR	LAMDA	ATR	Y	Z	GS	FY
5.31	-13.00	9.66	17.00	2.52	3.65	******	32.19	******	0.96	0.70	0.52	0.87

TABELLEN FUER DIE VERSCHIEDENEN SKELETTDATEN

WERTE FUER SKELETTNORMDATEN, N

SIGMA =	30	35	40	45	50	55	60	65	70	75	80	85
M/G5 =	4.67	3.93	3.41	3.03	2.74	2.53	2.36	2.23	2.12	2.04	1.99	1.94
PHI =	50.50	44.68	39.28	34.28	29.62	25.27	21.18	17.31	13.63	10.09	6.65	3.30
R/G5 =	5.25	4.57	4.12	3.80	3.57	3.39	3.26	3.16	3.08	3.02	2.98	2.94
P/G5 =	0.25	0.22	0.20	0.19	0.19	0.19	0.19	0.20	0.20	0.21	0.23	0.24

WERTE FUER SKELETTDATEN VOR DER OPERATION, A

SIGMA =	30	35	40	45	50	55	60	65	70	75	80	85
M/G5 =	7.46	6.03	5.10	4.45	3.97	3.61	3.33	3.11	2.94	2.81	2.71	2.64
PHI =	53.79	47.93	42.40	37.19	32.27	27.62	23.20	19.00	14.97	11.08	7.31	3.63
R/G5 =	8.00	6.66	5.79	5.20	4.78	4.46	4.22	4.04	3.90	3.79	3.70	3.64
P/G5 =	0.45	0.41	0.39	0.39	0.40	0.43	0.47	0.54	0.63	0.79	1.05	1.56

WERTE FUER SKELETTDATEN NACH DER OPERATION, E

SIGMA =	30	35	40	45	50	55	60	65	70	75	80	85
M/G5 =	3.20	2.94	2.73	2.57	2.45	2.36	2.28	2.23	2.20	2.18	2.19	2.21
PHI =	46.83	41.87	37.22	32.84	28.70	24.76	20.98	17.33	13.78	10.30	6.87	3.44
R/G5 =	3.80	3.61	3.46	3.36	3.28	3.23	3.19	3.17	3.16	3.16	3.18	3.20
P/G5 =	0.19	0.19	0.19	0.20	0.21	0.22	0.24	0.27	0.30	0.34	0.40	0.48

c

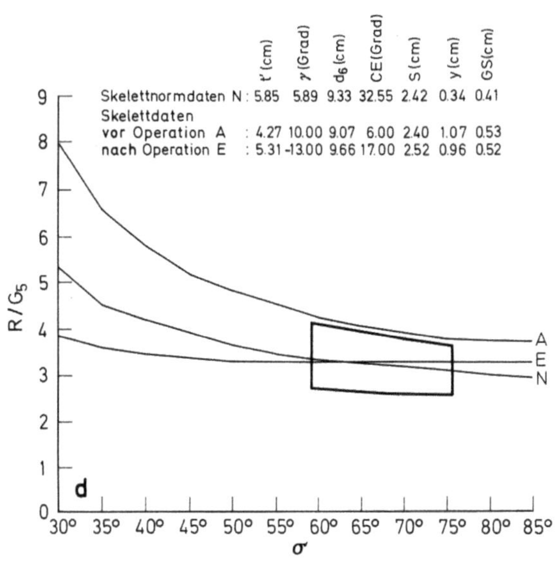

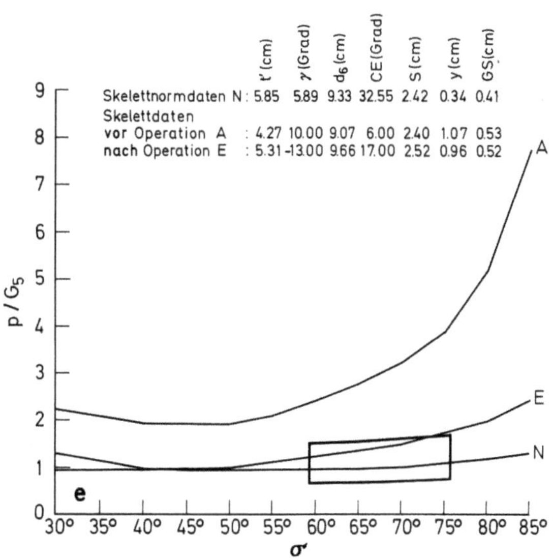

Die Einführung eines sog. physiologischen Belastungsfeldes (PBF) (s. Abb. 4.29 d) sowie eines physiologischen Druckfeldes (PDF) (s. Abb. 4.29 e) gestattet auf einen Blick die exakte Abgrenzung einer pathologischen von einer physiologischen Belastung bzw. Beanspruchung. Die physiologischen Felder PBF und PDF werden in Richtung der Ordinate begrenzt durch den Streubereich der Kurven eines Kollektivs von hüftgesunden Probanden, in Richtung der Abszisse durch die Richtung der Muskelkraft M von $\sigma = 60°$ bis $\sigma = 75°$ (s. 4.7.4).

4.9.2 Berechnung im Einzelfall

Zur Erläuterung der praktischen Anwendung der Belastungs- und Druckberechnung nach Legal et al. (1977, 1978, 1979 a, b, 1980) sei hier ein Fall im Detail diskutiert.
16 Jahre alte Patientin (Abb. 4.29 a–e): Hüftgelenkdysplasie mit Coxa valga rechts (Abb. 4.29 a). CE-Winkel: +6°, projizierter CCD-Winkel: 152°. Therapie: intertrochantäre Derotations-Varisierungs-Osteotomie und sphärische Pfannenummeißelung nach Wagner (1965, 1973, 1974) (Abb. 4.29 b); Abb. 4.29 c zeigt die prä- und postoperative Datensammlung. Im Diagramm für R/G_5 (Abb. 4.29 d) besteht nur eine geringe Erhöhung der Belastung, so daß die präoperative Kurve A nur wenig oberhalb des PBF liegt, während die postoperative Kurve E etwa in Höhe der Normkurve zu liegen kommt. Hinsichtlich der Beanspruchung für p/G_5 (Abb. 4.29 e) liegt die präoperative Kurve A weit außerhalb des PDF, während durch die Operation ein physiologischer Druck erzielt werden konnte, der sich in einem Eintauchen der postoperativen Kurve E in das PDF äußert.

4.9.3 Literaturangaben über die biomechanischen Daten des gesunden Gelenks

Die Literaturangaben über die biomechanischen Daten des gesunden Hüftgelenks sind sehr uneinheitlich, unvollständig und beruhen z. T. nur auf Abschätzungen. Die angegebenen Werte für die Belastung liegen durchschnittlich zwischen $3{,}11 \cdot G_5$ (Debrunner 1979) und $3{,}60 \cdot G_5$ (Hamacher u. Roesler 1972); Brinckmann et al. (1978) geben einen durchschnittlichen Wert von $3{,}17 \cdot G_5$ an. Die Belastung hängt in hohem Maße vom Wert des Winkels σ ab (vgl. Abb. 4.29 c und d); somit ist die in der Literatur zu beobachtende Streuung über die Angaben hinsichtlich der Belastung auf die meist willkürliche Wahl des Winkels σ zurückzuführen, der sich objektiv nicht bestimmen läßt. Aus diesem Grunde enthält sich der Verfasser der willkürlichen Festlegung der Muskelkraftrichtung und beurteilt die Belastung des Hüftgelenks jeweils in einem anatomisch begründeten Winkelbereich von $\sigma = 60°$ ($R = 3{,}26 \cdot G_5$) und $\sigma = 75°$ ($R = 3{,}02 \cdot G_5$). Legt man dieser Berechnung den von Pauwels angegebenen Wert für die Richtung der Muskelkraft M von 21° zugrunde (Winkel zwischen dem Lot und R), so ergäbe sich für den entsprechenden σ-Wert von 69° eine Belastung von ca. $3{,}07 \cdot G_5$ (s. Abb. 4.29 c; Wert für Skelettnormdaten N: bei $\sigma = 70°$, $R = 3{,}08 \cdot G_5$). Die absolute Belastung eines gesunden Hüftgelenks beträgt im Einbeinstand bei einem Gesamtkörpergewicht $G_6 = 65$ kp ($G_5 = 54$ kp) bei $\sigma = 70°$ durchschnittlich $R = 3{,}08 \cdot 54$ kp $= 166$ kp.
Der Winkel φ zwischen der resultierenden Kraft R und dem Lot wurde von A. Fick (1850) mit 16° angegeben, ein Wert, der ebenfalls von Debrunner (1979) gefunden wurde; bei Legal (1977) schwankt dieser Winkel in Abhängigkeit von σ zwischen 21,18° und 10,09° (s. Abb. 4.29 c), während Brinckmann et al. (1978) einen φ-Wert von durchschnittlich 9,8° fanden. Berücksichtigt man, daß die Größe des Winkels φ eine entscheidende Bedeutung für die Größe der tragenden Fläche des Hüftgelenks hat, so erscheint uns auch bezüglich dieses Winkels eine willkürliche Festlegung nicht erlaubt.
Entscheidend für die Beanspruchung des Hüftgelenks ist neben der Belastung die Größe der tragenden Fläche. Kummer (1969) gibt für die Berechnung der größten theoretisch denkbaren tragenden Fläche des von ihm inaugurierten Kugelzweiecks folgende Formel an:

$$F = \frac{\beta}{90°} \cdot \pi \cdot r^2,$$

wobei β dem Öffnungswinkel des Kugelzweiecks (bei Legal 1977 2θ) und r dem Hüftkopfradius (bei Legal 1977 S) entspricht. Die Flächenberechnung nach dieser Formel setzt allerdings voraus, daß der Hüftkopfmittelpunkt stets in der Pfanneneingangsebene liegt, was aufgrund der Betrachtungen unter 4.8.2 bei gesunden Hüften selten, bei pathologischen Hüftgelenken praktisch nie der Fall ist. Kummer (1969) schätzt deshalb die tragende Fläche des gesunden Hüftgelenks auf durchschnittlich 13–14 cm², ein Wert, der sicher als zu gering abgeschätzt wurde. Bei Debrunner (1979) schwankt dieser Wert zwischen 9,8 und 20,7 cm², Brinckmann et al. (1978) geben nicht die

Größe der tragenden Fläche des Hüftgelenks an, sondern lediglich die Projektion dieser tragenden Fläche in eine Ebene senkrecht zu R. Nach Legal et al. (1978) beträgt die durchschnittliche Größe der tragenden Fläche des Hüftgelenks ca. 18 cm^2 bei folgenden Mittelwerten der Skelettnormdaten (s. Abb. 4.29c): CE-Winkel = 32,55°, S = 2,42 cm und y = 0,34 cm.
Brinckmann et al. (1978) geben für die durchschnittliche Beanspruchung des gesunden Hüftgelenks im Einbeinstand einen Gelenkdruck von $p = 0{,}30 \cdot G_5\ kp/cm^2$ an. Bei Legal (1977) liegt der Wert der Beanspruchung zwischen $p = 0{,}19 \cdot G_5\ kp/cm^2$ bei $\sigma = 60°$ und $p = 0{,}21 \cdot G_5\ kp/cm^2$ bei $\sigma = 75°$. Unter Zugrundelegung eines Gesamtkörpergewichts von $G_6 = 65$ kp ($G_5 = 54$ kp) ergäbe dies einen absoluten Gelenkdruck zwischen $p = 10{,}2\ kp/cm^2$ und $p = 11{,}34\ kp/cm^2$.

4.10 Standardtherapie der Hüftgelenkdysplasie des Erwachsenen und ihre biomechanische Effizienz

Das Behandlungsspektrum der Hüftgelenkdysplasie bzw. der Dysplasiekoxarthrose wurde in den vergangenen 2 Jahrzehnten auf dem Wege der Empirie zwar entscheidend bereichert, die genialen Inauguratoren der heute geübten Standardverfahren blieben mangels Kenntnis von stichhaltigen Berechnungsmethoden den Beweis über die tatsächliche biomechanische Effizienz der von ihnen entwickelten operativen Therapie jedoch vielfach schuldig. Erst die Durchführung der einzelnen Operationsmethoden in größerem Umfange machte eine Wertung ihrer Wirksamkeit über den Umweg der Erfahrungen möglich, während wir uns heute in der Lage sehen, den biomechanischen Effekt einer operativen Maßnahme rechnerisch ermitteln zu können, woraus sich eine exaktere Indikationsstellung ergibt.
Aufgrund der Komplexität der biomechanischen Analyse (Winkelfunktionen etc.) und aufgrund der Tatsache, daß sich die in ihr verwendeten Parameter auf unterschiedlichste Weise gegenseitig beeinflussen, bewirkt die äquidistante Änderung der geometrischen Kenngrößen in *keinem* Fall eine lineare Änderung für die Belastung (R/G_5) und die Beanspruchung (p/G_5).
Aus den im Einzelfall errechneten Werten für die Belastung bzw. Beanspruchung läßt sich der Effekt einer im Rahmen der Operation vorgenommenen Änderung eines oder mehrerer Parameter von Fall zu Fall bestimmen und prozentual ausdrücken. Eine Veränderung der Belastung hat naturgemäß eine entsprechende prozentuale Änderung des Druckes zur Folge, wenn der Wibergsche CE-Winkel, der Kopfradius S und der Parameter y gleichbleiben; der Gelenkdruck wird selbstverständlich nicht nur beeinflußt durch eine Belastungsänderung, sondern auch durch eine Variation der Kopfüberdachung (CE! y!).
Aus der Literatur sind keine rechnerischen Angaben darüber bekannt, wie sich Belastung und Beanspruchung generell ändern bei Variation einzelner oder mehrerer geometrischen Parameter. Legal (1977) hat derartige denkbare Variationsmöglichkeiten rechnerisch überprüft bzw. untersucht. Deshalb soll die biomechanische Effizienz der bei der Hüftgelenkdysplasie angewendeten Standardoperationen anhand des von Legal (1977) angegebenen Belastungs- bzw. Beanspruchungsmodells dargestellt werden.

4.10.1 Intertrochantäre Osteotomie

a) Rotationsosteotomie,
b) Varisierungsosteotomie,
c) Valgisierungsosteotomie,
d) polyachsische Osteotomie.

Das gemeinsame Ziel aller unter a) bis d) aufgeführten Operationsverfahren ist neben der Beseitigung einer Gelenkinkongruenz aufgrund einer nichtsphärischen Kopf- oder Pfannenform die Veränderung des Muskelhebel- oder Kraftarms (also h bzw. t') und damit die Veränderung von Betrag und Richtung der Belastung.
Bei der Rotationsosteotomie wird dieser Effekt erreicht durch Beseitigung einer pathologischen Ante- oder Retrotorsion, wodurch ohne Entnahme etwa eines Varisierungskeils der CCD-Winkel virtuell kleiner, der Muskelhebelarm h und damit t' größer und überbelastete ventrale oder dorsale Kopf- bzw. Pfannenanteile entlastet werden. Auf diesen Effekt wurde bereits bei der Diskussion der Schenkelhalstorsion und des Auftreffwinkels nach v. Lanz (1950) hingewiesen.
Das gleiche Ziel der Muskelhebelarmvergrößerung verfolgt die Varisierungsosteotomie nur – im Gegensatz zur Rotationsosteotomie – unter tatsächlicher Reduzierung des CCD-Winkels, ggf. verbunden mit einer Änderung der Rotation. Bei der valgisierenden Osteotomie – ebenfalls meist kombiniert mit einer Rotationskorrektur – steht praktisch immer im Vordergrund die Kongruenzverbesserung, da ohne Rotationsänderung hierbei eine Verkleinerung des Muskelhebelarms und damit eine Erhöhung der Belastung resultiert. Die polyachsische Osteotomie dient ebenfalls der Kongruenzoptimierung. Hierbei kommt z. B.

durch Entnahme eines ventral basierten Osteotomiekeils und Varisierung oder durch alleinige dorsale Keilentnahme zusätzlich der Effekt einer Kraftarmverlängerung (h bzw. t′) zustande. Die isolierte ventrale Keilentnahme führt infolge eines damit verknüpften Valgisierungseffekts zur Kraftarmreduzierung. Allen oben genannten intertrochantären Osteotomien gemeinsam ist gleichzeitig das Ziel einer sog. tieferen Kopfeinstellung, d. h. einer Vergrößerung des oft sehr kleinen oder gar negativen CE-Winkels, wodurch die tragende Fläche des Hüftgelenks vergrößert und damit die Druckbeanspruchung gemindert werden kann. Diesbezüglich sind jedoch der intertrochantären Osteotomie Grenzen gesetzt, da in vielen Fällen zwar die Hebelarmverhältnisse verbessert werden können, nicht aber die Kopfzentrierung.

Es stellt sich nun die Frage, wie sich die Belastung ändert bei Änderung der die Belastung beeinflussenden Parameter t′, ψ und d_6 · t′ ist ein Maß für den Muskelhebelarm h, ψ ein Maß für den CCD-Winkel und d_6 für den Lastarm.

1. Belastungssteigerung erfolgt durch
   Verkleinerung von t′,
   Vergrößerung von ψ,
   kombinierte Verkleinerung von t′ und Vergrößerung von ψ,
   Vergrößerung von d_6.
2. Belastungssenkung erfolgt durch
   Vergrößerung von t′,
   Verkleinerung von ψ,
   kombinierte Vergrößerung von t′ und Vergrößerung von ψ,
   Verkleinerung von d_6.

Der Lastarm d_6 erfährt bei der intertrochantären Osteotomie keine Änderung, sieht man einmal von seiner minimalen Verkleinerung ab, die durch eine bessere Kopfzentrierung mit minimaler Medialisierung des Kopfmittelpunkts C, z. B. bei der Varisierungsosteotomie zustande kommt. Der Lastarm d_6 wird aber bei den Beckenosteotomien verändert und soll dort abgehandelt werden.

Im folgenden werden einige konkrete Möglichkeiten der Kenngrößenänderung bzw. -variation dargestellt:

Abbildung 4.30 und Abb. 4.31 verdeutlichen z. B. den Änderungseffekt der Kenngrößten t′ und ψ im Belastungsdiagramm; die Änderungen des Druckes sind entsprechend hoch.

Variation von t′ (Abb. 4.30). Ausgehend von einer Normhüfte (Kurve N) bewirkt z. B. eine Verkleinerung des Parameters t′ um reell 3,0 cm (Kurve

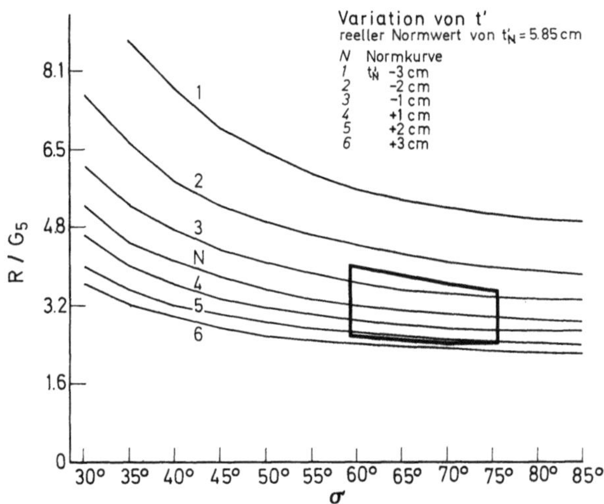

Abb. 4.30. Variation von t′ im Belastungsdiagramm

1) eine Erhöhung der Belastung (R/G_5) und damit auch der Beanspruchung (p/G_5) um 72,4% und eine Verkleinerung von t′ um 1,0 cm (Kurve 3) eine Erhöhung von 14,3%, während Vergrößerungen von t′ um 1,0 cm (Kurve 4) bzw. 3,0 cm (Kurve 6) die Belastung und damit den Druck um 9,4% bzw. 23,0% reduzieren. Man kann also bis zu gewissen Grenzen etwa bei einer Varisierungsosteotomie durch Vergrößerung des Kraftarms (h bzw. t′) die Belastung so stark verringern, daß das physiologische Belastungsfeld (PBF) unterschritten und damit der Druck (p/G_5) trotz z. B. mäßig großen CE-Winkels normalisiert wird. t′ läßt sich jedoch naturgemäß nicht beliebig vergrößern. Auffallend ist, daß eine Verkleinerung bzw. Vergrößerung des Lastarms um den gleichen Betrag z. B. von 3,0 cm nicht die gleiche Erhöhung bzw. Reduzierung der Belastung und damit des Drukkes ergeben (s. Kurve 1 bzw. Kurve 6 in Abb. 4.30).

Variation von ψ (Abb. 4.31). Die Änderung von ψ ist verknüpft mit einer Änderung des CCD-Winkels. Eine Änderung von ψ um z. B. +30° im Sinne einer Valgisierung (Kurve 1) bewirkt eine Erhöhung der Belastung und Beanspruchung um 41,6%, eine Erhöhung von ψ um +10° (Kurve 3) nur um 7,5%, während eine Verkleinerung von ψ z. B. um 30° (Kurve 6) bzw. um 10° (Kurve 4) eine Entlastung von nur 6,8% bzw. von 4,2% in Kombination mit einer entsprechenden Druckreduzierung bringt.

Daraus ergibt sich, daß eine mit einer Variation von ψ bei konstantem Kraftarm (h bzw. t′) einhergehende Änderung des CCD-Winkels einen nur

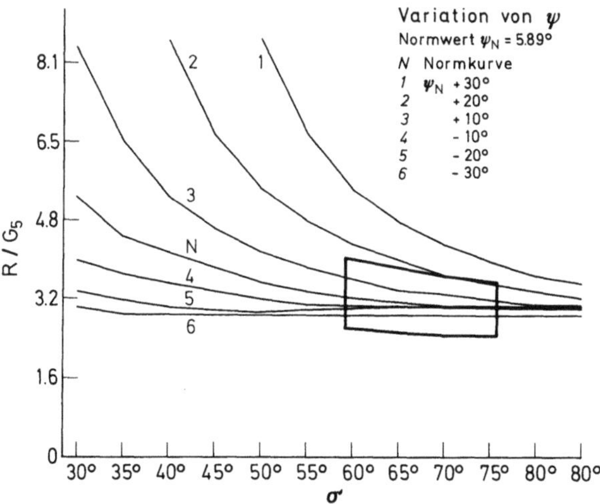

Abb. 4.31. Variation von ψ im Belastungsdiagramm

geringen belastungssenkenden Effekt bei Varisierung eines im Normbereich liegenden CCD-Winkels ermöglicht. Dies wird auch von Hamacher (1974) bestätigt. Je nach dem Grad einer Coxa valga hingegen kommt es in Abhängigkeit vom Varisierungskeil zu einer Gelenkentlastung bis in das physiologische Belastungsfeld (PBF) hinein. Der entlastende Effekt einer Varisierung im Coxa-vara-Bereich ist naturgemäß minimal, nachdem die Belastungskurve ohnehin im physiologischen Belastungsfeld (PBF) liegt und selbst durch relativ große Änderungen von ψ in ihrem Verlauf kaum beeinflußt wird. Es kann jedoch bei extremen ψ-Werten auch die untere Grenze des physiologischen Belastungsfeldes unterschritten werden, was selbstverständlich wie alle Belastungsveränderungen Auswirkungen auf die Druckbeanspruchung des Gelenks hat.

Der belastungssenkenden Verkleinerung von ψ sind Grenzen gesetzt in Form des damit verbundenen Trochanterhochstands mit der daraus resultierenden Insuffizienz der Hüftabduktoren und dem gangphasenabhängigen Absinken des Beckens zur Schwungbeinseite hin, wodurch der Muskelanstellwinkel σ kleiner wird und damit wiederum entsprechend dem Verlauf von R/G_5 im Belastungsdiagramm bei kleinen σ-Werten (s. z.B. Abb. 4.29c und d) eine belastungssteigernde Wirkung eintritt. Andererseits bewirkt eine Muskelinsuffizienz bei Trochanterhochstand durch das Absinken des Beckens zur Schwungbeinseite hin eine geringe funktionelle Verkleinerung von d_6, bzw. d_5, wodurch dieser belastungssteigernde Effekt z.T. wieder reduziert wird.

4.10.2 Trochanterversetzung

Der biomechanische Effekt der Trochanterversetzung besteht ebenfalls in der Kraftarmvergrößerung durch Verlagerung des Muskelansatzpunktes T nach lateral-distal. Andererseits dient dieser Eingriff im Falle eines Trochanterhochstands mit Glutäalinsuffizienzhinken und der damit verbundenen gangphasenabhängigen Verkleinerung des CE-Winkels der ohnehin schlecht überdachten dysplastischen Hüfte zur Optimierung der Muskelvorspannung.

Es drängt sich nun die Frage auf, inwieweit sich bei der Trochanterversetzung der belastungssenkende Effekt der t'-Vergrößerung und die belastungssteigernde Wirkung der ψ-Vergrößerung gegenseitig beeinflussen bzw. aufheben. Abbildung 4.32 gibt das Belastungsdiagramm eines Patienten mit symptomatischer Coxa vara, also eines koxalen Femurendes mit regelrechtem CCD-Winkel bei Trochanterhochstand, wieder (Kurve 1). Die Kurve 1 liegt deutlich oberhalb der Normkurve außerhalb des PBF, da ψ zwar weit im negativen Bereich, t' aber erheblich unter dem Normbereich liegt. Durch simulatorische Vergrößerung von t' z.B. um etwa 4 cm, ein Effekt, der ja bei der Trochanterversetzung beabsichtigt wird, kommt bei theoretisch konstantem ψ das Kurvenbild 2 zustande; die Belastungskurve unterläuft sogar das PBF. Wird nun auch die im Rahmen der Trochanterversetzung zu Buche schlagende ψ-Änderung von negativen Winkelgraden auf z.B. +30° mit in die Rechnung eingebracht, so verringert sich der entlastende Effekt wiederum entsprechend der Kurve 3.

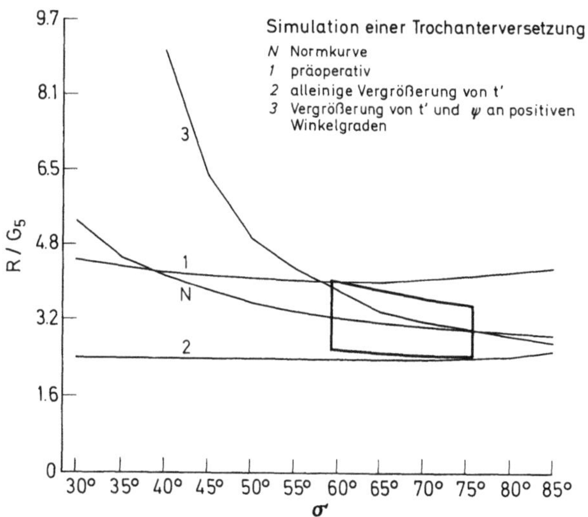

Abb. 4.32. Simulation einer Trochanterversetzung im Belastungsdiagramm

Daraus läßt sich für künftige Operationsplanungen schließen:

1. Eine Trochanterversetzung wirkt nur belastungssenkend, wenn
   - durch sie eine entsprechende t'-Vergrößerung erzielt wird,
   - durch sie ψ nicht so groß wird, daß sich die entlastende Wirkung der t'-Vergrößerung und der belastungssteigernde Effekt der ψ-Vergrößerung gegenseitig aufheben; d.h. von einer übermäßigen Kaudalisierung des Trochanter ist abzusehen.
2. Eine Trochanterversetzung bleibt ohne Effekt, wenn der virtuelle Muskelansatzpunkt T lediglich auf der Verlängerung der Muskelresultierenden M entlang wandert; in diesem Falle ist die t'-Vergrößerung ungenügend.
3. Eine Trochanterversetzung führt schließlich zur Belastungssteigerung, wenn die durch eine zu große Kaudalisierung des Trochanters eintretende belastungssteigernde ψ-Vergrößerung den belastungssenkenden Effekt der t'-Vergrößerung übersteigt.
4. Der biomechanische Effekt einer Trochanterversetzung liegt also immer unter dem einer isolierten t'-Vergrößerung.

4.10.3 Pfannenverbessernder Eingriff

a) Pfannendachplastik,
b) Beckenosteotomie nach Chiari (1955, 1965, 1970, 1974 a, b),
c) Beckenosteotomie nach Salter (1961, 1966; Salter u. Dubos 1974),
d) sphärische Pfannenummeißelung nach Wagner (1965, 1973, 1974),
e) Dreifachosteotomien (z.B. nach Hopf 1966; Le Coer 1965; Steel 1973; Tönnis et al. 1981).

Diese Operationen verfolgen das Ziel einer Verbesserung der Kopfüberdachung, wodurch der CE-Winkel und damit die kraftaufnehmende Fläche des Gelenks vergrößert wird. Auf die speziellen Indikationen kann im Rahmen dieser Ausführungen naturgemäß nicht eingegangen werden.

Bei der Pfannendachplastik, die i.allg. dem kindlichen Hüftgelenk vorbehalten bleibt, wird das oben genannte Ziel durch eine vom Pfannenerker zur Y-Fuge reichende Pfannenosteotomie unter Herunterklappen des verformbaren kindlichen Pfannendaches erreicht.

Bei der Beckenosteotomie nach Chiari (1970) wird das Os ilium kranial des Pfannenerkers unmittelbar oberhalb des Kapselansatzes osteotomiert und das kaudale Beckenfragment um einen in der Symphyse gelegenen Drehpunkt nach medial verschoben; dies führt zu einer besseren Kopfüberdachung mit Vergrößerung des CE-Winkels, wobei sich die zwischen Kopf und kranialem Beckenfragment interponierte Gelenkkapsel allmählich knorpelig umwandelt. Als Nachteil dieses Eingriffs ist die durch die Medialisierung und Rotation um die Symphyse verursachte Überführung der originären knorpelbeschichteten Pfanne in eine noch steilere Position zu werten, wodurch die Überdachung des Kopfes durch den hyalinen Knorpelbelag der „Naturpfanne" noch ungünstiger wird.

Bei den Operationen nach Salter (1961, 1966) bzw. Wagner (1965, 1973, 1974) wird die Optimierung der Kopfüberdachung und damit eine Druckreduzierung durch eine Ventral- und/oder Lateralverlagerung der „Naturpfanne" erzielt. Den gleichen Effekt bewirken die 3fach-Osteotomien z.B. nach Hopf (1966) oder Tönnis et al. (1981).

Bei den unter b)–e) aufgeführten Beckenosteotomien wird auch der Lastarm (d_6 bzw. d_5) verändert, was den Schluß zuließe, daß hierbei z.B. durch Vergrößerung des Lastarms bei der Beckenosteotomie nach Salter oder der nach Wagner eine *wesentliche Erhöhung der Belastung* oder bei den Osteotomien nach Chiari, Hopf bzw. Tönnis et al. mit Verkleinerung des Lastarms ein *wesentlicher entlastender Effekt* eintrete. Inwieweit dies zutrifft, sei an einigen Beispielen der Änderung des Lastarms untersucht.

Variation von d_6 (Abb. 4.33). Bei der Kenngröße d_6 handelt es sich um den einzigen Parameter, der bei äquidistanter Änderung eine annähernd lineare Änderung der Belastung bzw. des Druckes liefert. Bei Medialisierung bzw. Lateralisierung des Kopfmittelpunkts C um jeweils 1,0 cm (Kurve 4 bzw. 3), das entspricht 10% des am Erwachsenenskelett gemessenen Wertes für d_6, reduziert bzw. erhöht sich die Belastung und damit der Druck um ca. 7,5%. Dieser Wert liegt unter dem von Chiari und Hamacher angegebenen, die fanden, daß eine Änderung des Lastarms von 10% eine 10%ige Belastungsänderung bedinge.

Der entlastende Effekt der Medialisierung des kaudalen Beckenfragments der Osteotomie nach Chiari liegt aber nach unseren Berechnungen unter 4%, nachdem die von uns ermittelte Änderung von d_6 infolge dieses Eingriffs durchschnittlich nur 0,55 cm beträgt. Wir können also die von Chiari geäußerte Feststellung nicht bestätigen, daß der Medialisierungseffekt bei der von ihm in-

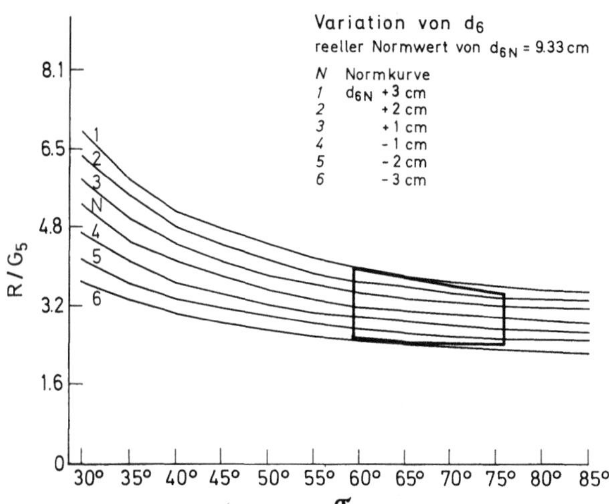

Abb. 4.33. Variation von d_6 im Belastungsdiagramm

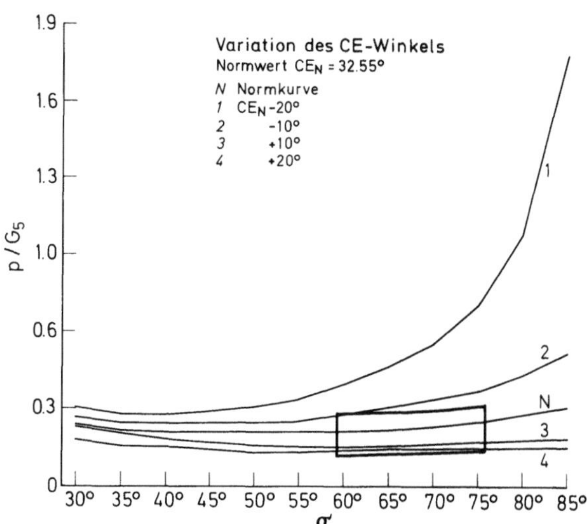

Abb. 4.34. Variation des CE-Winkels im Beanspruchungsdiagramm

augurierten Operationsmethode im Durchschnitt 2,0 cm bis 3,0 cm betrage. Vielmehr halten wir den biomechanischen Effekt der Medialisierung für geringer, da die Kopfüberdachung unseres Erachtens z. T. auch durch eine Lateralisierung des kranialen Beckenfragments unter scharnierartigem Aufklappen im Iliosakralgelenk zustande kommt. Welche Bedeutung der verbesserten Kopfüberdachung nach diesem Eingriff zukommt, unterliegt selbstverständlich keinem Zweifel.

Umgekehrt bewirkt die Lateralisierung des Kopfmittelpunkts C z. B. bei der Pfannenosteotomie nach Wagner oder der Beckenosteotomie nach Salter nur eine minimale Belastungserhöhung von ca. 2,5%, da die von uns gefundene Vergrößerung von d_6 im Rahmen dieser Eingriffe im Mittel lediglich nur 0,33 cm beträgt.

Variation von CE, S und y. Bei der Diskussion der Druckverhältnisse im Rahmen der pfannenverbessernden Eingriffe ist eine Beurteilung der einzelnen Parameter (CE, S, y), wie dies bei der Belastung erforderlich erschien, nicht möglich. Der Grund hierfür liegt darin, daß die die Fläche und damit den Gelenkdruck beeinflussenden Kenngrößen (CE-Winkel, Kopfradius S und Strecke y) eng miteinander verknüpft sind und zum anderen der Kopfradius S eine konstante Größe darstellt, während die Strecke y als Maß für die ventrale und dorsale Kopfüberdachung wieder abhängig ist vom CE-Winkel.

Abb. 4.34 zeigt Kurvenverläufe für p/G_5, die ausgehend von einer gesunden Hüfte (Normkurve N mit einem Norm-CE-Winkel von 32,55° nach Legal et al.) durch Änderungen des CE-Winkels entstanden sind. Bei Verkleinerung des CE-Winkels um 20° bzw. 10° (Kurve 1 und 2) treten Vergrößerungen des Druckes um 75% bzw. 25% auf, während Vergrößerungen des CE-Winkels um 10° bzw. 20° (Kurve 3 und 4) erwartungsgemäß nur eine Druckminderung von 10% bzw. 20% bedingen. Auch hier bewirken wiederum äquidistante Änderungen des CE-Winkels im Sinne einer Verkleinerung oder Vergrößerung *keine* äquidistanten Veränderungen des Druckes. Eine *Reduzierung* des CE-Winkels wirkt sich also wesentlich stärker druck*erhöhend* aus als eine entsprechende Vergrößerung des CE-Winkels druck*senkend* wirken würde.

Entsprechend der Definition der tragenden Kontaktfläche des Hüftgelenks mit zentraler Lage der Resultierenden R im beschriebenen Kugelzweieck bedingt eine Vergrößerung des CE-Winkels also nicht nur eine Vergrößerung der tragenden Gelenkfläche zum Pfannenerker hin, sondern um den entsprechenden Winkelbetrag auch in Richtung Pfannengrund; eine operativ herbeigeführte CE-Winkel-Vergrößerung von z. B. 5° zieht automatisch eine Erweiterung des Kugelzweiecks um 10° nach sich. Hinzu kommt gemäß der erwähnten Definition der Richtung von R (symmetrisch im Kugelzweieck) eine Vergrößerung des Winkels zwischen dem Lot und R (Winkel φ), was sich zusätzlich belastungs- und damit drucksenkend auswirkt, da R weniger steil einfällt.

4.11 Überlegungen zum taktischen Vorgehen bei der Operationsplanung

Wie unter 4.5 dargestellt, bewirkt beim gesunden Hüftgelenk die Kombination eines großen Kopfradius mit einem an der unteren Grenze zum Pathologischen gelegenen CE-Winkel von beispielsweise 20° einen normalen Gelenkdruck. Andererseits bedingen diese beiden Parameter (großer Kopfradius S, kleiner CE-Winkel) einen großen Wert für y, d.h. die Kopfüberdachung ist entsprechend schlecht. Alle 3 Kenngrößen (CE, S, y) stellen also ein Maß für die in der Rechnung berücksichtigte Fläche dar und nehmen demzufolge Einfluß auf die Druckbeanspruchung. In Analogie zur gesunden Hüfte führt auch beim dysplastischen Hüftgelenk ein kleiner CE-Winkel bei kleinem Kopfradius zu einer stärkeren Drucksteigerung als ein kleiner CE-Winkel in Kombination mit einem großen Kopfradius. Im ersten Fall muß die Therapie also danach streben, einen CE-Winkel zu schaffen, der in etwa dem von Legal (1977) angegebenen Normwert von 32,55° zustrebt, während es in letzterem Falle i.allg. genügt, den unteren CE-Winkelbereich von etwa 20° zu erreichen; dies wäre ein Hinweis auf das bei der sphärischen Pfannenummeißelung oder bei der Beckenosteotomie nach Chiari anzustrebende Operationsziel.

Bei kleinem Kopfradius S sollte man sich – abhängig vom CE-winkelverbessernden Effekt von Korrekturmaßnahmen am koxalen Femurende – eher zu einem pfannenverbessernden Eingriff entschließen als bei großem Kopfradius S.

Wenn der CE-Winkel vergrößert werden kann, verkleinert sich definitionsgemäß auch der Betrag von y bei tieferer Kopfeinstellung sowohl im Rahmen der intertrochantären als auch der Beckenosteotomien.

Gelenkdrucksenkungen werden also erzielt durch:

1. Eine Verbesserung der Belastung, allerdings nur prozentual; ob diese Belastungssenkung ausreicht, um eine Drucknormalisierung herbeizuführen, hängt von der Größe von CE, S und y ab;
2. eine Vergrößerung des CE-Winkels und Verkleinerung der Strecke y.
   Ob die erreichbare Veränderung dieser Größe zur Drucknormalisierung führen kann, hängt ab von der Größe des Kopfradius S.

Bei der Indikationsstellung zur Varisierungsosteotomie und/oder zum pfannenverbessernden Eingriff wäre also im Einzelfall je nach Belastung (Diagramm!) selbstverständlich in Abhängigkeit von der Kopfüberdachung zu diskutieren, ob der entlastende Effekt einer Varisierungsosteotomie bei Coxa valga unter Gewinn einer tieferen Zentrierung des Kopfmittelpunktes genügt oder ob andererseits ein wegen Ausbleibens des letztgenannten Effekts notwendiger pfannenverbessernder Eingriff durch d_6-Verkleinerung bereits zu einer ausreichenden Entlastung führt. Im letzteren Falle würde demnach eine zusätzliche Varisierung ausscheiden.

Wollte man (unter Hinzuziehung der Belastungs- und Druckdiagramme) etwas *vereinfachend* generelle Regeln bezüglich der Indikationsstellung für operative Maßnahmen am pathologischen Hüftgelenk aufstellen, so ergäben sich folgende Gesichtspunkte:

1. Bei erhöhter Belastung (R/G_5) und normalem Druck (p/G_5): keine biomechanische Korrektur erforderlich; falls notwendig lediglich Optimierung der Gelenkkongruenz durch intertrochantäre Osteotomie.
2. Bei erhöhter Belastung (R/G_5) und erhöhtem Druck (p/G_5): Korrekturosteotomie am koxalen Femurende in Kombination mit pfannenverbesserndem Eingriff.
3. Bei normaler Belastung (R/G_5) und erhöhtem Druck (p/G_5): alleiniger pfannenverbessernder Eingriff.

4.12 Schlußbetrachtung

In der zugänglichen Literatur gibt es bis heute keine völlig wirklichkeitsgetreue Möglichkeit zur Erfassung der Biomechanik des menschlichen Hüftgelenks. Deshalb war es notwendig, Modelle zu entwickeln, die den tatsächlichen biomechanischen Verhältnissen möglichst nahekommen. Die Bestimmung der Belastung stützt sich in der Literatur im wesentlichen auf das bereits von Pauwels 1935 angegebene Belastungsmodell, für das Hamacher u. Roesler in ihren Arbeiten von 1971 und 1972 die rechnerische Durchführung angaben; die explizite Belastungsberechnung scheiterte jedoch an meßtechnischen Schwierigkeiten (s. 4.7.2), die Legal 1977 ausräumen konnte, wodurch es heute möglich ist, nach dem Pauwelsschen Modell eine Belastungsberechnung im Einzelfall durchzuführen. Hinsichtlich der Erfassung der Beanspruchung, also der eigentlichen biologisch relevanten Größe des Gelenkdrucks hat Legal 1977 basierend auf Anregungen von Kummer (1968, 1969, 1974 a, b) ein Beanspruchungsmodell entwickelt, das zwar auf diversen Vereinfachungen und theoretischen Annahmen aufbaut, dem sich aber mittlerweile die Autoren der zugänglichen Literatur (z. B. Brinckmann et al. 1978, 1980, 1981 und Debrunner 1979) weitgehend angeschlossen haben. Zu den erwähnten Annahmen gehört die Ausklammerung von dynamischen Faktoren und die Beschränkung auf die Statik sowie die Reduktion der Problematik in die Frontalebene. Zum anderen wurde bei der Druckberechnung eine Gleichverteilung zwischen Hüftkopf und Pfanne angenommen aus Gründen, die ihre Ursache in der Unkenntnis von Materialdaten der zwischenliegenden Knorpelmasse haben. Modelle für die Erfassung einer Druckverteilung wurden von Legal et al. 1978 und 1980 bzw. Brinckmann et al. 1980 dargestellt; jedoch sollten diese Modelle, wie unter 4.8.4 ausführlich diskutiert, wegen des nicht unerheblichen Rechenaufwands speziellen, meist wohl theoretischen Fragestellungen vorbehalten bleiben. Zur allgemeinverständlichen Darstellung der Druckverhältnisse im menschlichen Hüftgelenk ohne allzu komplizierte mathematisch-physikalische Erörterungen, zur Ermittlung der biomechanischen Effizienz der heute üblichen Standardoperationen und zur expliziten Berechnung des im Einzelfall herrschenden Gelenkdrucks genügt u. E. das von Legal et al. beschriebene und unter 4.8 dargestellte Beanspruchungsmodell unter Zugrundelegung einer Gleichverteilung und Berechnung des Maximaldrucks, das ja von anderen Autoren mit unwesentlichen Variationen mittlerweile übernommen wurde.

Die Aufgabe der Zukunft wird darin bestehen, die oben erwähnten theoretischen Annahmen je nach Fortschreiten des Kenntnisstandes zu korrigieren und nach Möglichkeiten zu suchen, der Tatsache gerecht zu werden, daß es sich bei der menschlichen Hüfte um ein *biologisches* System handelt, dem man nur bis zu einem gewissen Grade die Regeln der technischen Mechanik aufzwingen darf.

Literatur s. S. 408.

Kapitel 5

Entstehung der angeborenen Hüftluxation

Die Frage nach der Ursache der angeborenen Hüftluxation hat die Forscher von Anfang an beschäftigt. Zahlreiche Theorien wurden aufgestellt. Einen umfassenden Überblick der älteren Literatur brachten Schlegel (1961) im *Handbuch der Orthopädie* und Hauberg (1958) in seiner Monographie. Kurz zusammengefaßt, gab es bisher im wesentlichen 2 Theorien, von denen die eine die Ursache in mechanischen prä- und postnatalen Faktoren sieht und die andere in endogenen Faktoren wie beispielsweise einer primären Entwicklungshemmung des Hüftgelenks. In diese Richtung zielt auch die Vererbungsforschung. Im folgenden soll ein Überblick über die älteren und neueren Theorien gegeben werden.

5.1 Ältere Entstehungstheorien

Traumatische Entstehung Hippokrates (zit. nach Valentin 1961), der die Hüftluxation bereits kannte, nahm an, daß sie als Folge eines Geburtstraumas oder einer intrauterinen Schädigung auftrete.

Arthritischer Prozeß. Malgaigne (1853) und Pravaz (1881) schrieben die angeborene Hüftluxation einem arthritischen Prozeß zu.

Störung des muskulären Antagonismus. Verneuil (1890) nahm schlaffe, im Fetalleben entstandene Lähmungen als Ursache an. Guerin (1841) hielt angeborene spastisch-muskuläre Kontrakturen für entscheidend.
Diese Theorie zählt zwar auch zu den historischen und überholten. Die Tatsache, daß es infolge von Spastik und Poliomyelitis erworbene Dysplasien und Luxationen gibt, zeigt aber, daß die Muskulatur ein kausaler Faktor sein kann. Sie ist es auch im Falle der Arthrogryposis multiplex congenita. Hier sind die Muskelkontrakturen Folge einer intrauterinen Rückenmarkschädigung und teilweise auch myositischer Natur. Diese Veränderungen lassen sich elektromyographisch nachweisen (Buchthal u. Rosenfalck 1963). Wir haben deshalb eine eingehende elektromyographische, histologische und elektronenmikroskopische Untersuchung der verschiedenen Hüftmuskeln bei typischer angeborener Hüftluxation vorgenommen (Tönnis 1968a; Wolf und Tönnis 1970). In gleicher Weise wurde die Muskulatur bei angeborenem Klumpfuß untersucht (Tönnis 1968b), wo die Muskelkontrakturen noch offenkundiger sind. Es fanden sich aber bei beiden Krankheitsbildern keinerlei Hinweise auf neurogene, myogene oder innere Strukturschäden.

Primäre Entwicklungshemmung. Die Theorie wurde schon 1701 von Verduc geäußert, später von Taleppa, Breshet (alle Autoren zit. nach Schlegel 1961), und Lorenz (1920). Sie stützt sich auf pathologische Befunde von Entwicklungsstörungen des Hüftgelenks, der Y-Fuge und des Beckens (Dollinger 1876, Grawitz 1878, Holtzmann 1895). Sie fand später Anhänger in Hilgenreiner (1936) der den Begriff der angeborenen Dysplasie einführte, sowie Boehm (1935), Faber (1937, 1938b, c), Francillon (1937), Hackenbroch (1937), Klopfer (1950), Lange (1935), C. Mau (1941) und anderen. Faber hat das Fehlen der knöchernen Formsicherung durch eine Ossifikationsstörung des Pfannendachs 1938 als erster herausgestellt.

5.2 Besondere anatomische und rassische Voraussetzungen

Le Damany (1912) brachte als erster die Besonderheiten des menschlichen Beckens in der Phylogenese in die Diskussion. T. v. Lanz (1950) und Hayek (1950, zit. nach v. Lanz 1950) gingen dem Problem als Anatomen weiter nach und kamen zu der Feststellung, daß das Hüftgelenk infolge der Aufrichtung des Menschen nicht genügend gesichert sei, sowohl was die Überdachung als auch was die Einstellung des Schenkelhalses betrifft, eine These, die Büschelberger (1982) jetzt widerlegt hat. Auch Horvath (1908), Kreuz (1939), Rohlederer (1938, 1939, 1950, 1951), Harrenstein (1925) u.a. haben auf die Besonderheiten des menschlichen Beckens im Luxationsgeschehen hingewiesen und Abweichungen in der Formentwicklung hervorgehoben.

Anatomische Messungen am Becken bei verschiedenen Rassen haben gezeigt, daß spezifische Unterschiede vorkommen, die das Fehlen oder die Häufigkeit der Luxation bei ihnen erklären (Martin 1928, Giuntini 1951). Guintini hat beispielsweise mit Hilfe des Beckenindex gezeigt, daß die ungünstigsten Meßwerte bei Europäern zu finden sind, denen die Ureinwohner Japans, die Ainos, bei denen die Hüftluxation ebenfalls relativ häufig vorkommt, am nächsten kommen. Günstigere Werte finden sich bei Negern, bei denen die Hüftluxation sehr selten ist; die besten Meßwerte zeigen die australischen Ureinwohner.

5.3 Häufigkeit und geographische Verteilung

Die Angaben des Schrifttums über die Häufigkeit der angeborenen Hüftluxation schwanken erheblich. Bei der Beurteilung derartiger Veröffentlichungen muß geprüft werden, ob die Hüftluxation nur als Hüftinstabilität bei Geburt diagnostiziert wurde oder ob die Erfassung später erfolgte. Wir haben deshalb in Tabelle 5.1 die Häufigkeit der Hüftinstabilität bei Neugeborenen und in Tabelle 5.2 die Häufigkeit der röntgenologisch im 1. Lebensjahr erfaßten Luxationshüfte einander gegenübergestellt. Die Methodik der Erfassung war in Tabelle 5.1 einheitlich, in Tabelle 5.2 jedoch unterschiedlich. Die Kinder wurden entweder durch eine gezielte Röntgenreihenuntersuchung oder in den staatlichen orthopädischen Fürsorgestellen erfaßt. Die Vorstellung erfolgte meist im 3.–5. Lebensmonat. In diesen Fällen wurde eine Umrechnung auf die Zahl der Geburten im gleichen Bezirk vorgenommen.

Wie diese beiden Tabellen zeigen, bestehen zwischen den verschiedenen Ländern große Unterschiede in der Häufigkeit der Luxationshüfte. Besonders stark ist die weiße Rasse und hier vor allem die slawische Bevölkerung betroffen. Die höchsten Prozentsätze werden in der Tschechoslowakei ermittelt. Während der Prozentsatz instabiler Gelenke (Roser-Ortolani-Zeichen oder Luxationsphänomen vorhanden) in Skandinavien, England und Nordamerika zwischen 0,2 und 1,9 liegt, liegen die Zahlen für die Bundesrepublik etwas höher und für die DDR noch höher, im wesentlichen zwischen 2% und 5%. In der Tschechoslowakei werden sogar Prozentsätze von 14 bis 26 angegeben, von Hanák (1975) sogar 60–67%.

Die Tatsache, daß in Tabelle 5.2 bei intensiveren Röntgenkontrollen noch höhere Zahlen für Luxationshüften, vor allem in der DDR, angegeben werden, zeigt, daß die Prozentsätze instabiler Hüften in Tabelle 5.1 wahrscheinlich noch zu niedrig liegen und die Zahl der stummen Fälle in diesen prädisponierten Gebieten hoch ist.

In Italien tritt die Hüftluxation hauptsächlich in Oberitalien auf. Aber auch in der Türkei, in Griechenland, Jugoslawien und Spanien ist sie häufig. Unterschiedliche Erkrankungsraten weist die gelbe Rasse auf.

Hoaglund et al. (1978) geben an, daß die Häufigkeit der Hüftluxation bei Hongkong-Chinesen im Vergleich zur kaukasischen Rasse nur 1/100 betrage. Auch Hodgson (1961) stellte bei Koreanern und Chinesen eine sehr niedrige Erkrankungsrate fest. Demgegenüber tritt die Hüftluxation in Japan sehr viel häufiger auf (Neel 1958). Sie liegt nach Angaben von Ishida (1976) zwischen 1,1 und 3,5%. Yamada (1978) fand bei 0,92% von 22297 Neugeborenen eine Hüftinstabilität.

Bei Lappen fand Wessell (1918, zit. nach Getz 1918) eine Erkrankungsrate von 2–5%. Auch bei nordamerikanischen Indianerstämmen wie den Apachen und Navajos und bei kanadischen Indianern stellten Coleman (1968), Corrigan u. Segal (1950), Kraus u. Schwartzmann (1957) sowie Rabin et al. (1965) bei etwa 5% der Neugeborenen Hüftluxationen fest. Hier ist die Frage, ob die Sitte dieser Stämme, die Kinder mit gestreckten Beinen auf ein Tragegestell zu wickeln, für diese hohe Erkrankungsrate allein oder nur zusätzlich verantwortlich ist.

Am geringsten erscheint die Luxationsrate bei der schwarzen Rasse. Edelstein (1964) konnte bei 16678 afrikanischen Neugeborenen keine einzige Hüftluxation feststellen. Van Meerdervoort (1974) bekam 3 Fälle zu Gesicht. Auch in Ägypten ist die angeborene Hüftluxation nach Angaben Hamadas (1971) äußerst selten.

5.4 Geschlechtsverteilung und Verhältnis der betroffenen Körperseiten

Zu erörtern ist schließlich noch die Geschlechtsverteilung und die Seitenverteilung bei der angeborenen Hüftluxation. Die Literatur dazu ist fast

Tabelle 5.1. Häufigkeit der Hüftinstabilität bei Neugeborenen (bezogen auf die Zahl der Kinder, nicht der Gelenke; Ortolani-Zeichen und Ausrenkbarkeit zusammengefaßt, soweit angegeben)

Autoren (s. Literatur zu Kap. 15–20)	Jahr der Erfassung	Geburtenzahl	Ort	Instabilität bei Geburt [%]	Erst später erkannte Hüftdysplasien und Luxationen [%]
a) Skandinavien					
Palmén	1953	33000	Falköping	0,1	
v. Rosen und Fredensborg	1956–72	58759	Malmö	0,93	0,007
Almby et al.	1960–64	13065	Uppsala	0,83	0,054
Bjerkreim	1960–70		Südostnorwegen	0,8	0,2
Hirsch et al.	1961–62	12320	Göteborg	0,75	
Hiertonn et al.	1962–65	11868	Uppsala	1,9	0,04
Palmèn	1963	110000	Ganz Schweden	0,2–0,6	0,02
Sommer	1965–67	5060	Odense	0,34	
Cyvin	1969–74	19864	Trondheim	1,9	
Almby et al.	1970–74	16274	Uppsala	1,16	0,092
b) England und Commonwealth					
Barlow	1957–62	9289	Salford	1,49	
Mitchell	1962–68	31961	Edinburgh	0,71	0,012
Williamson	1962–69	34840	Belfast	0,23	0,05
Smaill	1963–66	6000	Wellington	0,40	0,06
Thieme et al.	1966–67	1881	Edinburgh	1,1	
Jones	1968–72	29366	Norwich Distr.	0,26	0,04–0,07
Wilkinson et al.	1968	6272	Southampton	0,59	
c) USA					
Ponseti	1940–77	51359	Iowa	0,14	0,007
Coleman	1956	3500	Salt Lake City	0,91	
Stanisavljevic	1958–62	6000	Royal Oak	0,58	
Artz et al.	1966–72	23408	New York	1,33	0,03
d) BRD und DDR					
Drescher	1957	5098	Würzburg	2,2	
Sinios	1958–62	31500	Hamburg	0,29	
Henßge et al.	1964–69	19112	Kiel	2,76	0,095
Oster	1966–70	6912	Nürnberg	2,8	0,36
Ackermann et al.	1966–73	26621	Halle	4,96	0,07
Rüdel	1969–74	21238	Magdeburg	1,00	1,72[a]
Heitner et al.	1971–75	19617	Rostock	5,2	1,26[a]
Bonnemann u. Gronert	1975–79	7628	Westberlin	0,97	
Parsch u. Dippe	1976–79	5165	Stuttgart	0,23	0,10
e) Andere Länder					
Dega	1952–58	36000	Posen	3,7	
Weissman u. Salama	1962–64	16841	Tel Aviv	0,27	
Yamada	1966–74	22297	Yokohama	0,92	
Ishida	1966–68	1967	Kyoto	2,75	
Ishida	1968–70	3224	Kyoto	0,28	
Komprda	1971–75	5158	Tschechoslowakei	30,19	1,0

[a] Durch Röntgenuntersuchung von Kindern ohne Ortolani-Zeichen im 4. Lebensmonat festgestellt

Tabelle 5.2. Häufigkeit der Luxationshüfte (Hüftdysplasien und -luxationen, festgestellt durch Erfassung im 1. Lebensjahr und Röntgenaufnahme)

Autoren	Jahr der Erfassung	Geburtenzahl	Ort	Prozentsatz
Erlacher	1946–47	996	Wien	3,21
Medalie et al.	1954–60	34956	Jerusalem	0,98
Kaiser	1955	2201	Leipzig	2,45
Weickert et al.	1955–67	73356	Dresden	6,77
Coleman	1956	3500	USA	0,9
Drescher	1957	5098	Würzburg	2,2
Träger et al.	1965–67	4252	Mecklenburg	2,47
Fleißner	1968	1096	Karl-Marx-Stadt	8,39
Wahl et al.	1969–70	5219	Magdeburg	5,07
Grasshoff	1973	13750	Magdeburg	3,16

unübersehbar. Schlegel (1961) bringt im *Handbuch der Orthopädie* einen Überblick.

Man kann sagen, daß die Hüftluxation im Durchschnitt beim weiblichen Geschlecht 5½- bis 8mal so häufig wie beim männlichen auftritt. Die Verhältniszahlen liegen im internationalen Schrifttum zwischen 2,4:1 und 9,2:1. Diese Unterschiede werden durch eine Arbeit Dunns (1969a, 1976a) verständlich, auf die später im einzelnen eingegangen wird. Er beschreibt aufgrund ihrer Entstehung 2 Typen der Hüftluxation. Bei dem ersten ist das Verhältnis von Mädchen zu Jungen 13:1, bei dem zweiten etwa 1,4:1. Für die Gesamtheit aller Kinder mit Hüftluxation fand auch er einen Durchschnitt von 4:1.

Die Frage des Seitenbefalls ist sicherlich eine Frage der exakten Diagnose und Abgrenzung normaler und pathologischer Verhältnisse. Nach den Angaben des Schrifttums ist Einseitigkeit etwa ebenso häufig wie Doppelseitigkeit. Bei einseitiger Erkrankung ist die linke Hüfte häufiger befallen. Die Verhältniszahlen schwanken zwischen 1:1 und 1:2. Dunn fand die Hüftinstabilität bei Neugeborenen links doppelt so häufig wie rechts und kann auch diesen Befund aus der Lage des Kindes im Mutterleib heraus erklären.

5.5 Erblichkeit

Die Erblichkeit der angeborenen Hüftluxation wird schon seit langem untersucht. Vogel (1905) fand ein familiäres Vorkommen bei der Durchuntersuchung von 200 Patienten in 30%. Eine direkte Vererbung von Mutter auf Kind war aber nur bei 6 Patienten nachzuweisen (3%). Poli (1937) wies bei 8610 Erkrankten Heredität in 26,3% nach, Hayashi u. Matsuoka (1913) fanden sie unter 1096 Patienten in 14,7%, direkte familiäre Vererbung in 3,4%. Es wären ferner zu nennen Lucchi[1] mit 22,49%, Scaglietti[1] mit 22,73%, Isigkeit (1928) 20%, Jaros (1959) 12,5%. Nin[1] konnte in Frankreich bei 4 Familien Hüftdysplasien in 5 Generationen abgrenzen, in ähnlicher Weise auch Hnevkovský[1].

Wynne-Davies (1970) kam in einer eingehenden Studie zu den folgenden praxisnahen Zahlen:

gesunde Eltern mit einem betroffenen Kind: Risiko 6%,

ein betroffener Elternteil: Risiko 12%,

ein betroffener Elternteil und ein erkranktes Kind: Risiko 36%.

Bei diesen sehr hohen Zahlen muß nach Wynne-Davies (1970) aber berücksichtigt werden, daß die Prozentsätze bei Geburt erkannte Hüftinstabilitäten und später diagnostizierte Hüftdysplasien und -luxationen einschließen. Vermutlich würden sich 3 von 4 der bei Geburt erkannten Hüftinstabilitäten spontan zurückbilden und wären in früheren Jahren nicht erkannt worden. Bjerkreim u. Hagen (1974) fanden bei 2,1% der Eltern ihrer Patienten auch Hüftdysplasien. Für ausgeprägte Dysplasien scheint die direkte Vererbung nach den Angaben des Schrifttums bei 2–3% zu liegen.

Für genetische Studien werden heute höhere Voraussetzungen gefordert, nicht nur hinsichtlich statistischer Auswertungen, sondern auch in bezug auf die Abgrenzung von Dysplasien. Torklus (1967) setzte sich kritisch mit den Fehlermöglichkeiten derartiger Untersuchungen auseinander und nahm genauere meßtechnische Abgrenzungen der Dysplasie vor. Er fand ein heredofamiliäres Vorkommen der Dysplasie bei 20,7% von 106 untersuchten Familien.

---

1 Zit. nach Jaros 1959

Besondere Möglichkeiten bieten sich durch das Studium von eineiigen und zweieiigen Zwillingen. Damit lassen sich genetische Einflüsse gegenüber solchen der Umgebung noch deutlicher darstellen.

Idelberger (1951), der 138 Zwillingspaare untersuchen konnte, kam zu dem Ergebnis, daß bei eineiigen Zwillingen die Wahrscheinlichkeit der Luxation bei dem anderen Zwilling 42,7% betrug, während sie bei zweieiigen Zwillingen nur bei 2,8% lag.

Dieser hohe Prozentsatz bei eineiigen Zwillingen veranschaulicht sehr klar die Bedeutung genetischer Faktoren. Weitere Zwillingsstudien wurden auch von Isigkeit (1928), Muller u. Seddon (1953), Record u. Edwards (1958) sowie von Lordkipanidse (1977) veröffentlicht.

Zippel (1971) führte auch zytogenetische Untersuchungen durch. Dabei zeigte sich, daß weder typische sog. angeborene Hüftluxationen noch echte angeborene mit weiteren Defekten und Mißbildungen Chromosomenabweichungen aufwiesen. Nur wenige Ausnahmen wurden gefunden. Von Bedeutung für das Wachstum der Hüftgelenkanlage sind aber auch Trisomien. Hier sind Chromosomenaberrationen bekannt. Bei der Trisomie 21 (Langdon-Down-Syndrom) zeigten die Hüftpfannen durch die hierbei sehr kräftige Entwicklung des Os ilium eine für die Gelenksicherung optimale Gestaltung. Dagegen kamen bei der Trisomie 18 (Edwards-Syndrom) hypoplastische Beckenschaufeln mit ungenügender Ausbildung der kranialen Pfannenabschnitte und vermehrter Ventralneigung der Pfanneneingangsebene vor. Auch beim Ullrich-Turner-Syndrom (XO-Zustand) wurden Veränderungen gefunden, die von Dysplasien bis zur Luxation sich verteilten. Sie konnten nach autoptischen Befunden schon in der frühen Fetalzeit auftreten.

Nach diesen verschiedenen Untersuchungen sind für die Normalentwicklung der Hüftgelenke mehrere in verschiedenen Chromosomen befindliche Genloci verantwortlich, und wir müssen eine multifaktorielle Vererbung mit Schwellenwerteffekt annehmen (Zippel 1971).

5.6 Exogene, mechanische Entstehungsfaktoren

Auf eine krankhafte Adduktionsstellung des Oberschenkels bei gepreßter Lage des Fetus und geringer Fruchtwassermenge als Ursache der Hüftluxation haben schon Roser (1864, 1879) und ähnlich auch Dupuytren (zit. nach Lorenz 1920), Hirsch (1897) und Schanz (1898) hingewiesen. Später bezeichneten auch Storck (1940) und Nagura (1955, 1958, 1968) die Pfannendysplasie als mechanische Druckfolge. Eine besonders begünstigende Voraussetzung sah Storck in der Steißlage. Daran wird heute nicht mehr gezweifelt.

Während in der Durchschnittsbevölkerung auf 100 Geburten 2–4 Beckenendlagen kommen, steigt der Prozentsatz bei Hüftluxation auf über 15% an.

Adams (1887) fand 15,5%, Vogel (1905) 25%, Storck (1940) 20%, Müller u. Seddon (1953) 16%, Drescher (1957) 13,1%, Record u. Edwards (1958) 16,2%, Carter u. Wilkinson (1964) 16%, Torklus (1967) 12,3%, Wynne-Davies (1970) 17,7%.

Höher wird dieser Anteil noch, wenn die Diagnose nicht in späteren Lebensmonaten oder -jahren, sondern bei Geburt durch das Schnapphänomen, das Roser-Ortolani-Zeichen, erfolgte. Czermak (1952) fand unter 92 in Beckenendlage geborenen Kindern 22 schnappende Hüften (23,9%). Dabei entfiel das Schnappzeichen 18mal auf Mädchen. Das heißt, daß jedes dritte in Beckenendlage geborene Mädchen ein instabiles Hüftgelenk hatte. Henßge et al. (1971) diagnostizierten das Schnappzeichen bei 2,5% von 3234 Kindern. Von diesen waren 23,8% Beckenendlagen. Noch höher wird der Anteil bei Dunn (1976a) (50%, später 45%) und Wilkinson (1963) (73%).

Carter u. Wilkinson (1964) sowie Fettweis (1973) haben darauf aufmerksam gemacht, daß es nur bestimmte Beckenendlagen sind, die den hohen Anteil von Hüftluxationen mit sich bringen. Es sind die sog. reinen Steißlagen, bei denen die Hüften stark gebeugt, die Kniegelenke gestreckt sind (Abb. 5.2). In dieser Stellung tritt die Hüftluxation nach Fettweis (1973) 9mal häufiger auf als bei Schädellagen. Die These, daß die Beckenendlage rein mechanisch zur Hüftluxation führt, hatten 1940 auch schon Storck und 1945 Vartan vertreten.

Eine sehr gute Untersuchung über die mechanischen Einflüsse auf die Entstehung der Hüftluxation hat Dunn (1976a) geliefert. Sie fußt auf einem großen Zahlenmaterial, sehr detaillierter Erfassung, ist statistisch abgesichert und gibt wohl die beste gegenwärtige Begründung für die von außen kommenden, mechanischen Entstehungseinflüsse, die wir heute annehmen müssen. Sie soll deshalb hier eingehender geschildert werden.

5.7 Die Untersuchung von P. M. Dunn

Dunn (1969a, b, 1974, 1976a, b, c) betreut als Pädiater verschiedene Entbindungskliniken in Bristol. Im Rahmen der ersten Untersuchung, über die er berichtete, wurden 6756 Kinder nach der Geburt untersucht (1960–63). In den Jahren danach sah er weitere 20000 Neugeborene mit über 300 Hüftluxationen.

In dieser Untersuchung wird zwischen *angeborenen Fehlstellungen* („congenital postural deformities") und *Fehlformen* („malformations") unterschieden. Zu den angeborenen Fehlstellungen gehören neben der Hüftluxation die verschiedenen Fußdeformitäten wie Klumpfuß, angeborener Knickplattfuß, Hackenfuß, dann die Säuglingsskoliose, damit verbunden die Schädeldeformitäten, Gesichtsasymmetrien und der muskuläre Schiefhals. Sie kommen bei etwa 2% der Neugeborenen vor. Wie eine Untersuchung von Nishimura (1970) zeigt, sind diese Erkrankungen extrem selten bei Aborten vor der 20. Schwangerschaftswoche zu finden. Es muß sich damit um Fehlstellungen handeln, die erst in der späten Schwangerschaft auftreten. Vor diesem Zeitpunkt einsetzende Erkrankungen und Schädigungen führen vielfach zu Fehlformen (Mißbildungen) des Körpers und in diesem Zusammenhang auch zur Hüftluxation. Wir sprechen dann von teratologischen Hüftluxationen.

90% der angeborenen Fehlstellungen bessern sich nach Dunn spontan, nur 10% erfordern eine Stellungskorrektur. Dunn rechnet zu den 90% auch die dislozierbaren Hüften mit überdehnter Kapsel, die ein positives Roser-Ortolani-Zeichen aufweisen. Die statistische Auswertung ergab, daß diese Erkrankungen mit Signifikanz gemeinsam auftreten, also eine gemeinsame Ursache haben dürften.

Die weitere Aufschlüsselung der Ursachen zeigt, daß eine entscheidende Bedeutung dem Fruchtwassermangel zukommt sowie Faktoren, die den Druck auf den Fetus so erhöhen, daß er sich nicht wenden und drehen kann.

Bei Oligohydramnion kommen gehäufte Fehlstellungen vor, bei Polyhydramnion praktisch nie. Bei *vorzeitigem Blasensprung* zeigten 10 von 11 Kindern angeborene Fehlstellungen und 6 angeborene Hüftluxation. Auch bei einem *Potter-Syndrom* – einem Verschluß der harnabführenden Organe, kombiniert mit angeborenen Fehlstellungen – bleibt die Fruchtwassermenge gering, weil sie gegen Ende der Schwangerschaft durch Urin vermehrt wird. Unter 30 Fällen wiesen 19 (63%) Hüftluxationen auf. Ferner wird ein Fruchtwassermangel gehäuft bei *Schwangerschaftshochdruck* beobachtet, zusammen mit Plazentainsuffizienz und vermindertem Größenwachstum des Fetus. Dabei wurden auch angeborene Fehlstellungen in vermehrtem Maße festgestellt. Von Faktoren, die einen direkten Druck auf den Fetus ausüben, ist zuerst die *Steißlage* des Kindes zu erwähnen. Dunn fand sie in 5% bei gesunden Kindern, in 32% bei verschiedenen Fehlstellungen und in 50% bei angeborener Hüftluxation, bei einer späteren Studie in 45%. Zu berücksichtigen ist bei diesen hohen Zahlen wieder die Tatsache, daß Dunn auch die dislozierbare Hüfte bei Geburt als Grad 1 der Hüftluxation miteinbezieht (vgl. 7.3), d. h. Hüften mit Roser-Ortolani-Zeichen, und daß er die Neugeborenenuntersuchung schon am ersten Tage durchführte. Als zweiter raumbeengen-

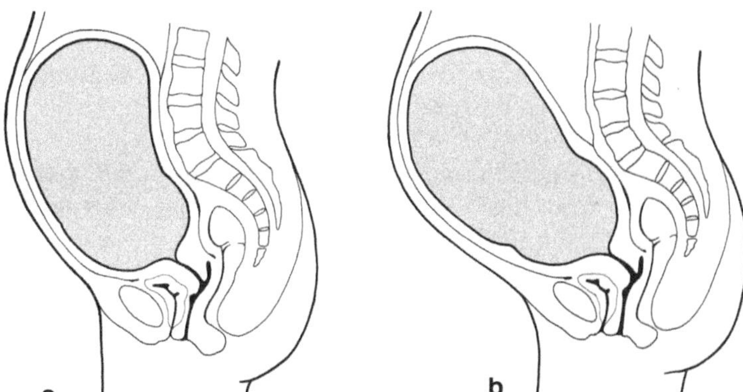

Abb. 5.1. Lage des Uterus, **a** bei einer erstgebärenden Frau, **b** bei einer Mehrgebärenden (nach Dunn 1976 a). Bei einer Erstgebärenden ist das Gewebe straffer. Durch Druck gegen die Wirbelsäule kann das hier gelegene Bein, meist das linke, in die Adduktion gedrückt werden, damit kann es zur Kapsellockerung und Pfannenverformung kommen (s. Text). Bei Mehrgebärenden besteht weniger Raumnot

der Faktor wäre das straffe Gewebe bei *Erstgebärenden* zu erwähnen (vgl. Abb. 5.1).

Von den Kindern mit verschiedenen angeborenen Fehlstellungen waren 54% Erstgeborene. Bei den gesunden Kindern betrug dieser Prozentsatz nur 35%. Kinder mit Hüftluxationen waren zu 56% und in einer späteren Untersuchung zu 58% Erstgeborene. Diese Unterschiede sind mit einer Irrtumswahrscheinlichkeit von $< 5\%$ ebenfalls signifikant.

Raumnot führt nach den Ergebnissen Dunns auch dazu, daß das *linke Bein etwa doppelt so oft von Hüftluxationen betroffen* ist. Durch Röntgenaufnahmen war festzustellen, daß der Fetus auch etwa doppelt so oft mit dem Rücken auf der linken Seite der Mutter liegt wie rechts. Bei normaler Schädellage befindet sich daher der linke Oberschenkel vor der Wirbelsäule der Mutter und kann vermehrt in die Adduktion gedrückt werden und damit gegen den äußeren Pfannenrand.

Aufschlußreich erscheinen noch Dunns Angaben zur *Geschlechterverteilung*. Danach ist der Prozentsatz der betroffenen Mädchen hoch, wenn eine Hüftluxation allein auftritt (13:1). Liegen noch *andere* Deformitäten und eine Steißlage vor, so ist der Prozentsatz bei Mädchen nur wenig höher als bei Jungen (1,4:1), d.h. daß in diesen Fällen die *mechanische* Ursache entscheidend ist, während bei Kindern, bei denen eine Hüftluxation allein vorhanden ist, *geschlechtsbestimmte* Faktoren für das Auftreten verantwortlich gemacht werden müssen. Dunn begründet dies mit den bänderrelaxierenden Hormonen der Mutter, die sich bei Mädchen mehr auswirken als bei Jungen.

Eine Diskrepanz besteht nach Meinung von Coleman (1978) noch hinsichtlich des Geburtsgewichts von Kindern mit Hüftluxation. Bjerkreim u. Hagen (1974) haben beobachtet, daß Mädchen mit Hüftluxation im Vergleich zu Gesunden ein erhöhtes Geburtsgewicht hatten, während bei Jungen kein Unterschied bestand. Record u. Edwards (1958) hatten demgegenüber ein verringertes Gewicht bei Hüftluxation gefunden.

Dunn (1976a) stellte in seiner Untersuchung fest, daß Kinder mit Oligohydramnion und Plazentainsuffizienz eine eindeutige Tendenz zur Unterentwicklung und Gewichtsreduzierung aufwiesen ($p < 0{,}001$), während Kinder mit vermehrtem Fruchtwasser eine Tendenz zur Größenvermehrung zeigten. Über die Geschlechtsbeteiligung wurde keine Aussage gemacht. Die von Bjerkreim u. Hagen (1974) gefundene unterschiedliche Gewichtsverteilung bei Mädchen und Jungen könnte man aber mit den von Dunn geschilderten 2 Entstehungstypen der Hüftluxation erklären. Bei Jungen tritt die Hüftluxation vorwiegend mit anderen Deformitäten und Fruchtwassermangel auf (Geschlechterverteilung bei diesem Typ: Jungen: Mädchen etwa 1:1,4), während sie bei Mädchen häufiger im Rahmen des ersten Typs durch hormonell bedingte Kapsellockerung entsteht (Mädchen: Jungen wie 13:1). Das Vorwiegen des Oligohydramnions bei Jungen würde damit auch das im Durchschnitt verringerte Geburtsgewicht erklären.

Nach unserer Beobachtung gibt es für die mechanische Entstehung der Hüftluxation noch einen weiteren Hinweis, dem es sich nachzugehen lohnt. Bei einer Untersuchung von Sichelfüßen fiel uns auf, daß mehrmals relativ kleine Mütter angaben, daß das Kind bei Geburt eine Übergröße gehabt habe. Es könnte deshalb sein, daß auch das Größenverhältnis Mutter–Kind für die Raumnot als Auslösemechanismus der Hüftluxation eine Rolle spielt.

Einen kritischen Einwand zum „Erstgeburteneffekt" haben Kupper et al. (1979) gemacht. Die Tatsache, daß Hüftinstabilitäten mit Roser-Ortolani-Zeichen und später sich manifestierende Hüftdysplasien bei Erstgeburten häufiger sind, ist schon länger bekannt (Record u. Edwards 1958; Andrén 1961; Woolf et al. 1968; Dunn 1976a; Fredensborg 1976 u.a.). Fredensborg fand aber bei der Untersuchung von Hüftinstabilitäten Neugeborener, daß der Erstgeburtseffekt nach Abzug der Beckenendlagengeburten statistisch nicht mehr signifikant war. Kupper et al. (1982) untersuchten sowohl 814 Patienten mit manifester Hüftluxation wie auch 286 mit positivem Roser-Ortolani-Zeichen. Nach Abzug aller Kinder mit Beckenendlagen war der Erstgeburteneffekt für die manifesten Hüftluxationen nicht mehr signifikant nachweisbar, lediglich für die Neugeborenen mit Roser-Ortolani-Zeichen. Der Faktor Erstgeburt scheint deshalb in seiner pathologischen Bedeutung bisher etwas überschätzt worden zu sein.

5.8 Weitere Untersuchungen über mechanische Entstehungsfaktoren

Eine sehr aufschlußreiche Untersuchung über die Beinhaltung Neugeborener hat Wilkinson 1972 veröffentlicht. Er ließ von Hebammen sofort nach der Geburt den Haltungstyp des Kindes auf einem Fragebogen aufzeichnen, dem die Darstellungen in Abb. 5.2. entnommen sind. Die Geburtshaltungen verlieren sich sehr schnell und lassen sich schon nach 48 Stunden oft nicht mehr

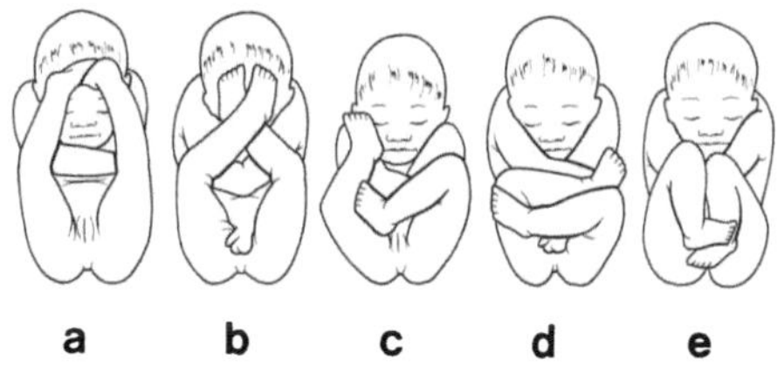

	a	b	c d	e
Scheitellagen %	0,5	0,5	16	83 (n = 825)
Steißlagen %	15	40	10	35 (n = 123)
Hüftluxationen %	16	28	36	20

Abb. 5.2 a–e. Typische Haltungen des Neugeborenen nach Wilkinson (1972), ihre prozentuale Häufigkeit und Verteilung bei Scheitellagen, Steißlagen und Hüftluxationen

unterscheiden. In Abb. 5.2 sind die Prozentsätze für Schädellagen, Steißlagen und Hüftluxationen bei den jeweiligen Haltungstypen angegeben (825 Schädellagen, 123 Steißlagen). Bei Typ *a* liegen die Beine im Hüftgelenk extrem gebeugt, im Kniegelenk gestreckt und ohne wesentliche Rotation. Bei Typ *b* findet sich gleichzeitig eine etwas stärkere Außenrotation des Hüftgelenks. Bei Typ *c* und *d* (zusammengefaßt in Abb. 5.2) liegt eine noch stärkere Außenrotation, aber eine Beugung der Kniegelenke vor. Typ *e* hält die Oberschenkel gebeugt, aber adduziert und etwas innenrotiert.

Es ist interessant, daß die Typen *b* und *c/d*, bei denen die Oberschenkel außenrotiert sind, die höchsten Prozentsätze an Hüftluxationen haben. Wilkinson hält 2 Faktoren für entscheidend, 1) die Außenrotationsstellung, die die Typen *a–d* aufweisen, 2) das verzögerte Anfalten der Beine in die Beugestellung der Kniegelenke, wie es der normale Haltungstyp e zeigt. Vartan hatte 1945 schon die Ansicht geäußert, daß ein Versagen des Anfaltungsvorgangs die Hauptursache der Steißlage sei. Bei den Typen *a–d* liegt nach Ansicht von Wilkinson eine Hemmung oder Verzögerung der Anfaltung der Beine vor, wobei diese bei Typ *c/d* inkomplett wäre. Die beobachteten Hüftluxationen fallen zu 80% auf diese Haltungstypen.

Prinzipiell ergeben sich aus diesen Lagen 3 Luxationsrichtungen:

1. Bei extremer Beugung: die Luxation über den dorsalen Pfannenrand;
2. bei starker Außenrotation: die Vorwölbung des Hüftkopfes mit Überdehnung der Kapsel in ventraler Richtung;
3. bei stärkerer Adduktion und Beugung: Lateralisierung des Hüftkopfes gegen den mehr seitlichen dorsalen Pfannenrand.

Bei Sektionen von Feten und Neugeborenen mit Roser-Ortolani-Zeichen oder angeborener Hüftluxation, über die in Kap. 6 gesprochen wird, findet sich dementsprechend meistens eine Ausmuldung der Pfanne dorsal-kranial mit Verformung und Verziehung des Limbus und des Pfannenrandes in gleicher Richtung.

Die Erklärung für den Luxationsvorgang des Hüftkopfes bei reiner Steißlage (Hüftbeugung und Kniestreckung) hat Fettweis (1973) in einer muskelmechanischen Analyse gegeben. Sie geht auch aus klinischen und tierexperimentellen Untersuchungen hervor. Bei Streckstellung des Kniegelenks zieht die ischiokrurale Muskulatur, nach Ansicht Yamamuros et al. (1977) synergistisch mit dem M. iliopsoas, den Hüftkopf gegen den dorsalen Pfannenrand. Bei Kniebeugung wird dieser Zug und damit die Hüftluxation vermieden.

Experimentell haben Michelsson u. Langenskjöld (1972) diesen Vorgang bei Kaninchen und Yamamuro et al. (1977) an Ratten nachvollziehen können. Durch Immobilisation der hinteren Extremität in Streckstellung konnten sie Hüftluxationen hervorrufen. Die Durchtrennung der ischiokruralen Muskulatur verhinderte diesen Vorgang. Yamamuro hat auch durch alleinige Durchtrennung des M. iliopsoas die Luxation unterbinden können. Es muß daher angenommen werden, daß der synergistische Zug von Psoas und ischiokruralen Muskeln für die Hüftluxation verantwortlich ist. O'Malley (1965) und McKibbin (1970) haben ferner gezeigt, daß ein kontrakter M. psoas den Hüftkopf dislozieren kann, wenn die Hüfte überstreckt wird. Die Durchtrennung ließ eine Streckung ohne Luxation zu.

Sommerville (1962) und Salter (1966) haben deshalb auch hervorgehoben, wie wichtig es ist, daß bei Säuglingen jede forcierte Streckung des Hüftgelenks vermieden werden sollte, um Luxationen nicht zu fördern. Büschelberger (1964, 1982) und Fettweis (1971) betonen, daß der Mensch an sich eine physiologische Frühgeburt ist (Nestflüchter)

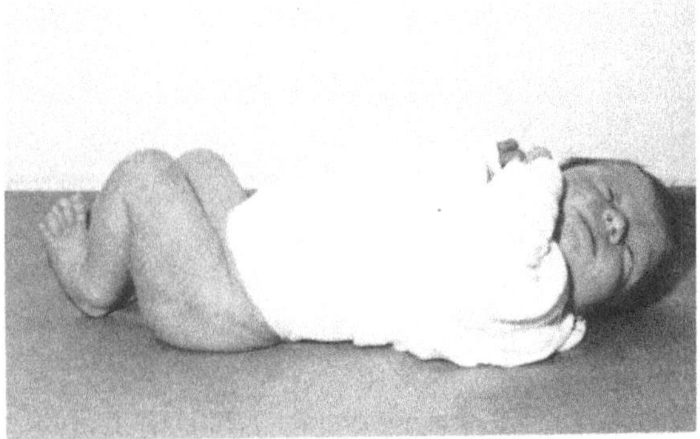

Abb. 5.3. Bild eines Neugeborenen mit typischer normaler Hüftbeugekontraktur

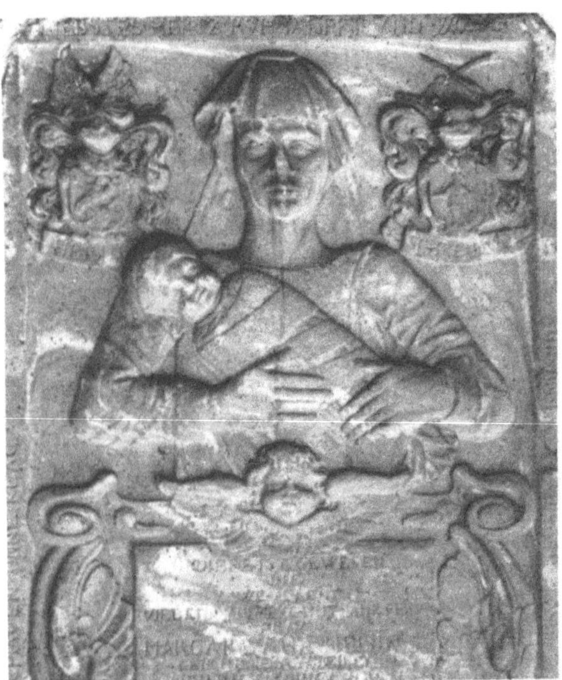

Abb. 5.4. Darstellung einer mittelalterlichen Adeligen mit Kind im Rathaus Michelstadt, Odenwald, erbaut 1484. Wie hier ersichtlich, war auch in Europa lange Zeit das gestreckte Wickeln der Säuglinge üblich

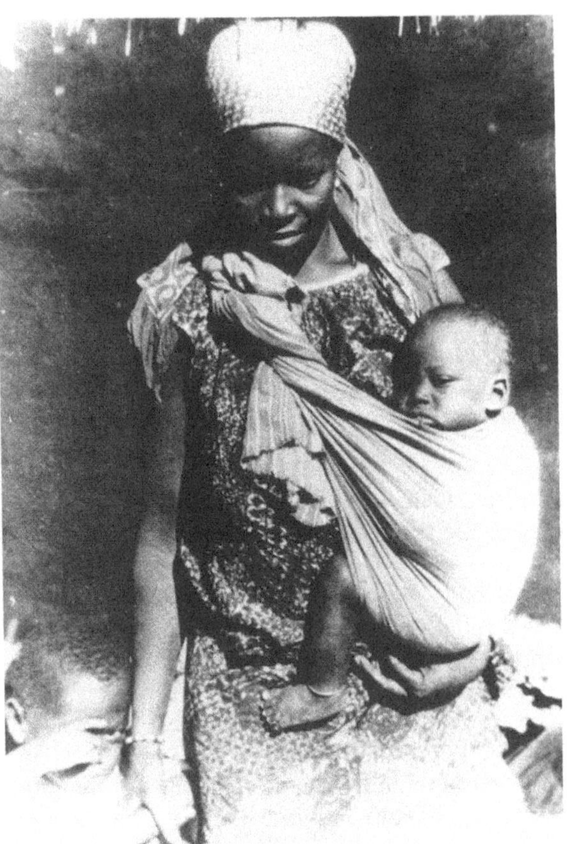

Abb. 5.5. Bei Naturvölkern war das Tragen des Kindes in Hockstellung schon immer sehr verbreitet. Inzwischen gibt es ähnliche moderne Tragetaschen und -tücher

und die angeborene Beugestellung und -kontraktur für die Ausreifung seiner Hüftgelenke wichtig ist und deshalb nicht zu rasch überwunden werden darf (Abb. 5.3, 5.4). Die Hockstellung, in der die Kinder, vor allem bei Naturvölkern, auf dem Körper der Mutter getragen werden (Hüft- und Kniebeugung sowie Abduktion!), sei die günstigste Stellung für die Ausreifung der Hüftgelenke (Abb. 5.5).

Die frühe Bauchlage muß deshalb geradezu luxationsfördernd wirken. Bekannt ist auch, daß bei Lappen (Mellbin 1962) und Indianern (Kraus u. Schwartzmann 1957; McDermott et al. 1960), die ihre Kinder in Streckstellung der Beine auf Tragegestelle wickeln, in erhöhtem Prozentsatz Luxationen auftreten. Yamamuro (1972) lieferte auch durch eine klinische Vergleichsuntersuchung den entsprechenden Beweis. Von Kindern mit instabilen Hüftgelenken besserten sich 90% spontan, wenn Hüft- und Kniegelenke durch Rosen-Splint, Pavlik-Bandage oder Spreizhosen an der Streckung gehindert wurden, während sich nur 50% der Hüftgelenke spontan besserten, wenn die Kinder in Streckstellung gewindelt wurden.

5.9 Hormonelle Einflüsse auf die Hüftkapsel

In einer Lockerung und Schwäche der Hüftgelenkkapsel hat Howorth (1960, 1963) die alleinige Ursache der angeborenen Hüftluxation gesehen. Sie ist allerdings – so sehen wir es heute – auch wieder Folgezustand verschiedener Einwirkun-

gen mechanischer, konstitutioneller und wahrscheinlich auch hormoneller Art.
Mit der Bedeutung von Hormonen für die Entstehung der angeborenen Hüftluxation haben sich in den letzten Jahrzehnten viele Autoren beschäftigt. Eine endgültige Klärung scheint noch nicht erreicht. Deshalb sollen hier kurze Andeutungen über den Stand der Forschung genügen.
1926 zeigte Hisaw, daß die Injektion von Ovarienextrakt im Tierversuch zu einer Bänderlockerung im Beckenbereich ähnlich der in der Schwangerschaft führt. Er grenzte eine Polypeptidfraktion ab, die er „Relaxin" nannte. Frieden et al. (1960) fanden später 3 Fraktionen, die bei Tieren nicht nur im Ovar, sondern auch im Uterus, in der Plazenta und anderen Geweben entstehen können. Sie lockern die Beckenbänder, den Uterus und die Brustdrüsen auf. Es wurde ferner festgestellt, daß Relaxin bei männlichen Tieren oder weiblichen vor der Geschlechtsreife nicht wirksam war ohne Vorgabe von Östrogen („oestrogen priming"). Auch Östrogen, in hohen Dosen gegeben, kann eine ähnliche, allerdings nicht so rasch eintretende Wirkung zeigen (Courrier 1945).
Andrén u. Borglin (1960) stellten fest, daß Kinder mit Luxationshüften Östron und Östradiol in größerer Menge als gesunde ausscheiden. Dogonadse (1973; Dogonadse et al. 1974) fand außerdem, daß die erhöhte Östrogenausscheidung bei Luxationskindern länger anhält. Diese Ergebnisse wurden von Aarskog et al. (1966), Thieme et al. (1968) und Wynne-Davis (1970) angezweifelt, da der Unterschied der Gruppen nicht statistisch signifikant sei. Wahrscheinlich sind die Verhältnisse komplizierter. Vom 2. Drittel der Schwangerschaft an gehen Östrogene und Progesteron vom mütterlichen in den fetalen Kreislauf über. Im 3. Drittel produzieren die embryonalen innersekretorischen Drüsen selbst Hormone, die fetalen Nebennieren Progesteron (Forbes 1955) und die Ovarien Östron (Pinkerton 1959). Diese regen den noch unreifen Uterus an, Relaxin zu bilden.
Östron, Progesteron und insbesondere Relaxin rufen eine übermäßige Dehnbarkeit aller fetalen Bänder hervor. Sie werden dann unter Erhaltung eines bestimmten Blutspiegels von der fetalen Leber umgewandelt und über den mütterlichen Kreislauf ausgeschieden (Wilkinson 1963). Andrén u. Borglin (1960) nehmen eine Störung dieser fetalen Leberfunktion bei Luxationskindern an. Die im kindlichen Blutkreislauf vermehrt vorhandenen und nur verzögert ausgeschiedenen Geschlechtshormone (Dogonadse 1973; Dogonadse et al. 1974) sollen zur verstärkten Lockerung der Hüftgelenkkapsel führen. Da bei Mädchen zusätzlich zu den Östrogenen und Progesteron noch Relaxin gebildet wird, tritt die Bänderschlaffheit und damit die Hüftinstabilität bei weiblichen Neugeborenen häufiger auf als bei männlichen.
Einen anderen Mechanismus nehmen Yamamuro et al. (1977) an. Wilkinson hatte schon 1963 festgestellt, daß er im Tierversuch Hüftluxationen durch Fixation der Beine in Hüftbeugung und Außenrotation und gleichzeitige Kniestreckung nur dann hervorrufen konnte, wenn Progesteron nach vorheriger Gabe von Östrogen gegeben wurde. Yamamuro et al. konnten bei ähnlichen Versuchen durch Ovarektomie und Progesterongabe die Hüftluxationsrate steigern, während die Verabreichung von Östrogen einen schützenden Effekt hatte.
Nach den neuesten Untersuchungen, über die Yamamuro et al. berichteten, soll die Östrogenkonzentration im Blute von Kleinkindern bis zum Alter von 3 Jahren bei Jungen höher als bei Mädchen sein. Nach diesem Alter kehren sich die Verhältnisse um. Auch das Verhalten von Kollagen und Elastin unter der Einwirkung von Hormonen wurde von Yamamuro et al. im Tierversuch geprüft. Dabei zeigte sich, daß Östrogen die Kollagensynthese hemmt und die Elastinbildung und die Bindung des Kollagens an Elastin in der Hüftgelenkkapsel von Wistarraten fördert, während Progesteron oder Testosteron eine umgekehrte Wirkung haben. Die Bindegewebsbildung der Hüftgelenkkapsel scheint daher der Hormonkontrolle zu unterliegen. Östrogen würde damit die Hüftluxation verhindern. Ein relativer Abfall des Östrogenspiegels während der perinatalen Periode müßte zur Hüftluxation prädisponieren.
Diesen Anschauungen müssen jedoch die Ergebnisse neuerer Arbeiten über das Relaxin und seine Wirkung gegenübergestellt werden. Deutschsprachige Übersichtsreferate wurden 1967 und 1972 von Struck veröffentlicht. Die gewebsauflockernde Wirkung des Relaxins ist danach sehr viel schneller wirksam. Östrogen allein wirkt sich auf die Lockerung und Erweiterung der Symphyse im Mäusetest erst nach 10–20 Tagen aus, Progesteron nach Östrogenvorbehandlung nach 2–4 Tagen, Relaxin nach Östrogenvorbehandlung aber innerhalb von Stunden.
Relaxin wurde im Serum schwangerer Frauen (Zarrow et al. 1955) und im Trophoblasten der Plazenta (Dallenbach u. Dallenbach-Hellweg 1964) nachgewiesen. Es steigt während der Schwangerschaft an bis zu einem Maximum in den letzten Tagen vor der Geburt. Einige Stunden vor der Entbindung fällt es jedoch im Serum steil

ab und zeigt bereits unter der Geburt und post partum wieder normale Spiegel.
Durch Gewebsuntersuchungen an der Symphyse von Mäusen hat sich zeigen lassen, daß das Relaxin die Löslichkeit des Kollagens erhöht und seine Wirkung über Kollagenasen und Kollagenpeptidasen entfaltet (Stone u. Zuchermann 1958; Struck 1967, 1972; Maillot et al. 1977; Weiß et al. 1979). Die Einzelheiten dieses Vorgangs müssen noch weiter geklärt werden.
Die Tatsache aber, daß auch von dieser Seite her eine Förderung der Luxation erfolgen kann, ist wichtig zu wissen. Vielleicht wird es in Zukunft auch Möglichkeiten geben, medikamentös auf die Hüftgelenkkapsel im Sinne der Stabilisierung einzuwirken.

5.10 Kapsel-Band-Laxität

Eine allgemeine Bänderschwäche, zumindest bei einem Teil der Kinder mit angeborener Hüftluxation, wird im Schrifttum ebenfalls schon länger diskutiert (Roser 1864, 1879; Bradford 1914; Lorenz 1920; Klopfer 1950; Massie u. Howarth 1951; Andrén u. v. Rosen 1958; Andrén 1961, 1962; Howorth 1960, 1963; v. Rosen 1963, 1964; Carter u. Wilkinson 1964; Wynne-Davies 1970; Lordkipanidse 1977; Dogonadse 1973; Fredensborg 1976; Ackermann u. Parczyk 1978 u. a.). Zur Objektivierung einer generalisierten Gelenkhypermobilität beschrieben Carter u. Wilkinson (1964) 5 Hypermobilitätstests:

1. Passive Apposition des Daumens an den Unterarm;
2. passive Hyperextension der Finger, so daß sie parallel zum Unterarm liegen;
3. Überstreckung des Ellbogengelenks um mehr als 10°;
4. Überstreckung des Kniegelenks um mehr als 10°;
5. passive Dorsalflexion des Fußes über 45°.

Eine generalisierte Gelenkhypermobilität wurde diagnostiziert, wenn mindestens 3 der genannten Tests positiv ausfielen.
Nach diesem Schema haben Carter u. Wilkinson, Wynne-Davies, Lordkipanidse sowie Ackermann u. Parczyck ihre Patienten untersucht, wobei Kinder erst von 1 Jahr an berücksichtigt wurden und auch die unterschiedliche Gelenkbeweglichkeit in verschiedenen Lebensjahren zur Beurteilung mit herangezogen wurde. Dabei konnte ein deutlicher Zusammenhang zwischen Luxationshüfte und generalisierter Gelenkhypermobilität festgestellt werden.
Interessant war bei dieser Untersuchung, daß die generalisierte Gelenkschlaffheit häufiger bei Patienten vorgefunden wurde, die eine positive Familienanamnese hatten, und daß auch die nicht erkrankten Eltern von Kindern mit Hüftleiden häufiger eine „joint laxity" zeigten als Vergleichsgruppen. Carter u. Wilkinson (1964) folgern deshalb, daß die generalisierte Gelenkschlaffheit oft familiär auftritt und ein bedeutender prädisponierender Faktor für die angeborene Hüftluxation ist. Sie glauben, daß es 2 Typen der genetischen Prädisposition mit unabhängigen Mechanismen gibt.
Der erste Typ weist das flache Azetabulum auf, die angeborene Hüftdysplasie, wie sie Faber (1938 b, c) schon beschrieb, der zweite die generalisierte Schlaffheit der Gelenkkapsel und der Bänder.
Wynne-Davies (1970) hat diese Abgrenzung in einer eingehenden Untersuchung noch einmal genauer vorgenommen und dabei auch Messungen am Pfannendach mit Hilfe des CE-Winkels bei Erkrankten, ihren Eltern und Kontrollgruppen durchgeführt. Sie fand, daß auch eine Gruppe von Eltern im Durchschnitt niedrigere CE-Winkel hatte (aber noch am Normrand befindlich) und daß die zugehörige Patientengruppe ein mehr „genetisches Erscheinungsbild" hatte. Bei diesen „Dysplasiepatienten" wird die Diagnose häufig zu spät gestellt, da bei ihnen keine angeborene Gelenkinstabilität in den ersten Lebenstagen durch das Ortolani-Zeichen auffällt, wie es in der zweiten Gruppe der Fall ist.

5.11 Jahreszeitliche Einflüsse

Nagura (1942, zit. nach Nagura 1955) und Pap (1941, zit. nach Pap 1956) waren wohl die ersten, die auf jahreszeitliche Unterschiede im Vorkommen der Luxationshüfte hinwiesen, später folgten Ortolani (1948), Record u. Edwards (1958), Uibe (1959), Schmidt-Peter (1962), Andrén u. Palmén (1963), Csato (1963), Gladisch u. Schippan (1964), Woolf et al. (1968), Medalie et al. (1966), Illyes (1968), Weissmann u. Salama (1969), Czeizel et al. (1972), Bjerkreim u. Hagen (1974), Kupper et al. (1981), Kupper u. Ackermann (1982).
Systematische Untersuchungen mit einem Vergleich der Saisongänge der Normalbevölkerung nahmen Nagura, Record u. Edwards, Andrén u. Palmén, Gladisch u. Schippan, Woolf et al., Czeizel et al., Bjerkeim u. Hagen, Kupper et al., Kupper u. Ackermann vor.

Kupper et al. beschrieben auch einen Homogenitätstest, mit dem Stichproben, die unterschiedlichen Normalpopulationen entstammen, verglichen werden können.
Es gibt zwar auch Autoren, die keine wesentlichen Häufigkeitsunterschiede feststellen konnten (Wilkinson 1963; Rabin et al. 1965; Henßge 1971), doch ist bei den großen Untersuchungszahlen und systematischen statistischen Überprüfungen, wie sie jetzt vorliegen (besonders von Andrén u. Palmén; Kupper et al.; Kupper u. Ackermann), wohl nicht mehr daran zu zweifeln, daß die angeborene Hüftluxation je nach Geburtsmonat unterschiedlich häufig auftritt.
Andrén u. Palmén (1963) fanden sowohl bei 816 Kindern mit positivem Roser-Ortolani-Zeichen wie 1313 später erkannten Hüftdysplasien und -luxationen einen statistisch gesicherten Geburtengipfel für September bis November. Kupper et al. (1981) stellten für die erstgenannten Fälle zwar auch saisonale Schwankungen fest, statistisch gesichert war jedoch nur die Abweichung der Luxationskinder gegenüber der Normalbevölkerung. Ihr Geburtengipfel lag in den Monaten Oktober und November.
Den Untersuchungen der englischen Autoren und Naguras (1968) zufolge scheint er 2–3 Monate später zu liegen. Interessant ist, daß auch in heißeren Ländern wie Israel Unterschiede gefunden wurden (Medalie et al. 1966; Weissmann u. Salama 1969). Ist es die Jahreszeit an sich oder die Temperaturschwankung, die ausschlaggebende Bedeutung hat?
Record u. Edwards (1958) haben die Abhängigkeit von der Temperatur des Geburtsmonats und der vorhergehenden und folgenden Monate, ja sogar von der durchschnittlichen Jahrestemperatur untersucht und unter Beachtung bestimmter statistischer Besonderheiten festgestellt, daß bei niedrigeren Temperaturen mehr Luxationshüften auftreten. Sie fanden auch, daß in der kalten Jahreszeit zwischen Oktober und März bei den männlichen Geburten mehr Hüftluxationen auftreten (74%) als bei den weiblichen (59%). Die geringste Zahl von Kindern mit Luxationshüften wurde allerdings nicht im Sommer, sondern nach den großen Statistiken von Andrén u. Palmén (1963) sowie Kuppermann et al (1982) im Frühjahr, März–Mai, geboren.
Anfangs nahm man an, daß diese jahreszeitlichen Unterschiede durch verschiedene Kleidung und engeres Wickeln der Kinder im Winter bedingt sei (Ortolani 1948; Record u. Edwards 1958; Nagura 1967). Diese Annahme läßt sich aber nicht mehr halten (Barlow 1962; Coleman 1968; Weissmann u. Salama 1969 u.a.). Andrén (1961, 1962) ist der Meinung, daß sich hormonelle Schwankungen im Jahresrhythmus in dieser Weise auswirken. Er zitiert in diesem Zusammenhang Berezin (1954) sowie Steinetz et al. (1960). Die jahreszeitlichen Schwankungen, die Berezin in der „pelvic instability“, der hormonell bedingten Auflockerung und Instabilität des Beckengürtels, fand, entsprachen der Verteilung der Luxationshüften im Jahresablauf. Steinetz et al. fanden bei Tierversuchen, daß bei Gabe gleicher Relaxinmengen die Bandlockerung der Symphyse bei Mäusen ebenfalls jahreszeitlichen Schwankungen unterlag, mit Maximum in den Wintermonaten.
Es wäre interessant zu prüfen, ob die von der Ursache her verschiedenen Luxationstypen, wie sie P.M. Dunn angenommen hat – 1) Mädchen mit instabilen Hüftgelenken, vorwiegend hormonell bedingt, 2) Kinder, die unter Raumnot im Uterus geboren wurden, Jungen : Mädchen = 1 : 1,4 –, in ihrer Geburtenrate beide dem Jahresrhythmus unterliegen oder nur ein Typ. Die Beobachtungen von Record u. Edwards (1958), daß Jungen die Jahresschwankungen in höherem Prozentsatz zeigen, könnte dafür sprechen, daß der zweite Typ stärker betroffen ist. Unterliegt vielleicht die Fruchtwasserproduktion auch jahreszeitlichen Schwankungen? Hier sind sicherlich noch viele interessante Fragen zu beantworten.

5.12 Zusammenfassung und Stellungnahme

Nach diesen Ausführungen muß heute angenommen werden, daß angeborene Gelenkinstabilität, Hüftdysplasie und Hüftluxation verschiedene Ursachen haben, da sich im wesentlichen 2 Möglichkeiten aufzeigen lassen.
Die erste Gruppe von Kindern weist in höherem Prozentsatz eine allgemeine Gelenkhypermobilität auf und bei Geburt eine Instabilität des Hüftgelenks. Es sind überwiegend Mädchen betroffen. Hier scheinen auch hormonelle Einflüsse wirksam zu sein. Erbliche und konstitutionelle Faktoren spielen eine Rolle.
Die zweite Gruppe enthält den therapeutisch schwierigeren Patientenanteil, der bei der Neugeborenenuntersuchung leicht übersehen wird. Hier ist die Hüftluxation jedoch häufiger mit anderen Deformitäten kombiniert. Die Flachpfanne soll dabei familiär vorkommen. Wynne-Davies (1970) nimmt an, daß die Dysplasie auch beim zweiten Typ über ein multifaktorielles Gensystem vererbt wird. Auf der anderen Seite können die Untersuchungen Dunns und anderer über die mechani-

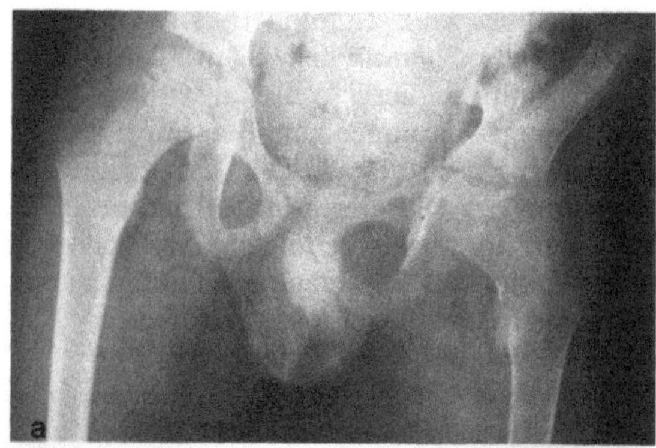

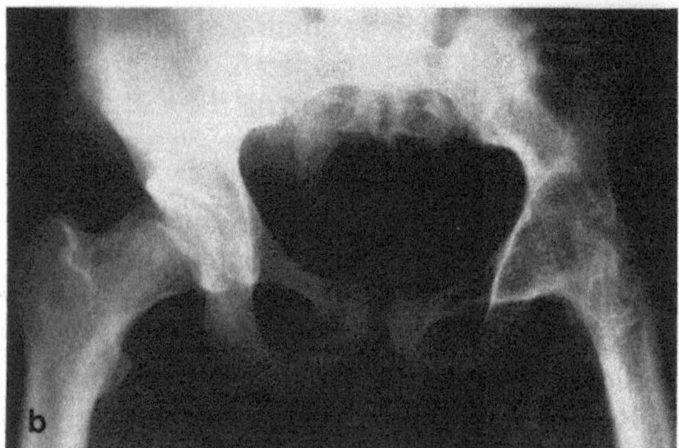

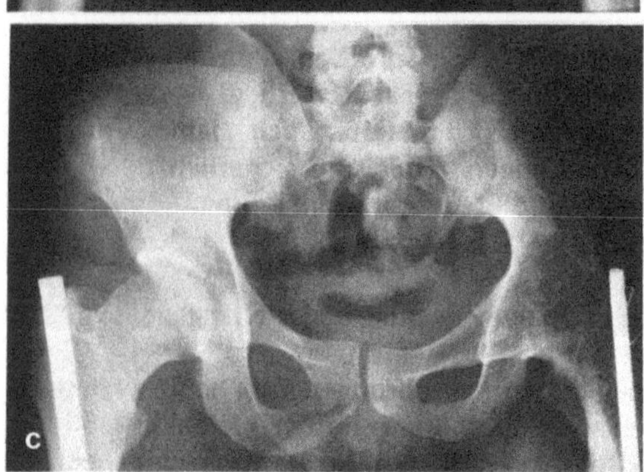

◁ **Abb. 5.6 a–c.** Entwicklung einer sekundären Hüftdysplasie rechts durch Versteifung des linken Hüftgelenks in Abduktion im Alter von 4 Jahren aufgrund einer Coxitis tuberculosa. **a** Man erkennt links die beginnende Destruktion des Hüftkopfes und die Abduktionsstellung durch Gelenkkontraktur, rechts regelrecht geformtes Hüftgelenk mit normalem Pfannendachwinkel und normaler Pfannentiefe; **b** im Alter von 17 Jahren zeigt das Röntgenbild die Versteifung des linken Hüftgelenks in Abduktion und eine deutliche Pfannendysplasie in Form eines erhöhten Ullmann-Sharp-Winkels und einer ungenügenden Pfannentiefe. Der Hüftkopf liegt dem medialen Pfannenboden auch nicht mehr an; **c** Röntgenbild im Alter von 25 Jahren, nach Verkürzungsosteotomie rechts und Verlängerungsosteotomie links mit 22 Jahren. Die Abduktion links wurde dabei nur ungenügend ausgeglichen. Der Patient klagt jetzt über Hüftgelenkschmerzen rechts. Neben der Pfannendysplasie hat sich auch eine leichte Coxa vara und Kopf-im-Nacken-Lage gebildet

▽ **Abb. 5.7 a–d.** Vergleich der Belastungsverhältnisse bei einem Becken mit gleichlangen Beinen und Stand in Mittelstellung mit einem Becken, bei dem das rechte Hüftgelenk in Abduktion versteift ist. Durch die Adduktionsstellung des linken Beins entsteht eine funktionelle Hüftdysplasie mit ungenügender Kopfüberdachung und Verkleinerung des CE-Winkels. Der Druck auf den lateralen Pfannenerker ist dadurch erhöht. Treten derartige Bedingungen im Wachstum auf, so kommt es zur sekundären Hüftdysplasie. (Nach Baake u. Tönnis 1974)

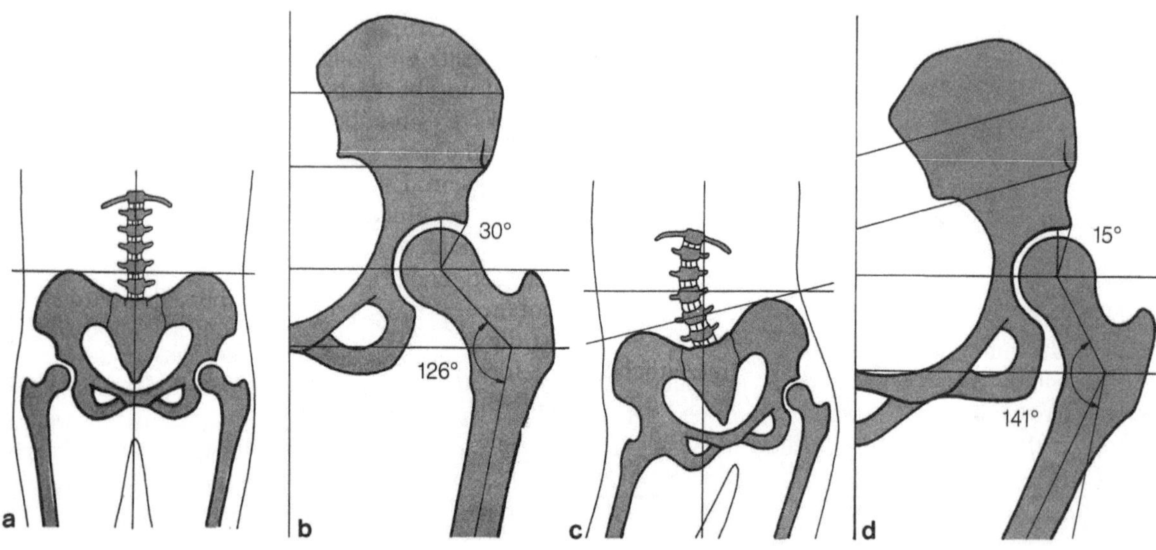

schen Einflüsse auf die Entstehung der Hüftluxation nicht unbeachtet bleiben. Auch die Tatsache, daß die Pfannendysplasie sich durch entsprechende Behandlung weitgehend bessern läßt, spricht dafür, daß es sich hier nur um eine Sekundärerscheinung handelt. Ferner muß das Auftreten „sekundärer Hüftdysplasien" im Laufe des Wachstums durch Belastung in Coxa-valga-Stellung bei Versteifung des kontralateralen Beins in Abduktion (Baake u. Tönnis 1974; Bjerkreim 1974) oder bei Beinverkürzung der Gegenseite (H. Mau 1958; Bjerkreim 1974) als Beweis gegen die Vererbung einer Minderwertigkeit des Hüftgelenks selbst aufgeführt werden (vgl. Abb. 5.6, 5.7). Auch experimentell hat Salter (1966) Hüftdysplasien bei Tieren durch Fixation in Adduktionsstellung erzeugen und durch Übergang in Abduktion wieder bessern können. Smith et al. (1958) luxierten den Hüftkopf bei Tieren operativ und sahen dann eine zunehmende Pfannenverformung im Sinne der Hüftdysplasie. Was vererbt wird, sind nur die konstitutionellen und hormonellen Faktoren, die zur Raumbeengung im Uterus führen, zu Fruchtwassermangel und zu Schwierigkeiten der normalen Anfaltung der Beine des Fetus. Sie wirken sich sekundär auf die kindlichen Hüftgelenke aus. Die Verschiebung des Hüftkopfes führt zur Pfannenentrundung und zur zusätzlichen Kapsellockerung. Greift die Therapie rechtzeitig und schonend ein, ist der Zustand reversibel.

Literatur s. S. 411.

Kapitel 6

Pathologisch-anatomische Befunde bei angeborener Hüftluxation

Seit der ersten Beschreibung der pathologisch-anatomischen Befunde bei angeborener Hüftluxation durch Grawitz (1878) und Holtzmann (1895) sind zahlreiche weitere Veröffentlichungen erschienen, über die Schlegel (1961) einen Überblick gegeben hat. Neuere Studien an Sektionspräparaten stammen von Böhm (1935), Putti (1935, 1937), Ortolani (1948, 1961, 1963), Bernbeck (1950, 1951, 1952), Stansavljevic u. Mitchell (1963), Stanislavljevic (1964, 1982), Dörr (1968), Dega (1973, 1978), Campos da Paz u. Kalil (1976), Ogden u. Moss (1978), Ponseti (1978).
Aufschlußreich sind auch arthrographische Studien, die die einzelnen Phasen der Luxation und ihre Weichteilbefunde charakterisieren. Umfangreichere Statistiken wurden von Faber (1938), Leveuf u. Bertrand (1937, 1946), Leveuf (1947), Weiss (1964), Schwetlick (1971), Peiĉ (1971), Tönnis (1979), Ischii et al. (1980), Crawford u. Carothers (1982) veröffentlicht (weitere Literaturangaben unter 9.1.2).
Bei Betrachtung der Anatomie der angeborenen Hüftluxation hat schon Putti (1935, 1937) empfohlen, davon auszugehen, „daß die Luxationspfanne eine normale Pfanne ist, die sich während ihrer Bildung deformiert hat". Wir müssen hier an die Feststellungen des vorangegangenen Kapitels anknüpfen. Die anatomischen Befunde werden dem Ausmaß und der Dauer der Fehlstellung entsprechen, die dem Femurkopf durch die von außen kommenden Kräfte aufgezwungen wird.

6.1 Grad 1 der Hüftluxation

Bei der Besprechung der Anatomie der angeborenen Hüftluxation soll von den Verrenkungsgraden nach Howarth (1960, 1962) und Dunn (1976a) ausgegangen werden (vgl. 7.3 und Abb. 7.2). Zum leichtesten Grad der Hüftverrenkung ist zu sagen, daß hier zunächst nur ein instabiles Gelenk vorliegt, mit einer überdehnten und weniger widerstandsfähigen Kapsel. Durch entsprechenden Druck bei der klinischen Untersuchung und Adduktion läßt sich der Hüftkopf lateral und bis an den Rand der Pfanne verschieben, er schnappt aber bei Abduktion wieder voll in die Pfanne ein (Schnapphänomen, Roser-Ortolani-Zeichen). Es handelt sich dabei also um ein „dislozierbares Gelenk". Bei Geburt ist die Pfanne meist nur leicht ovalär entrundet. Der obere Limbus ist in dorsal-kranialer Richtung gedehnt und mitgezogen, hat aber sonst noch seine ursprüngliche Form (Abb. 6.1a, 6.2).
Dieses subluxierbare, instabile Hüftgelenk findet sich jedoch nur in den ersten Lebenstagen. Dann wird es durch die Muskulatur stärker gehalten, die Kapsel verfestigt sich, es setzt entweder spontane Heilung ein oder eine weitere Verschlechterung zum Grad 2 in die Subluxationsstellung.
Hat der Druck in der pränatalen letzten Phase der Schwangerschaft längere Zeit auf dem lateralen und hinteren Pfannenrand gelegen, so kann die Ossifizierung des lateralen Pfannenerkers verzögert sein, während sich die knorpelige Pfanne schon wieder rundet und dem Kopf anpaßt. Es liegt dann im Röntgenbild eine Pfannendysplasie ohne wesentliche Verschiebung des Hüftkopfes vor. Diese Dysplasieform heilt nach Beobachtungen von Geiser (1975, 1977) auch spontan aus, da das Gelenk selbst stabil ist.

6.2 Grad 2 der Hüftluxation

Verschiebt sich der Hüftkopf weiter an den Pfannenrand, so formt er den faserknorpeligen Limbus und das darunterliegende Knorpelgewebe des Pfannenerkers immer mehr um. Wie Ogden u. Moss (1978) auch beschreiben, kommt es dabei zu einer allmählichen Formwandlung, die mit einer Hypertrophie des fibrokartilaginären Gewebes durch Regenerationsversuche einhergehen kann. Der Hüftkopf steht jetzt in Subluxationsstellung

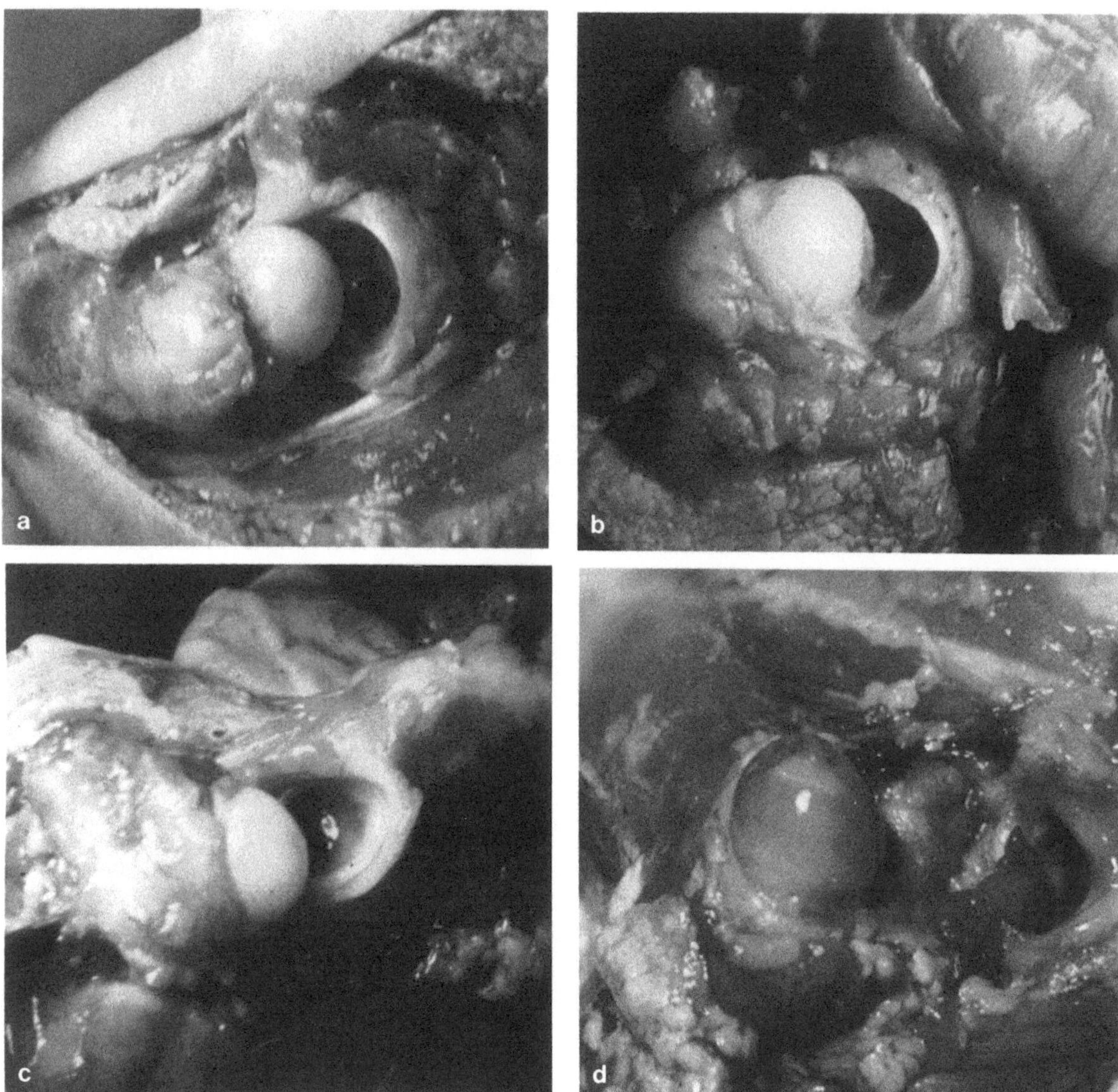

Abb. 6.1 a–d. Pathologisch-anatomisches Bild der Luxationsgrade nach Dunn (durch den Autor freundlicherweise zur Verfügung gestellt). Die Kapsel des Hüftgelenks ist jeweils durchtrennt und der Hüftkopf etwas herausgezogen. **a** Normales Hüftgelenk, Pfannenrand und Limbus kreisrund und von normaler Dicke. **b** Grad 1 der Hüftluxation, knorpeliger Pfannenrand und Limbus leicht ovalär entrundet und seitlich etwas vorgezogen. **c** Grad 2 der Hüftluxation, Pfannenrand stark seitlich vorgezogen und verformt wie zu einer Gleitfurche. Der Kopf kann hier auf dem verformten seitlichen Pfannenrand und Limbus stehenbleiben. **d** Grad 3, der Hüftkopf stand bereits außerhalb der Pfanne. Rechts im Bilde ist der verformte und zum Pfanneninneren teilweise zurückgedrängte seitliche Limbus und Pfannenrandknorpel zu erkennen. Aus der Pfannenhöhle wölbt sich das vom Hüftkopf abgelöste, hier sehr breite und dunkle Ligamentum capitis vor

und auf dem verformten Limbus und Knorpel (Sekundärlimbus nach Ortolani 1948, 1961, 1976) am seitlichen Pfannenrand. Die Kapsel ist seitlich ausgezogen (Abb. 6.1 b).

Die weitere Entwicklung kann in zwei Richtungen verlaufen:

1. Der untere Limbus und das Lig. transversum werden seitlich vorgezogen (Abb. 6.3 a, b). Die über den medialen Pfannenteil verlaufende Kapsel verengt sich. Fettgewebe füllt den Pfannenboden allmählich aus, so daß sich der Kopf aus seiner Subluxationsstellung nicht mehr spontan in die Tiefe des Gelenks einstellen läßt und Einrenkungsmaßnahmen erforderlich sind.
2. Man findet nicht selten Gelenke, die sich lange eine Instabilität und Verschieblichkeit des Kopfes erhalten (Abb. 6.4 a, b). Bei der Arthro-

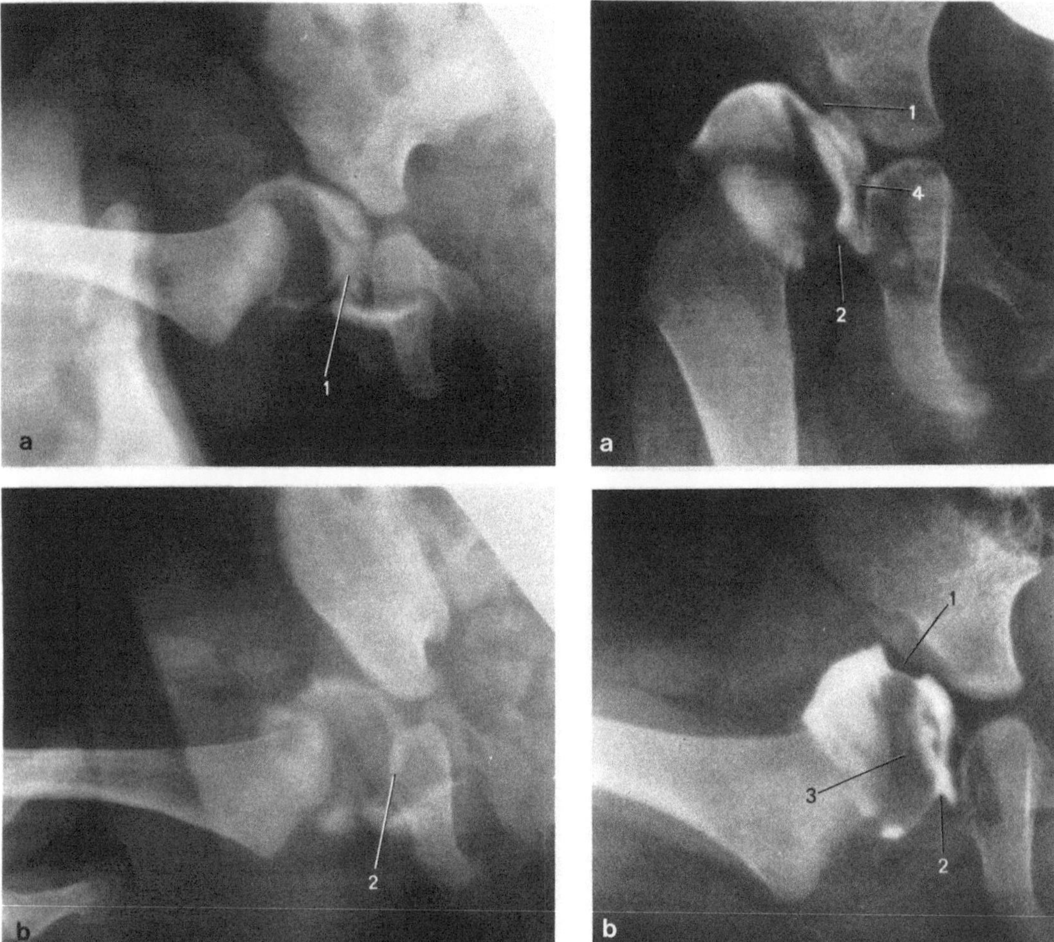

Abb. 6.2 a, b. Instabiles lockeres Hüftgelenk Grad 1 mit einem klinisch deutlichen Ortolani-Zeichen. **a** Im Röntgenbild ist der Daumen des Untersuchers erkennbar, der auf den Oberschenkel drückt, um ihn in seitlicher Richtung zu verschieben. Der Hüftkopf hat sich vom Pfannenboden entfernt und steht auf dem seitlichen Pfannenrand, während das Kontrastmittel die Pfannenhöhlung ausfüllt *(1)*. **b** Der Oberschenkel wird unter vermehrter Abduktion vom Kniegelenk her in die Pfanne zurückgedrückt. Er tritt tief und bis an den Pfannenboden ein *(2)*. Es handelt sich daher nur um ein instabiles Hüftgelenk des Grades 1. Das Becken ist auf dieser Aufnahme aber stärker aufgerichtet, daher ist die Pfannendachform nicht so gut zu erkennen wie bei **a**

Abb. 6.3 a, b. Hüftgelenk des Luxationsgrades 2 **(a)**. Der Hüftkopf steht auf dem verformten Limbus und Pfannenrand *(1)* und schiebt sich bereits darüber hinaus. **b** Auch in Repositionsstellung tritt der Kopf nicht tief in die Pfanne. Das Lig. transversum mit dem unteren Limbus springt vor *(2)*. Der dunkle Ring über dem Hüftkopf zwischen oberem Pfannenrand und unterer Kontrastmittelgrenze entspricht dem Labrum acetabulare, das hier verengt ist *(3)*; *4*, Lig. capitis femoris

graphie sieht man dann den medialen Pfannenanteil mit Kontrastmittel angefüllt. Hier gelingt die Reposition gut. In unserem Krankengut war das älteste Kind mit derartigem Befund 10 Jahre alt (Abb. 28.18). Diese Gelenke haben eine schlechte Prognose, wenn sie nicht in den ersten Lebensjahren solange fixiert werden, bis die Kapsel sich ausreichend verfestigt hat, oder mit Pfannendacheingriff und evtl. Detorsions-Varisierungs-Osteotomie behandelt werden. Bleibt der Hüftkopf aber lateral, verhindert er den Anbau des Pfannenerkers. Hier findet man starke Erhöhungen des Pfannendachwinkels und Erkerdefekte.

6.3 Grad 3 der Hüftluxation

Nach Ansicht von Leveuf (1947) sowie Leveuf u. Bertrand (1937, 1946) sollte man erst dann von Hüftgelenkverrenkung sprechen, wenn der Hüft-

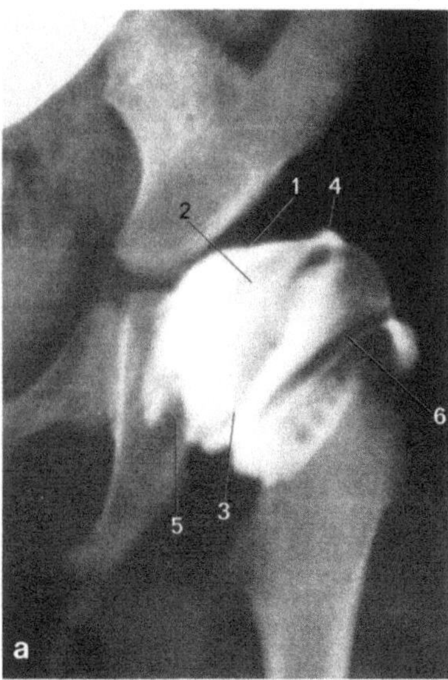

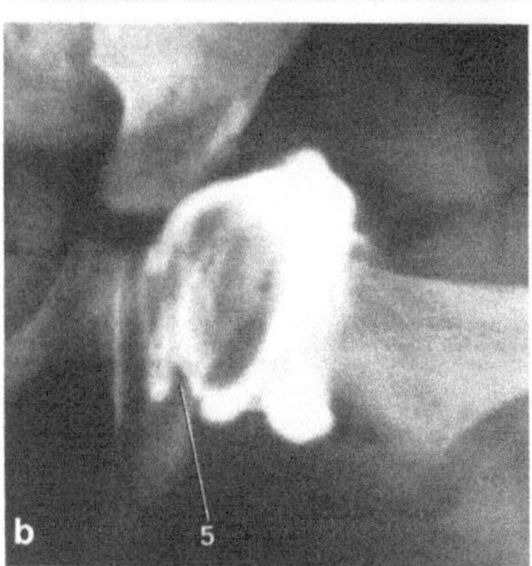

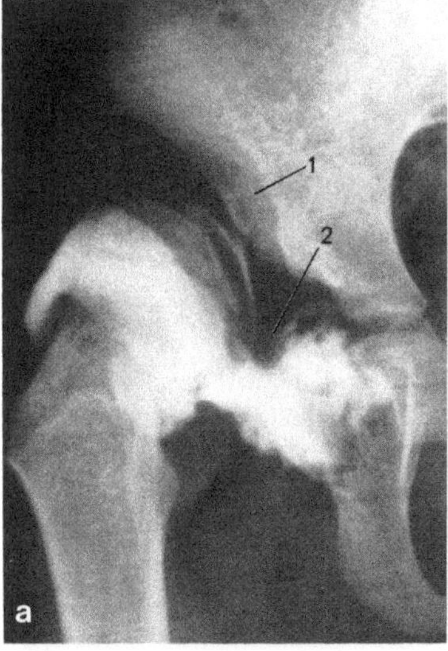

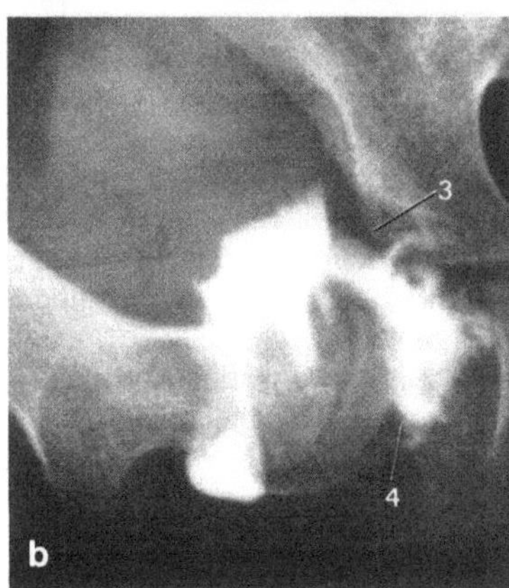

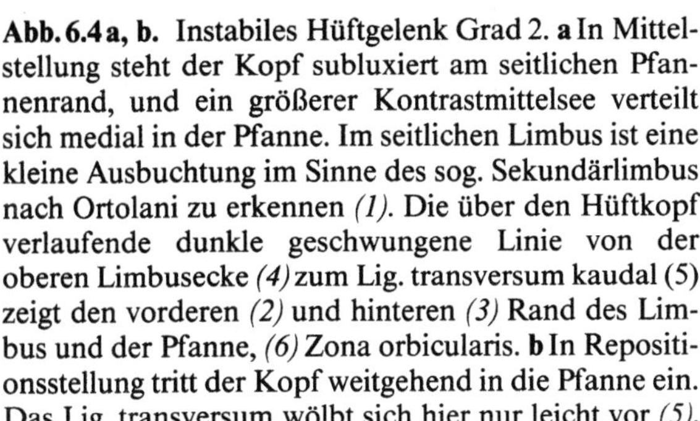

Abb. 6.4 a, b. Instabiles Hüftgelenk Grad 2. **a** In Mittelstellung steht der Kopf subluxiert am seitlichen Pfannenrand, und ein größerer Kontrastmittelsee verteilt sich medial in der Pfanne. Im seitlichen Limbus ist eine kleine Ausbuchtung im Sinne des sog. Sekundärlimbus nach Ortolani zu erkennen *(1)*. Die über den Hüftkopf verlaufende dunkle geschwungene Linie von der oberen Limbusecke *(4)* zum Lig. transversum kaudal (5) zeigt den vorderen *(2)* und hinteren *(3)* Rand des Limbus und der Pfanne, *(6)* Zona orbicularis. **b** In Repositionsstellung tritt der Kopf weitgehend in die Pfanne ein. Das Lig. transversum wölbt sich hier nur leicht vor *(5)*.

Abb. 6.5 a, b. Hüftluxation Grad 3. **a** Der Hüftkopf hat die Pfanne verlassen und steht so hoch neben dem seitlichen Pfannenrand, daß er sich hier bereits eine Sekundärpfanne schafft *(1)*. Bei **a** läßt sich nicht sicher sagen, in welchem Maße der Limbus und knorpelige Pfannenrand vorspringen *(2)*. Die Verengung der Kontrastmittelstraße könnte auch durch eine Kapselverengung zustande kommen. Bei **b** zeigt sich aber aufgrund der scharf geschnittenen Kontur, daß an der seitlichen Pfannenecke ein deutlicher, hier fast eckiger Knorpelwulst besteht *(3)*, so daß gesagt werden kann, daß der Hüftkopf den knorpeligen Pfannenrand überschritten und zurückgedrängt hat. Die Enge zwischen oberem Pfannenrand und Lig. transversum kaudal *(4)* ist so ausgeprägt, daß der Hüftkopf in Repositionsstellung nicht in die Pfanne eintreten kann.

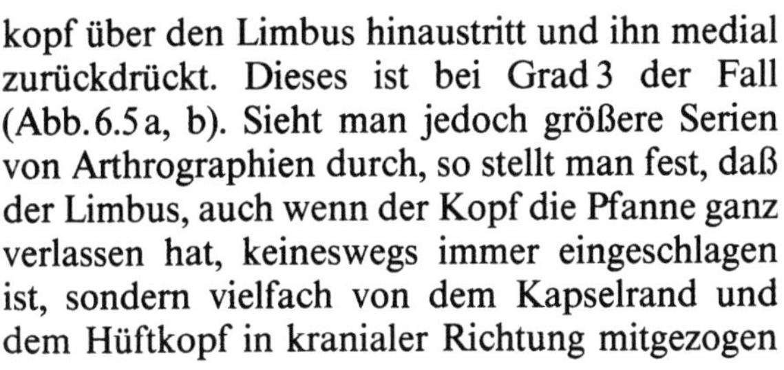

kopf über den Limbus hinaustritt und ihn medial zurückdrückt. Dieses ist bei Grad 3 der Fall (Abb. 6.5 a, b). Sieht man jedoch größere Serien von Arthrographien durch, so stellt man fest, daß der Limbus, auch wenn der Kopf die Pfanne ganz verlassen hat, keineswegs immer eingeschlagen ist, sondern vielfach von dem Kapselrand und dem Hüftkopf in kranialer Richtung mitgezogen ist und dünn und spitz ausläuft (Abb. 6.6). Hier hat der Hüftkopf dann den knorpeligen Pfannenerker überschritten, den Limbus aber nicht eingekrempelt, sondern flach und kranial hochgedrückt.

Ogden u. Moss (1978) haben darauf aufmerksam gemacht, daß die sog. Einrollung oder Einkrempelung des Limbus kein akutes Phänomen sein

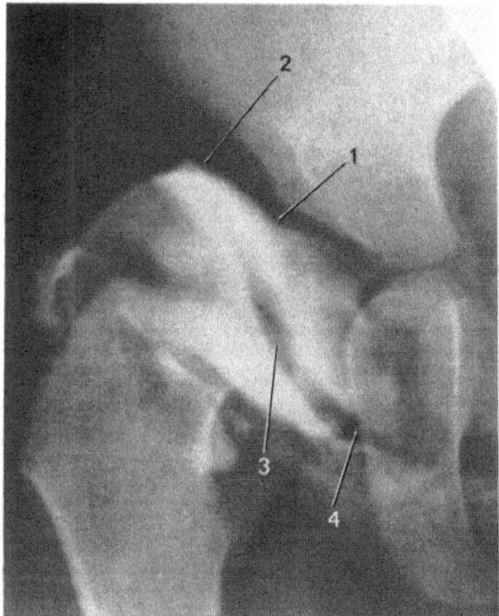

Abb. 6.6. Auch dieses Gelenk muß dem Grad 3 der Hüftluxation zugerechnet werden, denn es steht voll außerhalb der Pfanne und ihres knorpeligen Randes *(1)*. Der Limbus ist aber mit dem Hüftkopf kranial ausgezogen *(2)*. Die dunkle geschwungene Linie des Labrum acetabulare *(3)* zieht sich bis auf die Höhe des Hüftkopfes. Bei diesen Strukturveränderungen und der noch weit offenen Gelenkkapsel ist die Reposition auch bei Luxationsgrad 3 nicht problematisch; *4* Lig. transversum, in den unteren Limbus übergehend.

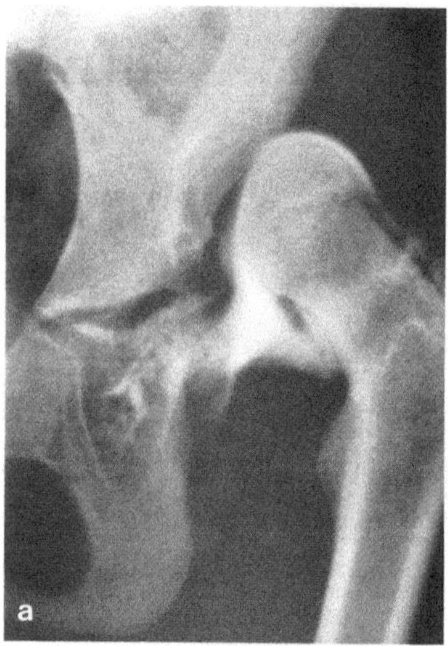

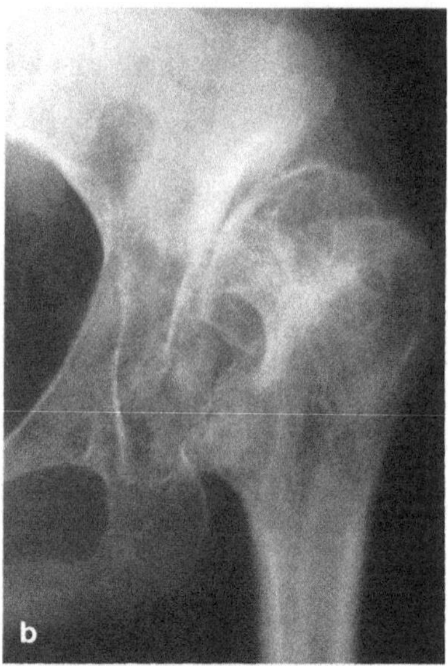

Abb. 6.7. Röntgenbilder einer hohen Hüftluxation mit Sekundärpfanne bei einem 9jährigen Mädchen **(a)** und einer 62jährigen Frau **(b)**, die etwa den Krankheitsverlauf dieses Luxationstyps verdeutlichen

muß, sondern ein allmählicher Umbauvorgang sein kann. Oelkers (1961), Dörr (1968) und Ponseti (1978) stellten bei histologischen Untersuchungen, Ishii et al (1980) bei operativen Eingriffen fest, daß vielfach nicht die als Labrum (Gelenklippe) oder Limbus bezeichnete Stelle eingekrempelt wird, sondern ein Zwischenabschnitt des Knorpels, dem keine Ringfasern des Labrum acetabulare angehören. Hier liegt der eigentliche Knorpelrand des Pfannendachs. Er kann zu einem rundlichen Wulst (acetabular bulge) umgeformt, seine Ecke auch zur Pfannenlichtung eingedellt werden. Der Limbus sitzt ihm manchmal noch auf, hat sich aber häufiger schon zurückgebildet. Bei im Arthrogramm stärker herabhängenden Limbusformen ist zu prüfen, ob es sich hier teilweise auch um eingeschlagenes Kapselgewebe handelt. Wenn der luxierte Hüftkopf länger an der seitlichen Beckenwand steht, so verklebt die Gelenkkapsel hier, und es bildet sich eine neue Vertiefung und Anlagerungsfläche: die Sekundärpfanne. Vielfach ist der Weg zu dieser Position auch noch in Form einer Gleitrinne zu erkennen. Die hoch luxierten Hüftköpfe zeigen 2 Formen des Verhaltens. Nur ein Teil schafft sich eine Sekundärpfanne (Abb. 6.7 a, b). Die Kapsel ist dabei straff mit der Beckenschaufel verwachsen. Bei älteren Kindern ist dann eine konservative Einrenkung durch Extension nicht mehr möglich, weil die Fixation an der Beckenwand zu fest ist.

In anderen Fällen ist der Hüftkopf – vielleicht aufgrund einer starken Antetorsion – in die Muskulatur getreten und hat nur geringen Kontakt mit der Beckenfläche (Abb. 6.8 a, b). Es besteht keine wesentliche Pfannenausbildung. Hier ist eine Extension zur konservativen Einrenkung oder Vorbereitung der operativen Einrenkung möglich. Patienten mit derartigen Befunden sind später im Leben meist länger schmerzfrei als Patienten mit

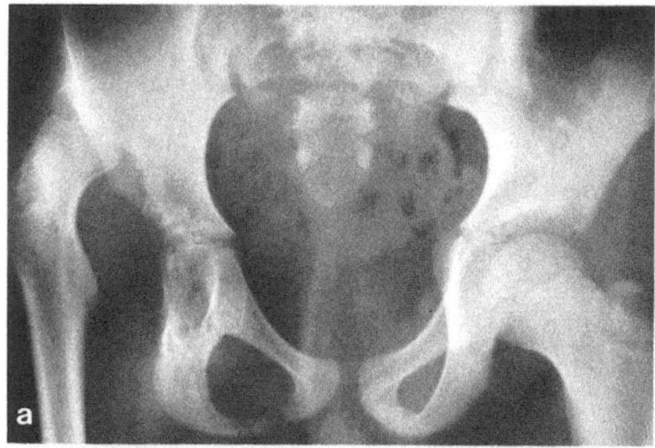

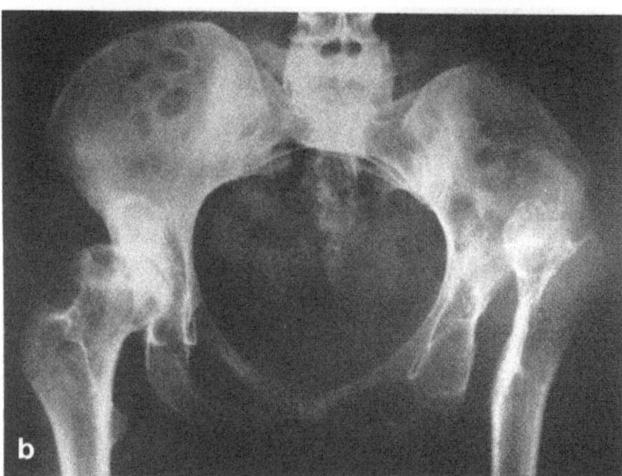

Abb. 6.8. Röntgenbilder eines 6jährigen Jungen **(a)** und einer 60jährigen Frau **(b)** mit hoher iliakaler Hüftluxation. Hier steht der Hüftkopf in der Muskulatur. Er zeigt bei der 60jährigen Patientin eine gewisse Entrundung und Atrophie. Vor einigen Jahren wurde bei ihr auch eine Schanz-Osteotomie durchgeführt. Schmerzen links gering, stärker rechts; Gehvermögen jedoch durch Hüfthinken links beeinträchtigt

einem Hüftkopf in einer schlechten Sekundärpfanne.

Die Urpfanne verödet bei hoher Luxation langsam, der Limbus und die knorpelige Facies lunata bilden sich zurück, Weichteilgewebe wächst in den Pfannenraum. Die Kapsel ist als Schlauch bis zum Hüftkopf ausgezogen, mit ihr das Lig. capitis femoris. Über der Pfanneneingangsebene ist die Kapsel flach ausgespannt und zieht sich später lateral an der Beckenwand hoch. Im Arthrogramm zeigt sich dann eine Einschnürung, ein „Isthmus" auf der Höhe des Pfannenerkers. Dies heißt aber nicht, wie wir klinisch vielfach beobachten konnten, daß hier mit Sicherheit eine Repositionsschwierigkeit auftreten wird. Nur ein Teil der Fälle weist eine trommelfellartige Verwachsung der Kapsel mit der Pfanne auf oder sogar eine Verklebung mit dem Pfannenboden oder eine feste sanduhrförmige Einschnürung des Schlauches vor dem Hüftkopf, so daß eine operative Spaltung nötig ist, um dem Kopf den Zutritt zur Pfanne zu ermöglichen.

6.4 Schenkelhals und Hüftkopf

6.4.1 Coxa valga

In vielen Lehrbüchern wird gesagt, daß die Hüftluxation mit einer Coxa valga luxans einhergeht. Nur Böhm (1935), Putti (1935, 1937), Kaiser (1958) und Stracker (1961) schreiben ausdrücklich, daß der Schenkelhals-Schaft-Winkel bei unbehandelten Kindern mit angeborener Hüftluxation etwa die gleichen Schwankungen wie bei Gesunden aufweise oder nur leicht erhöht sei. Auch die meisten Autoren, die pathologisch-anatomische Untersuchungen an frühkindlichen Luxationsgelenken vornahmen, fanden keine Vergrößerung des Schenkelhals-Schaft-Winkels (Heusner 1902; Graf 1909; Harrenstein 1925). Dörr (1968), der die Meßwerte mit den Normangaben nach v. Lanz (1950) verglich, stellte fest, daß die Werte meist nur bis zur äußersten oberen Schwankungsbreite des Normalen gingen.

Exakte klinische Bestimmungen des Schenkelhals-Schaft-Winkels werden durch Röntgenaufnahmen (a.-p.) und in der Technik nach Rippstein (vgl. 9.6, 4b) unter Umrechnung der gefundenen Werte in reelle ermittelt. Eine solche Bestimmung haben wir bei Kindern, die im Alter von 1–6 Jahren wegen Hüftdysplasie operiert werden sollten, durchgeführt (Tönnis u. Sprafke 1977). Der CCD-Winkel lag dabei mit 134° ± 10,8° im Bereich des Normalen. Auch bei einer Sammelstatistik des Arbeitskreises für Hüftdysplasie (AKH) über die Ergebnisse der operativen Behandlung lag der CCD-Winkel bei Kindern unter 10 Jahren vor der Operation mit 135–138° (je nach Altersgruppe) im Bereich des Normalen (Anders et al. 1984).

Bei Röntgenübersichtsaufnahmen des Beckens, die sehr hohe Schenkelhalswinkel zeigen, vergessen weniger mit der Materie Vertraute oft, daß entweder eine Lagerung des Beins in Außenrotation vorgelegen haben kann oder eine starke Antetorsion vorhanden ist, die zur Fehlprojektion des CCD-Winkels führt. Die Coxa valga dürfte primär nicht zur Hüftdysplasie gehören. Sie tritt nur als Folge einer längeren Fixation in Lorenz- oder Lange-Stellung oder als Entlastungs-Coxa-valga (Lindemann 1930) bei fehlender Belastung auf, schließlich auch nach partiellen Hüftkopfnekrosen, die die laterale Epiphysenfuge besonders betreffen (Abb. 2.10). Eine andere Frage ist die

der Abhängigkeit des Schenkelhalswinkels vom Pfannendachwinkel und umgekehrt (vgl. 2.4.2).
Bei sehr starken Pfannendysplasien mit Subluxationsstellung des Hüftkopfes kommt es bei Fehlen einer Behandlung zu einer mediokaudalen Kopfabflachung (Dogenhutform nach Putti), einem sehr niedrigen EY-Winkel und einem hohen CCD-Winkel. Hier verläuft die druckresultierende Kraft steil.

6.4.2 *Coxa antetorta*

Auch für die Antetorsion wird immer wieder angenommen, daß sie ein Merkmal der angeborenen Hüftluxation sei. Dieser Meinung widersprechen Böhm (1935), Fairbank (1930), Putti (1935, 1937), Kaiser (1958), Stracker (1961) sowie Wedge u. Wasylenko (1978). Problematisch ist es auch, den Streuungsbereich des normalen AT-Winkels festzulegen (Tönnis 1976a, b). Dieser Winkel schwankt ebenso wie der CCD-Winkel selbst bei Gesunden erheblich.
Messungen des AT-Winkels bei Feten und Neugeborenen sind schwierig und werden nur selten durchgeführt. Stanisavljevic (1964) fand bei 4 von 8 Luxationspräparaten einen erhöhten AT-Winkel. Dörr (1968) beobachtete dagegen unter der Norm liegende Werte an 8 Präparaten Ortolanis. Le Damany (1912) maß Torsionsgrade von 30° bis 60°. Ogden und Moss (1978) schreiben von AT-Werten zwischen 60° und 90° bei Feten und Neugeborenen mit Hüftveränderungen des Luxationsgrades 1 nach Howorth (1962) und Dunn (1976a). Putti (1935, 1937) sagt, daß es schwer festzustellen sei, welcher Grad der Antetorsion als pathologisch zu betrachten ist. Hochgradige Torsionen fand er bei Hüften, die verrenkt an der Beckenwand standen. Er sah sie als sekundär bedingt an, hervorgerufen durch den Reiz zur Außenrotation, den der Hüftkopf an der Beckenwand erfährt, und durch das Bestreben des Patienten, das Bein in eine mittlere Drehstellung zu bringen.
Die Frage, ob die Antetorsion bei der angeborenen Hüftluxation primär oder sekundär erhöht ist, erfährt eine gewisse Beantwortung durch Tierexperimente von Saito et al. (1980), deren Ergebnis sich mit der Beobachtung Puttis deckt. Sie zeigten, daß sich nach experimenteller Luxation eines Hüftkopfes zunehmend eine Antetorsion entwickelt. Interessant ist dabei, daß sich diese Torsion im suprakondylären, distalen Bereich des Oberschenkels entwickelt. Damit wird ferner belegt, daß wir die Antetorsion des Femurs mit dem AT-Winkel richtig erfassen, denn es handelt sich hier um einen Vorgang, der sich im ganzen Bereich des Oberschenkels abspielt und nicht auf den Schenkelhals beschränkt ist.
Darüber hinaus wurden erhöhte AT-Werte früher während der Zeit der langdauernden Behandlung in Lorenz- und Lange-Stellung beobachtet. Daß hier wirklich Zusammenhänge bestehen, wurde schon unter 2.4 und 2.5 gezeigt, nach den Ausführungen über das Wachstum in verschiedenen Zwangsstellungen des Femurs. Im Tierexperiment kann die Antetorsion durch Fixation in extremer Innenrotation erzeugt werden. Bei Außenrotation kam es zur Retrotorsion. Nach Fixation in Lorenz-Stellung (90° Beugung, 90° Abduktion) wird eine vermehrte Antetorsion gefunden (Fettweis 1970). In diesem Zusammenhang sind die Befunde Gochts (1908) und Böhms (1935) interessant, die an postnatalen, aber auch einigen pränatalen Präparaten feststellten, daß regelmäßig eine stärkere Retroversion des Hüftkopfes gegenüber dem Schenkelhals bestand. Vielleicht ist dieser pathologisch-anatomische Befund der Röntgendiagnostik bisher entgangen.
Es muß ferner noch erwähnt werden, daß es nach Untersuchungen von Gross et al. (1969) und Idelberger auch eine Abhängigkeit des AT-Winkels vom vorderen Pfannendachrand gibt. Gross et al. fanden zwar keine Beziehungen zwischen dem AT-Winkel und dem Pfannendachwinkel nach Hilgenreiner, den sie den „hinteren Pfannendachwinkel" nennen. Dagegen war eine deutliche Abhängigkeit zwischen dem von ihnen angegebenen „vorderen Pfannendachwinkel" und dem AT-Winkel vorhanden. Bei dem „vorderen Pfannendachwinkel" wird die Pfannendachtangente nicht vom Schnittpunkt der Y-Fuge zum Pfannenerker, sondern von der Y-Fuge zum höchsten Punkt des vorderen Pfannendachbodens gezogen.
Umgekehrt konnte Idelberger im Tierversuch erhöhte AT-Winkel hervorrufen, wenn er den vorderen Pfannenrand abtrug. Hier muß auch an die Beobachtung von de Sèze et al. (1962) erinnert werden, die durch ihre Faux-profil-Aufnahme festgestellt haben, daß es nicht nur „seitliche" Hüftdysplasien gibt, sondern in einem gewissen Prozentsatz auch ungenügende ventrale Überdachungen des Hüftkopfes. Pfannendachneigung und Schenkelhalseinstellung beeinflussen sich ohne Zweifel gegenseitig bis zu einem gewissen Grade. So gibt Salter (1966) beispielsweise an, daß sich erhöhte AT- und CCD-Winkel nach Besserung der Pfannendachneigung durch die von ihm angegebene Osteotomie zurückbilden.
Prüft man den Antetorsionswinkel in einem ope-

rativen Krankengut von Hüftdysplasien nach, so ist er durchschnittlich relativ hoch. Wir fanden in unserem Krankengut 54,8° ± 16,3° für das Alter von 1–6 Jahren (Tönnis u. Sprafke 1977). In der Sammelstatistik des AKH waren es 55,8° ± 11,6° bei Kindern unter 5 Jahren, 45,3° ± 14,5° zwischen 6 und 10 Jahren und 35,7° ± 13,5° bei Jugendlichen über 10 Jahren (Engelhardt 1984).

6.4.3 *Hüftkopf*

Der Hüftkopf ist bei ausgebildeten Luxationen in seinem Größenwachstum und der Verkalkung des Epiphysenkernes oft zurückgeblieben. Diese Verkleinerung ist aber nur Teilerscheinung der allgemeinen Unterentwicklung der ganzen Becken- und Extremitätenseite, wenn es nicht zu einer normalen Gelenkentwicklung und Funktion kommt. Wird die Einrenkung in den ersten 4–5 Lebensjahren vollzogen, so holt der Hüftkopf das Größenwachstum auf.

Längere Fehlstellungen des Hüftkopfes führen zu Verformungen. Bei hohen Luxationen plattet er sich an der seitlichen Beckenschaufel oft ab. Steht er an einer steilen Pfanne lateralisiert, so wird im mediokaudalen Anteil der Epiphyse das Wachstum gebremst, lateral geht es normal oder verstärkt vor sich und erreicht eine größere Höhe als medial. Damit kommt es zu der Kopfform, die Putti (1935, 1937) mit dem venezianischen *Dogenhut* vergleicht. Zugleich steht die Epiphysenzone waagerecht, der Schenkelhals steil.

Wenn dieser Vorgang sehr ausgeprägt ist, verlagert sich die Epiphyse so weit seitlich, daß die mediale Schenkelhalsecke – der „Diaphysenstachel" (Hilgenreiner 1925) – weit vorragt und manchmal auch wie eine Lippe nach unten umgebogen ist. Putti spricht deshalb auch von einem *Schnabelhals* oder *axtförmigen Hals*. In diesen Fällen muß dringend eine Tiefeinstellung des Kopfes, wenn notwendig durch offene Hüfteinstellung, Varisierung und unbedingt eine Azetabuloplastik durchgeführt werden, da die Verformung des Hüftkopfes immer weitergeht und die Arthrose vorgegeben ist.

Eine andere Fehlform und Fehlstellung der Kopfepiphyse ist die sog. *Kopf-im-Nacken-Lage* nach Murk Jansen (1925). Hier richtet sich die Epiphysenzone, die normalerweise fast senkrecht zur Schenkelhalsachse verläuft (KE-Winkel etwa 15°–20°), stärker nach außen zum Trochanter major um, sozusagen in den Nacken. Meistens wird der Hüftkopf dabei breiter. Der Abstand zum Trochanter major verringert sich. Auch das Höhenwachstum der Kopfepiphyse bleibt zurück.

Eine solche Fehlstellung kann durch Nekrosen im seitlichen Teil des Kopfes und der Epiphysenzone entstehen. Dann sind die Aussichten auf eine normale Gelenkform schlecht. Andererseits sieht man Kopf-im-Nacken-Lagen auch nach zu starken Varisierungen und Fehlen einer Unterstellung (Medialisierung) des Schaftes als Umrichtungs- und Revalgisierungsvorgang der Kopfepiphyse. Hier kommt es mit dem Wachstum meist zum Ausgleich dieser Fehlstellung.

Schließlich verursachen auch alle schweren Hüftkopfnekrosen nach konservativer und operativer Behandlung Fehlformen des Hüftkopfes. Bei den schwersten Graden bleibt dann das Wachstum in der gesamten Epiphysenzone aus. Der Schenkelhals bleibt kurz und nimmt nur an Breite zu. Der Hüftkopf wird flach und entrundet. Da die Wachstumszone des Trochanter major nicht geschädigt wird, wächst dieser weiter, und es kommt zum *Trochanterhochstand*. Mit der Kopfabflachung wird dann häufig auch die Pfannenform entrundet. Viele Gelenke dieser Art erleiden frühzeitig eine Arthrose.

6.5 Blutgefäßversorgung bei hohen Luxationen

Angiographische Untersuchungen bei hohen Hüftluxationen führte Hipp (1962) an einigen Fällen durch. Er stellte fest, daß über das Lig. capitis keine Zufuhr mehr erfolgte und daß auch die Aa. circumflexae femoris medialis und lateralis stark gedehnt waren. Der Kontrastmitteldurchfluß in den ernährenden Gefäßen des Kopfes war stark verringert, ein Zeichen, daß die Durchblutung hier sicherlich vermindert oder krisenanfälliger ist als im Normfall.

6.6 Muskulatur bei angeborener Hüftluxation

Im vorausgehenden Kapitel wurden die eigenen elektromyographischen, histologischen und elektronenoptischen Untersuchungen der Muskeln bei angeborener Hüftluxation (Tönnis 1968; Wolf u. Tönnis 1970) bereits erwähnt. Bei typischer angeborener Hüftluxation ließen sich keine neurogenen oder myogenen Veränderungen entdecken, die auf Veränderungen der Muskulatur als Ursache des Krankheitsbildes hindeuten würden. Es fanden sich im Iliopsoas und den Adduktoren nur leichte Veränderungen im Sinne einer Inaktivitätsatrophie, geringer in der Glutäalmuskulatur.

Auch im elektronenoptischen Bild waren keine Strukturanomalien festzustellen, die Ursache für die Kontraktur insbesondere der Adduktoren und des Psoas sein könnten.

Wenn der M. iliopsoas ebenso wie die Adduktoren eine Kontraktur aufweisen – nach Michele (1962) die Ursache der Hüftluxation –, so dürfte diese wohl eher sekundär wie bei den Muskeln des Klumpfußes durch längere, stark eingeengte Lage in Adduktions- und Beugestellung und mit übereinandergeschlagenen Füßen bedingt sein und durch das Fehlen von Ausgleichsbewegungen.

Literatur s. S. 415.

Kapitel 7

Nomenklatur der angeborenen Hüftluxation und Einteilungsfragen

7.1 Nomenklatur

Die „angeborene Hüftluxation“ ist nur selten schon bei Geburt vorhanden. In der Mehrzahl der Fälle sind bei Geburt lediglich die Voraussetzungen für eine Hüftluxation gegeben, aus denen sich dann bei Fehlen einer Behandlung später die Verrenkung entwickelt. Lorenz (1920) hat deshalb die Bezeichnung *sogenannte angeborene Hüftluxation* eingeführt. Im Gegensatz zu dieser postnatalen Hüftluxation steht die kleine Gruppe der pränatalen Verrenkungen, bei denen die Bezeichnung „angeborene Hüftluxation“ zutrifft. Es handelt sich dabei meistens um besonders schwere Fälle. Sind gleichzeitig Fehlbildungen (Mißbildungen) anderer Körperteile vorhanden, wird auch von *teratologischer Hüftluxation* gesprochen.
Diese Einteilung grenzt aber nur verschieden stark ausgeprägte Voraussetzungen für eine Luxation gegeneinander ab. Sie können von schweren Muskelkontrakturen auf der einen Seite bis zur überdehnten und lockeren Hüftgelenkkapsel auf der anderen reichen. Das Ergebnis – die Luxation – ist das gleiche, wenn bei den leichteren Fällen negative Einflüsse wie gestrecktes Wickeln u.a. hinzukommen.
Bernbeck (1950) hat deshalb vorgeschlagen, die Bezeichnung *kongenitale Luxationshüfte* zu verwenden. Im angloamerikanischen Schrifttum wird schon immer nur von *„congenital hip dislocation“* gesprochen. Wir verwenden im folgenden also nur den Namen *angeborene Hüftluxation* oder auch *Luxationshüfte*. Für Hüftluxationen, die mit anderen Fehlbildungen einhergehen, wird wie oben schon erwähnt der Begriff *teratologische Hüftluxation* benutzt. Davon abzugrenzen sind außerdem Hüftluxationen, die eine spezifische und bekannte Ätiologie haben wie die Verrenkungen bei Spastik oder schlaffen Lähmungen.
Eine Hüftdysplasie und u.U. auch eine Hüftluxation kann sich auch aus einem völlig normalen Gelenk durch Fehlbelastung entsprechend der Coxa valga luxans im Laufe des Wachstums entwickeln. Hier kann man auch von einer *sekundären oder erworbenen Hüftdysplasie* (Baake u. Tönnis 1974; Bjerkreim 1974) sprechen. Wir haben dies an kindlichen Hüftgelenken beobachtet, die dauernd in Adduktionsstellung belastet wurden, weil das Bein der Gegenseite in Abduktion versteift war. H. Mau (1958) sowie Bjerkreim (1974) fanden eine sekundäre Hüftdysplasie auch bei Kindern mit Beinverkürzung. Auch eine Poliomyelitis oder spastische Lähmung kann aus einem normalen Gelenk ein deformiertes machen, solange dieses noch im Wachstum ist. Bei diesen Erkrankungen treten die Hüftveränderungen sogar in der Regel sekundär im Laufe des Wachstums auf.

7.2 Einteilung der Verrenkungsgrade und Befunde bei angeborener Hüftluxation

Lange Zeit wurden in Deutschland die Luxationsgrade von F. Lange (1898) zur Schilderung des Ausgangsbefundes benutzt:

Grad 1. Luxatio praecotyloidea et supracotyloidea – Hüftkopf vor und oberhalb der Pfanne, knapp außen von der Spina iliaca inferior;

Grad 2. Luxatio supracotyloidea et iliaca – Hüftkopf jetzt mehr außen neben dem vorderen, oberen Darmbeinstachel und etwas hinten am Darmbein;

Grad 3. Luxatio iliaca – Hüftkopf hoch luxiert, der Darmbeinschaufel dorsal anliegend.

In ähnlicher Weise hat auch Hoffa (1898) 4 Stadien unterschieden. Hass (1934) vereinfachte die Einteilungsgrade von Lange folgendermaßen:

1. Vordere Luxation,
2. seitliche Luxation,
3. hintere Luxation.

Allen 3 Formen gemeinsam ist die Verrenkung nach oben. Die vordere Verrenkung soll der erste Schritt sein. Dann schiebt sich der Hüftkopf langsam weiter lateral und dann dorsal. Darauf haben schon viele frühe Autoren aufmerksam gemacht (Phelps 1892, Kölliker 1895, Hoffa 1898, Lange 1898, Lorenz 1920, Hass 1934 u.a.).
Eine andere Einteilung, die in der Praxis eingeführt ist, ist die Unterscheidung von:
1. Dysplasie,
2. Subluxation,
3. Luxation.

Sie fußt auf der Beurteilung der routinemäßigen Beckenübersichtsaufnahme. Problematisch sind dabei die Begriffe Dysplasie und Subluxation.
Unter der *Hüftdysplasie* verstehen wir im praktischen Sprachgebrauch nur die Ossifizierungsstörung der Hüftpfanne (Abb. 7.1). Maßgeblich dafür waren die Untersuchungen Fabers (1938) und Hilgenreiners (1939). Hilgenreiner unterschied zwischen *angeborener Dysplasie* der Hüfte (ohne Luxation) und angeborener *Dysplasie mit Luxation*. Er war der Meinung, daß die Pfannendysplasie die Voraussetzung zur Luxation sei und die Luxation nur die Folgeerscheinung. Deshalb bezieht er den Begriff der Dysplasie auf die Pfannenentwicklungsstörung. In seiner 1939 erschienenen Arbeit über die angeborene Dysplasie der Hüfte zeigt er aber auch, wie häufig und weitgehend Dysplasien spontan ausheilen können.
Hackenbroch hat 1937 demgegenüber eine *angeborene Minderwertigkeit* der ganzen Gelenkanlage aufgrund geweblicher Veränderungen angenommen und später den Begriff der *präarthrotischen Deformität* des Gelenkes eingeführt. Danach konnte man die Dysplasie auch als Oberbegriff ansehen. Es hat sich jedoch gezeigt (vgl. Kap. 5), daß heute kein Grund mehr dafür besteht, eine gewebliche Störung der ganzen Hüftanlage anzunehmen, so daß die Begriffsbestimmung Hilgenreiners (1939) durchaus noch Gültigkeit besitzt. Allerdings sind wir heute der Meinung, daß auch die Pfannendysplasie nicht das wirklich Primäre ist, sondern nur eine Folge exzentrischen Drucks des Hüftkopfes während der letzten Schwangerschaftsmonate. Doch ist sie dann die Voraussetzung für den weiteren Ablauf, spontane Heilung oder Subluxation und Übergang zur vollen Luxation. Wir schlagen deshalb vor, unter der Hüftdysplasie weiter die Hüftpfannendysplasie zu verstehen. Besteht gleichzeitig auch eine Luxation, so erübrigt es sich eigentlich, die Hüftdysplasie noch hinzuzufügen, da sie in der Regel gleichzeitig vorhanden ist.
Problematisch ist auch der Begriff der *Subluxation*. Man versteht darunter die Teilverrenkung des Hüftkopfes. Er darf die Pfanne nicht ganz verlassen haben. Diese Entscheidung läßt aber die einfache Übersichtsaufnahme oft nicht zu. Erst die Arthrographie kann zeigen, ob der Hüftkopf auch die Weichteilstrukturen der Pfanne verlassen hat. Leveuf u. Bertrand (1937, 1946) haben daher die Einteilung getroffen, daß eine Luxation erst dann vorliegt, wenn der Hüftkopf außerhalb des oberen Limbus steht. Auf dieser Einteilung fußen auch die 4 Stadien, die Howorth (1960) und ähnlich auch Dunn (1969, 1976) angegeben haben (Abb. 7.2); wir möchten diese für den praktischen Gebrauch vorschlagen.

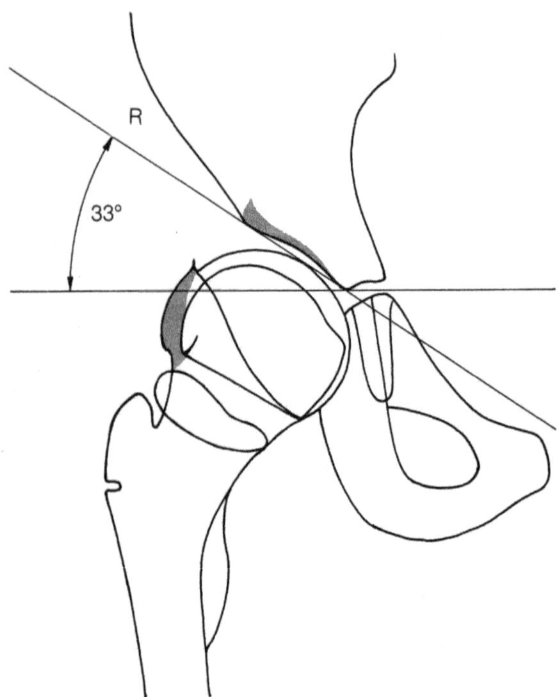

Abb. 7.1. Darstellung eines dysplastischen Hüftgelenks durch Zeichnung des Arthrogramms. (Aus Faber 1938.) Der Hüftkopf ist tief eingestellt bis an den Pfannengrund. Es besteht ein knöcherner Pfannendefekt mit Pfannendachwinkel von 33°, im knorpeligen Bereich ist die Pfanne jedoch rund, und der Limbus erreicht seitlich fast die Hilgenreiner-Linie

7.3 Luxationsgrade nach Howorth und Dunn

Grad 1. *Instabiles, subluxierbares Gelenk* durch Kapselüberdehnung bei Neugeborenen. Nach einer Lateralisierung im Roser-Ortolani-Tastversuch gleitet der Hüftkopf wieder voll in die Pfanne zurück. Kon-

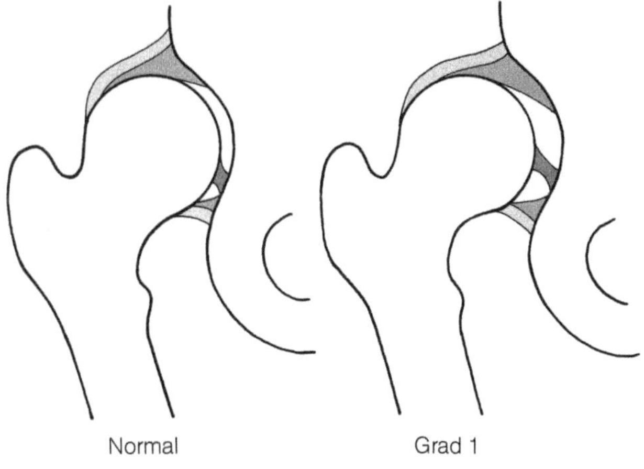

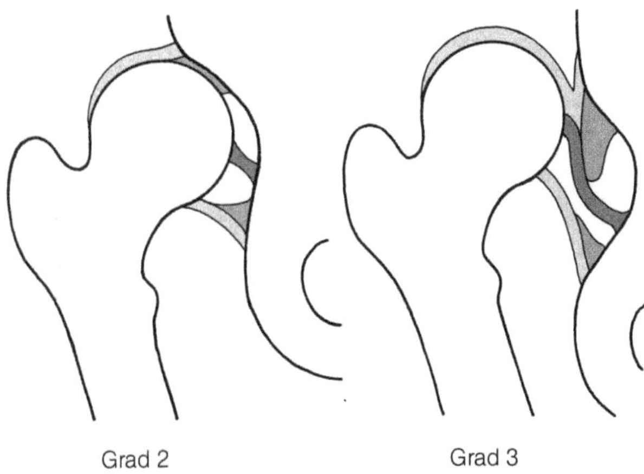

Abb. 7.2. Einteilungsgrade der angeborenen Hüftluxation nach Dunn, in ähnlicher Form auch von Howorth angegeben (Erläuterungen s. Text)

gruenz noch vorhanden oder beginnende Entrundung, Limbusform nur wenig verändert, im Tastversuch läßt er sich aber dehnen und im posterolateralen Teil etwas ausziehen, so daß das Azetabulum im Arthrogramm eine elliptische Form bekommt.

Anmerkung. Dieser Grad betrifft an sich nur Neugeborene und Kinder bis zu 2–3 Wochen. Wir möchten vorschlagen, ihn auch bei älteren Kindern anzuwenden, die eine Ossifizierungsstörung der Pfanne aufweisen, aber im knorpeligen Bereich keine wesentliche Entrundung. Der Hüftkopf steht zentriert oder nur ganz geringfügig verschoben, die Kapsel ist nicht mehr überdehnbar. Damit würde das Schema auch voll für die älteren Kinder anwendbar sein und sich auch mit den in der Praxis eingeführten Begriffen – Dysplasie/Subluxation/Luxation – decken. Es handelt sich um ein Gelenk, das meist in Heilung begriffen ist.

Grad 2. *Subluxiertes Gelenk,* Limbus und Pfannenerker sind verformt, ausgezogen oder rückgebildet. Der Kopf stemmt sich am Pfannenrand ab. Er tritt meist nicht mehr tief in die Pfanne, diese weist Entrundung auf, der untere Limbus, das Lig. transversum und die Kapsel sind bereits nach kranial verzogen.

Grad 3. *Volle Verrenkung,* der Kopf steht außerhalb der Pfanne und hat den Limbus überschritten, zur Reposition gebracht oder ihn zur Pfanne zurückgedrängt.

Neben diesem Schema gibt es noch verschiedene andere, die sich ebenfalls auf arthrographische Befunde und zum Teil auch auf die Möglichkeiten der Einrenkungsbehandlung beziehen. Sie werden unter 9.1.2 geschildert und müssen als Ergänzung zu diesem Kapitel angesehen werden.

Für die praktische Arbeit und die Klassifizierung der Luxationsgrade im Krankenblatt möchten wir die Einteilungsgrade nach Dunn (1969, 1976) mit der eingefügten Erweiterung des 1. Grades auf die reinen Pfannendysplasien bei Säuglingen und Kleinkindern vorschlagen. Es kann dann entweder von *angeborener Hüftluxation Grad 1–3* gesprochen werden oder weiter von *Dysplasie/ Subluxation/Luxation,* wobei nur für Neugeborene bei Grad 1 „instabiles, subluxierbares Gelenk" zu setzen wäre, da das Roser-Ortolani-Zeichen sich rasch verliert. Für das Routinebild der Beckenübersicht bleibt damit weiter eine Ungenauigkeit in der Abgrenzung zwischen Subluxation und Luxation. Unseres Erachtens sollte die Arthrographie in Zukunft aber für *jede* Einrenkung herangezogen werden, denn nur dann kann die Behandlung individuell auf die vorhandenen Weichteilverhältnisse eingehen und mit größter Vorsicht erfolgen. Damit werden Hüftkopfnekrosen noch weiter unterbunden. Das Schema von Howorth und Dunn würde damit auch eine präzise Unterteilung von Subluxation und Luxation liefern.

Da uns für retrospektive Auswertungen unseres Krankengutes Arthrographien nicht immer zur Verfügung stehen und die Begriffe Subluxation/ Luxation für die Beurteilung des Ausgangsbefundes nicht differenziert genug sind, hat der Arbeitskreis für Hüftdysplasie der DGOT ein Schema von Verrenkungsgraden gebracht, das sich auf die Stellung des Kopfkerns bezieht (Tönnis et al. 1978, 1982). Es soll für wissenschaftliche, retro-

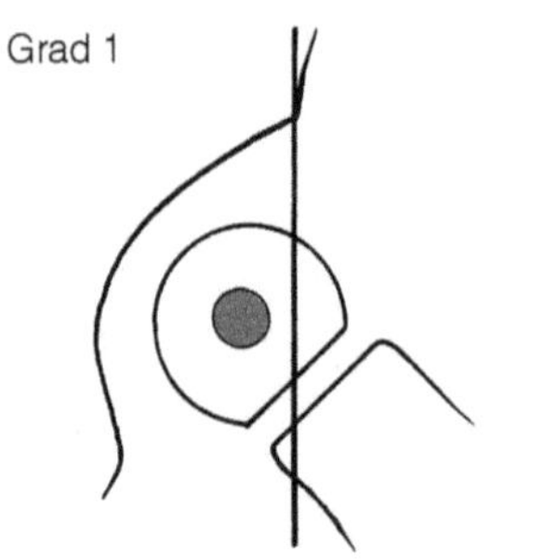

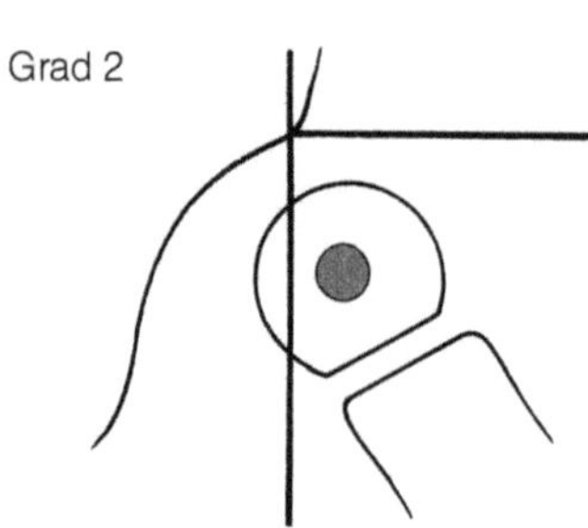

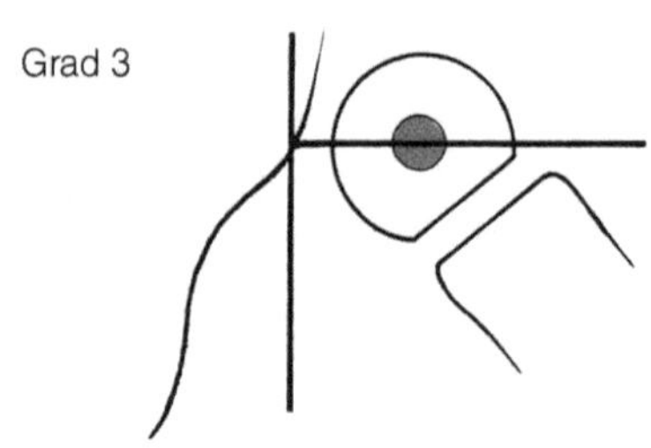

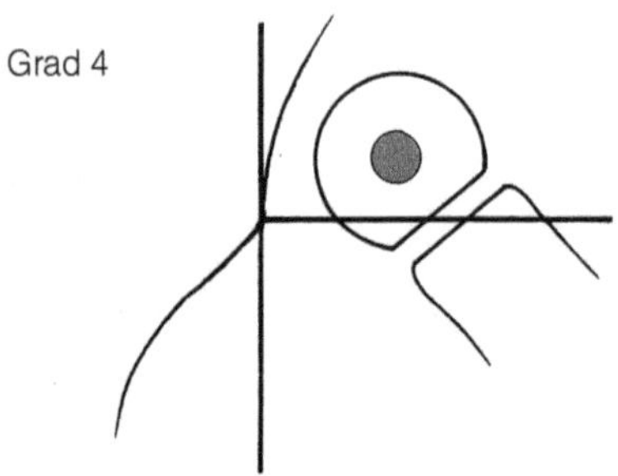

Abb. 7.3. Einteilung der Luxationsgrade des Arbeitskreises für Hüftdysplasie (Tönnis et al. 1978, Erläuterungen s. Text)

spektive Auswertungen hier ebenfalls noch erwähnt werden (Abb. 7.3).

7.4 Luxationsgrade des AKH (Arbeitskreis für Hüftdysplasie)

Grad 1. Kopfkern innerhalb der durch den Pfannenerker gezogenen Senkrechten (Ombrédanne- oder Perkins-Linie);
Grad 2. Kopfkern außerhalb der Senkrechten und unterhalb des Pfannenerkers;
Grad 3. Kopfkern auf Höhe des Pfannenerkers;
Grad 4. Kopfkern deutlich oberhalb des Pfannenerkers.

Literatur s. S. 417.

Kapitel 8

Klinische Untersuchung des Hüftgelenks

8.1 Anamnese

8.1.1 Neugeborene und Kleinkinder

Soll eine Hüftdysplasie ausgeschlossen werden, so ist nach Hinweisen zu fragen, auf die wir auch schon in Kap. 5 eingegangen sind:

1. Familienanamnese von Hüftdysplasie oder frühzeitiger Hüftarthrose?
2. Erstgeburt?
3. Steißlage? Vorzeitige Wendung?
4. Fruchtwassermangel, Raumnot, Kaiserschnitt?
5. Übergröße des Kindes bei relativ kleiner Mutter oder engem Becken?
6. Vorhandensein anderer Stellungsanomalien wie Schiefhals, Schräglagedeformitäten, Klumpfüße, Knick-/Hackenfüße, Kniegelenkluxationen, Gelenkkontrakturen – in der Familie und bei zu untersuchendem Kind?
7. Unterschiede im Bewegungsspiel der Beine? – Nachlassen der Strampelbewegungen gegen Ende der Schwangerschaft?

8.1.2 Jugendliche und Erwachsene

Kinder werden häufig wegen Ganganomalien vorgestellt, selten wegen anhaltender Beschwerden. Erwachsene klagen bei Hüftdeformitäten über belastungsabhängige Schmerzen im Hüftbereich, wenn sie den Arzt aufsuchen. Bei der Erhebung der Anamnese und des Befundes sollten Art und Auftreten sowie Lokalisation des Schmerzes erfragt und untersucht werden.

Der *Schmerz bei Hüftdysplasie und Hüftluxation* ist ein belastungsabhängiger Schmerz, der zuerst nur bei langen Spaziergängen und stärkeren Belastungen auftritt, später häufiger und anhaltender. Ruhepausen bessern den Schmerz, zu lange einseitige Haltungen verstärken ihn. Die ersten Schritte schmerzen noch, dann klingt der Schmerz zunächst ab (Anlaufschmerz).

Zur *Schmerzlokalisation* wird angegeben, daß der Schmerz in der Leiste auftritt oder zwischen Leiste und seitlichem Hüftbereich. Abzugrenzen sind aber Tendopathien am Trochanter major, am Beckenkamm oder an den Ansätzen der Adduktoren, die sich punktförmig lokalisieren lassen.

Zu berücksichtigen ist ferner, daß auch vom Iliosakralgelenk her pseudoradikuläre Schmerzen zur Leiste, zum Trochanter major, zum Ober- und Unterschenkel ausstrahlen können (Tönnis et al. 1970; Tönnis 1970, 1972, 1977). Bei allen fraglichen Formabweichungen der Hüftgelenke (Coxa valga und geringgradigen Dysplasien) muß deshalb das Iliosakralsyndrom unbedingt abgegrenzt werden, damit nicht falsche Operationsindikationen gestellt werden.

8.2 Untersuchung im Gehen und im Stand

Aus dem Gangbild sind Art und Schwere der Veränderungen am Hüftgelenk oft unmittelbar ablesbar. Eine genaue Beobachtung des Gangbildes und die Untersuchung des Beckens und der Beine im Stand gehören zu jeder Untersuchung. Eine Behinderung des Gangbildes oder ein Hinken können auch durch neurologische Erkrankungen, Spastik oder schlaffe Lähmungen einzelner Muskeln bedingt sein und sind unbedingt abzugrenzen.

Das Hinken kann verschiedene Ursachen haben:

8.2.1 Hüfthinken mit sog. Trendelenburg-Zeichen

Sinkt das Becken beim Stand auf einem Bein zur Gegenseite ab, so sprechen wir von einem positiven Trendelenburg-Zeichen (1895). Nach Ducroquet et al. (1968) soll Duchenne de Boulogne dieses Zeichen allerdings schon 1867 beschrieben haben.

Für die Untersuchung ist der Hinweis von Mitchell (1981) wichtig, daß das unbelastete Bein nicht im Hüftgelenk gebeugt werden sollte, da der M. psoas sonst die nicht unterstützte Beckenseite anhebt. Der Oberschenkel muß deshalb gestreckt gehalten und nur das Kniegelenk darf gebeugt werden (Abb. 8.1 a, b).

Für genauere Befundkontrollen empfiehlt sich eine Graduierung dieses Zeichens (Kuhfuß et al. 1973, 1975).

Grad 1. Leichtes Schwanken beim Einbeinstand, aber kein wesentliches Absinken des Bekkens, Ermüdungshinken bei längerem Gehen;

Grad 2. Mäßiges Absinken des Beckens beim Einbeinstand;

Grad 3. Starkes Absinken des Beckens mit Schwerpunktverlagerung des Oberkörpers über das Standbein oder Unvermögen des Stehens auf dem einen Bein.

Das Absinken des Beckens kann durch Lähmung, direkte operative Schädigung der Hüftabduktoren oder durch Muskelentspannung entstehen, wenn die Verlaufsstrecke des M. glutaeus medius durch Trochanterhochstand oder Beckenosteotomie u. a. verkürzt ist. Darüber hinaus kann aber auch die Instabilität eines Gelenks bei Subluxation ein Hüfthinken auslösen, insbesondere wenn der Hüftkopf bei Belastung höher treten kann.

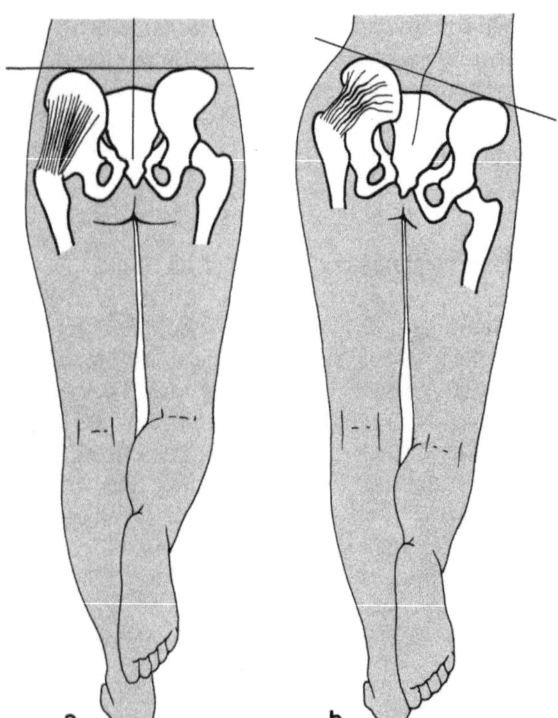

Abb. 8.1. Prüfung des Trendelenburg-Zeichens. Der Oberschenkel der Gegenseite wird dabei gestreckt gehalten und das Kniegelenk gebeugt, damit der M. psoas das Becken dieser Seite nicht anheben kann **(a)**. Sinkt das Becken der Gegenseite ab **(b)**, durch Lähmung oder operative Schädigung des M. glutaeus medius oder Entspannung durch Trochanterhochstand, sprechen wir von positivem Trendelenburg-Zeichen

8.2.2 Verkürzungshinken

Auch durch Beinverkürzungen in Hüftgelenknähe oder im peripheren Anteil des Beins wird ein Hinken ausgelöst. Dieses fällt aber nur beim Gang, nicht beim Einbeinstand auf.

8.2.3 Schmerzhinken

Bei dieser Art des Hinkens wird das Bein wegen Hüftschmerzen nur kurz belastet. Dabei wird der Oberkörper und damit der Schwerpunkt des Körpers über das Standbein verlagert. Damit wird der Lastarm verkürzt und dementsprechend das Drehmoment der Hüftabduktoren verringert. Das Gangbild wirkt wegen seiner verkürzten Belastungsphase unregelmäßig und abgehackt.

8.2.4 Versteifungshinken

Das „Versteifungshinken" ist strenggenommen eigentlich kein Hinken, kein Absinken des Beckens, sondern die Mitbewegung des Beckens beim Hüftversteiften in der Schwungphase des Ganges. Das Becken und damit der Oberschenkel werden aus einer vermehrten Kippung mit stärkerer Lordose der Lendenwirbelsäule vorn angehoben, bei gleichzeitiger Verringerung der Lendenlordose.

8.2.5 Untersuchung im Stand

Durch die Untersuchung im Stand sollen die Länge der Beine und die Stellung des Beckens und der Beine überprüft werden (Abb. 8.2). Der Untersucher setzt sich am besten hinter den stehenden Patienten, so daß er die Beckenkämme etwa in Augenhöhe hat. Durch Unterlegen von Korkbrettchen, angefangen von 0,5 cm bis zu mehreren Zentimetern, und gleichzeitiges Tasten der Höhe der Beckenkämme kann man den Beinlängeunterschied relativ genau bestimmen. Für operative Zwecke wie Verkürzungs- oder Verlängerungsosteotomien wird man allerdings Ganzaufnah-

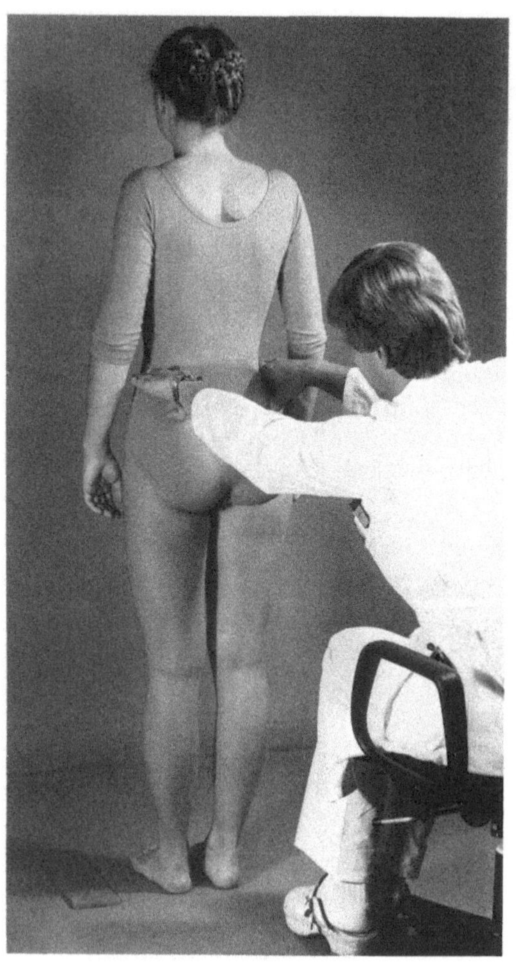

◁ **Abb. 8.2** *(Oben).* Untersuchung der Beinlänge im Stehen durch Tasten der Beckenkämme. Der Untersucher soll dabei sitzen und die Beckenkämme etwa in Augenhöhe vor sich haben. Durch Unterlage von Korkbrettchen werden Beinlängenunterschiede ausgeglichen und gemessen

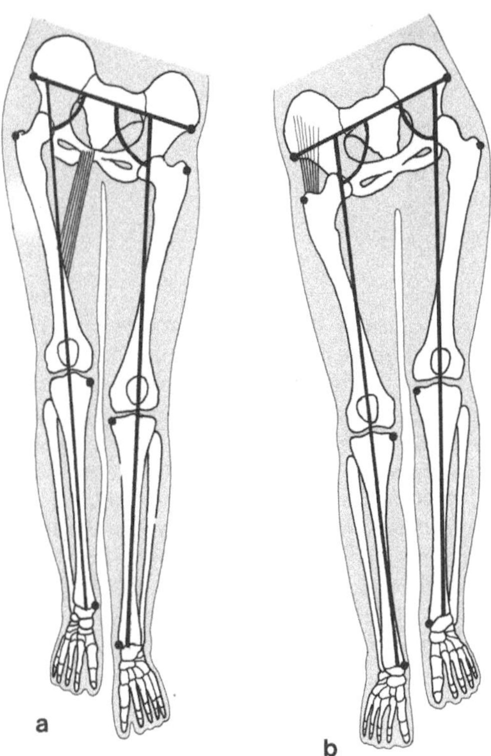

Abb. 8.3 *(Unten).* Beckenstand und Beinlängenverhältnisse bei Adduktionskontraktur des Hüftgelenks **(a)** und bei Abduktionskontraktur **(b)**. (Nach Lanz-Wachsmuth 1938; Erläuterungen s. Text)

men der Beine und des Beckens im Stand mit Zentimetermaßstab vorziehen. Die Beckenkammhöhe ist kein sicheres Maß für die Beinlänge. Gerade bei Hüftluxationen gibt es asymetrische Entwicklungen der Beckenschaufeln, ferner bei Anomalien des lumbosakralen Übergangs. Der Sinn des Schuhausgleichs ist letzlich die Geradestellung des Kreuzbeins und der Lendenwirbelsäule, um lumbosakrale Schmerzen zu vermeiden. Deshalb erfordert eine genaue statische Untersuchung ein Röntgenaufnahme des Beckens mit Kreuzbein und unterer Lendenwirbelsäule im Stand mit Längenmaß.

Zusätzlich zu der Untersuchung der Beckenkammhöhe sollte eine Überprüfung des Beckens beim Bücken erfolgen. Bei Beinverkürzung tritt die betroffene Beckenrückseite tiefer. Dieser Höhenunterschied ist weniger von anderen Faktoren abhängig.

Der Ausgleich der Beinlänge durch Brettchen wird dann versagen, wenn eine fixierte Ad- oder Abduktionskontraktur der Hüftgelenke oder in selteneren Fällen Fehlstellungen zwischen Lendenwirbelsäule und Becken im lumbosakralen Übergangsbereich vorliegen.

Bei der *Adduktionskontraktur eines Hüftgelenks* (Abb. 8.3 a) ist der Beckenhochstand dieser Seite fixiert, das Bein scheinbar verkürzt. Durch Längenausgleich würden wir den Beckenschiefstand nur fixieren und auf die Dauer Rückenbeschwerden hervorrufen. Hier ist eine operative Stellungskorrektur im Hüftgelenk erforderlich.

Ähnliches gilt für die *Abduktionskontraktur* (Abb. 8.3 b). Hier ist das Bein scheinbar verlängert, das Bein der Gegenseite scheinbar verkürzt, wenn die Extremitäten im Stand senkrecht gehalten werden. Das Becken steht auf der Gegenseite höher. Auch hier sollte die Beseitigung der Abduktionskontraktur den Vorrang vor einem Längenausgleich haben.

8.3 Beweglichkeitsprüfung und Bewegungsausmaße des Hüftgelenks beim Jugendlichen und Erwachsenen

Die Bewegungsmaße des Hüftgelenks werden heute nach der Neutral-Null-Methode gemessen (vgl. Debrunner 1982).

Neutral-0-Stellung. Hüftgelenk vollständig gestreckt, Kniegelenk bei Rückenlage genau nach vorn gedreht. Die Beine liegen (sich leicht berührend) aneinander (Abb. 8.6).

Bezugspunkte am Becken. Vorderster Punkt des Beckenkamms, Spina iliaca anterior superior beidseits (Darmbeinstachel).

8.3.1 Flexion/Extension

Die Prüfung erfolgt am besten in Rückenlage auf harter, gerader Unterlage (Abb. 8.4). Die Lendenlordose soll so weit ausgeglichen werden, daß sie nur noch einer Beckenkippung nach vorn von ca. 12° entspricht (Debrunner 1982). Durch Einschieben der Hand zwischen Lendenwirbelsäule und Unterlage und gleichzeitiges Anheben des Kniegelenks wird der Punkt gesucht, an dem die Lendenlordose nahezu ausgeglichen ist und die Beckenkippung etwa 12° beträgt.
Im Gegensatz zu anatomischen Messungen (vgl. Abb. 9.22c) ermittelt Debrunner die Beckenkippung bzw.-neigung klinisch an einer Verbin-

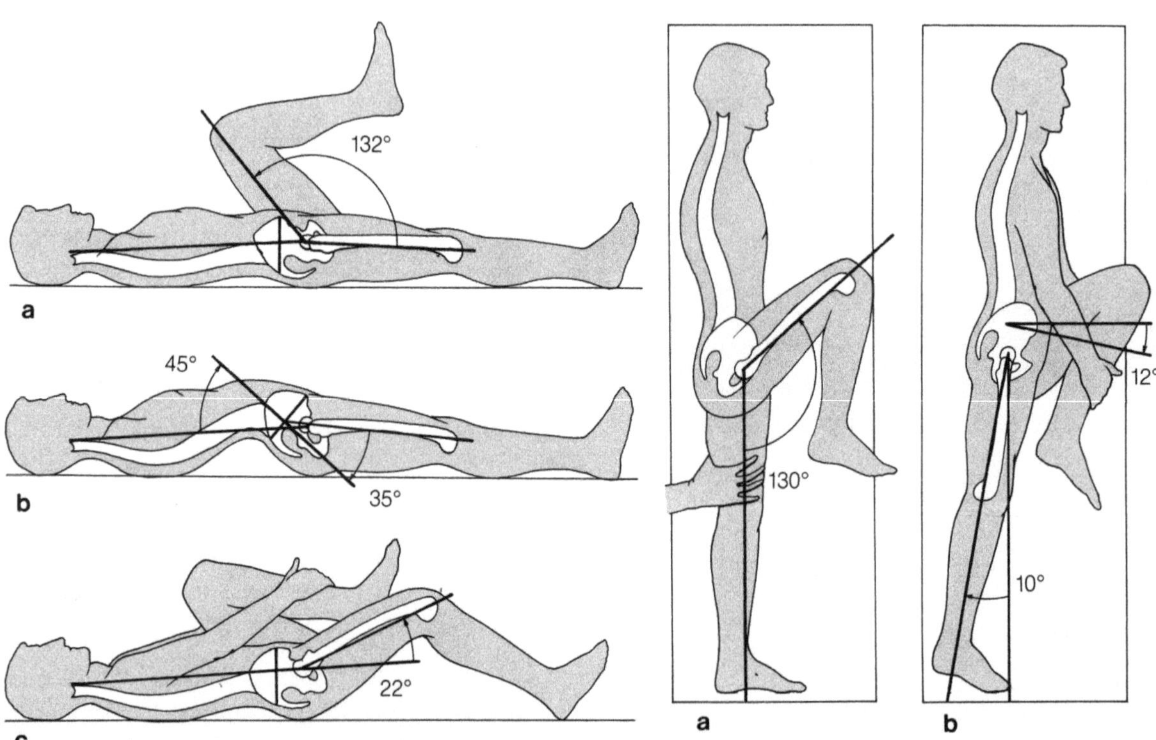

Abb. 8.4 a–c *(Links).* Für die Prüfung von Beugung und Überstreckung ist festzustellen, ob das Hüftgelenk keine Kontrakturen aufweist. **a** Lage des Patienten mit vollgestrecktem Hüftgelenk und regelrechter Beckenstellung, nach einer Zeichnung von v. Lanz. Der Rükken liegt ohne wesentliches Hohlkreuz der Unterlage auf. Wird das Bein gebeugt, so entspricht der vorhandene Winkel dem Bewegungsmaß. **b** Lagerung mit vermehrter Lendenlordose bei Beugekontraktur des Hüftgelenks. Das Becken ist hier mit dem eingezeichneten Winkel nach ventral-kaudal gekippt. **c** Durch den Thomas-Handgriff, d.h. durch Anziehen des in Hüfte und Knie gebeugten Beins bis zur Normalstellung des Beckens erfolgt der Ausgleich der Lendenlordose. Die weitere Beugung muß aus dieser Stellung gemessen werden

Abb. 8.5 a, b *(Rechts).* Beugen und Strecken des Hüftgelenks in Seitenlage. **a** Für die Beugung wird das gegenseitige Bein in Neutralstellung gehalten. Die normale Beckenkippung von 12° im Liegen nach Debrunner ist zu tasten und zu kontrollieren. Der gemessene Beugewinkel entspricht dann dem tatsächlichen Bewegungsausmaß. **b** Durch den Thomas-Handgriff wird das Becken in Neutralstellung gehalten. Es ist dann zu prüfen, ob bei dem Versuch der Überstreckung das Becken gekippt wird oder eine freie Rückstreckung möglich ist

dungslinie zwischen Spina iliaca posterior und anterior. Daher ergeben sich hier andere Meßwerte.

Flexion. Von dieser Beckenstellung aus wird dann die Flexion gemessen. Das Ende der Beugefähigkeit ist erreicht, wenn ein Mitgehen des Beckens und weiteres Aufrichten tastbar sind. Die normale Flexion beträgt 130–140°.

Extension. Bei der Extension wird das gegenseitige Hüftgelenk so weit gebeugt, bis die Lendenlordose ausgeglichen ist und das Becken in seiner Normalstellung steht (Thomas-Handgriff). Die Extension ist bis zur Neutral-0-Stellung möglich, wenn der untersuchte Oberschenkel flach auf die Unterlage gelegt werden kann. Durch weitere Beugung des vom Patienten fixiert gehaltenen Hüftgelenks kann das Becken weiter aufgerichtet werden. Bleibt der Oberschenkel dabei auf der Unterlage liegen, so entspricht der erreichte Aufrichtewinkel der Überstreckbarkeit. Daneben kann die Überstreckbarkeit auch in der Seitenlage (Abb. 8.5) bei entsprechend fixiert gehaltenem Becken gemessen werden. Bei Prüfung aus der Bauchlage heraus ist die Beckenstellung nicht genügend fixiert, und es tritt meist eine vermehrte Lendenlordose auf. Die normale Überstreckung beträgt ca. 12°.

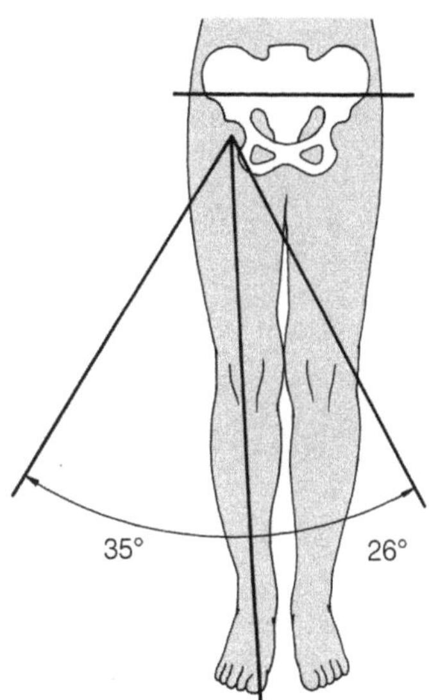

Abb. 8.6. Neutralstellung mit Bezugspunkten für die Messung der Ab- und Adduktion. Abweichend von Debrunner benutzen wir nicht eine Verbindungslinie von der Spina iliaca anterior superior zum Condylus lateralis femoris als Achse der Mittelstellung, sondern eine Verbindungslinie von der Hüftkopfmitte (sie liegt etwa auf halbem Wege zwischen Spina iliaca anterior superior und Symphyse) sowie Kniegelenkmitte und Sprunggelenkmitte. Bei stärkeren X- oder O-Beinen ist nur die Verbindungslinie von Hüftmitte bis Kniegelenkmitte ausschlaggebend. In der hier gewählten Ausgangsstellung liegen beide Beine bei regelrechten Achsenverhältnissen einander locker an, während Debrunner eine leichte Abspreizstellung beider Beine zeichnete. Als Bezugslinie für eine exakte Stellung des Beckens dient eine Verbindungslinie zwischen den vorderen Darmbeinstacheln am Beckenkamm beiderseits. Sie muß genau senkrecht zur Körperlängsachse verlaufen

8.3.2 Ab-/Adduktion

Die Verbindungslinie der beiden Spinae iliacae anteriores superiores muß bei dieser Bewegungsprüfung genau quer zur Körperlängsachse verlaufen (Abb. 8.6, 8.7). Der Untersucher legt am besten eine Hand so von vorn auf das Becken, daß die Daumenkuppe die eine Spina und die Mittelfingerkuppe die andere Spina berührt. Damit läßt sich eine Mitbewegung des Beckens bei Einschränkung der Ab- oder Adduktion sofort tasten. Die Neutral-0-Ausgangsstellung wird von uns bei dieser Bewegungsprüfung so definiert, daß die Verbindungslinie der Spinae einen rechten Winkel zur Körperlängsachse bildet. Liegt keine Ab- oder Adduktionskontraktur vor, so kann die Traglinie von der Hüftkopfmitte zur Sprunggelenkmitte als Ausgangsstellung angesehen werden, da sie nur 3° von der Vertikalen abweicht. Die normale Abduktion beträgt 30–50°, die Adduktion 20–30°.

8.3.3 Innen-/Außenrotation

Die Rotation wird in bezug auf die Spinaachse gemessen, die genau horizontal liegen sollte. Sie erreicht ihre Grenze, wenn die Spina sich bei der Innenrotation anhebt und das Becken sich mitdreht oder sich bei der Außenrotation die Spina senkt. Standardmessungen erfolgen sowohl in Streckstellung bei Bauchlage (Abb. 8.8 b) wie in Beugestellung des Hüftgelenks von 90° bei Rückenlage (Abb. 8.8 a). Eine kurze orientierende Untersuchung führt man am besten in einer mittleren Beugestellung von 45° in Rückenlage aus.

Die normale Innenrotation beträgt bei Streckstellung im Hüftgelenk 30–40°, bei Beugung 40–45°. Die Außenrotation ist in Streckstellung bis zu 40–50° ebenso wie in Beugestellung möglich.

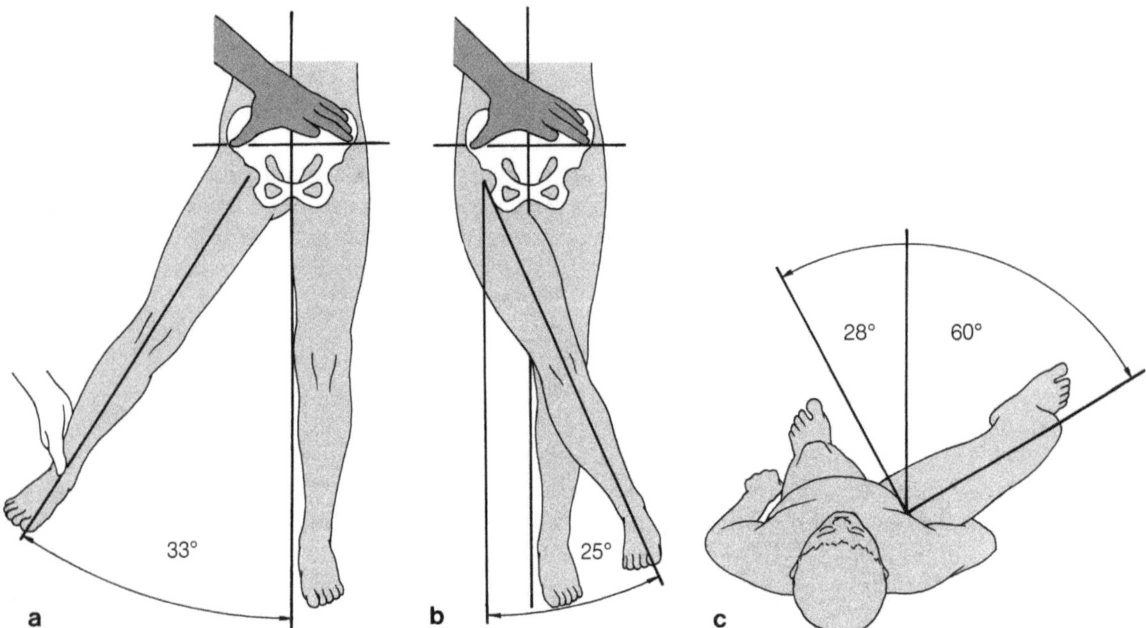

Abb. 8.7. Prüfung der Abduktion **(a)**. Dabei soll der Untersucher den Daumen und den Mittelfinger einer seiner Hände auf die vorderen Darmbeinstacheln setzen, um die Stellung des Beckens senkrecht zur Körperlängsachse bzw. ein Mitgehen bei zu starker Abduktion zu kontrollieren. – Prüfung der Adduktion **(b)**. Eine Hand kontrolliert, wie zuvor, die Beckenstellung, die zweite Hand führt das zu prüfende Bein bei geringgradiger Beugung über das gegenseitige Bein in die Adduktion. Will man bei genauer Streckstellung das Bein adduzieren, so muß eine zweite Person das andere Bein anheben, wenn der Untersucher mit der zweiten Hand die Beckenstellung weiter kontrollieren will. Dies ist bei allen Bewegungsversuchen von großer Wichtigkeit. **c** Prüfung der Ab- und Adduktion bei Beugung des Hüftgelenks von 90°. Bezugspunkt ist wieder der gedachte Hüftkopfmittelpunkt. Auch hier muß darauf geachtet werden, daß die beiden Darmbeinstacheln ventral in genau gleicher Höhe stehen, damit das Becken keine Seitdrehung erfährt

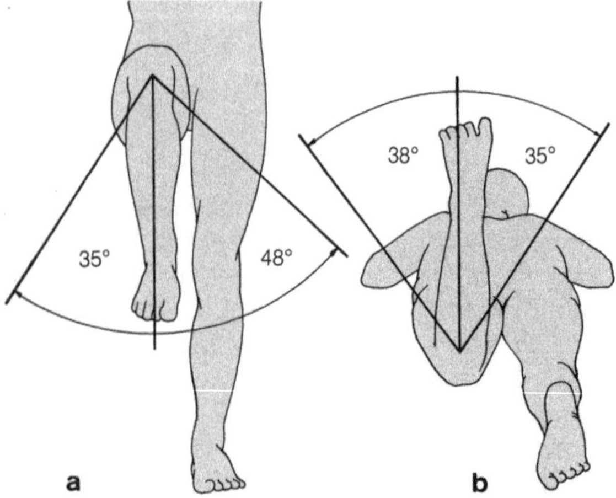

Abb. 8.8 a, b. Prüfung der Innen- und Außenrotation. **a** Untersuchung bei Beugestellung des Hüftgelenks von 90°. **b** Untersuchung bei Streckstellung des Hüftgelenks. Auch hier muß der Untersucher prüfen, ob sich die vorderen Darmbeinstacheln bei der Innenrotation anheben und bei der Außenrotation senken. Dann ist die Grenze der Rotation erreicht. In Neutralstellung müssen beide Darmbeinstacheln auf einer horizontalen Ebene liegen

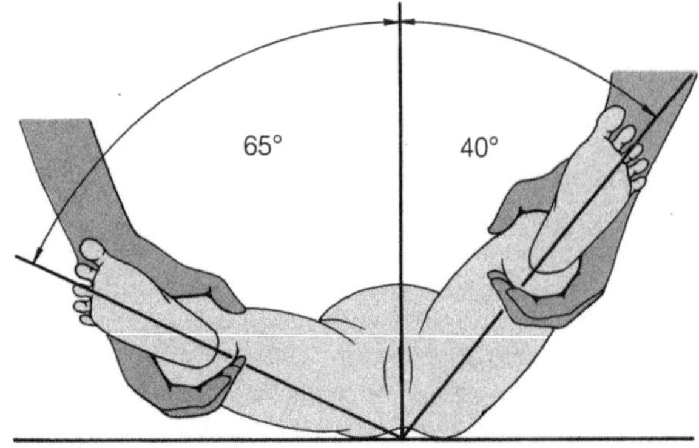

Abb. 8.9. Prüfung der Abduktion bei Neugeborenen, Hüft- und Kniegelenk sollen 90° gebeugt sein. Die vorderen Darmbeinstacheln müssen beiderseits gleich hoch liegen

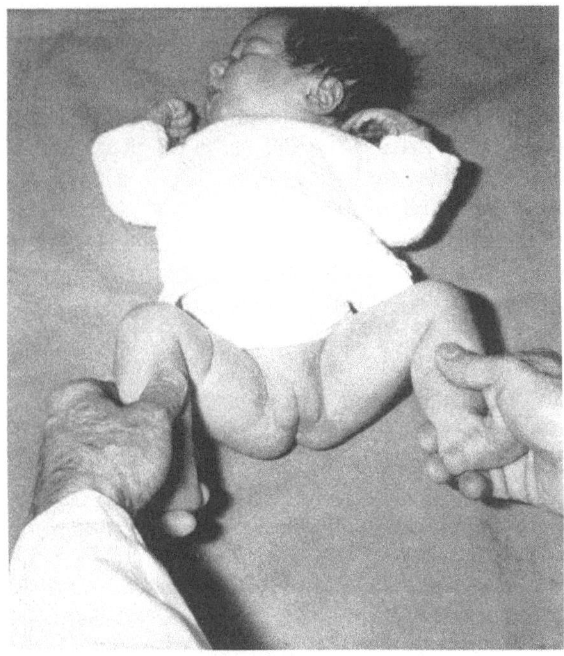

Abb. 8.10. Klinische Prüfung der Abduktion bei Neugeborenen mit dem typischen Handgriff; dabei muß die horizontale Lagerung des Beckens genau beobachtet werden, Hüftgelenke und Kniegelenke 90° gebeugt, Unterschenkel in Richtung der Körperlängsachse gehalten

8.4 Beweglichkeitsprüfung und Bewegungsausmaße des Hüftgelenks bei Neugeborenen

Die Bewegungsprüfung des Hüftgelenks bei Neugeborenen weist gegenüber der bei älteren Kindern und Erwachsenen nur 2 Unterschiede auf:

1. Die Prüfung der Abduktion geschieht bei Beugung des Hüft- und des Kniegelenkes von 90°, da die Prüfung in Streckstellung wegen der anfänglichen Beugekontraktur der Neugeborenen nur unzureichend möglich ist (Abb. 8.9, 8.10). In der 90°-Beugestellung lassen sich Kontrakturen der Adduktoren auch besonders gut und genau feststellen. Es ist nur darauf zu achten, daß die beiden Beckenkammspitzen (Spina iliaca anterior superior) gleich hoch stehen und das Becken nicht nach links oder rechts gedreht wird.
   Im Kleinkindalter sollte diese Prüfung zusätzlich zur Abduktion in Streckstellung vorgenommen werden.
2. Wegen der physiologischen Beugekontraktur der Neugeborenen entfällt auch die Prüfung der Rückstreckung. Für die Streckung muß der Grad der Beugekontraktur angegeben werden.

Angaben über normale Bewegungsausmaße von Neugeborenen aufgrund größerer Reihenuntersuchungen verdanken wir Harris et al. (1960), Ryder et al (1962), Haas et al. (1973) sowie Hoffer (1980).

Haas et al. (1973) untersuchten alle Bewegungsebenen und gaben folgende Mittelwerte an (400 Gelenke):

Innenrotation	62,9° ± 12,9° (35–100°),
Außenrotation	89,1° ± 14,3° (45–110°),
Abduktion	76,4° ± 11,5° (50– 90°),
Beugekontraktur (237 Gelenke)	27,9° ± 8,2° (10– 75°).

Ryder et al. (1962) schreiben, daß fast 50% der gesunden Neugeborenen eine Abduktion von 90° aufweisen, während der Rest – bis auf einen Anteil von weniger als 1% – eine Abduktion von 60° und mehr zeigt.

Harris et al. (1960) geben nach der Untersuchung von 11010 Neugeborenen eine Abduktion von 80–90° bis zum Ende des ersten Lebensmonats an; sie verringert sich dann bis zum Alter von 9 Monaten auf 60–70°. Eine auf 50–60° verringerte Abduktion bei Geburt wird als verdächtig angesehen, 40–50° gelten als pathologisch.

8.5 Bewegungseinschränkungen der Hüftgelenke bei Hüftdysplasie und Hüftluxation

Eine Kontraktur der Adduktoren und damit eine Abduktionseinschränkung ist bei Hüftdysplasie oder Hüftluxation häufig vorhanden. Sie kann bei Hüftdysplasien im Gegensatz zur gesunden Seite aber nur 10° betragen und nur bei genauem Lagern des Beckens erkennbar sein oder auch ganz fehlen. Die Abspreizbehinderung ist aber oft das einzige eindeutige Verdachtszeichen einer Hüftdysplasie. Bei Hüftluxationen kann die Abduktion auf Werte von 30–50° eingeschränkt sein, während sie bei Dysplasien nur endgradig um 10–30° verringert ist.

Im Schrifttum wird der Aussagewert der Abduktionshemmung vielfach negativ beurteilt. Einen Literaturüberblick brachten Ackermann u. Hoferichter (1979). Heitner et al (1977) fanden bei 2% der Neugeborenen Abduktionshemmungen, Ackermann u. Hoferichter bei 4,66%. Signifikant gehäuft trat die Abduktionshemmung bei 607 Kindern auf, die mit Beckenendlage geboren wurden (Ackermann u. Hoferichter 1979). Die Beckenendlage kann also eine Ursache der Adduktionskontraktur sein. Reine Steißlagen gehen aber auch, wie wir wissen, mit einem erhöhten Prozentsatz an Hüftluxationen einher. Im Hinblick auf die Ausführungen, die wir in Kap. 5 zur Ätiologie der angeborenen Hüftluxation gemacht haben, muß man wohl sagen, daß die Adduktionskontraktur und die pränatale Adduktionsstellung des Oberschenkels zu den Ursachen der Hüftluxation gehören. Auch bei bestehender Adduktorenkontraktur kommt es aber postnatal sicher oft zur Spontanheilung in gleicher Weise wie bei dem Ortolani-Zeichen und nur in einem Teil der Fälle zum Verbleiben einer Dysplasie. Die Abduktionshemmung sollte trotzdem Anlaß zu weiterer genauer Beobachtung und bei stärkerer Ausprägung auch Anlaß zur vorsichtigen Spreizbehandlung sein, da die spontane Pfannendachausreifung dadurch behindert werden könnte.

Ausnahmen. Seitengleiche Bewegungseinschränkungen können bei doppelseitiger Hüftdysplasie oder Hüftluxation vorliegen. Ferner führt auch die Schräglagedeformität („pelvic obliquity") des Säuglings auf der angehobenen Beckenseite durch das Liegen des Beins in Adduktion zu einer Abduktionsbehinderung, die nicht mit einer Hüftdysplasie einhergehen muß. Röntgenaufnahmen

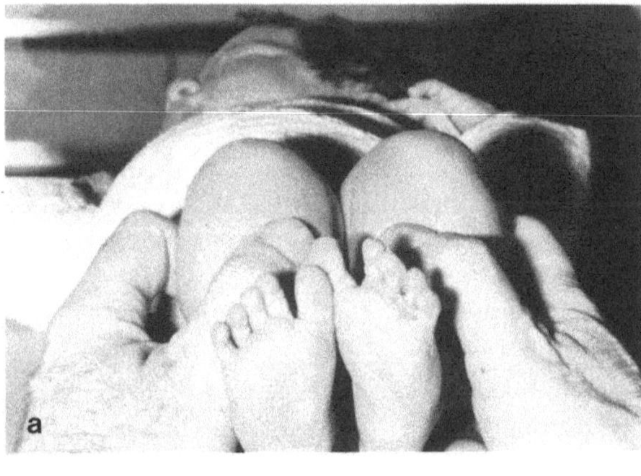

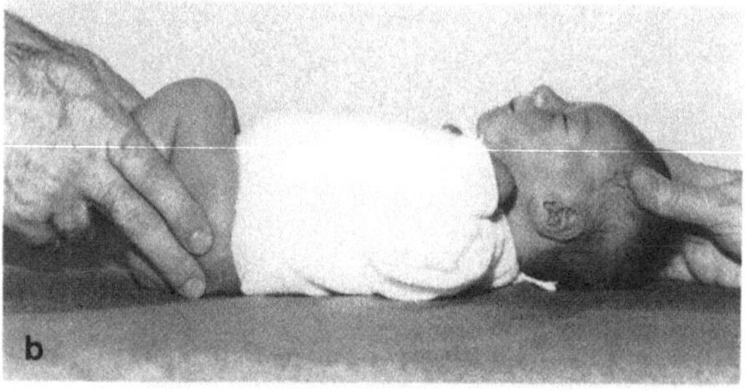

Abb. 8.11 a, b. Prüfung der Beinlänge des Oberschenkels. Das Becken muß dazu streng horizontal liegen und ohne Seitdrehung. **a** Vergleich der Höhe der Kniekuppen durch Blick von kaudal. **b** Prüfung aus der Seitansicht

von Kindern mit Schräglagedeformitäten zeigen das Becken häufig gedreht; damit kommt es zur Fehlprojektion, zu erhöhtem Pfannendachwinkel auf der Kontrakturseite und nicht selten zur Fehldiagnose „Hüftdysplasie". Auch an diese Tatsache ist zu denken.
Eine Verlaufsbeobachtung von Kontrakturen verschiedener Gelenke bei sonst gesunden Neugeborenen hat Hoffer (1980) gebracht und auf die spontane Rückbildung hingewiesen.

8.6 Weitere Untersuchungen zum Ausschluß von Hüftdysplasie und Hüftluxation bei Kleinkindern

8.6.1 Beinlängenuntersuchung beim Kleinkind

Bei einer einseitigen Hüftluxation wird die Länge dieses Beins scheinbar verkürzt sein. Die Prüfung der Beinlängen erfolgt am besten in Rückenlage unter Beugung der Hüftgelenke und Kniegelenke auf 90° (Abb. 8.11 a, b). Dabei ist darauf zu achten, daß die vorderen Darmbeinstacheln in gleicher Entfernung zur Unterlage stehen. An der Höhe der Kniegelenke läßt sich dann die Beinverkürzung abschätzen.

8.6.2 Hautrelief und Hautfalten

Bei einer voll ausgeprägten Hüftluxation ist das Bild der Weichteile verändert. Der Trochanter dieser Seite steht sichtbar und tastbar höher, durch die relative Verlängerung des Weichteilmantels des Beins muß sich dieser in vermehrte Falten legen.
Beugt man die Hüft- und Kniegelenke bei Rükkenlage stark, so stellt sich der Gesäßumriß in der Regel rundlich dar, bei Hüftluxation findet sich jedoch eine Delle zwischen Trochanter und Tuber ossis ischii (Zeichen nach Peltessohn 1920). Bei Coxa vara sind die Umrisse verbreitert.
Auf eine weitere Schilderung von Oberflächenbefunden soll hier verzichtet werden, da es sich dabei um unsichere Diagnosehinweise handelt. Eingehender soll jedoch auf die Faltenasymmetrien eingegangen werden, die häufig die Frage der Hüftdysplasie und der Röntgendiagnostik aufwerfen (Abb. 8.12).
Experimentell kann man in einem Luftschlauch Falten durch 3 Vorgänge erzeugen, durch Abknikkung, durch Drehung und durch Stauchung. Durch Stauchung entstehen Faltenasymmetrien bei ausgeprägten einseitigen Hüftluxationen,

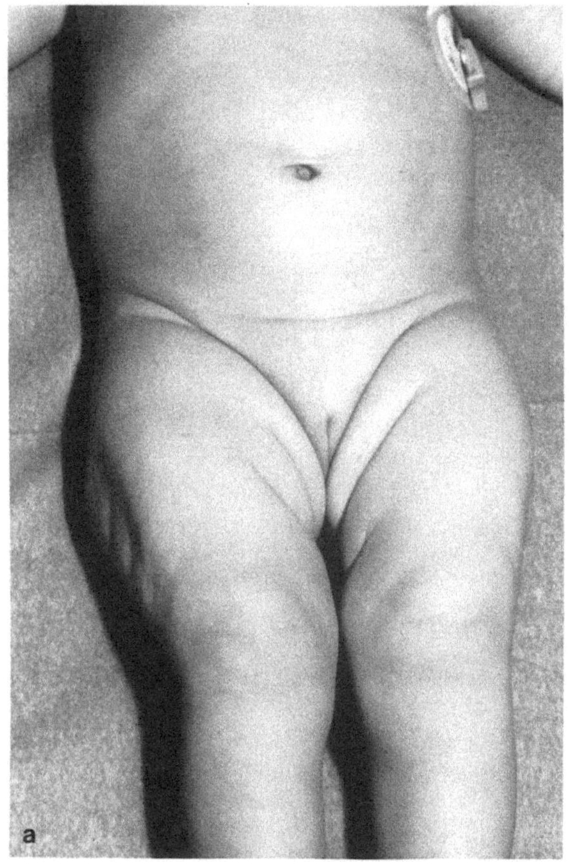

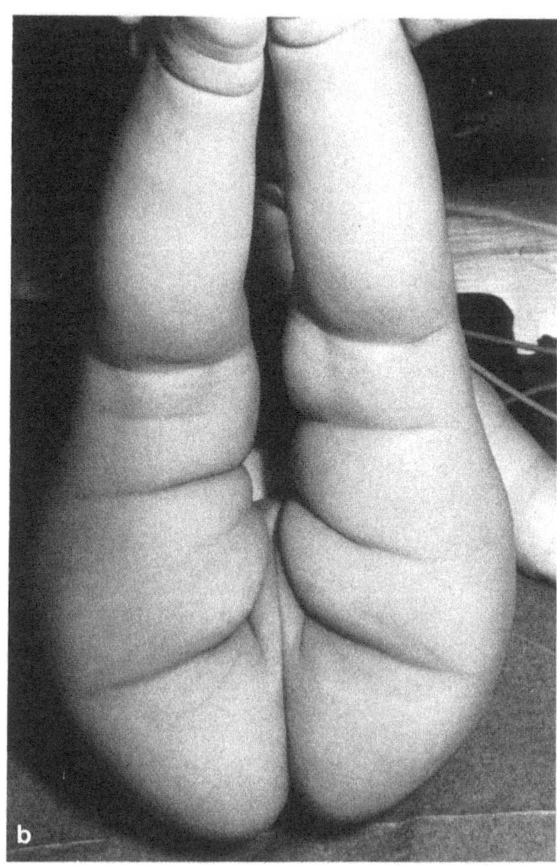

Abb. 8.12 a, b. Beispiele für Hautfaltenasymmetrie am Oberschenkel. **a** Ansicht von ventral, **b** von dorsal. Wichtig ist bei der Beurteilung, daß beide Beine die gleiche Lage haben

Tabelle 8.1. Hautfalten und Röntgenbefund (n = 100). (Nach Schneider 1960)

Diagnose	n	Asymmetrische Adduktorenfalten	Asymmetrische Gesäßfalten	Symmetrische Falten
Normaler Röntgenbefund: symmetrische Falten	16	–	–	16
Normaler Röntgenbefund: asymmetrische Falten	58	47	30	–
Subluxation und verzögerte Pfannenentwicklung	24	22	19	–
Einseitige Hüftluxation	2	2	2	–

wenn der Femur höher tritt. Werden die Beine innenrotiert, so verstärken sich Adduktorenfalten, werden sie außenrotiert, so glätten sie sich. Für die Untersuchung des Faltenreliefs ist daher die genaue und seitengleiche Lagerung der Beine erforderlich.

Die Mehrzahl der Untersucher mißt den Faltenasymmetrien keine Bedeutung bei, da sie auch bei Gesunden häufig vorkommen. Ryder et al. (1962) fanden Faltenasymmetrien bei 36% von 267 gesunden Jungen und bei 30% von 268 Mädchen. Lange (1971) schreibt, daß die Asymmetrie der Adduktorenfalten auch bei Kindern mit gesunden Hüftgelenken vorkommt, bei Kindern mit Luxationen aber ausgeprägter ist. Eine eingehende Untersuchung stammt von Schneider (1960). Es wurden 100 Kinder einer orthopädischen Ambulanz untersucht (s. Tabelle 8.1). Daher fanden

sich hier in höherem Prozentsatz Faltenasymmetrien auch bei Gesunden. Aufschlußreich war aber, daß bei Kindern mit pathologischen Hüftgelenkbefunden regelmäßig Faltenasymmetrien vorhanden waren. Die Faltenasymmetrie kann demnach zu den Hinweiszeichen der angeborenen Hüftdysplasie und Hüftluxation gezählt werden, allerdings zu den unsicheren.
20 Kinder mit asymmetrischen Adduktoren- und Gesäßfalten und normalem Röntgenbefund konnte Schneider bis zu 10 Jahren später nachuntersuchen. Bei 6 Kindern fand sich eine Beinverkürzung unter 2 cm, bei 14 eine leichte, aber deutliche Seitabweichung der Wirbelsäule, die auf ein asymmetrisches Wachstum im Bereich der Wirbelsäule zurückgeführt wurde. Faltenasymmetrien könnten demnach einen Hinweis auf asymmetrische Wachstumstendenzen geben. Es erscheint interessant, diesem Hinweis nachzugehen.

8.6.3 Tastuntersuchung des Hüftgelenks

Die Tastuntersuchung hat von jeher zu den wichtigsten diagnostischen Methoden gehört. Die Literatur zu diesem Thema ist groß. Sie ist oft geprägt von unterschiedlichen Auffassungen und Deutungen. Einen umfassenden Überblick hat Ackermann 1982 gegeben. Es soll versucht werden, hier eine möglichst klare Begriffsbestimmung zu erreichen.
Schon im letzten Jahrhundert, beginnend mit Dupuytren (1826), wurden verschiedene Techniken der Tastuntersuchung angegeben. Da die Hüftluxation damals erst im Alter des Laufenlernens und später erkannt wurde, handelte es sich dabei um Tastuntersuchungen des „glissement en haut" (Dupuytren 1826, 1833), des Hochgleitens des bereits *luxierten* Hüftkopfes. Dupuytren beschrieb das Hochschieben des luxierten Hüftkopfes am Becken in Streckstellung, Malgaigne (1853) ein Vorschieben nach dorsal durch rechtwinklige Beugung, Adduktion und starke Einwärtsrollung. Reiner (1904) empfahl das Dorsalschieben des Oberschenkels bei rechtwinkliger Beugung, um durch das Ausmaß des elastischen Widerstands die Luxation beurteilen zu können. Die Diagnostik und Behandlung von Neugeborenen wurde erstmals von Roser (1864, 1879) beschrieben und gefordert. Seine Ausführungen haben wir diesem Buch als historische Widmung vorangestellt. Er beschrieb die lockeren Gelenke der Neugeborenen und die Tatsache, daß man „mittels Adduktion den Schenkel luxieren und mit der Abduktion wieder einrenken kann". Die Entstehung der Instabilität sah er durch Adduktionshaltung des Beins im Mutterleib, insbesondere bei Fruchtwassermangel, gegeben. Er beschrieb wie später Ortolani einen „Druckschwund des hinteren Pfannenrandes" mit der Folge der *Subluxation des Hüftkopfes,* darüber hinaus auch die Heilung des Krankheitsbildes durch Spreizhaltung. Ihm folgten 1908 Bade und 1910 LeDamany u. Saiget in ähnlicher Weise mit der Beschreibung ihres „segno de resaut" bei Neugeborenen. Es vergingen dann wieder viele Jahre, bis 1937 Ortolani seinen Abduktions-/Adduktionstest („segno dello scatto") veröffentlichte und als klinische Untersuchung für die Frühdiagnose und Frühbehandlung einführte. Die Methode wurde von Palmén (1957) in Schweden eingeführt und dann von v. Rosen (1956, 1962) durch große Untersuchungsreihen in Malmö in ihrem Wert bestätigt. Damit fand sie rasch Verbreitung.
In den vorausgehenden und in den folgenden Jahren wurden aber auch andere Untersuchungstechniken für die Neugeborenenhüfte veröffentlicht. Wir müssen unterscheiden zwischen solchen, die einen abgewandelten Roser-Ortolani-Test darstellen (Coleman 1956; Palmèn 1957, 1961; Barlow 1962; Artz et al. 1975), und anderen, die ein Aus- und Einrenkphänomen bzw. -geräusch bei Neugeborenen und Kleinkindern beschreiben (Hilgenreiner 1925, 1935; v. Haberler 1944; Klopfer 1949).
Dörr (1966, 1968) unterschied deshalb 3 Arten der Hüftkopfverschieblichkeit:

1. Innerhalb des form- und kapselveränderten Gelenks: Roser-Ortolani-Zeichen;
2. über den Pfannenrand: Ein- und Ausrenkphänomen (Hilgenreiner);
3. außerhalb der Gelenkpfanne: Glissement (Dupuytren).

Bei kritischer Betrachtung wird man allerdings sagen müssen, daß die Unterscheidung zwischen dem schnappenden Gleitvorgang beim Roser-Ortolani-Zeichen und dem vollen Ausrenkvorgang bei dem Zeichen von Hilgenreiner wohl nicht immer möglich ist und die Übergänge fließend sind. Wir möchten deshalb eine erweiterte Einteilung der Tastbefunde vorschlagen.

8.6.4 Erweiterte Einteilung der Tastbefunde

1. Leicht instabile Hüftgelenke ohne Hüftschnappen. Dieses ist der leichteste Grad der Veränderungen.

2. Subluxierbare Hüfte. Sie ist voll oder weitgehend und nur durch Abduktion zu reponieren. Schnappgeräusch durch Zurückspringen des bis zum verformten Pfannenrand verschobenen Kopfes. Es liegen nur eine Kapselerschlaffung, Bänderdehnung und Verformung des Limbus und des Pfannenrandes vor.

3. Aus- und einrenkbare Hüfte. In diesem Fall führen die Adduktion und zusätzlicher Druck zur vollen Verrenkung über den Limbus hinaus. Der Kopf kann in dieser Stellung stehen bleiben, da Kapsel und Bänder entsprechend überdehnt sind. Beim Repositionsvorgang gleitet er entweder weitgehend oder nicht mehr voll in die Pfanne zurück. Er bleibt dann lateralisiert und in Subluxation. Ein Repositionsschnappen kann ebenfalls vorhanden sein.

4. Voll luxierte, nicht mehr einrenkbare Hüfte. Hier ist die Pfanne leer, der Kopf dorsal zu tasten. Die Abduktion wird meist von einer Adduktorenkontraktur gebremst. Ein Einschnappen und Reponieren ist nicht möglich. Bei Bewegungsversuchen im Sinne von Ab- und Adduktion und Beugung und Streckung dreht sich der Hüftkopf nicht am Ort, sondern verschiebt sich in seiner Lage. Dabei kann ein Knacken oder Knirschen auftreten.

5. Unspezifische Knackgeräusche ohne krankhaften Hüftbefund. Ein leichtes Knacken bei passiven Hüftbewegungen ohne wesentliche Verschiebung des Hüftkopfes kommt 6- bis 7mal häufiger als das Roser-Ortolani-Zeichen vor („dry hip click“ nach Sommer 1971). Der Hüftkopf steht dabei aber ausreichend stabil in der Pfanne. Bei Nachuntersuchungen von Sommer war der Befund folgenlos ausgeheilt. Das Geräusch hat deshalb keinen Aussagewert.

Es handelt sich wahrscheinlich um Hüftgelenke, deren Befund bereits spontan in Abheilung begriffen ist.

8.6.5 Techniken der Tastuntersuchung

Im folgenden wird eine Auswahl der verschiedenen Untersuchungstechniken gegeben.

a) Untersuchung nach Ortolani. Die Beine werden im Hüftgelenk 90° gebeugt, im Kniegelenk noch

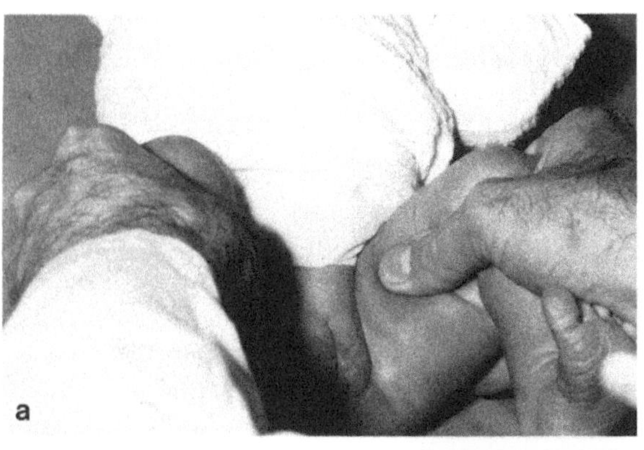

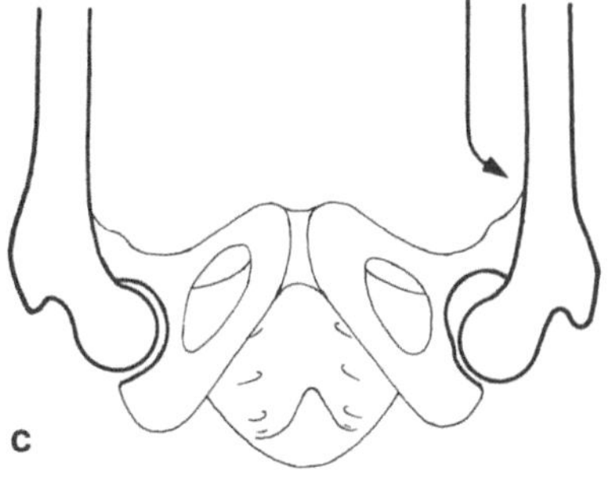

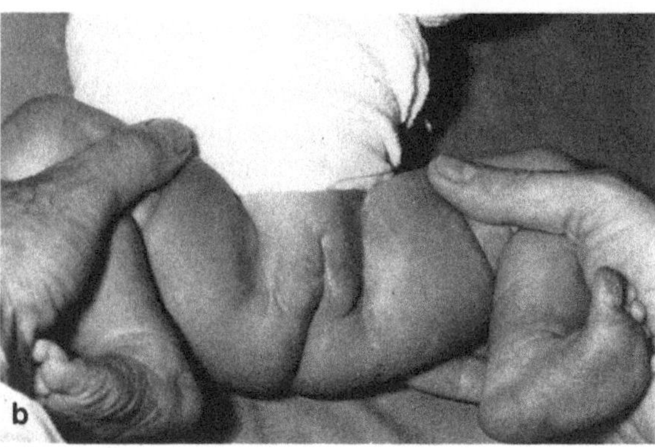

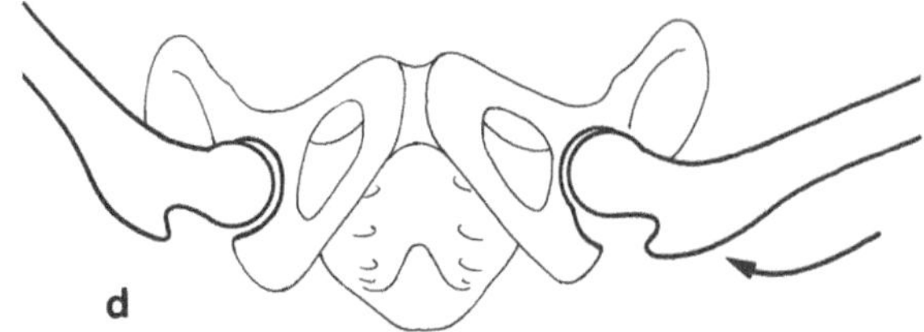

Abb. 8.13 a–h. Tastuntersuchungen bei Neugeborenen. **a–d** Nach Ortolani: Adduktion und etwas Druck der rechten Hand auf das Kniegelenk führen den Hüftkopf an den dorsalen Pfannenrand oder in die Luxationsstellung **(a, c)**; anschließend Abspreizung der Beine **(b, d)**, die Finger der rechten Hand des Untersuchers drücken von dorsal zugleich auf den Trochanter major. Dabei muß ein schnappendes Repositionsgeräusch auftreten. **c, d** Schematische Zeichnung der Hüftkopfverlagerung im Roser-Ortolani-Test durch Ab- und Adduktion. Abbildung 8.13 e–h s. S. 98

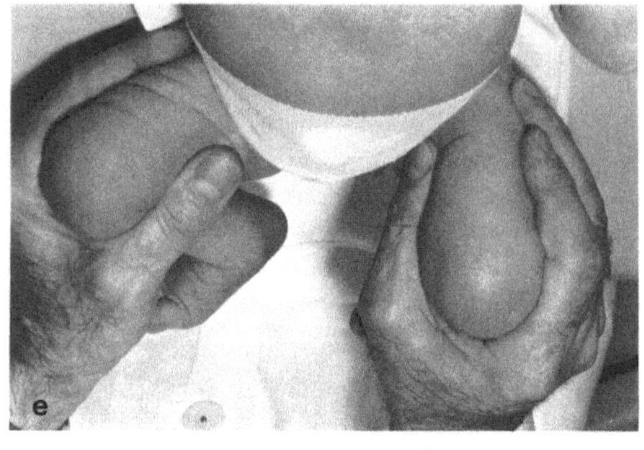

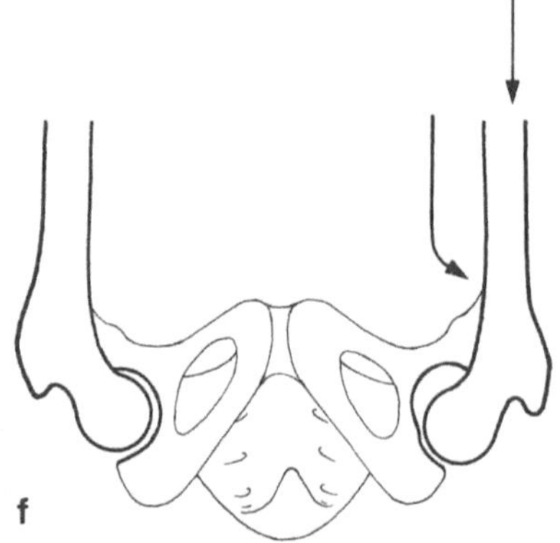

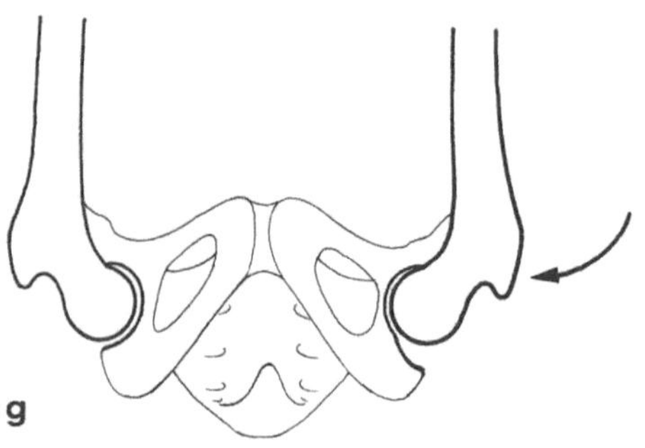

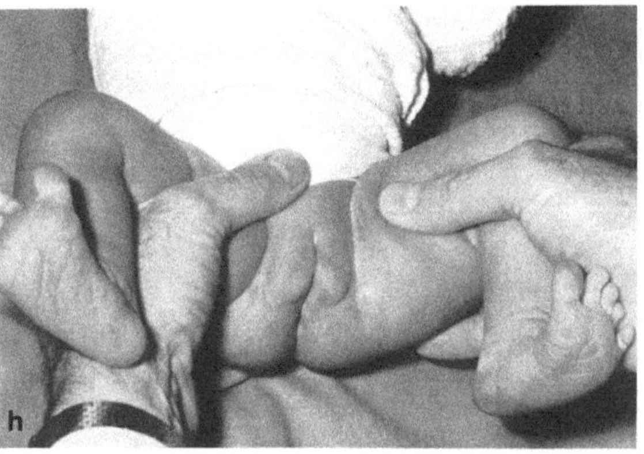

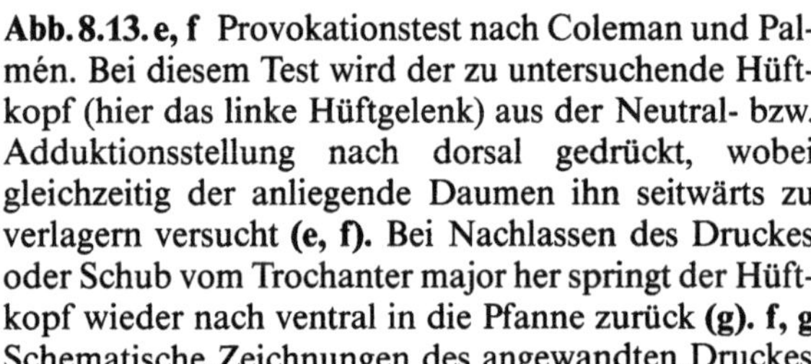

Abb. 8.13. e, f Provokationstest nach Coleman und Palmén. Bei diesem Test wird der zu untersuchende Hüftkopf (hier das linke Hüftgelenk) aus der Neutral- bzw. Adduktionsstellung nach dorsal gedrückt, wobei gleichzeitig der anliegende Daumen ihn seitwärts zu verlagern versucht **(e, f)**. Bei Nachlassen des Druckes oder Schub vom Trochanter major her springt der Hüftkopf wieder nach ventral in die Pfanne zurück **(g)**. **f, g** Schematische Zeichnungen des angewandten Druckes bei dem Dislokationstest nach Coleman, Palmén und in ähnlicher Weise Barlow. **h** Bei den bisher durchgeführten Handgriffen hielt die gegenseitige Hand das andere Bein fest und stabilisierte das Becken. Besser kann man das Becken noch durch einen zusätzlichen Handgriff nach Barlow halten, wenn der Daumen auf die Symphyse gelegt wird und die übrigen Finger das Kreuzbein umfassen

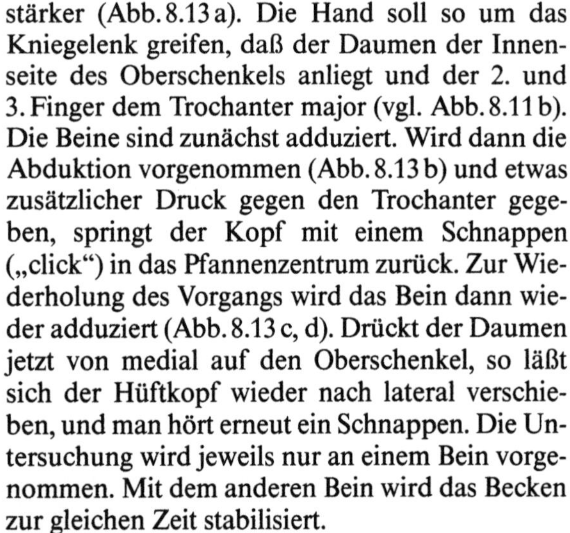

stärker (Abb. 8.13 a). Die Hand soll so um das Kniegelenk greifen, daß der Daumen der Innenseite des Oberschenkels anliegt und der 2. und 3. Finger dem Trochanter major (vgl. Abb. 8.11 b). Die Beine sind zunächst adduziert. Wird dann die Abduktion vorgenommen (Abb. 8.13 b) und etwas zusätzlicher Druck gegen den Trochanter gegeben, springt der Kopf mit einem Schnappen („click") in das Pfannenzentrum zurück. Zur Wiederholung des Vorgangs wird das Bein dann wieder adduziert (Abb. 8.13 c, d). Drückt der Daumen jetzt von medial auf den Oberschenkel, so läßt sich der Hüftkopf wieder nach lateral verschieben, und man hört erneut ein Schnappen. Die Untersuchung wird jeweils nur an einem Bein vorgenommen. Mit dem anderen Bein wird das Becken zur gleichen Zeit stabilisiert.

b) Untersuchung nach Coleman und Palmén. Palmén (1961) machte die Beobachtung, daß manchmal ein Roser-Ortolani-Zeichen (Hüftschnappen) nicht auslösbar war, man den Hüftkopf aber durch Druck auf das um 90° gebeugte Knie nach dorsal verschieben konnte. Damit konnte eine Subluxation provoziert werden (Abb. 8.13 e, f, g). Zusätzlich wurde auch von dem medial liegenden Daumen ein Druck nach lateral ausgeübt, das Bein leicht adduziert und leicht innenrotiert. Bei der erneuten Reposition tritt ein mehr oder weniger deutliches Schnappen auf.
Den verstärkten Druck nach dorsal hat auch Coleman (1956, 1978) angegeben.

c) Untersuchung nach Barlow. Die Untersuchungstechnik von Barlow (1962) ähnelt der von Ortolani (1937, 1976). Es wird aber weniger Wert auf den Ab- und Adduktionsvorgang gelegt und mehr auf Daumendruck. Die Hüften werden in eine mittlere Abduktion gebracht. Aus dieser Stellung heraus wird dann zunächst durch Druck auf den Tro-

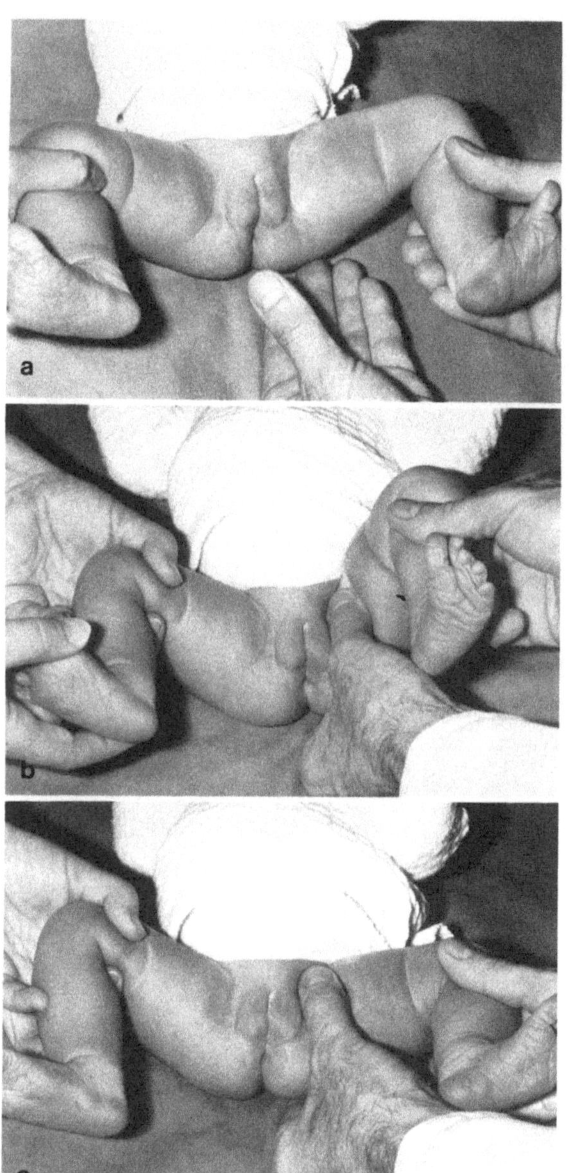

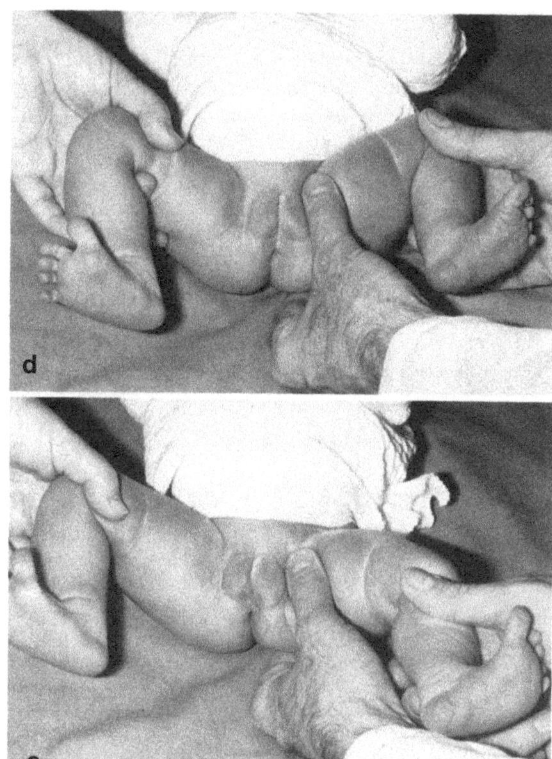

Abb. 8.14 a–e. Eigene Untersuchungstechnik, vor allem für das Kleinkindalter. **a** Einschieben der medial befindlichen Hand, so daß die Finger unter den Trochanter major zu liegen kommen und der Daumen von vorn auf den Hüftkopf. Die laterale Hand hält das zu untersuchende Bein, eine andere Person das gegenseitige. **b** Bei Anspreizung kann der Daumen den Hüftkopf nach dorsal und lateral drücken, und die Finger spüren die Verlagerung des Kopfes nach dorsal. **c** Bei Abduktion des Beins ist der Repositionsvorgang des Hüftkopfes zwischen den Fingern tastbar. **d** Ist man sich nicht sicher, ob der Hüftkopf in Luxationsstellung steht, so wird das 90° gebeugte und etwa 60° abgespreizte Bein um etwa 30° gebeugt und anschließend etwa 30° gestreckt **(e)**. Liegt keine Verrenkung vor, so dreht sich der Hüftkopf am Ort im Zentrum der Pfanne. Bei Luxation verschiebt er sich auf- und abwärts

chanter major der Repositionsvorgang geprüft. Anschließend wird versucht, aus der gleichen Abduktionsstellung durch Druck nach dorsal und lateral den Hüftkopf zu luxieren. Schnappt er anschließend wieder zurück, so ist die Hüfte „luxierbar". Als zusätzliche Hilfe gibt Barlow noch an, daß die gegenseitige Hand das Becken besser stabilisiert, wenn der Daumen auf die Symphyse gelegt wird und die übrigen Finger das Kreuzbein umfassen (Abb. 8.13 h).

d) Aus- und Einrenkzeichen nach Klopfer. Zusätzlich zu den Gleitvorgängen innerhalb der Pfanne haben Hilgenreiner (1925, 1935), v. Haberler (1944) und Klopfer (1949) auch die Prüfung des Aus- und Einrenkphänomens bei Neugeborenen angegeben. Klopfer schreibt dazu, daß das Bein 90° zu beugen, leicht zu adduzieren und maximal nach innen zu rotieren sei. Dann läßt sich der Hüftkopf nach dorsal luxieren. Der Druck nach dorsal muß selbstverständlich mit Vorsicht ausgeführt werden. Durch die maximale Innenrotation wird die Luxierbarkeit aber gefördert.

e) Eigene Untersuchungstechnik. Die Untersuchungsverfahren von Ortolani und Barlow eignen sich vor allem für Neugeborene und sehr kleine Kinder. Hat der Oberschenkel schon eine gewisse

Größe erreicht, so läßt er sich vom Knie her nicht mehr genügend steuern. Zum anderen tastet man mehr, wenn die zweite Hand das Hüftgelenk selbst umfaßt. Der Ablauf ist wie folgt:

1. Der Untersucher steht auf der zu untersuchenden Seite des in Rückenlage liegenden Kindes.
2. Die dann medial befindliche Hand wird so in die Leistenbeuge eingeschoben, daß der Daumen von vorn auf den Hüftkopf bzw. die leere Pfannengegend gelegt wird, während die übrigen Finger dorsal hinter Hüftkopf und Trochanter zu liegen kommen (Abb. 8.14a).
3. Die laterale Hand umfaßt das Knie und beugt das Hüft- und das Kniegelenk 90°. Der Unterschenkel soll in der Körperlängsachse verlaufen. Die Abduktion beträgt zunächst etwa 45°.
4. Ene zweite Person umfaßt das Kniegelenk der Gegenseite und fixiert das Becken, indem sie das gegenseitige Bein bei 90° Beugestellung im Knie- und Hüftgelenk locker etwa 45° abduziert.

Es werden dann der Reihe nach folgende Untersuchungsgänge durchgeführt:

1. Zunächst wird getastet, ob die Pfanne leer ist oder ob sich in der Leistenbeuge der Widerstand des Hüftkopfes findet.
2. Während der Daumen nun auf dem Hüftkopf von vorn liegt und die übrigen Finger dahinter, wird das Bein bei 90° Hüftbeugung an- und abgespreizt, von etwa 10–20° Anspreizung (Abb. 8.14b) auf 70° Abspreizung (Abb. 8.14c). Es läßt sich dabei tasten, ob der Hüftkopf sich locker in der Pfanne dreht, ein blockierender Widerstand auftritt oder eine Instabilität vorliegt. Wenn dies der Fall ist, springt der Hüftkopf bei Adduktion an den Rand der Pfanne und bei Abduktion mit leichtem Schnappen wieder hinein (Roser-Ortolani-Zeichen).
3. Spürt man bei der Adduktion keine Instabilität des Hüftkopfes, so kann man zusätzlich mit dem Daumen von vorn etwas Druck auf ihn geben und prüfen, ob die Kapsel schlaff ist und er sich etwas aus der Pfanne herausdrücken läßt. Bei Abduktion muß er dann wieder vollkommen zurückgleiten, wenn es sich nur um eine instabile, subluxierbare Hüfte handelt.
4. Ist der Hüftkopf aber bereits luxiert, so wird man ihn dorsal der Pfanne tasten. Vermehrte Abduktion bringt ihn oft auch nicht in die Pfanne. Wenn man sich nicht ganz sicher ist, ob der Hüftkopf auch wirklich außerhalb der Pfanne steht, führt man bei Abduktion von 60° oder mehr aus der Beugestellung von 90° zusätzliche Beuge- und Streckbewegungen von 30–40° aus (Abb. 8.14d, e). Ein in der Pfanne stehender Hüftkopf wird sich dann am Ort drehen und stehenbleiben, während der luxierte Hüftkopf sich dabei auf und ab schiebt. Dabei hört man eventuell auch ein Knacken.

Diese Untersuchungsgänge und das Tastempfinden erfordern etwas Übung, bieten aber die sicherste Diagnosemöglichkeit. Selbstverständlich lassen sich damit aber nur subluxierbare, instabile oder bereits in Subluxation oder Luxation stehende Hüften erkennen. Hüftdysplasien *ohne* Instabilität oder Subluxation bieten keinen auffallenden Befund und können höchstens durch Abspreizbehinderung Verdacht erregen.

8.7 Anatomische Grundlagen des Roser-Ortolani-Zeichens

Die Hüftpfanne des Neugeborenen ist im Gegensatz zu der des Erwachsenen noch flach und wird nur von dem breiten faserknorpeligen Limbus gesichert. Der Hüftkopf ist hier auch noch nicht über die Hälfte seines Umfangs hinaus umschlossen. Er kann deshalb leicht aus der Pfanne gedrängt werden.

Die Entstehung der Hüftluxation muß man sich unseres Erachtens heute so erklären, wie Dunn (1976) das aufgrund seiner umfangreichen und statistisch gesicherten Untersuchungen beschrieben hat (vgl. 5.7). Eine erzwungene Anspreizstellung eines Oberschenkels im Uterus drückt den Hüftkopf vermehrt gegen den dorsalen Pfannenrand und weitet diesen unter Mitnahme des Limbus nach dorsal aus. Soweit die Kapsel nicht schon konstitutionell oder durch hormonellen Einfluß gelockert ist, wird sie dabei überdehnt. Hinzu kommen stauchende Einwirkungen auf den Oberschenkel, besonders bei bestimmten Formen der reinen Steißlage (Fettweis 1973). Das Hüftgelenk weist daher bei Geburt im Bereich des Knorpels eine leicht entrundete Pfannenform und eine überdehnte Kapsel auf. Es fällt deshalb nicht schwer, den Hüftkopf am Tage nach der Geburt und in den ersten Lebenstagen bis an den Rand der Pfanne oder auch darüber hinaus zu drücken. Der Limbus ist dabei meist flach mit ausgezogen und nur selten umgekrempelt, so daß der Hüftkopf wieder durch Abduktion bei gleichzeitiger Beugung in die Pfanne gebracht werden kann.

Haben derartige deformierende Einflüsse nur in der letzten Zeit vor der Entbindung bestanden, so wird die Entrundung der Pfanne und die Überdehnung der Kapsel selbstverständlich gering sein, und die Ausheilung setzt spontan ein, wenn normale Haltung, freies Bewegungsspiel und dann die zunehmende Vertiefung der Pfanne und Verfestigung der Weichteile hinzukommen. Das breite Wickeln unterstützt diesen Vorgang. Wichtig ist, daß dem Kind die fetale Beuge- und Abduktionsstellung gelassen wird (Büschelberger 1964; Fettweis 1971). Bestanden die deformierenden Einflüsse dagegen längere Zeit und mit stärkerer Druckeinwirkung, so werden sich die Entrundung der Pfanne und die Kapsellockerung nicht ohne weiteres zurückbilden, vor allem dann, wenn die Beine vielleicht sehr schnell in die Streckstellung und Adduktion gebracht werden, wie dies bei bestimmten Arten des Wickelns der Fall ist. Die zunehmende Verfestigung der Kapsel und das sich anpassende Wachstum der Pfanne nach der Geburt fixieren dann den Hüftkopf in seiner Fehlstellung. Besteht dies länger, so läßt auch das Röntgenbild eine Dysplasie des Pfannenerkers erkennen, die anfangs noch nicht sichtbar sein muß. Die Reposition kann dann durch die Neuformung der Sekundärpfanne und die Verengung der Kapsel erschwert sein.

Diese Schilderung macht verständlich, daß wir kurz nach der Geburt in der Lage sind, instabile Hüftgelenke durch Druck auf den Hüftkopf von vorn her oder über den adduzierten Oberschenkel zu subluxieren oder gar ganz zu luxieren. Schnappen diese Hüftköpfe dann voll wieder in die Pfanne ein, so liegt lediglich eine instabile, subluxierbare Hüfte vor. Die anatomischen Grundlagen des Roser-Ortolani-Zeichens sind von Ortolani (1937, 1951, 1976), von Stanisavljevic (1964, 1982) und von Dörr (1968) beschrieben worden. Bei Kindern mit Ortolani-Zeichen fanden sie bei Sektionen eine ausgezogene Pfanne und Kapsellockerung. Der dorsale und kraniale Pfannenrand war mit dem Limbus verformt durch den Druck des subluxiert stehenden Hüftkopfes. Es hatte sich hier schon eine neue, kurze Pfanne gebildet, die am Übergang zur primären Pfannenhöhlung

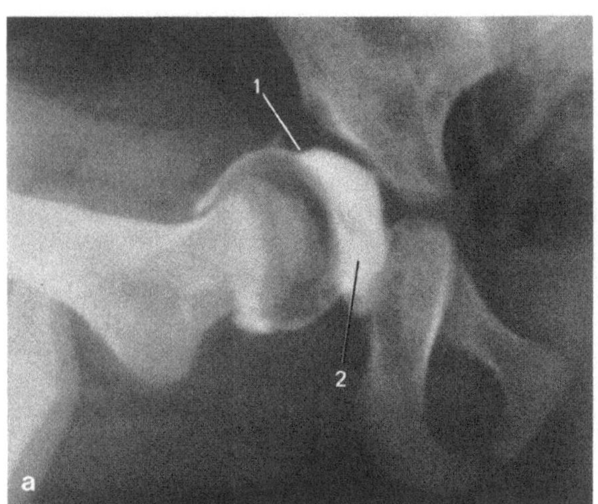

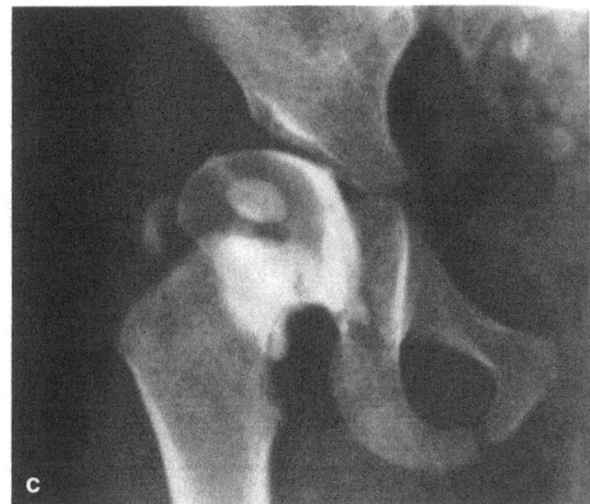

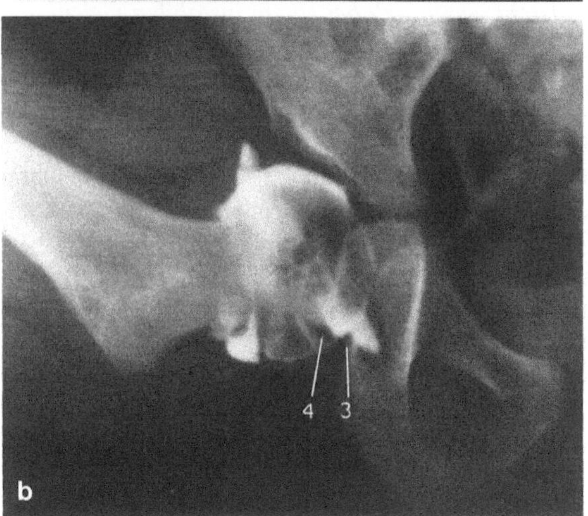

Abb. 8.15 a–c. 14 Monate altes Kind mit persistierender Hüftinstabilität und Pfannendysplasie. **a** In Beugestellung von 90° und mäßiger Abduktion läßt sich durch den Druck des Daumens auf den Oberschenkel von medial (im Bild sichtbar) der Hüftkopf an den Pfannenrand verlagern *(1)*. Das Kontrastmittel sammelt sich in der jetzt leeren Pfannenvertiefung *(2)*. **b** Bei stärkerer Abduktion und Druck auf den Oberschenkel vom Kniegelenk her reponiert sich der Hüftkopf wieder voll in die Pfanne. Eine leichte Verengung des Lig. transversum *(3)* und des unteren Limbus *(4)* ist allerdings schon eingetreten. Bei diesem Repositionsvorgang tritt ein leichtes Schnappen auf. **c** Röntgenbild des gleichen Hüftgelenks in Mittelstellung. Dabei zeigt der Hüftkopf bereits eine leichte Seitverschiebung durch die Instabilität

einen Grat („ridge") aufwies, den Ortolani auch als Neolimbus bezeichnet. Das Hüftschnappen entsteht nach Meinung von Ortolani, wenn der Kopf aus der sich ausbildenden Sekundärpfanne über den „Neolimbus" hinweg in die Primärpfanne zurückspringt.

Nicht immer ist jedoch eine solche beginnende Sekundärpfannenbildung vorhanden. Stanisavljevic fand auch durchgehende Gleitfurchen nach dorsal-kranial mit Abflachung des Limbus.

Auch arthrographisch läßt sich das Roser-Ortolani-Zeichen überprüfen. Diese Untersuchung wird allerdings erst einige Wochen nach der Geburt angewandt. Schwetlick (1971) und Peiĉ (1975) stellen dabei ein Überspringen des Hüftkopfes über die Gelenkklippe fest und setzen deshalb das Schnappen einem Ein- und Ausrenkgeräusch gleich. Wir selbst fanden aber bei 2 Kindern im Alter von mehreren Monaten auch Subluxationsstellungen als Ausgangspunkt für das Zurückschnappen in die Hüftpfanne (Abb. 6.2 und 8.15), darüber hinaus bei anderen aber auch Schnappgeräusche bei Aus- und Einrenkvorgängen.

8.8 Hüftknacken („dry hip click" nach Sommer)

Einer Erläuterung bedarf auch das „Hüftknakken", das Sommer (1971) als „dry hip click" beschrieben hat. Es wird oft wegen seines helleren Geräusches im Sinne eines Klickens mit einem Ortolani-Zeichen verwechselt. Das Gelenk ist in diesen Fällen jedoch stabil. Nach den Beobachtungen Sommers scheint das „Knacken" in der spontanen Abheilungsphase einer bei Geburt vorhandenen Hüftinstabilität aufzutreten. Fünf Kinder, die bei Geburt ein positives Roser-Ortolani-Zeichen erkennen ließen, hatten einige Tage später, als sie zum Anlegen eines Gipsverbandes kommen sollten, nur noch den atypischen „dry hip click".

Es kommt ferner hinzu, daß die Geschlechtsverteilung des „dry hip click" etwa der der angeborenen Hüftverrenkung entsprach und auch der Seitenverteilung. Mädchen wiesen das Zeichen doppelt so häufig wie Jungen auf. Die linke Seite war auch doppelt so oft wie die rechte betroffen.

Der „dry hip click" wurde bei 2% der Kinder beobachtet, daß Roser-Ortolani-Zeichen bei 0,3%. Der „dry hip click" ist also fast 7mal häufiger. Es muß angenommen werden, daß er durch Unregelmäßigkeiten der verformten Pfanne, insbesondere durch den sich zurückbildenden „Neolimbus", und vielleicht auch bei Drehbewegungen des Hüftkopfes auf einem verbreiterten Lig. capitis femoris (Parkkulainen u. Solonen 1959) zustande kommt.

Geiger (1975) fand das Hüftknacken unter 1532 Neugeborenen 351mal, also bei 23%.

8.9 Zur Namensgebung des Schnappgeräusches

Die Bezeichnung des Schnappgeräusches sollte so gewählt sein, daß sie auch vom Klang her nichts anderes suggeriert. So erscheint die Übersetzung von Ortolanis „segno dello scatto" mit engl. „click" oder dt. Klick unglücklich. Wie auch Ackermann (1982) bemerkte, denkt man bei Klikken an einen dünnen, kurzen Ton, wie er eigentlich bei den „Knackgeräuschen" Sommers auftritt. „Klicken" sollte daher der Bezeichnung des „dry hip click" vorbehalten sein.

Im Deutschen hat sich das Wort Schnappen oder Schnappgeräusch (Bade 1908) oder Schnapphänomen (Penners 1955) eingebürgert neben dem „Ortolani-Klick". Dieses „Schnappen" erscheint zutreffender als „Klicken". Es wurde im Englischen auch von Wilkinson (1972) als „snapping sign" bezeichnet, während McKenzie (1972) von „jerk" (Ruck) sprach. Coleman (1978) verwendet jetzt das Wort „jerk". Es scheint im Englischen das geeignetste. Daneben wurde allerdings wegen des ähnlichen Klanges auch das Wort „clunk" benutzt (Mitchell 1972; Komprda 1974; Paterson 1976).

8.10 Definition des Roser-Ortolani-Zeichens

Wir schlagen folgende Definition vor:

Das Roser-Ortolani-Zeichen ist ein Schnappgeräusch, das in den ersten Lebenstagen und -wochen entsteht, wenn sich bei einem instabilen Gelenk der Hüftkopf durch Druck und Adduktion lateralisieren läßt und dann bei Abspreizung hör- und fühlbar wieder in das Zentrum der Hüftpfanne zurückspringt.

In diesem Sinne wird das Zeichen in den meisten übrigen Ländern (diagnostisch) angewendet. Auch in der Bundesrepublik Deutschland sollte sich deshalb diese Definition durchsetzen. Im übrigen ist es sinnvoller, von der Instabilität des Hüftgelenks zu sprechen, denn sie ist das Entscheidende. Deshalb sollte bei der Untersuchung auch nicht nur „Ortolani positiv" oder „negativ" angegeben werden, sondern ein genauerer Tastbefund und die dabei auftretenden Geräusche.

Zu unterscheiden sind:

Grad 1. Begrenzte Lateralisation,
Grad 2. Verschiebung bis auf den Pfannenrand,
Grad 3. Vollkommene Ausrenkung.

Bei Grad 3 wird es schwer, das Roser-Ortolani-Zeichen und das Ausrenkphänomen gegeneinander abzugrenzen. Beim Roser-Ortolani-Zeichen springt der Hüftkopf durch den Kapsel- und Bandzug elastisch wieder in die Pfanne zurück. Er läßt sich auch nur durch Druck und Adduktion dorsal-lateral verlagern. Beim Ausrenkphänomen ist kein besonderer Druck erforderlich, und der Hüftkopf bleibt in dieser Stellung. Es gehört ferner zur Definition des Roser-Ortolani-Zeichens, daß der Hüftkopf sich voll wieder bis in das Zentrum der Pfanne reponieren läßt, was bei bereits eingetretener Subluxation oder Luxation oft nicht der Fall ist.
Die fließenden Übergänge und die schwierige Abgrenzung der einzelnen Untersuchungsbefunde lassen es sinnvoll erscheinen, besser (wie im Englischen) zusammenfassend von der *Instabilität des Hüftgelenks* bei Neugeborenen zu sprechen und Befunde zu beschreiben, als weiterhin das Roser-Ortolani-Zeichen allein herauszustellen.

Treten in späteren Lebensmonaten tastbare Aus- und Einrenkphänomene auf, so sollte man hier nur von einer *Aus- und Einrenkmöglichkeit* des Hüftkopfes sprechen. Das Roser-Ortolani-Zeichen sollte auf die Neugeborenenphase bezogen werden.

8.11 Das Ludloff-Luxationszeichen

Führt man bei einem gesunden Kleinkind eine maximale Beugung und Abspreizung im Hüftgelenk durch und versucht gleichzeitig, das Kniegelenk zu strecken, so stellt man fest, daß die ischiokrurale Muskulatur der vollen Streckung Widerstand entgegensetzt und diese verhindert. Ist ein Hüftgelenk jedoch luxiert, so ist die Kniestrekkung ohne Schwierigkeiten möglich, da sich der Hüftkopf unter dem Zug der ischiokruralen Muskulatur tiefer in die Weichteile verschieben kann. Dieses Zeichen ist bei fraglichen Luxationen neben der Tastuntersuchung wertvoll.

Literatur s. S. 418.

Kapitel 9

Allgemeine Röntgendiagnostik des Hüftgelenks

Die folgende Übersicht soll neben den meist durchgeführten Standardaufnahmen auch seltenere Aufnahmen schildern, die in Einzelfällen oder für wissenschaftliche Untersuchungen aufschlußreich sind.

9.1 Aufnahmen zur Beurteilung der Hüftpfanne

9.1.1 Beckenübersicht (a.-p.) zur Beurteilung des seitlichen Pfannendachs

Da viele Hüfterkrankungen beidseitig auftreten, ist eine Übersichtsaufnahme des Beckens sinnvoll. Außerdem können viele Winkel und Meßstrecken nur bei Erfassung des gesamten Beckens genau ermittelt werden. Auch die Kontrolle des proximalen Femurs und seiner Stellung zum Bekken ist erst mit Hilfe einer Beckenübersicht sicher möglich. Das gleiche gilt für die später zu besprechenden Funktionsaufnahmen in Ab- und Adduktion.

Lagerung. Es ist eine Streitfrage, ob die Unterschenkel zur Beckenaufnahme über die Tischkante herabhängen sollen. Sicherlich liegen damit die Schenkelhälse genau a.-p. und nicht rotiert. Andererseits wird das Becken damit in eine stärkere Kippung gebracht, und die Pfannendächer projizieren sich so geneigt, daß Beurteilung und Vermessung oft schwierig werden.
Wir selbst führen deshalb nach wie vor Aufnahmen bei gestreckt liegenden Beinen durch, wobei aber die genaue a.-p.-Lagerung der Kniegelenke besonders beachtet und kontrolliert wird (Abb. 9.1).
Die Beine sollten gestreckt und parallel liegen, die Patella genau nach vorn weisen oder genauer noch: die Oberschenkelkondylen müssen exakt der Tischplatte aufliegen. Die Kniegelenke berühren sich nach Möglichkeit leicht.

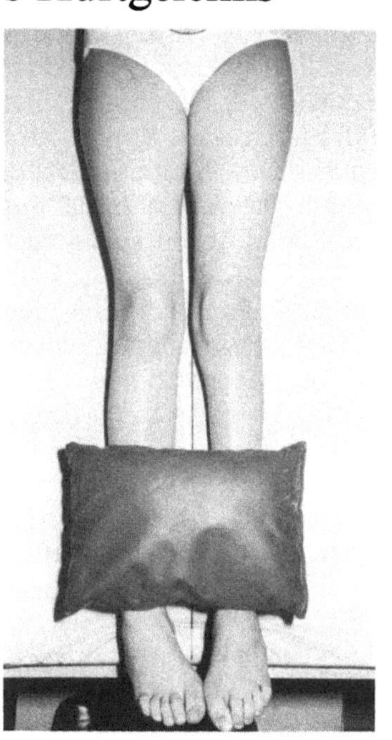

Abb. 9.1. Lagerung der Beine für die Beckenübersichtsaufnahme. Die Kniescheiben sollen genau frontal stehen, die Kniegelenke genau a.-p. gelagert sein, um eine Außen- oder Innenrotation des Schenkelhalses und Fehlprojektionen zu vermeiden. In der Abb. ist das rechte Kniegelenk genau a.-p. gelagert, links eine Spur innenrotiert. Es müßte hier noch einige Grade nach außen rotiert werden. Ein Sandsack über den Unterschenkeln fixiert die Stellung

Bei Kleinkindern hält am besten die Begleitperson unter entsprechendem Bleischutz die Kniegelenke mit beiden Händen umschlossen, so daß die Neutralstellung gewährleistet ist (Abb. 9.2). Die leichte Hüftbeugung, die dabei zustande kommt, entspricht etwa der physiologischen Beugestellung der Hüftgelenke des Säuglings. Auch ein leichter Abstand zwischen den Kniegelenken ist in diesem Alter zulässig und deckt sich mit der Normalstellung.

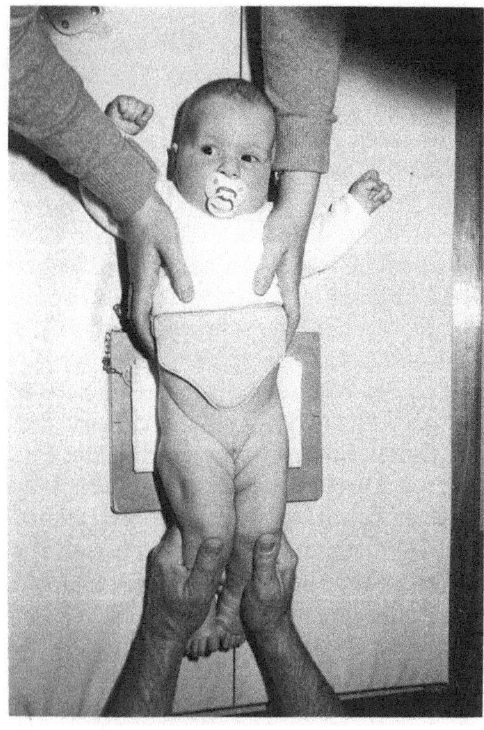

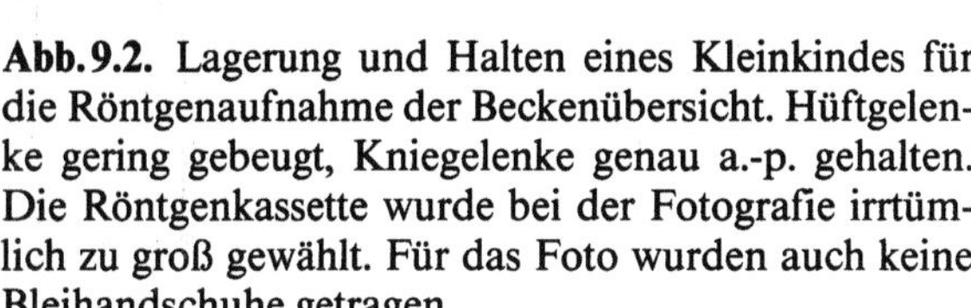

Abb. 9.2. Lagerung und Halten eines Kleinkindes für die Röntgenaufnahme der Beckenübersicht. Hüftgelenke gering gebeugt, Kniegelenke genau a.-p. gehalten. Die Röntgenkassette wurde bei der Fotografie irrtümlich zu groß gewählt. Für das Foto wurden auch keine Bleihandschuhe getragen

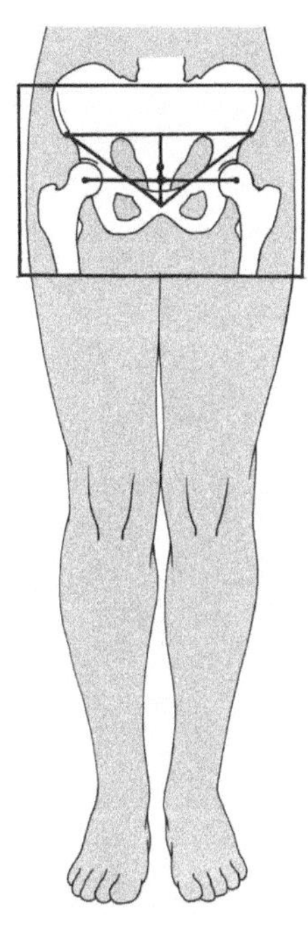

Abb. 9.3. Darstellung der Zentrierung für die Röntgenaufnahme der Beckenübersicht. Gewählt wird entweder ein Punkt auf der Mitte zwischen beiden Hüftköpfen, der etwas oberhalb der Symphyse liegt, oder das Zentrum eines Dreiecks, das von den beiden Spinae und der Symphyse gebildet wird

Wenn bei Kontrakturen eine Fehlstellung im Hüftgelenk vorhanden ist, muß besonders darauf geachtet werden, daß das Becken richtig liegt.

Hinsichtlich der Lagerung der Kniegelenke äußert Imhäuser (1982) eine andere Ansicht. Er sagt, daß die Normalstellung der kindlichen Kniegelenke bei der physiologisch erhöhten Antetorsion leicht innengedreht sei. Es sei daher vor der Röntgenaufnahme die Innen- und Außenrotation des Hüftgelenks zu prüfen, um zwischen diesen Werten den wirklichen Neutral- bzw. Mittelwert zu errechnen. Dementsprechend müßte ein Hüftgelenk, das 70° Innenrotation aufweist und 30° Außenrotation, für die Röntgenaufnahme 20° innenrotiert gelagert werden. Damit sollen Fehldiagnosen hinsichtlich einer Coxa valga oder Lateralisierung des Hüftkopfes vermieden werden.

Für die Errechnung des reellen CCD- und des AT-Winkels sind diese Aufnahmen jedoch nicht verwertbar. Eine einheitliche Dokumentation wäre auch nicht gegeben. Es erscheint daher sinnvoller, bei besonderen Indikationsproblemen diese Aufnahme nachzuholen, als sie routinemäßig durchzuführen. Es muß einfach auch berücksichtigt werden, daß der projizierte Schenkelhalswinkel im Kindesalter zu hoch ist und der reelle Winkel nur durch gleichzeitige AT-Aufnahmen oder auf Röntgenbildern in maximaler Innenrotation annähernd errechnet werden kann (vgl. 9.5.4). Auf Probleme der Indikation zu operativen Maßnahmen anhand von Röntgenbildern gehen wir in Kap. 25 noch ein.

Die Zentrierung der Aufnahme erfolgt auf einen genau auf der Mitte zwischen beiden Hüftköpfen liegenden Punkt, der etwas oberhalb der Symphyse liegt (Abb. 9.3). Yamamuro u. Chene (1975) wählen das Zentrum eines Dreiecks, das von den beiden Spinae und der Symphyse gebildet wird. Es liegt etwa auf der Hälfte der Senkrechten, die sich von der Symphyse auf die Verbindungslinie der beiden Spinae errichten läßt.

9.1.2 Faux-profil-Aufnahme zur Darstellung des vorderen Pfannendachs

Während wir auf der Beckenübersicht das Hüftgelenk in der Ansicht von vorn beurteilen und sei-

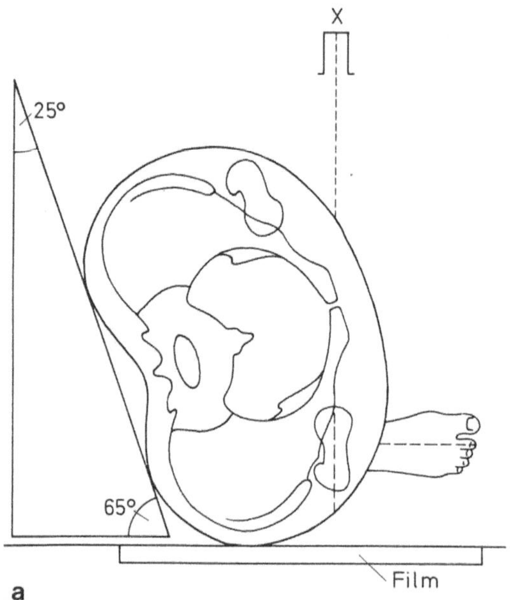

ne *seitliche* Überdachung, sehen wir es bei der Faux-profil-Aufnahme von der Seite und können die Überdachung *vorn* überprüfen. Die Technik der Aufnahme wurde von Lequesne u. de Sèze (1961) beschrieben. Zur Auswertung wird ähnlich dem CE-Winkel Wibergs (1939) ein VCA-Winkel angelegt [vgl. 9.6.3 a)].

Aufnahmetechnik. Die Aufnahme wird im Stehen angefertigt. Dabei soll sich das Becken des Patienten an eine Kiste oder eine schräge Wand anlehnen, wie sie Abb. 9.4 a–c zeigt. Diese schräge Fläche steht in einem Winkel von 65° zur Wand und Halterung, an der die Röntgenplatte liegt. Das Bein wird belastet, nicht etwa vorgesetzt. Der Fuß soll parallel zur Filmplatte stehen. Die Filmplatte steht mit ihrem Zentrum hinter dem Hüftgelenk. Die Röhre ist dementsprechend auch auf das Hüftgelenk zentriert.

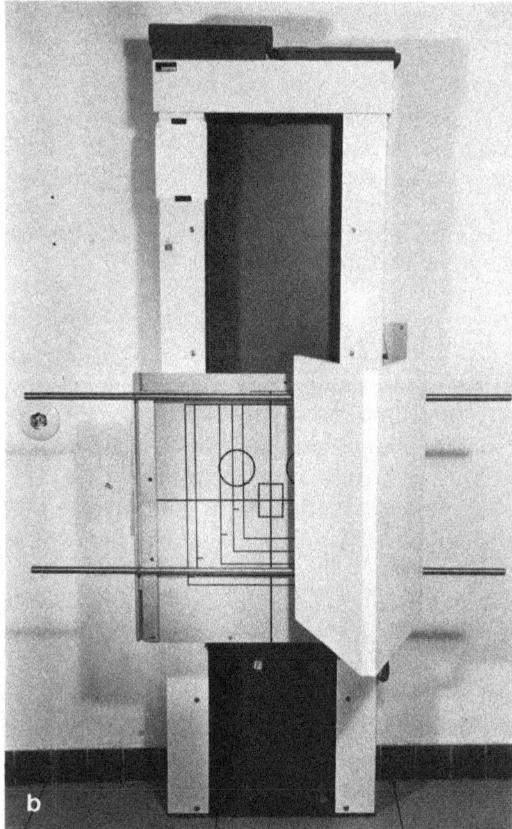

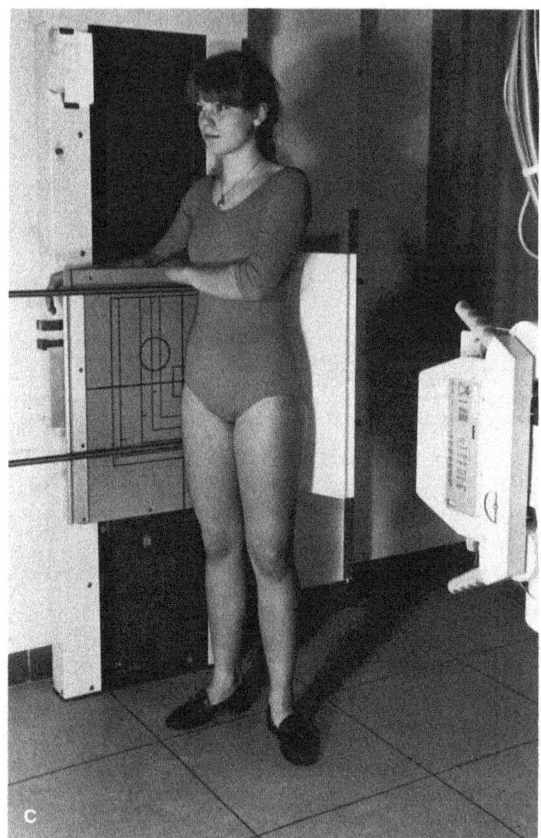

Abb. 9.4. **a** Schema der Faux-profil-Aufnahme nach Lequesne und de Sèze. **b** Für die Faux-profil-Aufnahme haben wir uns ein Dreieck aus Kunststoffplatten bauen lassen, das die erforderlichen Winkelmaße aufweist. Es ist beweglich an 2 Metallstangen, die an dem Kassettenlader eines Wandstativs angebracht sind. Das Dreieck kann sowohl für die linke wie die rechte Hüfte verwendet werden und wird auch dem Umfang des Patienten entsprechend soweit herangefahren, daß der Zentralstrahl die markierte Kassettenmitte trifft. **c** Das Kunststoffdreieck ist so stabil mit dem Wandstativ verbunden, daß der Patient sich gut dagegen lehnen kann. Der rechte Fuß steht parallel zur Röntgenplatte. Der Kassettenhalter befindet sich mit seinem Zentrum genau hinter dem zu röntgenden Hüftgelenk

Die Faux-profil-Aufnahme beurteilt die *vordere Hypoplasie des Pfannendachs*. De Sèze et al. (1962) fanden unter 23 Dysplasiefällen 8 mit vorwiegender und 4 mit alleiniger vorderer Pfannendachhypoplasie. Die Aufnahme erscheint deshalb bei Patienten mit Hüftbeschwerden, die keine wesentliche seitliche Pfannendachhypoplasie aufweisen, für die Diagnostik entscheidend.
Auch eine besonders verstärkte Antetorsion kann aus der Aufnahme abgelesen, allerdings nicht gradmäßig errechnet werden. Zur Festlegung der Vertikalachse wird der Rand des Röntgenbildes benutzt, nicht der obere Femurschaft, da er wegen seiner Antekurvation von der Senkrechten abweicht. Normalerweise soll die Halsachse von der Femurachse nur wenig abweichen, da sich der Strahlengang und die Achse des Schenkelhalses etwa decken. Bei erhöhter Antetorsion ist eine vermehrte Ventralneigung vorhanden. An eine Fehlerursache muß jedoch gedacht werden. Wenn der Fuß nicht parallel zur Röntgenplatte aufgesetzt wird oder eine Außenrotationskontraktur besteht, scheint die Antetorsion erhöht.

9.1.3 Röntgenaufnahme nach Chassard u. Lapiné zur Darstellung des hinteren Pfannenrandes und der ventralen Öffnung der Pfanne

In manchen Fällen sind auch die Ausbildung des hinteren Pfannenrandes und der ventrale Öffnungswinkel der Pfanne, von der sagittalen Ebene aus gemessen, von Interesse. Dazu haben Chassard u. Lapiné (1923) eine Aufnahmetechnik angegeben. Auch H. Schmidt (1969) und M. Lange (1971) empfehlen sie. Noch bessere Bilder liefert heute allerdings die Computertomographie (vgl. 11.6).

Aufnahmetechnik. Der Kranke sitzt am Ende des Röntgentisches, so daß er mit den Kniekehlen am Tischrand anstößt. Die Füße ruhen auf einer Fußbank. Der Patient beugt sich so weit wie möglich nach vorne, so daß Rumpf und Oberschenkel einen spitzen Winkel bilden (Abb. 9.5). Die richtige Beckenstellung ergibt sich meistens, wenn sich die Patienten so weit nach vorne beugen, daß die Tubera ischiadica sich gerade von der Unterlage abheben. Die Pars pubica des Sitzbeins und die Pars symphysica des Schambeins erhalten dann eine parallele Lage zur Röntgenplattenebene. Die Aufnahme erfolgt senkrecht zum Tisch. Der Zentralstrahl ist auf das Kreuzbein in Höhe des Trochanters gerichtet.

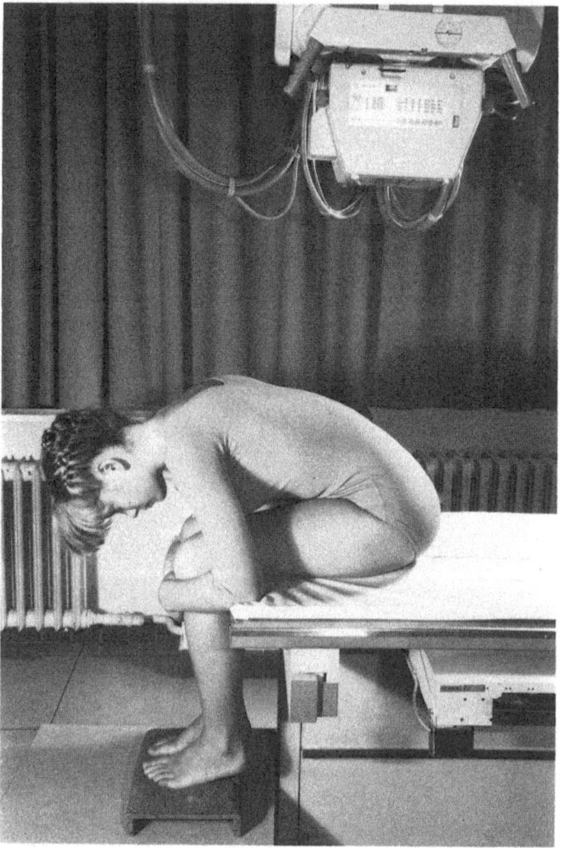

Abb. 9.5. Haltung des Patienten bei der Röntgenaufnahme nach Chassard und Lapiné (s. Text)

Mit dieser Aufnahme kann der Winkel der ventralen Öffnung der Pfanne, der sagittale Pfanneneigungswinkel nach v. Lanz (1950), bestimmt werden [vgl. 9.6.1 b)].

9.1.4 Röntgenaufnahme nach Dunlap et al. zur Darstellung des hinteren Pfannenrandes und der ventralen Öffnung der Pfanne

Eine andere Technik, das Becken praktisch horizontal zu erfassen und damit den von der Sagittalen aus gemessenen ventralen Öffnungswinkel der Pfanne, stammt von Dunlap et al. (1956). Die Aufnahme wird im Sitzen angefertigt. Die Oberschenkel sind aneinandergelegt und 90° gebeugt. Die Röntgenröhre wird zunächst seitlich der Körperoberfläche abwärts gerichtet. Die Bucky-Blende befindet sich unter der Sitzfläche, rechtwinkelig und zentriert auf die Längsachse des Patienten.
Die Röntgenröhre wird dann so gedreht, daß sie mit der Körperlängsachse einen Winkel von 30°

aufweist. Ein spezieller langer Tubus wird auf den Darmbeinkamm gerichtet. Die Winkelstellung von 30° hat den Vorteil, daß dabei die Knochen- und Weichteilüberlagerungen auf der Röntgenaufnahme am geringsten sind.

9.2 Aufnahmen zur Beurteilung des Schenkelhalses

9.2.1 Aufnahme (a.-p.) der frontalen Ansicht

Die frontale Ansicht des Schenkelhalses erhalten wir im allgemeinen auf der Beckenübersicht. Hier ist allerdings zu berücksichtigen, daß der Schenkelhals-Schaft-Winkel sich nicht in seiner realen Größe, sondern „verprojiziert" zeigt, da er aufgrund seiner Antetorsion nach vorn in die Bildebene ragt.
Bei bestimmten Erkrankungen, z. B. bei der Indikation zur Korrektur der Epiphysiolyse, kommt es darauf an, den genauen Winkel der Epiphyse zum Schenkelhals zu bestimmen. Hier wird dann das Hüftgelenk unter leichter Innenrotation von 15–20° geröntgt, da der Mittelwert der Antetorsion beim Erwachsenen 12° beträgt und beim Jugendlichen noch etwas höher liegt. Damit befindet sich dann der Schenkelhals genau in der Bildebene (orthograde a.-p.-Aufnahme).
Bei Außenrotationskontrakturen muß das Becken selbstverständlich so gedreht werden, daß der Oberschenkel und das Kniegelenk genau nach ventral gedreht im a.-p.-Strahlengang liegen.

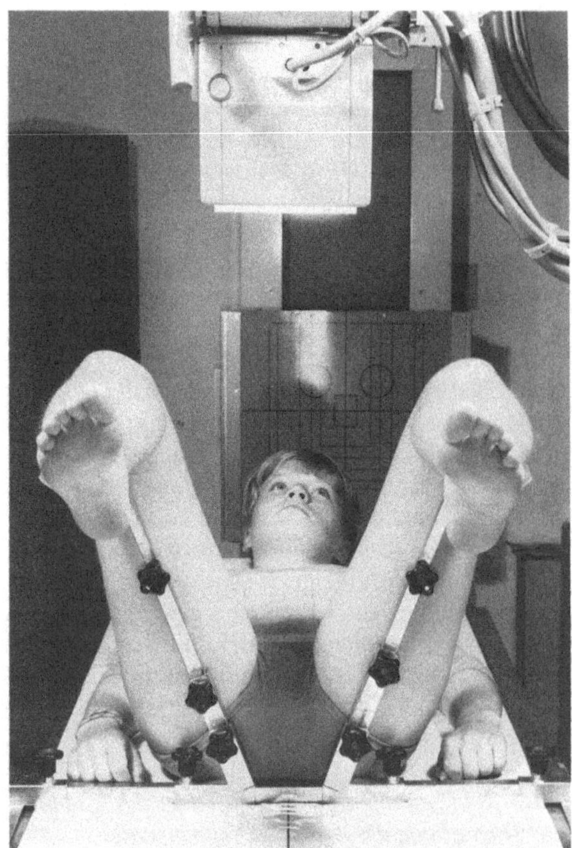

Abb. 9.6. Lagerung zur AT-Aufnahme nach Dunn, Rippstein und Müller. Die Beinteile mit Unterschenkelschalen sind verstellbar in der Breite und in der Höhe. Das Gesäß muß exakt anliegen. Die Stützen müssen sich etwa mit dem Verlauf der Oberschenkelachsen decken. Die Unterschenkel müssen genau in der Körperlängsachse verlaufen (weitere Einzelheiten s. Text)

9.2.2 Seitliche Aufnahmen des Schenkelhalses

a) Hüftgelenk axial, zur Bestimmung der Antetorsion nach Dunn, Rippstein und Müller. Diese Aufnahme ist für alle operativen Maßnahmen am Schenkelhals wichtig. Von den verschiedenen Verfahren und Umrechnungsmethoden zur Bestimmung des realen Antetorsionswinkels hat sich die nach Rippstein (1955) und Müller ([1]1957, [2]1971) in der Praxis und der wissenschaftlichen Auswertung am meisten durchgesetzt. Ein spezielles Lagerungsgerät befindet sich im Handel (Abb. 9.6). Auf die rechnerische Auswertung zur Bestimmung des AT-Winkels wird unter 9.6.4 b) eingegangen.

Lagerung. Die Aufnahme wird im Kindesalter als Übersichtsaufnahme für beide Hüftgelenke durchgeführt (Abb. 9.7 a). Sie sollte im Querformat möglichst weit reichen, damit der Schaftanteil der Oberschenkel in seiner Lagerung kontrolliert werden kann. Bei Erwachsenen röntgen wir die Hüftgelenke einzeln axial (Abb. 9.7 b).
Die Lagerung erfolgt auf dem von Rippstein entwickelten Gerät und soll exakt 90° Beugung der Hüft- und der Kniegelenke betragen. Die Unterschenkel müssen genau parallel zur Tischkante liegen. Damit wird eine Innen- oder Außenrotation des Hüftgelenks ausgeschlossen. Dies ist wesentlich, ebenso daß die Oberschenkel genau senkrecht liegen. Nach König (1977) sollte ein Lot vom seitlichen Kniegelenkspalt genau am Trochanter major vorbeilaufen. Dann liegen die Kondylenunterfläche und die dorsale Region des Trochanters auf einer Geraden und parallel zum Lagerungsgestell. Die Abduktion des Hüftgelenks soll 20° betragen.

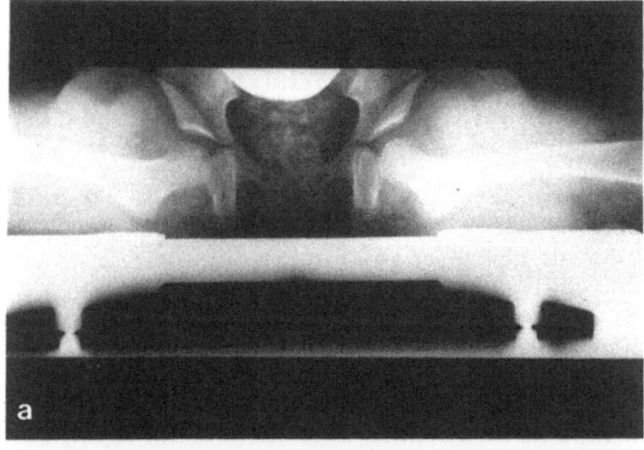

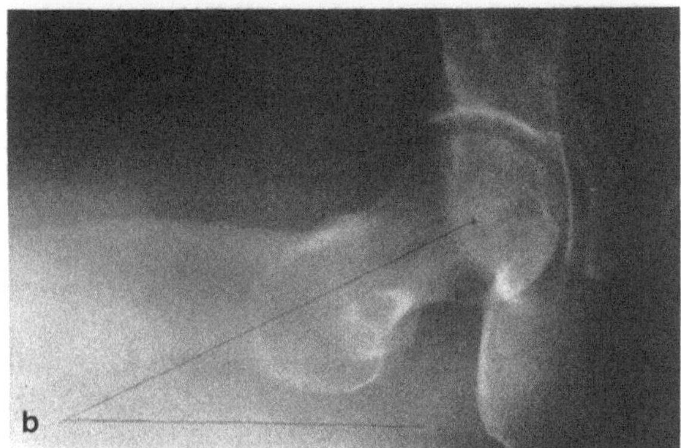

Abb. 9.7 a, b. Antetorsionsaufnahmen. **a** Bei einem Kind auf dem Lagerungsgestell nach Rippstein. Die Metallgrenze des Lagerungsgestells bildet die Horizontale, zu der der Winkel auch zu messen ist. Das Becken liegt hier exakt mit den Sitzbeinen an. Am linken Oberschenkel sind sowohl der Trochanter wie eine der Kniekondylen erkennbar. Beide sollen in gleichem Abstand vom Lagerungsgestell stehen. **b** Hier, bei einem Erwachsenen, ist wegen der Größenverhältnisse nur eine Seite geröntgt, alle anderen Regeln sind in gleicher Weise gültig

Die Lagerung zu dieser Aufnahme verlangt Genauigkeit und sollte nur durch eine darin geübte Assistentin oder unter laufender ärztlicher Überwachung erfolgen.

Fehlermöglichkeiten

- Das Lagerungsgerät ist nicht fest angebracht und kippt fußwärts. Damit verlaufen die Oberschenkel nicht senkrecht.
- Das Gesäß ist nicht fest an das Lagerungsgestell herangezogen oder liegt etwas schräg zum Gestell. Damit sind die Oberschenkel ebenfalls nicht in der senkrechten Stellung.
- Mit zunehmender Größe des Kindes müssen die Haltestützen der Beine auf der Schiene auseinandergefahren werden. Dabei muß aber der Winkel von 20° eingehalten werden. Man schneidet sich am besten ein Dreieck aus Pappe mit einem Winkel von 40° zurecht, dessen Seiten dann parallel zu den Oberschenkeln verlaufen müssen.
- Liegt der Unterschenkel nicht wirklich parallel zur Körperlängsachse, so ergeben sich durch Außen- oder Innenrotation falsche AT-Werte.

Die Möglichkeiten einer falschen Lagerung des Beins und Fehlprojektion des Winkels sind leider groß und dementsprechend auch die Anzahl der Aufnahmen, die für wissenschaftliche Zwecke nicht herangezogen werden können. Durch noch mehr Genauigkeit in der Lagerung sollten sich diese Schwierigkeiten in Zukunft aber verringern lassen. Eine eingehende Arbeit Königs (1977) bringt noch weitere Einzelheiten.

b) Hüftgelenk axial und orthograd zur Erfassung der Epiphysenlösung. Bei dieser Aufnahme soll der Schenkelhals genau parallel zur Röntgenplatte (orthograd) liegen. Damit läßt sich der Epiphysenabrutsch genau im Profil erfassen und messen. Da der Schenkelhals-Schaft-Winkel bei Kindern etwa 140° beträgt, soll das Bein bei 90° Beugung des Hüftgelenks 50° abgespreizt werden, um der Röntgenplatte genau anzuliegen (CCD-Winkel −90° = Grad der Abspreizung). Bei etwas älteren Jugendlichen wählen wir 40° , da der reelle CCD-Winkel etwa 130° beträgt (Abb. 9.8 a–c).

Lagerung. Für die Lagerung kann man einen der Beinhalter des Lagerungsgestells der Rippstein-Müller-Aufnahme zu Hilfe nehmen (Abb. 9.8 a). Es ist darauf zu achten, daß die Beugung genau 90° beträgt und die Abspreizung hier beispielsweise 40°. Die Abspreizung von 40° ist auf dem Gestell allerdings nicht vorgegeben und muß von der Röntgenassistentin selbst gemessen und gelagert werden.

c) Hüftgelenk axial im vertikalen (nach Lauenstein) und im horizontalen Strahlengang (nach Sven Johansson). Die axiale Aufnahme des Hüftgelenks im *vertikalen* Strahlengang erfolgt in vielen Röntgeninstituten und Praxen noch nach Lauenstein (1890). Diese Aufnahme ist aber weder für die Ermittlung der Antetorsion noch des Epiphysenabrutschwinkels zu verwenden und sollte zugunsten der beiden genannten Aufnahmen aufgegeben werden. Bei der Lauenstein-Aufnahme beträgt die Beugung im Hüftgelenk ca. 70°, die Abduktion ca. 50°. Die Aufnahme erfolgt im vertikalen Strahlengang.

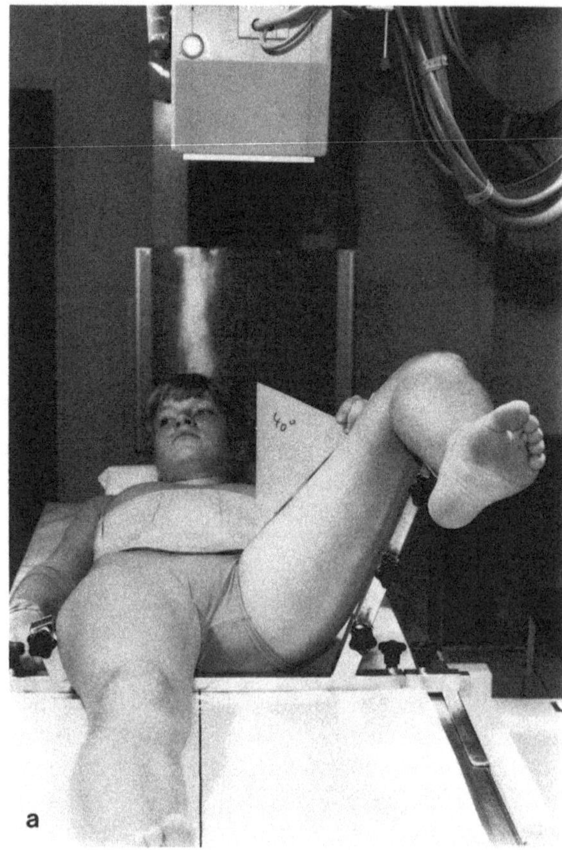

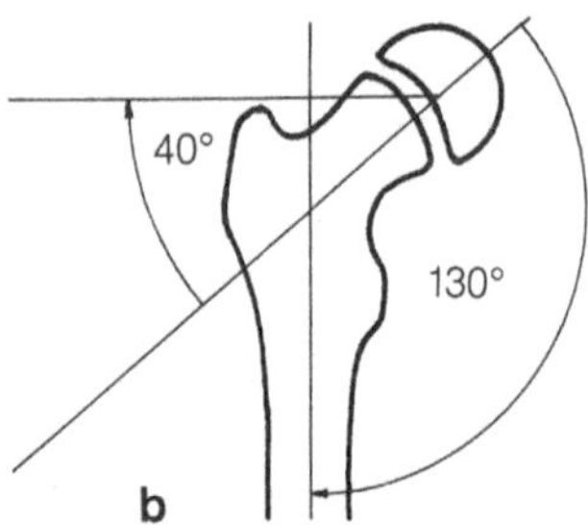

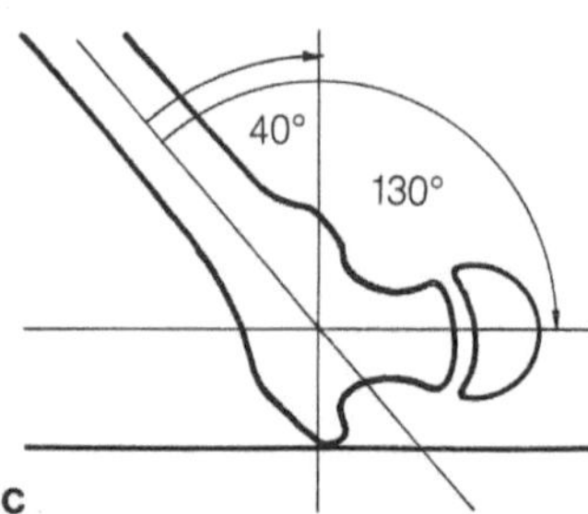

Abb. 9.8. Lagerung zur Röntgenaufnahme des Hüftgelenks axial und orthograd **(a)**. Das Hüftgelenk wird 90° gebeugt und auf einer Hälfte des Lagerungsgestells von Rippstein gelagert. Die Abspreizung muß unter Berechnung der Größe des CCD-Winkels durchgeführt werden **(b, c)**

Axiale Aufnahmen im *horizontalen* Strahlengang (Sven Johansson 1934 u. a.) werden bei der Nagelung von Schenkelhalsfrakturen auf dem Extensionstisch zur Durchleuchtung und Kontrolle der zweiten Ebene verwandt. Die Röntgenplatte wird dem Hüftgelenk außen angelegt und muß über dem Beckenkamm gut in die Weichteile gedrückt werden. Die Röntgenröhre wird unter dem gebeugten Bein der Gegenseite eingefahren und in schräger Richtung auf das Hüftgelenk axial gerichtet (Abb. 9.9). Diese Aufnahme wird von manchen Autoren auch für die Antetorsionsbestimmung zur Darstellung des Schenkelhalses in der zweiten Ebene herangezogen. Bei Umstellungsoperationen des Schenkelhalses unter dem Bildwandler läßt sich die zweite Ebene einfacher kontrollieren, wenn man das Bein unter dem Bildwandler 90° beugt und 20° abspreizt, entsprechend der Rippstein-Müller-Aufnahme.

Die *orthograde* Aufnahme im senkrechten Strahlengang mit Abspreizung von 40° läßt sich auch für die postoperative Kontrolle von Schenkelhalsfrakturen besser verwenden, da sie den Schenkelhals weniger verzerrt als die Aufnahme im horizontalen Strahlengang. Auch für die Darstellung von destruktiven Prozessen des Schenkelhalses und anderer Veränderungen sollte die orthograde Aufnahme im senkrechten Strahlengang mit einem dem Schenkelhalswinkel entsprechend berechneten Abspreizungsgrad verwendet werden. Eine Indikation für die Lauenstein-Aufnahme sehen wir nicht mehr.

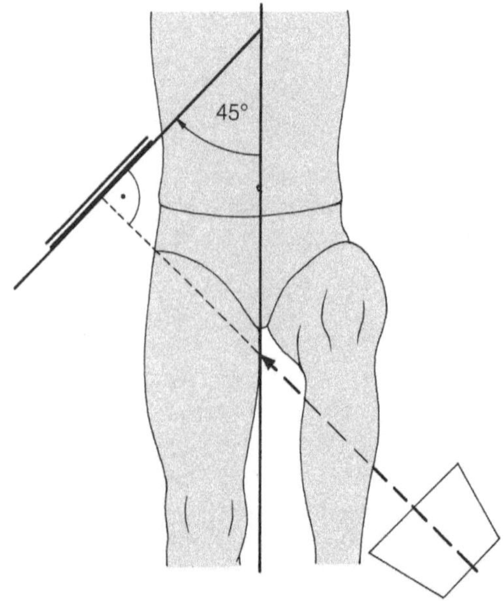

Abb. 9.9. Axiale Röntgenaufnahme des Hüftgelenks im horizontalen Strahlengang

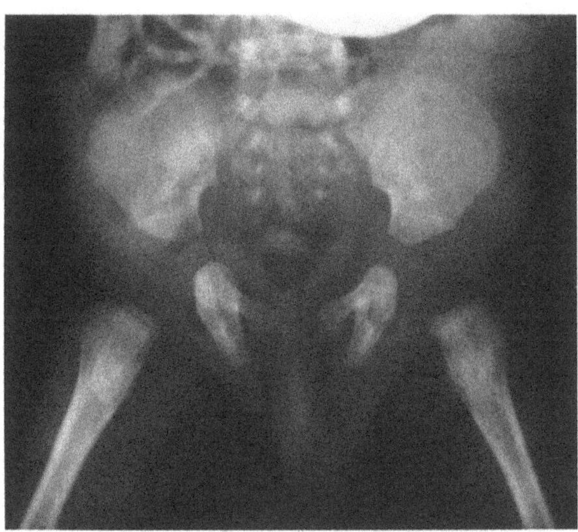

Abb. 9.10. Röntgenaufnahme nach Andrén und v. Rosen. Beide Beine werden stark abgespreizt und innenrotiert gehalten (Einzelheiten s. Text). Im vorliegenden Fall: normale Verhältnisse

9.3 Funktionsaufnahmen des Hüftgelenks

9.3.1 Aufnahme nach Andrén u. v. Rosen zur Diagnose der Hüftluxation

Es handelt sich hier um eine a.-p.-Aufnahme des Beckens bei maximaler Abspreizung und Innenrotation der Beine. Normalerweise trifft die verlängerte Femurachse das Pfannendach und bildet mit der Sagittalen (Wirbelsäulenachse) einen Winkel von 45°, wobei sie den Wirbelkörper L 4 trifft (Abb. 9.10). Bei Subluxationen und Luxationen verläuft die Femurachse durch die Pfannendachecke oder höher, sie bildet einen kleineren Winkel als 40° mit der Sagittalen und trifft die Wirbelsäule oberhalb des Wirbelkörpers L 3 (Andrén u. v. Rosen 1958).

Diese Aufnahme dürfte nur dann erforderlich sein, wenn klinisch ein erheblicher Verdacht besteht, die Mittelstellungsaufnahme des Beckens aber nicht genügend Aufschluß gibt. Die sicherste Diagnostik liefert selbstverständlich die Arthrographie.

9.3.2 Abduktions-Innenrotations-Aufnahme (Lange-Stellung) bei Kindern

Vor Detorsions-Varisierungs-Osteotomien (DVO) im Kindesalter sollte eine Beckenübersichtsaufnahme mit Abduktion beider Oberschenkel entsprechend dem gewünschten Varisierungswinkel und unter Innenrotation bis zum lockeren Anschlag erfolgen (Abb. 12.1 b). Durch die Innenrotation wird die durch die Antetorsion verursachte Fehlprojektion aufgehoben. In entsprechender Weise wird die Antetorsion bei der Operation auf normale Werte verringert. An der Aufnahme läßt sich erkennen, ob der Hüftkopf gut unter das Pfannendach gestellt wird und um wieviel Grad der Schenkelhals zu varisieren ist.

Diese Aufnahme soll gleichzeitig feststellen, ob der Hüftkopf in wirklich exakt reponierter Stellung stehen wird oder ob Hindernisse vorhanden sind, die ihn lateralisieren (Abb. 9.11 a, b). Operationen wie Pfannendachplastiken, Beckenosteotomien und Varisierungsosteotomien an nicht tief und genau reponierten Hüftgelenken ergeben die schlechtesten Ergebnisse und nicht selten auch Kopfnekrosen. Der Hüftkopf soll auf dieser Aufnahme dicht vor dem ischialen Anteil der Pfanne, im wesentlichen unterhalb der Hilgenreiner-Linie und innerhalb der Ombrédanne-(Perkins-)Linie stehen. Dies ist eine unbedingte Voraussetzung; andernfalls muß zuerst eine operative Tiefeinstellung des Hüftkopfes erfolgen.

9.3.3 Funktionsaufnahmen bei Jugendlichen und Erwachsenen

Varisierungen werden bei Jugendlichen von mehr als 10–12 Jahren und bei Erwachsenen nur dann mit einer gleichzeitigen Detorsion des Schenkelhalses durchgeführt, wenn eine stark vermehrte Antetorsion und eine Innenrotationsmöglichkeit von mehr als 50° bestehen sowie eine Verringerung der Außenrotation. Ist keine Detorsion vorgesehen, so erfolgt eine *Beckenübersichtsaufnahme mit Abspreizung der Beine* von je 20° oder entsprechend dem vorgesehenen Varisierungswinkel. Die Kniegelenke müssen bei der Abspreizung so gelagert werden, daß die Kniescheibe genau ventral steht. Einzelaufnahmen eines Hüftgelenks sind unzureichend, weil damit nicht genügend Bezugspunkte des Beckens für die Beurteilung der Stellung des Femurs vorhanden sind.

Gleiches gilt für *Adduktionsaufnahmen.* Hier soll geprüft werden, ob sich ein Hüftkopf durch Aufrichtung des Schenkelhalses günstiger in der Pfanne einstellt. Es wird auch hier eine Beckenübersichtsaufnahme gemacht, bei der das zu untersuchende Bein unter das überkreuzte Bein der Gegenseite geschoben wird, und zwar je nach dem gewünschten Aufrichtungswinkel 10°, 15° oder 20°. Auch hier ist wieder auf die exakte Neutralstellung der Rotation zu achten.

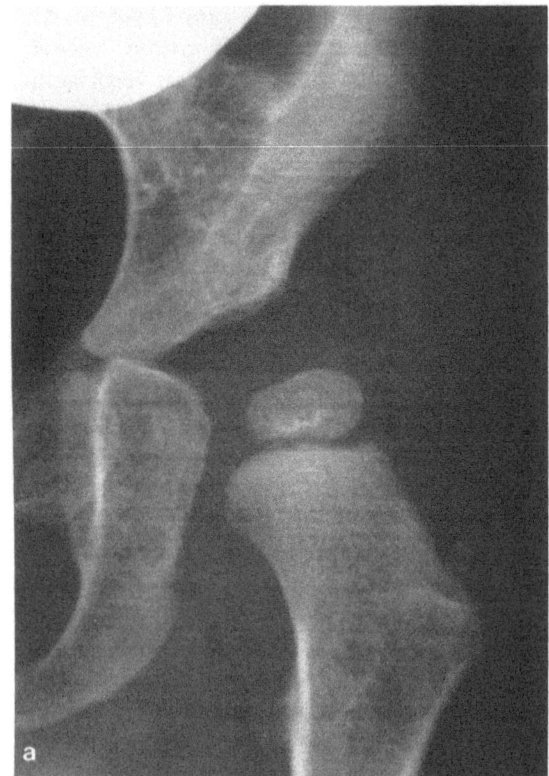

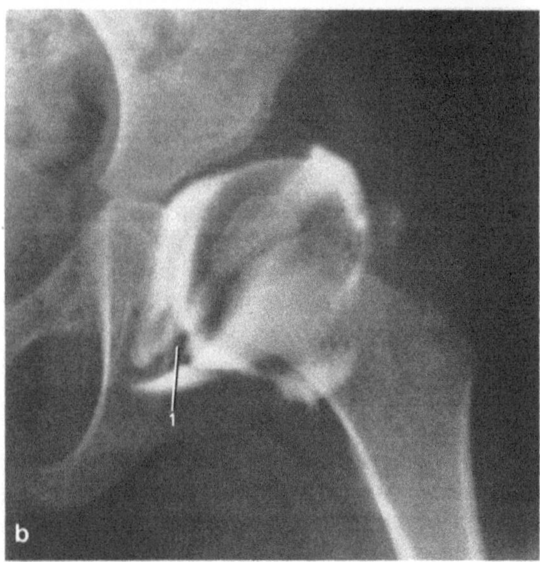

Abb. 9.11. Ausschnitt einer Beckenübersicht bei Mittelstellung der Oberschenkel **(a)** und in Abduktion sowie Innenrotation (Lange-Stellung); gleichzeitig wurde eine Arthrographie durchgeführt **(b)**. Es zeigt sich, daß der Kopf mit der Abduktion und Innenrotation nicht bis an den Boden der Pfanne kommt, da das Lig. transversum *(1)* und der untere Limbus vorspringen und ihn am Eintritt hindern. Bei einer Azetabuloplastik sind daher die Durchtrennung des Lig. transversum und eine Erweiterung des unteren Limbus- und Kapselbereichs erforderlich, wenn der Hüftkopf beim Herabbiegen des Pfannendachs weiter lateral bleibt

Funktionsaufnahmen in Beuge- oder Überstreckstellung werden mehr in der Behandlung von Hüftkopfnekrosen des Erwachsenen gewünscht, wenn Defekte des Kopfes aus der Belastungszone herausgedreht werden sollen. Hier wird die vorherige Durchleuchtung und Kontrolle aller verschiedenen Stellungen vielleicht noch vorteilhafter sein, wenn die günstigste Stellung für den Hüftkopf festgelegt werden soll. Aufnahmen in „Überstreckstellung" werden angefertigt durch Kippen der Röntgenröhre um den gewünschten Winkel in kranialer Richtung.

9.4 Meßlinien zur Diagnose der Hüftluxation bei Neugeborenen und Kleinkindern

Für die Diagnose der Hüftluxation auf den Röntgenaufnahmen von Säuglingen wurden zahlreiche Meß- und Einteilungslinien angegeben. Nur die wichtigsten sollen hier aufgeführt werden. Manche dieser Richtlinien sind auch unzuverlässig und werden durch Außenrotation oder Ab- und Adduktion des Oberschenkels verzerrt. Eine genaue Lagerung des Beckens und der Oberschenkel ist deshalb auch hier notwendig. Die Kniegelenke müssen von der Mutter oder Begleitperson genau in Mittelstellung gehalten werden, wenn sie nicht durch ein Gerät fixiert werden.

9.4.1 Linie nach Hilgenreiner

Es handelt sich um die Verbindungslinie der beiden Y-Fugen (Abb. 9.12). Sie wird an den untersten Knochenpunkten der Beckenschaufeln angelegt, an denen das Pfannendach beginnt. Diesen Punkt berührt auch die Pfannendachtangente zur Zeichnung des AC-Winkels. Hilgenreiner (1925) selbst hat allerdings ohne genauere Definition nur von der „Verbindungslinie beider Y-Fugen" gesprochen. Daher wird die Linie im Schrifttum oft unterschiedlich angelegt (vgl. Abb. 9.16 und 9.17).

9.4.2 Linie nach Ombrédanne und Perkins

Sie wird vom seitlichsten Punkt des Pfannendachs senkrecht auf die Hilgenreiner-Linie herabgezogen und überkreuzt diese (Ombrédanne 1923, Perkins 1928). Damit werden 4 Quadranten gebildet (Abb. 9.12).

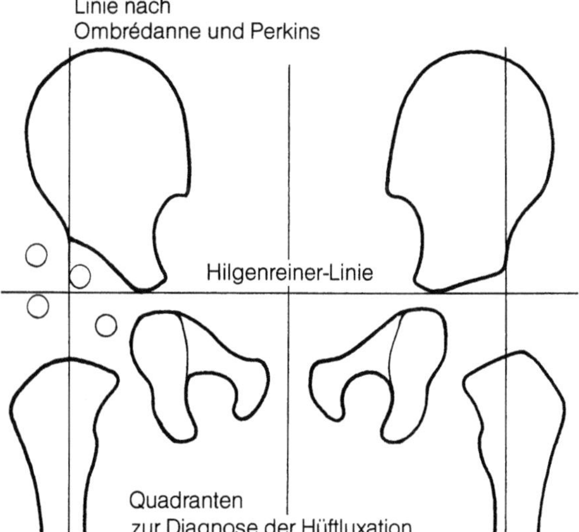

Abb. 9.12. Linien nach Hilgenreiner sowie Ombrédanne und Perkins; eingezeichnet sind ferner Kopfkerne in den verschiedenen Quadranten

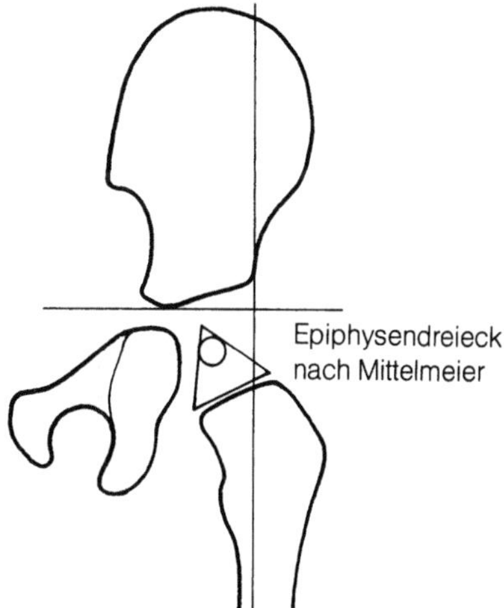

Abb. 9.13. Epiphysendreieck nach Mittelmeier

Aussagen

- im Normfall: Kopfkern im unteren inneren Quadranten;
- bei Subluxationen: Kopfkern mehr im oberen inneren Quadranten;
- bei Luxation: Kopfzentrum im unteren lateralen Quadranten;
- bei hohen ausgeprägten Luxationen: Kopfkern im oberen äußeren Quadranten.

Diese Richtlinien bieten eine gewisse Orientierung. Genaue Beurteilungsmöglichkeiten kann aber selbstverständlich nur die arthrographische Darstellung der Weichteile geben.

9.4.3 Epiphysendreieck zur Bestimmung der Kopfkernlage nach Mittelmeier

Die Lage des Hüftkopfkerns ist für die Diagnose einer Hüftluxation eine wichtige Orientierungshilfe, vor allem wenn man die Linien nach Ombrédanne und Perkins sowie Hilgenreiner heranziehen will. Für Kinder, bei denen der Kopfkern noch nicht sichtbar ist, hat Mittelmeier die Konstruktion eines gleichseitigen Dreiecks angegeben (Nizard 1981). Seine Basis wird auf die kraniale Begrenzung der Femurdiaphyse gezeichnet und entspricht ihrer Breite. Der Kopfkern tritt später im kranialen Winkel des gleichseitigen Dreiecks auf.

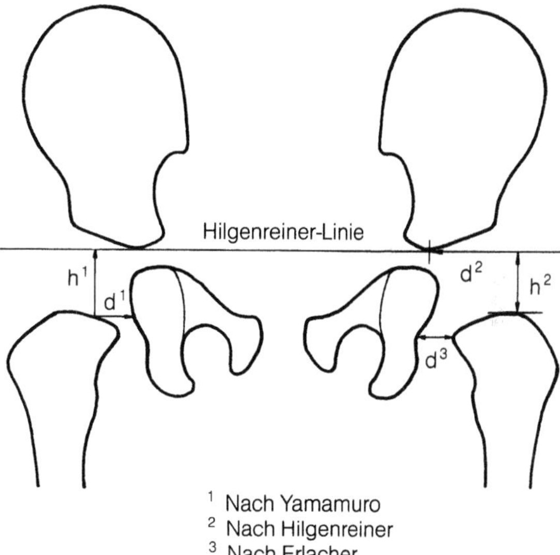

Abb. 9.14. Meßstrecken der Trochanterhöhe und des Femurabstands (Erläuterungen s. Text)

9.4.4 Meßstrecken der Trochanterhöhe und des Femurabstands

Hochstand des Trochanters. Diaphysenhöhe h^2 = Abstand des oberen Metaphysenpoles von der Hilgenreiner-Linie (Hilgenreiner 1925)
normal: 8–10 mm, pathologisch: unter 5–6 mm.

Abstand der medialen Schenkelhalsspitze vom Sitzbein. Diaphysendistanz d^3 (Erlacher 1951)
normal: 4–5 mm, pathologisch: über 7,5 mm.

Abstand der Metaphysenmitte von Hilgenreiner-Linie und Sitzbein.

Abstand h[1] (Yamamuro u. Chene 1975)
normal im Alter 0–4 Jahre: 10 ± 4 mm, pathologisch: unter 6 mm;

Abstand d[1] (Yamamuro u. Chene 1975)
normal im 1. Lebensjahr: Jungen 9 ± 4 mm, Mädchen 8 ± 4 mm, pathologisch: Jungen über 13 mm, Mädchen über 12 mm.

Diese Meßstrecken bieten ebenfalls eine gewisse Orientierung, die um so mehr an Sicherheit gewinnt, je größer die Abstände werden. Die Beurteilung ist nicht an das Vorhandensein der Kopfkerne gebunden. Falsche Lagerungen des Oberschenkels, vor allem in Außenrotation, führen zur Veränderung der Meßstrecken nach Hilgenreiner und Erlacher, nicht so sehr der nach Yamamuro u. Chene.

Über gute Erfahrungen mit der Messung der Diaphysendistanz d bei Neugeborenen zur Diagnose der Hüftluxation haben Bertol et al. (1982) vor kurzem berichtet. Werte bis 5 mm halten sie für normal, Werte über 6 mm weisen auf eine Hüftluxation hin.

Diese Messung kann schon an Röntgenaufnahmen von Neugeborenen mit Roser-Ortolani-Zeichen durchgeführt werden und zeigt uns die schwerer ausgeprägten Befunde, die einer intensiveren Behandlung bedürfen (vgl. Abb. 28.8). Sie ist deshalb außerordentlich wichtig und sollte mehr Eingang in die Praxis finden. Ein sorgfältiges Halten der Oberschenkel bei der Aufnahme ist jedoch Voraussetzung.

9.4.5 *Orientierungslinie nach Shenton und Ménard*

In der älteren Literatur werden verschiedene Orientierungslinien angegeben, von denen hier nur einige genannt werden. Normalerweise bildet die Verlängerung der medialen Schenkelhalskontur mit der kranialen Umrandung des Foramen obturatum einen glatten Bogen (Abb. 9.15 a). Bei der Luxationshüfte ist dieser Bogen unterbrochen, weil der Schenkelhals höher tritt. In den ersten 2 Lebensmonaten läßt sich diese Linie aber vielfach noch nicht einzeichnen. Außendrehfehlstellungen des Schenkelhalses verändern den Bogen ebenfalls. Bei einer normalen Schenkelhalsstellung des Kleinkindes springt der Trochanter minor nur leicht vor. Die innere Begrenzung des Schenkelhalses ist nur etwas länger als die äußere. Wird die äußere nur etwa halb so lang und kürzer und tritt gleichzeitig der Trochanter minor stärker vor, so ist der Schenkelhals außenrotiert und das Bild nicht zu verwerten.

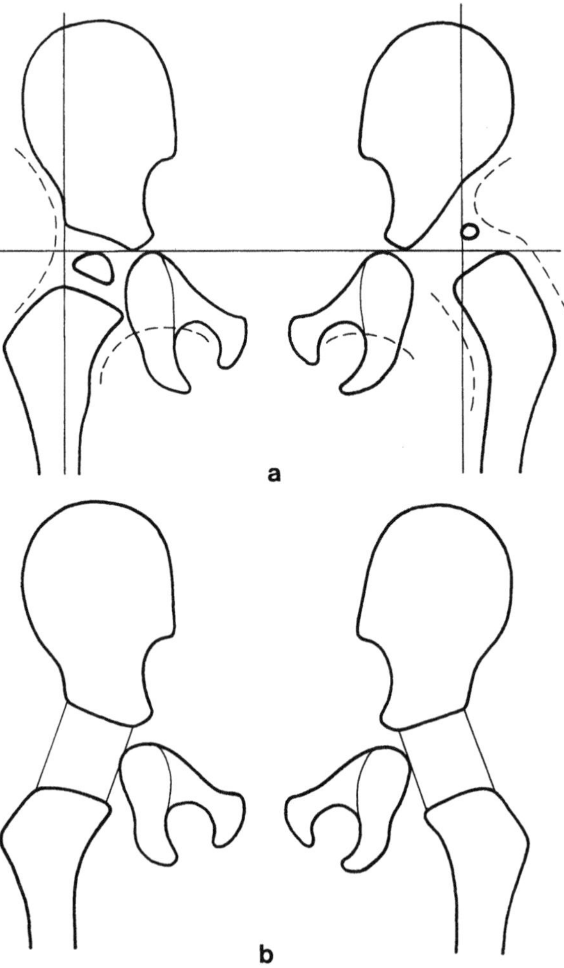

Abb. 9.15. **a** Hilfslinien nach Shenton und Ménard (medial) sowie Calvé (lateral), **b** Parallelogramm nach Kopits

9.4.6 *Orientierungslinie nach Calvé*

Verlängert man die äußere Begrenzung der Beckenschaufel vom Pfannenerker im gleichen Bogen zum Schenkelhals weiter (Abb. 9.15 a), so muß sich bei normalen Verhältnissen und Neutralstellung des Schenkelhalses diese Linie an die laterale Begrenzung des Schenkelhalses anschmiegen (Calvé 1921).

9.4.7 *Parallelogramm nach Kopits*

Das Pfannendach und das proximale Femurende zeigen normalerweise etwa geradlinig und parallel zueinander verlaufende Begrenzungen. Verbinden wir deren Endpunkte, so erhalten wir ein Quadrat oder ein Rechteck (Abb. 9.15 b). Bei der verrenkten Hüfte ergibt sich dagegen ein Rhomboid (Kopits 1939). Auch hier ist darauf zu achten, daß der Femur nicht in Außenrotation liegt.

Das Zeichen ist verschiedentlich als unzureichend geschildert worden (Hilgenreiner 1939; Hauberg 1958). Zsernaviczky (1973, 1978) hat sich aber erneut dafür eingesetzt, zumal es in einer Zeit vor dem Auftreten der Kopfkerne anwendbar ist.

9.4.8 Meßwerte zur Bestimmung der Hüftinstabilität im Kindes- und Jugendalter

a) Instabilitätsindex nach Smith et al. („Smith-ratio"). Für die Entwicklung eines Hüftgelenks ist es von entscheidender Bedeutung, daß der Hüftkopf tief in das Gelenk bis zum Pfannenboden eingestellt ist. Bleibt der Hüftkopf wegen eines Interpositums oder aus anderen Gründen lateralisiert, so entwickelt das Gelenk eine Fehlform. Für die Bewertung des Einzelfalls, aber auch für Verlaufsuntersuchungen verschiedener Gelenke haben Smith et al. (1968) die aus Abb. 9.16 ersichtlichen Quotienten eingeführt. Als Bezugslinien werden die Mittellinie des Beckens durch die Kreuzbeinmitte und Symphyse sowie die Linien nach Hilgenreiner sowie Ombrédanne und Perkins gezogen.

Die Lateralverschiebung wird durch den Quotienten $\frac{c}{b}$ ermittelt. Er liegt bei Gesunden zwischen 0,6 und 0,9. Die Kranialverschiebung drückt der Quotient $\frac{h}{b}$ aus. Er weist bei gesunden Kleinkindern Werte zwischen +0,1 und 0,2 auf, bei Hüftluxationen negative Werte ab etwa Null bis −0,7.

Wie aus Abb. 9.16 ersichtlich, ist c der Abstand zwischen Beckenmittellinie und medialem Femurstachel, b der Abstand zur Ombrédanne-Perkins-Linie. Die Distanz zwischen der Hilgenreiner-Linie und der oberen lateralen Femurbegrenzung wird mit h bezeichnet.

Über praktische Erfahrungen mit diesem Index bei langfristigen Verlaufsbeobachtungen reponierter Hüftluxationen haben neben Smith et al. (1968) auch Lindstrom et al. (1979) berichtet.

b) Instabilitätsindex nach Reimers (MP, „migration percentage"). Einen anderen Index, der die ungenügende Tiefeinstellung des Hüftkopfes kennzeichnet, hat Reimers (1980) angegeben (Abb. 9.17). Hier wird die Breite des Hüftkopfes parallel zur Hilgenreiner-Linie als Strecke b gemessen, ferner der Abstand a von der seitlichen Hüftkopfbegrenzung zur Ombrédanne-Perkins-Linie.

Der Quotient $\frac{a}{b} \cdot 100\%$ ergibt eine prozentuale Beurteilung der Tiefeinstellung des Hüftkopfes. Reimers gibt folgende Werte an:

- bei normalen Hüftgelenken (Alter 0–14 Jahre): 0%, (Alter 4–16 Jahre): < 10%,
- bei Subluxationen: 33–99%,
- bei Luxationen: 100%.

Die Vorteile dieses Index sieht Reimers darin, daß er unabhängig von Beckendrehungen (um die Längsachse) ist und auch von Außen- und Innen-

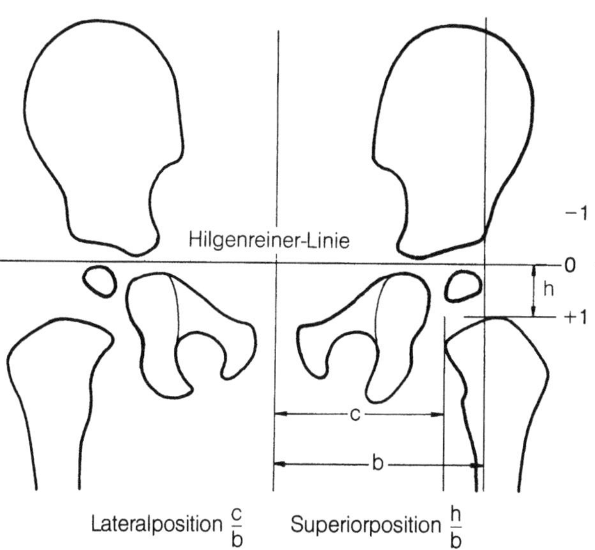

Abb. 9.16. Instabilitätsindex nach Smith, die Hilgenreiner-Linie ist hier abweichend von unserer sonstigen Darstellung durch die Mitte der Y-Fugen gelegt. Werte von h, die darunter liegen, werden als positiv angesehen, Werte, die darüber liegen, als negativ.

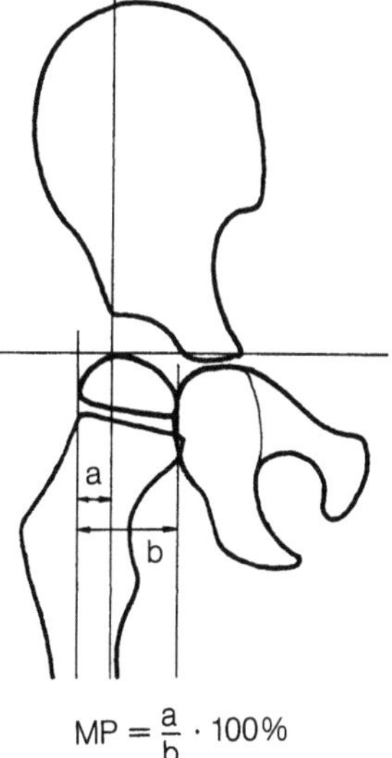

Abb. 9.17. Instabilitätsindex nach Reimers (*MP*, „migration percentage")

drehungen des Oberschenkels kaum beeinflußt wird. Durch die Angabe von Prozenten läßt sich außerdem sofort gut abschätzen, welches Ausmaß des Hüftkopfes ungedeckt ist, während man dies aus einem verkleinerten CE-Winkel nach Wiberg nicht ersieht.

c) Köhler-Tränenfigur als diagnostisches Hilfsmittel. Die von Köhler (1905) beschriebene Tränenfigur kann durch ihre Verformung ebenfalls auf eine Hüftinstabilität und mangelhafte Tiefeinstellung des Gelenkes hinweisen. Darauf haben Peič (1971a, 1975) und Coleman (1978) hingewiesen. Für die Beurteilung eines Gelenks ist ihre Form außerordentlich aufschlußreich. Es erscheint deshalb gerechtfertigt, eine kurze Besprechung an dieser Stelle anzufügen.
Nach eingehenden Untersuchungen von Vare (1952) sowie Peič (1970) wird die Tränenfigur auf ihrer medialen Seite von der inneren Beckenwandkortikalis in Höhe des hinteren Pfannenrandes hervorgerufen, während die Fossa acetabuli die laterale Tränenkontur bedingt.
Die Tränenfigur ändert ihre Breite von der Kindheit bis zum Erwachsenenalter. Bei Neugeborenen ist sie noch nicht sichtbar. Sie wird erst durch funktionelle Reize zwischen dem 4. und 6. Lebensmonat gebildet. Das Fehlen der Tränenfigur in der 2. Hälfte des 1. Lebensjahres muß bei exakter Lagerung als pathologisch betrachtet werden und eine Klärung veranlassen. Die Bildung der Tränenfigur bleibt aus, wenn der Pfannenboden durch ungenügende Tiefeinstellung des Hüftkopfes keinen formativen Reiz erhält. Ist der Hüftkopf nur mäßig lateralisiert, ist sie breit oder V-förmig anstatt schmal und an der Spitze rund. Nach exakter Gelenkreposition bildet sie sich auf die Dauer regelrecht aus (Peič 1975). Peič hat 1971 Untersuchungen über die normale Breite und den Zeitpunkt des Erscheinens der Köhler-Tränenfigur veröffentlicht. Eyring et al. (1965) maßen an 1070 Hüften im Alter zwischen 6 und 11 Jahren den „Tränenfigurabstand“ zum medialen Rand der proximalen Femurepiphyse. Der Durchschnittswert betrug 8,8 mm mit einer Standardabweichung von 1,3 mm. 95% der Werte lagen zwischen 6 und 11 mm. Es muß jedoch darauf aufmerksam gemacht werden, daß eine Seitdrehung des Beckens zu Veränderungen in der Projektion der Tränenfigur führt und dadurch Täuschungsmöglichkeiten gegeben sind. Diese Tatsache muß bei diagnostischen Rückschlüssen berücksichtigt werden.
Bei verschiedenen Abbildungen dieses Buches wird auf pathologische Befunde der Tränenfigur noch aufmerksam gemacht (Abb. 9.21a und b).

9.5 Überprüfung der Röntgenaufnahme hinsichtlich korrekter Lagerung des Kindes

9.5.1 *Drehungsquotient des Beckens (Tönnis u. Brunken)*

Da sich der Pfannendachwinkel nach Hilgenreiner (1925), der im Kleinkindalter am häufigsten benutzt wird, mit der Beckendrehung ändert, ist es wichtig zu wissen, ob das Ausmaß der Beckendrehung so groß ist, daß die Winkelprojektion dadurch stärker verzerrt wird.
Unter der Beckendrehung verstehen wir die Drehung des Beckens um die Körperlängsachse nach links oder rechts. Damit wird das Foramen obturatum der Seite, zu der gedreht wird, im Querdurchmesser schmaler, das andere breiter (Abb. 9.18a). Bestimmt man den Querdurchmesser der Foramina, so läßt sich folgender Quotient aufstellen:

$$\text{Drehungsquotient} = \frac{\text{Querdurchmesser Foramen obturatum rechts}}{\text{Querdurchmesser Foramen obturatum links}}.$$

Bei einem Quotienten zwischen 1,8 und 0,56 beträgt der zusätzliche Unterschied zwischen dem Pfannendachwinkel rechts und links nur etwa 2° durchschnittlich. Der Winkel wird auf der Seite, zu der das Becken gedreht ist, niedriger, auf der anderen Seite höher. Es sollten möglichst nur Aufnahmen mit einem Drehungsquotienten zwischen 1,8 und 0,56 verwendet werden. Bei stärkerer Drehung und gleichzeitiger Kippung kann der zusätzliche Unterschied bis zu 8° betragen (Tönnis 1962).

9.5.2 *Meßwinkel für Beckenaufrichtung und -kippung (Tönnis u. Brunken)*

Auch mit vermehrter Aufrichtung oder Kippung des Beckens ändern sich die Pfannendachwinkel (Tönnis 1962; Tönnis u. Brunken 1968). Bei stärkerer Aufrichtung (Ausgleich der Lendenlordose) wird der Pfannendachwinkel höher, bei stärkerer Kippung (Verstärkung der Lendenlordose) niedriger. Wir haben deshalb einen *Symphysen-Sitzbein-Winkel* eingeführt, der im Regelfall der Lagerung eingehalten werden sollte (Abb. 9.18b).
Der Winkel wird zwischen 2 Linien gebildet, die den am weitesten zur Beckenlichtung vorspringenden Punkt der Symphyse und den oberen Punkt des Sitzbeins (nicht des Schambeins!) berühren.

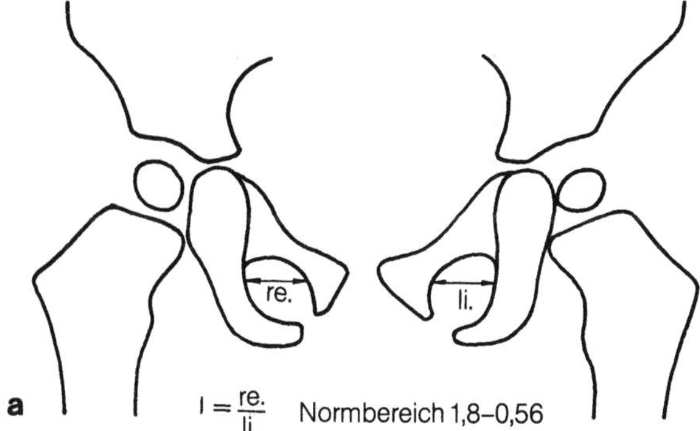

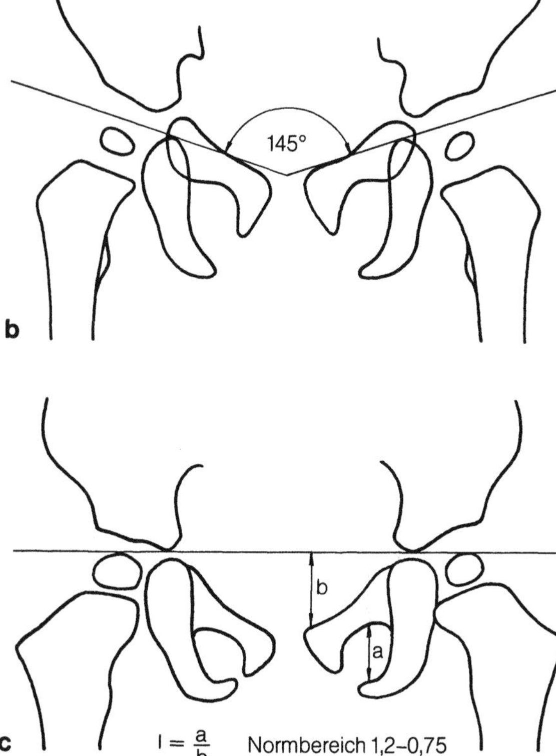

Abb. 9.18 a–c. Meßtechniken für die Überprüfung der Röntgenaufnahme hinsichtlich korrekter Lagerung des Kindes. **a** Ermittlung des Querdurchmessers der Foramina obturatoria zur Errechnung des Drehungsquotienten (s. Text). **b** Messung des Symphysen-Sitzbein-Winkels zur Beurteilung der Beckenaufrichtung und -kippung (s. Text). **c** Index zur Bestimmung der Beckenaufrichtung und -kippung nach Ball und Kommenda (s. Text)

Bei normalen Graden der Beckenkippung bzw. -aufrichtung ergeben sich abgerundet folgende Werte:

Alter	Winkel
1– 6 Monate	100–135°
7–12 Monate	100–130°
1– 2 Jahre	95–128°
2– 3 Jahre	90–125°
3– 5 Jahre	85–115°

9.5.3 Index für Beckenaufrichtung und -kippung (Ball u. Kommenda)

Einfach zu ermitteln ist auch der Index von Ball u. Kommenda (1968):

Index der Beckenkippung:

$$\frac{\text{Vertikaler Durchmesser Foramen obturatum}}{\text{Abstand Os pubis–Hilgenreiner-Linie}}.$$

Der senkrechte Durchmesser des Foramen obturatum ist an der größten Weite zu messen, der Abstand zwischen Os pubis und Hilgenreiner-Linie in Symphysennähe (Abb. 9.18 c). Bei regelrechter Lagerung des Beckens beträgt der Index 0,75–1,2. Nähere Ausführungen hat Ball 1979 gegeben.

9.5.4 Neutralstellung des Schenkelhalses

Will man das Becken nicht mit hängenden Unterschenkeln röntgen, um Projektionsverzerrungen des Pfannendachs zu vermeiden, und nur auf exakte Lagerung der Kniegelenke achten, so läßt sich folgendes zur Prüfung der Lagerung anhand des Röntgenbildes sagen. Bei Neutralstellung und nicht zu extremer Antetorsion entsprechen sich die mediale und laterale Begrenzung des Schenkelhalses annähernd in ihrer Länge (Abb. 9.19 a, b). Liegt das Bein außenrotiert, so wird die laterale Begrenzung kürzer, die mediale länger (Abb. 9.20 a–c). Der Trochanter minor erscheint im Regelfall nur leicht sichtbar, bei Außenrotation in voller Größe. Die Trochanter-major-Apophyse projiziert sich bei korrekter Lagerung älterer Kinder seitlich vom Schenkelhals, bei Außenrotation tritt sie hinter ihn. Bei hochgradigen Antetorsionssyndromen kann der Trochanter major aber auch mehr dorsal liegen.

Fehllagerungen in Außenrotation – vor allem bei erhöhter Antetorsion (Abb. 9.21 a–c) – führen im 1. und 2. Lebensjahr oft zu der Fehldiagnose einer

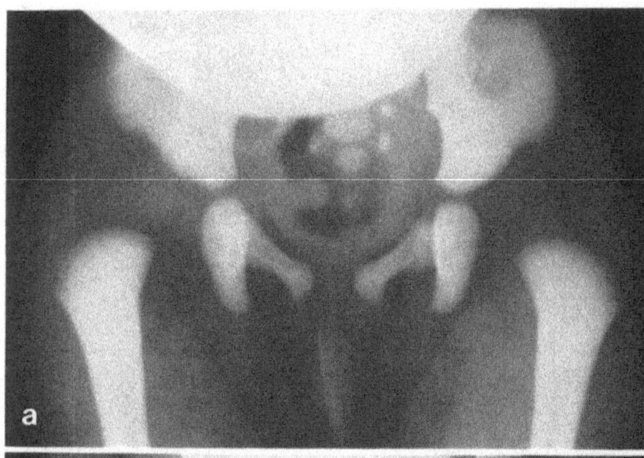

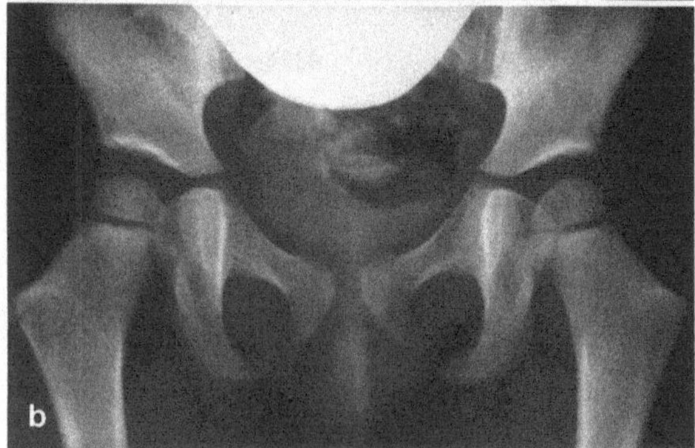

Abb. 9.19 a, b. Beckenübersichten mit korrekter Lagerung des Beckens und der Schenkelhälse. **a** 4 Tage altes Kind mit beidseitiger Hüftluxation; **b** 2½jähriges Kind mit nahezu normalen Hüftgelenkverhältnissen nach Abheilung einer Hüftluxation rechts. Tränenfigur auf dieser Seite noch breiter als links

Subluxation des Hüftkopfes. Der knöcherne Kopfkern des zu dieser Zeit noch vorwiegend knorpeligen Hüftkopfs verlagert sich mit der Außenrotation des Femurs in seitlicher Richtung, während das Zentrum der Femurepiphyse am Ort verbleibt.

Die Überprüfung der Lagerung des Femurs auch anhand des Röntgenbildes muß daher vor der diagnostischen Entscheidung erfolgen.

9.6 Röntgenologische Meßwerte zur Bestimmung der Hüftdysplasie

9.6.1 Pfanneneingangsebene

Die Pfanneneingangsebene ist in erster Linie lateral-kaudal geneigt und in geringerem Maße auch ventral-kaudal (Abb. 9.22 a–c). Wir können daher einen *transversalen (a)* und einen *sagittalen Pfanneneigungswinkel (b)* bestimmen (Schmidt 1969); v. Lanz (1950) und Mayet (1950) haben den transversalen Pfanneneigungswinkel an anatomischen Präparaten bestimmt und auf die Sagittale bezogen. Promontorium und Linea terminalis lagen dabei in der senkrechten Ebene. Diese Ebene entspricht jedoch nicht der Neigung des Beckens von 60° im Stand. Daher führte Schmidt (1969) anatomische Messungen an Beckenpräparaten in physiologischer Beckenkippung durch.

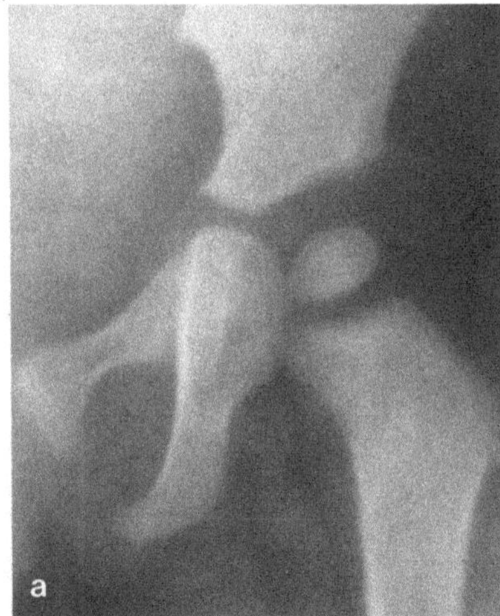

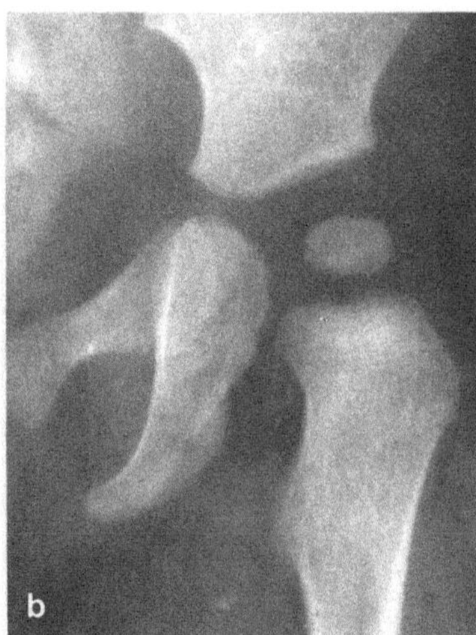

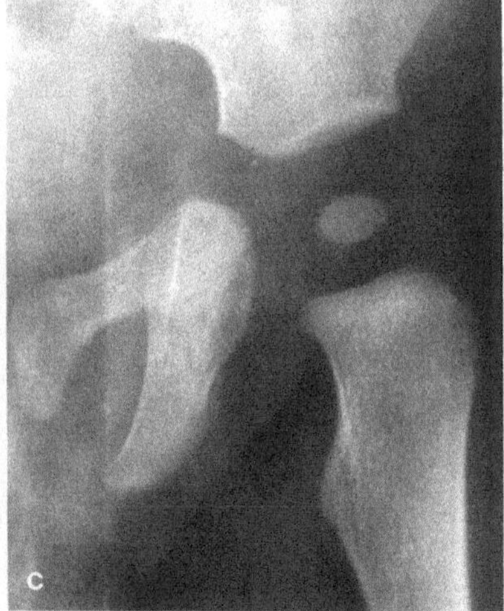

Abb. 9.20 a–c. Schenkelhals in verschiedenen Drehstellungen. **a** Exakte Neutralstellung; **b** verstärkte Außenrotation in Mittelstellung; **c** Außenrotation und gleichzeitige leichte Abduktion. Zu beachten sind die verschiedenen Längenverhältnisse der äußeren und inneren Begrenzung des Schenkelhalses (s. Text)

Abb. 9.22. Bestimmung des transversalen **(a)** und des sagittalen **(b)** Pfanneneigungswinkels nach v. Lanz. Außerdem wird der Neigungswinkel des Beckens im Stand dargestellt **(c)**. Dabei wird die Neigung der Verbindungslinie zwischen Promontorium und Symphyse zur Horizontalen gemessen. Sie beträgt im Normfall 60° (Erläuterungen s. Text) ▷

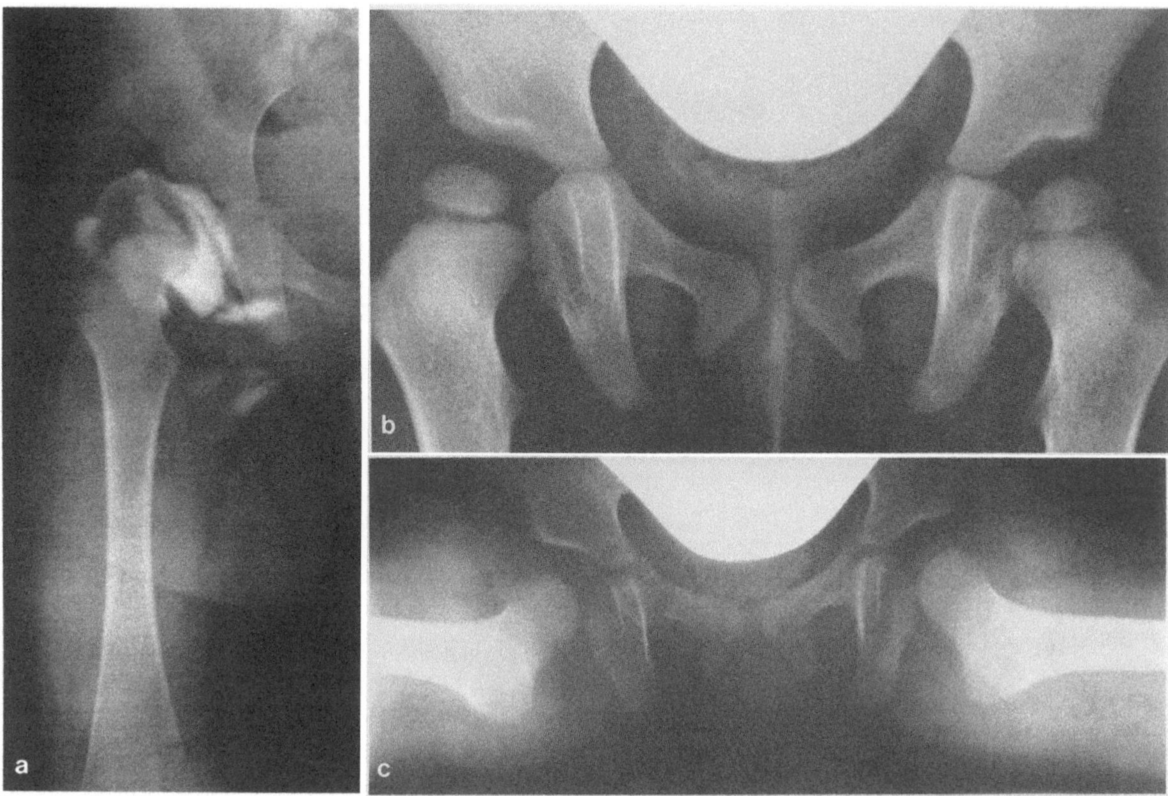

Abb. 9.21 a–c. Projektion der Schenkelhälse bei einem Kind mit stark erhöhter Antetorsion beiderseits. **a** Aufnahme im Alter von 8 Monaten, Durchführung einer Arthrographie wegen Hüftluxation rechts. Im Röntgenbild sind die Femurkondylen gerade eben noch erkennbar. Nach dem relativ symmetrischen Bild dürfte nur eine geringfügige Außenrotation vorhanden sein. Der Schenkelhals läßt hier schon die gleiche Stellung erkennen wie auf **b** im Alter von 2 Jahren und 1 Monat: Die Schenkelhälse projizieren sich ähnlich wie in **a** und auch seitengleich. **c** Die AT-Aufnahme läßt eine erhebliche Antetorsion beiderseits erkennen, die nach Umrechnung reell 65° rechts und 60° links beträgt. Die Schenkelhälse sind also nur durch die Antetorsion hier „falsch" projiziert. Auch eine gewisse Lateralisation der Hüftkopfepiphysen wird dadurch erklärt. Rechts dürfte allerdings zusätzlich noch eine Instabilität des Gelenks vorhanden sein; Pfannenerker hier noch seitlich leicht abgerundet, Tränenfigur noch verbreitert

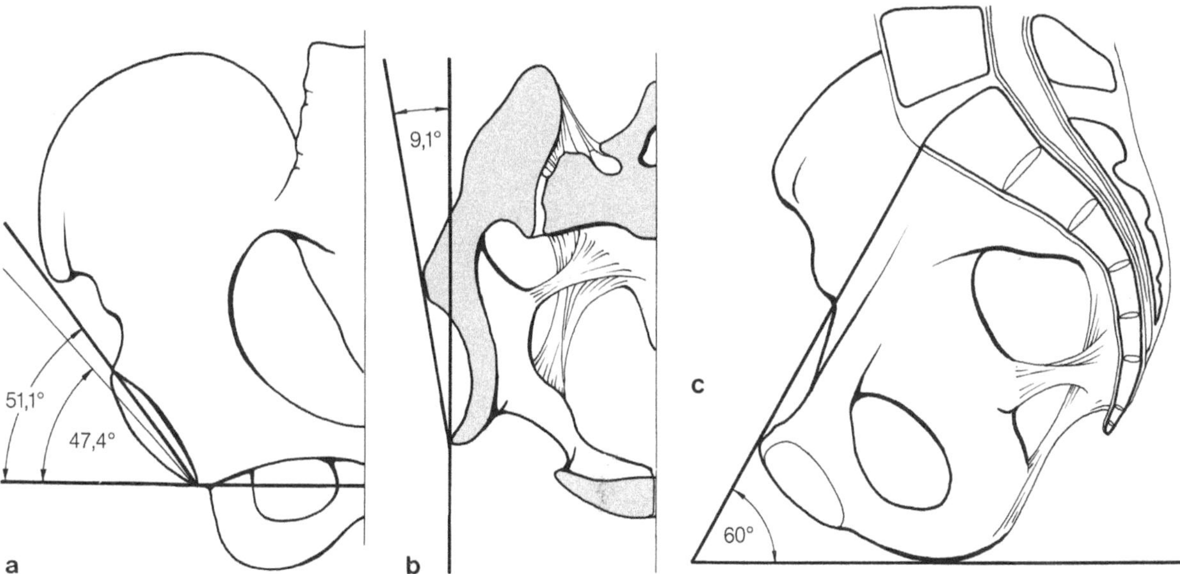

Es ergaben sich folgende Werte für den transversalen Pfannenneigungswinkel:

Feten 6.–8. Monat:	50,42°,
Feten 9. Monat:	50,19°,
geburtsreif:	51,10°,
1.–11. Lebensmonat:	48,97°,
12. Lebensmonat bis 4. Lebensjahr:	47,44°.

Diese Werte decken sich mit den röntgenologisch für die ersten Lebensjahre ermittelten Ullmann-Sharp-Winkeln, über die im folgenden gesprochen wird.

Eine Vergrößerung des Neigungswinkels der Pfanne geht mit einer Erhöhung des Schenkelhals- und des Femurtorsionswinkels einher (Weszycki 1957). Diese Korrelationen sind aber nur im Bereich der mittleren Schwankungsbreite der Formfaktoren feststellbar. Bei Extremvarianten sind sie nicht nachweisbar.

a) Pfannenneigungswinkel zur Horizontalebene (nach Ullmann, Sharp, Stulberg u. Harris). Dieser Winkel wird nach den Angaben von Ullmann (1939), Sharp (1961) sowie Stulberg u. Harris (1974) von dem untersten Punkt der Köhler-Tränenfigur (unterster Punkt der Incisura acetabuli) aus gezeichnet (Abb. 9.23). Hier schneidet sich eine horizontale Linie mit einer zweiten, die zum Pfannenerker gezogen wird. Zwischen diesen beiden Linien wird der Pfannenneigungswinkel gemessen. Da die Tränenfigur etwas medialer liegt als der Pfannenrand, ist die Messung nicht streng anatomisch. Bei stärkeren Hüftdysplasien und Luxationen älterer Kinder und Erwachsener kann die Horizontale nicht als Tangente an beide Tränenfiguren angelegt werden, da die erkrankte Seite verformt ist. Hier muß die Längsachse des Beckens die Bezugsebene bilden und die Senkrechte auf sie gefällt werden.

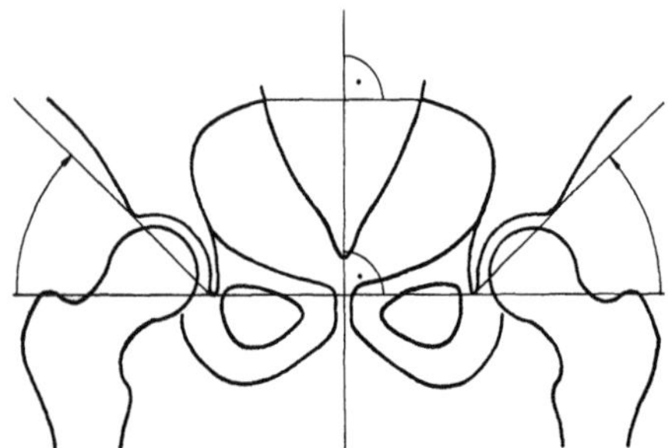

Abb. 9.23. Messung des Pfannenneigungswinkels zur Horizontalebene nach Ullmann und Sharp sowie Stulberg u. Harris (s. Text)

Der Pfannenöffnungswinkel nach Ullmann beurteilt die Neigung der gesamten Pfanne in der Frontalebene. Er bleibt auch meßbar, wenn die Y-Fugen verknöchert sind. Er erfaßt das Ausmaß der Neigung der Pfanne nach lateral-kaudal, während der Pfannendachwinkel nach Idelberger und Frank mehr Ausdruck der Tiefe der Hüftpfanne ist und nichts über die Neigung der Pfanne sagt, die auch wesentlicher Ausdruck einer normalen Druckübertragung ist.

Als Maximalwerte des Winkels gibt Ullmann (1939) für das Alter bis zu 10 Jahren 45° an, im Erwachsenenalter rund 40°, Stulberg u. Harris (1974) fanden 43° als Grenzwert des Normalen. Höhere Winkel entsprachen einer Dysplasie. Umfangreiche Messungen hat auch Zippel (1971) durchgeführt, aufgeteilt nach Altersstufen. Seine Durchschnittswerte beginnen bei 47° im Alter von 1–2 Jahren und verringern sich bis 39,5° im Alter über 20 Jahre. Wir fanden 38,3° bei Erwachsenen und einen oberen Grenzwert von 42,3° (Thiele 1978; Tönnis et al. 1979).

b) Ventraler Öffnungswinkel der Pfanneneingangsebene (Aufnahme nach Chassard u. Lapiné und Computertomographien). Die Pfanneneingangsebene weist zur Sagittalebene auch einen nach ventral offenen Winkel auf, wenn man das Becken im ho-

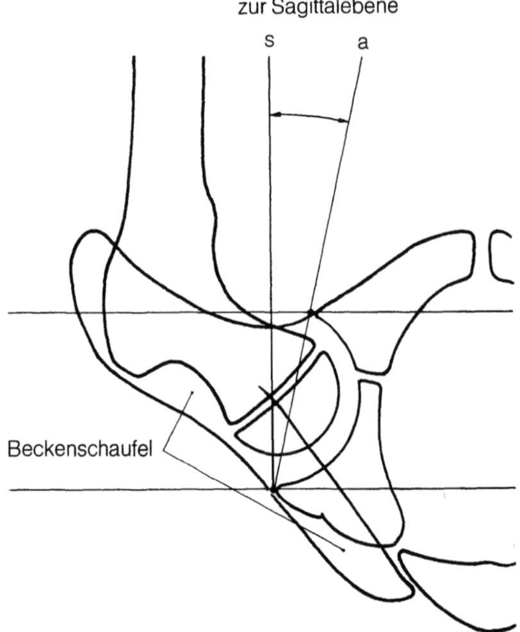

Abb. 9.24. Ventraler Pfannenöffnungswinkel der Pfanneneingangsebene, wie er auf Röntgenaufnahmen nach Chassard u. Lapiné sowie Computertomographien ermittelt werden kann (s. Text)

rizontalen Schnitt betrachtet (Abb. 9.24). Chassard u. Lapiné (1923) haben eine Röntgentechnik angegeben, die es gestattet, diesen Winkel aus der Aufsicht auf das horizontal gestellte Becken zu messen (Abb. 9.5).
Am hinteren Begrenzungspunkt der Pfanne wird die sagittale Ebene angelegt *(s)*. Von hier zur vorderen Pfannenbegrenzung wird die zweite Linie gezogen *(a)* und der Winkel zwischen beiden abgelesen.
Bei Luxationshüften beträgt der Winkel nach Bertrand (1962) 10–20°, bei normalen Hüften 12°, nach Schmidt (1969) 15,7°, bei normalen Hüften 12,27°.
Eingehend beschäftigte sich bereits Le Damany (1908) mit der ventralen Öffnung der Pfanne und ihrer Beziehung zur Antetorsion des Schenkelhalses. McKibbin (1970) führte ebenfalls anatomische Messungen durch und fand für Neugeborene einen Durchschnittswinkel von 6,5° und eine Schwankungsbreite von −2° bis +16°. Bei Erwachsenen betrug der Winkel 16,5° im Durchschnitt und wies eine Schwankungsbreite von 5° bis 24° auf.
Durch die Computertomographie ist es heute besonders gut möglich, die Stellung der Hüftpfanne und des antetorquierten Femurs zueinander zu beurteilen. Le Damany wies schon darauf hin, daß ein Hüftgelenk instabiler sein müsse, wenn sich beide Winkel gleichzeitig erhöhen. Ein entsprechendes Meßverfahren gab Evers 1966 an (Abb. 9.25). McKibbin bezeichnete die Summe des Antetorsions- und des ventralen Pfannenöffnungswinkels auch als „instability index". Mit diesem Meßwert haben sich jetzt auch Visser u. Jonkers (1980; Visser et al. 1982) im Rahmen von Computertomographien auseinandergesetzt (vgl. Kap. 11).

9.6.2 Pfannendachwinkel

a) Pfannendachwinkel nach Hilgenreiner (AC-Winkel). Horvath hat schon 1908 einen ähnlichen Pfannendachwinkel angegeben. Er maß den Winkel zwischen der Pfannendachebene und dem sog. horizontalen Ast des Y-Knorpels, der Y-Fuge im Röntgenbild. Dieser Winkel fand aber wenig Verwendung. Erst der Pfannendachwinkel Hilgenreiners (1925) setzte sich allgemein durch (Abb. 9.26). Im englischsprachigen Schrifttum hat er sich als „acetabular index" eingebürgert (Kleinberg u. Liebermann 1936; Laurenson 1959).
Im Deutschen wird oft auch die Bezeichnung „Pfannenwinkel" oder „Pfannenneigungswinkel" benutzt. Damit kommt es aber zu Verwechselungen mit dem Winkel der Pfanneneingangsebene, wie ihn v. Lanz oder Ullmann und Sharp sowie Stulberg u. Harris messen. Man sollte daher nur

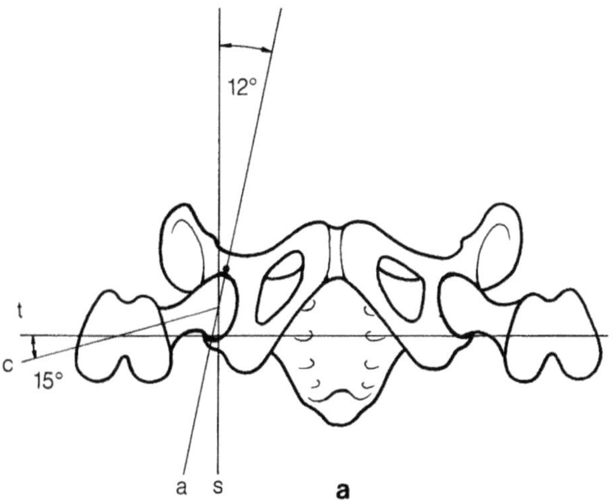

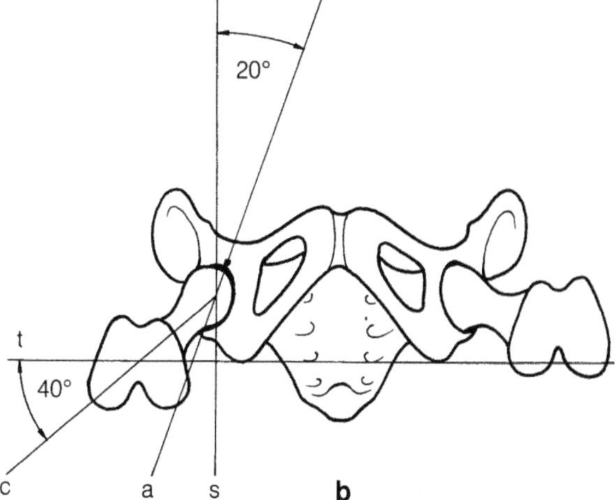

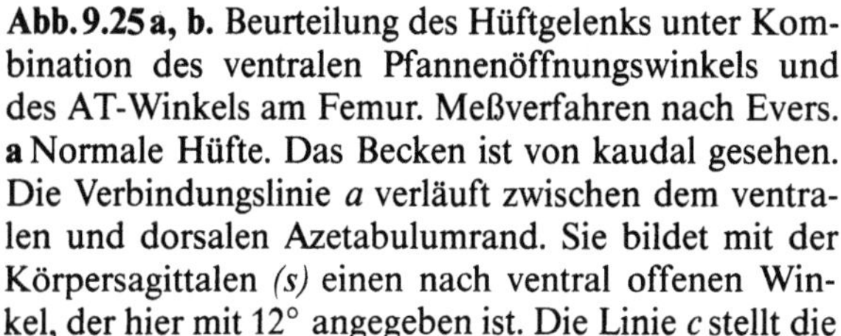

Abb. 9.25 a, b. Beurteilung des Hüftgelenks unter Kombination des ventralen Pfannenöffnungswinkels und des AT-Winkels am Femur. Meßverfahren nach Evers. **a** Normale Hüfte. Das Becken ist von kaudal gesehen. Die Verbindungslinie *a* verläuft zwischen dem ventralen und dorsalen Azetabulumrand. Sie bildet mit der Körpersagittalen *(s)* einen nach ventral offenen Winkel, der hier mit 12° angegeben ist. Die Linie *c* stellt die Schenkelhalsachse dar, die mit der Kondylenachse am Kniegelenk *(t)* den AT-Winkel von 15° bildet. Der Winkel zwischen *a* und *c* setzt sich im Normalfall, wie hier, zusammen aus: 90° + 12° + 15° = 117°. **b** Luxationshüfte: hier finden sich höhere Werte für den ventralen Pfannenöffnungswinkel und die Antetorsion. In unserem Beispiel beträgt der Winkel zwischen *a* und *c* 90° + 20° + 40° = 150°

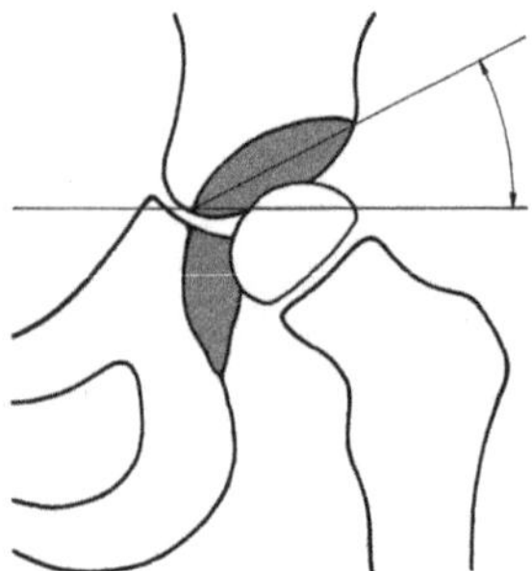

Abb. 9.26. Konstruktion des Pfannendachwinkels nach Hilgenreiner (AC-Winkel; Beschreibung s. Text)

von „Pfannendachwinkel“ oder „AC-Winkel“ nach Hilgenreiner und im Englischen von „acetabular index“ oder „acetabular angle“ sprechen.

Lagerung bei der Aufnahme. Dieser Winkel hat nur einen Nachteil. Er ändert sich mit Drehungen und verschiedenen Graden der Aufrichtung oder Kippung des Beckens. Werden nur mit geringer Schwankungsbreite gelagerte Becken berücksichtigt – was sich durch die oben (9.5) angegebenen Kontrollmessungen überprüfen läßt –, so ist er absolut zuverlässig. Müller (1957) und Mäder (1979) messen den Winkel auf den AT-Aufnahmen, weil bei der dazu erforderlichen Lagerung auf dem Gestell von Rippstein die Lendenlordose ausgeglichen ist. Die Antetorsionsaufnahme wird aber wegen der stärkeren Strahlenbelastung nicht regelmäßig durchgeführt. Außerdem sind die Normalwerttabellen nur für die übliche Lagerung angegeben. Bei der Lagerung auf dem Rippstein-Gerät erscheint der Pfannendachwinkel wegen der stärkeren Beckenaufrichtung etwas größer.
Ungünstig für AC-Winkelmessungen sind vielfach auch Beckenaufnahmen, bei denen der Patient so gelagert ist, daß die Unterschenkel über die Tischkante herabhängen. Dabei wird das Becken vermehrt gekippt. Das Pfannendach projiziert sich dadurch in seinen Konturen doppelt und der AC-Winkel wird schlecht meßbar.
Wir schlagen deshalb vor, die a.-p.-Aufnahme des Beckens weiter mit gestreckt und in strenger Neutralstellung gelagerten, bei Säuglingen und Kleinkindern auch von einer Begleitperson leicht gebeugt gehaltenen Beinen anzufertigen.

Definition. Um den Winkel festzulegen, sind 2 Punkte erforderlich. In der Y-Fuge wird an die unterste, laterale Ecke des Os ilium auf beiden Seiten je ein Punkt gezeichnet (Abb. 9.14). Diese werden durch eine Linie, die Horizontale bzw. die Hilgenreiner-Linie, verbunden. Von diesem Punkt des Darmbeins wird eine zweite Linie zum seitlichen Pfannenerker gezogen. Der Punkt, den die Linie hier treffen soll, muß noch auf der Sklerosierungslinie des Pfannendachs liegen. Manchmal ist der Erker etwas abgerundet oder weist eine kleine Delle auf. Daher sagt unsere Definition, daß der Punkt am Ende der eigentlichen Rundung des Daches liegen muß, nicht außerhalb.
Bei zu stark gekippten Becken projizieren sich vorderer und hinterer Pfannenrand oft getrennt nebeneinander. Die zum Pfannenerker gehende Linie darf nicht als Tangente an die untere Projektionslinie angelegt werden, sondern soll direkt zum Schnittpunkt der beiden Projektionslinien am Pfannenerker gezogen werden (Abb. 9.26). Der Winkel wird zwischen der Y-Fugen-Linie und der Linie zum Pfannenerker gemessen.

Normalwerte. Für den Zeitpunkt der Geburt liegen zahlreiche Angaben über den normalen Pfannendachwinkel vor:
Hilgenreiner (1925) 35°, Zcebök et al. (1952) 35°, Kleinberg u. Liebermann (1936) 30°, Colonna (1953) 25–35°, Coleman (1956) 40°, Caffey et al. (1956) 28/29° (Mädchen rechts/links), 26/27° (Jungen rechts/links).
Angaben über Mittelwerte des Pfannendachwinkels in verschiedenen Altersstufen verdanken wir Hilgenreiner (1925), Faber (1938), Massie u. Howorth (1950), Caffey et al. (1956), Lefranc (1957, zit. nach Fèvre 1957), Wilcinson u. Carter (1960), Stracker (1961), Lude u. Taillard (1964), Tönnis u. Brunken (1968), Schmid u. Blassmann (1969), Zippel (1971), Brückl et al. (1972), Schuster (1973), Schwägerl et al. (1975).
Mittelwerte genügen jedoch im Einzelfall nicht, um zu entscheiden, ob es sich um eine Dysplasie handelt oder nicht. Die Schwankungsbreiten des Normalen über einen Zeitraum von mehreren Jahren wurden nur von Massie u. Howorth, Wilcinson u. Carter, Tönnis u. Brunken, Schmid u. Blassmann, Brückl et al., Lude u. Taillard sowie Zippel angegeben.
Das Problem (auch bei der Angabe von Schwankungsbreiten) ist aber, daß fast alle Autoren die gesammelten Röntgenbilder mit dem klinischen Blick auf ihren „Gesundheitszustand“ hin beurteilten und damit eine subjektive Auslese trafen. Als „normal“ sollte ein Becken u. E. aber erst dann eingestuft werden, wenn es nach Abschluß des Wachstums normal ist. Im 1. Lebensjahr und insbesondere in den ersten 3 Monaten läßt sich bei Pfannendachwinkeln im Grenzbereich nicht mit Sicherheit sagen, ob diese Gelenke sich zum Normalen oder Pathologischen hin entwickeln.

Je älter ein Kind wird, desto sicherer wird die Hüftgelenkprognose. Im Alter von etwa 4 Jahren sind die Aussagen schon weitgehend sicher. Wir haben deshalb gemeinsam mit Brunken 1968 ein großes Untersuchungsgut von gesunden und fraglich pathologischen Gelenken zusammengestellt. Es wurde bewußt *keine Auslese* getroffen. Die einfache (s) und doppelte Standardabweichung (2s) dienten nur als Grenzziehungen für die weitere Beobachtung der Gelenke (Abb. 9.27). Damit wurden 3 Bereiche geschaffen:

1. *Bereich der einfachen Standardabweichung* um den Mittelwert. Die langfristige Beobachtung von Pfannendachwinkeln im oberen Bereich der einfachen Standardabweichung zeigte, daß diese Winkel auch später normalen Hüftgelenken zuzuordnen sind.

2. *Bereich zwischen einfacher und doppelter oberer Standardabweichung.* Kinder, deren Pfannendachwinkel bei der Erstuntersuchung in diesem Bereich lag, wurden ebenfalls bis zum Alter von 3–7 Jahren beobachtet.
Beurteilt man nur den Pfannendachwinkel, so war festzuhalten:

Verschlechterung in den Bereich oberhalb 2s:	19,2%,
Verbleib im Bereich s–2s:	40,4%,
Verbesserung in den Bereich unter s:	40,4%.

Danach läßt sich schließen, daß Gelenke aus dem Grenzbereich s–2s sich sowohl normalisieren wie pathologisch entwickeln können; ein Teil bleibt Extremwert (Abb. 9.28).
Beurteilte man nach der Verlaufsbeobachtung die Hüftgelenke vom klinischen Standpunkt, so ergab sich:

sichere Dysplasien:	38,3%,
fragliche Dysplasien:	38,3%,
normale Hüftgelenke:	24,3%.

Auch danach zeigt sich, daß Pfannendachwinkel, die in diesem Grenzbereich des Normalen liegen, sich in verschiedene Richtungen entwickeln können. Wenn sich die Prozentsätze der beiden Beurteilungen nicht ganz decken, so vermutlich deshalb, weil Hüftgelenke dicht unterhalb der oberen s-Grenze manchmal noch als fraglich dysplastisch angesprochen wurden und Gelenke im oberen Bereich von s–2s schon als sicher dysplastisch. Die Beurteilung zeigt aber, daß eine Behandlung schon von der oberen einfachen Standardabweichung unseres Untersuchungsgutes an erfolgen sollte, weil nicht mit Sicherheit zu sagen ist, in welcher Richtung sich der einzelne Fall in diesem Bereich entwickelt.

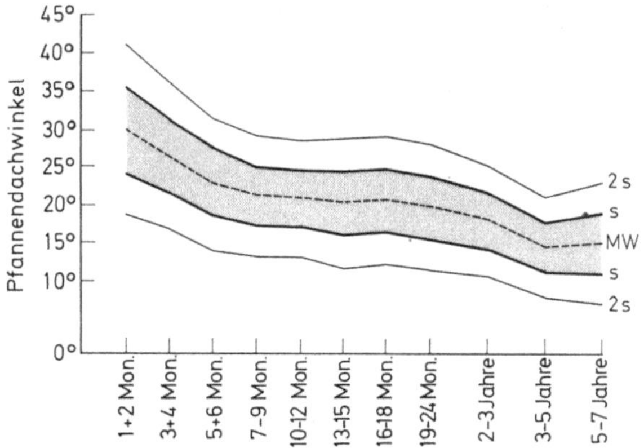

Abb. 9.27. Statistische Verteilung von 2294 normalen und fraglich pathologischen rechtsseitigen Pfannendachwinkeln bei Mädchen in verschiedenen Altersstufen; angegeben wird der Mittelwert (MW) und die einfache *(s)* und doppelte *(2s)* Standardabweichung

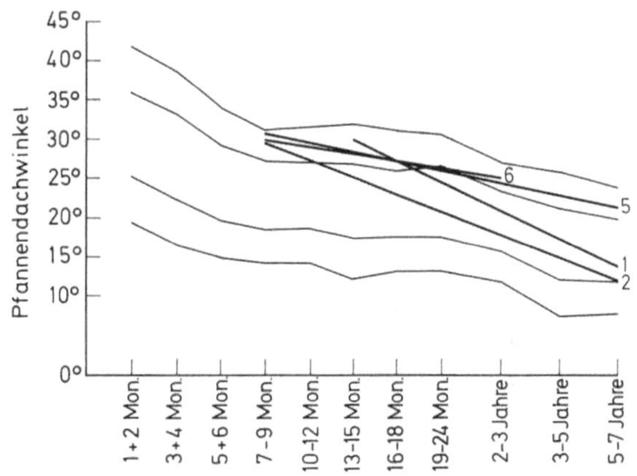

Abb. 9.28. Einzelverläufe von Pfannendachwinkeln aus dem Bereich s–2s, dem Grenzbereich des Normalen. Wie ersichtlich, zeigen Nr. *1* und *2* Besserungen bis in den Normbereich, Nr. *5* und *6* bleiben Extremwerte

3. *Bereich oberhalb der doppelten Standardabweichung.* Gelenke, deren Pfannendachwinkel oberhalb der 2s-Grenze lag, wurden in den verschiedenen Altersstufen immer als pathologisch angesehen. Nur selten dürfte sich ein Gelenk mit einem so hohen Pfannendachwinkel spontan normalisieren. Diese Gelenke müssen als sicher pathologisch bezeichnet werden.

Tabelle 9.1 zeigt die Mittelwerte dieser Untersuchung und Tabelle 9.2 die Pfannendachwinkel der einfachen und doppelten Standardabweichung, die als Grenzwerte zur leichten, fraglichen und zur schweren, eindeutigen Dysplasie aufzufassen

Tabelle 9.1. Mittelwerte der Pfannendachwinkel von normalen und fraglich pathologischen Gelenken in verschiedenen Altersstufen mit Angabe der einfachen Standardabweichungen. (Aus Tönnis u. Brunken 1968)

Alter (Jahre/Monate)	n	Mädchen		n	Jungen	
		rechts	links		rechts	links
0/1 +0/2	25	30,0 ± 5,8	30,6 ± 5,5	13	23,6 ± 4,1	27,2 ± 4,0
0/3 +0/4	90	26,5 ± 4,9	27,7 ± 5,5	54	23,4 ± 4,5	24,5 ± 4,6
0/5 +0/6	96	22,8 ± 4,5	24,5 ± 4,8	62	19,4 ± 4,8	22,0 ± 4,8
0/7 −0/9	143	21,2 ± 4,1	22,7 ± 4,2	65	20,3 ± 4,3	21,3 ± 4,1
0/10 − 1/0	84	20,8 ± 3,9	22,8 ± 4,3	42	19,4 ± 3,8	21,3 ± 3,9
1/1 −1/3	62	20,2 ± 4,4	22,1 ± 4,8	26	18,7 ± 4,4	20,3 ± 3,7
1/4 −1/6	44	20,7 ± 4,3	21,8 ± 4,3	28	19,5 ± 4,3	21,6 ± 4,2
1/7 −2/0	59	19,8 ± 4,3	22,0 ± 4,4	33	16,8 ± 3,8	19,1 ± 4,1
2/1 −3/0	59	18,0 ± 3,8	19,5 ± 3,8	46	16,7 ± 4,3	18,5 ± 4,2
3/1 −5/0	33	14,5 ± 3,4	16,6 ± 4,6	36	14,9 ± 4,3	15,8 ± 4,0
5/1 −7/0	24	15,2 ± 4,1	15,8 ± 4,0	23	12,7 ± 4,1	15,4 ± 3,9

Tabelle 9.2. Grenzwerte normaler Pfannendachwinkel

Alter (Jahre/Monate)	Mädchen				Jungen			
	leicht dysplastisch (s)		schwer dysplastisch (2s)		leicht dysplastisch (s)		schwer dysplastisch (2s)	
	rechts	links	rechts	links	rechts	links	rechts	links
0/1 +0/2	36	36	41,5	41,5	29	31	33	35
0/3 +0/4	31,5	33	36,5	38,5	28	29	32,5	33,5
0/5 +0/6	27,5	29,5	32	34	24,5	27	29	31,5
0/7 −0/9	25,5	27	29,5	31,5	24,5	25,5	29	29,5
0/10 − 0/12	24,5	27	29	31,5	23,5	25	27	29
0/13 − 0/15	24,5	27	29	31,5	23	24	27,5	27,5
0/16 − 0/18	24,5	26	29	30,5	23	24	26,5	27,5
0/19 − 0/24	24	25,5	28	30,5	21,5	23	26,5	27
2/0 −3/0	22	23,5	25,5	27	21	22,5	25	27
3/0 −5/0	18	21	22,5	25,5	19	20	23,5	24
5/0 −7/0	18	20	23	23,5	17	19	21	23

sind. Die Werte von Tabelle 9.2 sind gegenüber der Originaltabelle leicht interpoliert und aufgerundet für den praktischen Gebrauch. Es muß hervorgehoben werden, daß es sich bei dieser Ermittlung pathologischer Pfannendachwinkel nicht um eine *statistische* Untersuchung handelt, wie Kristen u. Mitarbeiter irrtümlich annahmen, sondern um eine *Abgrenzung aufgrund von Verlaufsbeobachtungen.* Eine statistische Beurteilung ist in dieser frühen Zeit nicht möglich, dazu müßten wir die Diagnose zuvor klinisch richtig stellen (Tönnis 1976a). Erst in späteren Entwicklungsstufen ist dies durchführbar. So haben wir beispielsweise bei der Abgrenzung der Dysplasie von Jugendlichen und Erwachsenen mit Hilfe des Hüftwertes statistische Methoden angewandt (Busse et al. 1972a, b; Brückl et al. 1972).

Für die Indikation zur konservativen Behandlung mit Spreizhöschen und anderen Verfahren hat sich Tabelle 9.2 bewährt.

Auch für die Indikation zur operativen Behandlung der Pfannendysplasie mit Hilfe der Azetabuloplastik ziehen wir sie zusätzlich heran.

b) Pfannendachwinkel der Belastungszone beim Jugendlichen und Erwachsenen. Nach Schluß der Y-Fuge läßt sich der Pfannendachwinkel nicht mehr in gleicher Weise messen. Als das eigentliche Dach bleibt dann die Sklerosierungszone des Azetabulums, die der Hauptbelastungszone entspricht. Ihr Neigungswinkel ist zur Charakterisierung der Dysplasie und für die Prognose wichtig, denn eine regelrechte Druckübertragung ist nur an einer etwa horizontal gestellten Fläche gegeben, nicht an einer sehr steil gestellten. Wir haben

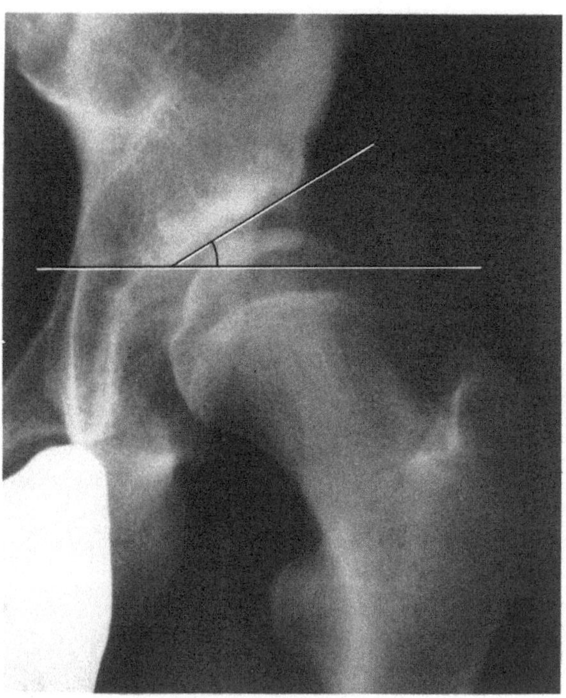

Abb. 9.29. Pfannendachwinkel der Belastungszone bei Jugendlichen und Erwachsenen. Die Pfannendachtangente wird vom untersten Punkt der Sklerosierungslinie am Pfannendach bis zum seitlichen Ende der Belastungszone am Pfannenerker gezogen. Den 2. Schenkel des Winkels bildet die Horizontale (Erläuterungen s. Text)

daher für die Auswertung von Pfannendachoperationen durch den untersten Endpunkt der Sklerosierungslinie die Horizontale entsprechend der Hilgenreiner-Linie gezogen und von hier die Tangente zum Pfannenerker (Abb. 9.29). Der Winkel läßt sich damit auf ähnliche Art wie der AC-Winkel von Hilgenreiner messen. Die Horizontale oder Beckenquerachse kann als Senkrechte auf die Beckenlängsachse (Symphyse–Kreuzbeinmitte) oder parallel zu einer Verbindungslinie durch die untersten Punkte der Iliosakralgelenke gezogen werden. Sind die Hüftpfannen unterschiedlich dysplastisch, so wäre es falsch, die Endpunkte beider Sklerosierungslinien miteinander zu verbinden (Tönnis et al. 1981 b).
Den medialen Endpunkt der Sklerosierungszone am Pfannendach hat Müller (1955) als Begrenzung der Tragfläche bezeichnet und festgestellt, daß er im Normalfall auch der unteren, lateralen Ecke des Os ilium entspreche. Lequesne (1963) nennt diesen Punkt T den Übergang vom Pfannendach zum Pfannenboden.
Lingg u. v. Torklus (1981) haben eingehende Normalwertstudien veröffentlicht. Die Winkel ihres Kollektivs lagen zwischen +9,31° und −9,61°, also praktisch zwischen +10° und −10°. Auch Faber (1937), Müller (1955), Lequesne (1963) und wir sehen etwa +10° als oberen Winkel des Normalen an.

c) Pfannendachwinkel nach Idelberger u. Frank (ACM-Winkel). Einen Pfannendachwinkel, der von Drehungen und Kippungen des Beckens und dem Alter nahezu unabhängig ist, haben Idelberger u. Frank (1952) eingeführt.
Aus Abb. 9.30 gehen die verschiedenen Konstruktionspunkte hervor. Punkt A = oberer Rand der Hüftpfanne (Pfannenerker), Punkt B = unterster Punkt des Pfannenrandes, an den die Incisura acetabuli heranreicht (kleine aufgehellte Inzisur oder heller Punkt), Punkt M = Mitte der Verbindungslinie A–B, C = Pfannengrunddurchschnittspunkt des in M errichteten Lotes.
In der Praxis hat man bei kleineren Kindern oft Schwierigkeiten, den Punkt B zu ermitteln, später nicht mehr. Der Punkt C wird manchmal fälschlich in die Incisura acetabuli gezeichnet. Er müßte aber auf die gedachte Fortsetzung der Sklerosierungslinie des Pfannendachs gelegt werden.
Idelberger u. Frank geben für normale Hüftgelenke Werte zwischen 40° und 50° an. Bei pathologischen Pfannen liegt der Winkel über 50°, bis zu einem Maximum von 74°. Busse et al. (1972 b) fanden 45 ± 3,2° als Mittelwert normaler Gelenke, Deformierungen ab 49° bei Erwachsenen, ab 53° bei Jugendlichen unter 16 Jahren (Brückl et

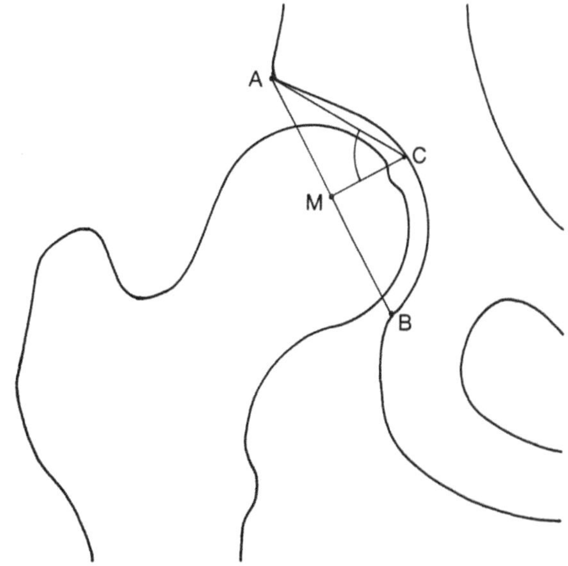

Abb. 9.30. Pfannendachwinkel nach Idelberger und Frank (ACM-Winkel; Erläuterungen über Konstruktion und Meßpunkte s. Text)

al. 1972) und ab 52° bei Personen zwischen 17 und 20 Jahren.
Kritisch ist nach unseren Erfahrungen allerdings festzustellen, daß der Winkel eigentlich nur etwas über die Pfannentiefe aussagt, ob es sich um eine Halbkugel oder eine flachere Pfanne handelt. Die Neigung zur Horizontalen wird mit diesem Winkel nicht erfaßt. Darüber sagen nur der AC-Winkel nach Hilgenreiner und der Pfannenwinkel nach Ullmann und Sharp etwas aus. In der Studie des Arbeitskreises für Hüftdysplasie über die Ergebnisse operativer Behandlung der Hüftdysplasie(vgl. 25.9) fanden wir nach Varisierungsosteotomien eine relativ gute Besserung des ACM-Winkels, während der AC-Winkel nur geringe Änderungen aufwies. Wir vermuten, daß der Eingriff zu einer Vertiefung der Hüftpfanne führt, aber nicht zu einer Änderung des Neigungswinkels zur Horizontalen.

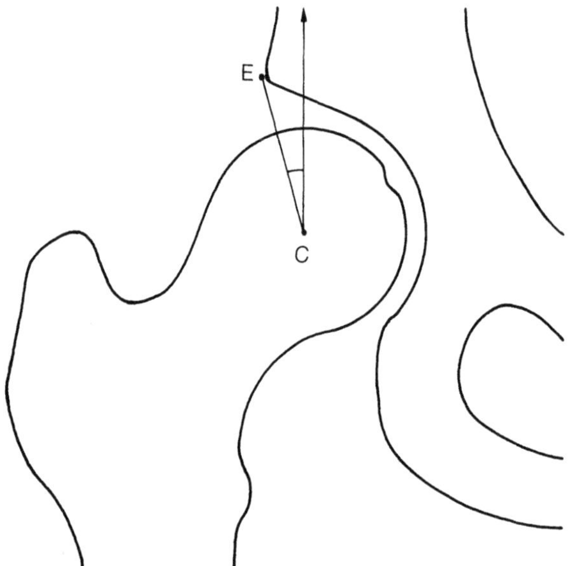

Abb. 9.31. CE-Winkel nach Wiberg (s. Text)

9.6.3 Winkel, die die Kopf-Pfannen-Beziehung beurteilen

a) Seitliche Überdachung: Zentrum-Ecken-Winkel (CE-Winkel) nach Wiberg. Der CE-Winkel nach Wiberg (1939) beurteilt das Ausmaß der Überdachung des Hüftkopfes. Er ist damit ein Maßstab für die Beziehungen zwischen Kopf und Pfanne in der Frontalebene. Er wird gemessen zwischen einer Parallelen zur Körperlängsachse und der Verbindungslinie Hüftkopfmittelpunkt–äußere Pfannendachecke (Erker). Wiberg bezeichnet C für „center" und E für „end of the roof" (Abb. 9.31). Der Winkel ist um so größer, je tiefer die Hüftpfanne ist, und um so kleiner, je steiler und flacher sie ist. Mit zunehmender Subluxation kann sich der Winkel sogar bis auf 0° verringern und in den negativen Bereich gehen. Dieser Winkel wird in vielen angloamerikanischen und skandinavischen Arbeiten fast ausschließlich verwendet, wenn es um die Beurteilung von Behandlungsergebnissen geht.
Normalwertuntersuchungen, die auch das Kindesalter einbeziehen, stammen von Wiberg (1939), Severin (1941 a), Jentschura (1951), Münzenberg (1965), Zippel (1971), Brückl et al. (1972), Fredensborg (1976) u. a. Danach liegt der Mittelwert der Gesunden im Alter von 5–8 Jahren bei etwa 25°, bei 9- bis 12jährigen bei etwa 30° und ab 13 bei 35°. Als normal sind Winkel oberhalb 20° im Alter bis 8 Jahren anzusehen. Ab 9 Jahren müssen 25° als Grenze des Normalen bezeichnet werden. Nach einer Untersuchung von Skirving (1981) soll der Winkel bei der kaukasischen und der afrikanischen Rasse die gleiche Verteilungskurve zeigen.
Im Kleinkindesalter treten bei Messung des Hüftkopfzentrums oft große Schwankungsbreiten auf. Deshalb haben Angaben für Kinder unter 5 Jahren nur begrenzten Wert. Auch bei älteren Personen sollten die Messungen mit dem Ischiometer nach Müller (1955, 1957) oder noch genaueren Schablonen mit verschiedenen konzentrischen Ringen erfolgen (beispielsweise nach Mose 1964). Der Umfangskreis ist an den äußeren lateralen Punkt der Epiphyse und den Diaphysenstachel als mediale Begrenzung der Hüftepiphyse zu legen. Das Kopfzentrum liegt meist in der Epiphysenlinie. Bei stark deformierten Köpfen muß entschieden werden, ob das stärker gewölbte oder das flachere Kopfstück mehr zu berücksichtigen ist. Im allgemeinen wird dann der Abschnitt, der belastet ist und einem runden Pfannensektor gegenübersteht, gewählt.

b) Ventrale Überdachung: vorderer Pfannendachwinkel (VCA-Winkel) nach Lequesne u. de Sèze. De Sèze et al. (1962) haben festgestellt, daß es in einem beträchtlichen Prozentsatz auch *vordere* Pfannendachdysplasien gibt, teils ohne laterale Pfannendachdysplasie, teils kombiniert. Lequesne u. de Sèze (1961) haben deshalb auch einen *vorderen* Pfannendachwinkel angegeben (Abb. 9.32). Er wird ähnlich wie der CE-Winkel Wibergs durch 2 vom Hüftkopfzentrum (C) ausgehende Linien gebildet, die Vertikale (V) und die zum vorderen Pfannenrand ziehende Linie (A),

und deshalb auch VCA-Winkel genannt. Auf die Technik der Röntgenaufnahme wurde unter 9.1.2 eingegangen. Sie wird als Faux-profil-Aufnahme bezeichnet.
Der Punkt A ist manchmal schwer festzulegen, weil die schattengebende Linie des Daches sich nach vorne zu verflüchtigt. Dadurch treten Unsicherheiten in der Messung auf. Die Aufnahme sollte aber häufiger als bisher mitverwandt werden, um die Hüftdysplasie wirklich in beiden Ebenen zu beurteilen (Abb. 9.33).

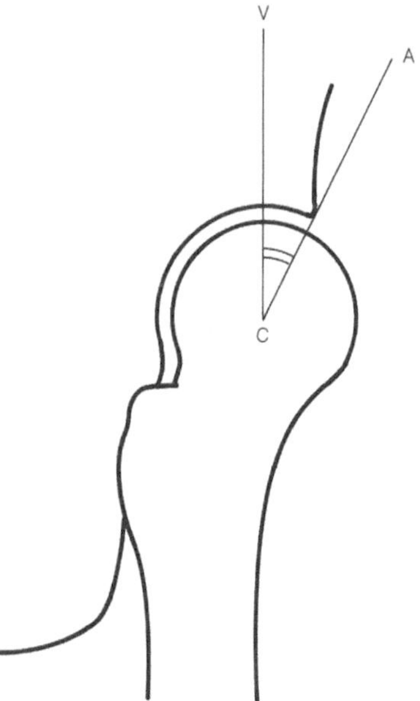

Abb. 9.32. Vorderer Pfannendachwinkel (VCA-Winkel) nach Lequesne u. de Sèze (Meßtechnik s. Text)

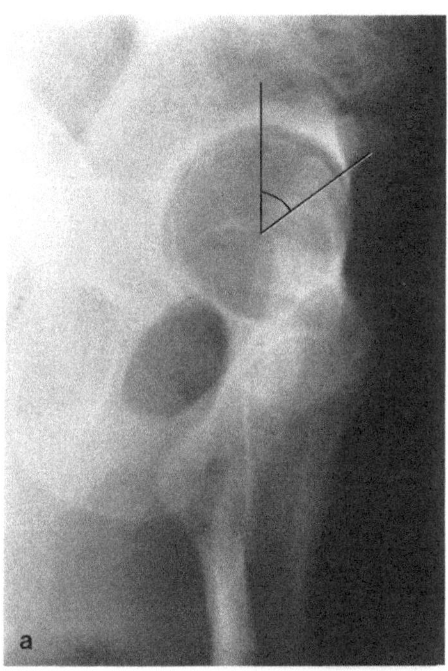

◁ **Abb. 9.33 a–d.** Röntgenbilder von Faux-profil-Aufnahmen eines normalen Hüftgelenks und verschiedener Grade von vorderer Pfannendysplasie. **a** Normales Hüftgelenk, VCA-Winkel nach Lequesne > 30°. **b** Geringgradige Dysplasie und Inkongruenz im ventralen Anteil. VCA-Winkel 22°. **c** Starke vordere Pfannendysplasie, VCA-Winkel nur 13°. **d** Hochgradige, vordere Pfannendysplasie mit Subluxation des Hüftkopfes nach ventral und negativem VCA-Winkel von 6° (vgl. Text)

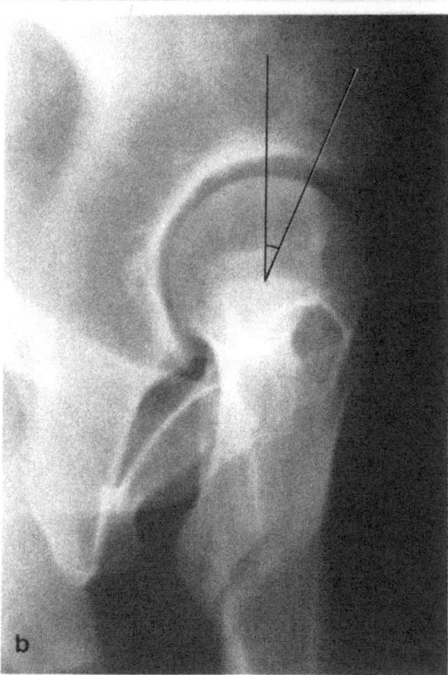

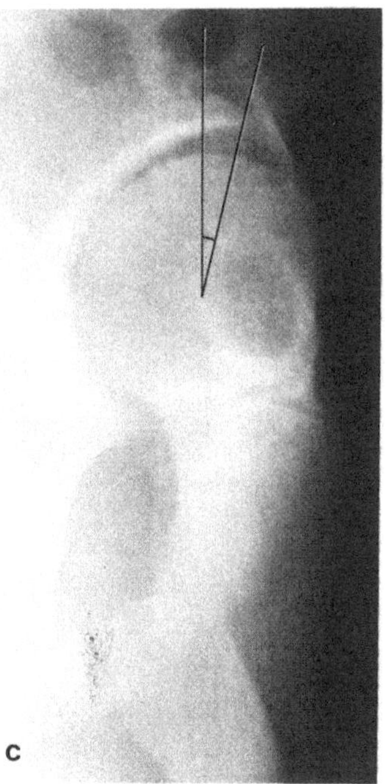

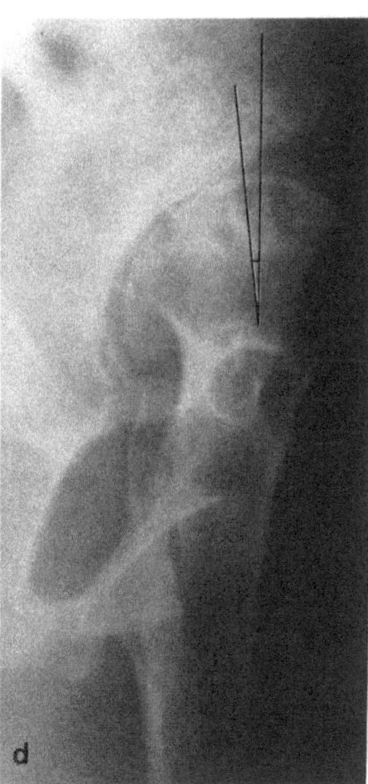

Die Normalwerte entsprechen nach Angaben von Lequesne et al. (1964) denen des CE-Winkels von Wiberg. Bei Erwachsenen sind Winkel über 25° als normal anzusehen, Werte zwischen 21° und 25° werden als leicht pathologisch und Werte unter 20° als stark pathologisch eingestuft.

c) Auftreffwinkel nach v. Lanz. Der Auftreffwinkel nach v. Lanz (1950) sagt uns, unter welchem Winkel die Schenkelhalsachse auf die Pfanneneingangsebene trifft. Er wird daher zwischen der Schenkelhalsachse und der Pfanneneingangsebene mit nach kaudal offenem Winkel gemessen; v. Lanz hat diesen Winkel am anatomischen Präparat und am aufgerichteten Becken gemessen (Abb. 1.3). Wird der Winkel an Röntgenbildern bestimmt, so benutzt man am besten die nach Ullmann (1939), Sharp (1961), Stulberg u. Harris (1974) festgelegte Pfannenneigungsebene, die vom Fußpunkt der Köhler-Tränenfigur zum Pfannenerker verläuft.

d) Kombinationsbeurteilung des Hüftgelenks (Hüftwert). Die verschiedenen Winkel und Meßwerte beurteilen verschiedene Aspekte des Hüftgelenks. Der *ACM-Winkel* ist näherungsweise ein Maß für die *Ausbildung der Pfanne.* Aus seiner Größe läßt sich errechnen, zu wieviel Prozent die Kugelkappe einer Halbkugel entspricht [$200\cos^2(\mathrm{ACM})\%$].

Der *CE-Winkel* ist dagegen näherungsweise ein Maß für die *Ausnutzung der Pfanne.* Er kann angeben, eine wievielprozentige Halbkugel den nach kranial gerichteten Teil des Hüftkopfes überdacht ($100 \cdot \frac{1+\sin(\mathrm{CE})}{2}\%$); der ACM-Winkel kann dies nicht. Diese Feststellung ist aber ausschlaggebend, weil nur der Teil der Pfanne biomechanisch von Bedeutung ist, der den nach kranial gerichteten Teil der Halbkugel überdeckt. Die *Strecke MZ* (Dezentrierungsstrecke d), über die im folgenden noch gesprochen wird, stellt ein *Maß für die Dezentrierung der Kugelmittelpunkte* von Kopf und Pfanne dar (Abb. 9.34). Sie wird als Entfernung der Kugelzentren voneinander in Millimetern gemessen. Auch dieser Faktor ist für die Formbeschreibung des Hüftgelenks wichtig und unterscheidet sich von den beiden ersten.

Für *das Messen der Strecke MZ* werden zuvor die Konstruktionen des ACM-Winkels und des CE-Winkels gezeichnet. Als Mittelpunkt der Hüftpfanne wird der Punkt M des ACM-Winkels gewählt, auch wenn er bei pathologischen Pfannen nicht mehr genau im Zentrum liegt. Dadurch wird der Grad der Abweichung proportional noch stärker. Es handelt sich hier nicht um eine biomechanische Größe, sondern um eine Konstruktion zur Erfassung normaler und deformierter Gelenke. Der Mittelpunkt des Hüftkopfes wird von der Konstruktion des Wiberg-Winkels übernommen. Die Entfernung der Punkte M und Z (statt C, der im ACM-Winkel bereits enthalten ist) wird als Strecke in Millimetern gemessen.

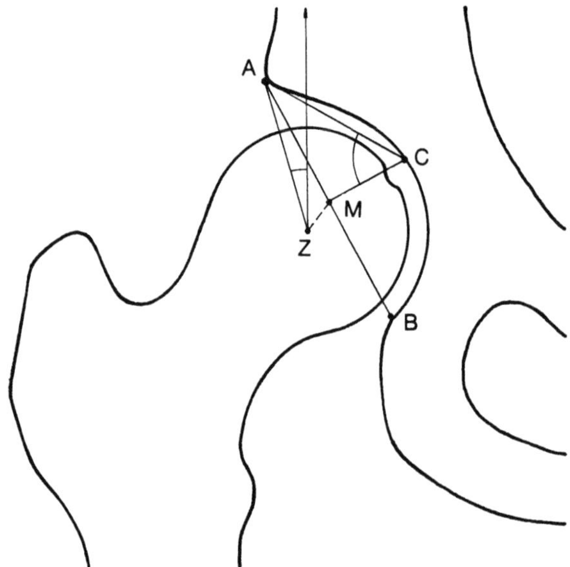

Abb. 9.34. Darstellung der Meßwerte, die für die Ermittlung des Hüftwertes erforderlich sind: der ACM-Winkel nach Idelberger und Frank, der CE-Winkel von Wiberg, hier durch die Punkte *Z* und *A* und die Vertikale bestimmt, da *C* und *A* durch den ACM-Winkel bereits festgelegt waren. Den 3. Meßwert bildet die Entfernung zwischen *M* und *Z,* als sog. Dezentrierungsstrecke *d* (weitere Erläuterungen s. Text)

Der „Hüftwert" geht von der Annahme aus, daß eine Kombination verschiedener Beschreibungen mehr über die Form eines Gelenks aussagen kann als ein einzelner Meßwert (Busse et al. 1972a; Brückl et al. 1972; Tönnis 1976c). Es ließ sich zeigen, daß jeder einzelne der 3 Meßwerte sowohl normale als auch pathologische Gelenke nur bis zu einem bestimmten Prozentsatz richtig erfaßt, während die Kombination – der Hüftwert – eine größere Genauigkeit liefert. So läßt beispielsweise der CE-Winkel 16–25% der normalen Hüftgelenke als möglicherweise präarthrotisch deformiert erscheinen, während der Hüftwert diesen Kreis auf 4–10% einengt.

Berechnung des Hüftwerts. Der Hüftwert (HW) läßt sich als Summe definieren:

$$\mathrm{HW} = \mathrm{A} + \mathrm{B} + \mathrm{C} + 10;$$

dabei ist

$$A = \frac{\sqrt{3}\ (\text{ACM–Mittelwert von ACM})}{\text{Standardabweichung von ACM}}$$

$$B = \frac{\sqrt{3}\ (\text{Mittelwert von CE–CE})}{\text{Standardabweichung von CE}}$$

$$C = \frac{\sqrt{3}\ (\text{MZ–Mittelwert von MZ})}{\text{Standardabweichung von MZ}}$$

Handelt es sich nur um die Errechnung eines einzelnen Hüftwerts, so kann man ihn an den in Abb. 9.35a–c dargestellten Nomogrammen ablesen. Dazu legt man von dem für den ACM-Winkel gefundenen Wert zu dem für den CE-Winkel gefundenen ein Lineal. Von dem Punkt, an dem dieses die mittlere Skala schneidet, wird dann das Lineal zu dem für die Dezentrierungsstrecke d gefundenen Wert gelegt. Im weiteren Verlauf dieser Verbindung schneidet das Lineal dann die Hüftwertskala und gestattet ein sofortiges Ablesen. Sehr stark deformierte Gelenke liegen in ihrem Wert allerdings über 30 und werden nicht mehr erfaßt.

Für größere Auswertungen lassen sich die Formeln dem Computer eingeben, wobei die normalen Mittelwerte und Standardabweichungen altersbezogen aus Tabelle 9.3 abzulesen und einzusetzen sind.

Im Nenner der Hüftwertformel wurde von Busse et al. sowie Brückl et al. noch der Begriff „Streuung“ statt Standardabweichung verwandt. Die Streuung wird heute aber oft auch mit „Varianz“

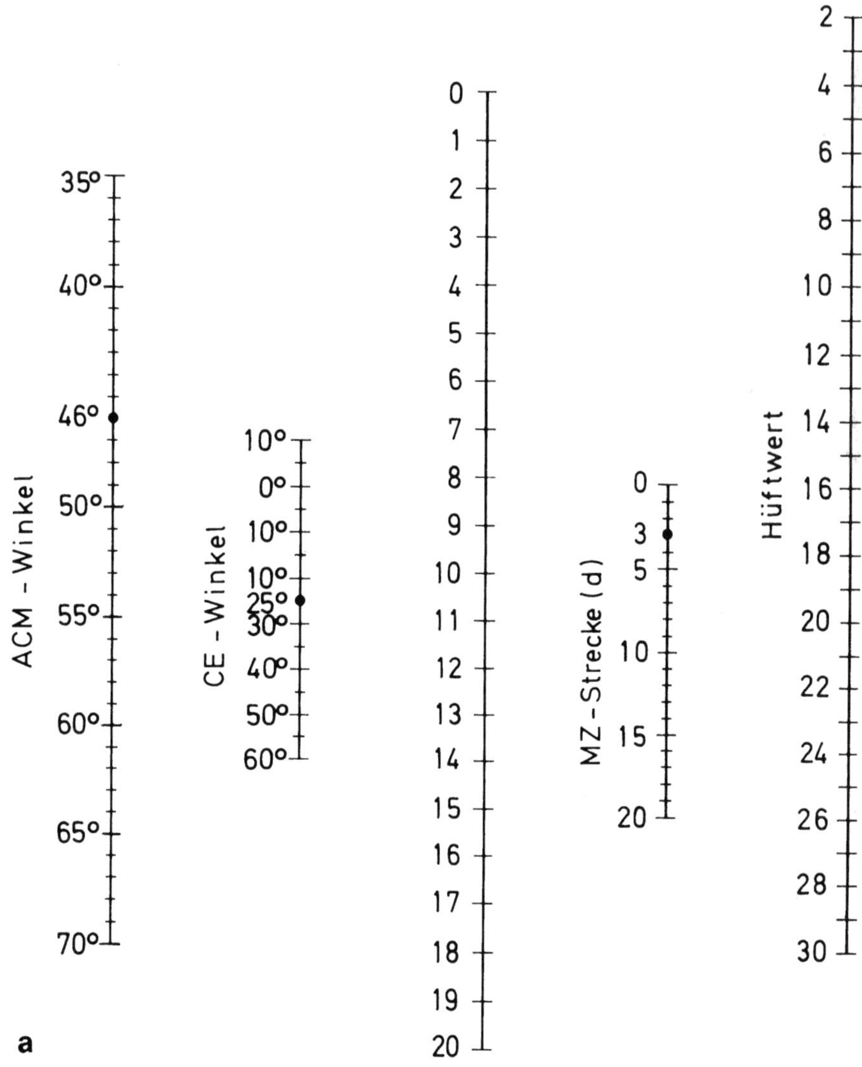

Abb. 9.35 a–e. Nomogramme zur Ermittlung des Hüftwertes in verschiedenen Altersstufen. Er kann hier aus den gemessenen Werten des ACM-Winkels, des CE-Winkels und der MZ-Strecke *(d)* unmittelbar abgelesen werden (s. Text). **a** Nomogramm zur Ermittlung des Hüftwertes bei Jugendlichen im Alter von 5–8 Jahren. Abbildung 9.35b–e s. S. 130–133

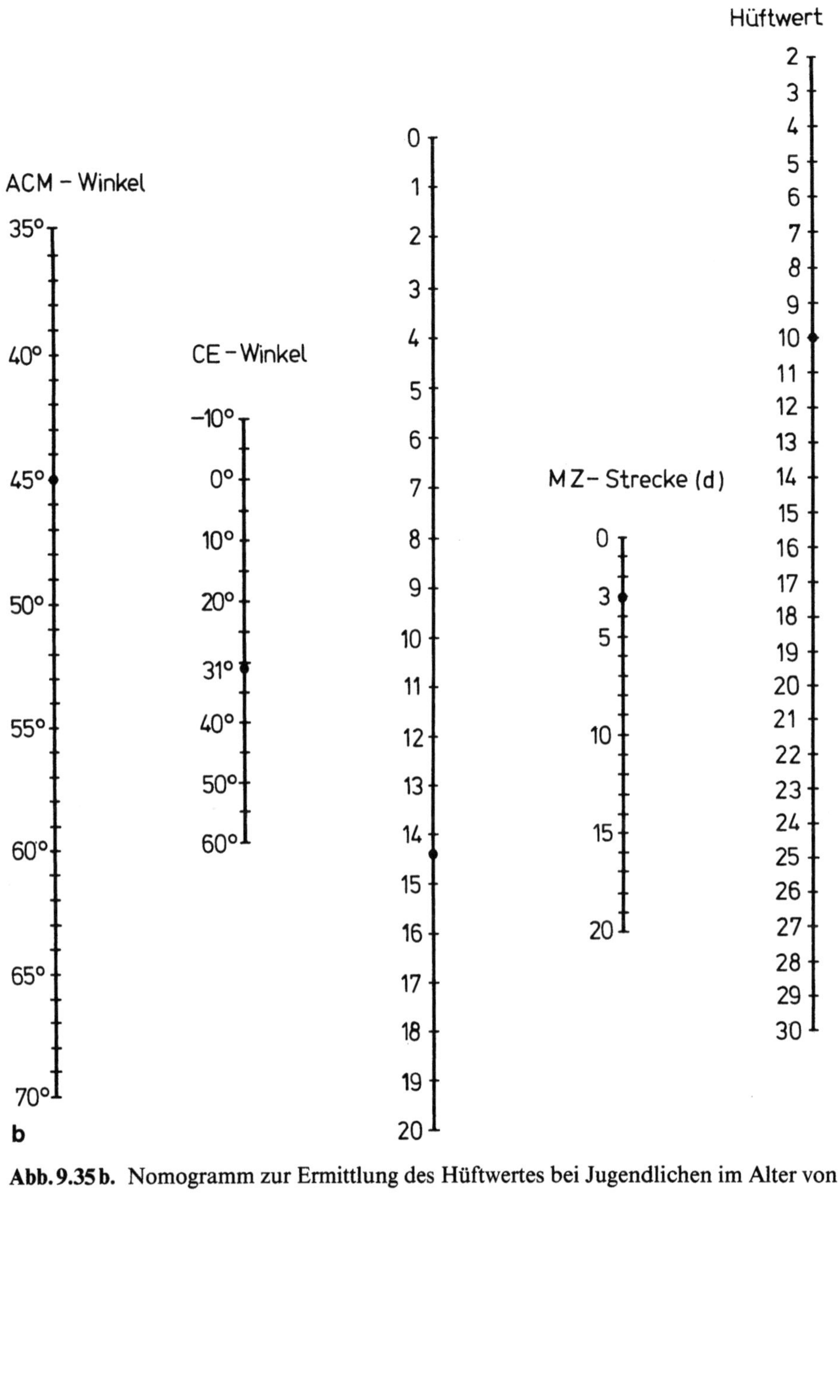

Abb. 9.35 b. Nomogramm zur Ermittlung des Hüftwertes bei Jugendlichen im Alter von 9 bis 12 Jahren

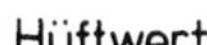

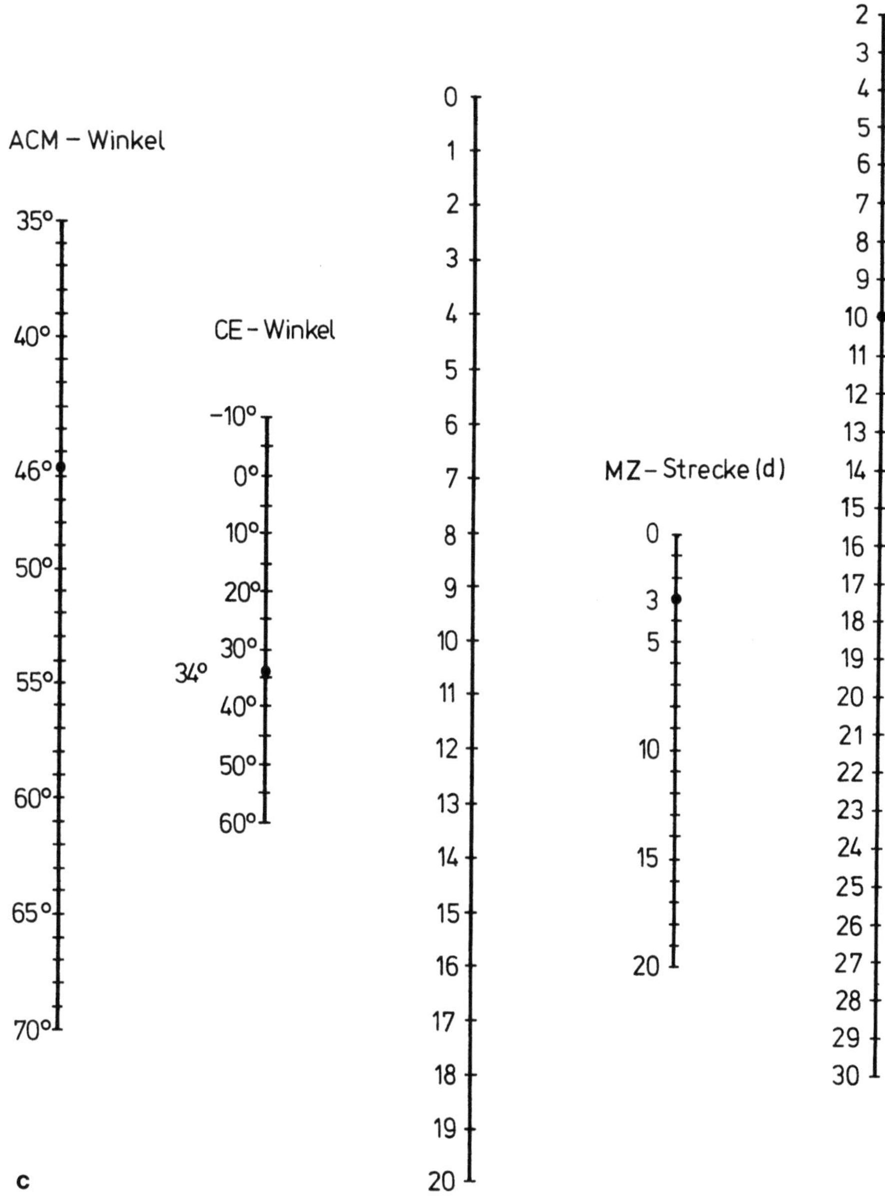

Abb. 9.35 c. Nomogramm zur Ermittlung des Hüftwertes bei Jugendlichen im Alter von 13 bis 16 Jahren

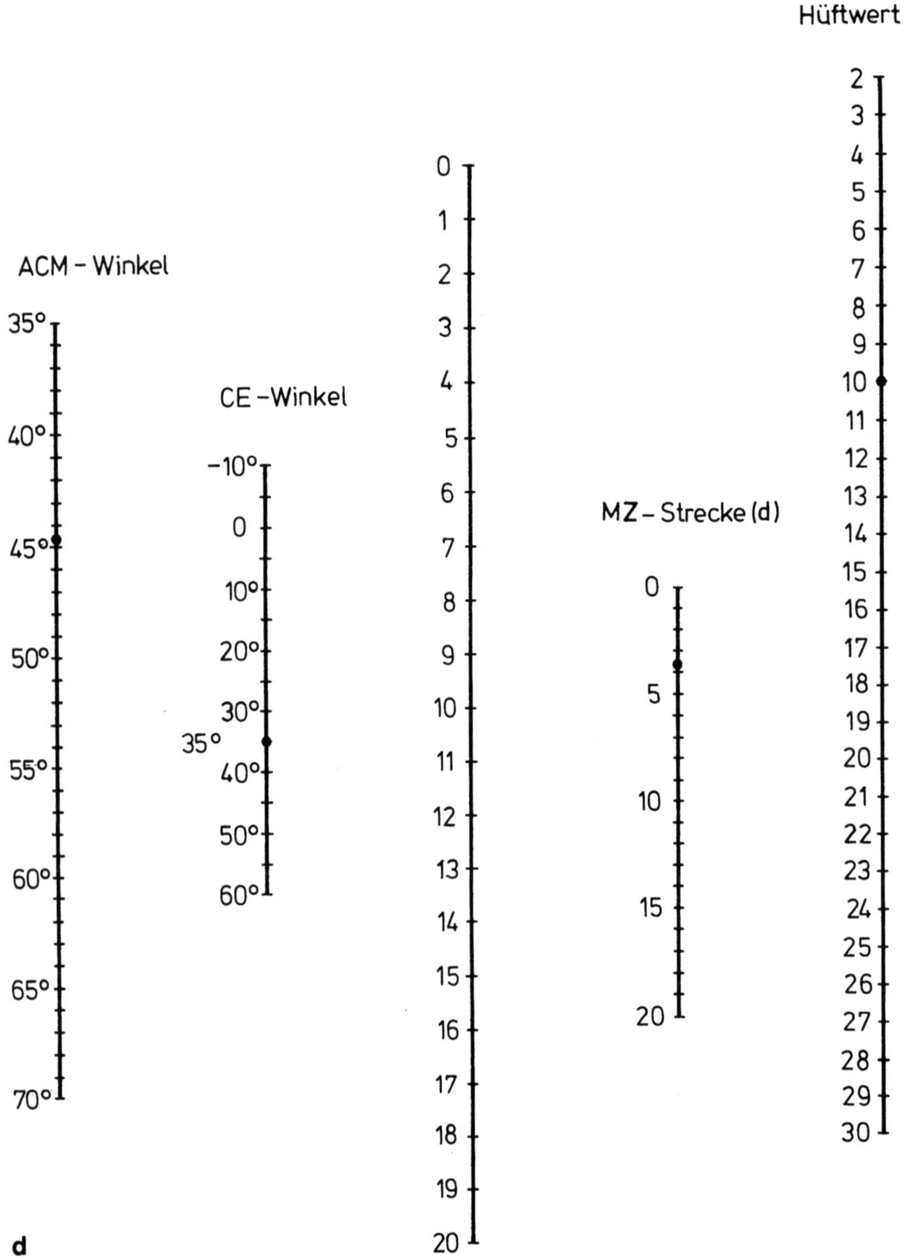

ACM - Winkel

35° 40° 45° 50° 55° 60° 65° 70°

CE -Winkel

-10° 0 10° 20° 30° 35° 40° 50° 60°

0 1 2 3 4 5 6 7 8 9 10 11 12 13 14 15 16 17 18 19 20

MZ - Strecke (d)

0 5 10 15 20

Hüftwert

2 3 4 5 6 7 8 9 10 11 12 13 14 15 16 17 18 19 20 21 22 23 24 25 26 27 28 29 30

d

Abb. 9.35 d. Nomogramm zur Ermittlung des Hüftwertes bei Jugendlichen im Alter von 17 bis 20 Jahren

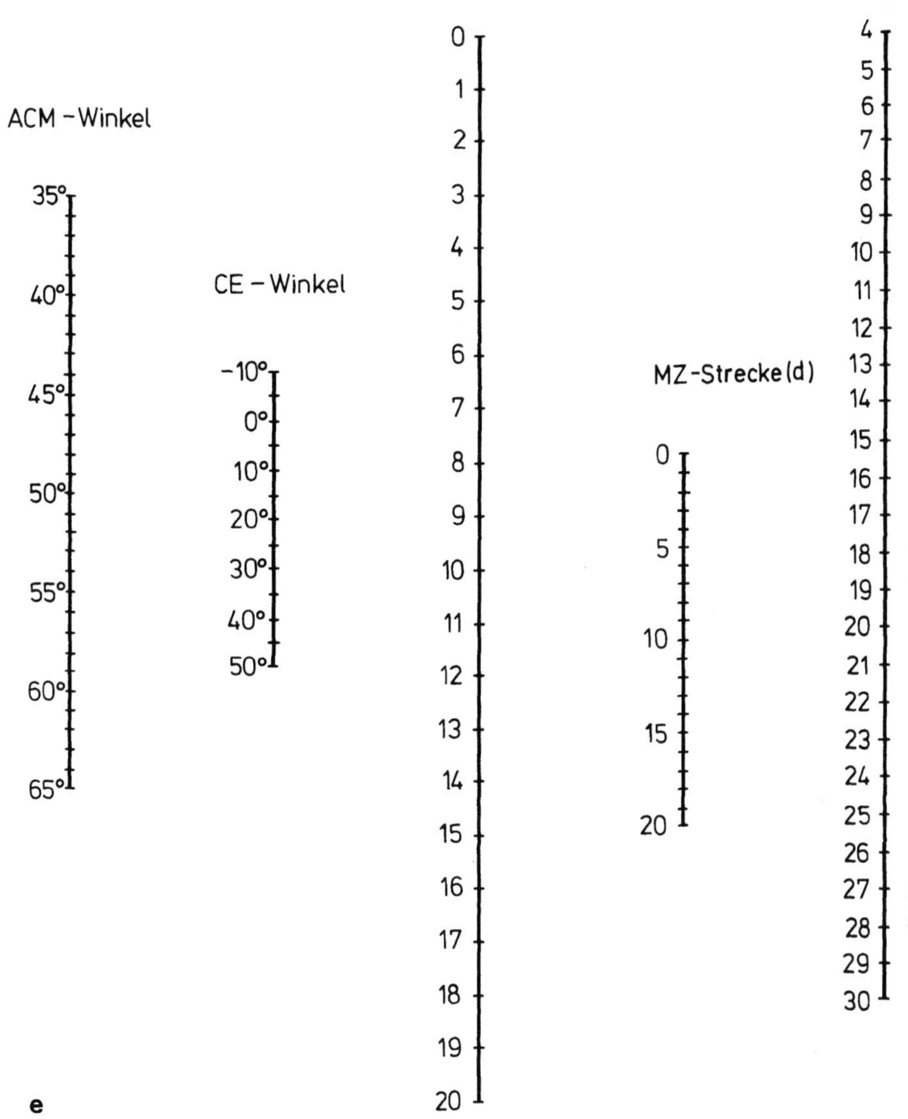

Abb. 9.35 e. Nomogramm zur Ermittlung des Hüftwertes (21–50 Jahre)

Tabelle 9.3. Mittelwerte und Standardabweichungen der normalen Meßwerte für die Berechnung des Hüftwerts

Meßwerte	n	Mittelwert und Standardabweichung	Grenze und Normbereich
		5 mit 8 Jahre	
ACM-Winkel	326	45,9 ± 2,7	< 49°
CE-Winkel	326	24,7 ± 6,3	> 20°
MZ-Strecke	326	3,2 ± 1,7	< 5 mm
		9 mit 12 Jahre	
ACM-Winkel	326	45,0 ± 2,4	< 46°
CE-Winkel	326	31,1 ± 5,0	> 26°
MZ-Strecke	326	2,9 ± 1,5	< 4 mm
		13 mit 16 Jahre	
ACM-Winkel	254	45,6 ± 2,8	< 47°
CE-Winkel	254	34,3 ± 5,7	> 30°
MZ-Strecke	254	3,1 ± 1,5	< 5 mm
		17 mit 20 Jahre	
ACM-Winkel	204	44,6 ± 3,0	< 47°
CE-Winkel	204	35,1 ± 5,4	> 30°
MZ-Strecke	204	3,6 ± 1,5	< 6 mm
		21 mit 50 Jahre	
ACM-Winkel	358	45,0 ± 3,2°	< 49°
CE-Winkel	358	35,7 ± 6,5°	> 30°
MZ-Strecke	358	3,9 ± 1,7 mm	< 6 mm

gleichgesetzt, die dem Quadrat der Standardabweichung entspricht. Mit der Benutzung des Begriffs „Standardabweichung" sollen Mißverständnisse vermieden werden.

Der Hüftwert läßt sich besonders gut auch für die Beurteilung der Entwicklung und der Prognose von Gelenken verschiedener Deformierungsgrade verwenden (Tönnis et al. 1971; Brückl et al. 1972; Busse et al. 1972b; Seidlein 1973; Seidlein u. Heinrich 1976; Schneider 1978; Tönnis et al. 1979; Brückl u. Tönnis 1981; Dürrschmidt 1981). Die genannten Autoren haben den Grad der Deformierung eines Gelenks in Beziehung zum zeitlichen Auftreten von Schmerzen, Bewegungseinschränkung und Arthrose gesetzt und beobachtet, in welchem Alter bei einem bestimmten Grad der Deformierung mit Beschwerden zu rechnen ist und wann Operationen angezeigt sind. In Kap. 27 wird darauf noch näher eingegangen.

9.6.4 *Winkel am Schenkelhals*

a) Schenkelhals-Schaft-Winkel (CCD-Winkel = Centrum-Collum-Diaphysen-Winkel nach M. E. Müller). Dieser Winkel ist schon 1878 durch Mikulicz und 1909 durch Stieda an gesunden Femora gemessen worden und später durch zahlreiche andere Autoren (v. Lanz u. Wachsmuth 1938; Shands u. Steele 1958; Lude u. Taillard 1964; Mirzoewa u. Tikhonenkow 1968; Heinrich et al. 1968; Schmidt 1969; Zippel 1971; Hamacher 1974 u. a.). Er wird gebildet durch den Neigungswinkel der Schenkelhalsachse zur Schaftachse des Oberschenkels. Mit der Meßmethodik haben sich Alsberg (1899), Grunewald (1919), F. Lange u. Pitzen (1921), Pitzen (1922) und Müller besonders beschäftigt. Die heute gebräuchliche Meßtechnik stammt von M. E. Müller (1957).

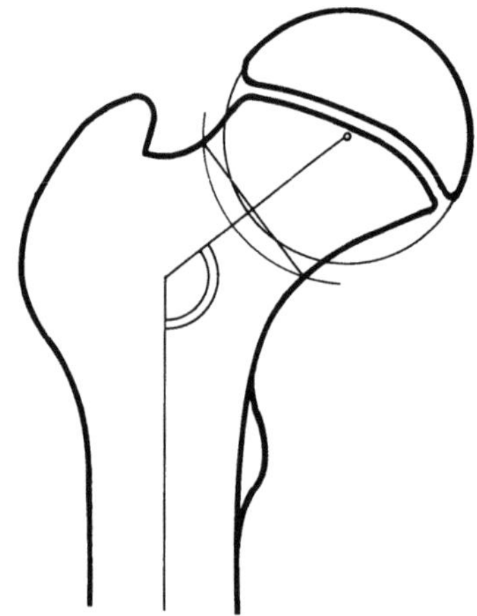

Abb. 9.36. Konstruktion für die Messung des Schenkelhals-Schaft-Winkels als Centrum-Collum-Diaphysen-Winkel (CCD-Winkel) nach M. E. Müller (Beschreibung s. Text)

Konstruktion. Zur Festlegung des Hüftkopfzentrums muß der anzulegende Kreisbogen den äußersten Punkt der Epiphyse und den sog. Diaphysenstachel (Hilgenreiner 1925) als medialen Bezugspunkt am kopfbildenden Teil des Schenkelhalses berühren (Abb. 9.36). Dann wird an der stärksten Taille des Schenkelhalses lateral ein weiterer Punkt markiert und in einen Kreisbogen um den Hüftkopfmittelpunkt einbezogen. Die Schnittpunkte mit der Schenkelhalskortikalis werden verbunden. Die vom Kopfzentrum auf diese Linie gefällte Senkrechte stellt die *Schenkelhalsachse* dar. Die *Oberschenkelschaftachse* erhält man durch Zeichnung der Mittellinie zwischen den Schaftkonturen. Der CCD-Winkel wird dann medial zwischen Schenkelhals- und Schenkelschaftachse abgelesen. Es handelt sich dabei aber zunächst nur um den „projizierten Winkel". Durch die Antetorsion des Schenkelhalses erscheint der CCD-Winkel höher, als er reell ist. Der „reelle Winkel" wird heute im allgemeinen an den von Müller (1957) angegebenen Tabellen abgelesen (Tabelle 9.4). Dazu ist als zweiter Winkel der projizierte AT-Winkel erforderlich.

b) Der Antetorsionswinkel (AT-Winkel) nach Dunn-Rippstein-Müller. Der AT-Winkel entsteht durch die Torsion des proximalen Femurs gegenüber der Kniekondylenquerachse. Bezugsebenen sind daher die Kniekondylenachse (bzw. hintere Kondylentangente) und die Schenkelhalsachse (Abb. 9.37 sowie Abb. 1.4). Der Winkel ist normalerweise nach ventral offen (+ Grade), in pathologischen Fällen aber auch nach dorsal (– Grade). Im zweiten Fall sprechen wir von Retrotorsion. Im Englischen wird – bei gleicher Definition – der Ausdruck Anteversion statt Antetorsion benutzt. In Abb. 1.5 sind die verschiedenen Begriffe des deutschen Schrifttums erläutert.

Konstruktion und Berechnung. Die Röntgenaufnahme der Antetorsion wird heute in Mitteleuropa meist auf dem von Rippstein entworfenen Lagerungsgestell und in der von ihm 1955 angegebenen Technik der Röntgenaufnahme durchgeführt, dabei sind die Hüftgelenke 90° gebeugt und 20° gespreizt. Auf dem Röntgenbild erscheint das Metallgestell an der unteren Bildseite und bildet bei korrekter Lagerung die Bezugsebene des AT-Winkels [vgl. 9.2.2 a)]. Der zweite Schenkel des Winkels ist wieder durch die Schenkelhalsachse gegeben, die in gleicher Weise wie bei der CCD-Winkelbestimmung nach Müller (1957) ermittelt wird (Abb. 9.37). Der „projizierte AT-Winkel" ist dann der Winkel zwischen der Schenkelhalsachse und der Horizontalen, die durch das Lagerungsgestell vorgegeben ist.

Ermittlung des reellen Antetorsionswinkels und des Schenkelhalswinkels. Zur Ermittlung der reellen Winkel am Schenkelhals bedarf der abgelesene Winkel noch einer Korrektur, durch welche die durch die Beinabspreizung bedingte Verzeichnung des Schenkelhalses ausgeglichen wird. Gautier (zit. nach Rippstein 1955) hat folgende Formel für den AT-Winkel errechnet:

$$\operatorname{tg} \alpha = \frac{\alpha_2 \cdot \cos(\beta_2 - 90° - \gamma)}{\cos \beta_2 - 90°}$$

(α = reeller AT-Winkel, α_2 = projizierter AT-Winkel, β = reeller CCD-Winkel, β_2 = projizierter CCD-Winkel, γ = Abduktionswinkel der Oberschenkel = 20°).

Für den CCD-Winkel hat Gautier folgende Formel angegeben:

$$\cot \beta = \cot \beta_2 \cdot \cot \alpha;$$

sie entspricht der von Dunlap et al. (1953) veröffentlichten.

Für ein schnelles Ablesen des reellen AT-Winkels hat Müller (1957) Tabelle 9.4 zusammengestellt. Sie weicht geringgradig von der Umrechnungstabelle Rippsteins ab. Am seitlichen Rand sind die Werte des projizierten CCD-Winkels angegeben, oben die des projizierten AT-Winkels. Im Schnittpunkt der jeweiligen horizontalen und senkrechten Spalte des Einzelfalles findet sich der reelle AT- und der CCD-Winkel.

9.7 Winkeländerungen durch Lagerungsfehler

9.7.1 Beckenübersichtsaufnahme

In der täglichen Praxis wird es immer wieder vorkommen, daß dem Orthopäden Röntgenbilder vorgelegt werden, bei denen pathologische Hüftgelenkverhältnisse durch Lagerungsfehler vorge-

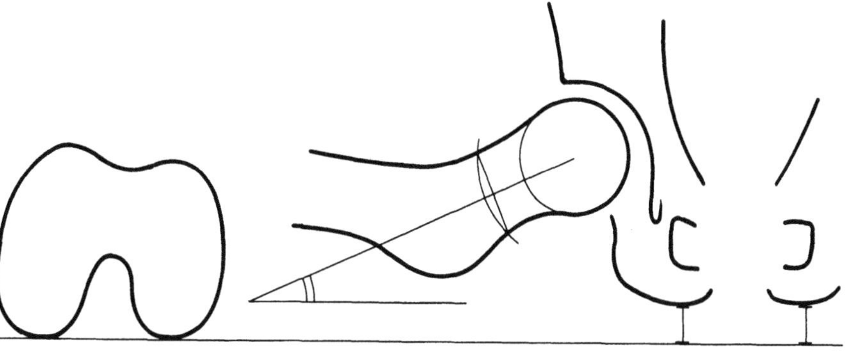

Abb. 9.37. Konstruktion des AT-Winkels nach Dunn, Rippstein und Müller. Seine Schenkel sind die Schenkelhalsachse und der Rand des Lagerungsgestells nach Rippstein. Die im Röntgenbild sichtbare Metallstütze muß sich in ihrer Ebene mit der Kondylenebene des Kniegelenks decken, da der Winkel als Torsion zwischen Kondylenachse und Schenkelhalsachse in der Aufsicht definiert wird (Einzelheiten s. Text)

Tabelle 9.4. Diagramm zur Ablesung errechneter reeller Werte des CCD-Winkels und des AT-Winkels. Die Ausgangsziffern wurden nach der Methode von Dunlap gewonnen. (Aus Müller 1957)

Projizierter Centrum-Collum-Diaphysen-Winkel = Proj. CCD ∢	Projizierter Antetorsionswinkel = Proj. AT ∢															
	5°	10°	15°	20°	25°	30°	35°	40°	45°	50°	55°	60°	65°	70°	75°	80°
100°	4	9	15	20	25	30	35	40	45	50	55	60	65	70	75	80
	101	100	100	100	100	99	99	98	97	96	95	94	94	93	92	91
105°	5	9	15	20	25	31	35	41	46	51	56	60	65	70	75	80
	105	105	104	104	103	103	102	100	100	99	98	97	96	95	94	92
110°	5	10	16	21	27	32	36	42	47	52	56	61	66	71	76	80
	110	110	109	108	108	106	106	105	104	103	101	99	98	97	95	93
115°	5	10	16	21	27	32	37	43	48	52	57	62	67	71	76	81
	115	115	114	112	112	111	110	109	107	105	104	102	101	99	96	94
120°	6	11	16	22	28	33	38	44	49	53	58	63	68	72	77	81
	120	119	118	117	116	115	114	112	110	108	106	104	103	101	98	95
125°	6	11	17	23	28	34	39	44	50	54	58	63	68	72	77	81
	125	124	123	121	120	119	118	116	114	112	109	107	105	103	100	95
130°	6	12	18	24	29	35	40	46	51	55	60	64	69	73	78	82
	130	129	127	126	125	124	122	120	117	116	112	109	107	104	101	96
135°	7	13	19	25	31	36	42	47	52	56	61	65	70	74	78	82
	135	133	132	131	130	129	126	124	120	118	114	112	109	105	102	96
140°	7	13	20	27	32	38	44	49	53	58	63	67	71	75	79	83
	139	138	137	135	134	132	130	127	124	120	117	114	111	107	103	97
145°	8	14	21	28	34	40	45	50	55	59	64	68	72	75	79	83
	144	142	141	139	138	136	134	131	128	124	120	117	114	110	104	98
150°	8	15	22	29	35	42	47	52	56	61	65	69	73	76	80	84
	149	147	146	144	143	141	138	136	134	129	124	120	116	112	105	100
155°	9	17	24	32	38	44	50	54	58	63	67	71	74	77	81	84
	154	152	151	149	148	145	142	139	137	132	128	124	119	115	108	103
160°	10	18	27	34	44	46	52	57	61	65	69	73	76	79	82	82
	159	158	157	155	153	151	147	144	141	134	132	128	122	116	111	105
165°	13	23	33	40	47	53	57	62	67	69	73	76	78	81	83	86
	164	162[a]	160[a]	159	158	156	153	148	144	140	135	130	122	119	113	106
170°	15	27	37	46	53	58	63	67	70	73	76	78	80	83	84	87
	169	167	166	164	163	159	157	154	150	145	142	134	130	122	118	113

Reeller AT ∢ (obere Zahl) und reeller CCD ∢ (untere Zahl)

[a] Werte vom Verf. geschätzt

täuscht werden und es gefährlich ist, voreilige therapeutische Rückschlüsse zu ziehen. Deshalb soll auf typische Merkmale falscher Lagerung hier gesondert eingegangen werden.

Bei *leichter Beugung* nähert sich der antetorquierte Schenkelhals mehr der Plattenebene, dadurch wird der Schenkelhals länger, der Trochanter major kleiner abgebildet. Mit *zunehmender Beugung* wird der Schenkelhalsschaftwinkel größer, der Adam-Bogen vergrößert sich, die Hüftkopfepiphyse stellt sich medial abgeflacht dar. Bei *Lagerung in Überstreckung* wird der Schenkelhals mehr aus der Bildebene herausgehoben, dadurch verkürzt er sich in der Projektion, der CCD-Winkel wird kleiner, der Trochanter rückt höher, der Adam-Bogen wird unauffällig kurz. Die Epiphysenfuge ist nicht mehr einsehbar, da sie überlagert wird.

Bei der *Lagerung in Außenrotation,* die besonders häufig ist, wenn die Aufnahme nicht mit hängenden Unterschenkeln oder sorgfältiger Lagerung der Kniegelenke vorgenommen wird, wird der CCD-Winkel größer, der Schenkelhals erscheint kürzer, der Trochanter major tritt mehr hinter den Schaft und weniger in Erscheinung. Der Trochanter minor wird stärker sichtbar. Die Hüftkopfepi-

physe wird runder, die Epiphysenfuge horizontalisiert.
Demgegenüber wird der CCD-Winkel bei *Innenrotation* niedriger, der Schenkelhals erscheint länger, der Trochanter major wird vergrößert abgebildet, der Trochanter minor tritt zurück und kann kaum sichtbar sein. Die Epiphysenfuge erscheint mehr geneigt.

9.7.2 Antetorsionsaufnahme

Es muß darauf geachtet werden, ob die *Sitzbeine in gleichem Abstand dicht vor dem Lagerungsgestell* abgebildet sind. Stehen sie in unterschiedlicher Entfernung, so liegen damit auch die Oberschenkel falsch. Wird die Beugung kleiner als 90°, so wird der gemessene AT-Winkel höher, ist sie über 90°, so wird er kleiner.
Liegt das Bein in *Außenrotation,* so wird der AT-Winkel größer. Dies läßt sich nur an dem Höhertreten des medialen Femurkondylus erkennen. Liegt das Bein dagegen in Innenrotation, so tritt der laterale Kondylus höher. Die Antetorsion wird geringer.
Auch ein Zuviel oder Zuwenig an *Abduktion* verändert den AT-Winkel. Dies sieht man an der unterschiedlichen Darstellung der Antekurvation des Femurs im Röntgenbild und auch daran, ob das Becken genau in der Mitte des Lagerungsgestells lag.

9.8 Normalwerte des Schenkelhals-Schaft- und des Antetorsionswinkels

Beide Winkel ändern sich mit dem Lebensalter. Sie machen auch schon vor der Geburt eine Entwicklung durch mit einem Anstieg bis in das 1. Lebensjahr hinein und dann mit allmählichem Abfall bis zum Erwachsenenalter (sog. umwegige Entwicklung).
Die normale Schwankungsbreite beider Winkel ist außerordentlich groß. Ein Hüftgelenk mit zu steilem Schenkelhalswinkel bezeichnen wir als Coxa valga. Doch es ist schwer zu sagen, wo diese Grenze verläuft (Tönnis 1976b). Aus der Biomechanik wissen wir, daß ein steiler Schenkelhalswinkel allein noch nicht zu einer Überbelastung des Hüftgelenks führen muß und erst das Hinzutreten anderer Faktoren ausschlaggebend ist. Auch bei einer Untersuchung der Beziehungen zwischen Fehlform des Hüftgelenks und Zeitpunkt des Auftretens von Schmerz und Arthrose war für den CCD-Winkel keine Abhängigkeit gegeben (Tönnis et al. 1979; Dürrschmidt 1981).

Ähnlich verhält es sich bei dem AT-Winkel. Auch dieser zeigt nach den Untersuchungen von Zippel (1971) und Hamacher (1974), die ein besonders großes Zahlenmaterial mit Angabe von Standardabweichungen zusammenstellten, eine große Schwankungsbreite und im Kindesalter hohe Werte. Niedrigere Winkel gaben Shands u. Steele (1958) sowie Fabry et al. (1973) an. Sie sonderten jedoch Kinder mit innenrotiertem Gangbild, die eine erhöhte Antetorsion hatten, als pathologisch aus (sog. Antetorsionssyndrom). Damit kamen sie zu wesentlich niedrigeren Mittelwerten der Antetorsion. Hier erhebt sich ebenso wie bei der Coxa valga die Frage, von welchem Winkel an pathologische Verhältnisse und eine präarthrotische Deformität vorliegen. Langzeitbeobachtungen des AT-Winkels im Wachstumsalter zeigen, daß sich der Winkel noch in den letzten Jahren des Wachstums normalisieren kann (Schwarzenbach 1971; Fabry et al. 1973; Jani 1979; Jani et al. 1979; Scholder 1979). Im Erwachsenenalter finden sich nur selten Antetorsionssyndrome, die zu Beschwerden und Arthrose geführt haben. Auch aus diesem Grunde haftet jeder Grenzziehung zwischen normalen und pathologischen Antetorsionswinkeln noch starke Unsicherheit an. Diese Tatsache muß vorausgeschickt und berücksichtigt werden.

9.8.1 CCD-Winkel

Messungen des Schenkelhals-Schaft-Winkels (CCD-Winkel nach M.E. Müller) wurden von zahlreichen Autoren vorgenommen (Mikulicz 1878; Stieda 1909; F. Lange u. Pitzen 1921; v. Lanz u. Wachsmuth 1938; Shands u. Steele 1958; Lude u. Taillard 1964; Heinrich et al. 1968; Mirzoewa u. Tikhonenkow 1968; H. Schmidt 1969; Zippel 1971; Hamacher 1974). In Abb. 9.38 zeigen wir Mittelwertkurven und Angaben über den Streuungsbereich. Daraus wird die große Schwankungsbreite des CCD-Winkels erkennbar. Meßfehler sind bei derartigen Angaben immer miteinzurechnen. Darauf weist auch Hamacher aufgrund von Kontrolluntersuchungen hin. In Tabelle 13.2a–j haben wir für den praktischen Gebrauch Normalwerte und Abweichungsstufen nach dem Bewertungsschema des Arbeitskreises für Hüftdysplasie (AKH) zusammengestellt. Auch wenn diese Grenzen keinen Anspruch auf absolute Genauigkeit und keinen sicher prognostischen Wert haben, so stellen sie doch eine gewisse Einteilung des Überganges zu pathologischen Werten dar. Für wissenschaftliche Auswer-

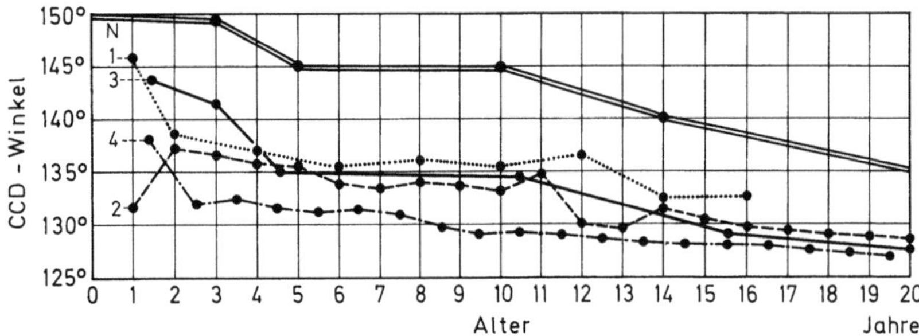

Abb. 9.38. Mittelwerte des reellen Schenkelhalswinkels bei gesunden Kindern (umgerechnet mit Hilfe von AT-Bestimmungen, nur v. Lanz ermittelte anatomische Meßwerte). *N*, obere Grenze des normalen Streuungsbereichs (Tönnis); *1*, Shands u. Steele; *2*, Hamacher; *3*, v. Lanz, *4*, Zippel

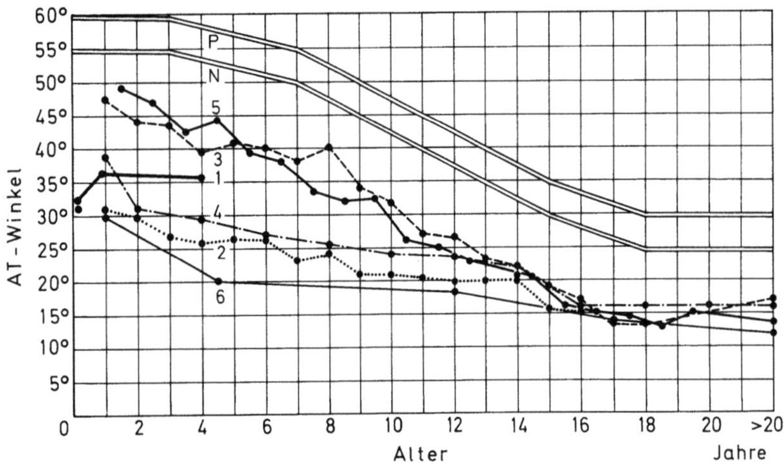

Abb. 9.39. Mittelwerte des reellen AT-Winkels bei gesunden Kindern (umgerechnet mit Hilfe des CCD-Winkels, nur v. Lanz sowie H. Schmidt ermittelten anatomischen Meßwerte). *P*, Grenze zum eindeutig pathologischen Bereich (Tönnis); *N*, Grenze des normalen Streuungsbereichs; *1*, H. Schmidt; *2*, Fabry et al.; *3*, Hamacher; *4*, Shands u. Steele; *5*, Zippel; *6*, v. Lanz

tungen haben wir uns daran gehalten (vgl. 25.9). Es handelt sich hierbei aber um reelle, nicht um projizierte Winkel. Dies ist zu berücksichtigen.

9.8.2 AT-Winkel

Untersuchungen des AT-Winkels wurden noch häufiger als die des Schenkelhals-Schaft-Winkels vorgenommen (Mikulicz 1878; Le Damany 1904; Drehmann 1909; F. Lange u. Pitzen 1921; Schultz 1924; Altmann 1925; Brandt 1928; v. Lanz u. Wachsmuth 1938; Kingsley u. Olmstedt 1948; Dunlap et al. 1953; Ryder u. Crane 1953; Rippstein 1955; Shands u. Steele 1958; Lude u. Taillard 1964; Gross 1967, 1972; Heinrich et al. 1968; Zippel 1971; Elsasser u. Walker 1973; Fabry et al. 1973; Hamacher 1974; Sullivan et al. 1982 u.a.). In Abb. 9.39 finden sich Mittelwertkurven von Autoren, die ein größeres Zahlenmaterial hatten und auch Schwankungsbreiten des Mittelwertes angaben. Auf die Fehlerbreite und Fehlerhäufigkeit bei Antetorsionsmessungen haben wir bereits hingewiesen; daher können Normwerte hier nie zu streng gefaßt werden. Tabelle 13.2g zeigt die Normalwerttabelle mit Abweichungsgraden entsprechend dem Bewertungsschema des AKH. Es kann für die Praxis eine gewisse Entscheidungshilfe darstellen. Es sollte aber immer berücksichtigt werden, daß diese Grenzen nur grobe Richtlinien darstellen und auch prognostisch nicht aussagen, ob ein solches Gelenk sich im Wachstum nicht doch noch spontan normalisiert. Es handelt sich wieder um reelle, nicht projizierte Werte.

9.9 Historische Entwicklung der Antetorsionsbestimmung

Während die Ermittlung des Schenkelhals-Schaft-Winkels seit dem letzten Jahrhundert nach einheitlichen Röntgen- und im wesentlichen gleichen Meßverfahren erfolgte, hat die Bestimmung der Antetorsion größere methodische Probleme aufgeworfen. Die ersten Bemühungen stammen schon von Soutter u. Bradford (1903), Drehmann (1909) und Hohmann (1910). Im folgenden sollen die verschiedenen Techniken nacheinander aufgeführt werden.

9.9.1 Antetorsionsbestimmung durch Innenrotationswinkel

Drehmann (1909) fertigte Aufnahmen bei Neutralstellung und maximaler Innenrotation an und gab den gleichzeitigen Innenrotationswinkel als AT-Winkel an. Stewart u. Karshner (1926), Rogers (1934), La Gasse u. Staheli (1972) durchleuchteten den Patienten während der Innenrotation und drehten den Oberschenkel einwärts, bis der Schenkelhals die größte Länge aufwies. Ähnlich ging Schwetlick (1969) mit der gleichzeitigen kinematographischen Untersuchung vor. Der Innenrotationswinkel wurde als Grad der Antetorsion angesehen. La Gasse u. Staheli verglichen das Durchleuchtungsverfahren und die Technik der AT-Bestimmung durch Röntgenaufnahmen in 2 Ebenen (Dunn-Rippstein). Sie fanden wesentlich geringere Abweichungen zwischen den Untersuchern und eine bessere Reproduzierbarkeit bei der Dunn-Rippstein-Aufnahme.

9.9.2 Bestimmung des AT-Winkels durch seitliche Röntgenaufnahme

Brandes (1921) und Gaugele (1924) maßen die Antetorsion angenähert aus Röntgenaufnahmen in Lorenz-Stellung. A. Meyer (1924) arbeitete die Methode von Brandes weiter aus und zeichnete dazu eine Bestimmungsskala. Die Abweichungen dieser Meßmethode untersuchte Schertlein 1929 auf experimentellem Wege.
Johansson (1934) und später Laage et al. (1953) versuchten, die Filmkassette parallel zum Schenkelhals aufzustellen, und röntgten dann ebenfalls von seitlich. Damit entsprach die Abweichung des Schenkelhalses nach ventral der Antetorsion. Ähnlich gingen auch Richard (1950) sowie Matzen u. Unger (1956) vor. Leger (1952) und Magilligan (1956) errechneten aus einer solchen axialen Röntgenaufnahme und dem projizierten CCD-Winkel auf der a.-p.-Aufnahme den reellen AT- und CCD-Winkel. Das Verfahren wird neuerdings auch wieder in den USA von Ogata u. Goldsand (1979) angewandt. Henriksson (1980) und Burr et al. (1982, im Druck) haben es durch Einbeziehung und röntgenologische Kontrolle des Kniegelenks weiter verfeinert.

9.9.3 Bestimmung des AT-Winkels durch Röntgenaufnahme in Abduktion

Schultz (1924) und unabhängig auch D. M. Dunn (1952) wählten eine Rückenlagerung, bei der die Hüft- und Kniegelenke 90° gebeugt und in Nullrotation bei 15–20° Abduktion gehalten werden. Bei einer solchen Lagerung erhält man einen projizierten AT-Winkel in der Frontalebene. Beide Autoren waren sich darüber klar, daß der AT-Winkel eigentlich nur in der Neutral-0-Stellung korrekt zu messen sei. Wegen der Überlagerung der Weichteile mußte jedoch eine geringe Abduktion gewählt werden. Dunn gab auch Korrekturzahlen unter Zugrundelegung eines physiologischen CCD-Winkels an.

9.9.4 Bestimmung des AT-Winkels durch orthograde Röntgentechnik

Die von Schultz (1924) bereits vorgenommene Röntgenaufnahme in Neutralstellung des Oberschenkels, d. h. von orthograder Einstellung des Zentralstrahls zum Femur, wurde 1956 erneut von Edgren u. Laurent versucht, ebenso auch 1957 von Budin u. Chandler, dann von Manlot et al. (1964) sowie von Bernageau u. Bourdon (1968). Diese Autoren arbeiteten mit leistungsstärkeren Röntgengeräten. Damit treffen die Röntgenstrahlen senkrecht auf die Kondylenachse und verlaufen parallel zum Femurschaft. Der Winkel zwischen Schenkelhalsachse und Kondylenachse projiziert sich in die Frontalebene und soll mit dem reellen AT-Winkel übereinstimmen. Das Verfahren hat sich aber nicht durchgesetzt. Fischer et al. (1972), Hubbard u. Staheli (1972) haben auch die axiale Tomographie zur Bestimmung der Antetorsion eingesetzt. Dieses Verfahren liefert zwar Meßwerte mit geringerer Streuung (−4° bis +5°) als die Meßtechnik mit Hilfe von 2 Röntgenaufnahmen (−11° bis +5°), es hat aber andere Nachteile (Hubbard u. Staheli) und soll auch nach Ruby et al. (1979) den heutigen 2-Ebenen-Röntgenverfahren nicht überlegen sein.

9.9.5 Bestimmung des AT-Winkels mit Hilfe des projizierten Schenkelhals-Schaft-Winkels und des projizierten AT-Winkels bei Abduktion

1953 forderten Ryder u. Crane und unabhängig auch Dunlap et al. 1953 und nachfolgend Shands u. Steele (1958) erstmals 2 Röntgenbilder zur Bestimmung der Antetorsion, so daß ihre Korrekturzahlen nun beide Faktoren, CCD-Winkel und AT-Winkel, berücksichtigten und mit Hilfe trigonometrischer Formeln die tatsächlichen Winkelwerte errechnet werden konnten. Dunlap ließ 10° abduzieren, was sich jedoch noch als zuwenig herausstellte. Ryder arbeitete mit 30° Abduktion, ein Wert, der allerdings nicht bei allen Hüfterkrankungen erreicht werden kann. Rippstein (1955) und M. E. Müller (1957) übernahmen diese Antetorsionsbestimmung, führten die Abspreizung jedoch nur bis 20° durch und stellten mit Hilfe von Gautier entsprechende Umrechnungsformeln dazu auf. Die zweite Formel entspricht der von Dunlap et al. sowie Shands u. Steele. Korrekturtabellen wurden errechnet, die es ermöglichten, die reellen Winkelgrade direkt abzulesen. Rippstein gab auch ein Beinhaltegerät für die Aufnahme an, bei dem Hüft- und Kniegelenk 90° gebeugt sind und die Abduktion mit 20° gewährleistet ist. Diese Methode hat sich im deutschsprachigen Raum am weitesten durchgesetzt. Sie wurde von verschiedenen Autoren überprüft (Gross 1967, 1972; Gross u. Haike 1970; Elsasser u. Walker 1973; Hackenbruch u. Bamert 1977 u. a.). Die Methode weist bei exakter Lagerung eine Fehlerbreite von maximal 5° auf.

Sehr eingehend haben sich auch König (1972, 1977) sowie König u. Schult (1973) mit der Antetorsionsbestimmung auseinandergesetzt. Sie benutzten für kleinere Kinder ebenfalls die Röntgenaufnahme in Abduktion von 20° auf dem Rippstein-Lagerungsgerät, für ältere die Seitaufnahme des Femurs. Was sie jedoch ermitteln, ist nicht der bisher übliche AT-Winkel, der durch Projektion des Schenkelhalses auf die dahinter liegende Bildfläche entsteht, sondern ein Flexionswinkel, der zwischen der Frontalebene und der Schenkelhalsachse liegt oder – auf das Lagerungsgestell bezogen – zwischen der Kondylenebene und der Schenkelhalsachse. Nach Ansicht von Elsasser u. Walker (1973) ist er damit aber auch kein „reeller" Winkel, denn er tritt nicht zwischen 2 tatsächlich existierenden Achsen auf, sondern zwischen einer Achse (Schenkelhalsachse) und einer imaginären Ebene (Frontalebene). Debrunner (1972) bemerkt dazu, daß dieser Winkel im Sinne einer internationalen Standardisierung und Verständigung einen anderen Namen haben sollte, um Verwechslungen zu vermeiden.

9.9.6 Abschließende Stellungnahme

Für die Antetorsionsbestimmung werden heute verschiedene Methoden benutzt. Im deutschsprachigen Raum hat sich das Verfahren nach Dunn, Rippstein und Müller durchgesetzt. In den USA werden axiale und seitliche Röntgenaufnahmen zur Berechnung herangezogen, aber auch Aufnahmen der projizierten Winkel in 2 Ebenen. Ihnen allen haftet eine gewisse Fehlerbreite an, wenn Mängel bei der Lagerung auftreten. Henriksson (1980) und Burr et al. (1982, im Druck) haben deshalb jetzt auch mit einer dritten zusätzlichen Aufnahme das Kniegelenk mit einbezogen, um die Rotation hier kontrollieren und einberechnen zu können. Auch die Computertomographie ist in den letzten Jahren für die Antetorsionsbestimmung mit herangezogen worden. Aber auch sie verlangt eine gleichzeitige Kniegelenkaufnahme, um Fehllagerungen zu vermeiden. Zusätzlich empfiehlt sich eine Fixation der Unterschenkel während der Aufnahme. Erfahrungen mit den neuen Methoden und Vergleiche mit den früheren sind notwendig, ehe eine endgültige Wertung erfolgen kann.

9.10 Winkel der Hüftkopfepiphyse

9.10.1 Festlegung der Epiphysenlinie

Bei den Winkelangaben verschiedener Autoren wurde anfangs nicht genau angegeben, durch welche Punkte die an die Epiphysenfuge anzulegende Linie zu zeichnen ist. Der Verlauf der Epiphysenfuge ist im medialen Anteil ab etwa 3 Jahren gekrümmt. Der knöcherne Kopfkern reicht auch nicht so weit zur medialen Schenkelhalsspitze wie der knorpelige Kopf. Cramer (1920), Glogowski (1962) und Haike et al. (1969) gaben dafür keine Regeln an. Glogowski schreibt nur, daß er sie durch die Endpunkte am kranialen und medialen Schenkelhalsrand zieht. Nach seinen Bildern wählt er am medialen Rand keinen ganz streng zu definierenden Punkt.

Jäger u. Refior (1974) legten deshalb fest, daß die Epiphysenlinie die Verbindung zweier auf der proximalen Metaphyse liegenden Punkte sein sollte, die dem untersten möglichst weit lateralen und dem untersten möglichst weit medialen Punkt der Kopfepiphyse in der kürzesten Entfernung gegenüberliegen solle (Abb. 9.40 a, b). Immenkamp (1978) wählt dagegen die Grenzpunkte der Metaphyse und bezieht sich nicht auf die Begrenzung des Epiphysenkerns. Er benutzt medial den sog. Diaphysenstachel und lateral einen Punkt, an dem die Epiphyse zum Schenkelhals umschwingt, der wenig scharf zu definieren ist. In den Untersuchungen des Arbeitskreises für Hüftdysplasie (Tönnis 1984, Behrens u. Tönnis 1984) und bei Untersuchungen über Normalwerte (U. Thiele 1978) haben wir die von Jäger und Refior (1974) angegebene Definition benutzt.

9.10.2 Kopfepiphysen-Y-Fugen-Winkel (EY-Winkel) nach Cramer und Haike

Dieser Winkel wurde mit etwas unterschiedlicher Zeichnung 1920 von Cramer und 1969 von Haike et al. angegeben. Er stellt die Abweichung der Epiphysenfuge gegenüber der Horizontalen dar (Abb. 9.40 a). Dabei zog Cramer eine Horizontale

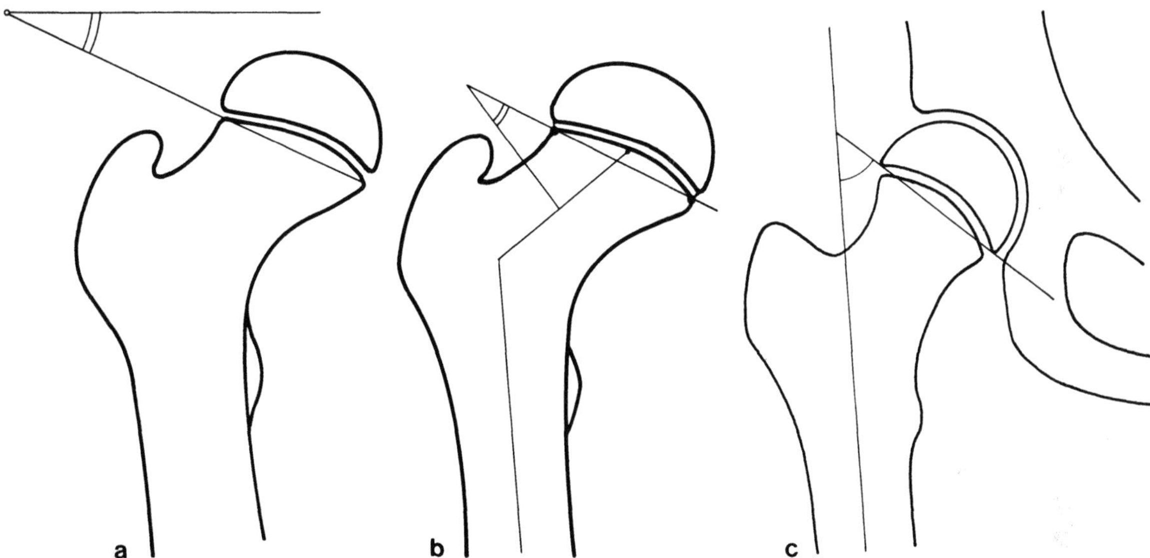

Abb. 9.40. a Kopfepiphysen-Y-Fugen-Winkel (EY-Winkel) nach Cramer und Haike. Die Festlegung der Epiphysenpunkte erfolgte nach den Angaben von Jäger und Refior (Einzelheiten s. Text). **b** Kopfepiphysen-Schenkelhals-Winkel (KE-Winkel nach Jäger und Refior). Dieser Winkel bezeichnet die Stellung der Epiphyse zum Schenkelhals, während der EY-Winkel die Stellung der Epiphyse im Raum und damit auch zum Pfannendach angibt (Meßmethodik s. Text). **c** Kopfepiphysen-Femurschaft-Winkel nach Jones und Immenkamp. Er bezieht sich ähnlich wie der EY-Winkel auf die Stellung der Epiphyse im Raum

Tabelle 9.5. Normalwerte des EY-Winkels. (Nach Thiele 1978)

Alter (Jahre)	Grad −3	Grad −2	Grad −1	Normal Grad 1	Grad +1	Grad +2	Grad +3
≥ 1–< 2	< 0	≥ 0–< 4	≥ 4–< 8	≥ 8–<22	≥22–<26	≥26–<30	≥30
≥ 2–< 3	<−1	≥−1–< 3	≥ 3–< 7	≥ 7–<21	≥21–<25	≥25–<29	≥29
≥ 3–< 4	<−2	≥−2–< 2	≥ 2–< 6	≥ 6–<20	≥20–<24	≥24–<28	≥28
≥ 4–< 5	<−1	≥−1–< 3	≥ 3–< 7	≥ 7–<21	≥21–<25	≥25–<29	≥29
≥ 5–< 6	<−1	≥−1–< 3	≥ 3–< 7	≥ 7–<21	≥21–<25	≥25–<29	≥29
≥ 6–< 7	< 1	≥ 1–< 5	≥ 5–< 9	≥ 9–<23	≥23–<27	≥27–<31	≥31
≥ 7–< 8	< 3	≥ 3–< 7	≥ 7–<11	≥11–<25	≥25–<29	≥29–<33	≥33
≥ 8–< 9	< 4	≥ 4–< 8	≥ 8–<12	≥12–<26	≥26–<30	≥30–<34	≥34
≥ 9–<10	< 6	≥ 6–<10	≥10–<14	≥14–<28	≥28–<32	≥32–<36	≥36
≥10–<11	< 8	≥ 8–<12	≥12–<16	≥16–<30	≥30–<34	≥34–<38	≥38
?	?						

vom untersten Epiphysenpunkt aus und maß den nach außen offenen Winkel, während Haike die Y-Fugen-Linie als Horizontale wählte und die Epiphysentangente bis zu ihr verlängerte. Er maß dann einen nach innen offenen Winkel.
Der EY-Winkel, wie Haike ihn bezeichnet hat, schildert die Stellung der Epiphyse im Raum unabhängig von der Form des Schenkelhalses. Es muß jedoch darauf geachtet werden, daß der Oberschenkel nicht in Ab- oder Adduktion liegt, da der Winkel dadurch verändert wird. In Tabelle 9.5 sind die von U. Thiele (1978) ermittelten Normalwerte angegeben, wobei die Festlegung der Epiphysenpunkte aber nach den Angaben Jägers u. Refiors (1974) erfolgte, wie sie Abb. 9.40a zeigt.

9.10.3 Kopfepiphysen-Schenkelhals-Winkel (KE-Winkel) nach Jäger u. Refior

Die Neigung der Epiphysenfuge in bezug auf den Schenkelhals wurde zuerst von Glogowski (1962) und dann von Jäger u. Refior (1974) gemessen. Auf die unterschiedliche Festlegung der Meßpunkte wurde bereits aufmerksam gemacht (Abb. 9.40b). Der Winkel wird von der Epiphysenlinie und der Senkrechten auf die Schenkelhalsachse gebildet und kennzeichnet damit die „Kopf-im-Nacken-Lage“ (Jansen 1925), d.h. die Abweichung der Epiphyse gegenüber der Schenkelhalsachse nach lateral, wie wir sie als Behandlungsfolge nicht selten sehen, vor allem früher nach längerer Behandlung in Lorenz-Stellung. Die in Tabelle 9.6 angegebenen Normalwerte wurden unter Verwendung der Epiphysenliniendefinition von Jäger u. Refior ermittelt (vgl. U. Thiele 1978).

9.10.4 Kopfepiphysen-Femurschaft-Winkel nach Jones und Immenkamp

Dieser Winkel wurde 1977 von Jones und 1978 von Immenkamp beschrieben. Er wird von der Epiphysenlinie und der Oberschenkelschaftachse gebildet (Abb. 9.40c). Er bezieht sich ähnlich wie der EY-Winkel auf die Stellung der Epiphyse im Raum, wenn man davon ausgeht, daß die Stellung der Oberschenkel relativ konstant ist.
Sein Vorteil ist, daß er durch fehlerhafte Lagerung in Ad- oder Abduktion nicht beeinflußt wird. Aber auch die Festlegung der Schaftachse kann zu Meßschwankungen führen.

9.10.5 Untersuchungen der Fehlprojektion durch Antetorsion und Außenrotation

An einem Metallmodell, bei dem der Schenkelhals durch einen Metallstab und die Epiphyse durch eine runde dünne Metallplatte dargestellt wurde, prüften Nagel (1978) und U. Thiele (1978), um wieviel Grad sich der KE-Winkel durch Außenrotation auf Röntgenbildern ändert. Der auf 16° eingestellte Winkel zeigte mit zunehmender Außenrotation des Modells im Röntgenbild bei 40° eine Winkelabnahme von 1°, bei 50° eine Verringerung von 3°, bei 60° von 5° und bei 70° von 7°. Die Fehlprojektion der Epiphysenwinkel dürfte also bei mäßigen Graden der Antetorsion und Außenrotation gering sein.

Tabelle 9.6. Normalwerte des KE-Winkels. (Nach Thiele 1978)

Alter (Jahre)	Grad −3	Grad −2	Grad −1	Normal	Grad +1	Grad +2	Grad +3
≥ 1–< 2	<3	≥3<7	≥7–<11	≥11–<21	≥21–<25	≥25–<29	≥29
≥ 2–< 3	<1	≥1<5	≥5–< 9	≥ 9–<19	≥19–<23	≥23–<27	≥27
≥ 3–< 4	<1	≥1<5	≥5–< 9	≥ 9–<19	≥19–<23	≥23–<27	≥27
≥ 4–< 5	<2	≥2<6	≥6–<10	≥10–<20	≥20–<24	≥24–<28	≥28
≥ 5–< 6	<2	≥2<6	≥6–<10	≥10–<20	≥20–<24	≥24–<28	≥28
≥ 6–< 7	<3	≥3<7	≥7–<11	≥11–<21	≥21–<25	≥25–<29	≥29
≥ 7–< 8	<3	≥3<7	≥7–<11	≥11–<21	≥21–<25	≥25–<29	≥29
≥ 8–< 9	<5	≥5<9	≥9–<13	≥13–<23	≥23–<27	≥27–<31	≥31
≥ 9–<10	<5	≥5<9	≥9–<13	≥13–<23	≥23–<27	≥27–<31	≥31
≥10–<11	<5	≥5<9	≥9–<13	≥13–<23	≥23–<27	≥27–<31	≥31
?	?						

9.11 Indizes und Quotienten als Beurteilungsmaßstäbe am Hüftgelenk

9.11.1 Definition

Für wissenschaftliche Auswertungen wurden verschiedene Indizes und Quotienten am Hüftgelenk eingeführt. Von manchen Autoren wurden die beiden Begriffe jedoch nicht immer sinngemäß angewandt. Unter „Index" wird an sich die Beziehung *verschiedener* Maße am Hüftgelenk der *gleichen* Seite verstanden. Als „Quotient" bezeichnet man dagegen die Beziehung *gleichartiger* Meßstrecken *beider* Hüftgelenke zueinander (Pöschl 1971).

Maße, die für die Errechnung von Quotienten am Hüftgelenk benutzt werden, sind

- Epiphysenhöhe,
- Epiphysenbreite,
- Hüftkopfhöhe,
- Hüftkopfbreite,
- Radiusquotient,
- Metaphysenbreite,
- Schenkelhalsbreite.

Als Beispiel sei hier nur der Quotient der Epiphysenhöhe angeführt. Die anderen Quotienten werden in gleicher Weise errechnet:

Quotient der Epiphysenhöhe =

$$\frac{\text{Höhe der erkrankten Epiphyse}}{\text{Höhe der gesunden Epiphyse}} \cdot 100.$$

Bei Erkrankung beider Seiten sind die Quotienten natürlich nicht brauchbar. Ihr Normalwert liegt um 100 mit Schwankungen bis etwa 5%. Die normalen Werte des Radiusquotienten bewegen sich nach J. Meyer (1964, 1966, 1977) zwischen 100 und 115.

9.11.2 Verschiedene Indices und Quotienten

Epiphysenindex (Eyre-Brook) =

$$\frac{\text{Epiphysenhöhe}}{\text{Epiphysenbreite}} \cdot 100$$

Der Epiphysenindex nach Eyre-Brook (1936) ist ein wichtiges Maß für den Grad der Abflachung des Hüftkopfes und daher gut brauchbar für die Beurteilung der Behandlungsergebnisse. Normalerweise nimmt die Epiphysenbreite bis zum Wachstumsabschluß numerisch stärker zu als die Epiphysenhöhe, so daß der Epiphysenindex mit der Alterszunahme des Jugendlichen kleiner wird. Nach Eyre-Brook liegt der Epiphysenindex bei Kindern unter 7 Jahren zwischen 55 und 45, über dem 7. Lebensjahr zwischen 45 und 35. Eine genauere altersbezogene Tabelle hat jetzt Papaspyrou (unveröffentlicht) ermittelt (Tabelle 13.2j).

Konstruktionstechnik. Die Epiphysenbreite wurde von Eyre-Brook an den Endpunkten der Epiphyse in Schenkelhalshöhe gemessen. Dies ist jedoch nicht die größte Breite. Die Höhe wurde von Eyre-Brook an der höchsten Stelle der Kopfepiphyse gemessen.

Demgegenüber haben wir bei Untersuchungen des Arbeitskreises für Hüftdysplasie die größte Breite der Epiphyse in querer Richtung gemessen (Tönnis 1984). Auf dieser Linie wurde eine Mittelsenkrechte errichtet (Abb. 9.41 a, b). Auf ihr wurde von der Wachstumszone an die Epiphysenhöhe gemessen. Damit wird ein Mittelwert der oft medial abgeflachten und lateral noch höheren Epiphyse nach Hüftkopfnekrose errechnet.

Epiphysenquotient (Sjövall) =

$$\frac{\text{Epiphysenindex kranke Seite}}{\text{Epiphysenindex gesunde Seite}} \cdot 100$$

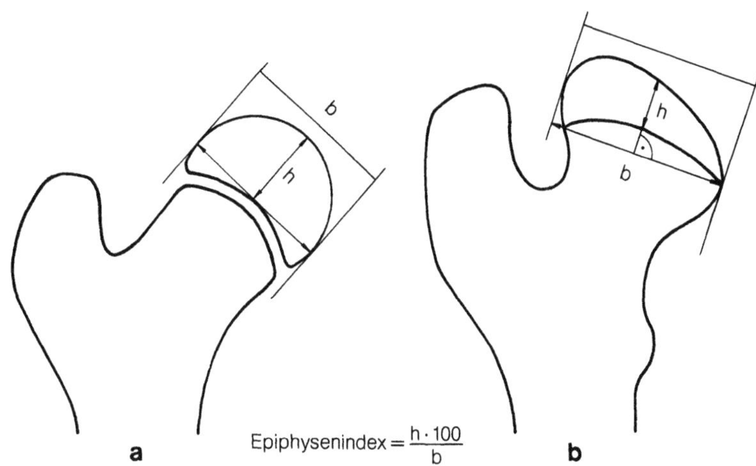

Abb. 9.41 a, b. Meßlinien zur Ermittlung des Epiphysenindex nach Eyre-Brook in leichter Abwandlung (s. Text). **a** Messung bei noch offener Epiphysenzone. **b** Messung nach Schluß der Wachstumsfuge

Die Normalwerte liegen nach Sjövall (1942) zwischen 100 und 90%, Minimalwert 85%. Katz (1967) hielt die Ergebnisse bis 75% noch für zufriedenstellend. Mose (1964) bezeichnet das Ergebnis der Perthes-Behandlung noch als gut, wenn der Epiphysenquotient über 60% liegt (Mose-Regel).

Hüftkopfindex nach Epiphysenschluß =

$$\frac{\text{Höhe der Kopfkalotte}}{\text{Breite der Kopfkalotte}} \cdot 100$$

Da der Epiphysenindex nach Eyre-Brook nur bis zum Schluß der Wachstumszone errechnet werden kann, haben wir im Arbeitskreis für Hüftdysplasie in analoger Weise einen Hüftkopfindex nach Epiphysenschluß benutzt (Tönnis 1984). Es wurde auch hier die größte Breite gemessen, die Mittelsenkrechte auf ihr errichtet und die Höhe von der alten Epiphysenlinie an festgelegt. Diese läßt sich im allgemeinen doch noch erkennen. Würden wir die Höhe von einer Verbindungslinie zwischen den lateralen Endpunkten der Kopfkalotte messen, so entgingen uns viele Kopfabflachungen und die reelle Höhe der ehemaligen Epiphyse.

Gelenkflächenindex des Hüftkopfes („joint-surface index", JSI, nach J. Meyer)

Der Index (J. Meyer 1964, 1966) erfaßt den Hüftkopf als Kugelsegment (Abb. 9.42) und errechnet seine Oberfläche mit Hilfe der Kopfhöhe (h) und des Kopfradius (r) nach der Formel:

Gelenkflächenindex =

$$\frac{\text{Kugelsegmentmantel}}{\text{Oberfläche der ganzen Kugel}} = \frac{2\pi r}{4r^2\pi} = \frac{h}{2r} \cdot 100$$

Mit Zunahme der Kopfabplattung nimmt der Gelenkflächenindex ab, denn der prozentuale Anteil der Kopfkalotte an der Oberfläche der Kugel verringert sich.

Gelenkflächenquotient des Hüftkopfes („joint-surface-quotient", JSQ, nach J. Meyer)

Der Vergleich des Gelenkflächenindex der kranken mit dem der gesunden Seite führt zum

Gelenkflächenquotient =

$$\frac{\text{Gelenkflächenindex kranke Seite}}{\text{Gelenkflächenindex gesunde Seite}} \cdot 100 = \frac{H \cdot r}{h \cdot R} \cdot 100$$

Die Normalwerte dieses Quotienten liegen bei Kindern zwischen 100 und 85. Eine Verkleinerung bedeutet zunehmende Kopfabflachung. Nehmen Radius und Höhe im Wachstum proportional zu, so ändert sich der Wert nicht, auch dann nicht, wenn es sich um isolierte Einbrüche bei Nekrosen handelt. Er erfaßt vor allem die Gesamtdeformierung.

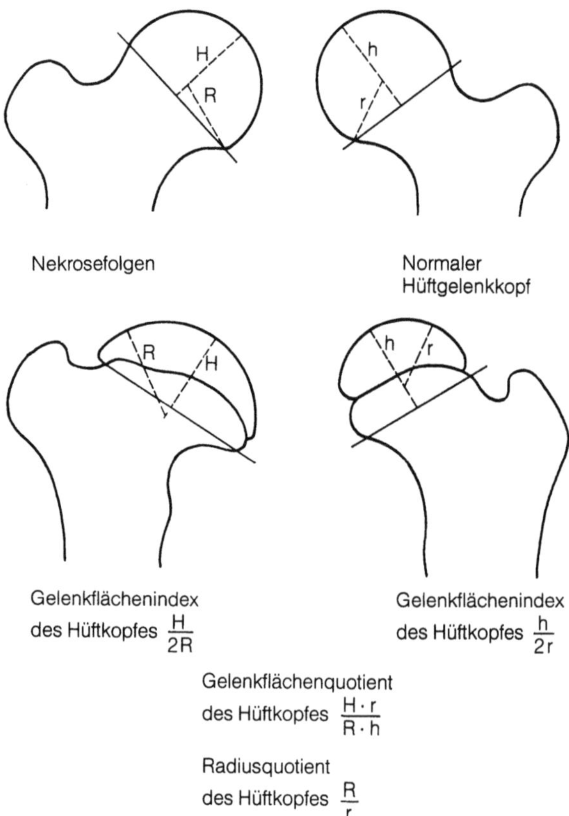

Abb. 9.42. Gelenkflächenindex des Hüftkopfes nach J. Meyer; *h (H)* Höhe des Hüftkopfes, *r (R)* Radius (Erläuterung der Berechnung s. Text)

Hüftkopf-Hals-Index (Heyman u. Herndon) =

$$\frac{a'}{b'} \cdot 100$$

Er stellt das Verhältnis der Gesamtlänge von Hüftkopf und -hals (a') zur Halsbreite (b') dar (Abb. 9.43). Die Länge von Kopf und Hals wird an der verlängerten Längsachse des Schenkelhalses im Halszentrum gemessen, wobei der mediale Endpunkt am Schnitt mit dem Rand der Kopfkalotte und der laterale Endpunkt im Schnitt mit der Linea intertrochanterica liegt. Die Halsweite wird an der engsten Stelle des Schenkelhalses abgenommen. Dieser Index (Heyman u. Herndon 1950) wird hauptsächlich zur Ermittlung des Quotienten benötigt. Die Normalwerte liegen zwischen 190 und 150.

Hüftkopf-Hals-Quotient (Heyman u. Herndon) =

$$\frac{\text{Kopf-Hals-Index kranke Seite}}{\text{Kopf-Hals-Index gesunde Seite}} \cdot 100$$

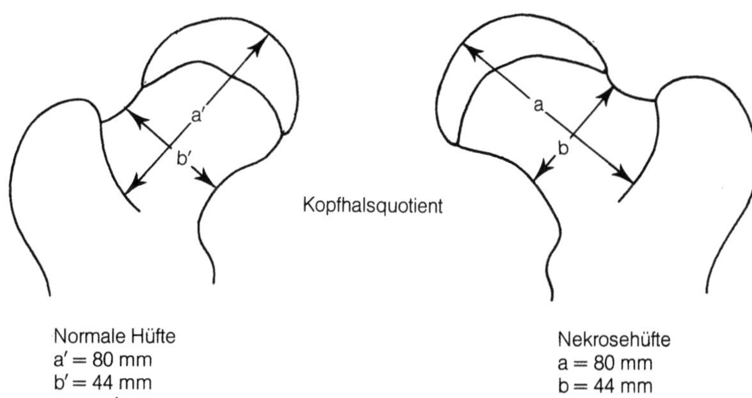

Abb. 9.43. Hüftkopf-Hals-Index nach Heyman u. Herndon. Die gemeinsame Längenmessung von Schenkelhals und Hüftkopf erfolgt bis zur Linea intertrochanterica, die Messung der Halsweite an der engsten Stelle

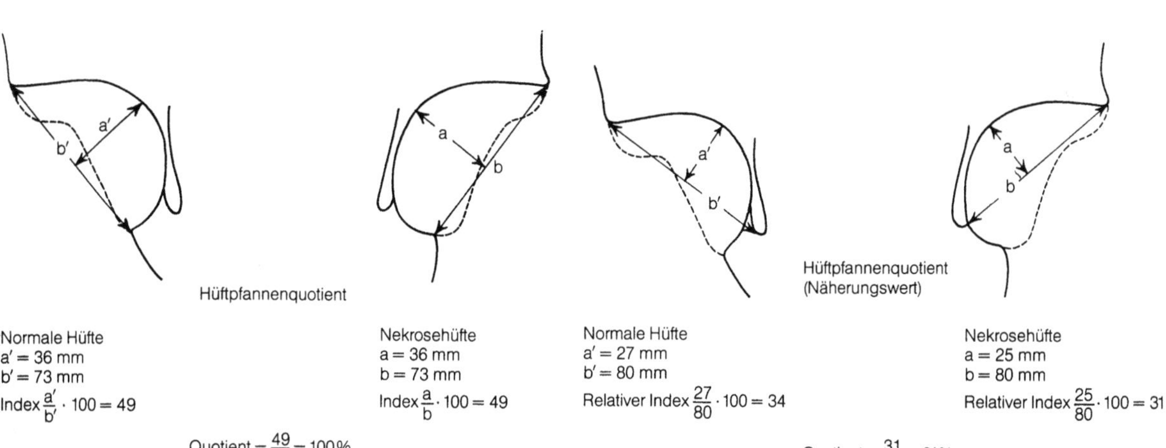

Abb. 9.44. Hüftpfannenindex nach Heyman u. Herndon (Einzelheiten der Messungen s. Text)

Mit diesem Quotienten wird die gesamte Deformierung des proximalen Femurabschnitts nach Hüftkopfnekrosen mit metaphysärer Beteiligung erfaßt. Die Normalwerte des Quotienten liegen um 100. Je kleiner der Quotient ist, um so größer ist der Unterschied zur anderen Seite.

Hüftpfannenindex (Heyman u. Herndon) =

$$\frac{\text{Tiefe der Hüftpfanne (a)}}{\text{Weite der Hüftpfanne (b)}} \cdot 100$$

Für die Messung der Pfannenweite werden der äußerste Punkt des Pfannenerkers und der untere Pfannenrand herangezogen (Abb. 9.44). Zur Ermittlung des zweiten Punktes kann man entweder das untere Ende der posterioren Pfannengrenze am Übergang zum Os ischii markieren, oder man verbindet (als Kompromiß) den oberen Pfannenrand mit dem lateralen Rand der Köhler-Tränenfigur. Dieser „relative" Index und Quotient weicht nur wenig vom wahren Quotienten ab, da Zähler und Nenner des Bruches eine annähernd gleichgroße Fehlerquelle enthalten. Bei stärker dysplastischen Pfannen trifft dies allerdings nicht zu.

Die Tiefe der Hüftpfanne wird auf der Mittelsenkrechten der Pfannenweite gemessen.

Nach LeDamany (1908) schwankt der Hüftpfannenindex von 41,6 bei Geburt über ca. 50 im Alter von 8 Jahren (Pöschl 1971) bis 60–70 bei Erwachsenen.

Von einigen Autoren wird der Quotient auch in umgekehrter Form verwendet (Teilung der Pfannenbreite durch die Pfannentiefe). Hier beträgt der Normalwert 34. Er verringert sich mit zunehmender Abflachung der Pfanne bis 27.

Hüftpfannenquotient (Heyman u. Herndon) =

$$\frac{\text{Pfannenindex kranke Seite}}{\text{Pfannenindex gesunde Seite}} \cdot 100$$

Der Normalwert liegt bei 100%. Der Quotient gibt Auskunft über den Grad der Flachheit der Pfanne und indirekt der Steilstellung.

Pfannen-Kopf-Index („acetabulum-head index", „head-coverage index") (Heyman u. Herndon) =

$$\frac{\text{horizontaler Durchmesser des überdachten Kopfteils (a)}}{\text{horizontaler Durchmesser des ganzen Kopfes (b)}} \cdot 100$$

Dieser Index gibt den Anteil nichtüberdachter Hüftkopfoberfläche an (Abb. 9.45). Die normale Kopfüberdachung beträgt nach Heyman u. Herndon (1950) 90–70%, im Durchschnitt 90%.

Pfannen-Kopf-Quotient (Heyman u. Herndon) =

$$\frac{\text{Pfannen-Kopf-Index der kranken Seite}}{\text{Pfannen-Kopf-Index der gesunden Seite}} \cdot 100$$

Damit wird die kranke mit der gesunden Seite verglichen. Stark verbreiterte Hüftköpfe nach Hüftkopfnekrosen und Perthes-Erkrankung zeigen gegenüber der Norm deutlich verkleinerte Pfannen-Kopf-Indizes und -Quotienten. Gute Werte liegen zwischen 100% und 90%, befriedigende zwischen 90% und 70%, schlechte unter 70%.

Gesamtquotient („comprehensive quotient", „average quotient") (Heyman u. Herndon)

Dieser wird errechnet aus dem arithmetischen Mittel der folgenden Quotienten: Epiphysenquotient, Kopf-Hals-Quotient, Pfannenquotient, Pfannen-Kopf-Quotient, so daß sich folgende Formel ergibt:

$$\frac{EQ + KHQ + PQ + PKQ}{4}.$$

Heyman u. Herndon (1950) wollen damit eine Gesamtaussage erreichen. Sie sind sich über Unterschiede in der Wertigkeit der einzelnen Quotienten und über andere Schwierigkeiten im klaren. Meyer hält die Brauchbarkeit dieses Gesamtquotienten für gering: der Epiphysenquotient allein sei zuverlässiger, denn es sei nicht immer der Fall, daß alle Meßwerte pathologisch sind. Ein normaler oder wenig veränderter Einzelquotient lasse aber den Gesamtquotienten als zu gut erscheinen. 90–80% werden als gut angesehen, 80–70% als zufriedenstellend, 60–70% als mäßig, unter 60% als schlecht.

Gelenkspaltindex für Chiari-Operation

Dieser Index wurde für die Auswertung der Chiari-Osteotomien bei Untersuchungen des Arbeitskreises für Hüftdysplasie neu eingeführt (Tönnis 1984). Es ist bekannt, daß die meisten Meßwerte bei der Chiari-Osteotomie nur begrenzten Aussagewert haben (CE-, AC- und ACM-Winkel, Hüftwert). Auch bei normalen Meßwerten kann die Osteotomie zu hoch oder zu tief liegen. Auch der Winkel des Anstiegs der Osteotomie nach medial-kranial, der für das Dauerergebnis bei Kindern entscheidend ist, geht nicht daraus hervor. Der Gelenkspaltindex (Abb. 9.46) gibt uns jedoch ein unbestechliches Maß, ob die Gelenkspalthöhe im Bereich der neugeschaffenen Überdachung der am ursprünglichen Pfannenboden entspricht. Dann müßte der Index bei 10 liegen.

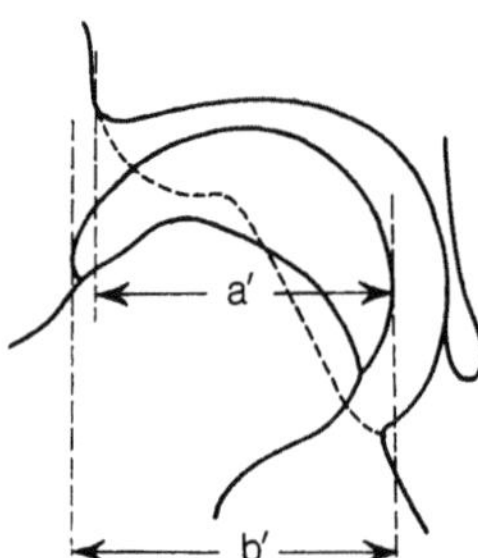

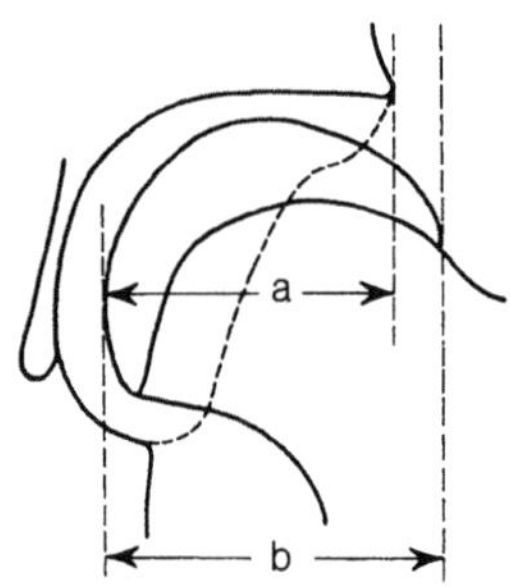

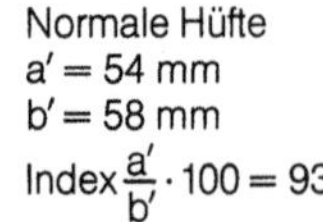

Abb. 9.45. Pfannen-Kopf-Index. Mit diesem Wert wird der Anteil an nicht überdachter Hüftkopfoberfläche angegeben. Er zeigt das Ausmaß der Verbreiterung des Kopfes nach lateral und den Grad ungenügender Hüftkopfdeckung, ähnlich wie der Instabilitätsindex von Reimers („migration percentage"; weitere Beschreibung s. Text)

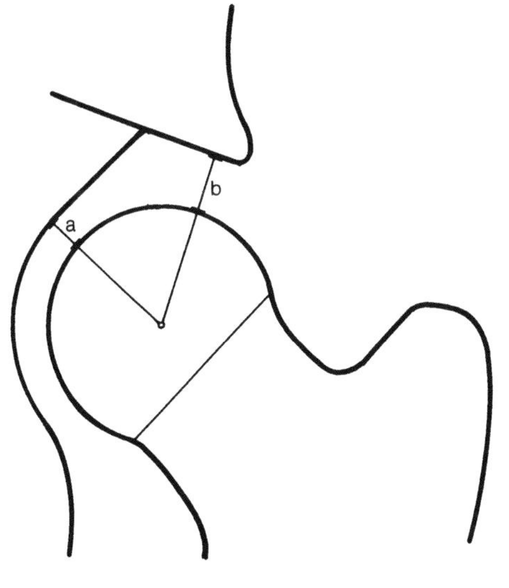

Abb. 9.46. Gelenkspaltindex zur Auswertung von Chiari-Osteotomien (Tönnis). Hier wird die Höhe des ursprünglichen Gelenkspalts *(a)* vor dem Hüftkopfzentrum in senkrechtem Abstand gemessen und in Beziehung gesetzt zu dem Gelenkspalt in Höhe des vorgezogenen Knochens und des neugebildeten Pfannendachs *(b)*. Der Index gibt uns unmittelbar nach der Operation Auskunft darüber, ob die Osteotomie zu hoch oder zu tief erfolgte. Bei Nachuntersuchungen läßt er uns den Abstand des neugeschaffenen Pfannendachs vom Hüftkopf erkennen und damit auch einen Anti-Chiari-Effekt (Typ 1; weitere Erläuterungen s. Text)

Liegen die Werte unmittelbar postoperativ deutlich unter 10, so ist die Osteotomie zu hoch durchgeführt, liegen sie über 10, steht der Kopf zu dicht an dem neugeschaffenen Pfannendach.
Wird der Index im Laufe der Zeit bis zur letzten Nachuntersuchung immer kleiner, so spricht dies für den Anti-Chiari-Effekt des ersten Typs, bei dem es zur Kranialdrift des neugeschaffenen Fragments kommt. Tritt die zweite Möglichkeit ein – die Kranialwanderung des Hüftkopfs –, so kann der Index unverändert sein, wenn der Hüftkopf bei allmählicher Verformung der Pfanne in gleichem Abstand zum medialen wie zum kranialen Pfannenanteil steht. Dieser Vorgang muß über die Veränderung der anderen Meßwerte des Hüftgelenks erfaßt werden.

Literatur s. S. 420.

Kapitel 10

Arthrographie des Hüftgelenks

10.1 Bedeutung der Arthrographie

Die Arthrographie des kindlichen Hüftgelenkes soll auf den folgenden Seiten eingehend besprochen werden, weil sie unbedingt erforderlich ist, wenn eine wirklich schonende und individuelle Hüftreposition vorgenommen werden soll. In früherer Zeit wurden Hüftgelenke nur aufgrund des Röntgenbildes der knöchernen Strukturen nach immer gleichem Schema eingerenkt. Entscheidende Repositionshindernisse und Ursachen einer Kopfnekrose sind aber gerade die Weichteile eines Hüftgelenks: ein umgeschlagener und interponierter Limbus, ein zu enger Kapselschlauch, eine fehlerhafte Stellung des Kopfes zur knorpeligen Pfanneneinfassung u.a. Nur die Arthrographie läßt die Weichteilstrukturen erkennen, Schwierigkeiten beurteilen und beheben und dem proximalen Femur die richtige Stellung für fixierende Maßnahmen geben. Sie ermöglicht auch die rasche Entscheidung über konservatives oder operatives Vorgehen.

10.2 Geschichte der Arthrographie

Die ersten Hüftarthrographien wurden von Gocht (1908) und Borak u. Goldhamer (1925) an anatomischen Präparaten durchgeführt. Für den klinischen Gebrauch empfahlen Bronner und Sievers das Verfahren 1927 fast gleichzeitig. Bronner benutzte den Zugang von vorn und instillierte Luft. Sievers ging vom Trochanter major aus entlang dem Schenkelhals ein und füllte das Gelenk mit Jodipin. Bückart empfahl 1933 35%iges Uroselektan B und das Doppelkontrastverfahren.
Erste umfangreiche Erfahrungsberichte gaben in den folgenden Jahren Leveuf u. Bertrand (1937) sowie Faber (1938a). Die Monographie Fabers ist auch heute lesenswert. Sie gibt eine klare Darstellung der normalen und der pathologischen Verhältnisse am Hüftgelenk. Faber empfahl den Zugang zum Hüftgelenk von kaudal in Lorenz-Stellung; wir halten ihn bei Hüftluxation für den vorteilhaftesten.
Größere Arbeiten und Erfolgsstatistiken veröffentlichten dann auch Severin (1939, 1941a, b, 1950), Wiberg (1941), Leveuf (1946, 1948), Fürmaier (1950), Guilleminet et al. (1952), Heublein et al. (1952), Kenin u. Levine (1952), Virenque u. Paquié (1952), Somerville (1953), Monticelli u. Tucci (1956), Thomas (1960), Bertrand (1962), Mitchell (1963), Weiss (1964), Laurenson (1965), Motta (1965), Astley (1967), Nakamuro (1968), Peič (1971b), Schwetlick (1971, 1976), Grech (1972a, b, 1977), Ozonoff (1973), Almby u. Lönnerholm (1978), Staheli et al. (1978), Tönnis (1979a, b), Tönnis et al. (1981c), Ishii et al. (1980), Crawford u. Carothers (1982).

10.3 Technik der Arthrographie

10.3.1 Wahl des Kontrastmittels

Grundsätzlich können negative und positive Kontrastmittel verabreicht werden. Als negative Kontrastmittel wurden Luft, Sauerstoff, Kohlendioxyd und Stickstoff benutzt. Unter den positiven haben sich die wasserlöslichen und hier besonders das Urografin (am. Bezeichnung Renografin-Diatrizoat) aufgrund rascher Resorption und geringster Nebenwirkungen besonders bewährt.
Positive Kontrastmittel ergeben feiner gezeichnete und kontrastreichere Bilder als Darstellungen mit Luft. Das Doppelkontrastverfahren mit Anwendung beider Kontrastmittel – nach dem Vorschlag Schwetlicks (1971, 1976) auch in Verbindung mit einem elektronischen Harmonisierungsverfahren – erscheint uns nicht unbedingt erforderlich; der Aufwand wird dadurch vergrößert, der Hüftkopf durch zuviel Füllung evtl. auch in eine andere Stellung gedrängt. Durch Benutzung kleinster Mengen von Urografin 60%, etwa

1–2 cm^3 je nach Alter des Kindes, erhalten wir gute und völlig ausreichende Kontrastbilder und können den Einstellungsvorgang unter dem Röntgenbildwandler genau verfolgen.

10.3.2 Zugänge zur Hüftarthrographie

Vier Zugänge sind üblich.

Zugang von kranial. Der Einstich erfolgt etwa 1 cm hinter der Spina iliaca anterior superior. Die Nadel wird abwärts und etwas nach medial zum Pfannenrand gerichtet. Man spürt das Durchdringen der straffen Kapsel oberhalb des Hüftkopfes. Dieser Zugang wurde von Mitchell (1963) empfohlen.

Zugang von ventral. Die Nadel wird von ventral, etwas lateral neben der zu tastenden A. femoralis eingestochen. Man zielt am besten auf den lateralen Kopfanteil, da die Arterie mehr dem medialen anliegt (Bronner 1927).
Ishii et al. (1980) stachen etwas unterhalb des Leistenbandes dicht lateral des M. adductor longus ein und richteten dann die Nadel aufwärts gegen den medialen Teil des Hüftgelenks.

Zugang von medial. Crawford u. Carothers (1982) punktierten bei abduziert-außenrotiert liegendem Bein hinter dem M. adductor longus, etwa 1 cm unterhalb des Tuberculum pubicum. Die Nadel wird dann kraniolateral unter Bildwandlerkontrolle auf den Hüftkopf zu vorgeschoben.

Zugang vom Trochanter major. Dieser Zugang ist ebenfalls schon seit 1927 üblich (Sievers 1927a, b). Die Nadel wird von der Seite her, dicht oberhalb der Spitze des Trochanter major, vorgeschoben. Sie erreicht damit die seitlichen Anteile des Schenkelhalses und des Hüftgelenks.

Zugang von kaudal. Das Kind wird am besten in Hüftbeugung von 110° und Abduktion von 40–50° gehalten. Der Einstich erfolgt nach Weiss (1964) am besten dicht lateral-ventral des Tuber ischiadicum und ist auf den bei Hüftluxation leeren medialen Pfannensektor gerichtet. Die Technik wird im folgenden noch genauer beschrieben. Sie wurde zuerst von Faber (1938a) angewandt, wenn er wegen Reluxationsgefahr die Streckstellung vermeiden wollte. Bertrand empfahl sie 1962, während er 1937 mit Leveuf die laterale Gelenkpunktion bevorzugt hatte. Auch Francillon (zit. nach Weiss 1964) verwandte diese Methode. Nachdrücklich dafür eingesetzt hat sich dann vor allem Weiss. Er veröffentlichte auch genaue anatomische Studien. Schwetlick (1971, 1976) und auch wir haben seit langem bei routinemäßiger Verwendung der Methode ebenfalls die besten Erfahrungen mit diesem Zugang.

Vorgehen bei der Hüftarthrographie von kaudal. Das Kind liegt in Rückenlage unter Narkose auf einem durchleuchtbaren Tisch. Ein Assistent hält mit Bleihandschuhen die Beine von kranial her. Am besten umfaßt man das Kniegelenk und hält eine Beugestellung von 100° und eine Abspreizung von 45° ein. Das Gesäß und die Leistengegend werden sorgfältig desinfiziert und teilweise abgedeckt (Abb. 10.1a). Der Untersucher tastet mit dem Daumen das Tuber ischiadicum. Der Einstich soll etwas lateral und ventral davon erfolgen. Hier befindet sich eine kleine Grube zwischen 2 Muskelsträngen. Ventral liegt die Gruppe der Adduktoren, dorsal die ischiokrurale Muskulatur. Der Einstich wird parallel zur Tischplatte geführt. Dabei durchleuchten wir mit dem Röntgenbildverstärker. Die Nadel sollte nicht auf den Hüftkopf, sondern auf den medial leeren Pfannenanteil gerichtet sein (Abb. 10.1b). Sie ist also entlang dem medialen Pfannenboden zu führen. Der Widerstand des Pfannendachs zeigt, daß die Nadel im Gelenk liegt. Überschreitet die Nadel den Pfannenrand, so ist sie entweder zu weit nach ventral oder dorsal abgewichen. Deshalb sollte darauf geachtet werden, daß der Einstich horizontal erfolgt. Ferner ist beim Halten des Kindes sicherzustellen, daß das Becken nicht angehoben und aufgerichtet wird. Wir legen deshalb eine etwa 5 cm hohe Stoffrolle unter die Lendenwirbelsäule, um das Becken so zu kippen, wie es üblicherweise liegt. Durch Verringerung der Beckenkippung ergibt sich sonst eine falsche Projektion der Hüftpfanne. Notfalls kann auch die Röntgenröhre schräg nach distal geneigt werden.
Für die Punktion verwenden wir dünne Kanülen mit Mandrin, wie sie für Punktionen des Spinalkanals verwendet werden. Damit wird beim Einstich die Verlegung der Kanüle vermieden.
Nach Erreichen des Pfannendachs wird die Nadel leicht zurückgezogen. Sie liegt dann im allgemeinen im Gelenkraum, es sei denn, starke Verwachsungen wären vorhanden oder die Nadel läge zufällig im Lig. capitis oder im Fettgewebe am Boden der Pfanne. Deshalb sollte sie nicht in die Incisura acetabuli gerichtet werden. Man spritzt zunächst 0,5 cm^3 Ringer-Lösung ein und prüft, ob dies leicht und ohne Druck gelingt und die Flüssigkeit anschließend wieder abtropft. Das

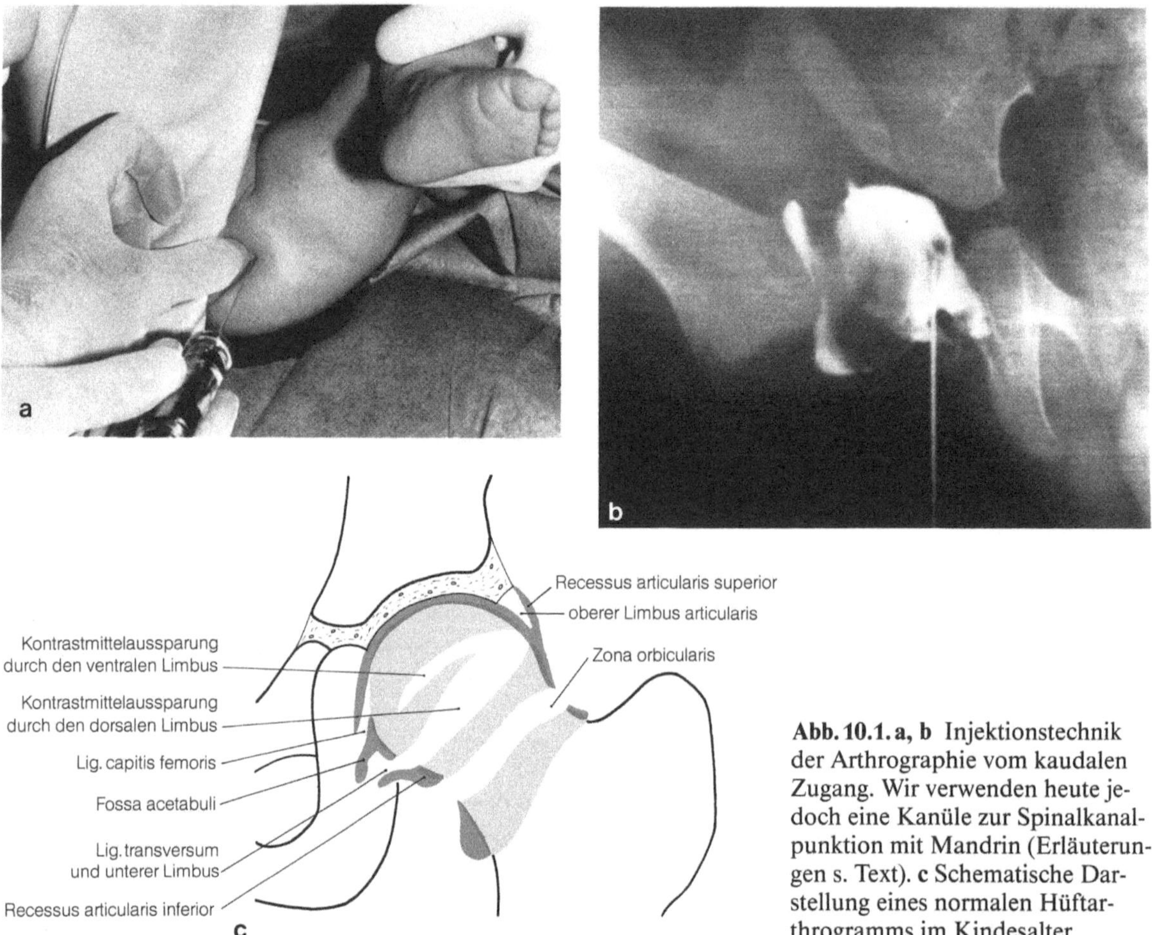

Abb. 10.1. a, b Injektionstechnik der Arthrographie vom kaudalen Zugang. Wir verwenden heute jedoch eine Kanüle zur Spinalkanalpunktion mit Mandrin (Erläuterungen s. Text). **c** Schematische Darstellung eines normalen Hüftarthrogramms im Kindesalter

ist ein Zeichen für die einwandfreie, intraartikuläre Lage der Nadel. Dann werden 0,5–1 oder 2 cm^3 Urografin 60% gespritzt, ebenfalls unter Sicht im Bildwandler, bis die Konturen der Gelenkanteile gut erkennbar sind. Eine zu starke Füllung, die Feinheiten überlagert, ist ebenfalls zu vermeiden. Bei Einbringen von zuviel Flüssigkeit kann es außerdem zum Austritt von Kontrastmittel an der Punktionsstelle der Kapsel kommen.

Anschließend werden 2 Röntgenaufnahmen angefertigt, die erste in genauer Mittelstellung des Hüftgelenks - sie zeigt den Grad der Luxation an -, die zweite bei Einnahme der Repositionsstellung von 110–120° Beugestellung und 45–50° Abspreizung. Den Übergang von der Mittelstellung in die Repositionsstellung verfolgen wir im Bildwandler, um zu sehen, ob sich damit der Hüftkopf in die Pfanne einstellt. Eventuell werden kleine Repositionshilfen durch Druck auf den Trochanter nach vorn und Herabziehen des Femurs in Beugestellung nach distal gegeben. Mit der zweiten Aufnahme wollen wir die Repositionsmöglichkeit überprüfen. Gleichzeitig sollte die individuell notwendige Beugestellung gegeben werden. Ein genügendes Anbeugen ist vielfach notwendig, um den Hüftkopf unter den Limbus zu bringen. Bei zu starkem Anbeugen kann er dann aber auch am Lig. transversum vorbeigedrückt werden. Die Beugung muß deshalb in derartigen Fällen auf 90–100° verringert werden. Auf weitere Einzelheiten wird bei der Besprechung der geschlossenen Reposition eingegangen.

Diese Technik hat sich bei über 800 Hüftarthrographien bewährt. Füllungen waren nur dann unmöglich, wenn Verklebungen des Hüftgelenks nach vorausgehender operativer Einstellung, nach Reluxation oder bei Hüftkopfnekrosen vorhanden waren.

10.4 Schäden durch Arthrographie?

Auf die Frage, die immer wieder aufgeworfen wird, ob die Arthrographie Schäden am kindlichen Hüftgelenk hinterlasse, ist Weiss (1964) in seiner Monographie näher eingegangen. Er führte auch Tierversuche durch. Seine Feststellungen decken sich darin mit denen anderer Autoren und unseren eigenen Erfahrungen, daß bei Verwendung der heute üblichen Kontrastmittel und gewissenhafter Asepsis keine negativen Folgen auftreten. Wir haben die Arthrographie in den letzten 8 Jahren regelmäßig für alle Hüfteinstellungen benutzt.

10.5 Arthrographiebild des normalen Hüftgelenks

Für das Arthrographiebild des Säuglings und Kleinkindes müssen wir berücksichtigen, daß hier große Teile des Gelenks noch knorpelig angelegt sind (Abb. 10.1 c). Der seitliche Pfannenerker fehlt noch weitgehend. Das Dach des Hüftgelenks besteht aus einer dicken Knorpelschicht, die seitlich durch einen weit vorragenden Faserknorpelring, das Labium articulare (Limbus), ergänzt wird. Der Limbus liegt innerhalb der Kapsel. Man sieht deshalb seine Spitze in den kontrastmittelgefüllten Raum des Gelenks hineinragen. Der neben ihm liegende kleine Rezessus wird Recessus articularis superior genannt. Der Recessus articularis inferior liegt kaudal der Aussparung des Lig. transversum, welches am unteren Pfannenrand die Fortsetzung des Limbus bildet. Es überbrückt die Fossa acetabuli und schließt das Hüftgelenk medial-kaudal ab. Die Verbreiterung des Kontrastmittels darüber entspricht der Fossa acetabuli. Die weiteren Ausbuchtungen der Kapsel zeigt Abb. 10.1 c.

Das Kontrastmittel am Pfannenboden soll nach Faber (1938) nur als feiner Strich zu erkennen sein. Wiberg (1941) hat aber darauf hingewiesen, daß eine geringfügige Kontrastmittelansammlung in den medialen Partien zwischen Kopf und Pfanne auch bei Gesunden vorkommt. Sie beruht darauf, daß Hüftkopf und Pfanne während der fetalen Beugestellung eine leicht ellipsoide Form annehmen. Kommen die Beine dann in Streckstellung, so entsteht eine relative Inkongruenz, die sich im Kontrastbild darstellt.

Besondere Bedeutung in der Diagnostik des Arthrogramms kommt ferner dem Limbus zu. Er sollte, glatt und spitz ausgezogen, den Hüftkopf seitlich überdecken. Vom oberen Rezessus – von Francillon (1938) auch treffend Limbusrezessus genannt – sieht man bei guter Kontrastdarstellung dessen Saum um den ganzen Kopf herumziehen (Abb. 10.1 c). Damit wird erkennbar, wie weit der Hüftkopf knorpelig umfaßt ist. Etwa ⅔ des Hüftkopfes sollten normalerweise gedeckt sein. Der Limbus reicht nach Faber bei normalen Gelenken seitlich etwa so weit über den Hüftkopf herab, daß er fast die Hilgenreiner-Y-Fugen-Linie berührt.

10.6 Arthrographiebild des pathologischen Hüftgelenks

Mit zunehmender Verrenkung verschiebt sich der Hüftkopf nach kranial und lateral. Er kann dabei den Limbus ausdehnen und mit sich ziehen, so daß er noch als ausgezogener Saum auf ihm zu erkennen ist. Überschreitet er ihn weiter, dann drängt er ihn vielfach nach medial und kaudal zurück, und es kommt zu dem sog. eingeschlagenen oder eingerollten Limbus, der ein Repositionshindernis darstellen kann. Kritisch muß man sagen, daß der rundliche Wulst, den wir als verformten oder eingerollten Limbus bezeichnen, meist überwiegend aus hylinem Pfannendachknorpel besteht. Er bildet nur die Unterlage des Labium articulare, des Limbusfaserrings (Oelkers 1961; Dörr 1968; Ponseti 1978; Ishii et al. 1980). Abb. 10.5 a–c verdeutlichen diese Tatsache. Der Hüftkopf verformt und verlagert nicht nur den äußersten Faserring, sondern den ganzen knorpeligen Pfannenrand. Das erklärt auch die Tatsache, daß es nach Einstellung des Hüftkopfes im Laufe einiger Wochen zu einer guten Remodellierung des sog. Limbus kommt, denn es handelt sich hier vorwiegend um wachsenden hyalinen Knorpel. Deshalb sollte dieser Rand der Pfanne bei operativen Einstellungen nur geglättet, nicht aber reseziert werden. Steht ein Hüftkopf längere Zeit lateralisiert und kranial verschoben, so spannt sich die Kapsel über den Pfannenboden straff wie das Fell auf einer Trommel und verengt den Eingang. Auch dies ist im Arthrogramm erkennbar, ebenso die Verziehung des unteren Limbusanteils und des Lig. transversum zur Pfannenlichtung hin. Damit kann der Hüftkopf nicht mehr tief in die Pfanne eintreten. Eine gewisse Umformung des unteren Limbus ist erst wieder notwendig.

Mit diesen Ausführungen ist angedeutet, was im einzelnen zu überprüfen ist. Es handelt sich im wesentlichen um 4 Punkte:

1. Stellung des Hüftkopfes zur Pfanne und zu ihrer Begrenzung,
2. Form und Lage des oberen Limbus,
3. Form und Lage des unteren Limbus und des Lig. transversum,
4. Größe und Ausdehnung des Kontrastmittelsees zur Beurteilung des Pfannenraumes und der Weite der Gelenköffnung für eine Hüfteinstellung.

Diese Merkmale und Strukturen sollen im folgenden anhand von Arthrogrammen gezeigt und besprochen werden.

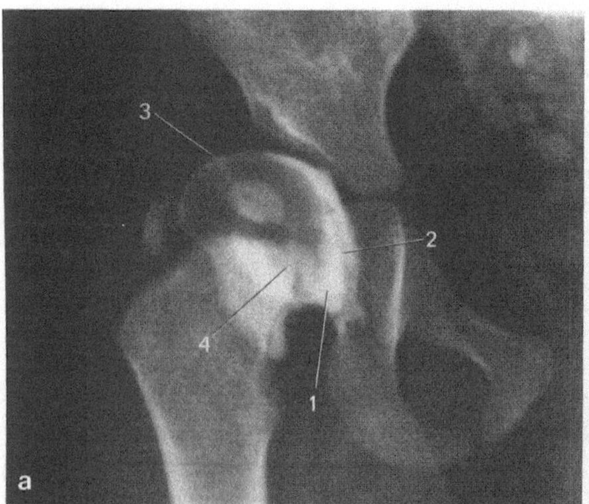

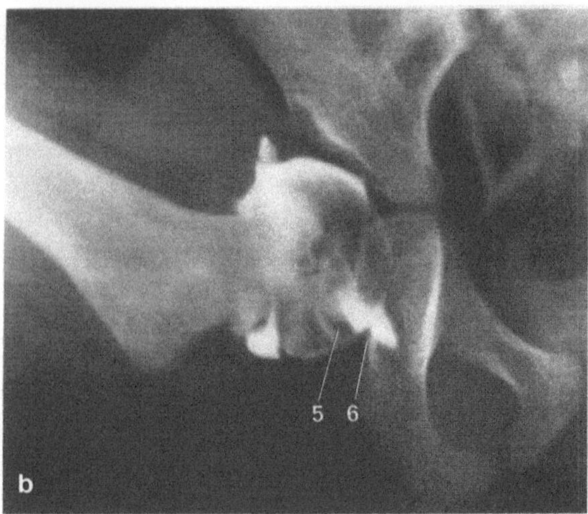

Abb. 10.2. **a** Hüftkopf an dem dysplastischen Azetabulum kranial und seitwärts verschoben. Medial tritt ein leichter Kontrastmittelsee *(1)* auf, durch den das Lig. capitis *(2)* zur Kopfkuppe zieht. Der seitliche Rand des oberen Limbus *(3)* ist schwach, aber scharf erkennbar. Von hier zieht sich der Limbusrand zuerst als heller und dann als schmaler dunkler Streifen *(4)* schräg über den Hüftkopf hinweg zum Lig. transversum. **b** zeigt das Hüftgelenk in Repositionsstellung, der Limbusrand ist ebenfalls als Kontrastmittelaussparung *(5)* erkennbar. Er wird in der Mitte durch kleine Luftbläschen unterbrochen, zeigt sich dann aber wieder deutlicher und macht am Lig. transversum *(6)* einen kleinen Bogen in die Fossa acetabuli. Der Übergang vom Lig. transversum in den meist sichelartig gespannten angrenzenden unteren Limbusteil ist hier auch als kleiner dunkler Streifen *(5)* erkennbar.

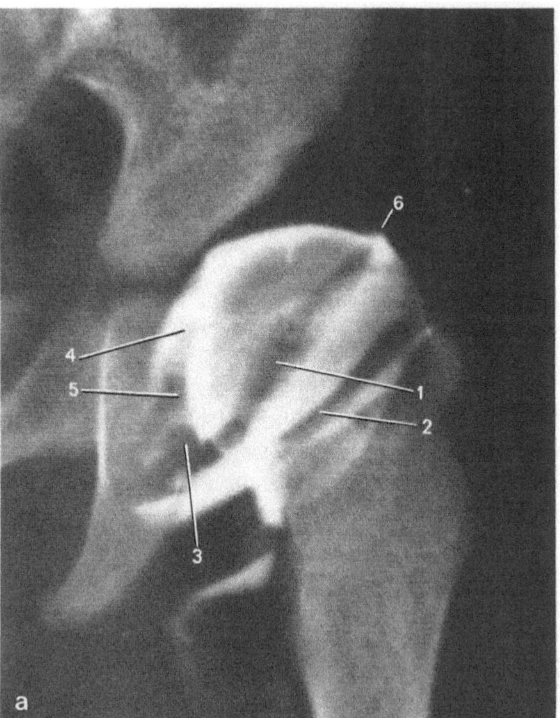

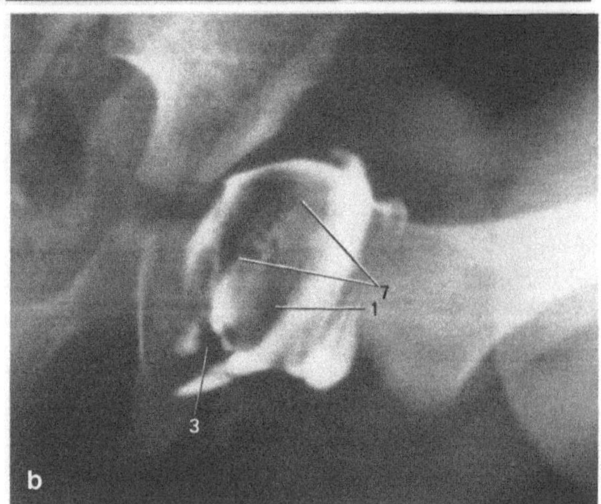

Abb. 10.3 a, b. Ähnlich, aber noch markanter ist der knorpelige Pfannensaum in dieser Abbildung erkennbar. Es wurde etwas mehr Kontrastmittel gegeben, daher erscheinen Strukturen wie der hintere Limbus articularis *(1)* und die Zona orbicularis *(2)*, die unter Spannung stehen, als dunkle Streifen, während sich lockere Kapselabschnitte mit Kontrastmittel mehr anfüllen und vorwölben. Der Übergang zum Lig. transversum *(3)* zeigt sich ähnlich wie in Abb. 10.2 als dunkle stufenförmige Kontrastmittelaussparung, die kranial von dem Kontrastmittel der Fossa acetabuli *(4)* begrenzt wird. Hier wird auch das Lig. capitis *(5)* als Kontrastmittelaussparung erkennbar; *6*, seitliche obere Limbusspitze; *7* vorderer Limbus.

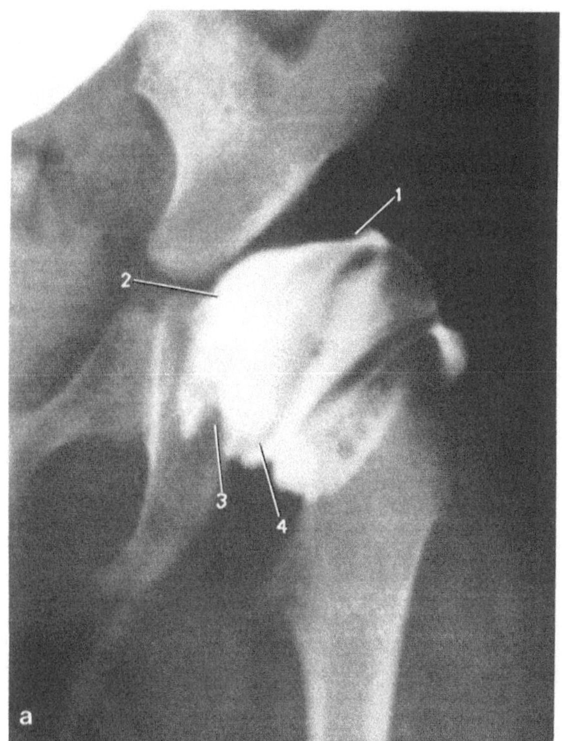

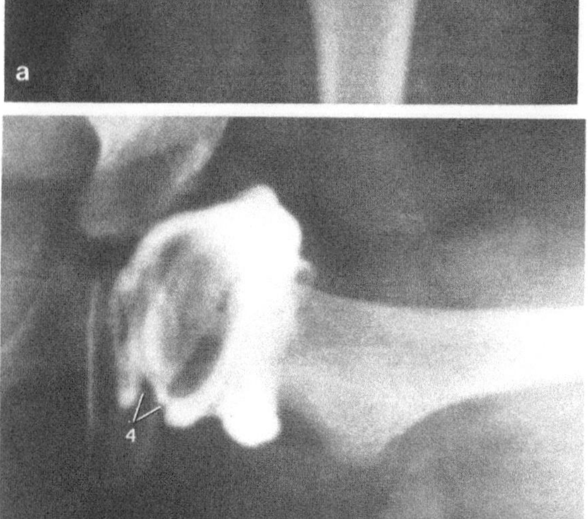

Abb. 10.4 a, b. Sehr deutlich kommt der untere, oft schwierig zu beurteilende Pfannensektor auch in dieser Abbildung zur Darstellung. Der Hüftkopf ist bei diesem Gelenk zwar noch von dem ausgezogenen oberen Limbus *(1)* bedeckt, aber deutlich lateralisiert, erkennbar an einer durchgehenden Kontrastmittelfüllung der Hüftpfanne *(2)*. Die Aussparung des Lig. transversum *(3)* ist hier noch breiter. Wir müssen es uns dreieckig im Querschnitt vorstellen. Seine Basis überquert die kaudale Kontrastmittelausbuchtung der Fossa acetabuli, seine Spitze zieht dem dunklen Verlaufrand des Limbus *(4)* entgegen, wie besonders in Abb. 10.3 erkennbar. Dort ist auch ein Recessus articularis inferior unter dem Lig. transversum erkennbar, in Abb. 10.2 und 10.4 ist die Kapsel offenbar mit dem Lig. transversum verwachsen.

Die bisher betrachteten Hüftgelenke zeigen alle eine tiefe und gute Reposition in der entsprechenden Stellung. Zwischen oberem Limbus und Lig. transversum ist keine wesentliche Enge vorhanden. Der Pfannenraum ist auch nicht durch andere Weichteile blockiert. Als Hindernis für einen tiefen Eintritt in die Hüftpfanne sind die Weichteilstrukturen am unteren Pfannenrand von ebenso großer Bedeutung wie der obere Limbus und Pfannenrand.

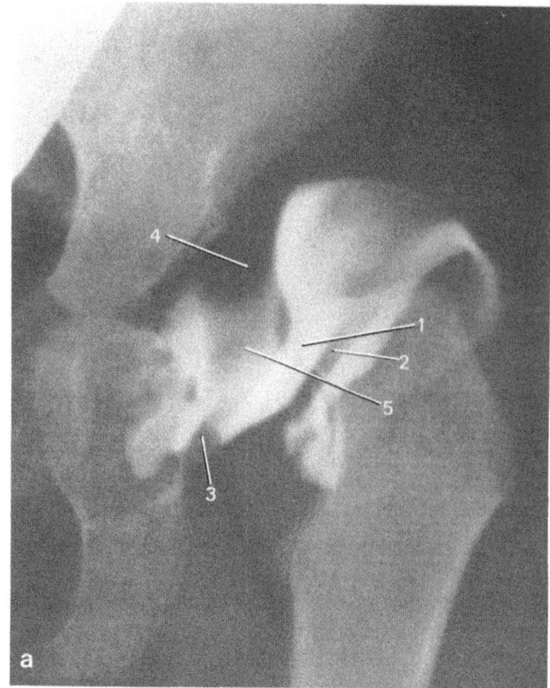

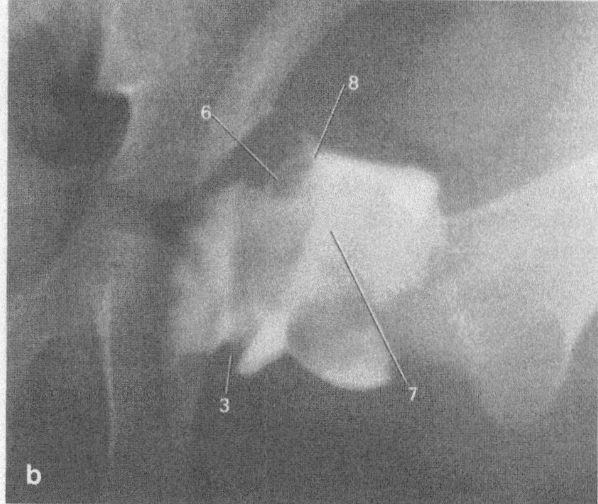

Abb. 10.5 a, b. Legende s. S. 154

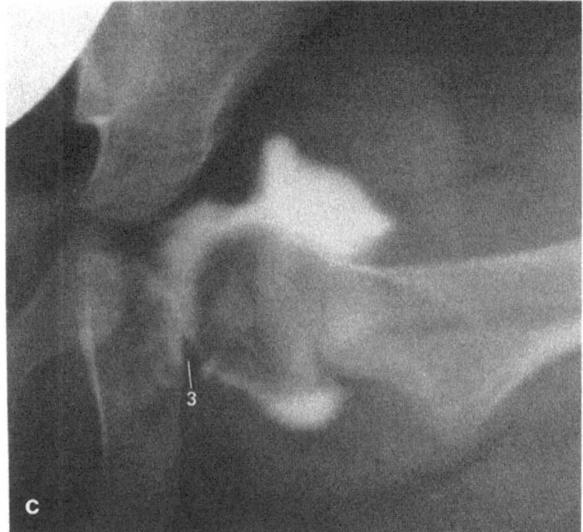

Abb. 10.5 a–c. Hier handelt es sich um eine hohe Hüftluxation. Der Hüftkopf hat den knorpeligen Pfannenrand verlassen und steht – nur von einer Kapselhaube umgeben – schon an der seitlichen Beckenwand. Eine schmale Kontrastmittelbrücke geht durch den engen Kapselschlauch *(1)* in den unteren Teil der Pfanne, begrenzt von der Zona orbicularis *(2)* am Schenkelhals und der Kapsel des Gelenks bis zum Lig. transversum *(3)*. Hier ist sowohl in Neutral- wie in Repositionsstellung in **b** der ganze knorpelige Pfannenrand als Aussparung sehr schön erkennbar, von der runden knorpeligen Limbus- bzw. Pfannenerkerform *(4)* kranial bis zu dem hier stark vorgezogenen Lig. transversum *(3)* kaudal; *5,* Wulst des hinteren Pfannenrandes und des Limbus; **b** läßt jedoch erkennen, daß der Hüftkopf hinter der Pfanne stehen muß. Die Kopfkontur *(6)* überschneidet sich mit dem knorpeligen Pfannenrandwulst. Der Verlauf der Kapsel vom Pfannenrand zum Hüftkopf wird hier als verstärkter Kontrastmittelstreifen erkennbar, der sich von dem Pfannenrandwulst über einen Teil des Schenkelhalses wie ein Quadrat *(7)* hinwegzieht; *8,* Recessus articularis superior. In **c** ist trotz der erschwerten Umstände die Reposition unter den oberen Randwulst geglückt. Der Kopf tritt jedoch nicht tief in die Pfanne, da er von dem vorgezogenen Lig. transversum *(3)* und vermutlich auch der verengten Kapsel gebremst wird. Hier sind die Strukturen nicht so genau wie auf den vorausgehenden Abbildungen zu erkennen.

Die folgenden Bilder beschäftigen sich etwas mehr mit dem oberen Limbus bzw. Pfannenrandwulst. Durch die Anfertigung von Röntgenbildern sowohl in Neutral- wie in Repositionsstellung läßt sich über die Struktur des Pfannenrandes oder der hier vorhandenen Weichteile – eventuell auch einer interponierten Gelenkkapsel – mehr sagen. Lockere Weichteile lassen sich durch den Druck des reponierten Hüftkopfes zurückdrängen oder verformen, feste nicht.

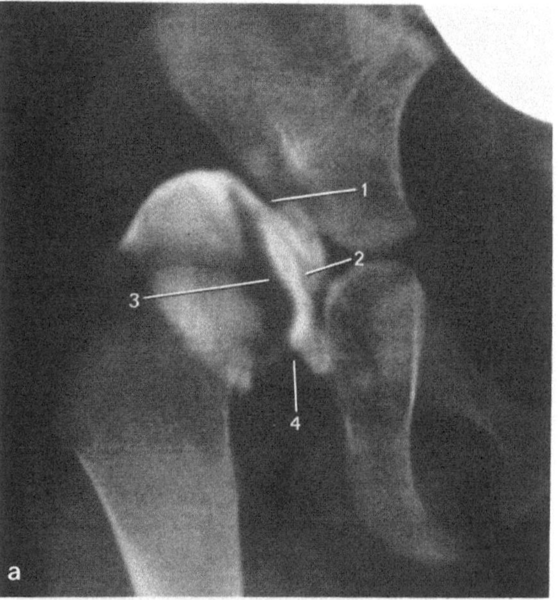

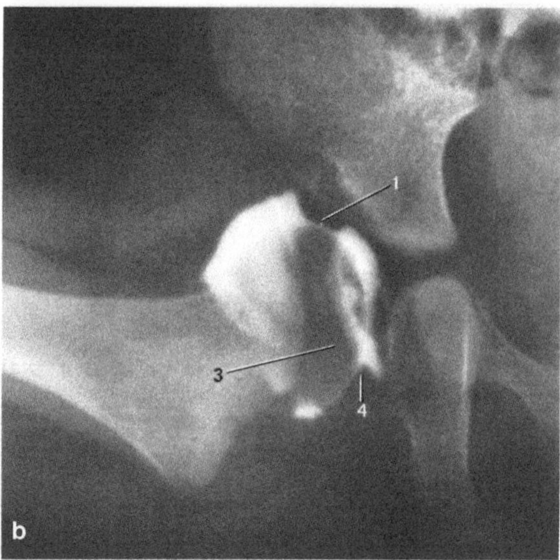

Abb. 10.6 a, b. Hüftkopf in Subluxationsstellung. Er stemmt sich auf dem verformten Limbus und Pfannenrand *(1)* seitlich ab und hat ihn – in beiden Stellungen ersichtlich – flach gedrückt. In **a** ist medial die Kontrastmittelaussparung des Lig. capitis *(2)* erkennbar. Über den Hüftkopf selbst zieht sich in beiden Stellungen ein dunkles Band *(3)*, das dem knorpeligen Pfannensaum entspricht und kaudal auch das hier sehr ausgezogene Lig. transversum *(4)* und die hochgezogene und verengte untere Gelenkkapsel verdeutlicht. Obwohl die vorhandenen Strukturen nicht sehr auffällig erscheinen, ist der Hüftkopf in Repositionsstellung doch deutlich lateralisiert. Der Pfanneneingang ist verengt, das Gelenk in dieser Repositionsstellung instabil.

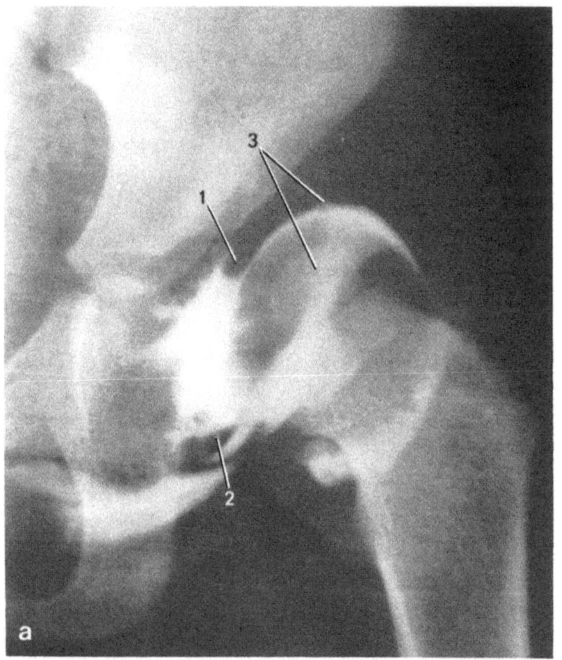

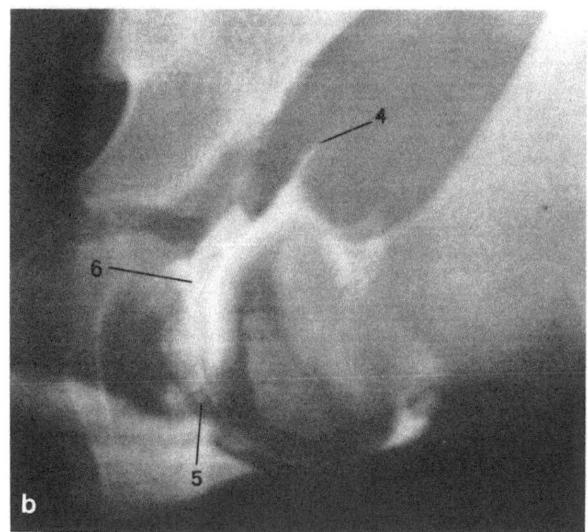

Abb. 10.7 a, b. Bei dieser Abbildung könnte man meinen, daß der obere Limbus *(1)* eingeschlagen sei. Verfolgt man jedoch den dunklen Schatten des knorpeligen Pfannenrandwulstes vom Lig. transversum *(2)* schräg über den Hüftkopf nach kranial *(3)*, so fällt auf, daß seine seitliche Begrenzung auf der Kuppe des Hüftkopfes liegen muß. Hier ist nur eine winzige Verbreiterung des Kontrastmittelschattens an dieser Stelle erkennbar. In Repositionsstellung **(b)** sieht man jedoch, daß genau bis zu dieser Höhe *(4)* ein Kontrastmittelspalt sich hinzieht. Hier heftet sich also die Gelenkkapsel an. In Repositionsstellung wird sie allerdings mit dem Hüftkopf nach kaudal gezogen. Aus diesen Gründen möchten wir annehmen, daß es sich hier um einen breitgewalzten knorpeligen Pfannenrand handelt, der sich an seiner unteren Begrenzung etwas vorbuckelt. Die Strukturen am unteren Pfannenrand sind durch Kontrastmittel in der Faszienloge der kleinen Außenrotatoren etwas überlagert. Man erkennt jedoch, daß das Lig. transversum *(5)* sich auch in Repositionsstellung vorwölbt und der Kopf sich zwischen oberem Pfannenrandwulst und Lig. transversum nicht tief in das Gelenk einschieben kann, denn zwischen diesen beiden Strukturen liegt ein Kontrastmittelsee *(6)* in der Tiefe der Pfanne.

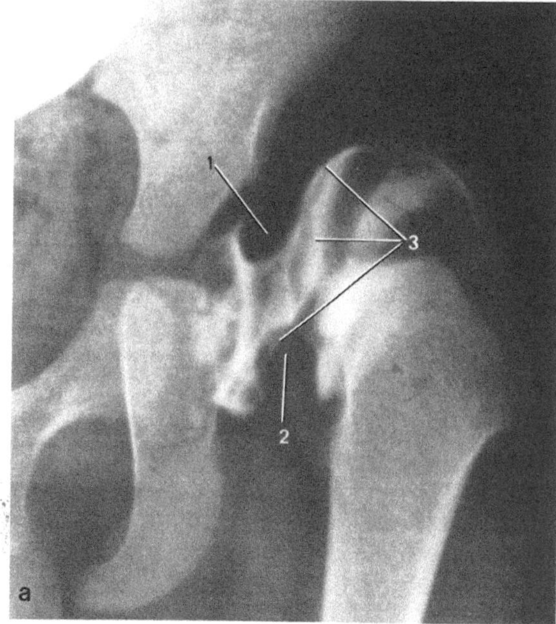

Abb. 10.8 a, b. Bei diesem Kind liegt wieder eine hohe Hüftluxation mit einem auffallend runden starken Wulst *(1)* am oberen Pfannenerker vor. Zugleich ist der Kapselschlauch von unten rundlich eingedellt *(2)*. Diese zweite Einbuchtung ist in Repositionsstellung nicht mehr erkennbar. Es dürfte sich um eine Impression durch die Sehne und Muskelanteile des M. iliopsoas handeln. Für den Wulst am kranialen Pfannenrand läßt sich das gleiche wie bei Abb. 10.5 sagen. Verfolgt man die runde Kontraststruktur in ihrem Saum bis zum unteren Pfannenrand und wieder zurück bis zu ihrem höchsten Punkt *(3)*, so kommt man bis auf die obere Begrenzung des Hüftkopfes. Abbildung 10.8 b s. S. 156

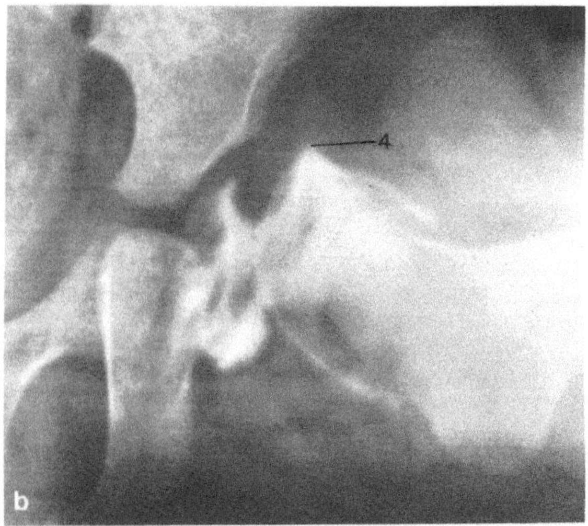

Abb. 10.8 b. Auf dem Bild mit Repositionsstellung erkennt man auch, daß hier die Gelenkkapsel ansetzt *(4)*. Bei der Operation dieses Kindes zeigte sich, daß der im Arthrogramm sichtbare Wulst aus Knorpelgewebe bestand und durch Umformung des Pfannenrandes und des Limbus entstanden sein mußte. Seine Festigkeit und runde Wulstung, aber ebenso auch die Verwachsung der Kapsel an dem mit *4* gekennzeichneten Punkt verhinderten die operative Einstellung, so daß eine Verschmälerung des Wulstes und eine Ablösung der Kapsel zirkulär am seitlichen Pfannenrand erfolgen mußte

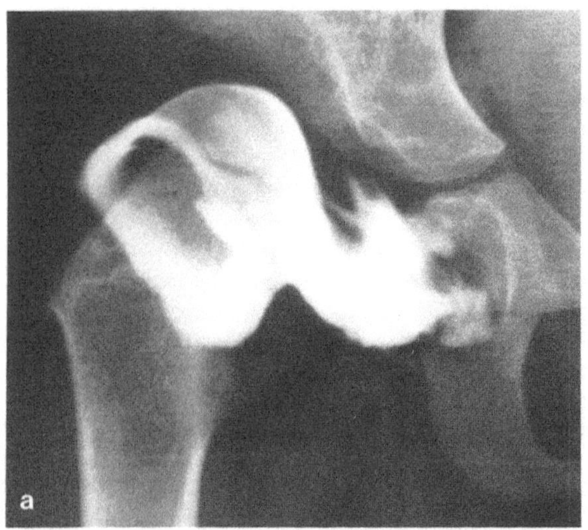

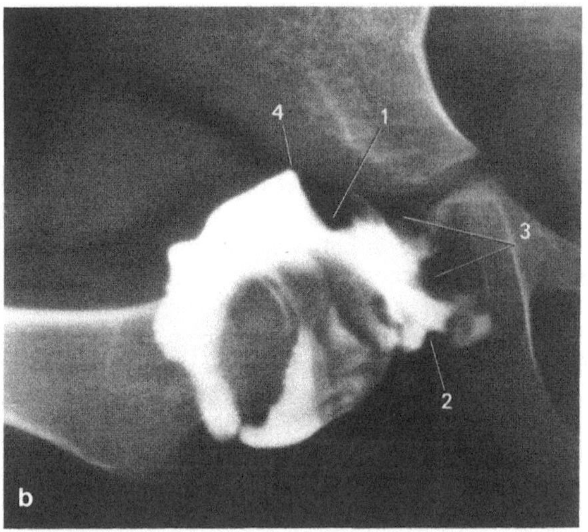

Abb. 10.9 a, b. Eine weitere hohe Hüftluxation, bei der das Arthrogramm in Neutralstellung des Femurs an die Miteinziehung von Kapselgewebe denken läßt, und zwar wegen der verschiedenen kleinen scharfgeschnittenen Konturen am Pfannenerker. In Repositionsstellung drängt der Hüftkopf diese Strukturen zurück bis zu festem Widerstand. Es bleibt ein deutlicher Wulst am Pfannenerker *(1)*, der den Eintritt verengt. Gleichzeitig ist der Kapselschlauch ein schmaler Isthmus, das Lig. transversum ausgezogen *(2)*, und es finden sich Auflagerungen in der Pfanne als Kontrastmittelaussparungen *(3)*, die – alle zusammen – den Eintritt des Kopfes in die Tiefe der Pfanne verwehren. Bei der operativen Einstellung war festzustellen, daß die im Arthrogramm erkennbaren Vorwölbungen am seitlichen Pfannenerker z. T. der eingezogenen Kapsel und z. T. dem knorpeligen Pfannenrandwulst entsprachen. In der Pfanne selbst fand sich viel Fettgewebe; *4*, Ansatz der Kapsel oberhalb des Pfannenerkers

Mit diesen Befunden soll die Einführung in die Arthrographie der Luxationshüfte zunächst abgeschlossen werden. Weitere Arthrogramme finden sich aber an vielen Stellen des Buches und sind einer weiteren Einarbeitung in die Diagnostik dienlich.

10.7 Luxationseinteilungen und Behandlungsrichtlinien verschiedener Autoren aufgrund von Arthrographien

Arthrographien lassen im Vergleich zu der üblichen Röntgenaufnahme sehr viel mehr pathologische Befunde an einem Hüftgelenk erkennen und bieten daher auch mehr Möglichkeiten, diese nach Gesichtspunkten der besten Behandlungstechnik zu klassifizieren. Es gibt in der Literatur verschiedene Luxationseinteilungen aufgrund arthrographischer Befunde. Aus ihnen werden z.T. auch praktische Vorschläge für die Behandlungsindikation ersichtlich. Sie sollen im folgenden kurz geschildert werden. Dieser Abschnitt schließt sich damit an Kap. 7 an, in dem über Fragen der Nomenklatur und der Graduierung von Hüftluxationen ohne Anwendung der Arthrographie gesprochen wurde.

10.7.1 Luxationseinteilung nach Leveuf u. Bertrand

Leveuf u. Bertrand haben in ihren Veröffentlichungen 1937 und später nur diejenigen Gelenke als luxiert angesehen, bei denen der Limbus zwischen Hüftkopf und Pfanne liegt. Steht der Hüftkopf luxiert, jedoch noch auf dem verformten Pfannenrand und Limbus, so spricht Bertrand von einer „forme intermédiaire". Andere Autoren verwenden in diesem Fall den Begriff Subluxation. Bei echten Luxationen sah Leveuf (1946, 1948) immer eine operative Indikation als gegeben an. Bertrand (1962) rückte später davon etwas ab.

10.7.2 Luxationsgrade nach Howorth, Mitchell, Dörr, P. M. Dunn

Die folgende Gradeinteilung wurde weitgehend ähnlich von Howorth (1960), Mitchell (1963), Dörr (1968), P.M.Dunn (1976) angegeben und vielfach übernommen.

Grad 0. *Normale Gelenkform.*

Grad. 1. *Instabiles, subluxierbares Gelenk* durch Kapselüberdehnung beim Säugling. Nach einer Lateralisation im Tastversuch nach Roser/Ortolani gleitet der Hüftkopf wieder voll in die Pfanne zurück. Pfanne und Limbus sind nur gering deformiert. Im Tastversuch ist der Limbus aber stärker dehnbar. Dieser Einteilungsgrad bezieht sich auf Neugeborene. Er sollte später für Kinder mit Dysplasiepfannen ohne Verschiebung des Hüftkopfes verwendet werden (s. 7.3).

Grad 2. *Subluxiertes Gelenk,* Limbus und Pfannenrand sind verformt. Der Hüftkopf ist höher getreten und drückt den Pfannenrand flach und schafft hier eine neue Anlagefläche. Er tritt aber noch nicht ganz über den Primärlimbus und den Kapselansatz hinaus. Der untere Limbus und die Kapsel sind bereits nach kranial verzogen. Dieser Grad entspricht der „forme intermédiaire" Bertrands (1962). Das Gelenk zeigt auch den Wulst zwischen Primärpfanne und sekundärer Anlagefläche, den Ortolani (1976) als Neolimbus bezeichnet.

Grad 3. *Volle Verrenkung,* der Kopf steht außerhalb der Pfanne und hat den Limbus voll überschritten und zur Pfanne zurückgedrängt bzw. eingeschlagen.

10.7.3 Luxationsgrade nach Guilleminet et al.

Grad 1. Limbus nicht eingeschlagen, nur verzogen,

Grad 2. Limbus liegt zwischen Hüftkopf und Pfanne,

Grad 3. Limbus in die Pfanne eingeschlagen, stellt sich zwischen Hüftkopf und Pfannengrund dar,

Grad 4. Hüftkopf läßt sich überhaupt nicht vor die Pfanne stellen.

10.7.4 Zusätzliche Unterteilungen

Mitchell (1963) hat die voll ausgebildete Luxation in eine „tight dislocation" (fest, straff) und eine „loose dislocation" (locker verschieblich) unterteilt. Bei der ersten Form ist der Limbus eingerollt und dorsal zwischen Kopf und Pfanne interponiert. Bei der zweiten Form ist der Hüftkopf stärker kranial verschoben, und es lagern sich sowohl der Limbus wie eine Kapselfalte zwischen Hüftkopf und Pfanne.

10.7.5 Zuordnung der Pfannendysplasie ohne Luxationszeichen aufgrund des Arthrogramms

Gelenke mit einer Pfannendysplasie ohne Verschiebung des Hüftkopfes sind in den verschiedenen Gradeinteilungen nicht berücksichtigt. Man könnte das instabile, subluxierbare Gelenk des Grades 1 dazu zählen, das zumindest im knorpeligen Bereich entrundet sein kann, knöchern aber vielleicht noch nicht verformt ist. Da dieser Grad nur für Neugeborene gilt, schlagen wir vor, ihn in späteren Monaten und Jahren bei Dysplasiepfannen mit gut zentriertem Hüftkopf anzuwenden.

Faber (1938) fand, daß trotz ungenügender Ausbildung des knöchernen Pfannenerkers bei Kleinkindern im Bereich des Knorpels doch eine gute Kongruenz vorhanden war, und sprach deshalb von der Dysplasie als einer Hemmungsmißbildung. Wir möchten heute aber entsprechend den Feststellungen Geisers (1975, 1977) und den Langzeitbeobachtungen von Restdysplasien (Harris et al. 1975; Ishii u. Ponseti 1978; Lindstrom et al. 1979; Weintroub et al. 1979; Lenz et al. 1981) annehmen, daß sich diese Gelenke spontan bessern, nachdem sie stabil geworden sind. Als arthrographisches Bild der Dysplasie (ohne Hüftkopfverschiebung) wird deshalb nach Faber definiert, daß das betroffene Gelenk eine knöcherne Fehlform, aber keine knorpelige Entrundung und Subluxation zeigt.

10.7.6 Luxationseinteilung nach Schwetlick

1. Gelockerte Gelenke 1.–3. Grades. Die Grade werden unterschieden nach der Stärke der Luftsichel, die in Lorenz-Stellung und bei Lateralzug im Hüftgelenk sichtbar ist. Bei Grad 2 und 3 kann eine Subluxation vorliegen. Zur Therapie wird für die gelockerten Gelenke der Grade 1 und 2 die Spreizhose empfohlen, für Grad 3 der funktionelle Becken-Bein-Gipsverband.

2. Luxationshüften mit konservativer Behandlungsindikation. Kriterien: Weiter, gut dehnbarer Kapselschlauch, das Lig. capitis femoris zeigt regelrechte Stärke, Verwachsungen im Kapselbereich fehlen. Der Limbus erscheint zwar eingeschlagen, verlagert sich aber bei oder nach der Reposition an den ursprünglichen Ort. Insgesamt erscheint der luxierte Kopf gut beweglich. Die Weichteile sind locker.

3. Luxationshüften mit primärer Operationsindikation. Kriterien:

a) Enger Kapselschlauch bei extremer Auffüllung des Gelenks mit Luft, CO_2 bzw. physiologischer Kochsalzlösung,
b) fehlende oder unvollständig dargestellte Kapselhaube,
c) ausgeprägte Wabenstruktur im ganzen Kapselbereich aufgrund von Verwachsungen,
d) extrem breites, hypertrophiertes Lig. capitis femoris.

10.7.7 Einteilung der Limbusformen nach Peič

Die Form des Limbus ist bei Einrenkungen von besonderer Bedeutung. Sie wird durch die Luxation in charakteristischer Weise verändert und kann dann in unterschiedlichem Maße die Hüfteinstellung erschweren oder verhindern. Peič (1971b) hat an einem Krankengut von etwa 400 Arthrogrammen 12 unterschiedliche Limbustypen herausgearbeitet, von denen sich jeweils 3 in eine Gruppe bringen lassen.

Limbusformen 1–3: oberer Limbuspol verdrängt bzw. resorbiert,
Limbusformen 4–6: kurzer, wulstiger und etwas nach innen geschlagener Limbus,
Limbusformen 7–9: hängender Limbus,
Limbusformen 10–12: tief in die Pfanne eingeschlagener und verwachsener Limbus.

10.7.8 Arthrographische Luxationsgrade nach Tönnis

Für genaue Auswertungen eines Krankengutes und präzise Indikationsstellungen ist es erforderlich, Gradeinteilungen des Ausmaßes der Verrenkung zu schaffen (Abb. 10.10). Wir fanden dabei die Limbusformen ähnlich wie Peič (1971b) vor, führten aber zusätzlich eine Charakterisierung der Stellung des Hüftkopfes ein. Es ist dazu erforderlich, daß die Röntgenbilder in genauer Mittelstellung des Hüftgelenks angefertigt werden.

Grad 1. Knorpeliger Femurkopf, *nicht mehr als ⅔* seiner Breite lateral verschoben (bezogen auf knöchernen Pfannenerker), Limbus ausgezogen, bedeckt den Kopf noch;

Grad 2. Femurkopf *mehr als ⅔ der Breite lateralisiert* (bezogen auf knöchernen Pfannenerker), hat Knorpelecke des Azetabulums aber noch *nicht um mehr als ⅓ seiner Höhe* in senkrechter Richtung überschritten;
- a) Limbus ausgezogen, dünn, bedeckt Kopf noch,
- b) Limbus kurz, rund, Spitze eingerollt oder verformt;

Grad 3. Femurkopf *höher verschoben um mehr als ⅓* gegenüber knorpeliger Pfannenecke;
- a) Limbus ausgezogen, dünn, bedeckt Kopf noch,
- b) Limbus kurz, rund, undeutlich eingeschlagen und verformt;

Grad 4. Femurkopf *voll verrenkt, Limbus oder Kapselschlauch trennen ihn vom Azetabulum;*

a) Limbus hängt vertikal, zusätzlich ist meist Kapselfalte vorhanden;
b) Ein großer Limbus ist eingeschlagen und blockiert die Reposition.

10.7.9 Arthrographische Repositionsgrade (Tönnis)

Für die Ergebnisbeurteilung ist auch eine Gradeinteilung der Reposition, wie sie durch Einnahme einer Beugestellung von 110° und einer Abduktion von 50° erzielt wird, aufschlußreich. Das Arthrogramm läßt folgende Grade erkennen:

Grad 1. Volle und tiefe Reposition vor den ischialen Pfannensektor (Köhler-Tränenfigur) (Abb. 10.11);

Grad 2. Femurkopf unterhalb des Limbus, aber etwas lateralisiert infolge Enge der Kapsel und des vorgezogenen oberen und unteren Limbus bzw. Lig. transversum (Abb. 10.12–10.13);

Grad 3. Femurkopf steht nicht unter dem Limbus, befindet sich außerhalb des Azetabulums, Limbus eingerollt oder Kapselschlauch zu eng (Abb. 10.14).

Es muß hinzugefügt werden, daß diese Beurteilungsgrade nur dann angewandt werden können, wenn wirklich eine verstärkte Beugung von 110–120° bei hoher Luxation gewählt und eine genügende Abspreizung bis 50°, maximal 60°, gegeben wurde. Geringere Grade der Beugung reichen vielfach nicht für die sofortige spontane Einstellung aus.

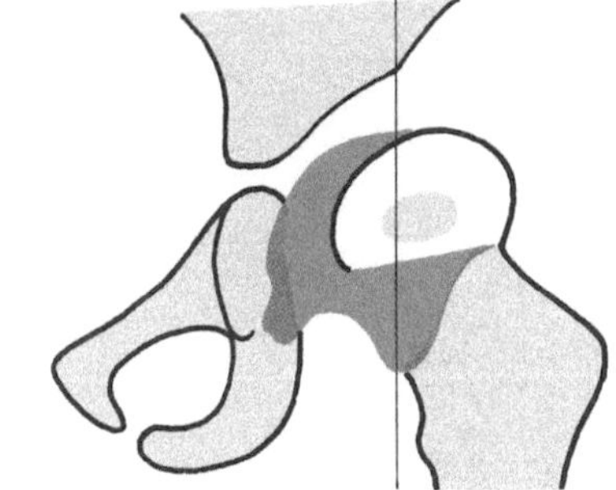

Grad 1

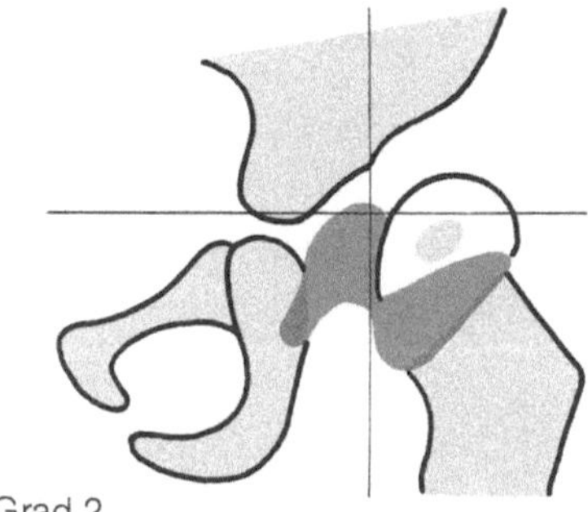

Grad 2

Grad 3

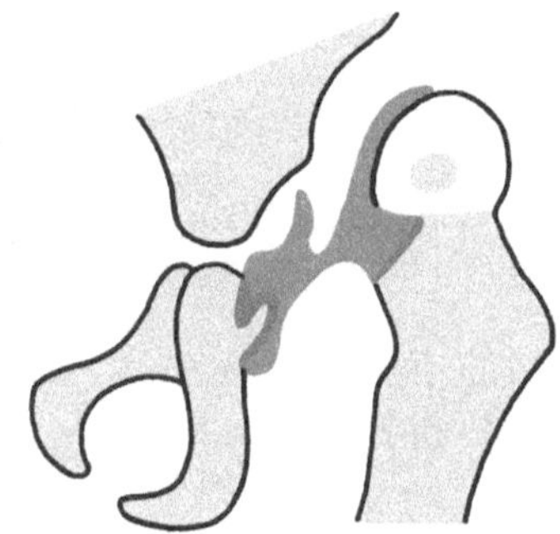

Grad 4

Abb. 10.10. Arthrographische Verrenkungsgrade nach Tönnis (Erläuterung s. Text)

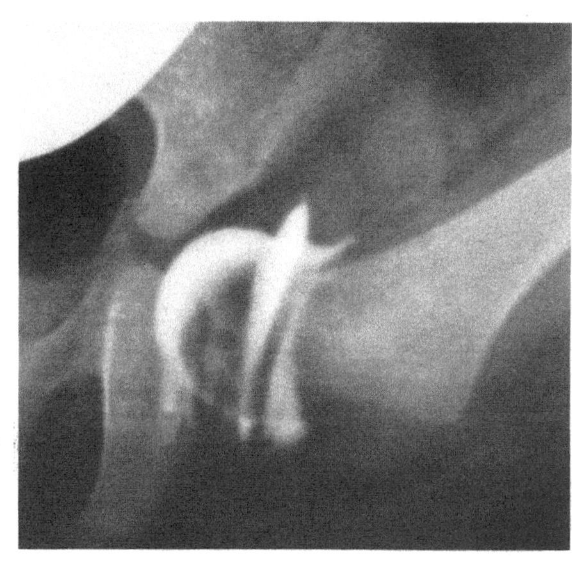

Abb. 10.11. Beispiel für den arthrographischen Repositionsgrad 1: tiefe Einstellung des Hüftkopfes bis an den Pfannenboden bei Repositionsstellung von 110–120° Beugung und 50° Abspreizung ▷

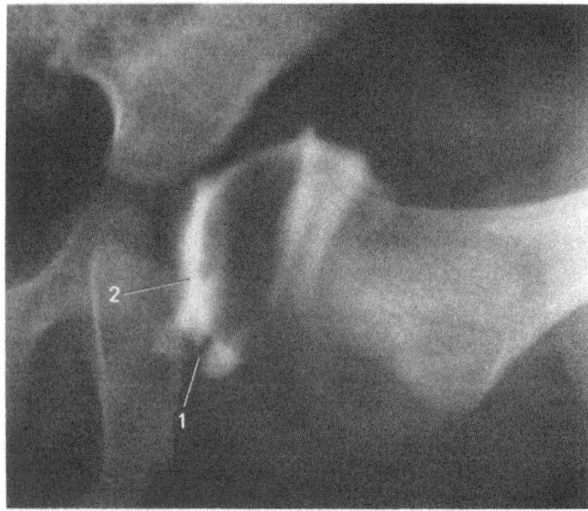

Abb. 10.12. Beispiel für Repositionsgrad 2: das Lig. transversum springt vor *(1)*; Pfannenöffnung damit verengt, Kontrastmittelansammlung im Pfannengrund *(2)*, Kopf leicht lateralisiert

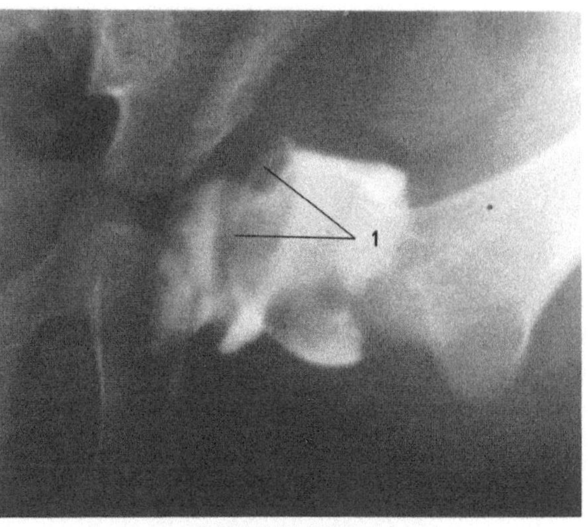

Abb. 10.14. Beispiel für Repositionsgrad 3: Hüftkopf ganz außerhalb der Pfanne; seine Kontur *(1)* überschneidet sich mit dem Pfannenrand, da er vermutlich hinter dem Gelenk steht

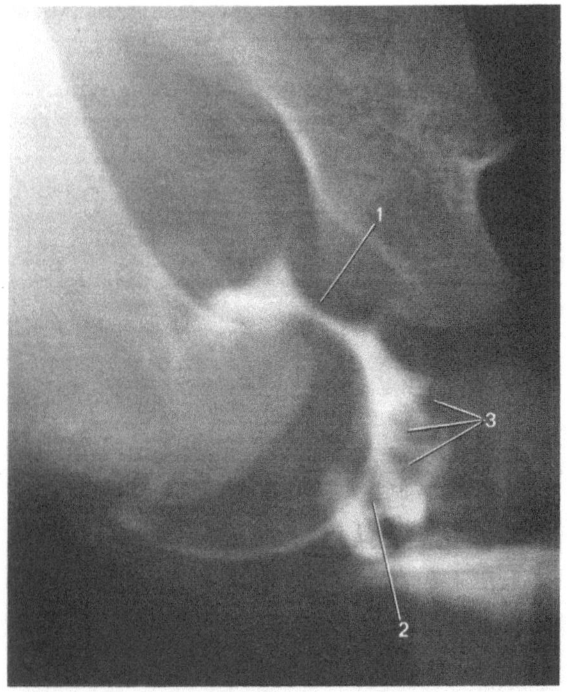

Abb. 10.13. Beispiel für Repositionsgrad 2 in stärkerer Ausprägung: der Hüftkopf steht zwar unter dem oberen Limbus *(1)*, tritt jedoch nicht genügend tief in die Pfanne, da der obere Pfannenrand wulstig verformt und verdickt ist; das Lig. transversum *(2)* springt ebenfalls vor und verengt die Pfannenöffnung; auch im Pfannengrund sind Gewebsteile *(3)* als Kontrastmittelaussparung erkennbar

10.8 Beurteilung der Behandlungsmöglichkeiten aufgrund des Arthrogramms

Das Arthrogramm ist vielfach schon zur Auswahl der verschiedenen Behandlungsverfahren herangezogen worden. Leveuf u. Bertrand (1937) hielten konservative Maßnahmen nur bei nicht voll luxierten Hüftgelenken für angezeigt und möglich. Severin (1941 a, b, 1943, 1950) zeigte dagegen, daß auch Einrenkungen bei voll ausgebildeten Luxationen möglich sind. Seine Behandlungsergebnisse waren aber auch nur in 33% der Fälle gut. Auch Guilleminet et al. (1952) haben volle Luxationen konservativ eingestellt und hielten sofortige Operationsmaßnahmen nur dann für angezeigt, wenn der Hüftkopf sich überhaupt nicht vor die Pfanne stellen ließ. Wir wissen heute natürlich, daß sich durch mehrwöchige und mehrmonatige Extension auch solche Gelenke vielfach noch einstellen lassen (Krämer 1975; Krämer et al. 1975; Lenz et al. 1978). Der Aussagewert der Arthrographie wird deshalb vielfach in Zweifel gezogen. Die routinemäßige Verwendung der Arthrographie wird auch nur von einzelnen Autoren vorgeschlagen (Leveuf u. Bertrand 1937; Leveuf 1946, 1948; Mitchell 1963; Weiss 1964; Peič 1971 b; Schwetlick 1971, 1976; Ozonoff 1973; Almby u. Lönnerholm 1978; Staheli et al. 1978; Izadpanah 1979; Tönnis 1979 a, b; Tönnis et al. 1981 c). Ihre Vorteile sind aber groß und unseres Erachtens unbestreitbar. Die Fragestellung muß nur anders als früher lauten. *Es ist nicht mehr das*

Problem, ob sich ein Hüftgelenk konservativ oder operativ einstellen läßt, sondern wie es am sichersten ohne Auftreten einer Hüftkopfnekrose eingerenkt werden kann. Zugleich bedeutet es viel, wenn die Arthrographie zeigt, daß die Einstellung sofort und ambulant im Hocksitzgipsverband oder mit der Pavlik-Bandage möglich ist und keine längere Krankenhausbehandlung und Trennung von Mutter und Kind erforderlich sind.

Unter 15.7 gehen wir ausführlich auf unsere Technik der Hüfteinstellung unter Arthrographiekontrolle ein.

Literatur s. S. 420.

Kapitel 11

Computertomographie des Hüftgelenks

11.1 Allgemeines

In den letzten Jahren ist die Computertomographie auch in der Orthopädie eingeführt worden. In verschiedenen Veröffentlichungen wurde bereits über die klinischen Anwendungsmöglichkeiten und im besonderen über Messungen der Antetorsion und des ventralen Pfannenöffnungswinkels berichtet (Ladas et al. 1978; Weiner et al. 1978; Visser u. Jonkers 1980; Peterson et al. 1981, 1982; Browning et al. 1982; Menke 1982; Reichelt et al. 1982; Visser et al. 1982; Volkert et al. 1982). Auf Einzelheiten der Technik der Computertomographie soll hier nicht eingegangen werden, sondern mehr auf ihre Anwendung und die nötigen Voraussetzungen. Zum Verständnis muß nur erläutert werden, daß wir durch die Computertomographie quer zur Längsachse des Körpers mit dem Röntgenbild gewissermaßen Scheiben schneiden (Abb. 11.1). Diese Scheiben können heute in einem Abstand von normalerweise 8 mm, aber auch bis zu 4 mm abwärts gelegt werden. Für ein genaueres Studium der Hüftkopfüberdachung und ein exaktes Erfassen des tiefsten Pfannenbereiches sollten die Schichtdicken gering sein, 4 mm im Pfannendachbereich, in tieferen Abschnitten 8 mm. Damit kommt der gesamte Beckenbereich mit den beiderseitigen Femura in verschiedenen Schichthöhen zur Darstellung.

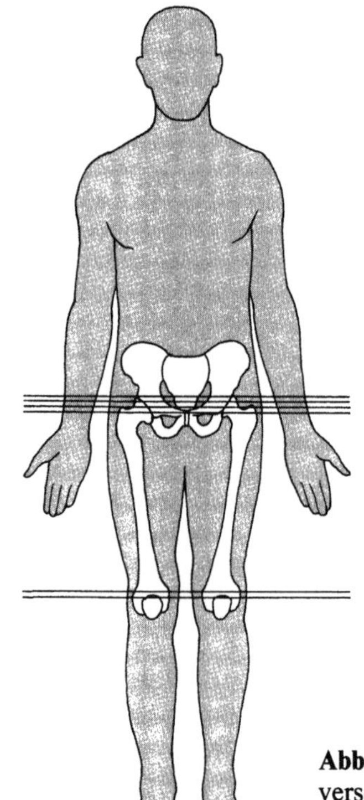

Abb. 11.1. Darstellung der verschiedenen Ebenen, in denen die Schnitte der Computertomographie erfolgen

11.2 Voraussetzungen

Knorpelige Anteile der Hüftpfanne lassen diese Aufnahmen nicht erkennen. Für die Beurteilung der Hüftkopfeinstellung ist deshalb das Vorhandensein des Kopfkerns Voraussetzung. Ein Gipsverband stört dagegen nicht; die Schärfe der Aufnahmen wird dadurch nicht beeinträchtigt. Unbedingte Voraussetzung ist eine absolut ruhige Lagerung. Die Beine müssen während der Tomographie in der genauen Neutralstellung bleiben, da die Antetorsionsbestimmung des Femurs sonst falsch wird. Bei kleineren Kindern kann also Sedierung erforderlich sein, denn die Aufnahmen dauern 5–10 s. Volkert et al. (1982) haben deshalb auch ein Lagerungsgerät mit Fußfersenschalen hergestellt, in dem die Füße nicht nur fixiert, sondern auch so rotiert werden können, daß die Kniescheiben genau a.-p. stehen.

11.3 Lagerung

Das Becken sollte so liegen, daß beide Pfannendächer möglichst auf gleicher Höhe stehen, falls nicht einseitig besondere pathologische Verhält-

nisse vorliegen. Dazu ist zu prüfen, ob die Bekkenkammspitzen (Spina iliaca anterior superior), genau auf gleicher Höhe und in 90° quer zur Längsachse liegen.
Ferner sollten die Beckenkammspitzen (Spinae iliacae ant. sup.) genau in einer Ebene mit der Symphyse liegen. Das entspricht der Beckenkippung im Stand (vgl. Abb. 9.22 c). Bei stärkerer Bekkenkippung fanden Visser et al. (1982) eine vermehrte Retroversion der Hüftpfanne. Sie empfehlen deshalb die Computertomographie des Hüftgelenkes in Bauchlage.
Für die Beurteilung der Antetorsion und der Hüfteinstellung ist es außerdem erforderlich, daß die Beine in Neutralstellung hinsichtlich der Rotation gelagert werden. Die Kniegelenke sollen sich locker berühren, die Kniescheiben genau ventral stehen. Noch exakter wäre allerdings das Horizontallagern des Kondylenmassivs am Kniegelenk, da die Tangente an der Rückfläche der Kondylen die Bezugsachse für die Torsionsbestimmung ist. Wie Abb. 11.2 d zeigt, können die Kondylen trotz genau ventral stehender Patella rotiert liegen, wenn die Patella sich in einer lateralen Subluxationsstellung befindet. Deshalb ist es auch erforderlich, daß zusätzlich zur Beckentomographie eine Schicht durch das Kondylenmassiv des Kniegelenks gelegt wird.

11.4 Aussagefähigkeit der Beckentomographie

Die Computertomographie erlaubt die Beurteilung folgender Faktoren:
- Vollständigkeit der Hüftkopfüberdachung,
- Tiefe der Hüftpfanne,
- Hüftkopfeinstellung, Hüftkopfform, Kongruenz von Pfanne und Kopf,
- Messung des ventralen Pfannenöffnungswinkels,
- Messung des Antetorsionswinkels am Femur.

11.5 Indikation

Die Indikation zur Computertomographie ist dann gegeben, wenn die Routinetechniken, die Arthrographie oder bei besonderen Prozessen die konventionelle Tomographie die bestehenden Probleme nicht klären können. Darin sind sich die meisten Autoren einig. Das folgende Fallbeispiel verdeutlicht diese Auffassung ebenfalls. Das konventionelle a.-p.-Röntgenbild des Beckens zeigt uns die Hüfte nur in einer frontalen Ebene unter Übereinanderlagerung aller Strukturen. Die transversale Schicht der Computertomographie erlaubt uns dagegen eine Aufsicht auf das Hüftgelenk von oben, gewissermaßen also eine zweite Ebene, die wir bis dahin selten beurteilt haben. Der ventrale Öffnungswinkel (nach v. Lanz auch sagittaler Pfannenneigungswinkel) und die Einstellung des Schenkelhalses in ihrem Antetorsionswinkel sind für die Beweglichkeit und die Biomechanik des Hüftgelenks – wie auch unser Fallbeispiel zeigt – von großer Bedeutung. In Kap. 9 wird auf die verschiedenen Winkel von Pfanne und Femur eingegangen (9.6), auf den ventralen Pfannenöffnungswinkel und seine Variation [9.6.1 b)] und auf die Antetorsion des Schenkelhalses (9.8.2).

11.6 Beispiele

Ein 19 Jahre altes Mädchen klagt beim Reiten regelmäßig über Schmerzen im Hüftbereich. Lange Spaziergänge verursachen noch keine Beschwerden. Bei der klinischen Untersuchung fällt nur auf, daß die Innenrotation der Hüftgelenke lediglich 20° beträgt, die Außenrotation dagegen etwa 60°. Das Röntgenbild der Beckenübersicht (Abb. 11.2 a) läßt eine gute Einstellung und Überdachung der Hüftköpfe erkennen; Ullmann-Winkel und CE-Winkel im Bereich der Norm. Eine Hüftdysplasie liegt nicht vor. Es fällt jedoch auf, daß der Gelenkspalt beiderseits verschmälert ist und an den seitlichen Rändern der Hüftköpfe bereits kleine Ausziehungen vorhanden sind, so daß eine beginnende Arthrose vorliegen dürfte. Die Antetorsionsaufnahme nach Dunn, Rippstein und Müller (Abb. 11.2 b) zeigt einen normalen AT-Winkel von reell 10°. Die Faux-Profil-Aufnahme nach Lequesne (Abb. 11.2 c) bietet ebenfalls keine Auffälligkeiten. Die ventrale Überdachung und der VCA-Winkel sind regelrecht. Die Klärung des Beschwerdebildes war damit jedoch nicht erreicht. Es wurde deshalb eine Computertomographie veranlaßt.
Die zuerst durchgeführten Aufnahmen des Kniekondylenbereiches (Abb. 11.2 d) zeigen, daß trotz genauer a.-p.-Stellung der Kniescheiben das Kondylenmassiv leicht innenrotiert ist, so daß dieser Winkel bei der Antetorsionsberechnung hinzugefügt werden muß, 9° rechts und 11° links. Dies verdeutlicht auch die Bedeutung der gleichzeitigen Kniegelenkschicht.
Bei den nun folgenden Beckenschichten zeigt Abb. 11.2 e zunächst einen Schnitt durch die Bekkenschaufeln etwas oberhalb des Hüftgelenks. Hier sind die Durchmesser im Pfannendachbe-

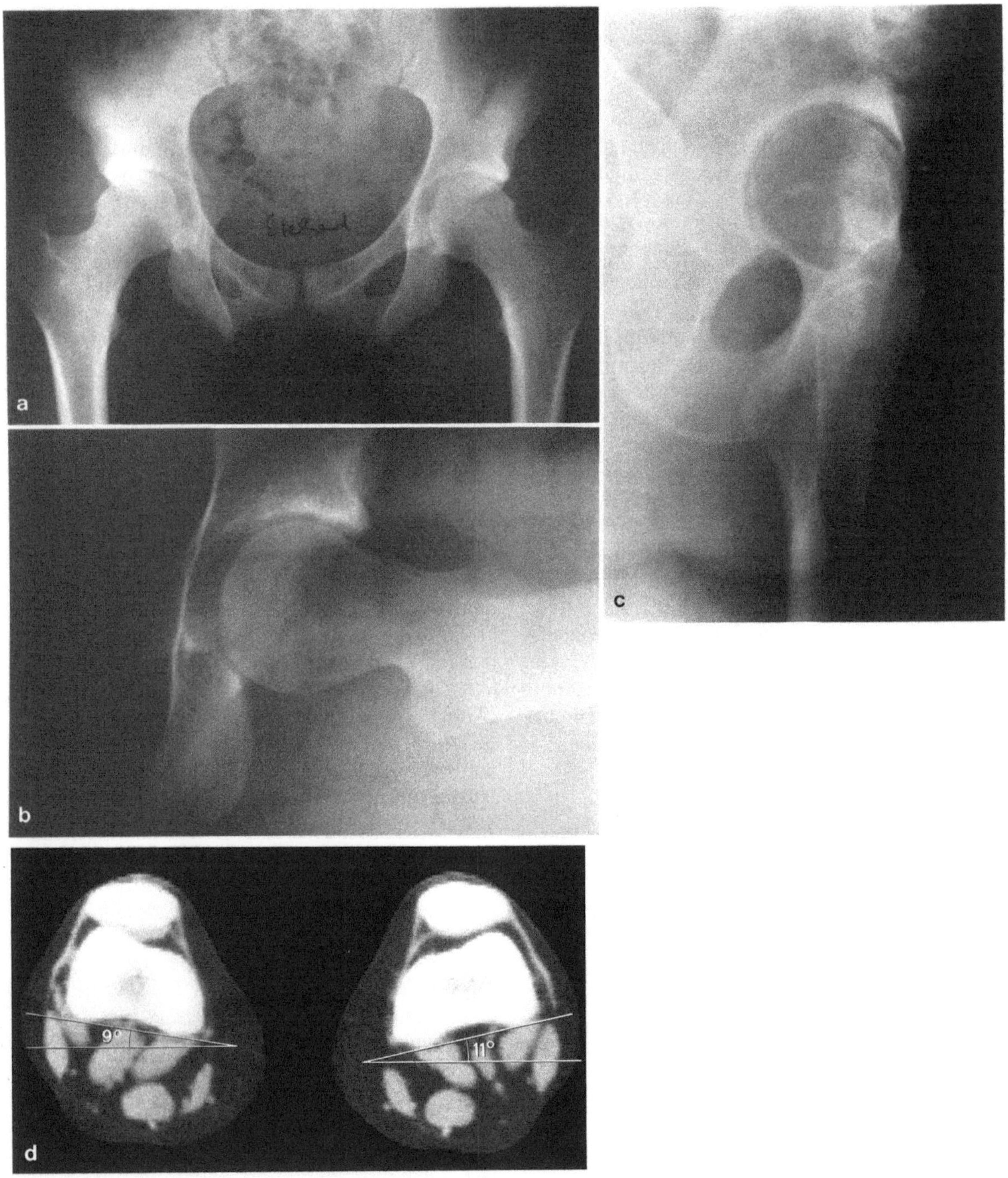

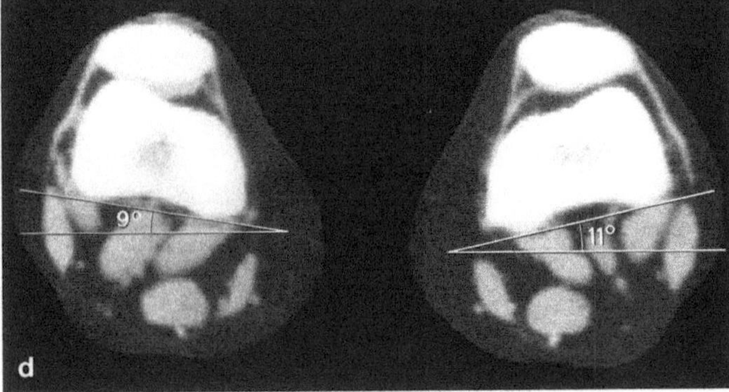

Abb. 11.2 a–j. Röntgenbilder und Computertomographien eines 19 Jahre alten Mädchens (Fallbeschreibung und Besprechung s. Text). Hervorzuheben ist, daß das Röntgenbild der Beckenübersicht den Verdacht auf eine beginnende Arthrose aufkommen läßt. Eine Hüftdysplasie oder pathologische Meßwerte lassen aber weder die Beckenübersicht noch die AT-Aufnahme, noch die Faux-profil-Aufnahme erkennen. Die Computertomographie zeigt dann in Abb. 11.2 g eine leichte Retroversion der Pfanne und nicht den nach ventral geöffneten Winkel von durchschnittlich 15°. Die Hüftköpfe werden auch relativ weit von der Pfanne umfaßt. Es muß angenommen werden, daß hierin die Ursache der Einschränkung der Innenrotation der Hüftgelenke auf 20° und die Verstärkung der Außenrotation auf 60° sowie der beginnenden Beschwerden liegt

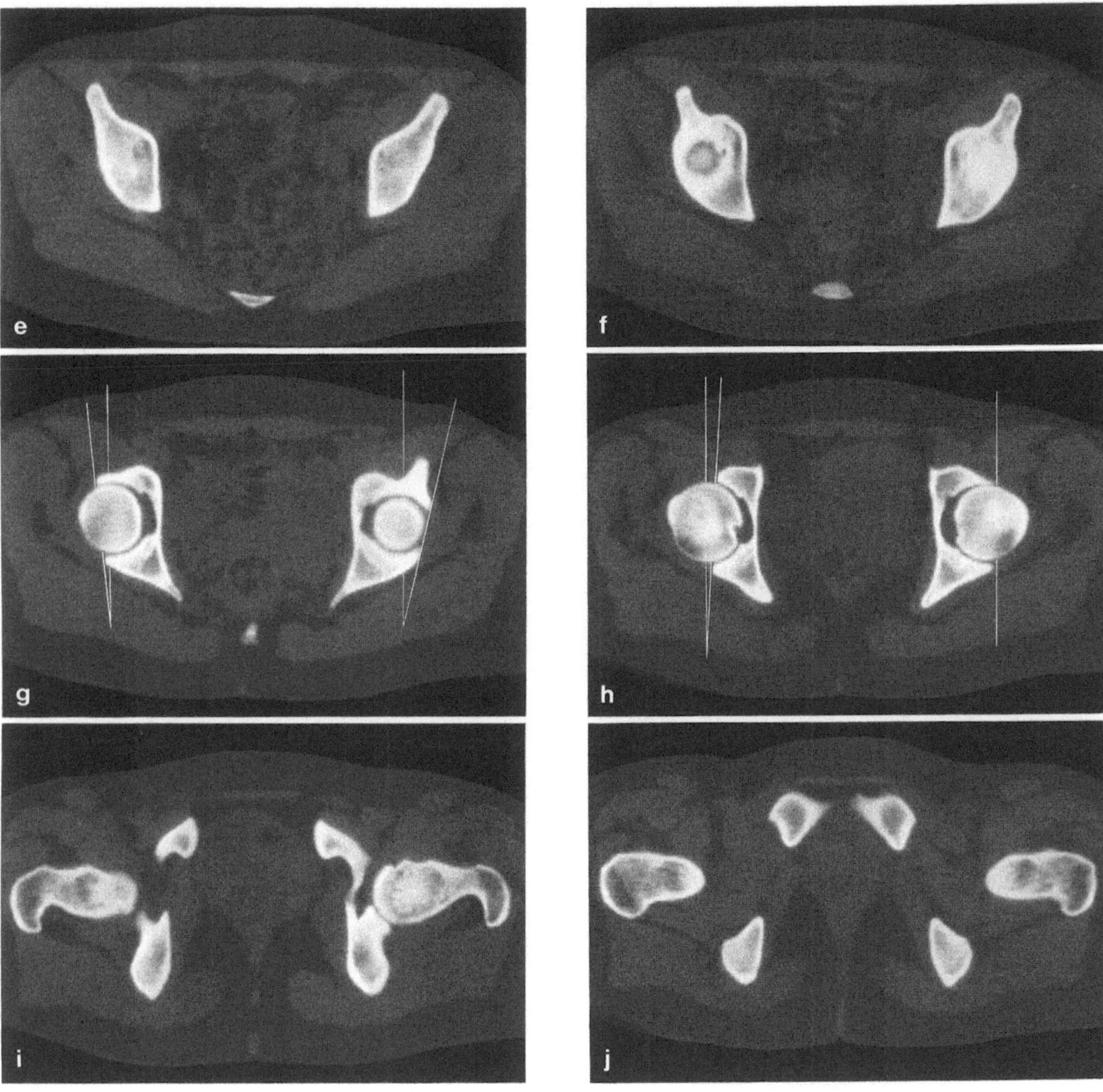

Abb. 11.2e–j. Legende s. S. 164

reich bereits etwas kräftiger, sie erreichen aber erst auf der nächsten Schicht (Abb. 11.2f) die volle Pfannendachbreite. Da das Becken rechts etwas höher gelegen hat, ist die Schicht rechts bereits in die Hüftkopfkuppe gekommen. Sie wird aber voll von dem Pfannendach überdeckt. Auf der folgenden Schicht ist rechts der Hüftkopf wieder etwas tiefer erfaßt, hier in seinem vollen Durchmesser, links etwas höher (Abb. 11.2g). Der vordere und hintere Rand der Pfanne umfassen den Hüftkopf sehr weit, und – das Überraschendste – die Öffnung der Pfanne weist einen nach dorsal offenen Winkel von links $-13°$ und rechts $-6°$ auf. Auf der folgenden Schicht ist dann bereits der untere Pfannenteil getroffen (Abb. 11.2h). Die Umfassung des Hüftkopfes ist rechts (tiefere Schicht) schon etwas geringer, links noch sehr weitgehend. Rechts ist der ventrale Pfannenöffnungswinkel $+3°$ (Anteversion), links etwa $0°$. Die folgende Schicht (Abb. 11.2i) wünschte man sich so, daß Hüftkopf, Schenkelhals und Trochanter mit der Pfanne erkennbar wären, um die Antetorsion zu messen. Das wird allerdings nur bei einer Coxa vara möglich sein, nicht bei steileren Schenkelhälsen. Dennoch ist zusammen mit der folgenden Aufnahme (Abb. 11.2i) ersichtlich, daß die Schenkelhälse nahezu senkrecht zur Pfanneneingangsebene stehen und nicht in wesentlicher Antetorsion. Berücksichtigt man allerdings die Innenrotationswinkel der Kniekondylen, so ergibt sich doch

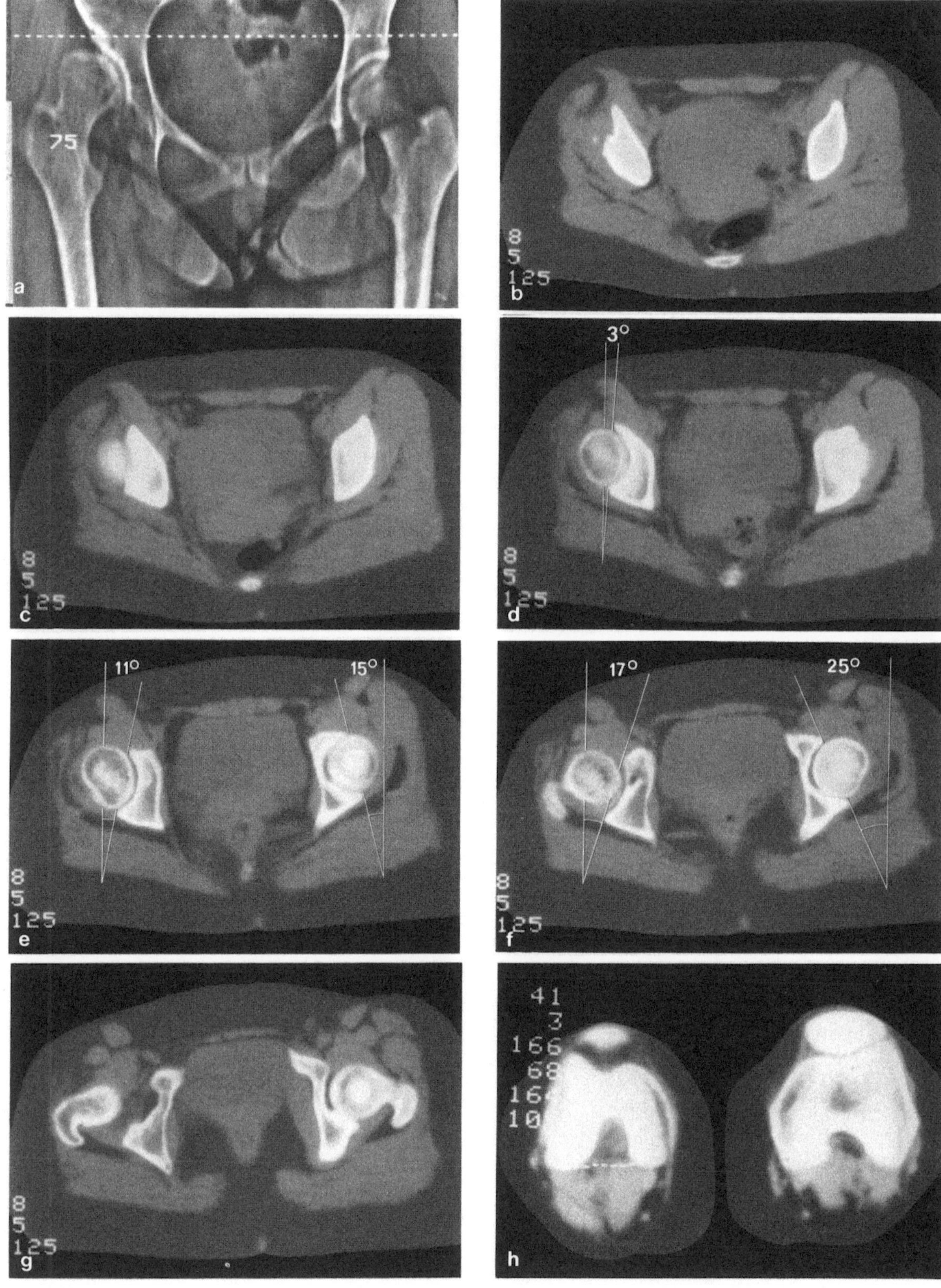

75
a
8
5
125
b
8
5
125
c
3°
8
5
125
d
11°
15°
8
5
125
e
17°
25°
8
5
125
f
8
5
125
g
41
3
166
h

◁ **Abb. 11.3 a–h.** Computertomographien bei einer 31jährigen Patientin mit Hüftdysplasie links und Hüftluxation mit Sekundärpfanne rechts. **a** Übersichtsbild des Beckens mit Markierung der ersten Schnittebene. Der rechte Hüftkopf steht aufgrund seiner Luxation höher. **b** Querschnitt durch die Beckenschaufeln in Höhe der markierten Ebene, Hüftkopf noch nicht zu erkennen. **c** Die Kuppe des Hüftkopfes wird rechts erkennbar, sie steht jedoch zu über zwei Drittel außerhalb des Pfannendachs. **d** In der nächst tieferen Schicht zeigt sich eine sehr geringe Umfassung des rechten Hüftkopfes durch die Pfanne, ebenso wie auch auf den folgenden Schichten. Diese Sekundärpfanne ist nur flach ausgebildet. Auf der linken Seite ist der Hüftkopf besser überdacht und ragt nur gering seitlich vor. In **e** wird er auch mehr von der Pfanne umfaßt. Hier wie auch auf der folgenden Aufnahme deutliche ventrale Öffnung der Hüftpfannen von 11° rechts und 15° links bei **e** und 17° rechts und 25° links bei **f.** In **g** läßt sich eine erhöhte Antetorsion von 21° rechts und eine normale Antetorsion von 12° links ermitteln. Die Aufnahme der Kniekondylen **(h)** zeigt, daß keine Innenrotation der Kniekondylen vorliegt und die Antetorsion bei **g** als reell anzusehen ist

noch eine Antetorsion von 8° rechts und 13° links, die sich mit der klinisch ermittelten von 10° links nahezu deckt.

Pathologisch an diesem Hüftgelenk ist damit nur der ungenügende ventrale Pfannenöffnungswinkel. Er muß in der Regel 12–16° betragen. Offensichtlich wird dadurch die Innenrotation des Hüftgelenks beeinträchtigt, die nur 20° beträgt, während die Außenrotation auf 60° gesteigert ist. Die Innentorsion der Kniegelenkkondylen ist möglicherweise schon ein Anpassungsvorgang des Körpers.

Ob die beginnende Arthrose durch diese Fehlstellung bedingt ist, läßt sich nur vermuten. Entsprechende Beobachtungen an einem größeren Krankengut könnten das Problem lösen. Wie dieses Beispiel verdeutlicht, war eine Klärung dieser Verhältnisse nur mit der Computertomographie zu erreichen. Über die Indikation von Korrekturmaßnahmen in derartigen Fällen wird in Kap. 27 gesprochen.

Die Abbildungen 11.3 a–h sollen die typische Beurteilung einer Hüftdysplasie mit Hilfe der Computertomographie veranschaulichen.

Eine weitere aufschlußreiche Anwendungsmöglichkeit der Computertomographie wurde inzwischen von Reichelt et al. (1983) beschrieben. Aus den verschiedenen transversalen Schnitten durch das Becken (Abb. 11.4 a) läßt sich rechnerisch jede dazu senkrechtstehende Ebene rekonstruieren. Zur Beurteilung des Ausmaßes der Überdachung von dysplastischen Hüftgelenken durch eine Chiari-Osteotomie fertigten sie zu den transversalen Schichten 3 senkrechte Bildebenen auf rechnerischem Wege an, die das Pfannendach – wie Abb. 11.4 b zeigt – ventral, in der Mitte und dorsal schneiden. Sie kamen bei dieser Untersuchung zu dem Ergebnis, daß eine regelrechte Überdachung in allen 3 senkrechten Schnittebenen nur bei 36,4% der Patienten vorhanden war, obwohl das konventionelle Röntgenbild in 81,8% gute Ergebnisse zeigte. In derartigen Untersuchungen liegt sicherlich eine weitere Möglichkeit der Computertomographie.

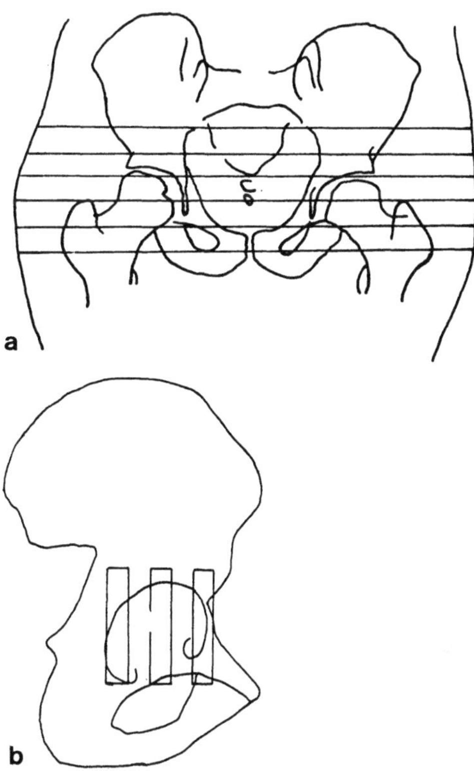

Abb. 11.4. a Die bei der Computertomographie aufgenommenen transversalen Schichten des Hüftgelenks. Aus diesen werden durch Umrechnung auf elektronischem Wege 3 senkrechte Schichten ermittelt. **b** Lage der errechneten senkrechten Schichten. (Aus Reichelt et al. 1982)

Literatur s. S. 420.

Kapitel 12

Strahlenbelastung und Strahlenschutz

Ein kurzes Kapitel über Strahlenbelastung und Strahlenschutz erscheint sinnvoll, da viele Eltern unserer Patienten heute nach der Strahlenbelastung einer Röntgenaufnahme fragen und sich aufgrund ungenügender Kenntnisse falsche Vorstellungen machen. Es ist wichtig, daß wir auf der einen Seite alle heutigen Möglichkeiten des Strahlenschutzes nutzen, auf der anderen aber auch Eltern, die vor einer diagnostisch dringend erforderlichen Röntgenaufnahme zurückschrecken, die im Verhältnis zur natürlichen Strahlenbelastung doch relativ niedrige Strahlendosis klarmachen.

12.1 Strahlenwirkung

Ionisierende Strahlen verändern, abhängig von der Dosierung und der Qualität, biologische Strukturen. Die Wirkung kann sofort oder nach einer gewissen Latenzzeit auftreten. Bei mehreren Röntgenaufnahmen summiert sich die Wirkung. Wir unterscheiden dabei die Gesamtkörperbelastung, mit der die Möglichkeit zum Auftreten einer Leukose steigt, und die Gonadendosis, die zu Keimschädigungen führen kann (Hug 1974). Die Gesamtkörperbelastung ist bei Kleinkindern etwas höher als bei Erwachsenen, da ihr Körper geringere Abmessungen aufweist. Deshalb ist ein enges Einblenden des zu untersuchenden Gebietes und ein breitflächiges Abdecken anderer Körperpartien wichtig. Für die Röntgendiagnostik der hier im Vordergrund stehenden Hüftgelenke ist vor allem die Gonadenbelastung von Interesse, da die Keimdrüsen ganz in der Nähe der Hüftgelenke liegen.

Nach Strahlenexposition der Keimdrüsen kann es zu irreversiblen Veränderungen an den erbtragenden Strukturen der Zellen (Mutationen) kommen. Durch die Weitergabe der Mutationen an die nachfolgenden Generationen sind die genetischen Veränderungen typische Spätwirkungen. Eine Mutation kann spontan (also ohne iatrogene Radiation) in einer Häufigkeit von 0,005–0,00005% vorkommen. Mutagene sind alle ionisierenden Strahlen, UV-Licht, Wärmereize und zahlreiche Chemikalien. Man unterscheidet Gen-, Genom- und Chromosomenmutationen. Nach Trimble u. Doughty (1974) ist bei Mäuseversuchen erst ab einer Dosis von 0,05 J/kg (5 rem) eine höhere Mißbildungsrate nachweisbar. Für den Menschen wird demnach eine Zunahme des genetischen Risikos auf 2‰ per mJ/kg (0,2‰ per rem) angenommen. Kontrolluntersuchungen über 34 Jahre an den Kindern von Überlebenden der Atombombardierung in Hiroshima und Nagasaki haben jedoch keine signifikanten Schäden ergeben. Für den Menschen liegt die genetisch schädliche Strahlendosis demnach bei 1,56 J/kg (156 rem), also wesentlich höher als für Mäuse (Schull et al. 1981). Der Säugetierorganismus verfügt außerdem über verschiedene DNA-Reparaturmechanismen, welche spontane oder durch äußere Einflüsse entstehende Fehler in der DNA-Synthese, die laufend entstehen, bis zu einem gewissen Ausmaß korrigieren können, so daß Mutationen infolge DNA-Fehlsynthesen wahrscheinlich sehr oft verhindert werden. Aus diesem Grunde sind Rückschlüsse auf das genetische Risiko durch ganz niedrige Dosen im Rahmen der Röntgendiagnostik nicht ganz richtig.

Vielfach haben Eltern die Vorstellung, daß Neugeborene und Kleinkinder besonders strahlensensibel seien. Das gilt jedoch in erster Linie nur für Embryos in den ersten Schwangerschaftsmonaten. Selbstverständlich ist wachsendes Gewebe strahlenempfindlicher als ruhendes Gewebe. Im Kindesalter wurden Wachstumsstörungen aber nur bei Bestrahlungen von Gefäßmißbildungen oder Tumoren an in der Nähe liegenden Wachstumszonen der Extremitäten gesehen, nicht nach einzelnen Röntgenaufnahmen. Das Keimdrüsengewebe stellt präpubertär eigentlich auch ein ruhendes Gewebe dar. Deshalb müßte angenommen werden, daß die Strahlenempfindlichkeit im

Jugendalter geringer ist als später. Die Richtigkeit dieser Annahme konnte jedoch noch nicht exakt bewiesen werden.

12.2 Strahlenexposition und genetisch signifikante Dosis

Die Strahlenbelastung, besser die Strahlenexposition der Bevölkerung beträgt an *natürlicher* Strahlenexposition ca. 1,05 mJ/kg pro Jahr (105 mrem/Jahr) mit einer territorialen Streuung von 0,7–4,0 mJ/kg (70–400 mrem). Unter stärkerer Sonneneinwirkung und vor allem im Hochgebirge steigt sie.
Die *künstliche* Strahlenexposition beträgt ca 0,6 mJ/kg (60 mrem), davon werden 0,5 mJ/kg (50 mrem) durch Röntgendiagnostik verursacht.
Die *natürliche* Einstrahlung ist eine Ganzkörperbestrahlung, die zu 25% aus der Höhenstrahlung (kosmische Strahlung), zu 50% aus der natürlichen Radioaktivität der Umwelt (terrestrische Strahlung) und zu 25% aus dem menschlichen Körper selbst stammt (^{40}K ist ein natürliches radioaktives Isotop).
Als Gonadendosis wird die Strahlendosis bezeichnet, die auf die Keimdrüsen einwirkt. Die Gonadendosis dient als Berechnungsgrundlage für die genetisch signifikante Dosis, welche ein Maß für die bei den Nachkommen zur Wirkung gelangende Strahlungsexposition ist.
Für die Berechnung der Strahlung im Einzelfall berechnet man die Flächeneinfalldosis nach der Formel $r \cdot cm^2$. Dieses Produkt bleibt immer konstant, auch wenn Fokus und Objekt unterschiedliche Abstände haben, da die Strahlendichte mit dem Quadrat der Entfernung abnimmt, die Grundfläche der dazugehörigen Strahlenpyramide dagegen zunimmt. Bei der Beurteilung dieses Parameters muß jedoch berücksichtigt werden, daß die Messung der Flächeneinfalldosis nicht mit Dosimetrie gleichzusetzen ist. Es wird nicht die vom Körper absorbierte Dosis gemessen, sondern lediglich die Strahlenmenge, die für die einzelne Untersuchung die Röntgenröhre bei einer bestimmten Feldgröße verläßt.
Für den 3.–6. Lebensmonat fanden Schellmann (1970) und Schuster (1973) eine Flächeneinfalldosis von $5\,r \cdot cm^2$, für den 7.–12. Lebensmonat $7\,r \cdot cm^2$. Ähnliche Werte notierten Fendel u. Goebel (1968). Bei Messung der Gonadendosis fanden Schellmann und Schuster folgende Ergebnisse:
Beckenaufnahme bei Jungen, dicht neben den Gonaden gemessen: 0,003–0,005 mGy (0,3–0,5 mrad), bei sicherer Bleikapsel noch weniger; bei Mädchen (hier schwankt der Gonadenschutz etwas mehr): 0,01–0,05 mGy (1–5 mrad).

Unter der Annahme, daß die natürliche Strahlenbelastung pro Jahr rund 1 mGy (100 mrad), d. h. 0,003 mGy/Tag (0,3 mrad/Tag) beträgt, entspricht die weibliche Gonadendosis bei einer Beckenaufnahme einer natürlichen Strahlenbelastung von 8–10 Tagen, ohne Gonadenschutz etwa einer Belastung von 20–30 Tagen. Bei Jungen liegt sie dagegen wegen des sichereren Gonadenschutzes nur in der Größenordnung von einigen Stunden, bezogen auf die natürliche Belastung. Ähnliche Zahlen geben Pape et al. (1964), Loer u. Schulz (1981) an.
Auf diese Zahlen sollten Eltern, die dringend notwendige Röntgenuntersuchungen ablehnen, aufmerksam gemacht werden. Sie beziehen sich allerdings nur auf die Gonadendosis. Die Gesamtbelastung des Körpers bei verschiedenen diagnostischen Eingriffen geht aus einer Tabelle von Peterson et al. (1981) hervor. Sie gibt auch die Belastung bei seitlichen Hüftaufnahmen, Computertomographien, konventionellen Tomographien und Arthrographien an.
Bei der Computertomographie liegt die Strahlenexposition pro Schicht bei 13 mGy (1,3 rad). Bei aneinanderliegenden Schichtaufnahmen addieren sich zu dieser Dosis Anteile der von den Nachbarschichten kommenden Streustrahlung. Wegen des dicht gebündelten Röntgenstrahls ist dieser Streustrahlenanteil jedoch gering, so daß sich eine Gesamtdosis von 20 mGy (2,0 rad) ergibt (Hübener 1981). Die konventionelle Tomographie bringt bei der üblichen Serie von Aufnahmen etwa die gleiche Strahlenbelastung oder mehr. Bei einer Arthrographie hängt die Belastung sehr von der Zeitdauer der Durchleuchtung und zusätzlichen Röntgenaufnahmen ab. Hier bewährt sich die Einführung eines Bildspeichers, um die Bilder der Durchleuchtung in Ruhe betrachten und die Strahlendosis erniedrigen zu können.

12.3 Strahlenschutz

Für den Strahlenschutz gibt es heute gesetzliche Verordnungen, die sich auf bauliche und gerätetechnische Einzelheiten beziehen, aber auch auf personelle (Kleidung und Ausbildung). Sie sind in der Strahlenschutzverordnung enthalten.
Um die *Strahlenschutzbelastung des Patienten* zu verringern, bieten sich verschiedene Möglichkeiten an, so beispielsweise die Benutzung von hoch-

verstärkenden Folien und die Verwendung von leistungsstarken Röntgengeräten, die eine extrem kurze Belichtungszeit erlauben. Nach Bogner (1981) läßt sich durch Anwendung hochverstärkender Folien die Strahlenexposition folgendermaßen reduzieren:

1. Die Spezialfolie ergibt gegenüber der Universalfolie eine Verminderung der Strahlenexposition um die Hälfte.
2. Durch die Anwendung der SE-Folien konnte eine Verminderung der Strahlenbelastung um das 5fache bei gleicher Spannung erreicht werden.
3. Bei einer Erhöhung der kV-Zahl bei gleichzeitiger Verminderung der mAs bei den Aufnahmen mit SE-Folien konnte die Strahlenbelastung um das 10fache gegenüber der Universalfolie gesenkt werden.

Als Bleischutz gibt es den direkten und den indirekten Gonadenschutz. Direkte Abdeckungen durch Bleischutz von 1 oder 1,5 mm Bleigleichwert wurden von verschiedenen Autoren angegeben. Runde oder eckige Abdeckungen passen sich dem Becken nicht genügend an und berücksichtigen bei Mädchen auch nicht die anfängliche Lage der Eierstöcke. Wie Untersuchungen von Hofer u. Kainberger (1962), K. J. Schulze (1966), Ohnesorge (unveröffentlicht) u. a. gezeigt haben, liegen die Ovarien bei Neugeborenen noch in Höhe des Bekkenkamms und der Iliosakralgelenke und verlagern sich dann im Laufe der folgenden Jahre langsam bis in ihre endgültige Lage im kleinen Becken. Deshalb erscheinen am Unterrand herzförmig zugeschnittene Bleiabdeckungen mit ganzer Bauchumfassung am Oberrand am besten. Sie wurden ähnlich von Hofer u. Kainberger (1962), Hofer et al. (1977) und Schulze (1966) angegeben (Abb. 12.1 a). Krepler (1976; Krepler et al. 1977) verwendet einen größeren Bleischild, der einen schmal umgrenzten, visierförmigen Ausschnitt hat und beide Hüftgelenke, die oberen Hälften der Foramina obturatoria und die Schenkelhälse erkennen läßt. Hier ist der Gonadenschutz selbstverständlich am besten, die Möglichkeit des Verrutschens aber auch größer. Es können auch nur kleinere Kinder damit abgedeckt werden, da keine Größenvariationen vorliegen.

Einen indirekten Gonadenschutz hat Gäde (1978) eingeführt. Dabei werden Bleiabdeckungen – eingebettet in Kunststoffplatten – am Lichtschutzvisier der Röntgenröhre eingeschoben. Verschiedene Größen sind erhältlich.

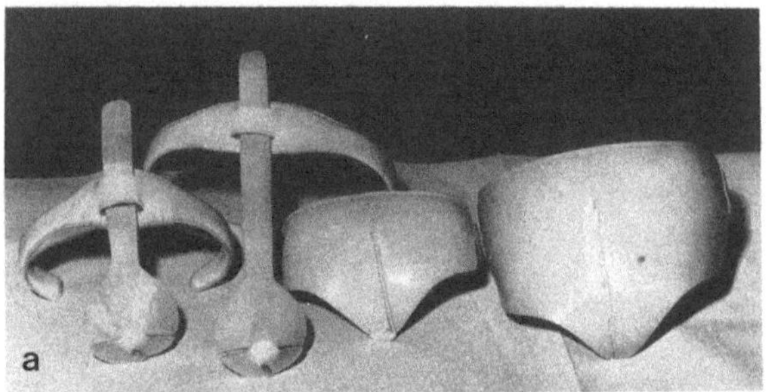

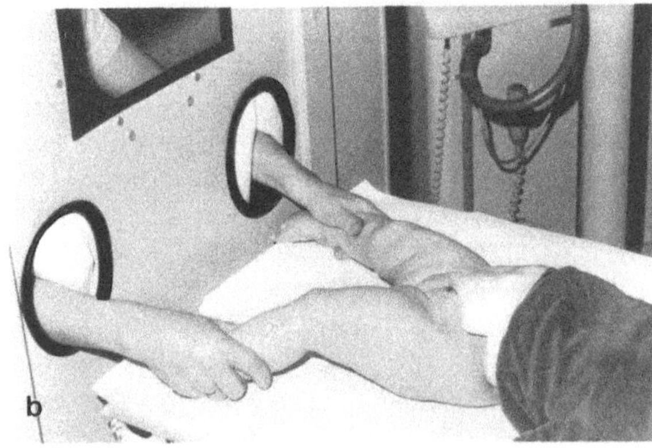

Abb. 12.1. **a** Röntgenschutz nach Hofer et al., links für Jungen, rechts für Mädchen. **b** Hier ist der Röntgenschutz bei einem Mädchen angelegt. Eine Schwester hält die Beine zur Abduktions-Innenrotations-Aufnahme hinter dem Schutz einer Bleiwand

Für Jungen gibt es rundliche Abdeckungen. Kapseln, wie sie bei Erwachsenen verwendet werden, eignen sich hier nicht. Der Gonadenschutz von Krepler mit seinem visierartigen Ausschnitt bedeckt auch die männlichen Gonaden.

Strahlenschutz für haltende Personen. Säuglinge können zwar mit Klettenbinden und Lagerungsgeräten für die Röntgenaufnahme vorbereitet werden. Sind sie unruhig oder halten sie die Kniegelenke nicht ganz genau a.-p., so ist es günstiger, wenn eine Begleitperson die Unterschenkel dicht unterhalb des Kniegelenks umfaßt und damit die Hüften auch ganz leicht beugt (Abb. 9.2). Die Begleitperson muß Bleischürzen tragen. Wir haben aber auch eine Bleiwand mit Öffnungen für die Arme eingeführt, hinter der die Begleitperson Schutz findet (Abb. 12.1 b).

Literatur s. S. 420.

Kapitel 13

Klinische und röntgenologische Bewertungsschemen zur Beurteilung von Behandlungsergebnissen

13.1 Problematik der Hüftgelenkbewertung

Zahlreiche Arbeiten haben sich seit vielen Jahrzehnten mit den Behandlungsergebnissen der angeborenen Hüftluxation befaßt. Die Forderungen an das Ergebnis wuchsen im Laufe der Zeit. Lindemann (1950) hat diese Entwicklung in einem Vortrag über den Heilungsbegriff der angeborenen Hüftluxation und die Bewertung der Ergebnisse 1949 ausführlich geschildert und ein Bewertungsschema aufgestellt, das die Forderung nach anatomischer Heilung in seiner überwiegend röntgenologischen Beurteilung verwirklichte (Tabelle 13.1). Im deutschen Sprachraum hat sich in den letzten Jahrzehnten eine strenge meßtechnische Auswertung der Röntgenbefunde immer mehr durchgesetzt. Die funktionelle Beurteilung kommt hinzu. Demgegenüber beschränken sich angloamerikanische Arbeiten oft nur auf das Ausmessen des CE-Winkels von Wiberg (1939) und benutzen das Severin-Schema (1941) zur Beurteilung. Nur wenige verwandten das sehr genaue und sich auf Normwerte beziehende Schema von Massie u. Howorth (1950).

Für die Beurteilung des Gesamtergebnisses nach den Kriterien *sehr gut, gut, befriedigend, schlecht*

Tabelle 13.1. Einteilung der Endergebnisse der Behandlung der angeborenen Hüftverrenkung. (Nach Lindemann 1950)

	Lagebeziehung zwischen Kopf und Pfanne	Aufbau des koxalen Femurendes	Aufbau der Pfanne	Röntgenologische Gesamtbeurteilung	Funktionelles Ergebnis
Gruppe I (vollkommene Heilung)	Normal: Die Pfanne umfaßt den Schenkelkopf zu wenigstens ⅔	Regelrechter Aufbau innerhalb normaler Grenzen und ohne Formabweichungen	Das Pfannendach zeigt ausgeprägte, dem Schenkelkopf entsprechende Rundung	Normaler Befund	Gut
Gruppe II (befriedigende Heilung)	Normal: Die Pfanne umfaßt den Schenkelkopf zu wenigstens ⅔	Leichte Hypoplasie des Schenkelkopfes, geringe Abweichung des Schenkelhalsneigungswinkels, geringfügige Antetorsion	Leichte Hypoplasie der Pfanne bei ausgebildetem Pfannendach	Unwesentliche Abweichungen vom normalen Befund	Gut
Gruppe III (Subluxation, Deformität des Schenkelkopfes und -halses)	Die Pfanne umfaßt den Schenkelkopf nur noch zur Hälfte oder weniger	Deformitäten: Coxa vara, Coxa valga, Verformung des Schenkelkopfes	Abflachung der Pfanne, mangelhaft ausgebildetes Pfannendach	Subluxationsstellung des Schenkelkopfes	Auf die Dauer unbefriedigend, ungeheilt
Gruppe IV (Reluxation)	Die Primärpfanne ist leer			Reluxation des Schenkelkopfes	Ungeheilt

wurden zahlreiche Bewertungs- und Punktezählverfahren angegeben. Leider hat sich aber bisher kein Verfahren international so durchgesetzt, daß die Behandlungsergebnisse allgemein vergleichbar wären. Gerade das sollte aber in Zukunft möglich sein.

Ein ausführliches Punktesystem für alle Hüfterkrankungen hat Larson (1963) angegeben. Es wurden allerdings nur klinische Befunde ausgewertet. Gade (1947) führte nur für das Bewegungsausmaß eine Klassifikation ein, Merle d'Aubigne (1954, 1970) für Beweglichkeit, Gangbild und Schmerz. Severin veröffentlichte 1941 zum ersten Mal ein Bewertungsschema, das mit 6 Graden an röntgenologische Befunde gebunden war. Er benutzte dazu den CE-Winkel Wibergs. Das Schema von Lindemann (1950) benutzt dagegen keine Meßwerte, sondern beschreibt Hüftkopf und Pfanne in ihren Lagebeziehungen und kommt zu 4 Heilungsstufen.

Massie u. Howorth (1950) führten ein sehr ins einzelne gehendes Schema ein, bei dem Beschwerden, klinische Befunde verschiedener Art, allgemeine röntgenologische Beurteilungen des Hüftkopfes sowie Messungen der Antetorsion, des AC-Winkels und des CE-Winkels erforderlich sind. Sie veröffentlichten zugleich Normwertuntersuchungen und gaben Grenzen des Normalen an. Die Abweichungsstufen wurden mit einem Punktzählverfahren bewertet.

Muller u. Seddon (1953) sowie Trevor et al. (1975) verbanden klinische Befundung, allgemeine röntgenologische Beurteilung und Auswertung des CE-Winkels in einem Punkteschema.

Hiermit sind nur einige Beispiele genannt, denen viele andere hinzugefügt werden könnten. Bei der Besprechung der konservativen und operativen Behandlungsergebnisse in Kap. 17 und unter 25.9 werden die röntgenmeßtechnischen Ergebnisse neuerer Arbeiten noch erwähnt werden.

Im folgenden soll ein Schema zur Ergebnisbewertung vorgestellt werden, das sich bei Untersuchungen des Arbeitskreises für Hüftdysplasie (AKH) und eigenen Arbeiten bewährt hat (Tönnis et al. 1984; vgl. 25.9).

Es ist das Ziel unserer Behandlung, eine anatomische Heilung zu erzielen; d. h. wir müssen bei der letzten Bewertung Gelenke vor uns haben, deren Meßwerte denen normaler Gelenke entsprechen. Nur die Normalwerte des Hüftgelenks können unser Maßstab sein. Wir haben uns daher nach der Gründung des AKH zuerst mit den Normalwerten des Hüftgelenks befaßt und versucht, hier Richtlinien zu erstellen (Tönnis 1973). Sowohl klinische wie röntgenologische Befunde werden nach ihren Graden der Abweichung vom Normalen geschildert.

13.2 Bewertungsschema nach Abweichungsstufen vom Normalen

13.2.1 Klinische Befunde

a) Bewegungseinschränkung. Zur vergleichenden Beurteilung des funktionellen Zustands eines Hüftgelenks vor und nach der Operation wurde die passive Beweglichkeit in einem Bewertungsschema nach 5 Graden klassifiziert. Es ist selbstverständlich problematisch, die möglichen Kombinationen von Bewegungseinschränkungen und Kontrakturen in 5 Stufen einzuteilen. In Zweifelsfällen wird das Ausmaß der Beugung als vorrangiger Punkt bewertet, und die Klassifizierung richtet sich daher nach dem Ausmaß der Flexions-Extensions-Bewegungen. Von den verschiedenen Freiheitsgraden des Hüftgelenks ist die Flexions-Extensions-Bewegung die funktionell wichtigste Bewegungsebene.

Grad 0. Keine Bewegungseinschränkung, Flexion $>120°$, Ab- und Adduktion, Innen- und Außenrotation 40° und mehr, Streckung mindestens 0°;

Grad 1. Beugung bis 110°, Streckung 0°, übrige Ebenen 20–30°;

Grad 2. Beugung bis 90°, Streckdefizit 10–15°, Innenrotation 0°, Abduktion 0–10°;

Grad 3. Beugung $<$ oder bis 90°, Außenrotationskontraktur 10–20°, Adduktionskontraktur 10–20° oder Abduktionskontraktur 10–20°;

Grad 4. Noch stärkere Kontraktur in Fehlstellung oder lediglich Wackelsteife bzw. Ankylose.

b) Trendelenburg-Zeichen

Grad 0. Kein Absinken des Beckens bei Einbeinstand,
kein Schwanken,
kein Duchenne-Zeichen (Schwerpunktverlagerung),
kein Ermüden mit zeitweiligem Hinken;

Grad 1. Kein wesentliches Absinken bei Einbeinstand,
aber nicht ganz volle Kraft, angedeutetes Schwanken,
Ermüdungshinken bei längerem Gehen;

Grad 2. Leichtes Absinken des Beckens bei Einbeinstand,
aber gewisse Standsicherheit;

Grad 3. Starkes Absinken des Beckens bei Einbeinstand,
starke Standunsicherheit,
meist Stand mit Duchenne-Zeichen.

c) Schmerz

Grad 0. Keine Schmerzangabe;
Grad 1. Schmerzen bei längerer Belastung (Gehstrecke bzw. -dauer über 1 Stunde)
Grad 2. Schmerzen bei kurzer Belastung (Gehstrecke bzw. -dauer unter 1 Stunde)
Grad 3. Dauerschmerz.

13.2.2 Röntgenologische Befunde

a) Allgemeine Beurteilungsmaßstäbe:

Kongruenzstufen. In Anlehnung an die Einteilung von Bauer u. Kerschbaumer (1975) werden 4 unterschiedliche Formen der Kongruenz eines Gelenks unterschieden (Abb. 13.1). Das *normale* Gelenk sollte einer Kugelform entsprechen. *Pathologisch* wird eine Kongruenz, wenn der Gelenkspalt zwar noch einen parallelen Verlauf zeigt, der Hüftkopf aber zur flach-ovalen Form entrundet ist. Ein freies Bewegungsausmaß wie in einem kugelförmigen Gelenk ist damit nicht mehr oder nur unter besonderen Verlagerungen möglich.
Als *inkongruent* wird ein Gelenk bezeichnet, wenn das Pfannendach einen von der Hüftkopfform abweichenden Verlauf zeigt. Die damit verbundene Instabilität fördert die Arthrose in noch stärkerem Maße.

Grad 1. Physiologische Kongruenz der Gelenkflächen;
Grad 2. Pathologische Kongruenz mit vollständiger Überdachung des Hüftkopfes;
Grad 3. Pathologische Kongruenz mit zu kurzer Überdachung des Hüftkopfes;
Grad 4. Inkongruenz der Gelenkflächen.

Arthrosegrad. Die zunehmenden arthrotischen Veränderungen eines Gelenks lassen sich in folgende Grade unterteilen:

Grad 0. Keine Arthrosezeichen;
Grad 1. Vermehrte Sklerosierung von Kopf und Pfanne, geringe Gelenkspaltverschmälerung, geringer Randwulstanbau;
Grad 2. Kleine Zysten in Kopf oder Pfanne, zunehmende Gelenkspaltverschmälerung, mäßige Kopfentrundung;
Grad 3. Große Zysten in Kopf oder Pfanne, starke Gelenkspaltverschmälerung bis zur völligen Aufhebung, starke Kopfentrundung, Nekrosen.

b) Klassifizierung röntgenologischer Meßwerte nach Abweichungsstufen vom Normalen. Während des Wachstums verändern sich viele Meßwerte des Hüftgelenks. Deshalb lassen sich reelle Meßwerte verschiedener Altersgruppen nicht miteinander vergleichen. Werte, die in jüngeren Jahren noch normal sind, können in späteren schon pathologisch sein. Mit Hilfe der *altersbezogenen Klassifizierung* der Normalwerte ist ein *Vergleich nach Abweichungsstufen vom Normalbereich* aber möglich. Ein Hüftgelenk kann beispielsweise im Alter von 3 Jahren den Abweichungsgrad 4 des AC-Winkels (extreme Pfannendysplasie) aufweisen und bei Nachuntersuchung nach Pfannendachoperation in späteren Jahren Grad 1 oder 2 (Normbereich oder leicht pathologisch).
Es wurden 4 *Abweichungsgrade* eingeführt. Bei manchen Meßwerten weichen die pathologischen Werte allerdings entweder *nach oben* oder *nach unten* ab. Der CCD- und der AT-Winkel können beispielsweise sowohl zu höheren wie zu tieferen Werten abweichen. Beide Richtungen sind pathologisch: valgisch und varisch, erhöhte Antetorsion und zu geringe Torsion bzw. Retrotorsion. Wir haben deshalb die Abweichungsgrade nach oben als

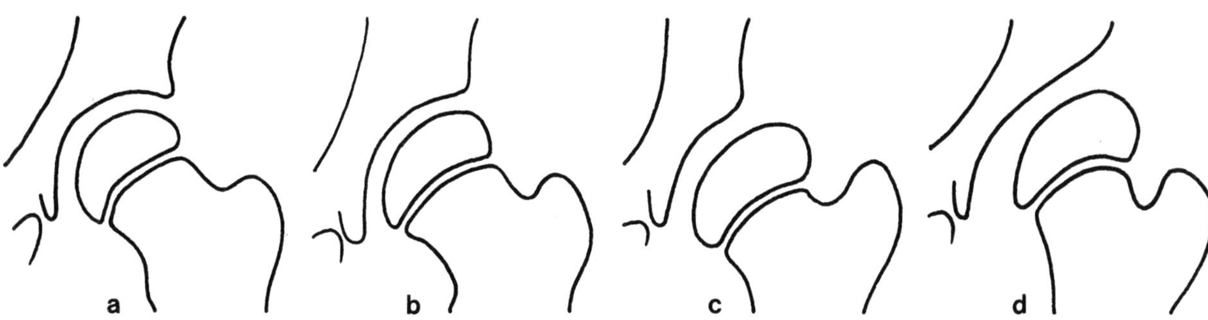

Abb. 13.1 a–d. Darstellung der Kongruenzstufen eines Gelenks in Anlehnung an die Einteilung von Bauer u. Kerschbaumer; **a** Grad 1, **b** Grad 2, **c** Grad 3, **d** Grad 4 (s. Text)

+-Grade bezeichnet und die nach unten als −-Grade.

Für die Epiphysenwinkel gilt das gleiche. Auch hier wurden der Normbereich und 3 Abweichungsgrade zu höheren und zu niedrigeren Werten angegeben. Abweichend von der Untersuchung des Arbeitskreises für Hüftdysplasie wurde hier jedoch ein zusätzlicher Abweichungsgrad unterteilt, um für die Zusammenfassung der Schenkelhalswerte in einer Gesamtbeurteilung auch für die Epiphysenwerte die gleiche Zahl von Abweichungsgraden zur Verfügung zu haben wie bei dem CCD- und dem AT-Winkel.

Für die Ergebnisbeurteilung, aber auch für Vergleichsuntersuchungen und die statistische Auswertung bietet dieses Auswertungsschema den Vorteil, daß man greifbare Prozentsätze vor sich hat; wir haben damit die Information, in welchem Prozentsatz Gelenke Normalwerte aufweisen und wieviele Gelenke leichte und zunehmend schwerere Abweichungsgrade zeigen. Natürlich wirft ein solches System auch Probleme auf, wenn Meßwerte vor der Operation beispielsweise im Bereich des Normalen lagen, unmittelbar danach aber, obwohl keine Veränderung vorliegen dürfte, in der ersten Abweichungsstufe. Hier können Projektionsfehler des Röntgenbildes und kleine Meßfehler entscheidend sein.

Liegt ein Meßwert gerade an der unteren Grenze einer Gradeinteilung, so kann er dann bei einer folgenden Messung auch leicht darüber liegen. Bei einer größeren Zahl von Messungen heben sich solche Schwankungen aber auf.

Für manche Meßwerte liegen die Normalwerte relativ fest und bieten wenig Diskussionsstoff, so beispielsweise für den CE-Winkel und den ACM-Winkel und demtentsprechend auch den Hüftwert. Bei dem AC-Winkel geht die Diskussion eigentlich nur noch um die Frage, ob man die Grenze zwischen „normal" und „leicht dysplastisch" einige Grade höher oder tiefer legen soll. Problematischer wird es bei dem CCD- und beim AT-Winkel. Hier ist die normale Streuungsbreite so groß, daß es schwer ist und einem Willkürakt gleichkommt, hier Grenzen des Normalen zu ziehen. Und schließlich haben wir darüber hinaus noch neue und wenig benutzte Meßwerte wie die Epiphysenwinkel und den Epiphysenindex eingeführt, für die nur wenige Normalwertuntersuchungen vorlagen. Dennoch schien es uns wichtig, hier einen Anfang zu machen. Denn nur durch die praktische Erfahrung und Überprüfung kann es auf die Dauer gelingen, noch sicherere Aussagen über die Grenzen des Normalen zu machen, als dies bisher möglich ist.

Bei der Aufstellung der Normwerte und ihrer Abweichungsstufen haben wir die größten verfügbaren Untersuchungen im Schrifttum herangezogen und versucht, einen Mittelwert zu bilden. Das Schrifttum sei im folgenden kurz wiedergegeben.

AC-Winkel. Zusammengestellt nach Brückl et al. (1972); Massie u. Howorth (1950), Tönnis u. Brunken (1968), Wilkinson u. Carter (1960), Zippel (1971).

Pfannenöffnungswinkel nach Ullmann und Sharp. Normalwerte von Zippel (1971), vergleichsweise auch Sharp (1961), Stulberg u. Harris (1974).

ACM-Winkel. Zusammengestellt nach Messungen von Brückl et al. (1972), Idelberger u. Frank (1952), J. Thiele (1978), Tönnis et al. (1979).

CE-Winkel. Zusammengestellt nach Brückl et al. (1972), Jentschura (1951), Münzenberg (1965), Wiberg (1939), Zippel (1971).

Hüftwert. Zusammengestellt nach Brückl et al. (1972), Busse et al. (1972a, b).

CCD-Winkel. Zusammengestellt nach Hamacher (1974), v. Lanz (1950), H. Schmidt (1967), Shands u. Steele (1958), Zippel (1971).

AT-Winkel. Zusammengestellt nach Fabry et al. (1973), Hamacher (1974), Heinrich et al. (1968), H. Schmidt (1967), Zippel (1971). Die Winkel von Fabry et al. liegen allerdings sehr viel niedriger als die der übrigen Autoren, da sie Kinder mit innenrotiertem Gangbild ausschlossen, die vermutlich bei den übrigen Autoren noch als Extremwerte mit eingeschlossen sind.

Epiphysenindex nach Eyre-Brook. Zusammengestellt nach Eyre-Brook (1936) und Papaspyrou (unveröffentlicht).

KE-Winkel. Die Mittelwerte von Jäger u. Refior (1974) liegen etwas höher als die von U. Thiele (1978) an 607 Kindern im Alter zwischen ½ und 11 Jahren ermittelten Werte. Da die von U. Thiele durchgeführten Messungen umfangreicher sind, benutzten wir sie als Richtlinie.

EY-Winkel. Für diesen Winkel wurden ebenfalls von U. Thiele Normalwerte ermittelt, die wegen verschiedener Zeichentechnik nicht mit den kurzen Angaben von Cramer (1920) sowie Haike et al. (1969) verglichen werden können.

Dieses Klassifizierungssystem nach Abweichungsgraden vom Normalbereich wurde vor kurzem in einer Sammelstatistik des AKH über die Ergebnisse der operativen Behandlung der Hüftdysplasie angewandt (Tönnis et al. 1984). Unter 25.9 ist die Gesamtbeurteilung der Ergebnisse nach diesem Beurteilungsschema abgebildet und kann als Beispiel dienen. Das Klassifizierungssystem hat sich dabei bewährt. In den hier

Tabelle 13.2 a–j. Normalwerte des Hüftgelenks und ihre Abweichungsgrade (Klassifizierungssystem des Arbeitskreises für Hüftdysplasie der DGOT)

a) Pfannenöffnungswinkel nach Ullmann und Sharp

Alter (Jahre)	Normalwert (Mittelwert)	Grad 1 (normal)	Grad 2 (leicht pathologisch)	Grad 3 (schwer pathologisch)	Grad 4 (extrem pathologisch)
1–11	46	≤49	50–52	53–55	≥56
11–13	44	≤47	48–51	52–54	≥55
13–14	42	≤45	46–49	50–52	≥53
ab 14	40	≤43	44–46	47–49	≥50

b) AC-Winkel

Alter (Jahre/Monate)	Normalwert (Mittelwert)	Grad 1 (normal)	Grad 2 (leicht pathologisch)	Grad 3 (schwer pathologisch)	Grad 4 (extrem pathologisch)
0/3 + 0/4	25	<30	≥30–<35	≥35–<40	≥40
0/5 - 2/0	20	<25	≥25–<30	≥30–<35	≥35
2 - 3	18	<23	≥23–<28	≥28–<33	≥33
3 - 7	15	<20	≥20–<25	≥25–<30	≥30
7 - 14	10	<15	≥15–<20	≥20–<25	≥25

c) ACM-Winkel

Alle Altersstufen ab 2 Jahren	Normalwert (Mittelwert)	Grad 1 (normal)	Grad 2 (leicht pathologisch)	Grad 3 (schwer pathologisch)	Grad 4 (extrem pathologisch)
>2	45	<50	≥50–<55	≥55–<60	≥60

d) CE-Winkel

Alter (Jahre)	Normalwert (Mittelwert)	Grad 1 (normal)	Grad 2 (leicht pathologisch)	Grad 3 (schwer pathologisch)	Grad 4 (extrem pathologisch)
≥ 0–≤ 8	25	≥20	≥15–<20	≥0–<15	<0
≥ 8–≤18	32	≥25	≥20–<25	≥5–<20	<5
>18– 50	35	≥30	≥20–<30	≥5–<20	<5

e) Hüftwert

Alter (Jahre)	Normalwert (Mittelwert)	Grad 1 (Normal-Bereich)	Grad 2 (leicht pathologisch)	Grad 3 (schwer pathologisch)	Grad 4 (extrem pathologisch)
≥5–≤18	10	≥6–<15	≥15–<20	≥20–<30	≥30
Erwachsene	10	≥6–<16	≥16–<21	≥21–<31	≥31

wiedergegebenen Tabellen der Normwerte und Abweichungsgrade wurden allerdings verschiedene kleine Überarbeitungen vorgenommen, die uns wichtig erschienen. Auch auf die Dauer wird man sicherlich an einer weiteren Überprüfung der Normwerte arbeiten müssen.

Tabelle 13.2 a–j. *Fortsetzung*

f) CCD-Winkel

Alter (Jahre)	Grad −4 (extrem patholo-gisch)	Grad −3 (schwer patholo-gisch)	Grad −2 (leicht patholo-gisch)	Grad 1 (normal bis fraglich patholo-gisch)	Grad +2 (leicht patholo-gisch)	Grad +3 (schwer patholo-gisch	Grad +4 (extrem patholo-gisch)
> 1–< 3	<105	⩾105–<115	⩾115–<125	⩾125–<150 *MW 140*	⩾150–<155	⩾155–<160	⩾160
> 3–< 5	<105	⩾105–<115	⩾115–<125	⩾125–<145 *MW 135*	⩾145–<150	⩾150–<155	⩾155
> 5–<10	<100	⩾100–<110	⩾110–<120	⩾120–<145 *MW 132*	⩾145–<150	⩾150–<155	⩾155
>10–<14	<100	⩾100–<110	⩾110–<120	⩾120–<140 *MW 130*	⩾140–<145	⩾145–<155	⩾155
ab >14	<100	⩾100–<110	⩾110–<120	⩾120–<135 *MW 128*	⩾135–<140	⩾140–<150	⩾150

g) AT-Winkel

Alter (Jahre)	Grad −4 extrem patholo-gisch	Grad −3 schwer patholo-gisch	Grad −2 leicht, fraglich patholo-gisch	Grad 1 normal	Grad +2 leicht, fraglich patholo-gisch	Grad +3 schwer patholo-gisch	Grad +4 extrem patholo-gisch
> 1–< 3	<20	⩾20–<25	⩾25–<35	⩾35–<55 *MW 45*	⩾55–<60	⩾60–<75	⩾75
⩾ 3–< 7	<15	⩾15–<20	⩾20–<30	⩾30–<50 *MW 40*	⩾50–<55	⩾55–<70	⩾70
⩾ 7–< 9	<10	⩾10–<15	⩾15–<25	⩾25–<45 *MW 35*	⩾45–<50	⩾50–<65	⩾65
⩾ 9–<11	< 5	⩾ 5–<10	⩾10–<20	⩾20–<40 *MW 30*	⩾40–<45	⩾45–<60	⩾60
⩾11–<13	< 5	⩾ 5–<10	⩾10–<15	⩾15–<35 *MW 25*	⩾35–<40	⩾40–<55	⩾55
⩾13–<15	< 0	⩾ 0–< 5	⩾ 5–<10	⩾10–<30 *MW 20*	⩾30–<35	⩾35–<50	⩾50
⩾15	< 0	⩾ 0–< 5	⩾ 5–<10	⩾10–<25 *MW 15*	⩾25–<30	⩾30–<45	⩾45

h) EY-Winkel

Alter (Jahre)	Grad −4	Grad −3	Grad −2	Normal (Grad 1)	Grad +2	Grad +3	Grad +4
⩾ 1–< 2	< 0	⩾ 0–< 4	⩾ 4–< 8	⩾ 8–<22	⩾22–<26	⩾26–<30	⩾30
⩾ 2–< 3	<−1	⩾−1–< 3	⩾ 3–< 7	⩾ 7–<21	⩾21–<25	⩾25–<29	⩾29
⩾ 3–< 4	<−2	⩾−2–< 2	⩾ 2–< 6	⩾ 6–<20	⩾20–<24	⩾24–<28	⩾28
⩾ 4–< 5	<−1	⩾−1–< 3	⩾ 3–< 7	⩾ 7–<21	⩾21–<25	⩾25–<29	⩾29
⩾ 5–< 6	<−1	⩾−1–< 3	⩾ 3–< 7	⩾ 7–<21	⩾21–<25	⩾25–<29	⩾29
⩾ 6–< 7	< 1	⩾ 1–< 5	⩾ 5–< 9	⩾ 9–<23	⩾23–<27	⩾27–<31	⩾31
⩾ 7–< 8	< 3	⩾ 3–< 7	⩾ 7–<11	⩾11–<25	⩾25–<29	⩾29–<33	⩾33
⩾ 8–< 9	< 4	⩾ 4–< 8	⩾ 8–<12	⩾12–<26	⩾26–<30	⩾30–<34	⩾34
⩾ 9–<10	< 6	⩾ 6–<10	⩾10–<14	⩾14–<28	⩾28–<32	⩾32–<36	⩾36
⩾10–<11	< 8	⩾ 8–<12	⩾12–<16	⩾16–<30	⩾30–<34	⩾34–<38	⩾38

Tabelle 13.2 a–j. *Fortsetzung*

i) KE-Winkel

Alter (Jahre)	Grad −4	Grad −3	Grad −2	Normal (Grad 1)	Grad +2	Grad +3	Grad +4
⩾ 1–< 2	<3	⩾3<7	⩾7–<11	⩾11–<21	⩾21–<25	⩾25–<29	⩾29
⩾ 2–< 3	<1	⩾1<5	⩾5–< 9	⩾ 9–<19	⩾19–<23	⩾23–<27	⩾27
⩾ 3–< 4	<1	⩾1<5	⩾5–< 9	⩾ 9–<19	⩾19–<23	⩾23–<27	⩾27
⩾ 4–< 5	<2	⩾2<6	⩾6–<10	⩾10–<20	⩾20–<24	⩾24–<28	⩾28
⩾ 5–< 6	<2	⩾2<6	⩾6–<10	⩾10–<20	⩾20–<24	⩾24–<28	⩾28
⩾ 6–< 7	<3	⩾3<7	⩾7–<11	⩾11–<21	⩾21–<25	⩾25–<29	⩾29
⩾ 7–< 8	<3	⩾3<7	⩾7–<11	⩾11–<21	⩾21–<25	⩾25–<29	⩾29
⩾ 8–< 9	<5	⩾5<9	⩾9–<13	⩾13–<23	⩾23–<27	⩾27–<31	⩾31
⩾ 9–<10	<5	⩾5<9	⩾9–<13	⩾13–<23	⩾23–<27	⩾27–<31	⩾31
⩾10–<11	<5	⩾5<9	⩾9–<13	⩾13–<23	⩾23–⩾27	⩾27–<31	⩾31

j) Epiphysenindex (Eyre-Brook)

Alter (Jahre)	Normal-wert	Grad 1 (normal)	Grad 2 (leicht pathologisch)	Grad 3 (schwer pathologisch)	Grad 4 (extrem pathologisch)
2– 4	55	63–43	42–36	35–31	31
5– 7	50	58–42	41–35	34–30	30
8–10	45	53–37	36–30	29–25	25
11–13	43	51–35	34–28	27–23	23
14–25	37	43–31	30–25	24–19	19

Literatur s. S. 427.

Kapitel 14

Zur Geschichte der Behandlung der angeborenen Hüftluxation

Obwohl die angeborene Hüftluxation schon Hippokrates bekannt war und Dupuytren (1777–1835) schon genaue anatomische Kenntnisse des Leidens hatte, setzte eine zielstrebige Behandlung erst durch die Bemühungen von Pravaz (1847), Paci (1888), A. Lorenz (1895b, d) und Hoffa (1896) ein. Pravaz gelang als erstem die geschlossene Reposition durch mehrmonatige Extension. Er hatte jedoch Schwierigkeiten, die Reposition zu halten. Seine Methode wurde auch von anderen Autoren aufgegriffen (Carnochan 1850; Behrend 1861; Brown 1885), geriet aber wieder in Vergessenheit (Valentin 1961). Gegen Ende des 19. Jahrhunderts begann dann zunächst eine Phase der operativen Behandlung (Margary 1884; Ogston 1885; Poggi 1888; Hoffa 1890, 1892; Lorenz 1892, 1895b, c; Schede 1892; Ludloff 1908 u.a.). Den ersten Erfolgen standen aber zahlreiche Komplikationen gegenüber, so daß sich die von Paci (1888) und Lorenz (1895b, d) eingeführte „unblutige Reposition" in der Folgezeit durchsetzte. Röntgenkontrollen waren damals noch nicht möglich. F. Lange (1959) berichtet in seinen Lebenserinnerungen, daß in der Frühzeit der Luxationsbehandlung nur etwa 5% der eingerenkten Hüften in der Repositionsstellung verblieben. Es war deshalb ein entscheidender Anstoß von A. Lorenz (1895b, d, 1896b, 1897, 1920), erkannt zu haben, daß sich die Reluxation nur durch eine lange Retention vermeiden läßt. Lorenz stellte auch fest, daß die maximale Abspreizung mit Außenrotation die Hüftköpfe durch Anspannung der Adduktoren in der Pfanne sichert. Er führte deshalb den Gipsverband in der nach ihm benannten Lorenz-Stellung ein. Sein Verfahren wurde – wie wir heute sagen – zur „klassischen Methode". Es zeigten sich allerdings schon bald Komplikationen in Form von zahlreichen Hüftkopfnekrosen durch den starken Druck, dem der Hüftkopf in der Lorenz-Stellung ausgesetzt ist. Trotzdem hielt man auf dem europäischen Kontinent weiter an der geschlossenen Repositionsbehandlung fest, während in den angelsächsischen Ländern die operative Behandlung immer mehr bevorzugt wurde (Sherman 1905; Galloway 1926; MacAusland 1928; Kidner 1931, 1935; Colonna 1932; Howorth u. Smith 1932; Cole 1935; Stewart 1935; Freiberg 1935).

Große, umfassende Sammelstatistiken über die Ergebnisse der Hüftluxationsbehandlung gaben Ludloff 1911 und M. Lange 1930 (2200 Hüftgelenke). Die ungenügenden Dauererfolge teils durch Hüftkopfnekrosen, teils durch Restdysplasien führten daraufhin in den 30er Jahren dieses Jahrhunderts zur Einführung schonenderer Methoden: Spreizkissen von Putti (1929), Spreizbandange von Bauer (1936), Abduktionspolster von Frejka (1941) sowie Schienenbehandlung mit verschiedenen Modellen (Hilgenreiner 1925, 1935; Forrester u. Brown 1933). Die klassische Repositionsmethode nach Lorenz stand aber immer noch im Vordergrund. Dies änderte sich erst nach dem 2. Weltkrieg. Man bemühte sich jetzt vermehrt, das Einrenkungstrauma durch eine vorbereitende Extension zu vermindern – die sog. „over-head extension" nach Craig (1955, zit. nach H. Mau 1956) –. Ferner wurden funktionelle Spreizbehandlungen mit der Spreizhose nach Becker (1952), der Riemenbandage von Pavlik (1958) und der Bandage von Hoffmann-Daimler (1964, 1967) eingeführt (Mittelmeier 1961).

Zur gleichen Zeit setzte in Europa aber auch eine vermehrte Aufgeschlossenheit für die operative Hüfteinstellung ein. In den USA verstärkte sich in umgekehrter Weise das Interesse für die konservative Behandlung. In den letzten Jahrzehnten haben sich deshalb die Bemühungen um eine kritische Indikationsstellung für die geschlossene und offene Hüfteinstellung sehr verstärkt.

Mit der Fortentwicklung der Anästhesie und den Erfolgen operativer Maßnahmen hat sich außerdem die operative Behandlung der Hüftdysplasie und der „Restdysplasie" nach längerer konservativer Behandlung in Form von Eingriffen am

Pfannendach und am Schenkelhals durchgesetzt und nimmt heute einen breiten Raum ein. Davon soll in einem späteren Kapitel gesprochen werden.

Während die Retentionsbehandlung nach der Hüfteinrenkung bei fast allen Methoden bisher in der Lorenz-Stellung von 90° Beugung und 90° Abduktion üblich war, sind in den letzten Jahren Fixationsmaßnahmen hinzugekommen, die eine stark verringerte Abduktionsstellung und eine bestimmte Beugestellung bevorzugen. So hat Hanausek (1942, zit. nach Benesóva 1959) einen Apparat vorgestellt, der sich sowohl für die Reposition wie für die Retention in mäßiger Abduktionsstellung eignet. Über Erfahrungen mit dieser Methode berichteten Anders u. Hollain (1978). Krämer u. Schneider (1972) sowie Lenz et al. (1978) benutzten den Hanausek-Apparat nur zur Retention nach Einrenkung mit Hilfe einer Extensionsmethode.

Fettweis (1968) setzt hier noch revolutionierender ein, wenn er sagt, daß es nicht das Repositionstrauma, sondern lediglich das Trauma der extremen Lorenz-Stellung während der Retentionsphase ist, das die Kopfnekrose verursache. Er bringt die Hüftgelenke je nach Luxationsgrad in verstärkte Beugestellung von 110–120°, hilft der Einstellung auch manuell schonend nach, spreizt die Hüftgelenke dann aber nur 40–50° ab, um die Hüftköpfe nicht unter zu hohen Druck zu setzen. Er kehrt damit zur Retention im Gipsverband zurück, zu einer Stellung allerdings, die fast der fetalen Beuge- und Abspreizstellung entspricht. Unabhängig sind auch Salter et al. (1969) nach Tierversuchen zu dieser Einstellung und entsprechenden Fixationsmaßnahmen gekommen. Sie verwerfen die „Froschstellung“ des Gipsverbandes für den Menschen und fordern eine „human position“. Auch eine Sammelstatistik des Arbeitskreises für Hüftdysplasie der Deutschen Gesellschaft für Orthopädie und Traumatologie (Tönnis et al. 1978, 1982) hat gezeigt, daß der Fixationsstellung nach der Reposition der entscheidende Einfluß auf das Ausmaß der Hüftkopfnekrosen zukommt.

Die weitere Entwicklung dürfte zu Einrenkungsmethoden führen, die in dieser verstärkten Beugestellung und verringerten Abduktion fixieren. Die Einrenkung wird heute vielfach durch die Pavlik-Bandage und durch Extensionsmaßnahmen oder Einstellung im Gips nach Fettweis und Salter vollzogen. Noch sicherer erscheint uns die Einstellung unter arthrographischer Kontrolle, um jeden Druck auf den Hüftkopf zu vermeiden. Besonders nekrosegefährdet sind vergebliche Hüfteinstellungen. Die Arthrographie erlaubt uns, die Behandlungsindikation noch genauer zu stellen, zu sofortiger ambulanter Gipsbehandlung, zu Extensionsmaßnahmen oder zur operativen Einstellung (Tönnis 1979a, b; Tönnis et al. 1983).

Trotz dieser Verbesserungen in der Behandlung der bereits eingetretenen Hüftluxation muß in Zukunft die Frühdiagnose der Luxationsgefährdung noch in der Entbindungsklinik möglichst routinemäßig gestellt werden und die Sofortbehandlung auch schon hier einsetzen. Erst damit werden wir die besten Erfolge erzielen. In Kap. 16–18 wird gesondert auf die Frühdiagnose und die Frühbehandlung eingegangen.

Literatur s. S. 429.

Kapitel 15

Technik der konservativen Behandlung der Hüftdysplasie und Hüftluxation

Die Zahl der Behandlungsmethoden für die angeborene Hüftluxation ist groß. Im folgenden sollen ein Überblick über die am meisten angewandten Verfahren und anschließend eigene Empfehlungen gegeben werden.

15.1 Manuelle Einrenkungsmethoden

15.1.1 Manuelle Einrenkung nach Lorenz

Diese Methode (Lorenz 1895) wird nur zum allgemeinen Verständnis und aus historischen Gründen noch geschildert. Sie wird heute nicht mehr benutzt.

a) Einrenkung über den oberen Pfannenrand. Kräftiger Längszug am Bein bei geringer Abduktion. Zusätzlich Druck auf den Trochanter major in mediokaudaler Richtung, dann Innenrotation entsprechend der Antetorsion. Nach Reposition Fixation in vermehrter Abduktion, um den Hüftkopf tief in die Pfanne zu stellen und die Reluxation zu verhindern.

b) Einrenkung über den hinteren Pfannenrand. Das Becken wird durch einen Mitarbeiter gegen die Unterlage gehalten. Der Operateur übt am rechtwinklig gebeugten und einwärts rotierten Oberschenkel einen Zug in der Richtung der Oberschenkellängsachse aus (1. Phase), wobei der Daumen der anderen Hand, hinter dem Trochanter major liegend, in gleicher Richtung drückt und der Oberschenkel gering abduziert wird (2. Phase). Dann wird der 90° gebeugte Oberschenkel weiter bis 90° abduziert. Dabei soll der Hüftkopf über den hinteren Pfannenrand in die Pfanne gleiten (3. Phase).

c) Einrenkung über den unteren Pfannenrand. Diese Methode wurde von Lorenz empfohlen, wenn die Einrenkung über den hinteren Pfannenrand nicht gelang. Der Oberschenkel wird maximal gebeugt. Auf das Knie wird dann ein Druck ausgeübt, der den Hüftkopf weiter nach kaudal schiebt. Anschließend wird der Oberschenkel langsam stark und u. U. über 90° abduziert. Gleichzeitig muß die Hüftbeugung auf etwa 90° verringert werden, damit der unter der Hüftpfanne stehende Hüftkopf über den unteren Pfannenrand nach kranial springt.

15.1.2 Manuelle Einrenkung nach F. Lange

Ähnlich der „Einrenkung über den oberen Pfannenrand" wird hier eine starke Extension in Längsrichtung bei zusätzlicher Adduktion durchgeführt (F. Lange 1898). Zur Reposition werden dann eine Abduktion und Innenrotation vorgenommen. In dieser Stellung wird das Hüftgelenk auch fixiert (Lange-Stellung, vgl. F. Lange 1910).

15.2 Fixationsmethoden bei instabilen Gelenken und Hüftdysplasie

15.2.1 Splint nach v. Rosen

Der von v. Rosen (1956) angegebene Splint ist aus biegsamem Aluminium hergestellt und mit Polsterung überzogen. Seine 4 Enden werden entsprechend Abb. 15.1 dem Kind an den Schultern und über die Oberschenkel angebogen. Die Hüften sollen nicht mehr als 60–70° abduziert sein und ein gewisses Bewegungsspiel noch behalten. Eine langfristige Nachuntersuchung des Krankengutes von v. Rosen wurde durch Fredensborg (1976a) veröffentlicht. Eine Modifikation des Splints wurde von Barlow (1962) angegeben.

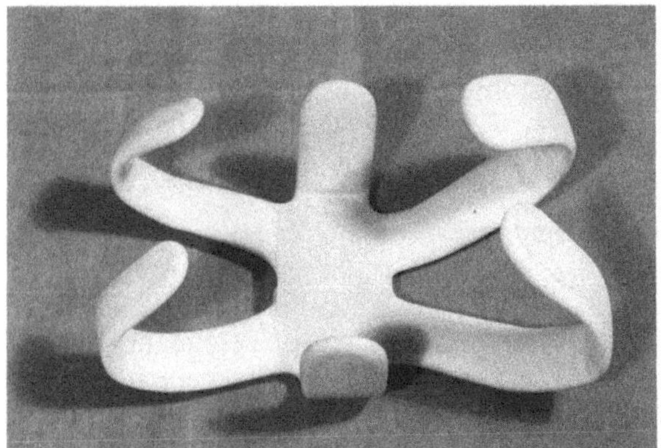

Abb. 15.1. Splint nach v. Rosen. Es handelt sich um eine biegsame Aluminiumschiene, die mit abwaschbarem Material überkleidet ist

15.2.2 Spreizhosen nach Becker und Mittelmeier

Ähnlich dem Abduktionspolster von Frejka (1941) verwandte Becker (1952) ein Spreizhöschen mit einem festen Steg zwischen den Beinen. Damit werden die Beine gespreizt. Sie fallen schließlich in starke Abduktion und Außenrotation, die der Lorenz-Stellung entsprechen kann (Abb. 15.2). Um diesen Übergang langsam und gewaltlos vor sich gehen zu lassen, haben Becker (1979) und Mittelmeier (1973) ein aus Plastikmaterial bestehendes Spreizhöschen vorn konisch zugeschnitten, damit die anfangs gebeugten und mäßig gespreizten Beine etwas langsamer in die volle Abduktion geführt werden (Abb. 15.3).
Becker (1962, 1963) hatte seinerseits empfohlen, das Spreizhöschen nicht sofort fest anzuziehen und auch nicht zu breit zu bemessen, so daß die Beine anfangs nicht brüsk gespreizt werden.
Die geschilderten Spreizhöschen werden heute nur bei Dysplasien und instabilen Gelenken sowie zur Nachbehandlung verwendet. Becker (1962) benutzte das von ihm angegebene Höschen anfangs aber auch für Luxationen. Er stellte daher bei einer Nachuntersuchung 1962 ca. 10% Kopfnekrosen fest, 1969 nur noch 2,9%. Aber auch andere Untersucher fanden im Rahmen der Dysplasiebehandlung einen kleinen Prozentsatz von Nekrosen, Schultheiß (1965) 1,5% reversible, 2,9% irreversible Nekrosen, Tönnis u. Kuhlmann (1968) 2,5%, Weiss (1977) weniger als 1% bei Luxationsgrad 1, 50% bei Luxationsgrad 2.
Daraus geht hervor, daß die Anwendung des Spreizhöschens nicht ungefährlich ist und vorsichtig gehandhabt werden sollte. Der hohe Prozentsatz von Nekrosen in früheren Jahren dürfte auf die Anwendung des Spreizhöschens bei Luxa-

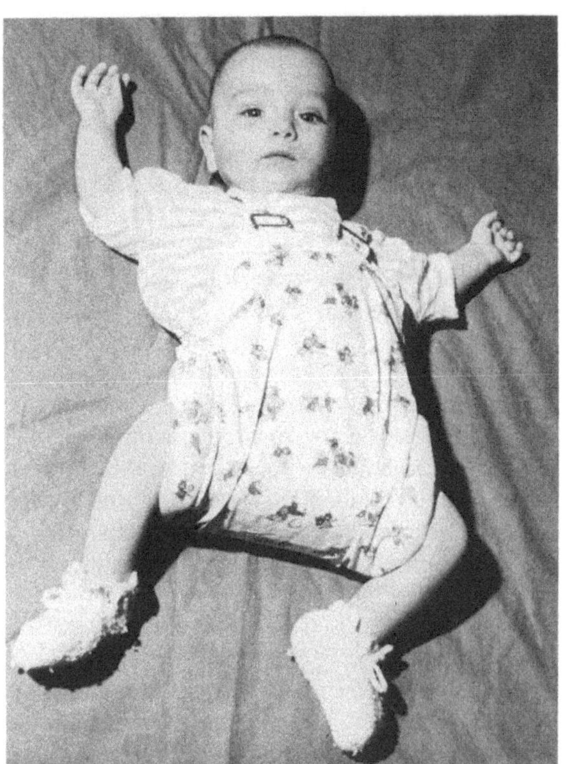

Abb. 15.2. Spreizhose nach Becker

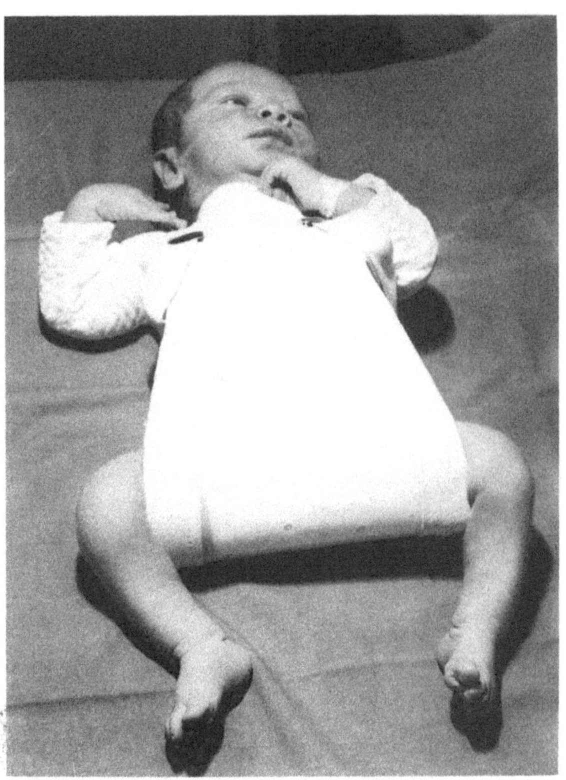

Abb. 15.3. Spreizhose nach Becker u. Mittelmeier

tionen zurückzuführen sein. Davon sollte man heute unter allen Umständen absehen, da das Spreizhöschen die Hüftgelenke in die Lorenz-Stellung bringt. Nur Dysplasien ohne Luxation sollten damit behandelt werden.

Das Höschen muß während der Behandlung ständig getragen werden, um das Hüftgelenk nach Gewöhnung an die Spreizstellung nicht durch plötzliches Umstellen zu traumatisieren.

Unphysiologisch an diesem Spreizhöschen ist nur, daß die Kinder – bis auf Strampelbewegungen im Liegen – die Lorenz-Stellung einnehmen. Damit dürfte die auch bei dieser Methode vorhandene Nekroserate zusammenhängen. Becker (1980) hat deshalb ein aus 2 seitlichen Keilkissen bestehendes Vorhaltekissen zur Lagerung angegeben. Wir empfehlen den Eltern meistens, eine zur Rolle zusammengedrehte Decke unter die Kniegelenke zu legen. Damit wird dann einerseits etwas Beugestellung eingenommen, andererseits eine stärkere Spreizstellung vermieden. Die Kinder sollten in dieser Zeit allerdings auf dem Rükken liegen bleiben. Die Bauchlage würde die Beine zumindest anfangs zu stark abspreizen. Sie können jedoch auf dem Arm getragen werden und später nach Gewöhnung an die Spreizstellung auch mit der Spreizhose krabbeln.

Das Spreizhöschen darf nicht zu schmal in seinem Steg sein, da es bei instabilen Hüftgelenken zu dem Hebel- und Luxationseffekt kommen könnte, den Abb. 15.4 zeigt. Wir messen daher den Abstand von Kniekehle zu Kniekehle in einer Lorenz-Stellung von 70° Abduktion.

Die Wirkung des Spreizhöschens auf den Pfannendachwinkel haben Tönnis u. Trede (1970) verfolgt. Im 1. Lebensjahr bessern sich die meisten Dysplasien in etwa 3 Monaten; gegen Ende des 1. Lebensjahrs läßt die Wirkung nach und ist mit 1¼ Jahren nur noch gering (vgl. Abb. 20.1). Die Kinder werden dann auch zu groß für das Höschen, streifen es u. U. selbst ab oder wollen stehen.

15.2.3 Spreizschienen

Spreizschienen, wie sie früher von Hilgenreiner (1925), Forrester u. Brown (1933) und anderen angegeben wurden, werden im allgemeinen jetzt nur noch zur Nachbehandlung benutzt. Sie fixieren in Lorenz-Stellung und erscheinen damit nicht günstig. Eine in gestreckter Abspreizstellung von etwa 30° Abduktion anzulegende Schiene, die gleichzeitig die Beugung in den Hüftgelenken zuläßt, haben Eichler et al. (1977) beschrieben und 1981 über Ergebnisse der Behandlung berichtet (Eichler 1981). Einen Überblick über die verschiedenen Spreizbandagen und Spreizschienen haben Eulert u. Buschbaum (1981) gegeben.

15.3 Bandagen zur Einrenkung der Hüftluxation

15.3.1 Riemenbandage nach Pavlik

Die Riemenbandage Pavliks (1958) besitzt als feststehenden Anteil 2 sich im Rücken kreuzende Schulterriemen, die an einem breiten Brustgurt, den man vorn festschnallt, angeheftet sind (Abb. 15.5). Die Unterschenkel sind ebenfalls steigbügelartig von Gurten umfaßt, von denen der oberste zirkuläre dicht unter der Kniebeugefalte liegen soll. Vom Brustgurt her verlaufen die Schulterzügel weiter zu den Unterschenkeln. Die Entfernung zwischen Brustgurt und Unterschenkel ist an Schnallen vorn und hinten getrennt ver-

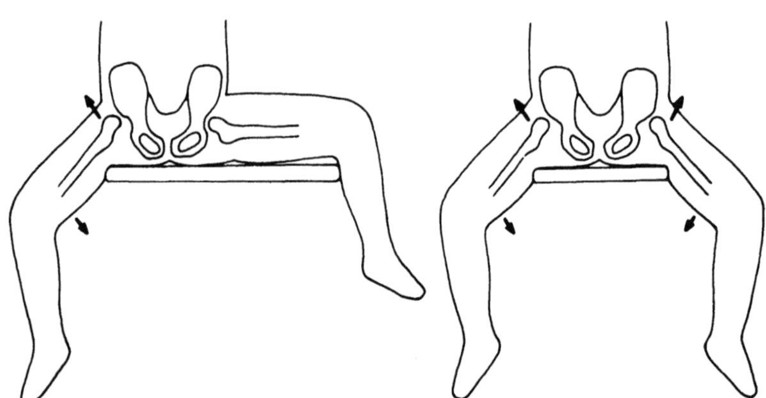

Abb. 15.4. Schematische Zeichnung über die ungünstigen Hebelwirkungen einer zu schmalen Spreizhose. Es ist daher erforderlich, daß der Steg von Kniekehle zu Kniekehle exakt angemessen wird

stellbar. Die Beine werden zuerst in eine Beugestellung von 110–120° gebracht – 90° genügen vielfach nicht! – und sollen dann langsam zusätzlich in die Abduktion fallen. Sie liegen schließlich in Lorenz-Stellung der Unterlage auf, wenn die Reposition erfolgt ist. Die Beugung sollte dann rechtzeitig auf 100° verringert werden, damit der Hüftkopf nicht über die Pfanne kaudal hinaustritt. Umgekehrt sollten wegen der Gefahr der Reluxation aber auch nicht weniger als 90° Beugung eingestellt werden (Abb. 15.6).

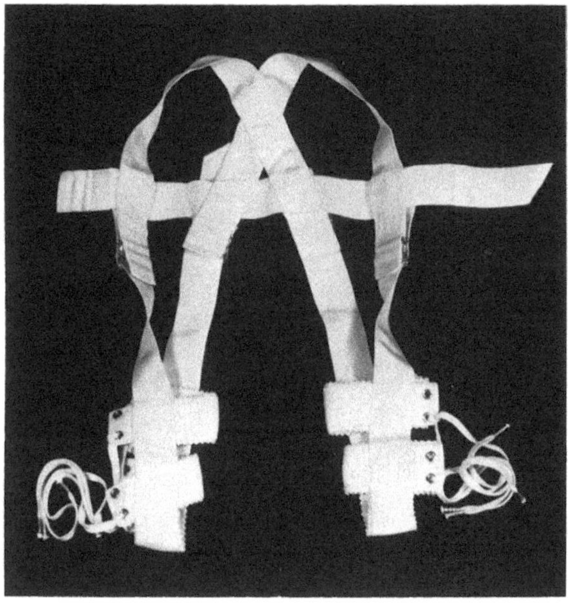

Abb. 15.5. Original-Pavlik-Bandage

Mittelmeier (1961) hat die Bandage insofern modifiziert, als er Schnallen am Brustgurt anbrachte, die es erlauben, die Unterschenkel schrittweise mehr nach dorsal zu zügeln (Abb. 15.7). Der Abduktionsvorgang sollte aber langsam vor sich gehen und nicht zu sehr beschleunigt werden. Nach zusätzlichen Adduktorentenotomien sahen wir starke Hüftkopfnekrosen. Damit fielen die Beine vermutlich zu rasch in die Lorenz-Stellung und wurden wegen Schmerzen einige Tage auch nicht bewegt.

An der Pavlik-Bandage kann der ventrale Zügel etwas straffer gezogen und dann langsam nachgelassen werden, so daß die Abduktion und damit der Druck auf den Hüftkopf nicht zu rasch und brüsk vor sich gehen.

Fettweis (1975 a) hat aus diesem Grunde die Bandage auch modifiziert, indem er die Kniegelenke mit einem verstellbaren Quergurt verband, um die Abspreizung langsam und nicht über 40–50° hinausgehen zu lassen (Abb. 15.8 a). Zusätzlich wird ein breiteres Polster zwischen die Kniegelenke gelagert, um die Adduktion und damit die Reluxation zu verhindern.

Die Einstellung der luxierten Hüftgelenke erfolgt bei manchen Kindern in wenigen Tagen, bei anderen im Laufe mehrerer Wochen. Die Kinder sollten allerdings nicht viel älter als 9 Monate sein. Wir haben früher die Behandlung stationär überwacht, um täglich zu prüfen, ob der Einstellvorgang das gewünschte Ergebnis brachte oder schon rasch auf Schwierigkeiten stieß. Wenn eine Behandlung ambulant durchgeführt werden soll, so erscheinen zumindest häufige Kontrollen am Platze, um Schwierigkeiten und Komplikationen

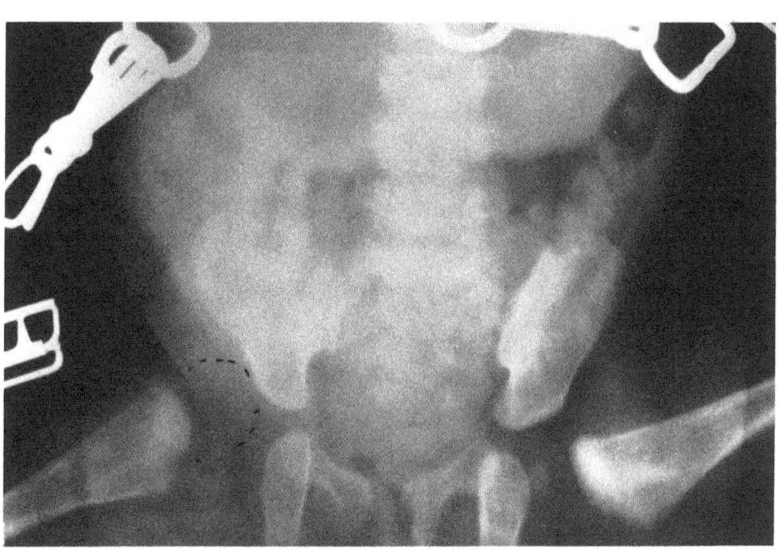

Abb. 15.6. Röntgenbild eines Kindes mit Hüftluxation rechts bei angelegter Pavlik-Bandage (Modifikation Mittelmeier). Das rechte Bein ist jedoch nicht genügend angebeugt, der Femur nicht auf die Pfanne zu gerichtet (mitgebrachtes Röntgenbild)

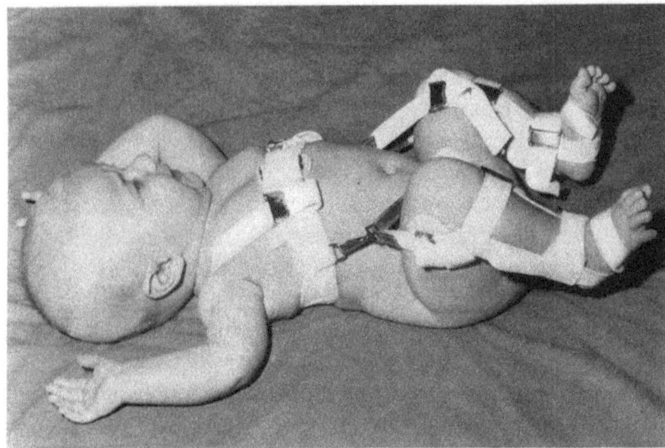

Abb. 15.7. Modifikation der Pavlik-Bandage nach Mittelmeier

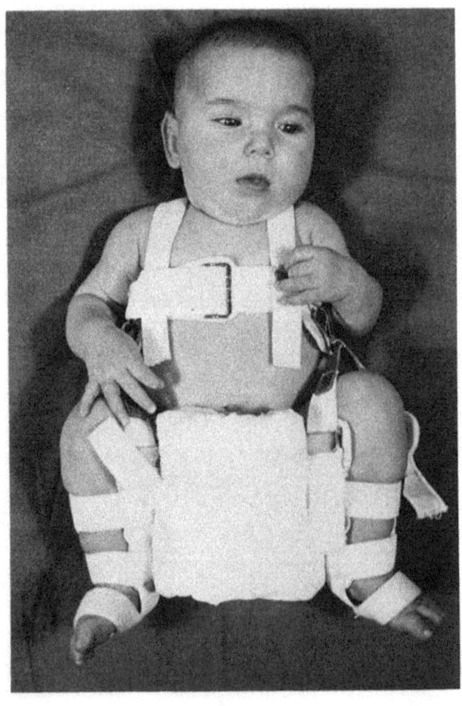

Abb. 15.8. Modifikation der Pavlik-Bandage nach Fettweis. Es wurde ein Gurt zwischen beiden Kniegelenken angebracht, der die Lorenz-Stellung vermeidet, und ein Spreizpolster eingelegt, das eine stärkere Adduktion nicht zuläßt

zu vermeiden. Ein kleiner Prozentsatz von Gelenken läßt sich nicht einstellen. In diesen Fällen drohen Hüftkopfnekrosen bei weiterer, längerer, vergeblicher Behandlung. Diese Kinder sollten rasch mittels Arthrographie untersucht werden, um zu klären, welche Maßnahmen sinnvoll sind. Die Häufigkeit der spontanen Einstellung wird von Pavlik selbst mit 92,7% angegeben, von Mittelmeier, der allerdings Kinder bis zu 18 Monaten behandelte, mit 60%, von Reiter (1962) bei Luxationen mit 50%, bei Subluxation mit 90%. Ferner sind zu nennen Glauber u. Vizkelety (1972) mit 84%, Schildhauer et al. (1974) mit 92%, Ramsey et al. (1976) mit 88,9%, Barta (1977) mit 78%, Suzuki (1979) mit 84,5% (im Alter von 3–4 Monaten jedoch 93%) und Hirohashi et al. (1982) mit 82%. Die Häufigkeit der spontanen Einstellung hängt sicherlich vom Schweregrad der Luxation und diese z. T. auch wieder vom Alter ab. Dementsprechend schwanken die Prozentsätze.

Nach der Reposition ist zu prüfen, ob der Hüftkopf stabil reponiert bleibt oder ob er bei Anspreizbewegungen noch an den Rand oder aus der Pfanne heraus tritt. Dann ist mit Spreizhöschen oder sicherer noch mit Gipsverband in Hocksitzstellung nach Fettweis zu behandeln, bis sich das Gelenk genügend verfestigt hat.

15.3.2 Hoffmann-Daimler-Bandage

Die von Hoffmann-Daimler 1964 angegebene Bandage soll die Einrenkung über den unteren Pfannenrand vollziehen, wie Lorenz (1895) es beschrieben hat. Von einer Beugebandage werden die Oberschenkel so stark in die Beugung gezogen, daß sie der seitlichen Bauchwand anliegen (Abb. 15.9 a). Damit wird der Hüftkopf nach kaudal gerichtet. Er soll hinter der Pfanne nach unten treten. Dann wird durch einen dorsalen Gurt zunehmend in die Abduktion gezügelt. Die gedehnten Adduktoren ziehen dann den Hüftkopf nach medial an den unteren Pfannenrand. Hat er diese Position erreicht, muß die Beugung bis auf 90° weiter verringert werden. Erst dann tritt der Hüftkopf über den unteren Pfannenrand in die Pfanne. So jedenfalls ist der Ablauf von Hoffmann-Daimler theoretisch geplant. Es wird dann zusätzlich eine Spreizschiene angelegt, die die Beine in Lorenz-Stellung hält (Abb. 15.9 b).

Beugebandage und Spreizschiene werden für etwa 6 Wochen gemeinsam angelegt. In dieser Zeit hat sich der Kopf gut in die Pfanne eingestellt, und die Weichteile haben sich ihm angepaßt, so daß keine Reluxation mehr zu befürchten ist. Die Beugebandage wird dann abgenommen, es wird nur noch die Spreizschiene belassen, um die Pfannendysplasie zu bessern. Eulert (1973), Jani (1973), Koch (1973) u. a. haben die Spreizschiene vielfach während des ganzen 2. Lebensjahres tragen lassen, um das anpassende Wachs-

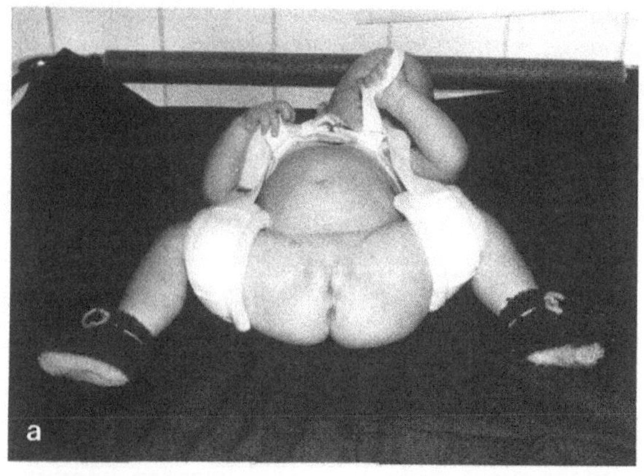

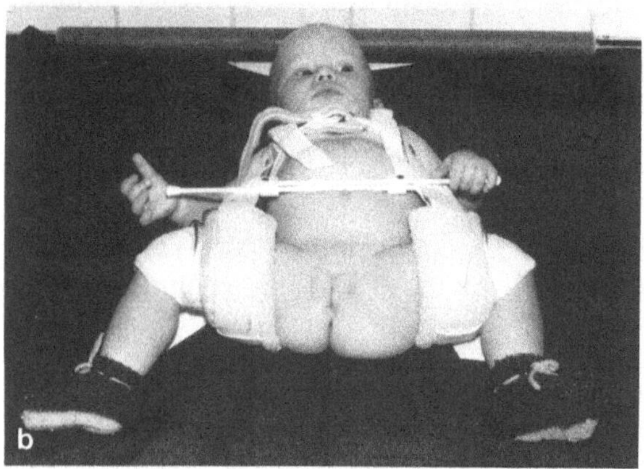

tum des Pfannenerkers anzuregen. Die Kinder liefen mit der Schiene. Auch heute wird das von manchen Kliniken so gehandhabt. Auf dieses Problem wird später bei der Erörterung der Behandlung der Hüftdysplasie im 2. Lebensjahr eingegangen.

Der Sammelstatistik des AKH zufolge war bei Verwendung der Hoffmann-Daimler-Bandage ein besonders hoher Prozentsatz an Hüftkopfnekrosen aufgetreten (Tönnis et al. 1978). Es muß angenommen werden, daß die starke Zügelung in die Lorenz-Stellung und die Fixation in dieser Stellung, vielleicht auch der Einrenkungsweg dorsal an der Pfanne vorbei nach kaudal, die Ursache dafür sind. Eulert u. Mann (1978, 1982) weisen darauf hin, daß der Prozentsatz der Nekrosen bei den Luxationsgraden 1-3 hoch ist, während er bei Luxationsgrad 4 im 1. Lebensjahr nur 9% und im 2. Lebensjahr 13% beträgt. Sie sind der Ansicht, daß wahrscheinlich nur bei Luxationsgrad 4 der Hüftkopf den beabsichtigten Weg hinter dem dorsalen Pfannenrand nach kaudal und von hier in die Pfanne nimmt, während sich bei den weniger hohen Luxationen der Kopf bei der Abspreizung häufig am Pfannenrand und am Limbus abstemmt und dadurch Druck erhält. Bei diesen Fällen führt vielfach auch schon die Einnahme der Beugestellung - wie bei der Pavlik-Bandage - zur Reposition. Eulert u. Mann empfehlen daher, bei Luxationsgrad 1 und 2 (Einteilung des AKH) mehr auf Spreizhöschen überzugehen. Bei der Reposition der Hüften mit höheren Luxationsgraden unterlegen sie seitlich Windeln, um volle Abspreizung auf 90° zu vermeiden. Außerdem soll die spätere Fixation in der Spreizschiene nur noch bei 70° Abduktion vorgenommen werden. In ähnlicher Weise bemühen sich auch Weseloh et al. (1979) sowie Legal u. Weseloh (1981), die Nachteile der Bandage zu umgehen.

15.4 Extensionsmethoden

15.4.1 Längsextension

Die Längsextension zur Einrenkung der Hüftluxation war eigentlich das erste aller Behandlungsverfahren (Pravaz 1847). Es geriet nie ganz in Vergessenheit. In Deutschland hat Pitzen (1929) die Längsextension besonders angeregt, in den USA Crego (1939). Sie wurde vor allem zur Vorbehandlung verwendet, und auch H. Mau u. Dörr (1963) stellten fest, daß die Einrenkung von Hüftluxationen ohne Vorbehandlung eigentlich schon ein Kunstfehler sei. Heute wird die Längsextension oft anderen Extensionen wie der in Lange-Stellung, im Overheadzug und der Extensionsreposition nach Krämer (1975) vorgeschaltet.

Die Extension wird am besten mit breiten, hautschonenden und querelastischen Pflasterbinden vorgenommen, die zusätzlich umklebt und umwickelt werden (Abb. 15.10). Ein Brettchen unter dem Fuß soll den Druck auf die Knöchelgabel vermeiden. Das Extensionsgewicht sollte langsam auf etwa 1/7–1/5 des Körpergewichts und nur vorsichtig auf 1/4 oder mehr gesteigert werden. Die Haut ist sorgfältig zu beobachten. Als Gegenhalt verwenden wir Dreieckhosen aus Segeltuch oder Gummi, die mit Haltegurten am Bettrand befestigt sind. Die Beine werden je 20° abduziert und 45° gebeugt und müssen frei schweben.

15.4.2 Extension zur Abduktions-Innenrotations-Stellung

Die Längsextension mit Übergang in eine Abduktionsextension ist schon 1910 von F. Lange eingeführt worden. Zur Reposition und Retention wur-

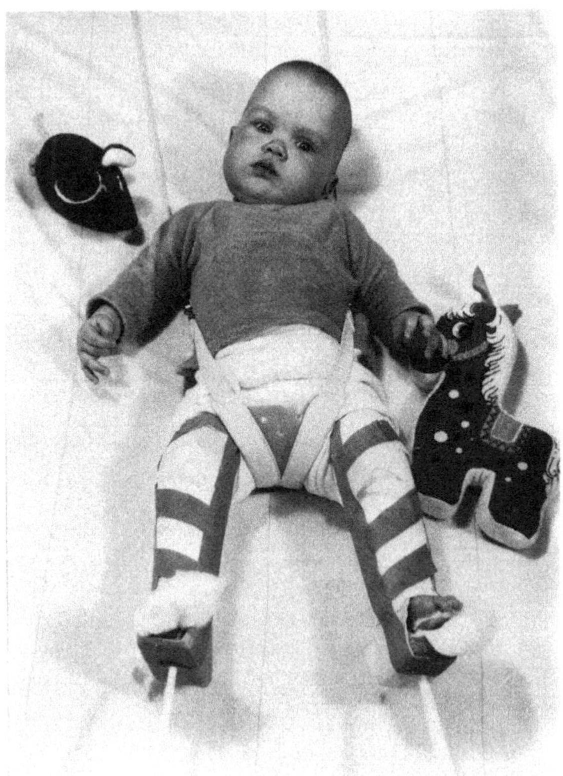

Abb. 15.10. Längsextension bei Hüftluxation. Der Zug greift an kleinen Brettchen unter der Fußsohle an. Ein breiter hautschonender, querelastischer Pflasterstreifen läuft an der Innenseite des Beins über das Brettchen und an der Außenseite wieder bis zum Trochanter hoch. Er ist zusätzlich mit elastischen Binden und Pflasterstreifen umwickelt

de der Femur dann zusätzlich innenrotiert, um die Antetorsion auszugleichen. Die *Abduktions-Innenrotations-Stellung* wird deshalb in Deutschland auch als *Lange-Stellung*, im Gegensatz zur Lorenz-Stellung, bezeichnet.
In England hat Scott (1953) einen Extensionsapparat entwickelt, mit dem nach der gleichen Technik vorgegangen wird. Anschließend wird in Lange-Stellung ein Gipsverband angelegt. Diese Technik haben in England viele Kliniken übernommen (Somerville u. Scott 1957; MacKenzie et al. 1960; Somerville 1967, 1978).
Auch in Spanien und Frankreich wurde die Methode aufgegriffen (Esteve 1960; Morel 1975). Sie wurde in ähnlicher Weise auch von Alvik (1961) empfohlen.
Untersucher, die nach dieser Methode arbeiten, geben an, daß die Rate der Kopfnekrosen gering sei (Alvik 5%). In der Sammelstatistik des AKH liegt der Durchschnittsprozentsatz bei Fixation in Lange-Stellung – allerdings nach manueller Einrenkung – mit 16% Kopfnekrosen auch deutlich niedriger als bei Fixation in Lorenz-Stellung. Hier beträgt der Durchschnittssatz 27%.

15.4.3 Overheadextension

Diese Methode wurde 1955 von Craig et al. publiziert und 1956 von H. Mau sowie H. Mau u. Dörr (1963) in Deutschland bekannt gemacht. Sie hat breite Verwendung gefunden, da sie sich vor allem auch für ältere Kinder, die mit der Pavlik-Bandage nicht mehr behandelt werden können, eignet (Bätzner u. Ansel 1970; Mittelmeier 1961; Wigand u. Brinkmann 1962; Lilienberg 1972; Schildhauer et al. 1974; Mittelmeier et al. 1981).
Der Extensionszug verläuft hier „über Kopf" (Abb. 15.11). Es wird dabei eine Beugestellung der Hüften von 110° oder etwas mehr angestrebt. Die Extension beginnt bei einer Abspreizung von 0° und sollte dann möglichst langsam und schonend über eine Zeit von etwa 4 Wochen (Schildhauer et al. 1974; Zapfe 1977) weitergehen. Eine Beckenfixationshose ist erforderlich (Abb. 15.12). An den Beinen soll nur ein leichtes Gewicht von 0,5–1,5 kg angebracht werden, da weniger die Extension als die „geführte Abduktion" (Craig et al. 1955) in Beugestellung entscheidend ist. Mit Erreichen der vollen Abspreizung sollte die Reposition erfolgt sein. In zweifelhaften Fällen muß eine Arthrographie vorgenommen werden. Nach der Reposition wird ein Gipsverband in abgeschwächter Lorenz-Stellung angelegt.
Wichtig ist, daß die Extension nicht bei 90°, sondern bei einer stärkeren Beugung von 110–120° vorgenommen wird, um den Hüftkopf unter den Limbus und Pfannenrand zu bekommen. Die Häufigkeit der Spontaneinstellung wird von Schildhauer et al. mit 84% angegeben, von Mittelmeier et al. mit 91%.
Einen wichtigen Hinweis brachten Fogarty u. Accardo (1981). Wenn die Extension bis auf 90° Abduktion durchgeführt wurde, beobachteten sie 23% Hüftkopfnekrosen, bei Extension auf nur 60° Abduktion lediglich 17%. Die Fixation im Gipsverband wurde bei allen Kindern im Alter unter 1 Jahr in einer Stellung von 90° Hüftbeugung und 60° Abduktion vorgenommen, bei älteren Kindern in 45° Abduktion und leichter Innenrotation.

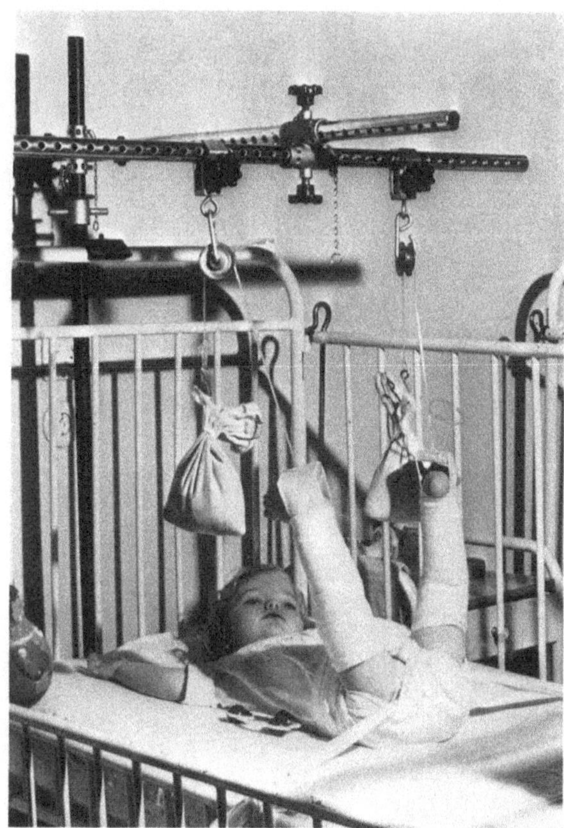

Abb. 15.11. Beginn der Overheadextension bei nur etwa 20° Abspreizung und Beugung auf 110–120°. Die Extension kann an einem Lochstab und in der 2. Phase an gekreuzten Lochstäben vorgenommen werden

15.4.4 Extensionsreposition nach Krämer

Die Extensionsreposition nach Krämer (1975) unterscheidet sich in bestimmten Punkten von der Overheadextension. Die Beine werden zuerst längsextendiert, bis die Shenton-Ménard-Linie im Röntgenbild nicht mehr unterbrochen ist und der Hüftkopf etwa auf der Höhe der Hüftpfanne steht. Diese Phase benötigt die meiste Zeit. Das Extensionsgewicht soll etwa ⅐–⅕ des Körpergewichts betragen und nur kurze Zeit, wenn nötig, noch gesteigert werden.

Anschließend werden die Hüften bis zum rechten Winkel genau gebeugt, und es erfolgt bei leichter Abspreizung ein senkrechter Zug von 0,5 kg am Bein. Hier liegt ein weiterer wesentlicher Unterschied zur Overheadextension, bei der die Beugung stärker sein soll. Die Methode nach Krämer erreicht das Tiefertreten der Köpfe durch zusätzliche breitflächige Repositionszüge, die über das proximale Femurende laufen (Abb. 15.13 a) und den gebeugten Oberschenkel damit nach kaudal ziehen (0,5 kg).

In den folgenden 14 Tagen werden die Beine gespreizt, die ersten 45° etwas rascher, mit zunehmender Spannung langsamer, bis etwa 70°. Durch zusätzliche Filzkissen (Abb. 15.13 b), die von dorsal unter das proximale Femurende gebracht werden, wird gleichzeitig ein Hypomochlion geschaffen, das bei zunehmender Abspreizung

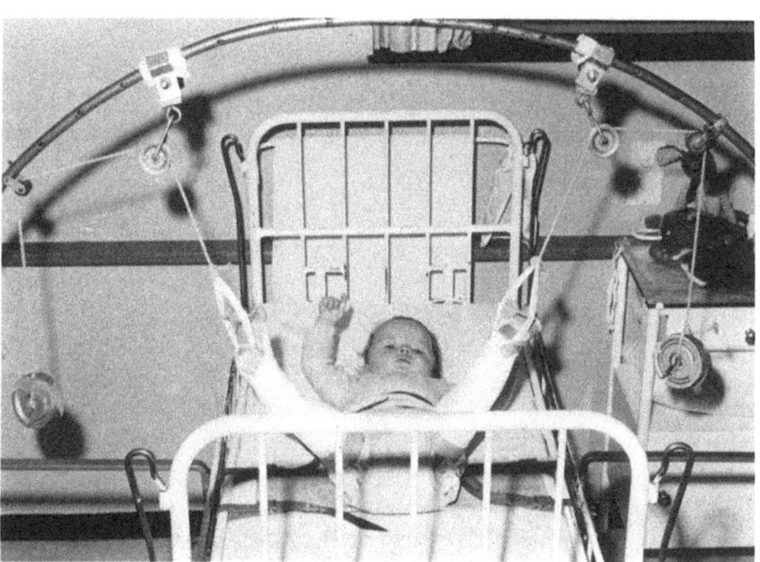

Abb. 15.12. Die Abspreizung ist auf diesem Bild bereits weitergeführt. Hier wurde noch ein besonderer Rundbügel für die Extension verwendet. Erkennbar ist auch die Beckenfixationshose, die an den Seiten des Bettes mit einem Segeltuchstreifen und Schnallen angebracht ist

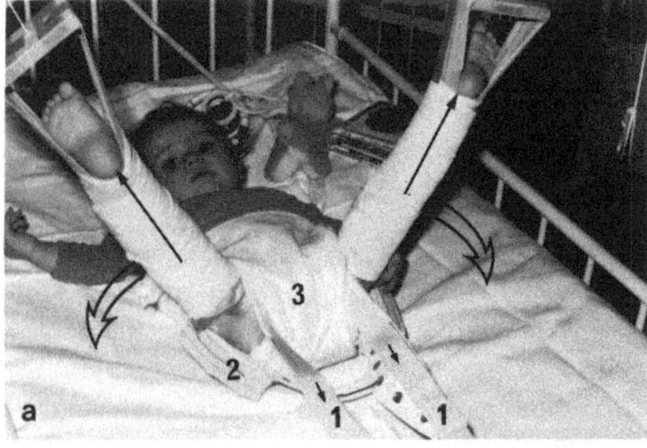

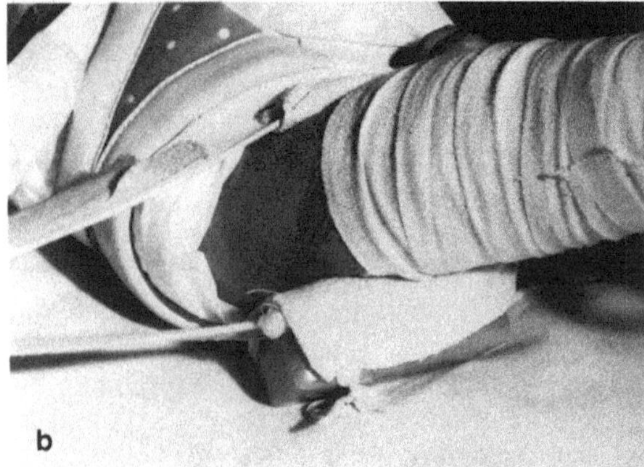

Abb. 15.13. a Zweiter Teil der Extensionsreposition nach Krämer in Form der Abspreizphase bei rechtwinklig gebeugten Hüftgelenken. Zusätzlich sind Kaudalzüge *(1)* angebracht, um ein erneutes Höhertreten der Hüftköpfe zu vermeiden. In diesen sind Filzpolster als Hypomochlion *(2)* eingearbeitet. Der Gegenzug erfolgt durch Windeln oder besser Dreieckhosen aus Segeltuch oder plastischem Material *(3)*. **b** Bildausschnitt mit dem Filzpolster am Beugezug, das als Hypomochlion für den Femur dient

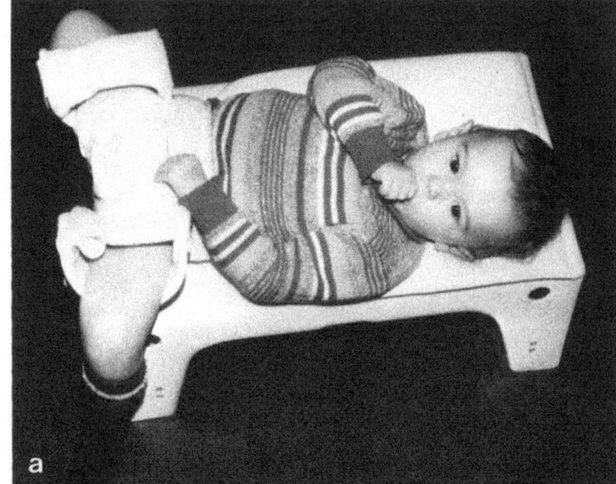

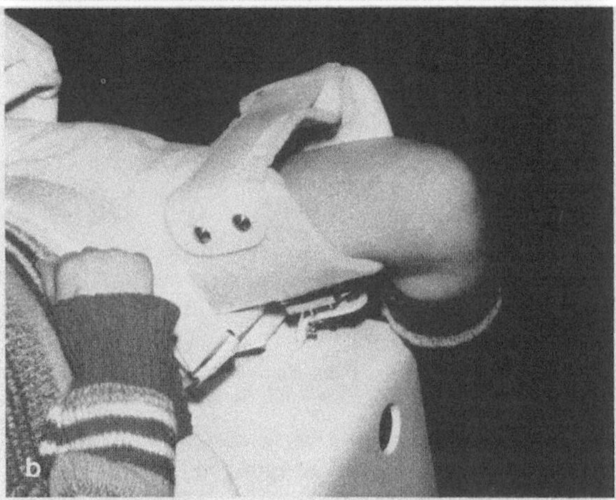

Abb. 15.14. a Lagerung eines Kindes in einer Düsseldorfer Spreizschiene und auf dem dazugehörigen Liegebrett. Das Rückenteil der Spreizschiene ist an dem Liegebrett angeschraubt, kann aber abgenommen werden, so daß die Kinder später damit auch krabbeln oder sogar laufen können. **b** Beinhalterung an der Düsseldorfer Schiene. Durch kleine Schrauben ist diese an der Unterlage in ihrer Abspreizung und Beugestellung etwas verstellbar

die Femurköpfe nach vorn über den Pfannenrand hebt (Antiluxationsdruck 1). Das axiale Extensionsgewicht (Längszug) sollte auch in dieser Phase belassen werden, damit der Hüftkopf ohne Druck über den Pfannenrand gleitet (Antiluxationsdruck 2, auf den proximalen gebeugten Oberschenkel gerichtet). Die Spontaneinstellung ist im allgemeinen bei 70° Abspreizung erreicht. Während der Abduktionsphase ist jedoch darauf zu achten, daß die Köpfe nicht wieder kranial wandern. Der kaudale Repositionszug muß deshalb stark genug sein. Die Beugung darf nicht weniger als 90° betragen.

Es schließt sich dann die Phase der Retention an, für die von Krämer (1975), Krämer u. Schneider (1972a, b), Krämer et al. (1975, 1981), Lenz (1977), Lenz et al. (1978) lange Zeit der Hanausek-Apparat verwendet wurde, auf den im folgenden Kapitel noch eingegangen wird. Hier üben die Oberschenkelhalterungen sowohl in kraniokaudaler wie dorsoventraler Richtung einen Druck auf das koxale Femurende aus und verhindern so als „Antiluxationsdruck" ein erneutes Auswandern des Hüftkopfes. Inzwischen haben Lenz u. Jansen (1980) eine eigene Schiene für die Nachbehandlung entwickelt, die sie die „Düsseldorfer Spreizschiene" nennen (Abb. 15.14a, b). Sie soll die Oberschenkel in einer verminderten Abspreizung von 60° in Hüftbeugung von 70° und 20–30° Innenrotation halten. Zugleich soll die Schiene auch den Antiluxationsdruck 1 und 2 ähnlich dem Hanausek-Apparat ausüben. Später können die Kinder damit laufen. Die Extensionsdauer bis zur Reposition beträgt bei dieser Methode im 1. Lebensjahr durchschnittlich 4 Wochen, danach, je älter das Kind wird, 6–8 Wochen. Für die Retentionsphase wird das Kind mit dem Hanausek-Apparat oder der Düsseldorfer Spreizschiene nach Hause geschickt.

Die Stellung der Hüftgelenke während dieser Phase wird auf 70° Beugung und 60° Abduktion eingestellt. Die Unterschenkel hängen frei herunter. Auch durch die relativ großen Oberschenkelhalterungen ist eine gewisse Beweglichkeit möglich. Kinder mit hohen Luxationen dürfen während der folgenden 3 Monate nicht aus dem Apparat genommen werden.

Nach den Berichten von Krämer (1975), Krämer et al. (1972a, b, 1975, 1981), Lenz (1977), Lenz et al. (1978) sind operative Hüfteinstellungen bei Anwendung dieser Methode nur noch sehr selten nötig. Nach ihrer Ansicht stellen die sonst so häufig diagnostizierten Repositionshindernisse wie eingeschlagener Limbus, Kapselisthmus, hypertrophiertes Pulvinar kein unüberwindliches Hindernis für eine geschlossene Reposition dar, wenn eine entsprechende Lockerung und Extension der Weichteile über längere Zeit erfolgt. Die Kopfnekroserate betrug im Gesamtdurchschnitt auch nur noch 3,9%.

15.5 Hüfteinstellung im Apparat nach Hanausek

Über die Reposition von Hüftverrenkungen mit dem Hanausek-Apparat (zit. nach Benesová-Plzakowá 1959) haben bisher Benesová-Plzakowá (1959), Birmele (1964), Ender (1970), Kelz u. Nasseri (1971), Yano u. Maruo (1974) und Anders (1977) sowie Anders et al. (1980), Anders u. Hollain (1978) und Anders u. Menge (1981) berichtet.

Der Hanausek-Apparat besteht aus einer Bodenplatte und darauf beweglichen Oberschenkelfassungen, deren Stellung mit Ziehstangen und Hebeln veränderbar ist (Abb. 15.5a, b). Durch die Ziehstangen können Flexion und Extension, durch das Hebelsystem Abduktion und Adduktion eingestellt werden. Durch Stellschrauben werden die Stangen- und Hebelbewegungen und damit die Bewegungsmöglichkeiten des Hüftgelenks auf einen gewissen Bereich beschränkt. Für jedes Kind werden die passenden Oberschenkelfassungen auch einzeln hergestellt.

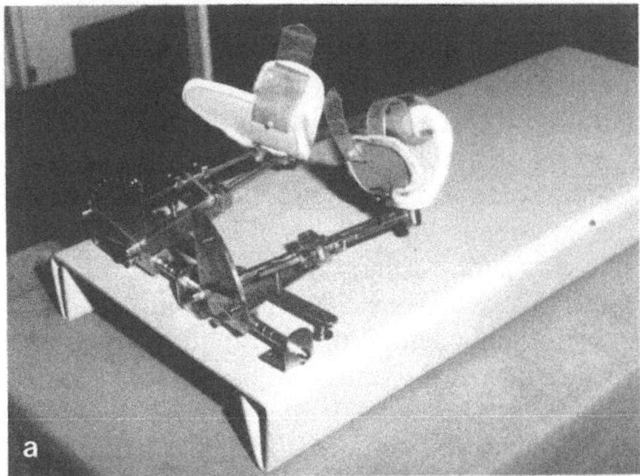

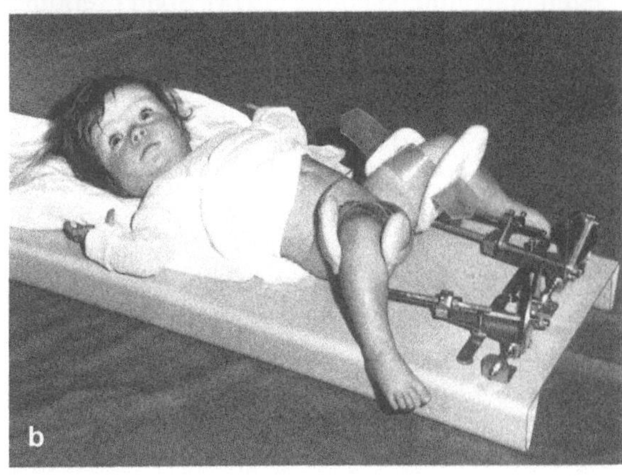

Abb. 15.15. **a** Apparat nach Hanausek. Die Beinhalterungen sind hier verstellbar, sowohl in der Beugung wie der Abspreizung, und sollen gleichzeitig auch einen Antiluxationsdruck in 2 Richtungen entfalten (s. Text). **b** Lagerung eines Kindes im Hanausek-Apparat

Als Folge des Niveauunterschieds zwischen Bodenplatte und Oberschenkelhalterungen übt das Kind durch sein Eigengewicht einen aus 2 Richtungen wirksamen Antiluxationsdruck aus. Der erste wirkt auf den abgespreizten Oberschenkel von kranial her, so daß der Hüftkopf damit kaudal gedrückt wird. Als zweiter Antiluxationsdruck wird der hintere Rand der Fassung angesehen, der den Oberschenkel und Hüftkopf nach ventral drückt.

Die Kinder werden zuerst zwanglos in den Apparat gelegt. Es wird mit einer Abspreizung von etwa 20° und einer Beugung von 70° begonnen. Benesová-Plzakowá (1959) führt die Abspreizung in den nächsten Wochen bis auf 70° durch, Anders et al. (1980) sowie Anders u. Menge (1981) beschränken sich nur auf 40–50°. Die Dehnung der kontrakten Weichteile soll langsam und nur durch das Gewicht der Beine erfolgen. Schmerzen, Schwellungen und Druckstellen dürfen nicht auftreten und zeigen ein zu brüskes Vorgehen an. Die Autoren stellten fest, daß Hüftkopfnekrosen bei rascherer Spreizung in ihrem Krankengut häufiger vorkommen als bei langsamem Vorgehen (Anders u. Menge 1981).

Die Reposition gelingt im allgemeinen im Laufe von 2–3 Wochen, selten nach längerer Zeit. In einzelnen Fällen gelingt die Einstellung im Apparat nicht und muß auf andere Weise versucht werden. Benesová-Plzakowá (1959) gibt dafür 4% an, Ender (1970) 6,4%, Anders u. Hollain 4,1% in ihrer ersten Nachuntersuchung (1978). Später reponierten sie besonders kontrakte Hüften sofort durch Extension und behandelten dann im Hanausek-Apparat weiter (Anders u. Menge 1981).

Die Zahl der Hüftkopfnekrosen wird von Benesová-Plzakowá (1959) mit 8% angegeben, von Birmele (1964) mit 12%, von Anders et al. (1980) mit 6%.

Krämer (1975) ist der Ansicht, daß es bei diesem reinen Abspreiz- und Beugevorgang durch Hebelmechanismen und wegen der unsicheren Reposition doch zu Schädigungen des Hüftkopfes kommen kann und hält deshalb die Einrenkung über die Extension für atraumatischer. Er benutzte den Hanausek-Apparat anfangs nur für die Retention und arbeitet jetzt mit der sog. Düsseldorfer Spreizschiene (Lenz u. Jansen 1980).

15.6 Hüfteinrenkung in Hocksitzstellung nach Fettweis

Das Behandlungsverfahren von Fettweis (1968, 1971, 1977, 1981) versucht, die Nachteile der Einstellungstechnik von Lorenz (1895) zu umgehen. Fettweis ist der Meinung, daß es nicht die Einrenkung selbst sei, die die hohe Zahl der Hüftkopfnekrosen bedinge, sondern die unphysiologische Lorenz-Stellung, die die Beine bis auf 90° abspreizt. Sie sei außerdem für die Coxa valga et antetorta verantwortlich, die wir bei behandelten Kindern in höherem Maße als bei unbehandelten sehen. Lorenz (1895, 1896, 1920) wählte die starke Abduktion von 90° eigentlich nur, um die Hüften vor Reluxation zu schützen. Diese Stellung führt aber zu einem unphysiologisch hohen Druck auf die knorpelige Hüftkopfepiphyse und zu einer ischämischen Nekrose des Kopfkerns, wie Salter et al. (1960, 1969, Salter 1966) in Tierversuchen gezeigt haben.

Fettweis bevorzugt für die Hüftreposition und -retention eine verstärkte Beugestellung von 110–120° und mehr bei einer auf 30–45° verringerten Abspreizung. Die verstärkte Beugestellung verhindert im allgemeinen, daß der Hüftkopf bei verringerter Abduktionsstellung reluxiert. Nur in Einzelfällen ist eine etwas stärkere Abduktion auf 50–60° bei Reluxationsgefahr erforderlich (Abb. 15.16a–f).

Daß diese Stellung tatsächlich weniger traumatisch ist, zeigt die niedrige Zahl seiner Kopfnekrosen in der Sammelstatistik des AKH (Tönnis et al. 1978). Auch in einer späteren eigenen Untersuchung fanden wir bei ähnlichem Vorgehen in

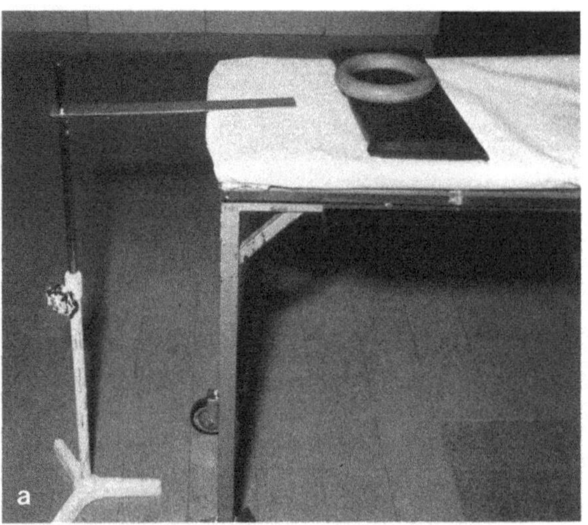

Abb. 15.16a–f. Anlegen eines Hocksitzgipsverbands nach Fettweis. In Abweichung von dem Autor legen wir allerdings die Beugestellung während der Arthrographiekontrolle fest, nicht nach einem starren Schema. **a** Das Kind liegt mit dem Oberkörper auf einem Gipstisch. Der untere Teil des Körpers wird von einem schmalen Metallsteg gehalten. Eine zweite Person drückt von den Schultern her das Kind gegen den senkrechten Stab. **b** Der behandelnde Arzt hält die Beine am Sprunggelenk in Hocksitzstellung von 110–120° Beugung, entsprechend der besten Einstellung bei der Durchleuchtung nach Arthrographie. Abspreizung möglichst nicht über 50° hinaus. Bei sehr instabilen Gelenken muß das verrenkte Bein einzeln von dem behandelnden Arzt gehalten werden, wobei eine Hand unter Femur und Hüftgelenk faßt und einen gewissen Druck nach ventral-distal ausübt und den Gipsverband dann auch entsprechend anmodelliert. **c** Zuerst werden Wattebinden angewickelt, darüber Papierbinden; **d** dann Anwickeln von zirkulären Gipsbinden. Zur Verstärkung werden verschiedene Gipslonguetten verwendet, zuerst wie hier eine Longuette, die um den Rücken herum geführt wird und dann von vorn her beide Hüftgelenke umgreift. Zusätzlich wird dorsal über das Gesäß von Oberschenkel zu Oberschenkel noch eine quere Longuette angelegt. **e** Fertiggestellter Gipsverband. Abbildung 15.16b–f s. S. 191–192

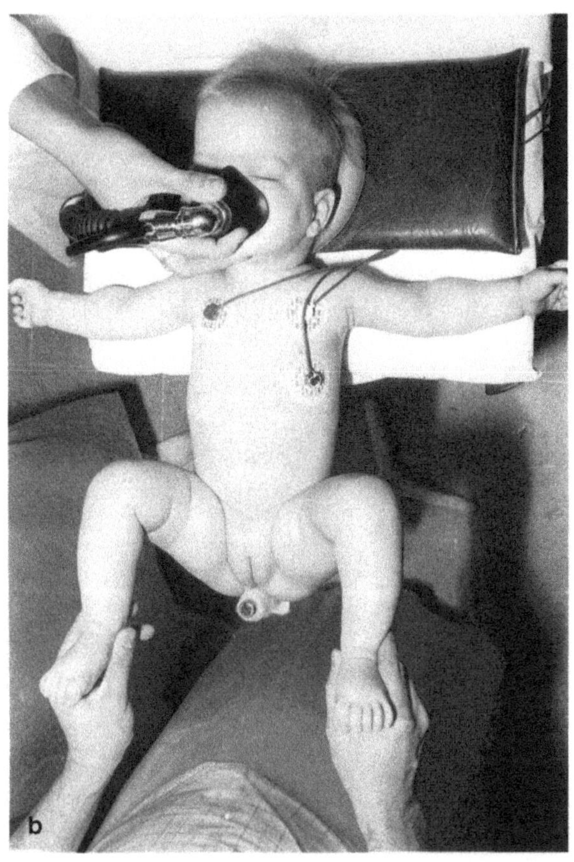
b

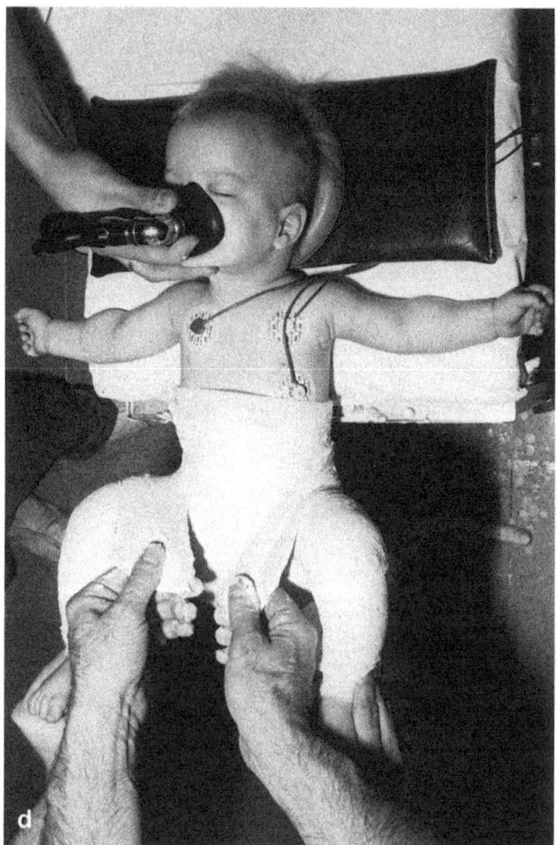
d

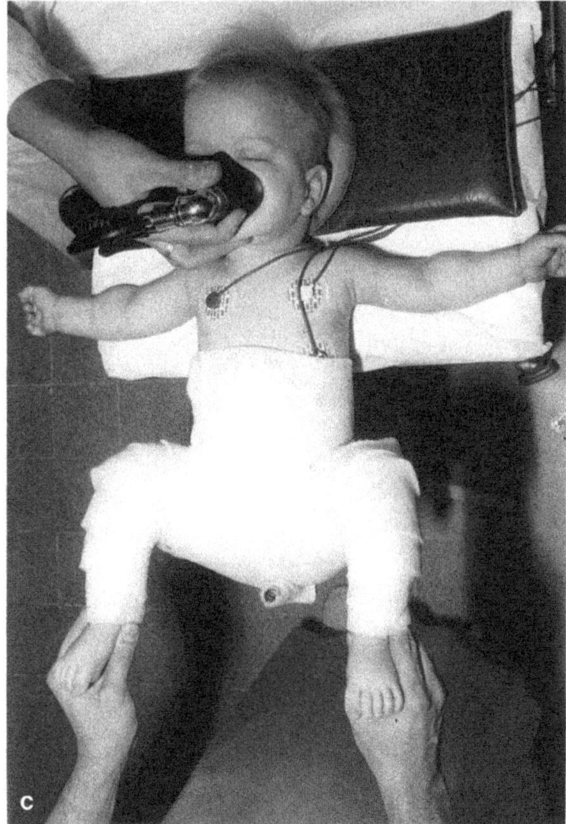
c

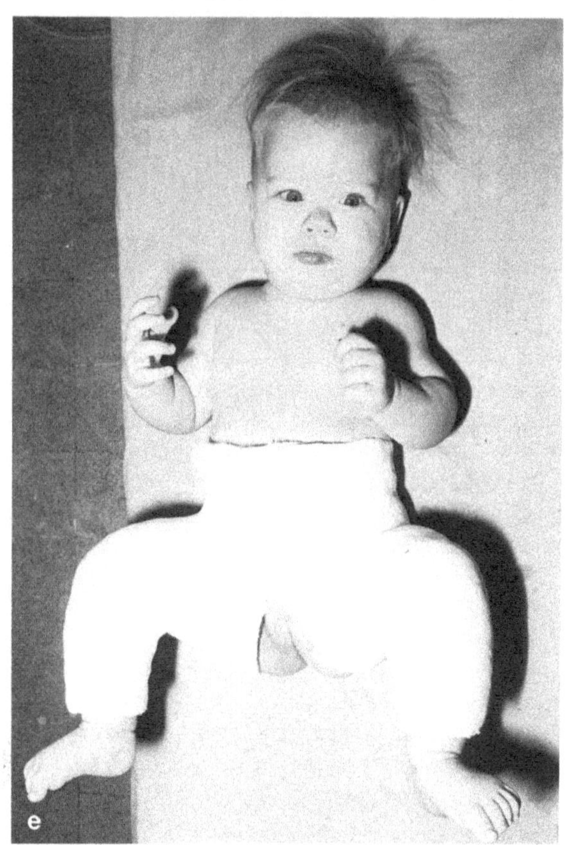
e

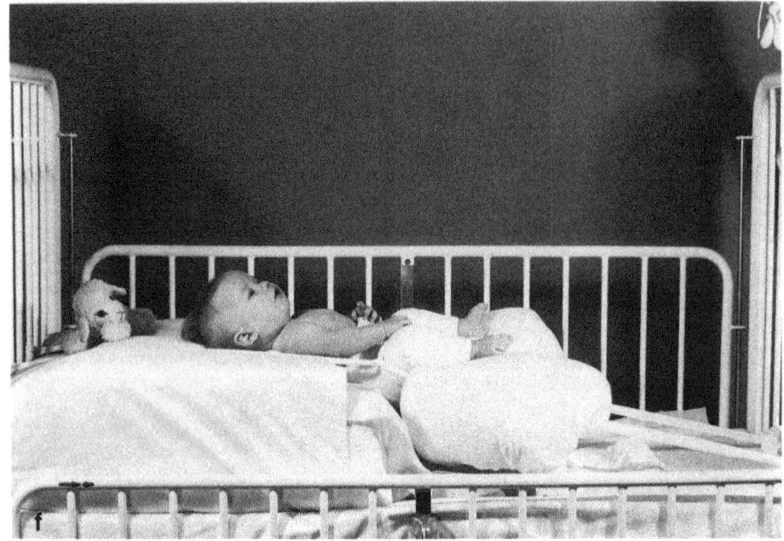

Abb. 15.16 f. Lagerung des Kindes auf vorbereiteten Kissen, dabei kann ein Töpfchen unter das Gesäß geschoben werden. Gegen ein Verschieben des Kindes werden Binden von einem Ende des Bettes zum anderen unter Umschlingung der Oberschenkel angebracht. Eine leicht schräge Lage ist zur Vermeidung des Einnässens wichtig

einem Krankengut von 174 Hüftluxationen nur 4,2% Kopfnekrosen (Tönnis 1979a; Flöhr 1981). Unter 15.7 schildern wir unsere längeren Erfahrungen mit der Einstellung der Hüftluxation unter Arthrographiekontrolle und anschließender Fixation im Hocksitzgips nach Fettweis. Dabei wird über die Nekroserate bei verschiedenen Behandlungstechniken und Befunden noch weiter berichtet.

Fettweis (1970a) weist aber darüber hinaus auch auf die Feststellung von J. Büschelberger (1961) hin, daß die Schenkelhalsachse bei einer Beugestellung von 110° und einer Abspreizung von 40° senkrecht auf der Pfanneneingangsebene steht. Er erklärt damit auch die Tatsache, daß er bei seiner Therapie keine wesentlichen Schenkelhalsdeformitäten wie die Coxa valga und die Coxa antetorta findet. Unseres Erachtens ist es entscheidend, daß die Epiphysenzone senkrecht zu den resultierenden Kräften des Muskelzugs in dieser Stellung steht, denn anderenfalls würde sie sich umrichten, wie dies bei längerer Lorenz-Stellung als sog. Kopf-im-Nacken-Lage (Jansen 1925) zu beobachten ist. Bei der Auswertung unseres nach Fettweis behandelten Krankengutes (174 Hüftluxationen, 1974–1977) fand Flöhr (1981) einen projizierten CCD-Winkel von 151,9° vor Behandlung, von 145,4° bei Behandlungsende und von 142,3° bei späterer Nachuntersuchung. Auch bei der Aufteilung nach Gruppen fanden sich keine Gelenke, bei denen es zu einem Anstieg des CCD-Winkels in den pathologischen Bereich gekommen wäre. Die verstärkte Beugestellung ist für den Säugling eine physiologische Stellung, denn auch die pränatale Stellung ist eine Hockstellung. Das Neugeborene weist deshalb noch eine deutliche Hüftbeugekontraktur auf. Die Beugestellung bei mäßiger Abspreizung ist daher sicherlich eine physiologisch günstige Stellung (vgl. 5.8). Zur Luxation und Dysplasie führende Kräfte sind alle die, die entweder pränatal oder auch noch postnatal den Hüftkopf aus dieser physiologischen Zentrierung drängen, so vor allem die Adduktion, wie die Erhebungen Dunns (1969b, 1976b, c) und die Untersuchungen von H. Mau (1958), Baake u. Tönnis (1974) und Bjerkreim (1974a) über das Auftreten sekundärer Hüftdysplasien bei Adduktionsstellung während des Wachstums zeigen.

Die Art des Vorgehens von Fettweis (Tönnis et al. 1978, 1982, S. 31–56) richtet sich nach der Schwere des Einzelfalles.

Schweregrad 1 – Kinder mit Hüftdysplasien im 1. Lebensjahr – wird mit der Flexionsbandage behandelt. Sie wurde bereits im Zusammenhang mit der Pavlik-Bandage beschrieben.

Der *Schweregrad 2* erhält einen Hockgips in Mittelstellung, das heißt in einer Beugung von etwas über 90° und einer Abduktion von 30–45°. Die Abspreizung soll nur bis zu dem vorhandenen Widerstand der Adduktoren gehen. In der Regel folgt dann nach 6 Wochen eine Schalenbehandlung in der gleichen Stellung, die für das Kind noch mehr Bewegung zuläßt. Zu dieser Gruppe werden Dysplasien mit Lateralstand und leichtem Kopfhochstand gerechnet. Der Kopf sollte nicht außerhalb des Limbus stehen oder ein Ein- und Ausrenkphänomen zeigen.

Schweregrad 3 wird mit einem spitzwinkligen Hockgips mit maximaler Anfaltung der Beine behandelt. Hierbei liegen die Oberschenkel dem

Rumpf vorn seitlich an, und die Kniegelenke sind maximal gebeugt. Nach 6 Wochen wird wie in der Stufe 2 verfahren. Diese Behandlung wird angewandt, wenn der Hüftkopf noch nicht über den Limbus getreten ist, aber doch schon am Pfannenrand steht und sich wesentlich tiefer einstellen muß.

Bei Kindern mit *Schweregrad 4* wird schließlich ein spitzwinkliger Hockgips mit zusätzlichen, über Kreuz laufenden Schultergurten angelegt. Sie sollen jegliches Hochrutschen des Oberkörpers und damit eine Verringerung der Beugestellung verhindern. Diese Behandlung ist den außerhalb des Limbus stehenden und reluxierbaren Gelenken vorbehalten. Das Ausmaß der Abspreizung wird bestimmt von der Notwendigkeit, die Retention stabil zu machen, geht aber nur selten bis 60°. Eine zusätzliche Innenrotation erhöht die Stabilität ebenfalls. Die Spannung der Adduktoren muß jedoch gering gehalten werden.

Zur Frage des Repositionsmanövers sagt Fettweis, daß bei leichtem Lateralstand und Kopfhochstand die Sitzhockstellung innerhalb von 3–6 Wochen zu einer guten Einstellung führt. Ist der Kopf über den Limbus getreten, wird er durch die spitzwinklige Hüftbeugung heruntergeholt und kann durch einen hebelnden Griff und gleichzeitige Innenrotation mit einem schnappenden Geräusch nach vorn geholt werden. Auch wenn er anfangs noch tiefer und pfannenfern steht, zentriert er sich im Gipsverband durch den Muskelzug in die Pfanne.

Die Dauer der Gipsbehandlung bemißt Fettweis auch an der Ausheilung der Dysplasie. Er scheut sich nicht, auch über längere Monate Hockgipse zu geben, um operative Zusatzeingriffe zu vermeiden.

Ein ähnliches Verfahren haben Salter et al. (1969) aus gleichen Überlegungen heraus und nach entsprechenden Tierexperimenten angegeben. Sie nennen die verstärkte Beuge- und verringerte Abduktionsstellung die „human position" im Gegensatz zur Froschstellung des Lorenz-Gipsverbandes.

15.7 Hüfteinstellung unter Arthrographiekontrolle (eigene Technik)

a) Indikation. Die Hüfteinstellung unter Arthrographiekontrolle ist dann indiziert, wenn ein Hüftkopf im Beckenübersichtsbild deutlich nach lateral oder kranial verschoben steht, so daß man eine instabile oder sogar luxierte Hüfte annehmen muß.

b) Ablauf der Behandlung. Bei der Behandlung der angeborenen Hüftluxation haben wir folgende Abschnitte zu unterscheiden:

1. Einstellung des instabilen oder luxierten Hüftkopfes,
2. Erzielung von Gelenkstabilität durch Wiedergewinnung von Kongruenz nach zentrierter Einstellung und durch Verfestigung der Hüftgelenkkapsel,
3. Ausheilung von Restdysplasien.

c) Vorteile der Methode. Die Hüfteinstellung erfolgt unter Sicht aller Hindernisse, die sich dem Hüftkopf in den Weg stellen. Zeigt sich, daß ein Gelenk weit geöffnet und ohne Interpositum ist, so kann die Reposition sofort erfolgen; es wird mit Fixationsmaßnahmen zur Erzielung der Gelenkstabilität begonnen, und die Behandlung wird ambulant fortgesetzt. Damit wird ein längerer Krankenhausaufenthalt vermieden. Bei 77,3% unserer Kinder war das möglich. Dabei muß selbstverständlich das Lebensalter zur Zeit der Diagnostik berücksichtigt werden (s. dazu 17.8). Die Arthrographie erlaubt aber auch die Beurteilung der Risikofaktoren einer Hüfteinstellung. Auf diese wird noch gesondert eingegangen. Sind sie ausgeprägt vorhanden, so kann eine konservative Hüfteinstellung auch bei Einnahme funktionell günstiger Hüftstellungen wie der Hocksitzstellung oder der Beugestellung mit freier Abduktion in der Pavlik- oder Hoffmann-Daimler-Bandage zur Nekrose des Hüftkopfes führen. In solchen Fällen schließen wir entweder eine mehrwöchige Extensionsbehandlung oder bei sehr schweren Veränderungen eine sofortige operative Hüfteinstellung an. Dabei wird das vermieden, was bei konservativer Hüfteinstellung die Nekrose verursachen kann: die Einstellung gegen den Druck interponierender Weichteile. Die Arthrographiekontrolle erlaubt damit eine weitere Senkung der Hüftkopfnekroserate (vgl. Abb. 16.3, 27.11, 27.12).

d) Durchführung der Arthrographie und der Reposition. Über die Arthrographie selbst haben wir in Kap. 10 bereits ausführlich gesprochen. Wir nehmen sie in kurzzeitiger Vollnarkose und vom kaudalen Zugang her vor. Die Beine werden von einer zweiten Person in Hocksitzstellung gehalten. Nach steriler Vorbereitung des Injektionsbereichs wird der Daumen einer Hand auf den Sitzbeinhöcker gelegt. Die andere Hand führt eine Rükkenmarkpunktionskanüle mit Mandrin dicht lateral und ventral des Tuber ischiadicum in horizontaler Richtung ein. Unter Sicht des Röntgenbildwandlers wird die Kanüle dann so nach medial gerichtet, daß sie zwischen dem Hüftkopf und dem Pfannenboden hindurchtritt und auf das Pfannendach stößt. Liegt die Nadel zu weit ventral oder dorsal, kann sie nicht auf das Pfannendach treffen. Eine Berührung des Hüftkopfes und Schenkelhalses sollte vermieden werden, um die Aa. circumflexae hier nicht zu verletzen. Mit der Injektion von wenigen Millilitern Ringer-Lösung überzeugen wir uns, ob die Flüssigkeit ohne Druck abfließt und eventuell auch zurücktropft. Dann wird unter Sicht des Bildwandlers gerade so viel Kontrastmittel (Urografin 60%) injiziert, als notwendig ist, um die Gelenkkonturen gut erkennen zu können.

Zur Vermeidung unnötiger Strahlenbelastung bewährt sich ein Bildspeicher, der es erlaubt, immer nur kurzzeitige Durchleuchtungen vorzunehmen und dann das Bild in Ruhe zu betrachten. Wertvoll ist die Durchleuchtung aber auch, weil man feststellen kann, in welcher Beuge- und Abspreizstellung es zur besten Reposition kommt (vgl. Abb. 15.18 und 15.19). Auch die instabile Einstellung, d. h. die Reluxationsgefahr bei Verringerung der Abspreizung, kann man hierbei funktionell prüfen. Es werden dann eine Beckenübersicht in exakter Neutralstellung, bei der die Kniegelenke durch einen Pflasterstreifen gegeneinander gehalten und genau a.-p. gerichtet werden, und eine zweite Aufnahme in der Repositionsstellung – der Hocksitzstellung – von je nach Lage des Falles 45–50° Abduktion und 110–120° Beugung oder mehr angefertigt.

Die Reposition des Hüftkopfes soll im Idealfall nur durch Einnahme einer verstärkten Beugung von 110–120° erfolgen und den Hüftkopf dicht an den „ischialen Pfannensektor" (das Sitzbein) führen. Steht der Hüftkopf hoch luxiert und außerhalb des Limbus, so ist manchmal etwas Zug auf den gebeugten Oberschenkel notwendig, um ihn unter den Pfannenrand zu bringen. Gleichzeitig wird die Abduktion etwas verstärkt und leichter Druck von lateral auf das Knie ausgeübt. Die Einstellung muß jedoch locker gelingen und darf keinesfalls gegen den Druck interponierter Weichteile erfolgen, auch nicht in einen engen Pfanneneingang oder (wegen Reluxationsgefahr) unter Abspreizung auf mehr als 60°.

e) Beurteilung der Arthrographiebilder. Unsere Erfahrungen beziehen sich auf eine Auswertung von 388 Hüftgelenken, bei einer Beobachtungszeit von mehr als einem Jahr, die nach dieser Methode behandelt wurden (Tönnis et al. 1984). Dabei wurde insbesondere geprüft, welche Faktoren zu einer erhöhten Nekroserate führen (vgl. 16.4).

Bei der Beurteilung der Arthrographiebilder ist zu prüfen, ob sich zwischen dem oberen Limbus bzw. dem knorpeligen Pfannenrandwulst auf der einen Seite und dem Lig. transversum und dem sich von hier aus fortsetzenden unteren Limbus auf der anderen Seite eine stärkere Verengung zeigt, die das Eintreten des Hüftkopfes in die Pfanne verhindert. Dabei gilt es, den oberen Pfannenrand und Limbus zu beurteilen. Ist er mit dem luxierten Hüftkopf ausgezogen oder zur Pfanne zurückgedrängt und zu einem festen Wulst verformt? Ist das Lig. transversum stark vorgezogen? Entscheidend ist daher meist das Bild in Repositionsstellung. Ferner ist zu beurteilen, ob der Pfannengrund frei von interponierendem Gewebe ist (insbesondere einem vergrößerten Lig. capitis und Fett). Auch die Verengung der Kapsel zu einem engen Schlauch spielt eine Rolle. Sie ist allerdings leichter aufdehnbar und hat keine größere Bedeutung unter den Risikofaktoren für eine Nekrose. Es ist hier nicht die Frage, ob sich der Hüftkopf überhaupt reponieren läßt und nach der Einstellung Gelenkkongruenz zu erwarten ist. Wie schon Severin (1941, 1950) u. a. beschrieben haben und unsere Abbildungen 16.3, 27.11, 27.12 zeigen, läßt sich ein Hüftkopf auch gegen Widerstände reponieren. Er formt sich seinen Weg in die Pfanne auch bei Verengungen des Pfanneneingangs. Aber er selbst erleidet dabei unter Umständen einen Schaden, der nicht wieder zu beheben ist und später zur Gelenkverformung und zur vorzeitigen Arthrose führt. Zu beurteilen ist daher, ob die Hüfteinstellung atraumatisch gelingen kann.

f) Risikofaktoren. Bei der Auswertung unseres Krankengutes konnten wir eine Anzahl von Risikofaktoren herausfinden, deren Kombination zu vermehrtem Auftreten von Hüftkopfnekrosen führt. Diese Faktoren sollen hier nur kurz aufgezählt werden, da sie bei der Besprechung der Hüftkopfnekrose noch gesondert behandelt und mit Statistiken belegt werden (vgl. 16.4).

1. Hüftkopfkern fehlt oder tritt verzögert auf.
2. Enge zwischen oberem Limbus und Lig. transversum (Abstand < 20 mm).
3. Ungenügende Tiefeinstellung des Hüftkopfes in Repositionsstellung (Abstand vom Pfannenboden mehr als 3–4 mm).
4. Starke Instabilität bei Hüfteinstellung, die eine Adduktorentenotomie oder eine Abduktion von mehr als 60° verlangt.
5. Hohe Luxationen unserer arthrographischen Luxationsgrade 3 und 4 und eingerollte Limbusformen (Typ b).

Besonders gefährdet sind danach Säuglinge und Kleinkinder, bei denen der Kopfkern noch nicht verknöchert ist. Auch bei ihnen können die übrigen Risikofaktoren schon vorhanden sein. Hier muß besonders schonend vorgegangen werden.

g) Indikation verschiedener Repositionsmethoden. Eine *sofortige Reposition* ist angezeigt, wenn die Kontrastdarstellung eine genügend weite Pfanne und ein tiefes und zwangloses Eintreten des Hüftkopfes bis auf einen geringen Lateralabstand von bis zu 3 Millimetern zeigt (Abb. 15.17 a–c). Handelt es sich um einen Säugling in den ersten Lebenswochen, so ist die Pavlik-Bandage von Vorteil, mit einem zusätzlichen kleinen Kissen zur Verstärkung der Abspreizung. Auch Adduktorenkontrakturen bei Säuglingen sollten damit zunächst gelockert werden. Später kann dann, falls noch Luxationsneigung besteht, auf festere Fixationsmaßnahmen übergegangen werden.

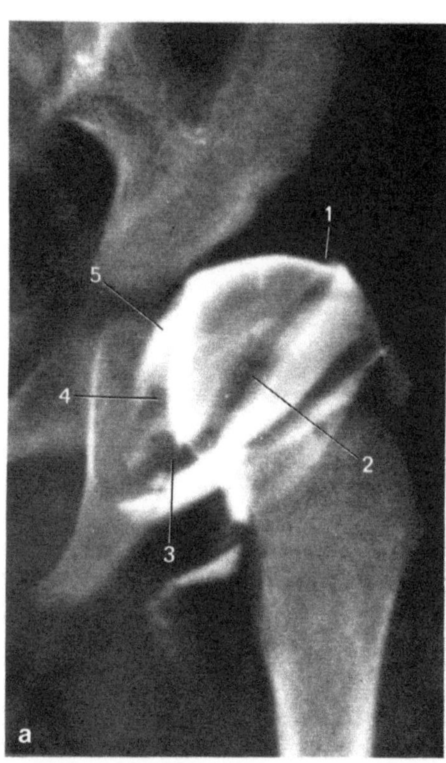

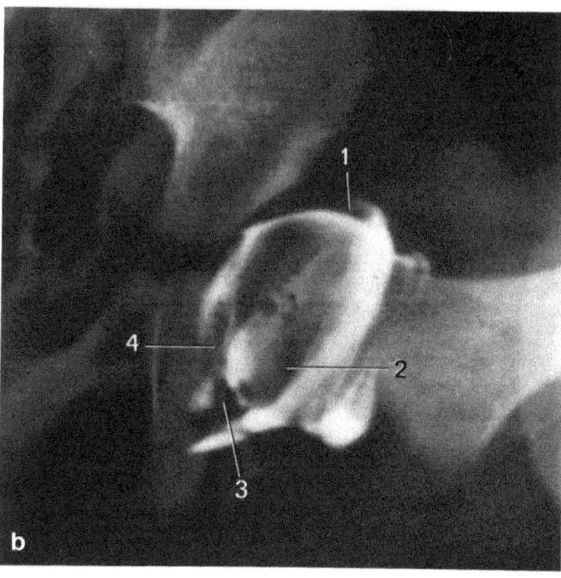

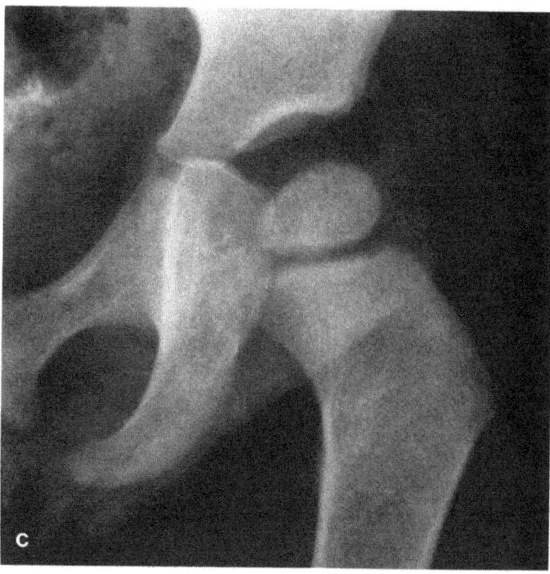

Abb. 15.17. **a** Kontrastdarstellung des linken Hüftgelenks bei 4 Monate altem Mädchen in Neutralstellung. Der Hüftkopf ist deutlich höher und lateral verschoben, der obere Limbus *(1)* überdeckt ihn jedoch noch, das knöcherne Pfannendach ist steil. Am Pfannengrund findet sich ein Kontrastmittelsee *(5)*, der hier jedoch nur im kranialen Anteil erkennbar ist, da darunter ein großes Lig. capitis *(4)* vorhanden und das Lig. transversum *(3)* auch verdickt und ausgezogen ist. Es geht direkt in den über den Hüftkopf hinwegziehenden dunklen Saum des Labrum articulare (Limbus, *2*) über. **b** Arthrographiebild in Repositionsstellung. Die Verhältnisse decken sich mit der Aufnahme in Neutralstellung. Das vorgezogene Lig. transversum *(3)*, das verbreiterte Lig. capitis *(4)* und meist eine Kapselenge im kaudalen Anteil *(2)* verhindern die ganz tiefe Einstellung. Eine sofortige Fixation in Hocksitzstellung und ambulante Behandlung sind jedoch möglich und ungefährlich, da keine stärkere Verengung des Pfanneneingangs vorliegt. **c** Das letzte Kontrollbild im Alter von 2 Jahren zeigt eine einwandfreie Ausheilung der Hüftdysplasie, kein Auftreten einer Hüftkopfnekrose

Bei Kleinkindern mit ausgeprägter Instabilität und Reluxationsneigung, aber offener Pfanne, wenden wir auch schon frühzeitig den Hocksitzgipsverband nach Fettweis an. Die Abduktion soll 45–50° dabei nicht überschreiten. Bei älteren Kindern ist ein fester Gips- oder Kunststoffverband in der Phase der Instabilität ebenfalls sinnvoll, da ein häufiges Aus- und Eingleiten des Kopfes in die Pfanne die Erreichung der Kongruenz zwischen Pfanne und Kopf und die Verfestigung der Kapsel sowie die Ausheilung der Dysplasie verzögert. Nur bei geringgradiger Lateralisierung und Luxationsgrad 1 wenden wir sofort Spreizschienen an. Das Aus- und Anziehen von Kleidung und das Windeln können bei sehr instabilen Gelenken immer wieder zu Verschiebungen des Hüftkopfes führen.

Extensionsmaßnahmen werden bei mittelgradiger Verengung des Pfanneneingangs angewandt. Eine mittelgradige Verengung des Pfanneneingangs liegt vor, wenn der obere Limbus bzw. Pfannenrand und das Lig. transversum soweit vorspringen, daß der Hüftkopf in Repositionsstellung noch 3–4 mm Abstand vom Pfannenboden aufweist. In Abb. 15.18c ist die Entfernung jedoch größer.

Als Extensionsverfahren haben wir sowohl die Overhead-Methode wie die Technik von Krämer verwandt. Die Extensionszeit muß bei diesen doch schon deutlich verengten Pfannen aber mindestens 4 Wochen betragen. Dann wird die Arthrographie wiederholt, um zu prüfen, ob die Einstellung jetzt ohne Risiko ist. Anschließend wird ein Hocksitzgipsverband anglegt.

Fogarty u. Accardo (1981) haben festgestellt, daß der auch bei Extensionsmaßnahmen vorhandene Nekrosesatz von 17% auf 23% anstieg, wenn die Abduktion über 60° hinaus fortgeführt wurde.

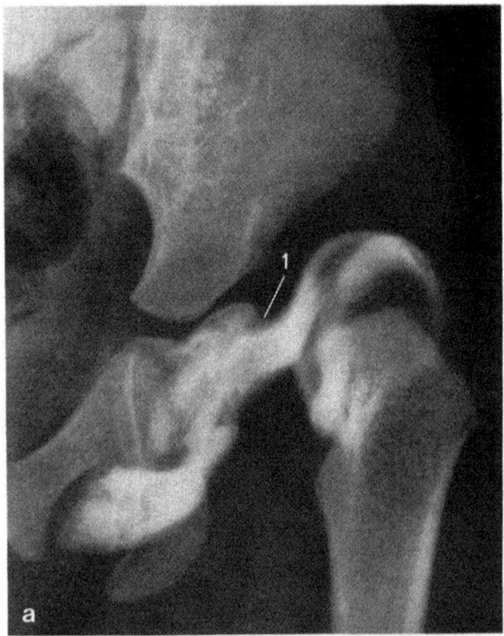

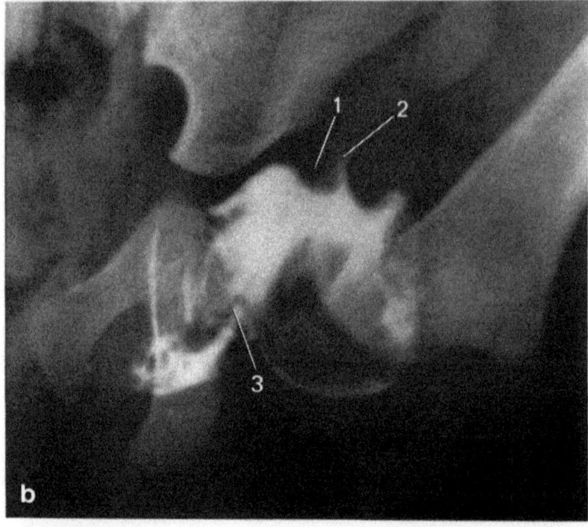

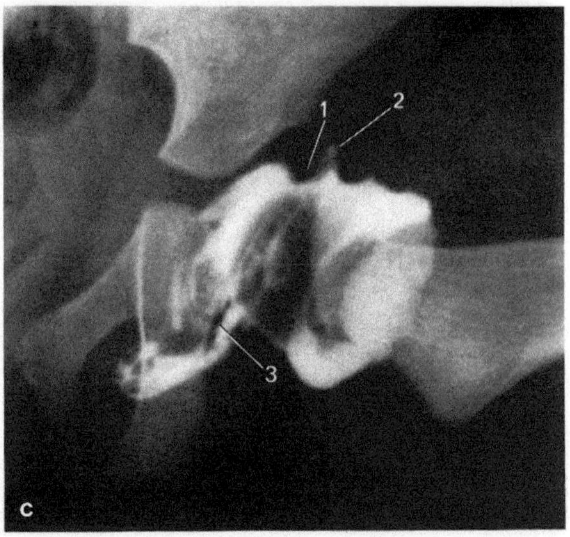

Abb. 15.18. a Arthrographiebild eines 1,2 Jahre alten ▷ Mädchens, Neutralstellung. Hüftkopf hoch luxiert. Der Limbus und der Pfannenrandwulst *(1)* sind zum Gelenk zurückgedrängt, die Kapsel zum Schlauch verengt. **b** In starker Beugestellung tritt der Hüftkopf unter den oberen Pfannenrandwulst, schiebt sich aber kaudal am Lig. transversum und am Pfannenrand vorbei. Der Kontrastmittelstreifen *(2)* des Recessus articularis superior zeigt die Begrenzung des Pfannenrandwulstes und die Anheftungsstelle der lockeren Kapsel, die jetzt kaudal verzogen wird. **c** Bei einer Beugung von nur etwa 100° stellt sich der Hüftkopf genau in den Pfanneneingang zwischen oberen Pfannenrandwulst und Lig. transversum *(3)*. Da beide Gebilde jedoch ausgezogen bzw. vorgewölbt sind, kann er nicht zwischen ihnen hindurch bis zum Pfannengrund eintreten

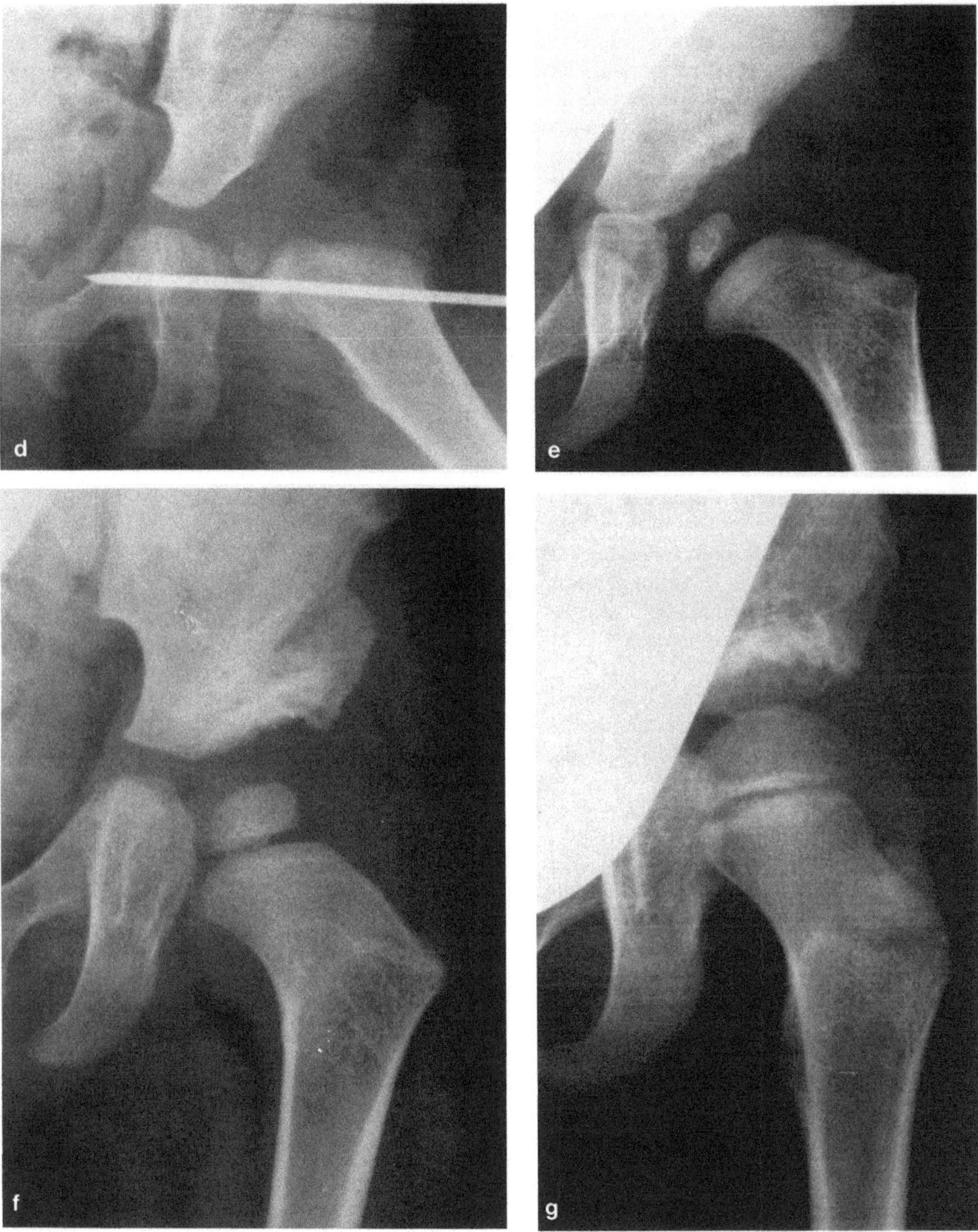

Abb. 15.18 d–g. Der Vergleich von **b** und **c** läßt erkennen, daß die schematische Einnahme einer erhöhten Beugestellung bei höherer Hüftluxation, wie sie von Fettweis vorgeschlagen wird, hier nicht gerechtfertigt wäre. Bei diesem Kind erfolgte zunächst eine 3wöchige Extensionsbehandlung, die jedoch nicht zu einer besseren Hüftkopfeinstellung führte. Daher wurde anschließend die operative Reposition vorgenommen **(d)**. Die Hüfteinstellung in einen verengten Pfanneneingang kann zu Hüftkopfnekrosen führen, wie unsere Nachuntersuchungen gezeigt haben (Abb. 16.3, 27.11, 27.12). Aufgrund der Arthrographie kann deshalb die Indikation zur sichersten Maßnahme im Einzelfall gestellt werden. **d** Operative Hüfteinstellung, Fixation mit Kirschner-Draht wegen starker Instabilität. **e–g** Da das Kind bereits 2 Jahre alt ist, bessert sich die starke Pfannendysplasie trotz anschließender Spreizbehandlung nicht ausreichend, und es besteht weiter Luxationsgefahr **(e)**. Deshalb wird eine Azetabuloplastik vorgenommen **(f)**, anschließend Freigabe zur Übungsbehandlung; **g** im Alter von fast 5 Jahren bestehen regelrechte Hüftgelenkverhältnisse

Bei unseren Auswertungen (vgl. 16.4) wies die Patientengruppe mit Extensionsbehandlung eine höhere Nekroserate auf als die Gruppe, die sich sofort im Gipsverband einstellen ließ. Hierbei dürfte allerdings der unterschiedlich schwere Ausgangsbefund von wesentlicher Bedeutung sein. Es muß deshalb auch geprüft werden, ob eine sofortige operative Einstellung nicht das geringere Risiko bedeutet.

Die sofortige *operative Einstellung* wird bei Kindern mit ausgeprägten Risikofaktoren, wie sie oben aufgeführt wurden, vorgenommen. Durch die Spaltung der Hüftgelenkkapsel, die Einkerbung des Lig. transversum und des unteren Limbus sowie die Glättung verformter seitlicher Pfannenränder läßt sich das Gelenk sofort in dem erforderlichen Maße öffnen. Vorsichtiges und atraumatisches Vorgehen unter Berücksichtigung der ernährenden Blutgefäße ist dabei selbstverständliche Voraussetzung. Bei älteren Kindern ab etwa 3 Jahren muß bei hohen Luxationen öfter auch eine Verkürzungsosteotomie durchgeführt werden, wenn die Einstellung nur unter erhöhtem Druck gelingt.

h) Erzielung der Gelenkstabilität. Nach der Reposition des Hüftkopfes muß erreicht werden, daß das Gelenk stabil wird, das heißt, daß der Hüftkopf keine Verschieblichkeit mehr aufweisen darf (Abb. 15.19 a–f). Bei ungenügenden Fixationsmaßnahmen, starken Pfannendysplasien und nicht ausreichender Kooperation der Eltern zeigt sich immer wieder, daß ein Gelenk instabil bleiben kann. Der Hüftkopf steht dann etwas lateral-kranial. Bei erneuter Arthrographie zeigt sich ein Kontrastmittelsee zwischen Hüftkopf und Pfannenboden (Abb. 15.19 e). Auch wenn der Hocksitzgipsverband zunächst als eine Mutter und Kind belastende Maßnahme erscheint, so führt er bei schwierigen Fällen doch schneller und sicherer zum Ziel als andere, ungenügend stabilisierende Methoden. Das Kind gewöhnt sich auch sehr schnell daran. Von der Mutter muß allerdings eine sorgfältige Pflege des Verbandes erwartet werden.

Wie an verschiedenen Stellen dieses Buches erwähnt wird, heilt die Dysplasie eines Gelenks meist spontan aus, sofern Stabilität und Kongruenz erreicht werden. Demgegenüber zeigen instabile Gelenke eine zunehmende weitere Verschlechterung, da der seitlich und nach kranial verschobene Hüftkopf den weiteren Anbau des Pfannenrandes hindert. Das Erzielen einer Verfestigung der Kapsel und der knorpeligen Kongruenz ist deshalb von großer Bedeutung. Bei Hüftluxationen und deutlich instabilen Gelenken muß für die Stabilisierung eine Zeit von 3 Monaten gerechnet werden. Kürzere Zeiten reichen nur bei Kindern in den ersten 2-3 Lebensmonaten aus. Wir geben deshalb heute bei Kindern zwischen 3 und 8 Lebensmonaten 2mal einen Hocksitzgipsverband für je 6 Wochen, danach dann eine Düsseldorfer Spreizschiene, soweit erforderlich. Bei noch älteren Kindern geht das anpassende Pfannenwachstum langsamer vor sich. Hier muß im Einzelfall geprüft werden, nach welcher Zeit eine Reluxation nicht mehr zu befürchten ist und das Gelenk genügend stabil für Abduktionsschienen erscheint.

i) Ausheilung der Restdysplasie. Ein Gelenk darf erst dann als „geheilt“ angesehen werden, wenn es

Abb. 15.19. a Arthrogramm eines 11 Monate alten Mädchens, Neutralstellung. Der Pfanneneingang zwischen oberem Limbus bzw. Pfannenrandwulst *(1)* und Lig. transversum *(2)* ist verengt, Pfanne mit Kontrastmittel gefüllt und ohne Einlagerungen, *3* Zona orbicularis. **b** Bei einer zu starken Beugestellung schiebt sich der Hüftkopf am unteren Limbus und Lig. transversum *(2)* vorbei. Es erfolgt Extensionbehandlung über 4 Wochen. **c** Die arthrographische Kontrolle zeigt weiterhin eine Enge zwischen oberem Pfannenrand *(1)* und Lig. transversum *(2)*. Der Hüftkopf stellt sich jedoch etwas stabiler unter den Saum des Pfannenrandes und des Limbus *(5)*. Anlegen eines Hocksitzgipsverbandes. **d** Nach 4wöchiger Fixation im Gipsverband ist der Pfanneneingang bei der arthrographischen Kontrolle etwas mehr geöffnet. Oberer Pfannenrand etwas nach kranial zurückgedrängt *(1)*, Lig. capitis verdickt *(6)*, das Lig. transversum *(2)* springt immer noch vor und hindert den tiefen Eintritt des Hüftkopfes bis zum Pfannenboden. In regelmäßigem Wechsel wurden 4 weitere Gipsverbände in Hocksitzstellung angelegt. Dann erfolgte die Mobilisation. **e** Im Alter von 2 Jahren und 4 Monaten wird erneut eine Arthrographie durchgeführt, da der Hüftkopf sich weiter nach lateral und kranial schiebt. Dabei zeigt sich, daß die Instabilität des Gelenks durch den stark vorgezogenen unteren Limbus und das Lig. transversum weiter aufrechterhalten wurde. Trotz der langen Fixationszeit ist es nicht zur Anpassung dieser Strukturen gekommen. **f** Auch auf der Abduktions-Innenrotations-Aufnahme stellt sich der Hüftkopf nicht tief vor den Pfannenboden. Daher ist die operative Einstellung angezeigt. Dabei bestätigte sich der arthrographische Befund. Durch Einkerbung des Lig. transversum und des unteren Limbus und der Kapsel konnte der Hüftkopf tief eingestellt werden. Zusätzlich erfolgte eine Azetabuloplastik und DVO. Dieser Fall zeigt, was für ein hartnäckiges Repositionshindernis ein stark vorgezogenes Lig. transversum sein kann. Hier wäre frühzeitiger eine operative Reposition angezeigt gewesen ▷

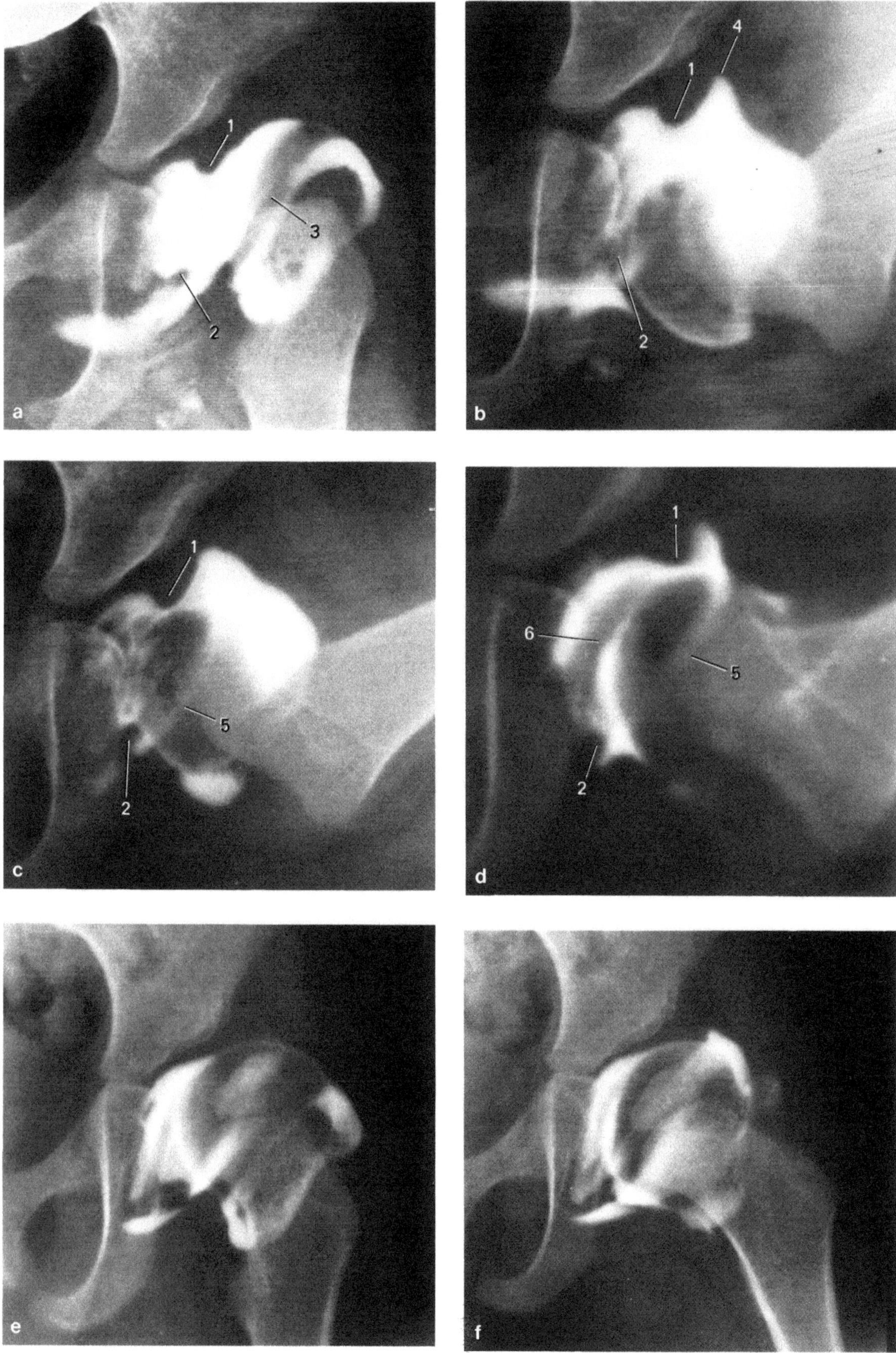
a
1
2
3
b
1
2
4
c
1
2
5
d
1
2
5
6
e
f

nicht nur stabil, sondern auch in seiner Pfannendysplasie gebessert ist. Dafür sind bei Neugeborenen 2–3 Monate erforderlich, bei älteren Kindern jedoch – auch in Abhängigkeit von der Schwere des Ausgangsbefundes – zunehmend längere Zeiträume. Im 2. Lebensjahr, vor allem in der letzten Hälfte, wird das anpassende Wachstum dann so langsam, daß zu überlegen ist, ob man das Kind mit einer geringeren Restdysplasie auch von Schienen befreien kann oder bei stärkeren Dysplasien und der Gefahr einer Reluxation sofortige Maßnahmen am Pfannendach anschließt. Leichtere Restdysplasien bessern sich auch über einen längeren Abschnitt von Jahren vielfach spontan, sofern sie stabil eingestellt sind. Bei starken Restdysplasien schließen wir Azetabuloplastiken nach einer Phase der Übungsbehandlung und Mobilisation an, um die Behandlungs- und Behinderungszeit für das Kind zu verkürzen (vgl. Abb. 15.18). Auf die Indikation derartiger Maßnahmen wird später noch verschiedentlich eingegangen.

Literatur s. S. 431.

Kapitel 16

Hüftkopfnekrose bei verschiedenen Behandlungsverfahren der angeborenen Hüftluxation

Die Hüftkopfnekrose ist die schwerwiegendste Komplikation, die während der Behandlung der angeborenen Hüftluxation auftreten kann. Alle anderen Komplikationen lassen sich auf operativem Wege beheben. Bei einer verspäteten Diagnose kann notfalls eine offene Einstellung der Luxation erfolgen, auch Reluxationen können erneut reponiert werden. Verbleibende Dysplasien und Fehlstellungen des Schenkelhalses sind ebenfalls operativ zu bessern. Tritt aber einmal eine schwerere Nekrose des Kopfes oder der Wachstumszonen ein, so bleibt das Wachstum des Kopfes zurück, er wird flach, breit und entrundet. Auch die Pfanne wird dann auf die Dauer flacher und oft auch steiler durch Behinderung des Wachstums des Pfannenerkers. Die Folge ist eine frühzeitige Arthrose mit allen ihren Beschwerden.

Nekrosen können an der Wachstumszone des Schenkelhalses durchgehend oder nur seitlich auftreten. Dann bleibt das Wachstum des Schenkelhalses zurück oder gerät in eine Fehlrichtung. Es kann damit zu erheblichen Valgusstellungen (Abb. 16.1b) und „Kopf-im-Nacken-Lage" (Jansen 1925) kommen („subcapital coxa valga" nach Jones 1977a) oder zur Coxa vara (Abb. 16.1d), je nachdem ob die Schädigung mehr die mediale oder die laterale Wachstumszone betraf. Der Trochanter wächst weiter und steht dann zu hoch (Ogden 1974, 1982; Kalamchi u. MacEwen 1980; Siffert 1981; Hirohashi et al. 1982).

Der Hüftkopfnekrose und ihrer Problematik kommt damit im Rahmen der Behandlung der angeborenen Hüftluxation ganz besondere Bedeutung zu.

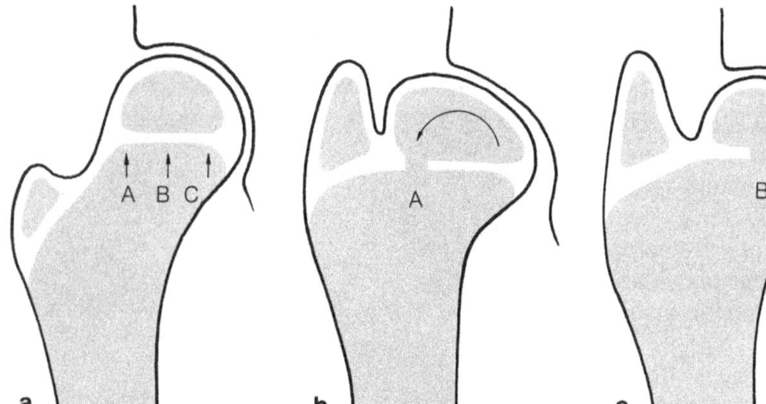

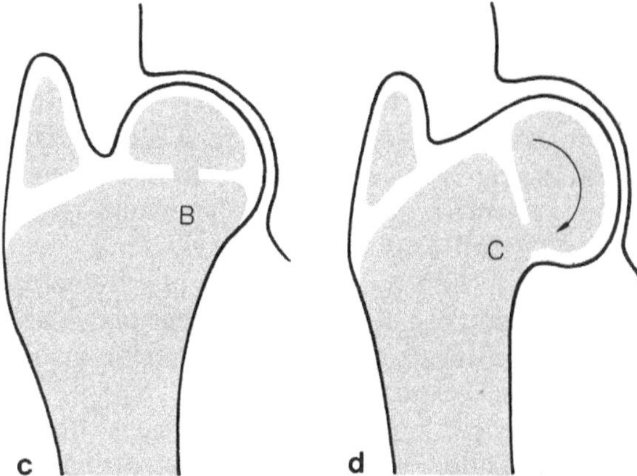

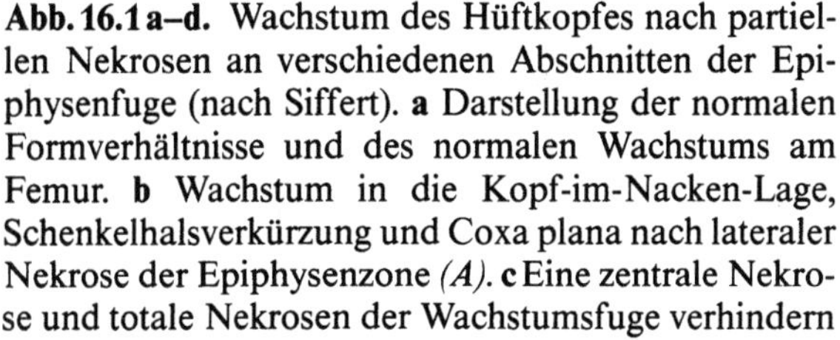

Abb. 16.1 a–d. Wachstum des Hüftkopfes nach partiellen Nekrosen an verschiedenen Abschnitten der Epiphysenfuge (nach Siffert). **a** Darstellung der normalen Formverhältnisse und des normalen Wachstums am Femur. **b** Wachstum in die Kopf-im-Nacken-Lage, Schenkelhalsverkürzung und Coxa plana nach lateraler Nekrose der Epiphysenzone *(A)*. **c** Eine zentrale Nekrose und totale Nekrosen der Wachstumsfuge verhindern weiteres Schenkelhalswachstum *(B)*. Der Schenkelhals bleibt kurz. Auch die Stellung des Hüftkopfes ändert sich nicht mehr wesentlich, der Trochanter überragt ihn im Wachstum. **d** Mediale Nekrose *(C)*. Das Wachstum wird am medialen Schenkelhals gebremst, während es lateral-kranial weitergeht, dadurch entsteht eine Coxa vara, verkürztes Längenwachstum des Schenkelhalses, Hochstand des Trochanters

16.1 Ursachen der Hüftkopfnekrose nach Luxationsbehandlung

Die Ansichten über die Ursache der Hüftkopfnekrose haben sich öfter gewandelt und waren nie einheitlich. Wie wir heute annehmen müssen, gibt es auch mehrere Ursachen.

Schon bald nach Einführung der konservativen Luxationsbehandlung beobachtete und beschrieb man Formveränderungen des Hüftkopfes und des oberen Femurendes. Pürkhauer (1910, zit. nach Brandes 1916) fand beispielsweise bei 47,5% aller eingerenkten Luxationen Hüftkopfnekrosen, Egloff (1911, zit. nach Brandes 1916) bei 52,5% aller Fälle pathologische Veränderungen am Hüftkopf und Schenkelhals. Daher ist es nicht verwunderlich, daß man vor allem „Knochenschwund“ und Coxa-vara-Bildung beschrieb (Horvath 1908; Froelich 1908, zit. nach Brandes 1916; Preiser 1911 u.a.). Viele Autoren vertraten die Ansicht, daß das Repositionstrauma die Ursache sein müsse. Andere sahen in der langen Ruhigstellung im Gipsverband die Ursache. Schede (1901) glaubte, daß das endogene Grundleiden zur Kopferweichung disponiere und sprach von „dysplastischer Malazie“. Brandes wies 1916 auf Gemeinsamkeiten mit der Osteochondritis deformans juvenilis (M. Legg-Calvé-Perthes) hin. Man sah das Krankheitsbild dann als Osteochondritis an. Dieser Name ging später in die irreführende Bezeichnung „Luxations-Perthes“ über, die man besser vermeiden sollte. 1934 und 1935 vertrat Mayr erstmals die Auffassung, daß die Hüftkopfnekrose durch Dehnung, Zerrung und Verwringung von Hüftkopfgefäßen entstehe. 1949 führte Bernbeck (1949a, 1950a, 1955) Tierversuche durch, bei denen er Katzen in starker Abduktionsstellung der Hüftgelenke eingipste. Er fand später Hüftkopfnekrosen ischämischer Natur. Er untersuchte außerdem verstorbene Kinder mit vorbehandelten Hüftluxationen und fand, „daß in solchen Fällen vielfach eine totale aseptisch-anämische Osteonekrose des epiphysären Knochenkernes infolge mechanischer Unterbrechung des ernährenden Zustromes vorliegt“.

Ähnliche, aber ausgedehntere Versuche haben Salter et al. 1969 veröffentlicht. Bei 100 jungen Schweinen legten sie Gipsverbände mit verschiedenen Stellungen der Beine an. Danach wurden unter Allgemeinnarkose Angiogramme des Hüftgelenks angefertigt und später nach Töten der Tiere auch histologische Untersuchungen. Keine Nekrosen wurden beobachtet, wenn die Hüftgelenke in Adduktion gehalten wurden. Eine mittelgradige Störung des Gefäßbildes trat bei 30 von 40 Hüftköpfen auf, wenn die Tiere in 80° Abduktionsstellung und Hüftbeugung ähnlich der „Froschstellung“ gebracht wurden. Erzeugte man jedoch zuvor durch Eingipsen in Adduktion eine Adduktionskontraktur der Muskulatur und brachte die Tiere dann in den „Lorenz-Gipsverband“, so traten schwere Störungen des Gefäßbildes an allen Hüftgelenken auf. Die Gefäßblockierung zeigte sich an den zum knöchernen Kopfkern ziehenden Gefäßen, und zwar im Bereich des Knorpelanteils des Hüftkopfes. Wurde bei gleichem Vorgehen zusätzlich eine Adduktorentenotomie vorgenommen, so waren keinerlei Gefäßveränderungen erkennbar. Aus diesen wie aus entsprechenden klinischen Untersuchungen ersehen Salter et al., daß Adduktorenkontraktur und Gipsfixation in „Froschstellung“ (Abb. 16.2a) zu einer Kompression des weichen kindlichen Hüftkopfknorpels führen und damit eine ischämische Nekrose des Hüftkopfkerns entsteht. Sie schlagen deshalb vor, zuerst eine Extensionsbehandlung

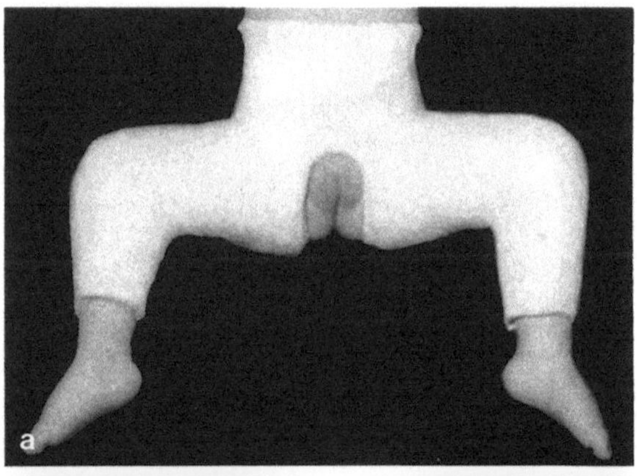

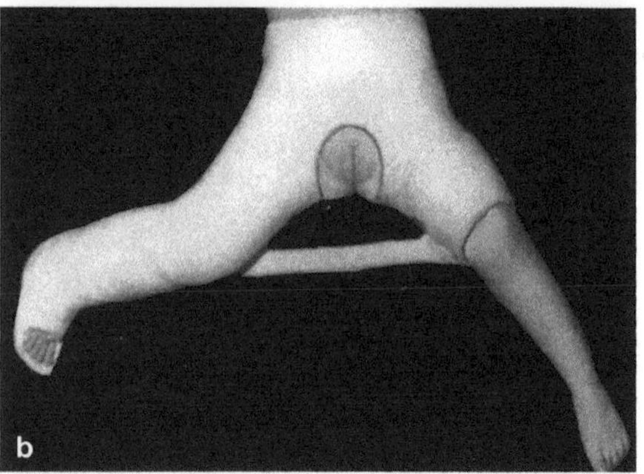

Abb. 16.2. **a** Gipsverband nach Lorenz mit 90° Beugestellung und 90° Abduktion beider Hüftgelenke. **b** Gipsverband nach Lange nach konservativer oder operativer Hüfteinstellung. Starke Abduktion und maximale Innenrotation des rechten Hüftgelenks

durchzuführen, dann eine Adduktorentenotomie und schließlich die Gipsfixation in „human position", auf die wir bereits eingegangen sind.
Eine in ähnlicher Richtung gehende Untersuchung, die aber die Einflüsse auch quantitativ erfaßt, haben Schoenecker et al. 1978 veröffentlicht. Sie untersuchten die Durchblutung der Hüftkopfepiphyse mit der Wasserstoff-„washout technique" (Whiteside et al. 1977). Dabei zeigte sich, daß bei 60° Beugung und 60° Abduktion eine leichte, aber doch signifikante Minderung der Durchblutung vorhanden war. Bei 50° Abduktion und forcierter Innenrotation (Lange-Stellung, Abb. 16.2b), aber auch bei 90° Beugung und 90° Abduktion (Lorenz-Stellung, Abb. 16.2a), vor allem bei extrem fester Abduktion, fand sich eine drastisch verringerte Durchblutung bis zum völligem Stillstand. Die beste Versorgung ergab sich bei einer Beugestellung von 150° bei nur 30° Abduktion. Es wurde dann auch die direkte Wirkung von Druck auf den Hüftkopf untersucht. Dazu wurde ein äußeres Spanngerät mit einem Steinmann-Nagel im Beckenkamm und einem im Femur angebracht. Das Hüftgelenk war 90° gebeugt und 20° abduziert. Bei Erhöhung von Druck verringerte sich die Durchblutung signifikant. Bei 2 Hunden setzte sie nach Aufhebung des Druckes sofort wieder voll ein, bei 2 anderen Tieren blieb sie auch nach 15 und 90 min deutlich verringert. Diese Untersuchung zeigt, welche Stellungen als physiologisch anzusehen sind und welche vermieden werden sollten. Law et al. (1982) haben diese Fehlstellungen inzwischen mit einer anderen Methodik bestätigt, bei der mit radioaktiven Substanzen Durchblutungsmessungen an Hunden vorgenommen wurden. Dabei war im Gegensatz zu den Versuchen von Schoenecker et al. (1978) kein Sondeneinstich in die Hüftepiphyse erforderlich. Es zeigte sich, daß die Durchblutung des Hüftkopfes in „human position" (120° Beugung und 40° Abduktion) und in der Neutralstellung des Hundes von 80° Beugung die gleiche war. Bei mäßiger und bei starker Abspreizung bis zur Lorenz-Stellung wurde sie zunehmend gedrosselt.
Einschränkend wird man wohl sagen müssen, daß die Neutralstellung des Hüftgelenks bei Mensch und Hund nicht die gleiche ist. Wesentlich ist aber die Beobachtung von Schoenecker et al., daß auch eine reine Druckerhöhung (bei 90° Beugung, 20° Abduktion) durch ein äußeres Spanngerät schon zur Durchblutungsminderung führte, so daß damit die Drosselung der Durchblutung knorpeliger Epiphysen durch erhöhten Druck sich nachweisen ließ. Und auch die Unterbindungen der Zirkulation in Lorenz- und Lange-Stellung sind in ihrer Aussage von Gewicht, auch wenn gewisse Unterschiede der Gelenke bei Mensch und Tier bestehen. Die Befunde decken sich mit den klinischen Ergebnissen der Untersuchung des Arbeitskreises für Hüftdysplasie, auf die später (s. 16.3) eingegangen wird, und sie unterstreichen die Forderung vieler Autoren nach Vermeidung einer forcierten Lorenz- und Lange-Stellung und nach Benutzung einer stärkeren Beugung und geringeren Abduktion (Büschelberger 1961, 1964, 1982; Fettweis 1968; Salter et al. 1969; Gage u. Winter 1972; Ramsey et al. 1976; Tönnis 1977, 1979a, Tönnis et al. 1978, 1982; Buchholz u. Ogden 1978).
Aber nicht nur flächenhafter Druck, sondern wahrscheinlich auch umschriebener Druck auf den Hüftkopf durch einen eingerollten Limbus und wulstigen Pfannenrand kann zur Nekrose führen. Darauf haben schon Somerville u. Scott (1957), Pavlik (1958) und Mitchell (1972) aufmerksam gemacht, und auch wir haben bei der Auswertung unserer unter Arthrographie eingestellten Hüftgelenke gesehen, daß der Hüftkopf bei Kindern, die Nekrosen aufwiesen, nicht einwandfrei in die Pfanne reponiert war. Einige schwere Nekrosen waren vorhanden, wo ein Hüftkopf wegen Kapselenge gegen einen rundlichen, wulstigen Limbus und Pfannenrand drückte und erst langsam im Gips unter ihn treten mußte (Abb. 16.3, 28.11, 28.12). Seitdem achten wir noch mehr auf eine sofortige exakte Tiefstellung des Hüftkopfes (vgl. 15.7) oder extendieren oder operieren gegebenenfalls (Tönnis 1979a, b); Tönnis et al. 1982, 1984).
Eine weitere, gegenwärtig besonders von Ogden (1974, 1982) in der Diskussion wiederbelebte Erklärung der Hüftkopfnekrosen besagt, daß die ernährenden Gefäße des Hüftkopfes (Abb. 16.4a–d) auch durch direkten Druck abgedrosselt werden können. Bernbeck (1949a) wies im Präparat nach, daß die A. circumflexa femoris medialis bei Abduktion in Lorenz-Stellung am hinteren Pfannenrand abgeklemmt werden kann. Diese Ansicht vertraten auch Tucker (1949), Mittelmeier (1961), Papadopulos (1972), Odgen (1974, 1982) sowie Westin et al. (1976). Nicholson et al. (1954) führten auch postmortale Angiographien durch und fanden sowohl in Lorenz-Stellung wie in Lange-Stellung eine Verminderung der Epiphysendurchblutung. Abduktion verminderte die Durchblutung der A. femoris profunda, wenn nicht eine Adduktorentenotomie durchgeführt wurde.
Eine zusätzliche Kompression erfuhr die A. circumflexa femoris medialis an der Stelle, wo sie

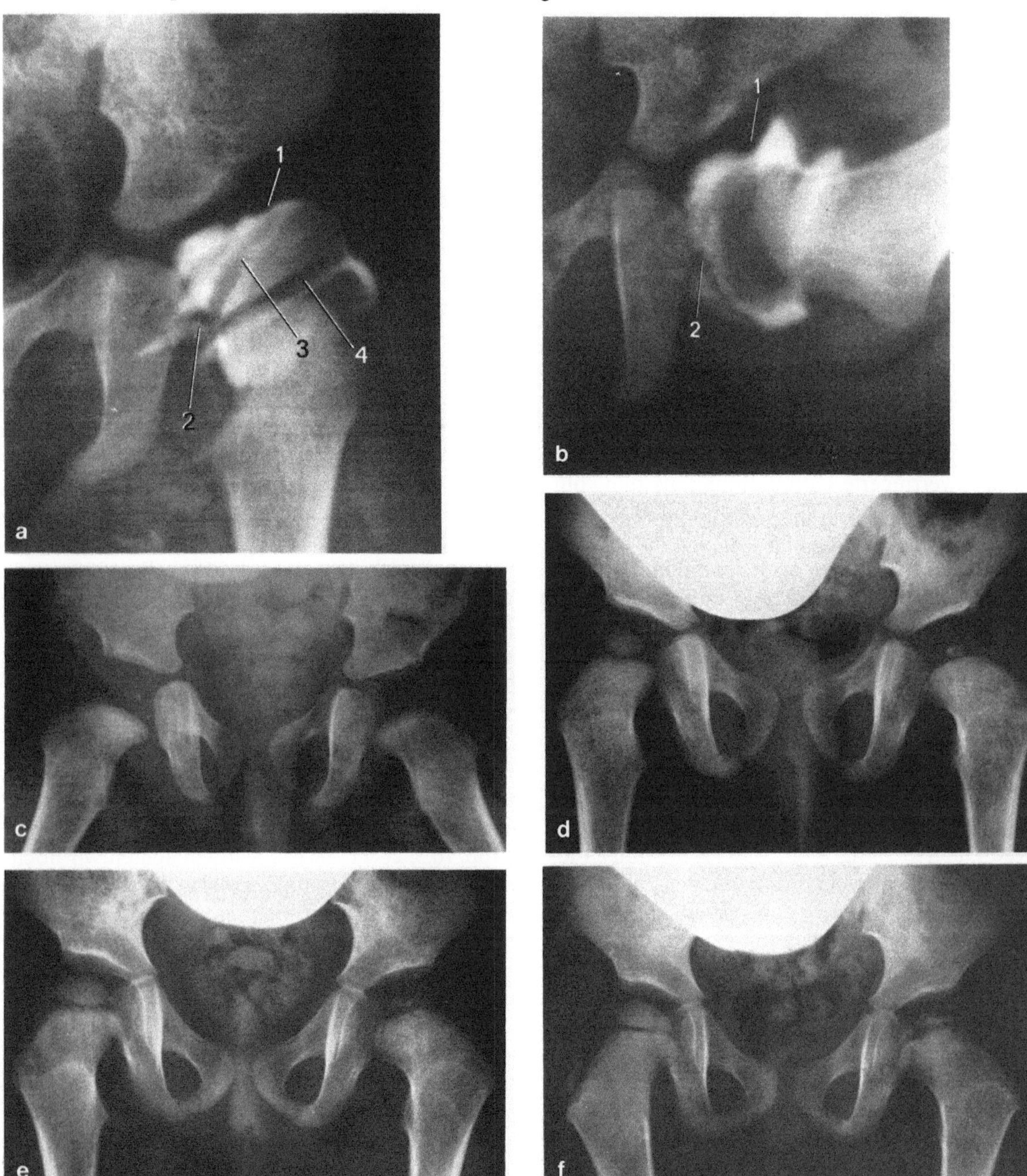

Abb. 16.3 a–f. Entstehung einer Hüftkopfnekrose durch Einstellung in einen verengten Pfanneneingang und gegen den Druck des verengten Limbus. Bei der Aufnahme war das Kind 4 Monate alt. Nach einer ersten Arthrographie wegen Hüftluxation links stellte sich heraus, daß eine stabile Kopfeinstellung nicht möglich war. Es erfolgte Adduktorentenotomie und für 3 Wochen Extensionbehandlung, dann nochmals Arthrographie. **a** In Mittelstellung ist die volle Luxation des Kopfes erkennbar. Die dunkle Kontur auf seiner medialen Seite *(3)* entspricht dem knorpeligen Pfannenrand und Limbus. Dieser endet in einem sehr großen Wulst des Lig. transversum *(2)* und verengter Kapsel; *1* oberer Pfannenrand und Limbus, *4* Zona orbicularis. **b** Auch hier zeigt sich die Kapselenge zwischen oberem Limbus *(1)* und Lig. transversum *(2)*. Der Kopf drückt mit seiner Kuppe gegen das Lig. transversum und mit dem hier kranialen Rand gegen den oberen Limbus. Nach einer zweiten Adduktorentenotomie ließ er sich in dieser Stellung bei 100° Beugung und 50° Abduktion halten. Es wurde erwartet, daß der Hüftkopf die Weichteile entsprechend formt. Die weiteren Röntgenbilder zeigen dann eine schwere Hüftkopfnekrose des Grades 3. **c** Alter 9 Monate, **d** 1 Jahr 8 Monate, **e** 2 Jahre 8 Monate, **f** 3 Jahre 3 Monate

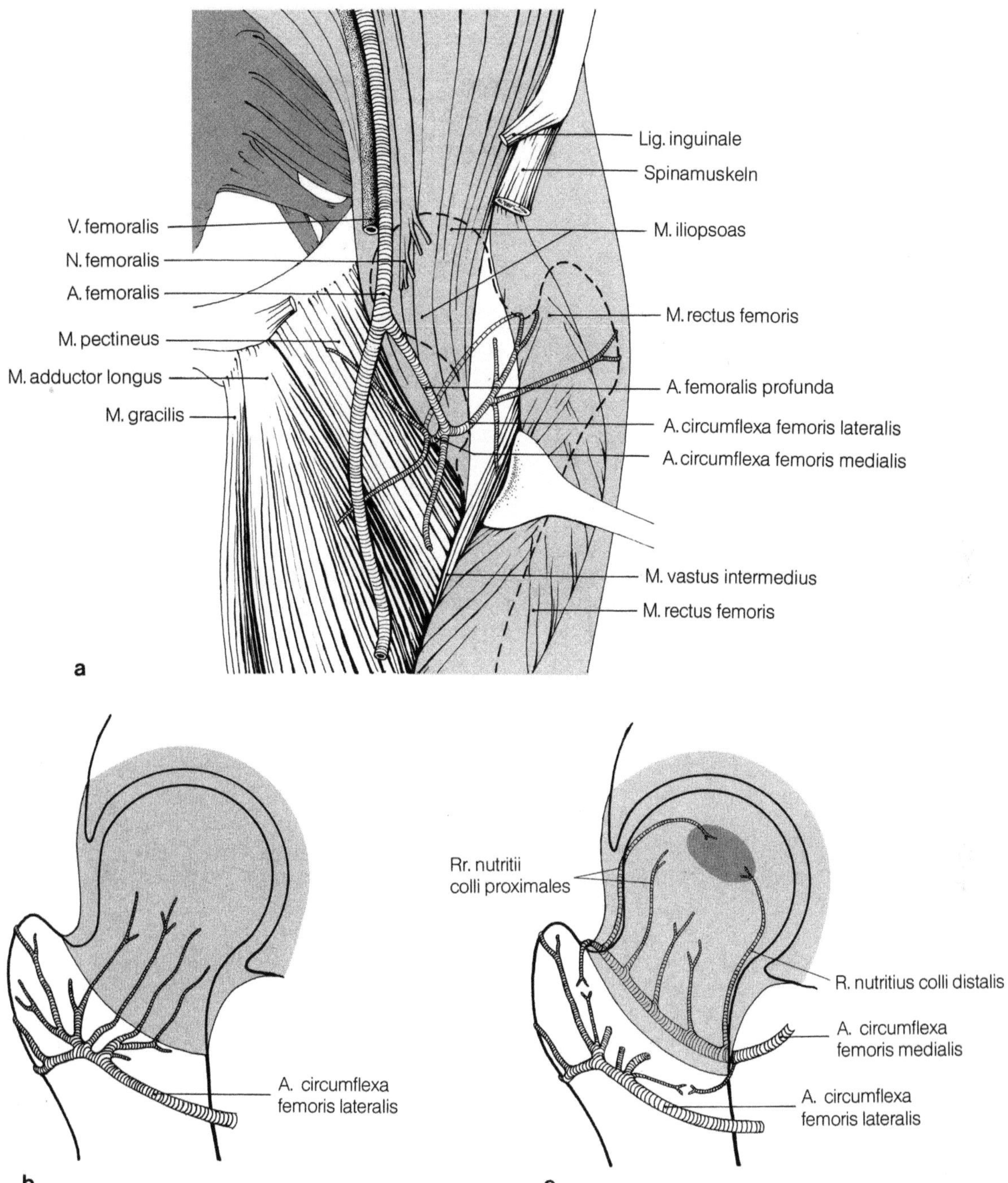

Abb. 16.4. **a** Verlauf der Hüftkopfgefäße. In Höhe der Psoassehne geht die A. circumflexa femoris medialis entweder aus der A. femoralis direkt oder aus der A. femoralis profunda ab und schlingt sich um die Psoassehne nach dorsal zum Schenkelhals, medial bedeckt vom M. Pectineus. Die A. circumflexa femoris lateralis tritt zwischen Iliopsoas und Rektusmuskel an die Vorderseite des Schenkelhalses. Beide Gefäße teilen sich in einen Ramus ascendens, transversus und descendens. **b** Verlauf der A. circumflexa femoris lateralis. Sie versorgt die Vorderseite des Schenkelhalses und den Trochanter. **c** Die A. circumflexa femoris medialis umschlingt den Schenkelhals von dorsal. Sie läßt an der medialen Seite des Hüftkopfes die sog. dorsomedialen retinakulären Arterien (distale Kopfgefäße) und lateral die dorsolateralen retinakulären Arterien (proximale Kopfgefäße) aus sich hervorgehen, die von medial und lateral her die Epiphyse durchbluten. Zusätzlich sind kleinere Äste vorhanden. Außerdem anastomosieren die mediale und die laterale Arterie vorn im Schenkelhalsbereich. Dorsal sind auch Anastomosen zu den Glutaealarterien vorhanden. Abbildung 16.4d s. S. 206

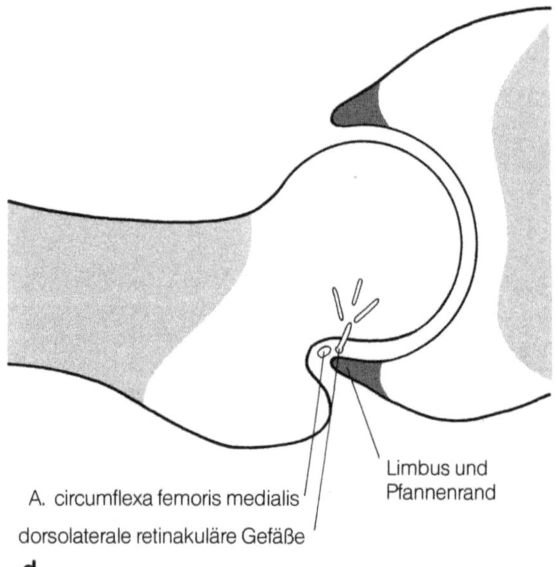

Abb. 16.4 d. In Lorenz-Stellung können die A. circumflexa femoris medialis und ihre dorsolateralen retinakulären Äste zwischen knorpeligem Pfannenrand und Schenkelhals komprimiert und gedrosselt werden

sich um den M. iliopsoas schlingt und dann zwischen diesem Muskel und dem vorderen Schambeinast hindurchtritt.

Ogden (1974) führte sehr genaue anatomische Untersuchungen an kindlichen Sektionspräparaten durch und kam auch zu der Meinung, daß die A. circumflexa femoris medialis bei starker Abduktion zwischen Schenkelhals und hinterem Pfannenrand abgedrosselt werden kann (Abb. 16.4 d). Die dadurch hervorgerufenen Nekrosen bedingen laterale Wachstumsstörungen des Schenkelhalses und Kopf-im-Nacken-Lagen. Ein zweiter Schädigungsort ist der auch von Nicholson et al. (1954) beschriebene. Bei stärkerer Abspreizung und Innenrotation wird das mediale Kollumgefäß stark um die Sehne des M. psoas gespannt und hier zwischen Adductor longus und Psoas auch komprimiert. Schäden des medialen Kopfzuflusses verursachen dann eine Coxa vara. Mittelmeier (1961) ist auch der Auffassung, daß das Lig. capitis bei kleinen Kindern oft noch durchgängig ist und auch hier Drosselungen auftreten können. Er wies wie Howorth (1962, 1964) und Marguérie (1962) darauf hin, daß wir außerdem durch Abduktion und Innenrotation die Hüftgelenkskapsel stark anspannen und auch damit metaphysäre Gefäße beeinträchtigt werden können, ganz abgesehen von dem Druck, unter den der Hüftkopf dadurch gesetzt werden kann. Papadopulos beschrieb 1972 osteolytische Druckdefekte am Schenkelhals und Hüftkopfkern nach extremer Spreizbehandlung und zeigte damit, daß der Druck des seitlichen Pfannenrandes auch auf direktem Wege Defekte und Umbauvorgänge auslösen kann. Man erkennt dann eine laterale Nekrose der Epiphyse und eine laterale Auskehlung am proximalen seitlichen Schenkelhals. Kalamchi u. MacEwen (1980) haben vor kurzem auch ein Krankengut mit ungewöhnlich schweren Nekrosen beschrieben und eine neue Einteilung der Nekrosen gegeben. Hier fanden sich solche lateralen Defekte an Schenkelhals und Hüftkopf ebenfalls häufig.

Daß Hüftkopfnekrosen auch auf der gesunden, mitbehandelten Seite entstehen, ist öfter beschrieben worden (Brandes 1920; Becker 1962; Tönnis u. Kuhlmann 1968; Buchholz u. Ogden 1978 u. a.) und läßt sich mit den geschilderten Theorien erklären. Andere Ursachen muß man aber suchen, wenn Hüftkopfnekrosen am luxierten Gelenk schon vor der Behandlung auftreten oder sogar auf der gesunden Seite. Beides hat Herold (1979, 1980) vor kurzem beschrieben. Es handelte sich allerdings durchweg um ältere Kinder, bei denen eine Behandlung unterblieb. Bei den Nekrosen des luxierten Gelenks lag das Lebensalter zwischen 2 und 5 Jahren, bei den Kindern mit kontralateralen Nekrosen zwischen 3 und 12 Jahren. Alle Kinder belasteten ihr Gelenk also, die Gruppe mit kontralateralen Nekrosen noch länger.

Herold zieht 2 Erklärungen heran. Zum ersten kann direkter Druck des Pfannenrandes auf den subluxierten Hüftkopf sicher Schäden verursachen, wie wir dies auch arthrographisch sahen. Ferner ist zu berücksichtigen, daß die Hüftkopfgefäße bei luxierten Gelenken, die belastet werden oder jedenfalls höher stehen, erheblicher Dehnung unterworfen sind. Hipp (1963) fand bei Angiographien, daß die zuführenden Kollumgefäße sehr gestreckt verliefen und der Kontrastmitteldurchfluß im R. nutritius capitis distalis und ganz besonders in den Rr. nutritii capitis proximales verlangsamt war. Bei hochstehenden Luxationen war im Lig. capitis femoris auch keine Durchblutung mehr erkennbar.

Die Nekrosen der gesunden kontralateralen Seite müssen auf andere Weise erklärt werden. Sie treten nach Beobachtung Herolds jedenfalls häufiger als bei Gesunden auf. Er ist der Ansicht, daß die nichtluxierte Seite besonderer Belastung unterworfen ist, wenn auf der Gegenseite eine Instabilität und hohe Luxation vorhanden sind. Dieser erhöhte Druck kann seiner Ansicht nach die Nekrose verursachen.

16.1.1 Zusammenfassende Stellungnahme

Faßt man die verschiedenen Untersuchungen zusammen, so läßt sich folgendes sagen: Die anatomischen und experimentellen Untersuchungen zeigen einheitlich, daß sowohl starke Innenrotation mit gleichzeitiger Abduktion wie auch extreme Abduktion in Lorenz-Stellung die Durchblutung drosseln können. Interessanterweise zeigten die Messungen von Schoenecker et al. (1978), daß die Durchblutung bei starker Innenrotation und Abduktion stärker gedrosselt war als in Lorenz-Stellung (90° Beugung, 90° Abduktion). Erst wenn noch weiter und gegen stärkeren Widerstand in die Lorenz-Stellung abduziert wurde, konnte die Durchblutung ebenso wie bei forcierter Innenrotation auf Nullwerte oder wenig darüber gebracht werden. In beiden Stellungen werden die Hüftköpfe stark unter Durck gesetzt.
Bei extremer Lorenz-Stellung kommt es außerdem, wie Papadopulos feststellte, zu direkter lateraler Druckschädigung des Schenkelhalses und Hüftkopfes (am hinteren Pfannenrand), damit aber sicherlich auch zur Schädigung der A. circumflexa femoris medialis (Bernbeck 1949a, 1950a; Nicholson et al. 1954; Ogden 1974, 1982 u. a.). Wir möchten meinen, daß sowohl eine direkte Beeinträchtigung der außerhalb des Hüftkopfes liegenden Gefäße wie auch die Kompression der im Knorpel liegenden, zum Kopfkern ziehenden Gefäße (Salter 1966; Salter et al. 1969) nebeneinander zur Wirkung kommen. Die Feststellung von Schoenecker et al. (1978), daß die Epiphyse bei Anlegen von Druck durch ein äußeres Spanngerät eine deutliche Minderdurchblutung zeigt, die sich durch Absetzen des Druckes meist rasch wieder aufheben läßt, muß in diesem Zusammenhang aber als eindeutiger Beweis angesehen werden.
Die aseptische Hüftkopfnekrose hat noch weitere Ursachen. Die dritte ist schließlich die von Somerville u. Scott (1957), Pavlik (1958), Mitchell (1972) und uns genannte: umschriebener Druck auf den Hüftkopf durch Weichteilstrukturen bei ungenügender Reposition. Diese Erklärung kann in gleicher Weise für die Nekrosen bei unbehandelten luxierten und subluxierten Gelenken nach Erlernen des Gehens herangezogen werden. Aber auch hier spielen Drosselungen der Durchblutung sicher eine Rolle, wie die Untersuchungen Hipps (1963) zeigen.

So bleiben als wesentliche Ursachen nebeneinander:

1. Ein umschriebener Druck durch einen eingerollten Limbus oder den Pfannenrand kann die Epiphyse und den Schenkelhals in bestimmten Stellungen mechanisch schädigen.
2. Die Druckerhöhung, unter die der Hüftkopf als Ganzes in bestimmten Extremstellungen gesetzt wird, drosselt zuführende, im Epiphysenknorpel liegende Gefäße.
3. Extremstellungen können die A. circumflexa femoris medialis sowohl im Bereich der Psoasumschlingung wie bei Abduktion zwischen seitlichem Schenkelhals und Pfannenrand mechanisch drosseln. Bei unbehandelten, luxierten Gelenken älterer Kinder erfahren die ernährenden Gefäße ebenfalls eine Beeinträchtigung, hier durch Überdehnung.
4. Individuelle, prädisponierende Faktoren des Gefäßsystems (Batory 1981).

16.2 Nomenklatur und Einteilungsfragen der Hüftkopfnekrosen

Für die Diagnose einer Hüftkopfnekrose hielten Salter et al. (1969) die folgenden 5 Faktoren für wesentlich:

1. Ausbleiben der Verknöcherung des Epiphysenkerns am Hüftkopf während des folgenden Jahres nach der Hüfteinrenkung oder länger,
2. Ausbleiben des Wachstums eines bereits bestehenden Knochenkerns während des folgenden Jahres nach Hüfteinrenkung oder länger,
3. Verbreiterung des Schenkelhalses im Jahr nach der Einrenkung,
4. vermehrte Dichte der Knochenstruktur im Röntgenbild, der später die Fragmentierung des Hüftkopfes folgt,
5. Vorhandensein einer Deformierung von Hüftkopf und Schenkelhals nach Abschluß der Ausheilungsphase. Dazu gehören Coxa magna, Coxa plana, Coxa vara und kurzer, breiter Schenkelhals.

Selbstverständlich müssen andere Erkrankungen wie beispielsweise die enchondrale Dysostose ausgeschlossen werden. Eine Coxa magna kann z. B. auch bei Pfannendysplasie und Instabilität des Gelenks mit Subluxation entstehen. Diese Einteilung ist jedoch von vielen Autoren übernommen worden. Gage u. Winter (1972) haben nur daran bemängelt, daß sie nicht auch partielle Nekrosen erfaßt. Salter et al. (1969) grenzten aber ähnlich wie Schede (1940, 1950) sog. vorübergehende, irreguläre Ossifikationen ab und wollten sie nicht unter die Nekrosen einreihen, da der Hüftkopf in diesen Fällen seine Lebensfähigkeit behält und sich bis auf leichte Abplattungen voll wieder aufbaut. Gage u. Winter führten deshalb folgende Zusatzkriterien für partielle Nekrosen ein:

1. Bestehen einer leichten Deformität des Femurkopfes 2 oder mehrere Jahre nach Hüfteinstellung (meistens leichte Abflachungen an der medialen Seite des Hüftkopfes);
2. Auflockerungen in einem bestimmten Teil des Hüftkopfes, sichtbar auf Röntgenaufnahmen innerhalb der ersten 12 Monate nach Hüfteinstellung. Die Veränderungen können zwar auch zur Fragmentation der Epiphyse an dieser Stelle weitergehen, zeigen sich aber meistens als Fehlen der Ossifikation in diesem Bereich 1 Jahr nach der Reposition;
3. der übrige Femurkopf zeigt keine Beeinträchtigung.

Weickert (1970) hat vorgeschlagen, die Femurkopfnekrose von der Femurkopfaufbaustörung zu trennen. Von einer „Aufbaustörung" spricht er, wenn die Entwicklung des Kopfkerns von Anfang an gestört ist. Der Kopfkern fehlt vor der Einrenkung. Der Befund kann ein- und doppelseitig sein. Im weiteren Verlauf zeigt das Röntgenbild ein stark verspätetes Auftreten des Kopfkerns, eine unregelmäßige Form und Struktur. Der Schenkelhals ist plump und verbreitert. Die Häufigkeit der Aufbaustörung wird von Lambrecht (1977) bei klassischer Luxationsbehandlung mit 11% angegeben. Die gleichzeitige Nekroserate betrug 9%. Bei funktioneller Frühbehandlung wurde die Rate auf 5,2% Aufbaustörungen gedrückt (Kopfnekrosen 0,45%). Huber (1963) ermittelte 5,5%, Unger (1966) 6,1%. Der Anteil dieser Aufbaustörungen an den gesamten Störungen ist damit auffallend hoch.

Weickerts Merkmal der „Aufbaustörung" ist in dem Diagnoseschema der Hüftkopfnekrose von Salter et al. (1969) ebenfalls enthalten, es wird allerdings nicht gesondert gezählt. Ein Unterbleiben der Epiphysenverknöcherung im ersten Jahr nach der Einrenkung oder ein Ausbleiben des Wachstums eines schon bestehenden Knochenkerns im folgenden Jahr gelten auch hier als Nekrosemerkmale.

Eine andere Abgrenzung erscheint uns zusätzlich wichtig. Manche Hüftköpfe bauen sich normalerweise aus 2 oder mehreren kleinen Kernen auf und zeigen später ein ganz normales Bild. Sieht man nicht den ganzen Verlauf der Röntgenbilder durch, so könnte der weniger Erfahrene diese Kopfkerne als nekrotisch einstufen (vgl. Yamamuro u. Chene 1975).

Schede (1940, 1950) hat ferner den Begriff der *Umbaustörung* eingeführt. Er begründete leichtere Umbauvorgänge des Hüftkopfes nach der Einrenkung damit, daß der an Druck nicht gewöhnte Hüftkopf sich in der Pfanne erst neu anpassen müsse. Man sollte wohl besser sagen, daß der Druck auf den Hüftkopf in Abhängigkeit von verschiedenen Faktoren in unterschiedlichem Maße erhöht ist. Überschreitet der Druck das physiologische Maß nur gering, so wird es auch nur zu geringfügigen Strukturveränderungen kommen, ebenso wie es bei einer Hautverbrennung 1. Grades nur zur Rötung und Schwellung kommt und nicht gleich zur Nekrose. Diese Veränderungen haben wir als Nekrosegrad 1 in unsere Stufeneinteilung einbezogen (Tönnis u. Kuhlmann 1968). Der Kopf ist bei diesem Grad nur leicht in seiner Struktur gekörnt, aufgelockert, porotisch, eventuell etwas unscharf am Rande. In den Prozentsatz der Hüftkopfnekrosen wird dieser Schädigungsgrad von den meisten Untersuchern nicht einbezogen. Wesentliche Folgen bleiben im allgemeinen auch aus. Die von Salter et al. abgegrenzte „temporary irregular ossification" geht allerdings über diesen Grad hinaus und bezieht sich auch auf stärkere Unregelmäßigkeiten, die wir (s. unten) als Grad 2 der Nekrose bezeichnet haben.

Der Begriff „Umbaustörungen" sollte unseres Erachtens fallen gelassen werden. Das gleiche gilt für den Begriff „Luxations-Perthes". Witt (zit. nach Mittelmeier 1961) und Mittelmeier (1961) haben schon früher darauf hingewiesen, daß damit eine irreführende Gleichsetzung der Perthes-Erkrankung mit der Hüftkopfnekrose nach Einrenkungsbehandlung stattfinde. Auch die Unterteilung der Kopfnekrosen in „Perthes-Fälle" und „Kopfumbaustörungen", wie sie Walch (1971) vorgeschlagen hat, sollte zugunsten einer einheitlichen Bewertung der verschiedenen Schweregrade der Hüftkopfnekrose fallengelassen werden.

Unsere Einteilung der Kopfnekrosen, wie sie auch in der Sammelstatistik des AKH vorgenommen wurde (Tönnis u. Kuhlmann 1968; Tönnis et al. 1978, 1982) war folgende:

Grad 1. Leichteste Grade der Veränderungen, Hüftkopfkern leicht unscharf in der Berandung, leicht körnig und etwas unregelmäßig in der Struktur (Abb. 16.5). Im allgemeinen folgenloses Abklingen.

Grad 2. Rand des Kopfkerns unregelmäßiger, Struktur stärker aufgelockert und körniger als bei Grad 1, evtl. auch Zystenbil-

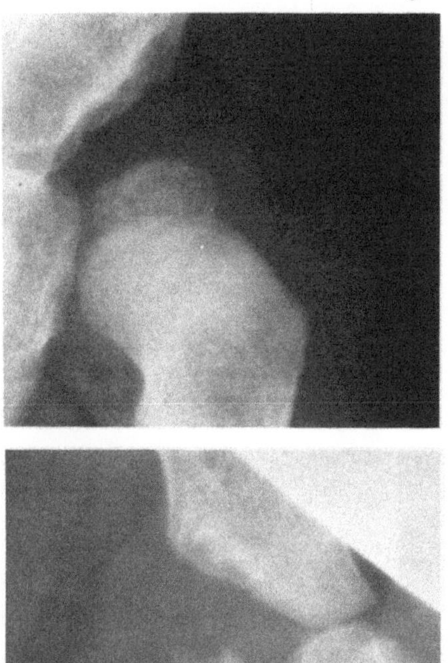

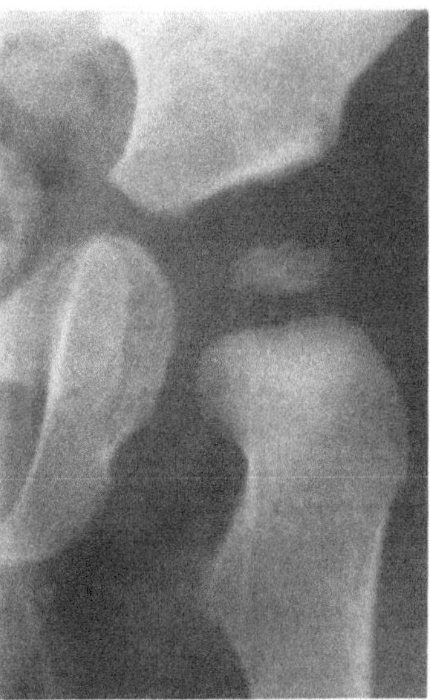

Abb. 16.5 *(Links oben).* Hüftkopfnekrose Grad 1 (Auflockerung des Epiphysenkerns) nach Tönnis u. Kuhlmann (Erläuterungen s. Text)

Abb. 16.7 *(Links unten).* Hüftkopfnekrose Grad 2 in einer weiteren Form mit Teildefekt des Kopfes

Abb. 16.6 *(Rechts).* Hüftkopfnekrose Grad 2. Hier ist eine vermehrte Unregelmäßigkeit in der gesamten Struktur des Kopfkerns vorhanden, jedoch ohne völlige Umbauvorgänge

dung im Inneren des Kopfkerns (Abb. 16.6). Eine zweite Form, die auch unter diesen Grad fällt, bilden die ausgestanzten Teildefekte, die oft als kleiner Einschnitt in der lateralen Kopfoberfläche zu erkennen sind (Abb. 16.7). Diese Veränderungen bilden sich ebenfalls weitgehend zurück, aber auch leichte Kopfabplattungen können die Folge sein.

Grad 3. Hüftkopfkern im Ganzen schollig zerfallen, nur in einzelnen Fragmenten oder als flacher Streifen erkennbar (Abb. 16.8). Sehr kleine Kopfkerne werden völlig aufgelöst. Auch noch nicht verknöcherte Kopfkerne erleiden entsprechende Nekrosen. Diese werden aber erst viele Monate später sichtbar. Bei diesem Nekrosegrad sind Verformungen des Hüftkopfes und des Schenkelhalses zunächst erkennbar, können sich aber zurückbilden, wenn die Wachstumsfuge unversehrt blieb.

Grad 4. Zusätzliche Beteiligung der Epiphysenfuge, damit schwerste Folgen für das Wachstum (Abb. 16.9–16.13). Man erkennt Unregelmäßigkeiten auch an den Rändern der Epiphysenfuge am Schenkelhals. Zum Teil lassen aber auch erst spätere Wachstumsstörungen in Valgus- oder Varusrichtung und Schenkelhalsverkürzungen die metaphysäre Mitbeteiligung erkennen.

Eine ähnliche, nur mehr untergliederte Einteilung der Nekrosen haben Ohl u. Nicod 1976 beschrieben. Ihr Grad 1 deckt sich mit dem von uns angegebenen. Die in unserem Grad 2 beschriebenen Strukturunregelmäßigkeiten bezeichnen sie als Grad 2 und die Teildefekte als Grad 3. Ihr Grad 4 entspricht unserem Grad 3: völlige Kopfnekrose. Eine Erfassung der metaphysären Störungen erfolgt nicht.

Eine weitere Klassifizierung, besonders im Hinblick auf die Beteiligung der Wachstumszone am

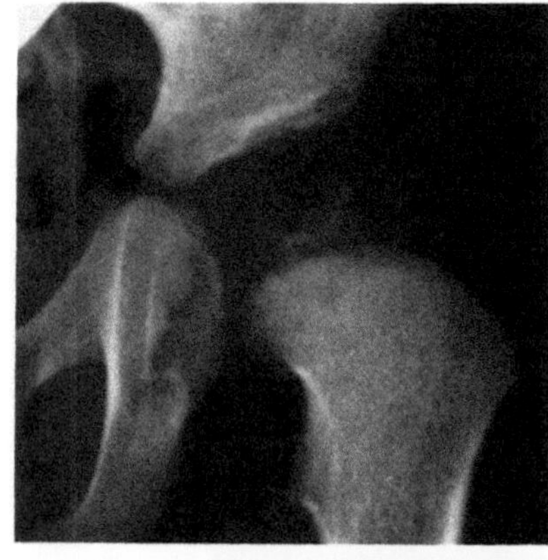

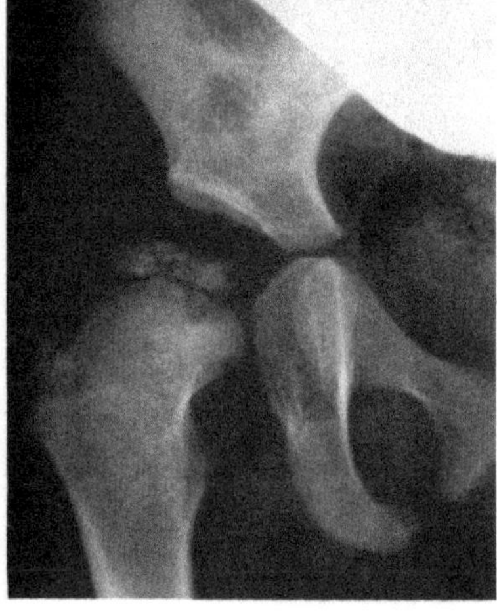

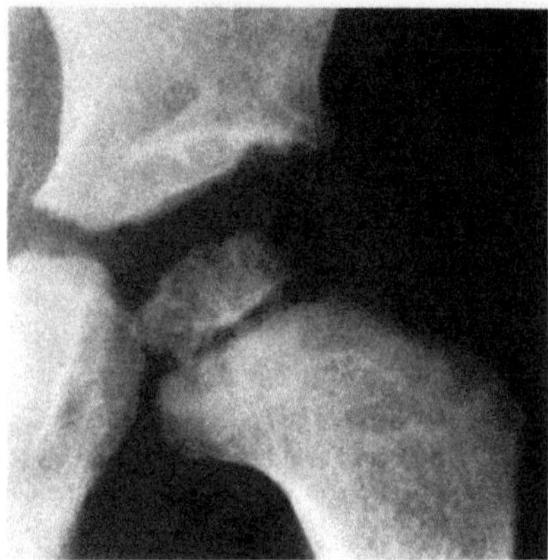

Abb. 16.8 *(Links oben).* Hüftkopfnekrose Grad 3, totale Kopfnekrose

Abb. 16.9 *(Rechts).* Nekrose Grad 4 nach der ursprünglichen Einteilung. Hier sind sowohl Umbauvorgänge der Epiphyse wie der Metaphyse vorhanden (deutlich im medialen Anteil zu erkennen)

Abb. 16.10 *(Links unten).* Umbauvorgänge an der medialen Epiphysenzone (Lokalisation c unserer nach Kalamchi und MacEwen erweiterten Einteilung). Der Hüftkopf weist eine Nekrose des Grades 2 auf, so daß wir von Nekrose 2c sprechen

Schenkelhals, haben Kalamchi u. MacEwen 1980 gegeben. Sie konnten Krankengeschichten von 1940 an auswerten. Nach der Schwere der Hüftkopfnekrosen war damals die Behandlung sicherlich traumatischer als heute. 60% ihres Krankengutes wurde ihnen auch mit bereits vorbestehender Nekrose zugewiesen. So ist wohl die ungewöhnlich hohe Zahl von metaphysären Nekrosen zu erklären. Sie grenzten folgende Nekrosegrade ab:

Grad 1. *Nur der Kopfkern ist betroffen,* nicht die Epiphysenzone. Der Kopfkern kann porotisch sein, seine Verknöcherung verzögert. Auch das Fragmentationsstadium wird hier einbezogen. Da die Epiphysenzone aber nicht mitbetroffen ist, kommt es zu gutem Aufbau des Kopfkerns, nur geringer Höhenverlust oder Coxa magna.

Grad 2. *Schädigung der seitlichen Epiphysenzone;* der Kopfkern ist ähnlich wie in Grad 1 betroffen, partiell oder total. Frühe Zeichen sind Verknöcherung, Unregelmäßigkeit oder Spangenbildung an der seitlichen Wachstumszone. Der Kopfkern kann einen seitlichen Defekt haben, der Schenkelhals eine seitliche Exkavation und verstärkte Sklerosierung aufweisen.

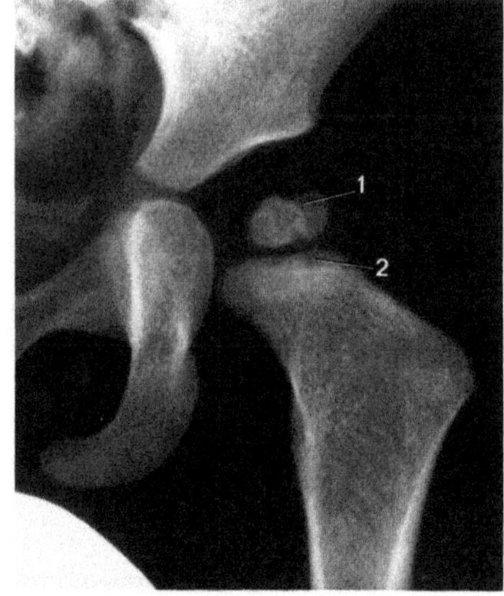

Abb. 16.11. Lateraler Teildefekt *(1)* des Hüftkopfes (Grad 2) und laterale Umbauvorgänge *(2)* an der Epiphysenzone (Lokalisation a), Klassifizierung daher als Nekrose Grad 2a

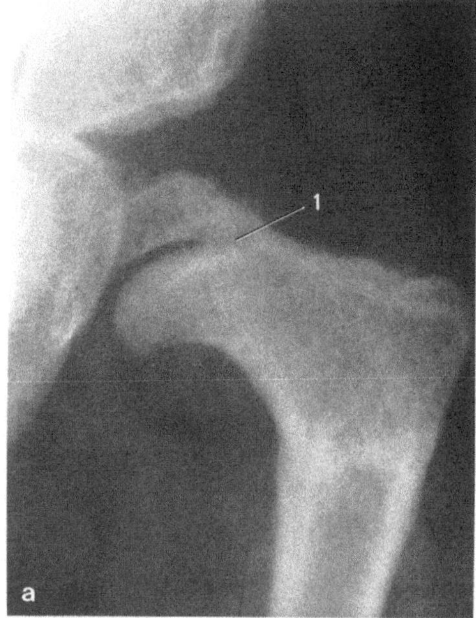

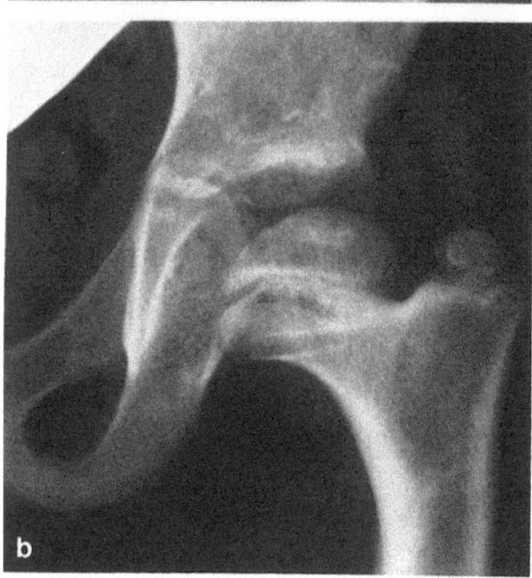

Abb. 16.12 a, b. Verlaufsbilder nach einer Nekrose Grad 2, die zu einer Überbrückung der lateralen Epiphysenzone *(1)* geführt hat, deutlich erkennbar in **a** im Alter von 2 Jahren und 8 Monaten. **b** Im Alter von 6 Jahren: Wachstumsstillstand am seitlichen Schenkelhals, Kopf-im-Nacken-Lage, Coxa plana

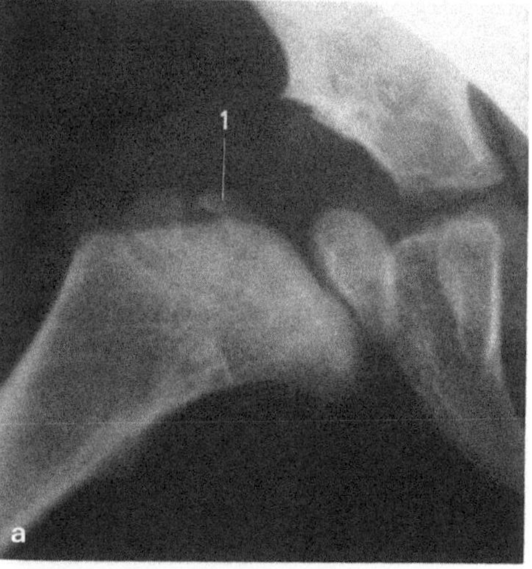

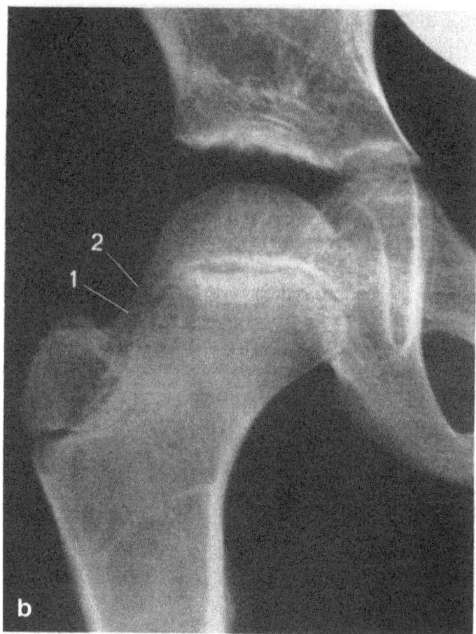

Abb. 16.13 a, b. Umbauvorgänge im Bereich der Wachstumsfuge des lateralen Schenkelhalsbereichs. **a** Nach der konservativen Hüfteinstellung einer Hüftluxation rechts ist im Alter von 2½ Jahren eine Verkalkung im lateralen Schenkelhalsbereich *(1)* zwischen Trochanter und lateraler Epiphysenzone erkennbar. An der Epiphyse selbst keine Umbauvorgänge auf früheren Bildern oder jetzt. **b** Im Alter von 7½ Jahren ist im seitlichen Schenkelhalsbereich eine Knochenbrücke zwischen Hüftkopfepiphyse und Trochanterapophyse aufgetreten. Sie wird allerdings unterbrochen von einer kleinen Wachstumszone, die dem früheren Spalt zwischen Trochanterapophyse und zusätzlich aufgetretener Verkalkung entsprechen dürfte. Der Hüftkopf zeigt ebenso wie der Schenkelhals ein verbreitertes Wachstum und eine horizontalgestellte Epiphyse. Das Pfannendach weist nach Azetabuloplastik einen normalen Winkel auf und deckt den Hüftkopf befriedigend

Mit dem Wachstum kommt es zur Kopf-im-Nacken-Lage, da die seitliche Wachstumszone verknöchert und nicht mehr funktionsfähig ist und die mediale weiterwächst (Abb. 16.12a, b). Je mehr die Schädigung zur Mitte der Wachstumszone übergreift, um so geringer wird die Valgisierung und der Schenkelhals bleibt in seiner Gesamtlänge kürzer. Im Endstadium entstehen oft subluxierte Gelenke durch die Fehlrichtung des Hüftkopfes und mangelnde Überdachung.

Grad 3. *Die mittlere Epiphysenzone ist betroffen,* der Kopfkern ähnlich wie bei Grad 2 und 3 beteiligt. Als Frühzeichen kann ein zentraler, manchmal ausgedehnter Defekt auf der a.-p.- und der seitlichen Röntgenaufnahme erkennbar sein. Es kommt damit zur zentralen Blockierung der Wachstumszone, der Schenkelhals-Schaft-Winkel bleibt unbeeinflußt, der Schenkelhals jedoch verkürzt, der Trochanter überragt ihn. Der Hüftkopf ist gerundet, zeigt allerdings zunehmende Breitenentwicklung und damit eventuell auch Inkongruenz.

Grad 4. *Totale Schädigung von Epiphyse und Epiphysenzone.* Verzögerung der Verknöcherung, frühe Fragmentierung, Abflachung, Coxa magna. Schenkelhals mitbeteiligt in ganzer Breite, irreguläre Struktur, Verbreiterung, Verkürzung. Es kommt zur Varusstellung und zum starken Trochanterhochstand. Die Pfannendysplasie bleibt, später zunehmende Subluxation, starke Beinverkürzung.

Glücklicherweise sind die schweren Nekrosen heute selten. Aus praktischen Gründen sollten sie aber richtig eingeschätzt werden. Die Indikationsstellung zu operativen Maßnahmen ist hier ein besonderes Problem (vgl. 28.11). Sorgfältige Überwachung des weiteren Wachstums und der Kopf-Pfannen-Beziehung ist erforderlich, um am Ende des Wachstums oder notfalls früher vorbeugende operative Maßnahmen gegen die präarthrotische Deformität zu ergreifen.

An der Einteilung von Kalamchi u. MacEwen erscheint uns jedoch nicht ausreichend, daß alle Veränderungen des Kopfkerns ohne Metaphysenbeteiligung in einem Grad zusammengefaßt werden. In einer neuen Untersuchung unseres Krankengutes (Tönnis et al. 1984) haben wir daher eine Kombination beider Einteilungen vorgenommen, bei der 2 Stellen für die Gradverteilung vorgesehen sind. In der ersten werden die Grade 0–3 unserer Einteilung aufgeführt. Der Grad 4 entfällt. Dafür werden in der zweiten Stelle die Grade des metaphysären Befalls unabhängig von dem Grad der Kopfkernbeteiligung von a–d eingesetzt. Wir änderten jedoch etwas ab (Abb. 16.14). Der Grad a bezeichnet dabei den lateralen Befall der Epiphysenfuge, der Grad b den zentralen, Grad c die ausschließlich mediale Nekrose, Grad d den gesamten, durchgehenden Befall. Für die Klassifizierung einer Nekrose wird dann beispielsweise angegeben 2a, 3d oder bei Fehlen einer Epiphysenbeteiligung nur 2 oder 3. Diese Einteilung entspricht damit auch weitgehend der von Buchholz u. Ogden 1978 angegebenen. Diese Autoren bezogen ihre Klassifikation auf die Gefäßversorgungsgebiete und leiteten die Folgen von den partiellen oder totalen Ischämien einzelner oder mehrerer dieser Versorgungsbereiche ab. Daraus lassen sich, wie dann auch Kalamchi u. MacEwen (1978), Siffert (1981), Hirohashi et al. (1980) zeigten, langfristig die zu erwartenden Wachstumsstörungen voraussehen. Hirohashi et al. fordern eine Beurteilung der Hüftkopfnekrosen in 2 Ebenen wie bei der Perthes-Erkrankung, da auch hier mehr ein anterolateraler oder posteromedialer Befall vorhanden sein kann, der sich auf den a.-p.-Aufnahmen durch Überlagerung oft nicht richtig abgrenzen läßt.

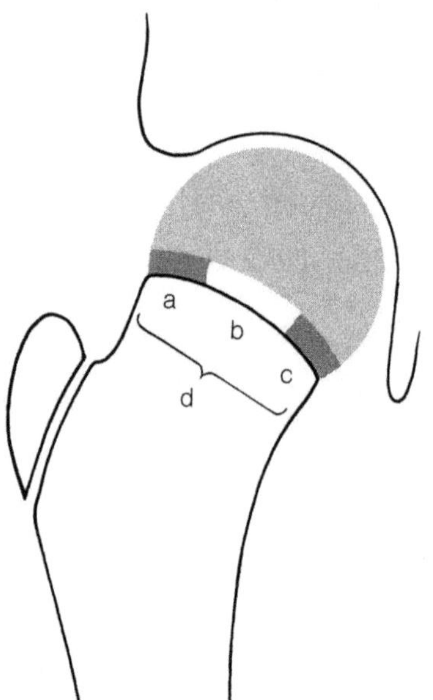

Abb. 16.14. Zur Erfassung von verschieden lokalisierten Schädigungen der Epiphysenzone werden ihre Abschnitte in Anlehnung an die Einteilung von Kalamchi u. MacEwen mit Buchstaben unterteilt, die dann an die 2. Stelle unserer Nekroseklassifikation zu setzen sind (Erläuterungen s. Text)

Tabelle 16.1. Klassifikation der Hüftkopfnekrose nach Hirohashi et al.

<table>
<tr><th rowspan="2">Nekrosegrade</th><th rowspan="2">Befund bei Hüfteinstellung:</th><th colspan="2">Epiphysenkern</th></tr>
<tr><th>Kopfkerne noch nicht sichtbar</th><th>Kopfkern vorhanden</th></tr>
<tr><td></td><td>Grad I
(leicht)</td><td>1 Erscheint rechtzeitig oder verzögert, aber nicht später als im Alter von 18 Monaten
2 Erscheint zweigeteilt oder verschieden unterteilt</td><td>1 Vorrübergehende Unregelmäßigkeit des Randes oder Fragmention
2 Wachstumsstillstand</td></tr>
<tr><td rowspan="2">Partielle Schädigung</td><td>Grad II a
(anterolateral oder lateral)
(mittelgradig)</td><td>1 Erscheint rechtzeitig oder früher als im Alter von 18 Monaten im posteromedialen Bereich
2 Wachstumsstörung der Metaphyse anterolateral oder lateral vorhanden</td><td rowspan="2">Anterolateraler Bereich resorbiert
↑
Partielle Resorption mit Anzeichen von Regenerationsfähigkeit des restlichen Kopfkerns
↓
Posteromedialer oder posteriorer Bereich resorbiert</td></tr>
<tr><td>Grad II b
(posteromedial oder posterior)</td><td>1 Erscheint rechtzeitig oder verzögert, aber früher als mit 18 Monaten im anteromedialen Bereich
2 Wachstumsstörungen der Metaphyse posteromedial oder nur posterior</td></tr>
<tr><td>Totale Schädigung</td><td>Grad III
(schwer)</td><td>Kopfkern tritt erst nach mehr als 24 Monaten auf</td><td>Völlige Resorption eines bestehenden Kopfkerns</td></tr>
</table>

Tabelle 16.1 zeigt ihre Klassifikation. Sie bezieht sich gleichzeitig auf bereits entwickelte Kopfkerne und verzögert erscheinende und gibt zeitliche Grenzen an. Wir möchten die Forderung unterstützen, daß Hüftkopfnekrosen bei angeborener Hüftluxation in Zukunft auch regelmäßig in 2 Ebenen überwacht werden sollten.

Langfristige Beobachtungen des Wachtstums des Hüftgelenks nach Hüftkopfnekrose wurden von Massie (1951), Esteve (1960), Franz (1972), Gage u. Winter (1972), Fisher u. Cary (1978), Kalamchi u. MacEwen (1978), Cooperman et al. (1980), Hirohashi et al. (1980) sowie Behrens u. Anders (1984) veröffentlicht.

16.3 Untersuchungen über die Abhängigkeit der Hüftkopfnekrose von verschiedenen Behandlungsverfahren, Fixationsstellungen, Fixationszeit, Luxationsgrad und Lebensalter

Eine eingehende Untersuchung der im Zusammenhang mit der Hüftkopfnekrose (HKN) auftretenden Fragen hat der Arbeitskreis für Hüftdysplasie (AKH) der Deutschen Gesellschaft für Orthopädie und Traumatologie (DGOT) im Rahmen einer großen Sammelstatistik 1976 veröffentlicht (Tönnis et al. 1977, 1978, 1982). Dabei wurden 3316 primär konservativ behandelte Hüftgelenke erfaßt und 730 ausschließlich operativ behandelte.

HKN-Rate und Behandlungsverfahren. Um einen exakten Vergleich der Hüftkopfnekroserate verschiedener Behandlungsverfahren durchführen zu können, wurde das Krankengut in vergleichbare Gruppen unterteilt, zunächst nach entsprechenden Altersstufen. Dann wurde eine Einteilung des Luxationsgrades in 4 Stufen für übliche Beckenübersichtsaufnahmen geschaffen, die es erlaubte, nur wirklich einander entsprechende Ausgangsbefunde miteinander zu vergleichen (Abb. 7.3). Ferner wurden die Kopfnekrosen in 4 Grade klassifiziert (Abb. 16.5–16.9).

Abbildung 16.15 zeigt die für alle Altersstufen und Luxationsgrade zusammengestellten Gruppen, in denen Vergleiche der Methoden zulässig sind. Die genauen Prozentzahlen jeder Gruppe sind in der Originalarbeit ersichtlich (Tönnis et al. 1978, 1982). Zur besseren Übersicht wurden Balkendiagramme erstellt, bei denen die Dicke des Balkens die Zahl der zugrundeliegenden Beobachtungen anzeigt. Die Höhe des Balkens gibt den Prozentsatz der Nekrosen an. Bei den Luxationsgraden 3 und 4 übersteigen einzelne Balken sogar die 50%-Grenze, die Einteilung reicht jedoch nur bis zu dieser Grenze.

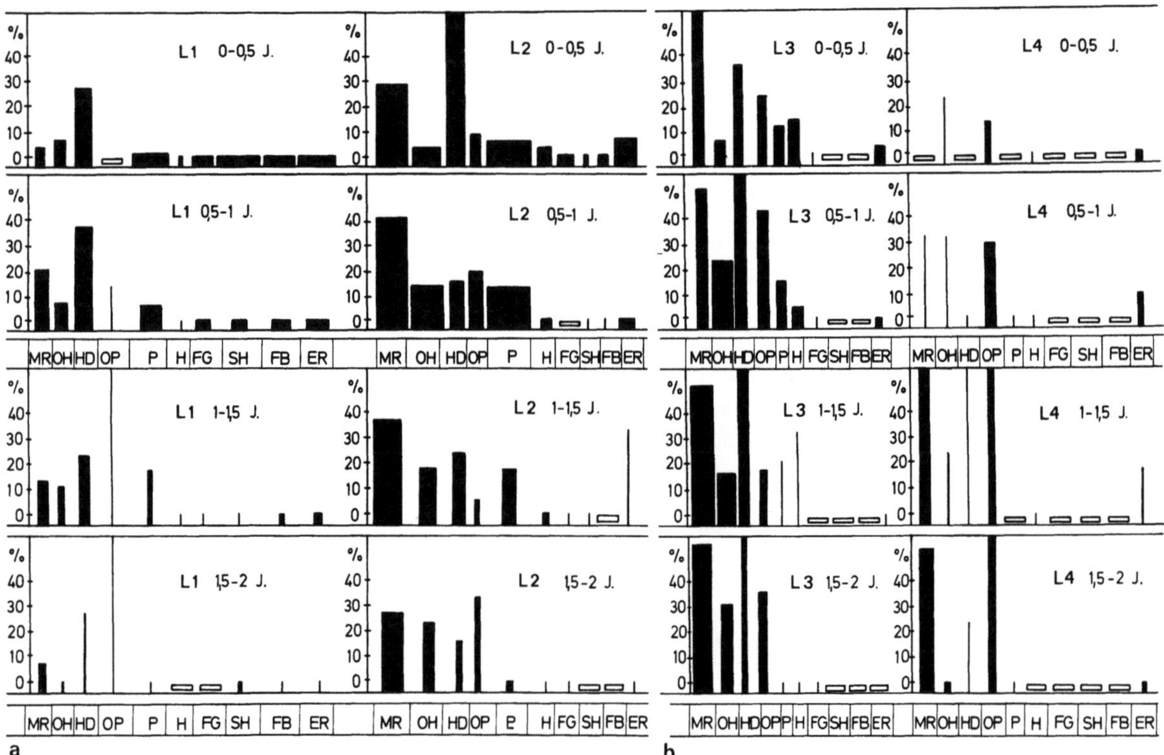

Abb. 16.15 a, b. Schematische Darstellung des Prozentsatzes der Hüftkopfnekrose bei verschiedenen konservativen Hüfteinstellungen. Die Höhe des Balkens gibt den Prozentsatz an, die Breite die Zahl der Patienten. Das Krankengut ist nach Luxationsgraden *(L1–L4)* und in Altersgruppen von je ½ Jahr (0,5–2 Jahre) aufgeteilt. *MR*, manuelle Reposition; *OH*, Overheadextension; *HD*, Hoffmann-Daimler-Bandage; *OP*, operative Einstellung nach konservativer Vorbehandlung; *P*, Pavlik-Bandage; *H*, Hanausek-Apparat; *FG*, Fettweis-Gips; *SH*, Spreizhose; *FB*, Fettweis-Bandage; *ER*, Extensionsreposition mit anschließender Fixation im Hanausek-Apparat

Hinzuzufügen ist, daß hier nur die Nekrosegrade 2, 3 und 4 zusammengezählt wurden. Der leichteste Grad 1, der in der Literatur meist nicht berücksichtigt oder als Umbaustörung angesehen wird, ist hier nicht mitgezählt. Einzelheiten sind in der Originalarbeit zu ersehen.

Bei einem Vergleich der Höhe der Säulen verschiedener Behandlungsverfahren fällt auf, daß die *manuelle Reposition (MR)*, die in früheren Jahren in klassischer Weise noch mit anschließendem Lorenz-Gips durchgeführt wurde, eine hohe Nekroserate aufweist. Gelenke, die mit anderen Verfahren nicht zu reponieren waren, auf diese Weise aber noch eingestellt werden konnten, sind hier ebenso berücksichtigt. Es handelte sich damit um besonders schwierige Fälle. Die Nekroserate liegt zwischen 28 und 64%.

In gleicher Weise sind vorbehandelte, spontan nicht einstellbare Fälle in der Gruppe der (sekundär) *operativ eingestellten Luxationen (OP)* enthalten. Diese Gruppe zeigt ebenfalls hohe Nekroseraten zwischen 5 und 60%. Bei den Luxationsgraden 3 und 4 liegen sie im Durchschnitt zwischen 20 und 40%. Hier ist zu berücksichtigen, daß diese Fälle auf verschiedene Weise vorher vergeblich und damit vermutlich zu traumatisch behandelt wurden, denn der Nekroseprozentsatz, der sofort (primär) operativ eingestellten Gelenke lag bei nur 8,4%, wenn keine gleichzeitigen Maßnahmen an Pfannendach und Schenkelhals ergriffen wurden. Hier zeigt sich, wie gefährlich vergebliche Repositionsversuche sein können, wenn ungeeignete Luxationsfälle mit zu traumatischer Methodik angegangen werden.

Einen hohen Prozentsatz von Nekrosen hat auch das *Verfahren von Hoffmann-Daimler (HD)*. Selbst bei Luxationsgrad 1 und 2 liegen hier sehr hohe Nekroseraten vor. Auf die Problematik dieser Repositionsmethode sind wir bei der Schilderung der verschiedenen Verfahren bereits eingegangen.

Die typische *Overheadextension (OH)* liegt mit Werten von 3–31% zwar unter denen der Hoffmann-Daimler-Methode, vermutlich spielt aber auch bei diesem noch relativ hohen Prozentsatz eine Rolle, daß anschließend im Lorenz-Gips fixiert wurde. Auf die Beobachtung von Fogarty u. Accardo (1981), daß bei einer Extension bis zur Abduktion von 90° mehr Nekrosen auftreten als bei einer auf 60° begrenzten Abduktion, wurde ebenfalls schon hingewiesen (vgl. 15.4.3).

Noch geringer sind die Nekrosesätze bei der *Pavlik-Bandage (P)*. Bei den Luxationsgraden 2 und 3 liegen sie zwischen 10 und 15%. Auch hier wurden bei instabilen Luxationen vielfach noch Lorenz-Gipsverbände gegeben.

Dann aber kommen Gruppen, die zwar zahlenmäßig noch wenig besetzt sind, weil diese Verfahren noch keine breite Anwendung gefunden haben; sie weisen aber im Durchschnitt die niedrigsten Nekroseraten auf. Es handelt sich um das Einrenkungsverfahren von *Hanausek (H)*, die *Extensionsrepositionsmethode (ER)* mit anschließender *Fixation im Hanausek-Apparat nach Krämer und die Reposition im Hockgips (FG)* und in der *Flexionsbandage (FB)* nach Fettweis. Die zu dieser Zeit noch nicht so großen Zahlen sind in der Zwischenzeit erweitert worden. So geben Anders u. Menge (1981) für das Originalverfahren von Hanausek jetzt 6,0% bei 301 Gelenken an (1969–1978). Lenz et al. (1978) haben inzwischen für die Extensionsreposition bei 572 Gelenken 4,3 Nekrosen ermittelt. Tönnis (1979 a) und Flöhr (1981) kamen für das Verfahren von Fettweis unter Hinzunahme der Arthrographie auf 4,2% bei Auswertung von 174 Hüftgelenken.

HKN-Rate und Retentionsstellung. Faßt man unabhängig vom Alter und Luxationsgrad die Gelenke einmal nach ihrer Fixationsstellung zusammen und trennt sie nur nach der Art der Reposition (Tabelle 16.2), so ergeben sich sehr deutliche Unterschiede. Die Pavlik-Bandage ist hier ebenfalls als Fixationsstellung angegeben, da sie zwar auf die Dauer zum Liegen der Beine in Lorenz-Stellung führt, dieser Übergang jedoch langsam vor sich geht. In der Rubrik „Beugestellung" wurden die Verfahren, die im Hanausek-Apparat und im Hockgips ruhigstellen, zusammengefaßt.

Vergleicht man in der Spalte „Manuelle Einstellung" die Prozentsätze der in klassischer Weise reponierten und im Lorenz-Gipsverband fixierten Gelenke mit den in vergleichbarer Weise sofort eingestellten, dann aber im Hockgips fixierten, und schließlich die Fälle, die nach manueller Reposition im Lange-Gips eingestellt wurden, so ergeben sich Verhältniszahlen von 25:0,4:10. In ähnlicher Weise setzen sich auch die Gesamtzahlen zusammen:

Fixation nach	Nekrosen [%]
Lorenz	27
Lange	16
Pavlik	7
Beugestellung (geringe Abduktion)	2

Hier und vor allem beim Vergleich der manuell reponierten Gelenke untereinander zeigt sich sehr deutlich, daß es nicht so sehr das Einrenkungsverfahren ist, sondern die Art der anschließenden Fixation, die zu unterschiedlichen Nekrosesätzen führt.

Hier ergibt sich der zwingende Rückschluß, daß die Rentention in Lorenz-Stellung in Zukunft unbedingt vermieden werden muß. Die Art der Reposition spielt sicher eine gewisse Rolle, wesentlich größer aber ist die der Rententionsstellung.

Tabelle 16.2. Gesamtprozentsatz der Kopfnekrosen (Grad 2–4) bei verschiedenen Fixationsstellungen, aufgeteilt nach Einrenkungsmethoden

Einrenkungsmethode	Fixationsstellung nach							
	Lorenz		Pavlik		Beugestellung		Lange	
	n	[%]	n	[%]	n	[%]	n	[%]
Overhead	616	(15)	–		–		4	–[a]
Manuell	623	(25)	–		418	(0,4)	56	10
Operativ	235	(28)	–		10	–[a]	10	–[a]
HD-Bandage	369	(32)			–			
Diverse	–		369	(7)	427	(4)	–	
Gesamt	1843	(27)	369	(7)	855	(2)	70	(16)

[a] Zu kleine Gruppen, um einen Prozentsatz anzugeben

HKN und Repositionsalter. Es war bisher eine lange umstrittene Frage, ob die Einrenkung der Hüftluxation im Kleinkindesalter zu traumatisch und mit zu hohen Nekroseraten belastet sei, wie es die Diskussion auf dem Deutschen Orthopädenkongreß 1949 gezeigt hat. Es gab Untersucher, die für eine Behandlung erst im 2. Lebensjahr eintraten. Auch jetzt wurde diese Frage von Kalamchi u. MacEwen (1978) wieder angeschnitten.
Die Sammelstatistik des AKH läßt aber an großen Zahlen erkennen, daß mit den heute schonenderen Methoden *keine alleinige Altersabhängigkeit der Nekrose nachzuweisen* ist. Für das Zustandekommen einer Nekrose spielen sicher mehrere Faktoren eine Rolle, deren Zusammentreffen entscheidend ist. Das Alter allein dürfte nicht ausschlaggebend sein.

HKN und Luxationsgrad. Vergleicht man in Abb. 16.15 die Balkendiagramme von verschiedenen Luxationsgraden (L 1–L 4), so ist zu erkennen, daß ein deutlicher Unterschied zwischen Luxationsgrad 1 und den Graden 2–4 besteht. Aber auch zwischen Luxationsgrad 2 und 3 sind bei der manuellen Einstellung und der Hoffmann-Daimler-Bandage Unterschiede im Sinne eines weiteren Anstiegs der Nekroserate zu erkennen. Die Prozentsätze liegen zum Teil höher als in dem Diagramm eingezeichnet. Auch für die operative Einstellung trifft dies bis zu einem gewissen Grad zu und auch für die hier nicht eingetragenen älteren Gruppen.
Damit läßt sich feststellen, daß *die Nekroserate mit dem Ausmaß der Luxation ansteigt.* Hohe Luxationen sind also gefährdeter als die Luxationsgrade 1 und 2. Eine Ausnahme ergibt sich bei dem Verfahren von Hoffmann-Daimler, wie wir dort erläutert haben.

HKN und Fixationszeit. Vielfach wird noch angenommen, daß die Zeitdauer der Fixation von Einfluß auf die Nekroserate sein könnte. Die Sammelstatistik hat aber gezeigt, daß hier keinerlei Abhängigkeit besteht. Das Auftreten einer Nekrose dürfte sich schon innerhalb der ersten Stunden und Tage nach der Reposition entscheiden.
Ein anderes Problem ist das Fehlwachstum des Schenkelhalses und der Epiphyse, das vor allem im Lorenz-Gips mit längerer Fixierung immer beträchtlicher wird. Hier sei noch einmal auf die bei der Besprechung des Hocksitzgipsverbandes nach Fettweis angeführten Argumente verwiesen (vgl. 15.6).

16.4 Untersuchungen über die Abhängigkeit der Hüftkopfnekrose von arthrographischen Befunden

Die bisherigen Untersuchungen erstreckten sich nur auf Gelenke, die nicht arthrographisch untersucht wurden. Die Weichteilbefunde eines Gelenks sind aber für das Auftreten einer Hüftkopfnekrose ebenfalls von großer Bedeutung. Wir haben deshalb unser unter Arthrographiekontrolle behandeltes Krankengut in dieser Richtung ausgewertet (Tönnis et al. 1984a). Die Ergebnisse sollen hier zur Vervollständigung kurz wiedergegeben werden.

Krankengut. Zur Auswertung wurden die Unterlagen aller Kinder mit typischer angeborener Hüftluxation herangezogen, die zwischen 1974 und 1981 ohne besondere Vorbehandlung zur Hüfteinstellung kamen. Hüftluxationen bei anderen Krankheitsbildern wurden ausgeschlossen. Voraussetzung war ferner, daß die Gesamtbeobachtungszeit mindestens 1 Jahr betrug, um alle Hüftkopfnekrosen zu erfassen. Von mehr als 500 Gelenken standen uns für die Auswertung dann 388 Hüftgelenke zur Verfügung. Die mittlere Beobachtungszeit betrug 3,9 ± 1,9 Jahre, die kürzeste etwas über 1 Jahr, die längste etwas über 9 Jahre.
Das Alter bei Behandlungsbeginn geht aus Tabelle 16.3 hervor.

Tabelle 16.3. Alter bei Behandlungsbeginn

Alter (Monate)	n	[%]
0– 3	75	19,3
4– 6	156	40,2
7– 9	76	19,6
10–12	27	7,0
12–18	38	9,8
18–36	16	4,1
Gesamt:	388	

Die arthrographischen Luxationsgrade (vgl. 10.7.9) sind in Tabelle 16.6 angegeben.

HKN bei verschiedenen Behandlungsverfahren. Aufgrund des arthrographischen und klinischen Befundes wurde eine differenzierte Behandlung durchgeführt. Dabei ergaben sich zur Auswertung die in Tabelle 16.4 gezeigten Gruppen.
In den Gruppen 3 und 4 sowie 6 und 7 wurden anschließend an die konservative oder operative Hüfteinstellung Azetabuloplastiken durchge-

Tabelle 16.4. Therapiegruppeneinteilung

Gruppe	Maßnahme	n	[%]	Alter bei Beginn (Monate)	Alter bei Azetabuloplastik (Monate)
1	Sofortige Einstellung im Hocksitzgipsverband	255	65,7	5,5	–
2	Einstellung im Gipsverband nach Extension	23	5,9	4,5	–
3	Sofortige Einstellung, Hocksitzgipsverband, später Azetabuloplastik (z. T. mit DVO)	45	11,6	12,0	25,0
4	Einstellung im Gipsverband nach Extension, später Azetabuloplastik (z. T. mit DVO)	6	1,5	12,8	22,0
5	Operative Hüfteinstellung nach vergeblicher konservativer Behandlung (sofortige Einstellung im Gipsverband oder Extensionsbehandlung)	13	3,4	9,4	–
6	Operative Hüfteinstellung nach vergeblicher konservativer Behandlung, später Azetabuloplastik (evtl. mit DVO)	38	9,8	12,1	22,7
7	Sofortige operative Hüfteinstellung, später Azetabuloplastik (evtl. mit DVO)	8	2,1	12,0	25,8
	Gesamt:	388			

Tabelle 16.5. Prozentsatz der Hüftkopfnekrose in verschiedenen Behandlungsgruppen (Nekroseeinteilung des AKH, vgl. 16.2). Bei der konservativen Einstellung sind Nekrosen nach späterer Azetabuloplastik (5 Fälle) abgezogen

	Sofortige Einstellung im Hocksitzgips		Einstellung im Gips nach Extension		Offene Hüfteinstellung nach vergeblicher konservativer Behandlung		Sofortige Hüfteinstellung, gefolgt von Azetabuloplastik		Gesamt	
	n	[%]	n	[%]	n	[%]	n	[%]	n	[%]
Gelenke ohne Nekrose und mit Grad 1	287	96,6	23	85,2	45	88,2	7	87,5	362	94,5
Gelenke mit Nekrosen der Grade 2 und 3	10	*3,4*	4	*14,8*	6	*11,8*	1	*12,5*	21	*5,5*

führt, wenn konservative Maßnahmen die Restdysplasie nicht beseitigen konnten und Reluxationsgefahr bestand. Es handelte sich meist um Kinder im 2.-3. Lebensjahr. Bei 5 Gelenken traten erst nach der Azetabuloplastik und Varisierungsosteotomie Nekrosen auf. Diese Gelenke wurden bei der Ermittlung des Nekroseprozentsatzes der verschiedenen Behandlungsgruppen in Tabelle 16.5 nicht aufgeführt, da sich nicht mit Sicherheit sagen läßt, ob ihre Nekrosen der konservativen oder operativen Behandlung anzulasten sind.

Wie Tabelle 16.5 erkennen läßt, beträgt die Nekroserate bei sofortiger Einstellung im Hocksitzgipsverband 3,4%. Dabei ist jedoch zu berücksichtigen, daß wir in der Anfangszeit nach den Angaben von Fettweis auch einige Gelenke, die sich nicht sofort tief einstellen ließen, im Gipsverband fixierten. Sie entwickelten später Nekrosen (Abb. 16.3, 28.11, 28.12). Heute fixieren wir nur Gelenke, bei denen die Reposition sofort genügend tief und ohne Hindernis möglich ist.

Der gegenwärtige Prozentsatz in dieser Gruppe dürfte daher noch geringer sein.
Die Tatsache, daß die Behandlungsgruppe mit vorausgehender Extension mit 14,8% eine höhere Nekroserate als die Gruppe mit sofortiger Gipsfixation zeigt, ist u. E. auf die hier vorliegenden schwereren Weichteilbefunde des Gelenks zurückzuführen, die eine Extensionsbehandlung angezeigt erscheinen ließen. Diese Behandlung war jedoch offensichtlich entweder nicht lang genug oder hätte eher in eine operative Reposition übergehen müssen.
Die Gruppe mit offener Hüfteinstellung nach vergeblicher Gips- oder Extensionsbehandlung läßt mit 11,8% ebenfalls eine höhere Nekroserate erkennen. Auch hier lagen schwerere Gelenkveränderungen vor. Die Beobachtung, daß bei vergeblichen konservativen Einrenkungsversuchen nach der anschließenden operativen Einstellung höhere Nekroseraten auftreten, ist uns aus der Sammelstatistik des AKH bereits bekannt (Tönnis et al. 1978, 1982).
Insgesamt ergibt sich damit – wenn man nur die Einrenkungsbehandlung und nicht die zusätzlichen Nekrosen späterer Korrektureingriffe betrachtet – eine Nekroserate von 5,5%. Unter Einschluß aller Behandlungsmaßnahmen erhöht sie sich auf 6,7%; davon 3,9% Nekrosen Grad 2 (Teilnekrosen), 2,6% Grad 3 (volle Nekrosen) und 0,2% Grad 4 (Nekrosen mit Epiphysenbeteiligung).
Für die Beurteilung der Abhängigkeit der Hüftkopfnekrose von arthrographischen Befunden wurden nur Gelenke aus den konservativen Behandlungsgruppen 1 und 2 herangezogen sowie zusätzlich Gelenke der Gruppen 3 und 4, wenn nach der Azetabuloplastik keine Nekrose auftrat oder die Nekrose schon vor der Azetabuloplastik erkennbar war. Deshalb ist die Zahl der Gelenke in diesen Tabellen etwas kleiner. Gelegentlich waren Arthrogramme auch nicht in jeder Hinsicht beurteilbar, so daß auch dadurch ihre Anzahl etwas schwankt. Auf die Anwendung statischer Testverfahren wurde verzichtet, da es sich bei dieser Arbeit um eine retrospektive Studie handelt.

HKN und arthrographischer Luxationsgrad. In Tabelle 16.6 läßt sich der Prozentsatz der Hüftkopfnekrose bei verschiedenen arthrographischen Luxationsgraden ablesen. Ein Anstieg der Nekrose mit zunehmenden Luxationsgraden ist erkennbar, außerdem zeigen die Grade 2b und 3b höhere Nekroseraten als die Grade 2a und 3a. Der eingerollte Limbus verursacht offensichtlich mehr Nekrosen als der ausgezogene oder atrophierte. Dieser Befund spricht für die Bedeutung des umschriebenen Drucks.

HKN und Entwicklungsgrad des Kopfkerns. In Tabelle 16.7 ist zu erkennen, daß bei regelrecht entwickeltem Hüftkopfkern nur bei 0,9% der Gelenke Nekrosen auftraten. Der Prozentsatz war leicht erhöht auf 4,5% bei Fehlen eines Kopfkerns oder bei altersgemäß zu kleinem Kopfkern (4,7%). Deutlich erhöht mit 12,5% war die Nekroserate bei verzögertem Auftreten des Kopfkerns (im Alter über 8 Monaten). Diese Befunde sprechen für eine gewisse Verletzlichkeit des noch nicht ausgereiften Hüftkopfkerns. Es müssen aber offensichtlich andere Faktoren hinzukommen, um das Auftreten einer Nekrose zu bedingen, sonst müßte der Prozentsatz noch höher sein.

HKN und Alter bei Behandlungsbeginn. Die Beziehungen zwischen Lebensalter und Auftreten einer Hüftkopfnekrose bei konservativer Einrenkungsbehandlung gehen aus Tabelle 16.8 hervor.
Es ist zu erkennen, daß die Nekroserate mit dem Lebensalter ansteigt. Hier scheint ein Widerspruch zur Verletzlichkeit des Kopfkerns im ersten halben Lebensjahr zu liegen. Zu berücksichtigen ist aber, daß die später zur Behandlung kommenden Hüftluxationen vielfach für das Alter zu kleine oder verzögert auftretende Kopfkerne aufwiesen, die nach den Befunden von Tabelle 16.7 ebenfalls nekrosegefährdet sind. Diese beiden Gruppen haben in unserem Krankengut immerhin einen Prozentsatz von 31,6. Mit dem Alter steigt aber auch der Luxationsgrad (Tabelle 16.6). Damit wird das Einrenkungstrauma größer und der Nekrosesatz höher.
Wenn der Prozentsatz der Hüftkopfnekrose in den Zeiten der Behandlung mit dem Lorenz-Gipsverband in den ersten Lebensmonaten höher war oder zumindest nicht niedriger als in späteren, so dürfte das an dem hohen Druck auf den Hüftkopf bei maximaler Abspreizstellung gelegen haben, der auch Hüftgelenke geringerer Luxationsgrade bei Fehlen des Kopfkerns in gleicher Weise schädigte.

HKN und Repositionsgrad. Die folgenden Tabellen zeigen den Einfluß der Weichteilhindernisse einer Reposition auf die Höhe der Nekroserate, zunächst im Ergebnis, dem Repositionsgrad, dann aufgrund einzelner Faktoren. Tabelle 16.9 läßt erkennen, daß die Nekroserate mit dem Repositionsgrad von 2,9% über 5,5% bis auf 25% ansteigt. Auch wenn man den Abstand des Hüftkop-

Tabelle 16.6. Prozentsatz der Hüftkopfnekrose bei verschiedenen arthrographischen Luxationsgraden

a) Konservative Hüfteinstellung

Luxationsgrade		1a	2a	2b	3a	3b	4a	4b
Keine Nekrosen (außer Grad 1)	n	27	213	5	17	9	2	0
Nekrosen der Grade 2–4	n	0	6	1	1	1	2	0
	[%]	0	2,7	16,7	5,6	10,0	50,0	

b) Gesamtes Krankengut (konservative und operative Hüfteinstellung nach vergeblicher Vorbehandlung)

Luxationsgrade		1a	2a	2b	3a	3b	4a	4b
Keine Nekrosen (außer Grad 1)	n	27	222	7	23	27	11	5
Nekrosen der Grade 2–4	n	0	10	1	1	3	8	0
	[%]	0	4,3	12,5	4,2	10,0	42,1	0
Verteilung der Luxationsgrade	[%]	7,8	67,2	2,3	7,0	8,7	5,5	1,4

Tabelle 16.7. Prozentsatz der Hüftkopfnekrose in Abhängigkeit vom Entwicklungsgrad des Hüftkopfes bei Beginn konservativer Behandlung

Kopfkern		– noch nicht vorhanden	– verzögert im Auftreten	– klein im Verhältnis zur Altersstufe	– normal entwickelt
Keine Nekrose (außer Grad 1)	n	105	14	81	108
Nekrosen der Grade 2–4	n	5	2	4	1
	[%]	4,5	12,5	4,7	0,9
Gesamtverteilung der Entwicklungsgrade des Kopfkerns	[%]	34,3	5,0	26,6	34,1

Tabelle 16.8. Prozentsatz der Hüftkopfnekrose in Abhängigkeit vom Alter bei Behandlungsbeginn

a) Konservative Hüfteinstellung

Alter in Monaten		0–3	4–6	7–9	10–12	13–18	19–36
Keine Nekrosen (außer Grad 1)	n	66	138	60	20	21	5
Nekrosen der Grade 2–4	n	1	5	4	2	2	0
	[%]	1,5	3,5	6,3	9,1	8,7	0

b) Konservative und operative Hüfteinstellung nach vergeblicher Vorbehandlung

Alter in Monaten		0–3	4–6	7–9	10–12	13–18	19–36
Keine Nekrosen (außer Grad 1)	n	73	149	71	24	33	12
Nekrosen der Grade 2–4	n	2	7	5	3	5	4
	[%]	2,7	4,5	6,6	11,1	13,2	25,0

fes vom Pfannenboden in Repositionsstellung in Millimetern mißt, ergibt sich mit zunehmendem Abstand eine höhere Nekroserate (Tabelle 16.10).

Tabelle 16.9. Prozentsatz der Hüftkopfnekrose in Abhängigkeit von verschiedenen Repositionsgraden bei konservativer Hüfteinstellung

Hüftkopf		Grad 1 (tief reponiert)	Grad 2 (nicht ganz tief reponiert, etwas lateralisiert)	Grad 3 (völlig außerhalb der Pfanne)
Keine Nekrose (außer Grad 1)	n	134	138	3
Nekrosen der Grade 2 und 3	n	4	8	1
	[%]	2,9	5,5	25,0

Tabelle 16.10. Prozentsatz der Hüftkopfnekrose in Abhängigkeit vom Abstand des Hüftkopfes vom Pfannenboden in Repositionsstellung bei konservativer Behandlung

Abstand vom Pfannenboden	[mm]	0–2	3–5	6–11
Keine Nekrose (außer Grad 1)	n	146	118	12
Nekrosen der Grade 2–4	n	4	5	4
	[%]	2,7	4,1	25,0

HKN und Pfanneneingangsenge. Als Enge des Pfanneneingangs wurde die Meßstrecke zwischen unterem und oberem Limbus bzw. Lig. transversum und Pfannenwulst im Röntgenbild der Repositionsstellung bezeichnet. Aus Tabelle 16.11 a) geht hervor, daß es mit zunehmender Verengung des Pfanneneingangs durch seine knorpeligen Strukturen zu einer höheren Nekroserate kommt, von 1,5% bis auf 25%.

Wenn man die nach vergeblicher konservativer Behandlung operativ eingestellten Gelenke in die Tabelle mit aufnimmt, zeigt sich der kontinuierliche Anstieg noch deutlicher [Tabelle 16.11 b)]. Auch diese Tabellen lassen damit die Bedeutung

Tabelle 16.11. Prozentsatz der Hüftkopfnekrose in Abhängigkeit von der Enge des Pfanneneingangs zwischen oberem Limbus und Lig. transversum (Repositionsstellung)

a) Konservative Hüfteinstellung

Abstand	[mm]	35–27	26–22	21–16	15–4
Keine Nekrose (außer Grad 1)	n	64	106	93	9
Nekrosen der Grade 2–4	n	1	5	4	3
	[%]	1,5	4,5	4,1	25,0

b) Gesamtes Krankengut (konservative und operative Hüfteinstellung nach vergeblicher Vorbehandlung)

Keine Nekrose (außer Grad 1)	n	64	110	117	29
Nekrosen der Grade 2–4	n	2	6	10	7
	[%]	3,0	5,2	7,9	19,4

Tabelle 16.12. Prozentsatz der Hüftkopfnekrose in Abhängigkeit von der Form des oberen Limbus

a) Konservative Hüfteinstellung

Limbus		– ausgezogen oder verdrängt	– kurz, wulstig, leicht eingeschlagen	– hängend, locker	– tief in Pfanne eingeschlagen
Keine Nekrose (außer Grad 1)	n	250	24	2	0
Nekrose der Grade 2–4	n	8	4	1	0
	[%]	3,1	14,3	33,3	

b) Gesamtes Krankengut (konservative und operative Einstellung nach vergeblicher Vorbehandlung)

Keine Nekrose (außer Grad 1)	n	266	40	14	4
Nekrose der Grade 2–4	n	12	8	2	3
	[%]	4,3	16,7	12,5	42,9

der mechanischen Einflüsse auf die Nekroserate erkennen.

HKN und oberer Limbus. Die Auswirkung der verschiedenen Limbusverformungen geht aus Tabelle 16.12a) hervor. Bei ausgezogenem und verdrängtem oberem Limbus findet sich nur eine Nekroserate von 3,1%. Bei kurzem, wulstigem und oft auch leicht eingeschlagenem Limbus steigt der Prozentsatz der Nekrose auf 14,3%, bei stark vergrößertem, zwischen Kopf und Pfanne herabhängendem Limbus sogar noch weiter. Noch deutlicher zeigt dies Tabelle 16.12b), bei der nachträglich operativ eingestellte Gelenke wieder mit einbezogen sind. Hier findet sich eine höhere Zahl von starken Verformungen, die schließlich operative Repositionen erforderlich machten. Die tief in die Pfanne eingeschlagenen Limbusformen weisen die höchste Nekroserate auf. Bei diesen Gelenken sollte sofort eine operative Reposition erfolgen.

HKN und unterer Limbus. Das vorgezogene Lig. transversum mit dem unteren Limbus bildet oft ein Hindernis für eine tiefe Reposition. Der Klassifizierung in „‚leicht' und ‚stark' vorgezogenes Lig. transversum" haftet sicherlich etwas Subjektives an. Ein Anstieg der Nekroserate von normalen Befunden zu pathologischen ist aber auch in Tabelle 16.13 zu erkennen.

Tabelle 16.13. Prozentsatz der Hüftkopfnekrose in Abhängigkeit von der Form des unteren Limbus bei konservativer Hüfteinstellung (Lig. transversum)

Limbus		– normal	– leicht vorgezogen	– stark vorgezogen
Keine Nekrose (außer Grad 1)	n	144	46	86
Nekrose der Grade 2–4	n	2	6	5
	[%]	1,4	11,5	5,5

HKN und verschiedene Repositionshindernisse. In Tabelle 16.14 wurden die verschiedenen Repositionshindernisse zusammengestellt, wie sie sich bei klinischer Beurteilung des Arthrographiebildes ergaben. Konservativ behandelte Gelenke und nachträglich operativ eingestellte sind hier zusammengefaßt, um die Häufigkeit der arthrographischen Befunde bei Repositionsstellung in unserem Krankengut gleichzeitig zu dokumentieren. Auch bei Betrachtung der ausschließlich konservativ behandelten Gelenke ergeben sich ähnliche Prozentsätze der Nekrose.

Die Enge des Kapselschlauches erhöht den Nekrosesatz danach nicht (3,9%), erst die Enge zwischen oberem Limbus bzw. Pfannenrand und Lig. transversum (8,5%). Der höchste Prozentsatz ergibt sich bei eingeschlagenem oberem Limbus (31%). Ein vergrößertes Pulvinar oder Lig. teres kommt nur bei 8,6% der Gelenke vor und führt bei 6,7% von diesen zur Kopfnekrose. Der Befund eines sehr tief stehenden Hüftkopfes, der sich in Repositionsstellung am Lig. transversum vorbeischiebt, verursacht keine Nekrosen. Im Gipsverband und bei Muskelanspannung tritt der Kopf wahrscheinlich spontan in die Pfanne.

HKN und Grad der Abspreizung im Gipsverband. Daß der Grad der Abspreizung des Oberschenkels im Gipsverband einen Einfluß auf die Nekroserate hat, ist aus früheren Untersuchungen bekannt. Auch Tabelle 16.15 zeigt diese Abhängigkeit. Von 2,5% bei 30–45° Abduktion steigt die

Tabelle 16.14. Prozentsatz der Hüftkopfnekrose in Abhängigkeit von den Repositionshindernissen (gesamtes Krankengut)

Repositions-hindernisse		– keine Befunde	– Kapsel-enge	– Enge zwischen oberem und unterem Limbus	– Limbus eingeschlagen	– Pulvinar und Lig. teres vergrößert	– Hüftkopf überschreitet Lig. transversum kaudal
Keine Nekrose (außer Grad 1)	n	134	49	75	20	28	17
Nekrosen der Grade 2–4	n	5	2	7	9	2	0
	[%]	3,6	3,9	8,5	31,0	6,7	0
Gesamt-verteilung der Befunde	[%]	39,9	14,7	23,6	8,3	8,6	4,9

Tabelle 16.15. Prozentsatz der Hüftkopfnekrose in Abhängigkeit vom Grad der Abduktion im Hocksitzgipsverband (konservative Hüfteinstellung)

Abduktion		30°–45°	46°–50°	51°–60°	>60°
Keine Nekrose (außer Grad 1)	n	296	58	42	10
Nekrosen der Grade 2–4	n	5	3	4	2
	[%]	2,5	4,9	8,7	16,7

Tabelle 16.16. Prozentsatz der Hüftkopfnekrose in Abhängigkeit von einer Adduktorentenotomie (AddT) (konservative Hüfteinstellung)

		Keine AddT	AddT
Keine Nekrose (außer Grad 1)	n	285	25
Nekrose der Grade 2–4	n	8	6
	[%]	2,7	19,4

Nekroserate auf 16,7% bei mehr als 60° Abduktion.

HKN und Adduktorentenotomie. Nach Adduktorentenotomien wurde ein erhöhter Prozentsatz von Hüftkopfnekrosen beobachtet, wie Tabelle 16.16 erkennen läßt. Zusätzliche Untersuchungen ergaben, daß das Alter und der Luxationsgrad in den beiden Kollektiven nahezu gleich sind. Bei den Adduktorentenotomien wurde jedoch ein höherer Grad der Abspreizung im Gipsverband gewählt. Zusammen mit der fortbestehenden Kontraktur der nicht tenotomierten, übrigen Adduktorenmuskeln dürfte dieser erhöhte Abspreizungsgrad wohl für die erhöhte Nekroserate verantwortlich sein.

16.4.1 Besprechung der Ergebnisse

Die Analyse der arthrographischen Befunde und verschiedener Behandlungsmaßnahmen zeigt, *welche Indikationsfehler* wir zu Beginn und z.T. auch noch später machten und *welche Befunde als Risikofaktoren einer Hüftkopfnekrose* anzusehen sind:

Die Kombination

von: a) hohen Luxationsgraden und solchen mit eingeschlagenem oberem Limbus (2b, 3b, 4),
b) Enge des Pfanneneingangs zwischen oberem Limbus und Lig. transversum in Repositionsstellung (weniger als 15–18 mm),
c) ungenügender Tiefeinstellung des Hüftkopfes (Abstand vom Pfannenboden im Arthrogramm über 3 mm),

mit: e) Fehlen, oder ungenügender Entwicklung des Kopfkerns,
f) höheren Altersgruppen des 2. oder 3. Lebensjahrs;

sowie Behandlungsmaßnahmen:
g) Fixation in Abduktion von 60° oder mehr wegen Instabilität des Gelenks,
h) Adduktorentenotomie.

Folgerungen für die Therapie müssen daher sein:

a) *Sofortige Einstellung* (in Bandagen, Schienen, Hocksitzgipsverbänden) sollte nur bei erkennbarer Tiefeinstellung des Hüftkopfes, d.h. genügend offenem Gelenk und Fehlen von Risikofaktoren erfolgen. Umgekehrt bestehen dann aber auch keine Bedenken, auf Extensionsmaßnahmen zu verzichten und die Stabilisierungsphase der Behandlung sofort einzuleiten.
b) *Extensionsmaßnahmen* sind angezeigt, wenn die oben geschilderten Risikofaktoren mit einer ungenügenden, deutlich behinderten Tiefeinstellung des Hüftkopfes einhergehen.
Zeigt sich nach 3–4 Wochen kein Fortschritt im Arthrogramm, ist die operative Einstellung angezeigt.
c) *Operative Repositionen* werden nach vergeblicher Extensionsbehandlung oder bei Kindern mit sehr ausgeprägtem und risikoreichem Befund auch sofort eingeleitet. Eine schonende und geübte operative Hüfteinstellung birgt ein kleineres Nekroserisiko als eine schwierige und vergebliche konservative Einstellung. Extremstellungen im Gipsverband wie starke Streckung, Abduktion und Innenrotation (Lange-Stellung) sind aber auch nach einer operativen Hüfteinstellung zu vermeiden.

Die Frage, die wir uns bei jeder Luxationsbehandlung vorlegen müssen, lautet: Welches Vorgehen hat das geringste Nekroserisiko? Die Folgen einer schweren Nekrose sind für das uns anvertraute Kind so schwerwiegend, daß alle anderen Gesichtspunkte zurücktreten müssen. Die Arthrographie leistet bei der Entscheidung wertvolle Hilfe. Sie ermöglicht ambulante Behandlung und den Verzicht auf langwierige Extensionsmaßnahmen, wenn sich arthrographisch sofort eine gute Reposition bei 110–120° Beugestellung zeigt.

Die Annahme, daß einer Hüfteinrenkung *immer* eine Extensionsbehandlung vorausgehen müsse, kann nach diesen Befunden nicht bestätigt werden.

Auch zu einer anderen strittigen Frage, die Staheli et al. (1978) sowie Renshaw (1981) in den letzten Jahren wieder angeschnitten haben, läßt sich aufgrund dieser Befunde Stellung nehmen. Severin hatte in einer oft zitierten Arbeit 1950 geschrieben, daß sich Weichteilhindernisse in einer Hüftpfanne abbauen, wenn der Hüftkopf genau vor das Azetabulum reponiert wird. Der gleichbleibende Druck des Hüftkopfes formt das Azetabulum, und der Limbus rundet sich wieder. Somerville u. Scott (1957), Mitchell (1972) u.a. haben gefordert, daß ein eingerollter Limbus immer exzidiert werden müsse. Staheli et al. fanden bei einem Vergleich von Gelenken mit blockierendem Limbus und anderen Gelenken mit beweglichem Limbus die gleiche Nekroserate von 15%. In unserem Krankengut sahen wir 4 Gelenke (Abb. 16.3, 28.11, 28.12), bei denen der Hüftkopf sich entsprechend den Angaben Severins seinen Weg geformt hatte, Gelenk und Limbus sich rundeten. Es entwickelten sich jedoch schwere Kopfnekrosen.

Die Beurteilung des „eingerollten Limbus" ist sicherlich schwierig. Wie Oelkers (1961), Ponseti (1978), Ishii et al. (1980) u.a. gezeigt haben, ist es oft mehr ein knorpeliger, umgeformter Pfannenrandwulst, der sich als eingerollter Limbus präsentiert. Wir sahen auch, daß sich locker hängende Limbusformen leichter wieder verdrängen lassen. Gefährlich sind Hüfteinstellungen gegen einen verengten Pfanneneingang, bei dem der obere Limbus bzw. Pfannenrand fest, rundlich und vergrößert ist und das Lig. transversum stark vorgezogen. Kopfnekrosen scheinen hier durch direkten Druck gegen die weiche, knorpelige Epiphyse zu entstehen. Unsere verschiedenen Untersuchungen ergaben alle eine Abhängigkeit der Hüftkopfnekrose von mechanischen Faktoren: Enge des Pfanneneingangs und ungenügend tiefe Reposition, eingeschlagener oberer Limbus oder Lig. teres und vorgezogenes Lig. transversum. Wir möchten daher mit den Worten Pavliks (1957) bei der Einführung seiner Bandage davor warnen, fest fixierte Hüftkopfstellungen zum Abbau der Weichteilhindernisse zu benutzen. Hocksitzgipsverbände nach Fettweis (1968) und Salter et al. (1969) sollen nur die Instabilität des entrundeten und lockeren Gelenks beseitigen und zwar durch konzentrischen Druck des Hüftkopfes in die Tiefe der Pfanne, anpassendes Wachstum und Kapselschrumpfung. Damit verringert sich die Reluxationsgefahr. Eine Einstellung erzwingen dürfen Gipsverbände nach unseren Auswertungen nicht. Aber auch die Extensionsbehandlung ist nicht ohne Risiko. Weiner et al. (1977) stellten fest, daß die Nekroserate bei Kindern im Alter bis zu 3 Monaten bei vorbereitender drei- und mehrwöchiger Extension höher war (14%) als bei Kindern zwischen 3 und 12 Monaten. Im Alter über 12 Monaten stieg die Nekroserate wieder an. Es ist möglich, daß diese Extensionszeiten nicht ausreichen, um ernstere Weichteilhindernisse zu beseitigen. Dafür sprechen die langen Extensionszeiten von Krämer (1975), Krämer et al. (1975) und Lenz (1977), Lenz et al. (1978), die nach ihren Angaben fast immer eine konservative Reposition erreichten und eine sehr niedrige Nekroserate beobachteten.

Bei Kindern in den ersten 3–4 Lebensmonaten haben wir jetzt auch die Pavlik-Bandage nach Arthrographie für risikoreiche Einstellungen versucht. Bei älteren Kindern ist aber auch eine frühzeitige Operation immer zu erwägen, wenn sie schonend und von erfahrenen Operateuren durchgeführt wird, da dann sofort alle Verengungen des Gelenkes beseitigt werden können. Während sich für die große Zahl der Gelenke die bisherigen Maßnahmen – wie sie hier geschildert wurden – bewährt haben und die Nekroserate (ohne Korrektureingriffe an Schenkelhals und Pfannendach) auf 5,5% herabgesenkt werden konnte, wird die Suche nach der günstigsten Behandlung der besonderen Risikofälle noch weitergehen müssen. Die Arthrographie zu Beginn der Behandlung ermöglicht jedenfalls eine sofortige Erkennung dieser Gelenke und hilft, falsche Maßnahmen zu vermeiden.

Literatur s. S. 431.

Kapitel 17

Berichte über die Ergebnisse der konservativen Behandlung der angeborenen Hüftluxation in verschiedenen Lebensjahren und mit unterschiedlichen Behandlungsmethoden

17.1 Überblick über die Behandlungsergebnisse

Die Literatur über die Behandlung der angeborenen Hüftluxation ist schon fast unübersehbar geworden und kann hier nicht im einzelnen dargestellt werden. Große Sammelstatistiken wurden 1911 von Ludloff, 1930 von Max Lange, 1952 von Hohmann und 1973 durch die Schweizer Gesellschaft für Orthopädie erarbeitet. Eine Sammelstatistik des Arbeitskreises für Hüftdysplasie (AKH) von 1978 befaßte sich ausschließlich mit dem Problem der Hüftkopfnekrose (Tönnis et al. 1978, 1982). Ferner gibt es ausführliche Darstellungen von Ludloff (1902), Bade (1907), Adolf Lorenz (1920), Le Damany (1923), Hass (1951), Hart (1952), Kaiser (1958), Schlegel im Handbuch der Orthopädie (1961), M. Lange (1971) und in neuerer Zeit von Coleman (1978), Lloyd Roberts (1978), Büschelberger im Lehrbuch von Matzen (1982), Somerville (1982) und Tachdjian (1982).

Leider ist es nicht möglich, diese Ergebnisse in einer Tabelle miteinander zu vergleichen. Nur wenige Auswertungen benutzen gleiche Maßstäbe. Zu Beginn war es mehr eine allgemeine Beurteilung, dann setzte sich das Schema von Lindemann (1950) im deutschen Sprachraum durch (vgl. 11.1). Erst in den letzten Jahrzehnten hat sich die Angabe genauer Meßwerte des Hüftgelenks eingebürgert. Da sich diese aber mit dem Wachstum ändern, genügt es nicht, Durchschnittswerte der Untersuchungsergebnisse wiederzugeben. Erforderlich sind Angaben über die Abweichung des Einzelfalles vom Normwert der Altersstufe. Der AKH hat daher in den letzten Jahren ein solches Bewertungsschema erstellt (Tönnis 1984), das unter 13.2 besprochen wird.

In Tabelle 17.1 sind die Ergebnisse einiger größerer Statistiken zusammengestellt, soweit sie nach dem Schema von Lindemann (1950) ausgewertet wurden oder diesem weitgehend entsprachen (Max Lange 1930). Die Zahlen lassen den Fortschritt in den Behandlungsergebnissen deutlich erkennen. Während noch in der Statistik von Max Lange (1930) 2 von 3 Kliniken nur 22 und 24% vollkommene Heilungsergebnisse hatten, waren es bei Hohmann (1952) für das 1. Lebensjahr wenigstens schon 29%, bei Schultheiß (1965) für die vergleichbare Behandlung im Gipsverband 37%, bei Walch für Gruppe I und II zusammengefaßt 77 bzw. 79% und bei Lenz et al. (1978) 78,5% nur für Gruppe I. Hier hat sich danach ein deutlicher Fortschritt vollzogen.

Auswertungen, die sich auf den Pfannendachwinkel und andere Meßwerte des Hüftgelenks bezogen und teilweise auch auf Normwerte, lieferten in den letzten Jahren Meznik (1960), Wilkinson u. Carter (1960), Mittelmeier (1961), Meyer u. Schreiber (1964), Smith et al. (1968), Tönnis u. Trede (1970), Bartolomaeus et al. (1971), Walch (1971), Caron (1973), Cserhati (1973), Jani (1973), Koch (1973), Reichelt u. Ritter (1975), Harris (1976), Kuhn (1977), Anders u. Hollain (1978), Durbin u. Rettig (1978), Ishii u. Ponseti (1978), Lenz et al. (1978), Lindström et al. (1979), Munzinger et al. (1979), Weintroub et al. (1979), Flöhr (1981), Lenz et al. (1981), Tönnis et al. (1984b).

Alle diese Veröffentlichungen enthalten auf der einen Seite einen Bericht über die Erfahrungen mit der jeweils benutzten Behandlungsmethode, darüber hinaus gehen sie aber fast alle der Frage nach, wovon diese Behandlungsergebnisse zusätzlich abhängig sind. Dabei werden folgende Faktoren genannt:

- Hüftkopfnekrose,
- Alter bei Behandlungsbeginn,
- Ausgangsbefund: Dysplasie, Subluxation, Luxation und Pfannendachwinkel,
- Behandlungsdauer und Beobachtungszeit,
- genaue und tiefe Reposition, normale Funktion und rechtzeitige operative Korrekturmaßnahmen,
- Abhängigkeit einzelner Gelenkgrößen von anderen und von der Stellung des Femurs während der Behandlung.

Tabelle 17.1. Ergebnisse der konservativen Behandlung nach dem Lange-Lindemann-Schema

Autoren (Jahr)	Behandlungsunterschiede und Methoden	Gruppe I Vollkommenes Heilungsergebnis [%]	Gruppe II Befriedigendes Heilungsergebnis [%]	Gruppe III Subluxation, Deformität des Kopfes und des Schenkelhalses [%]	Gruppe IV Reluxationen [%]
Max Lange (1930)	Klinik A	22	29	45	4
	Klinik B	24	39,5	29,5	7
	Klinik C	44	32,5	20	3
Hohmann (1952; Spätergebnisse)	1. Lebensjahr,	29,2	27	33,2	10,6
	2. + 3. Lebensjahr	12,3	40,3	38,7	8,6
Schultheiß (1965)	Spreizhosenbehandlung	81,6	11,2	5,1	0
Schultheiß (1965)	Spreizhose und Gipsretention	37		63	
Walch (1971)	Klassische Behandlung,	77		23	
	funktionelle Behandlung	79		21	
Lenz et al. (1978)	Extensionsreposition + Hanausek-Apparat	78,5	18,5	3,0	0

17.2 Folgen der Hüftkopfnekrose

Fragt man sich, warum die älteren Statistiken wie die von Max Lange (1930) und Hohmann (1952) so geringe Prozentsätze an anatomischen Heilungen hatten, so läßt sich zur Erklärung nur sagen, daß damals hohe Prozentsätze an schweren Hüftkopfnekrosen nach der üblichen manuellen Einrenkung und Fixation in der Lorenz-Stellung vorlagen. Von einer schweren Nekrose ist die Epiphysenfuge oft mitbetroffen. Der Schenkelhals bleibt kürzer oder wächst auf einer Seite stärker. Meist verbreitert sich der Kopf. Wächst er in die Kopf-im-Nacken-Lage, so subluxiert er erneut. Auch das Pfannendach wird damit im Wachstum beeinflußt und kann sich nicht entsprechend runden. Mit dem immer geringer werdenden Vorkommen von Kopfnekrosen haben sich die Behandlungsergebnisse im Durchschnitt heute wesentlich gebessert.

17.3 Alter bei Behandlungsbeginn

Ein weiterer Grund für die besseren Ergebnisse ist auch in dem vorverlegten Behandlungsbeginn zu sehen. Während früher ein großer Teil der Kinder erst im 2. oder 3. Lebensjahr zur Behandlung kam, erfassen wir heute den größten Teil doch schon im ersten halben Lebenshalbjahr. Die Potenz des Pfannendachs zu neuer Modellierung ist aber um so besser, je früher die Spreizbehandlung und die Hüfteinstellung beginnen. Sie deckt sich mit der Wachstumsgeschwindigkeit des Kindes und ist damit in den ersten Wochen, im 1. Vierteljahr und im 1. Halbjahr besonders groß. Auch im 2. Lebenshalbjahr bessert sich der Pfannendachwinkel noch relativ gut, wenn auch langsamer. Im 2. Lebensjahr werden die Behandlungszeiten dann schon sehr lang, so daß mit etwa 1½ Jahren der Zeitpunkt kommt, an dem die Frage auftaucht, ob man sofort pfannendachbildende Maßnahmen nach der Hüfteinstellung vornimmt, eine über längere Monate gehende Schienenbehandlung dem Kind zumuten will oder bei geringeren Dysplasien die langfristige Entwicklung abwarten kann und notfalls später Korrekturoperationen vornimmt.

Eine gute bildliche Darstellung des unterschiedlichen Pfannenwachstums in verschiedenen Lebensjahren haben wir der Arbeit von Lindstrom et al. (1979) entnommen (Abb. 17.1). Hier ist erkennbar, daß der Pfannendachwinkel bei Erfassung im 1. Lebensjahr sehr rasch zu normalen Werten ab-

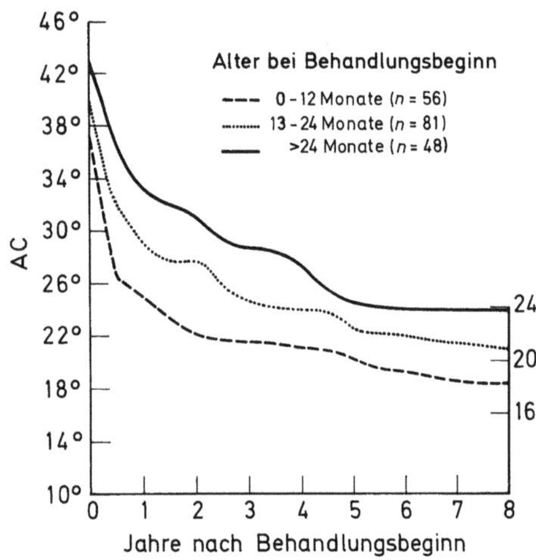

Abb. 17.1. Abhängigkeit des Pfannendachwinkels *(AC)* vom Alter bei Behandlungsbeginn und der Dauer der Beobachtung. (Nach Lindstrom et al. 1979)

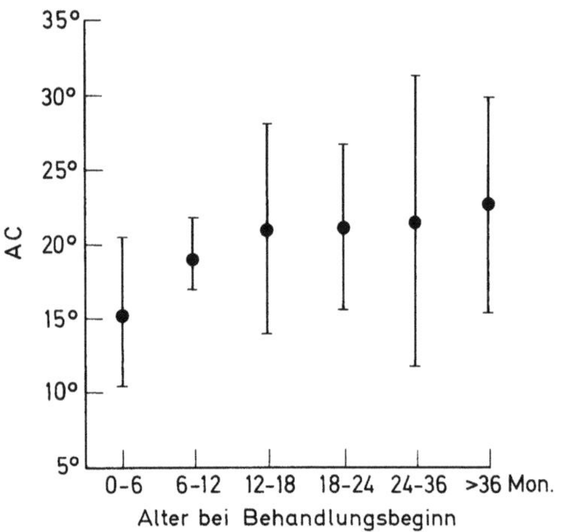

Abb. 17.2. Mittelwert und Standardabweichung des Pfannendachwinkels *(AC)* 8 Jahre nach Behandlungsbeginn in Abhängigkeit vom Alter. (Nach Lindstrom et al. 1979)

fällt. Der weitere Verlauf entspricht der altersbedingten Abnahme dieses Winkels. In der dazugehörigen Abb. 17.2 zeigt sich, daß die Standardabweichung dieser Gruppe nur gering ist und im Normbereich von 10–20° des AC-Winkels liegt. Vergleicht man dagegen die Gruppe mit Behandlungsbeginn im 2. Lebensjahr und die der noch älteren Kinder, so erkennt man, daß es zwar auch hier zu einer langfristigen, langsamen Besserung kommt, Normwerte im Alter von 9–10 Jahren jedoch nicht erreicht werden. Ihre Standardabweichungen sind auch hoch. Die Werte liegen deshalb zum Teil im Normbereich, zum Teil weit im Pathologischen. Die Ergebnisse können also durchaus auch bei älteren Kindern noch gut sein. Wir werden in einem folgenden Abschnitt sehen, daß sie ganz wesentlich von der erreichten Tiefeinstellung und Stabilität des Gelenks abhängig sind.

17.4 Ausgangsbefund: Dysplasie, Subluxation, Luxation und Pfannendachwinkel

Auch die Tatsache, daß die Ergebnisse wesentlich von dem Ausgangsbefund und seinem Schweregrad abhängen, wird einheitlich in allen Arbeiten festgestellt. Als Beispiel bringen wir eine Tabelle von Lenz et al. (1978), bei der der Prozentsatz der anatomischen Heilung in Beziehung zu den Luxationsgraden (Einteilung des AKH) gesetzt ist (Tabelle 17.2).

Tabelle 17.2. Anteil des Ausheilungsgrades I nach Lindemann in Abhängigkeit vom Luxationsgrad (n = 572). (Nach Lenz et al. 1978)

Luxationsgrad (AKH)	n	Davon Lindemann I	
		n	[%]
1	203	178	(87,6)
2	184	156	(84,7)
3	93	63	(67,7)
4	92	52	(56,5)
Gesamt	572	449	

Grad 4 sind hohe Luxationen, Grad 1 Dysplasien und Subluxationen. Der Abfall der Ergebnisse von Grad 1–4 ist deutlich. Auch für die älteren Statistiken galt dies in gleicher Weise. Es muß nur hinzugefügt werden, daß der Anteil an Subluxationen und vor allem Luxationen mit dem Lebensalter immer größer wird. Insofern hängen Alter und Luxationsgrad auch zusammen. Betrachtet man die Besserung von Meßwerten des Hüftgelenks gesondert, beispielsweise den Pfannendachwinkel und den Zentrum-Ecken-Winkel, so ist auch hier festzustellen, daß die Besserung für einen stark abweichenden Winkel – je nach Lebensalter natürlich – längere Zeit benötigt und dieser Winkel trotz guter Besserung Normwerte vielleicht nicht mehr erreicht. Auch der Ausgangsbefund der Form des Hüftgelenks spielt daher für das Ausmaß der Besserung eine Rolle.

17.5 Behandlungsdauer und Beobachtungszeit

Einen deutlichen Einfluß hat schließlich auch die Dauer der Behandlung, wie die Ausführungen von Jani (1973) und Koch (1973) zeigen. Diese Untersucher lassen die Kinder bis zu einem Jahr und länger mit der Hoffmann-Daimler- oder der D.-Browne-Schiene laufen. Tabelle 17.3 ist der Arbeit von Jani entnommen und zeigt die Ergebnisse langfristiger Schienenbehandlung. Auch wenn diese sicherlich gut sind, so scheinen uns andere nachteilige Folgen hier nicht genügend erörtert. Wir beobachteten beispielsweise ein Kind aus einer anderen Klinik, das nach längerem Laufen in der Lorenz-Stellung mit der Hoffmann-Daimler-Schiene stark gelockerte Kniegelenke aufwies. Auch das Wachstum des Schenkelhalses müßte eigentlich umgelenkt werden, auch wenn Koch (1973) nach den Kräftevektoren diese Belastung für günstig hielt. Wir selbst schließen daher die konservative Behandlung bei einem Kind zwischen 1½ und 2 Jahren meistens ab und gehen zu Pfannendachoperationen über, wenn keine weitere spontane Besserung wegen Reluxations- oder rascher Verschlechterungsgefahr abgewartet werden kann. Bei mäßigen Dysplasien und gut zentrierten Gelenken kann aber auch nach Absetzen der Behandlung langfristig noch mit einer weiteren Besserung gerechnet werden (Harris 1976; Ishii u. Ponseti 1978; Lindstrom et al. 1979; Lenz et al. 1981). Von Lindstrom et al. (vgl. Abb. 17.3) wurde bei einer Gruppe mit normalem Pfannendachwinkel unter 20°, einer Gruppe mit leichter Dysplasie (20–24°; Alter etwa 10 Jahre) und einer Gruppe mit AC-Winkel über 24° der von Smith et al. (1968) engegebene Index $\frac{h}{b}$ gemessen [vgl. 9.4.8 a)]. Dieser gibt den Hochstand des Femurendes im Quotienten an; h = Abstand der lateralen Metaphysengrenze am Schenkelhals von der Hilgenreiner-Linie (+ −), b = Abstand der Ombrédanne-Perkins-Linie von der Mittellinie des Beckens. Im Normfall liegt der $\frac{h}{b}$-Index zwischen 0,10 und 0,20; Abb. 17.3 zeigt, daß sich der Index nach der Reposition der Luxation bessert. Wie Lindstrom et al. (1979) schreiben, kommt es nach Aufnahme der Belastung im gehfähigen Alter bei den noch dysplastischen Pfannendächern zu einer erneuten Verschiebung des Hüftkopfes nach kranial und damit auch zur Verschlechterung des Index. Die Gruppen mit normalen bzw. mäßig dysplastischen Endwerten des AC-Winkels stabilisieren sich aber dann und bleiben auf einem konstanten Wert in der weiteren Entwicklung. Die Gruppe mit den stark pathologischen Endwerten verschlechtert sich weiter. Hier zeigt sich damit die Abhängigkeit der Zentrierung von einem genügend ausgebildeten Pfannendach und umgekehrt das Ausbleiben der Pfannendachentwicklung, wenn der Hüftkopf

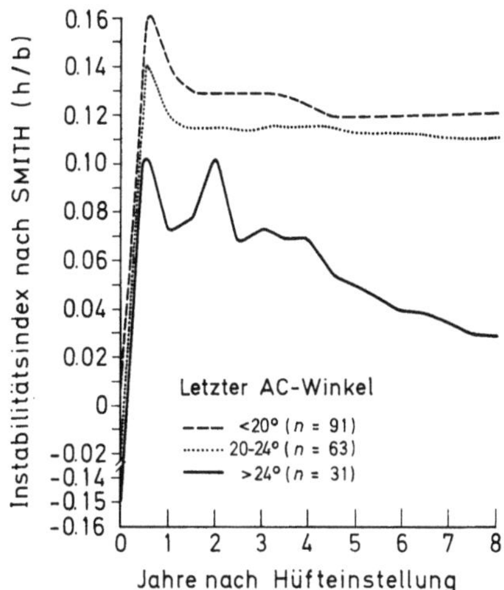

Abb. 17.3. Beziehungen zwischen Hüftkopfstellung (Instabilitätsindex nach Smith et al. 1968) und Pfannendachwinkel. (Nach Lindstrom et al. 1979)

Tabelle 17.3. Entwicklung des Pfannendachwinkels in Abhängigkeit von der Behandlungsdauer mit Browne-Schiene. (Nach Jani 1973)

	Behandlungsdauer bis 1 Jahr	Behandlungsdauer > 1 Jahr
Gesamtmaterial (n = 151)	Winkel < 20° : 89% (von n = 129)	Winkel < 20° : 95,5%[a] (von n = 22)
Ausgangswinkel > 50°	Winkel < 20° : 63% (von n = 19)	Winkel < 20° : 91%[a] (von n = 11)
Ausgangswinkel < 50°	Winkel < 20° : 93,5% (von n = 109)	Winkel < 20° : 100%[a] (von n = 12)

[a] Keine Signifikanz

wieder höher treten kann. Die Folgerung kann nur sein, bei stärkeren Pfannendysplasien rechtzeitig eine Azetabuloplastik vorzunehmen und bei mäßigen Dysplasien die spontane Entwicklung zu verfolgen, wobei im Bedarfsfall auch später noch eine Azetabuloplastik nachgeholt werden kann.

17.6 Genaue Reposition, normale Funktion, Verwendung operativer Korrekturmaßnahmen

Unter den weiteren Faktoren, die die Entwicklung des dysplastischen Hüftgelenks bestimmen, ist schließlich noch die exakte und tiefe Reposition des Hüftgelenks zu nennen. Der Hüftkopf muß unterhalb der Hilgenreiner-Linie und dicht vor dem ischialen Pfannensektor stehen bzw. sich in der Kontur mit ihm überschneiden, wenn er größer ist. Darauf haben schon Ludloff (1902), Calot (1905) und Brandes (1924, 1928) hingewiesen. Bei einem lateralisierten Hüftkopf – sei es wegen noch vorhandenen Interpositums, starker Pfannendysplasie oder starker Antetorsion – unterbleibt die nachholende Entwicklung des Pfannendachs und seines Erkers. Der seitlich stehende Hüftkopf verhindert dies. Auch die Belastung in normaler Achsenstellung ist wichtig. Erfolgt eine Belastung in Adduktion aufgrund einer Beinverkürzung der Gegenseite (H. Mau 1958; Bjerkreim 1974a) oder einer Versteifung in Abduktion auf der Gegenseite (Baake u. Tönnis 1974; Bjerkreim 1974a), so kommt es sekundär (im Laufe des Wachstums) zum Abbau des Pfannenerkers.
Die Ergebnisse der letzten Jahrzehnte dürften gegenüber denen früherer Zeiten auch deshalb besser geworden sein, weil Kinder, die auf konservativem Wege nicht auszuheilen waren, heute frühzeitig operativer Behandlung zugeführt werden. Mit den verbesserten modernen Operationsmethoden lassen sich in noch höherem Maße Ausheilungen erzielen.

17.7 Abhängigkeit einzelner Gelenkgrößen von anderen und von der Stellung des Femurs im Gipsverband

In einer Reihe von Arbeiten wird die Frage untersucht, in welchem Maße die Behandlung auch zu unerwünschten Veränderungen der Form des Gelenks führt: beispielsweise zu einem steileren CCD-Winkel oder einem vergrößerten AT-Winkel. Erörtert wird auch, ob bei fortbestehender Steilpfanne der CCD-Winkel von sich aus bei erhöhten Werten stehenbleibt. Diese Wechselbeziehungen werfen schwierige und in vielem noch nicht einheitlich beantwortete Fragen auf.
Aufnahmen der *Antetorsion vor der Behandlung* wurden bisher nicht gemacht, daher ist die Frage nicht mit Sicherheit zu entscheiden, ob die Hüftdysplasie mit einer vermehrten Antetorsion des Schenkelhalses einhergeht oder ob diese erst die Folge der Behandlung ist.
Walch (1971) verglich die Antetorsion der erkrankten Seite mit der gesunden und stellte fest, daß in den jüngeren Altersgruppen bis zu 8 Jahren, auch bei Trennung nach Schweregraden des Befundes, kein Seitenunterschied bestand. Erst bei Kindern über 8 Jahren war der AT-Winkel der gesunden Seite signifikant niedriger. Die konservative Behandlung könnte demnach zu einer erhöhten Antetorsion beider Seiten geführt haben, die sich auf der gesunden Seite schneller normalisierte.
Fettweis (1970b) ist der Meinung, daß die Lorenz-Stellung zu vermehrter Antetorsion und Coxa valga führt. Hammel (1950) sah gesteigerte AT-Werte nach Behandlung in Lange-Stellung. Gross et al. (1969) beobachteten, daß die Antetorsion nach klassischer Behandlung in Lorenz-Stellung erhöht war, nach funktioneller jedoch nicht. Cyvin (1977) vermutet nach der hohen Zahl der Detorsionsosteotomien, die in seinem Krankengut erforderlich waren, ebenfalls, daß die Spreizbehandlung zu vermehrter Antetorsion führt. Ponseti (1966) fand besonders erhöhte AT-Winkel nach längerer Schienenbehandlung in Lange-Stellung, die fast immer eine Detorsionsosteotomie erforderlich machten, während dies nach der Behandlung in Lorenz-Stellung nur in geringerem Maße der Fall war.
Aufschlußreich sind hier die Tierexperimente von Bernbeck (1950c) und Wilkinson (1962), die durch extreme Innenrotation in Lange-Stellung eine verstärkte Antetorsion und durch die Außenrotation in Lorenz-Stellung eine Retrotorsion hervorrufen konnten. Demnach müßten wir durch die Behandlung in Lorenz-Stellung eigentlich eine verringerte Antetorsion des Schenkelhalses erzielen.
Wilkinson (1972) hat auch beobachtet, daß der häufigere Typ der Steißlage, bei dem die Feten gebeugte Kniegelenke und außenrotierte Hüftgelenke aufweisen, eine Retrotorsion des Schenkelhalses zeigt, während der andere Typ, bei dem die Hüftgelenke innenrotiert sind (vgl. 5.8), eine verstärkte Antetorsion aufweist.
In diesem Zusammenhang sei auch noch einmal auf die AT-Messungen Watanabes (1974) bei Fe-

ten hingewiesen. Es ergab sich eine außerordentliche Schwankungsbreite. Feten von 15–20 Wochen wiesen beispielsweise einen AT-Winkel zwischen −30° und +40° und im Alter von 20–25 Wochen einen AT-Winkel zwischen −10° und +30° auf.

An sich haben schon viele Autoren auf die pathologische Antetorsion bei der angeborenen Hüftluxation hingewiesen (F. Lange 1910; Adolf Lorenz 1920; Meyer 1923; Pitzen 1923; Bernbeck 1949b, 1962; Rohlederer 1950; C. Mau 1952; Dunlap et al. 1953; Francillon 1953; Shands u. Steele 1958; Alvik 1962; Gibson 1967; Dabadie 1971; Fabry et al. 1973; Bjerkreim 1974b; Cyvin 1977).

Es scheint jedoch so zu sein, daß die *erhöhten* AT-Werte, die beschrieben wurden, *mehrere* Ursachen haben:

1. Nach den Untersuchungen von Saito et al. (1980) entwickelte sich im distalen Femurbereich bei Kaninchen eine zunehmende Torsion, wenn das Hüftgelenk experimentell ausgerenkt wurde. Die erhöhte Antetorsion kann demnach Luxationsfolge sein. Sie ist auch bei veralteten, hohen Luxationen oft extrem hoch, während Subluxationen geringere AT-Werte aufweisen.
2. Nach längerer Gipsbehandlung in Lange-Stellung und in geringerem Maße wohl auch in Lorenz-Stellung kommt es zu erhöhter Antetorsion. Hier ist wahrscheinlich die Umrichtung der biomechanischen Kräfte die entscheidende Ursache. Diese „sekundäre Antetorsion" wird heute bei Verwendung von Methoden, die die verstärkte Beugestellung und verringerte Abduktion ohne Innenrotation benutzen, seltener gesehen als früher.
3. AT-Syndrom und Hüftdysplasie sind an sich voneinander getrennte Erscheinungsbilder, die sich jedoch überlagern können. Das vielfach beobachtete AT-Syndrom (toeing-in gait) geht nicht mit einer Pfannendysplasie einher und umgekehrt auch die Hüftdysplasie nicht immer mit erhöhter Antetorsion.
4. Die Standardabweichung der normalen Antetorsion ist bisher kein sicher abgegrenzter Wert. Außerordentlich unterschiedliche Werte kommen offensichtlich auch normalerweise vor (vgl. 6.4.2, Abb. 9.39 sowie Tabelle 13.2g). Von pathologischen Werten kann wohl erst gesprochen werden, wenn 50° nach oben stärker überschritten werden. Bis zum Ende des Wachstums normalisieren sich auch hohe AT-Werte in viel stärkerem Maße, als dies bisher angenommen wurde (Scholder 1967, 1968; Schwarzenbach 1971; Jani 1979; Jani et al. 1979). Bei der Indikation von Detorsionsosteotomien ist deshalb kritische Zurückhaltung geboten.

Die *zweite Form der Behandlungsfolgen – die Coxa valga* – ist einfacher zu beurteilen. Die angeborene Hüftluxation geht primär nicht unbedingt mit einer Coxa valga einher. Der reelle Schenkelhalswinkel unserer zur Operation kommenden Kinder betrug im Alter zwischen 1 und 6 Jahren 134° und zwischen 6 und 10 Jahren 127–132° in verschiedenen Gruppen und lag damit im Normbereich (Tönnis u. Sprafke 1977).

Zum Bilde eines längere Zeit im Lorenz-Gips behandelten Kindes gehörte es aber früher, daß sich eine Kopf-im-Nacken-Lage der Epiphyse abzeichnete, wobei die Epiphysenfuge horizontal oder sogar nach außen gerichtet war (Abb. 17.4). Die Epiphyse stellt sich im Wachstum stets senkrecht zur Belastung und zur druckresultierenden Kraft. Sie muß sich deshalb nach den Berechnun-

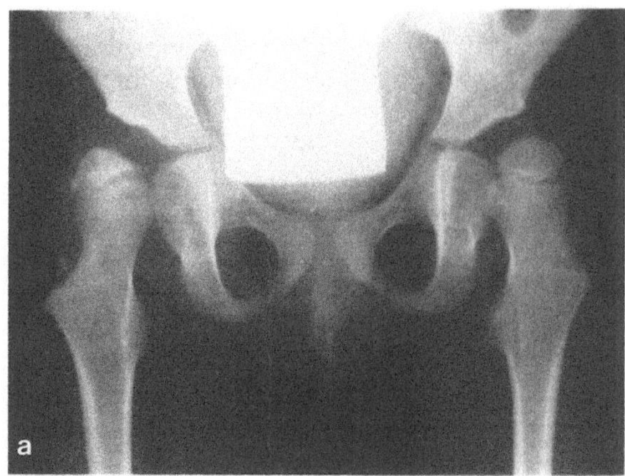

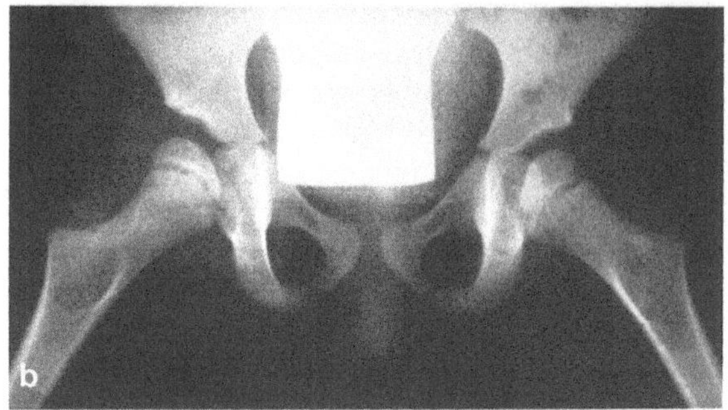

Abb. 17.4. a Coxa valga und erhöhte Antetorsion bei einem fast 4 Jahre alten Mädchen nach langer Lorenz-Gipsbehandlung andernorts. Rechts besteht auch ein Zustand nach Hüftkopfnekrose. Die Wachstumsfugen sind beiderseits schon nach lateral und nicht in die Pfanne gerichtet. **b** Dieses Bild zeigt bei maximaler Abduktion und Innenrotation, d. h. weitgehendem Ausgleich der Antetorsion, ebenso wie auf der Aufnahme in Mittelstellung einen stark erhöhten Schenkelhals-Schaft-Winkel, so daß hier auch ohne Rippstein-Aufnahme gesagt werden kann, daß sowohl ein stark erhöhter CCD- wie auch AT-Winkel vorliegen

gen von Koch (1973) in der Lorenz-Stellung parallel zum ischialen (medialen) Pfannensektor richten. Auf die Mittelstellung bezogen, ergibt diese Umrichtung dann die Kopf-im-Nacken-Lage.

Papadopulos (1971) stellte bei 66% der in klassischer Technik behandelten Hüftgelenke pathologische CCD-Winkel fest und bei 40% der Gelenke auf der gesunden Gegenseite. Mittelmeier (1961) fand 28%, Anders u. Hollain (1978) beobachteten bei Behandlung im Hanausek-Apparat nur noch 16,9% stark pathologische Werte, während nach klassischer Behandlung 43,2% stark pathologisch waren. Auch die gesunden Gelenke der Gegenseite zeigten fast den gleichen Prozentsatz an pathologischen Winkeln. Kuhn (1977) stellte bei Spreizhöschenbehandlung keine CCD-Winkelabweichungen fest.

Auch bei der Beurteilung des CCD-Winkels ergibt sich die Frage nach seiner normalen Größe und Streubreite, und auch hier schwanken die Angaben im Schrifttum (Shands u. Steele 1958; Heinrich et al. 1968; Schmidt 1969; Zippel 1971; Hamacher 1974). Es dürfte aber kein Zweifel bestehen, daß eine längere Behandlung in Lorenz-Stellung den CCD-Winkel verändert.

Nach der Behandlung im Hocksitzgipsverband nach Fettweis, bei dem die Epiphyse in die Pfanneneingangsebene gebracht wird, beobachtete Flöhr (1981) eine deutliche Abnahme des Schenkelhalswinkels und zugleich eine leichte Vergrößerung des Kopf-Epiphysen-Winkels von Jäger u. Refior (1974), eine Stellung, die der Kopf-im-Nacken-Lage entspricht. Auch hier sind also gewisse Umrichtungen vorhanden, die aber noch im Streuungsbereich der Norm liegen.

Darüber hinaus wird häufig auch die Frage nach den Wechselbeziehungen zwischen der Neigung des Pfannendachs und der Stellung des Schenkelhalses aufgeworfen. Kommt es beispielsweise bei einem steil verbleibenden Pfannendach schneller zur Revalgisierung oder zur pathologischen Valgisierung? Ist das Fehlen des vorderen Pfannendachs für ein Wachstum in die Antetorsion verantwortlich zu machen, wie Idelberger (zit. nach Gross et al. 1969) bei Tierversuchen feststellen konnte. Er resezierte bei Kaninchen den ventralen knorpeligen Pfannenrand und beobachtete dann ein vermehrtes Wachstum des Schenkelhalses in die Antetorsion. Nach seinen Beobachtungen genügt die Beurteilung des Hilgenreiner-Pfannendachwinkels nicht. Idelberger nennt diesen den „hinteren Pfannendachwinkel“; den „vorderen Pfannendachwinkel“ erhält er, wenn er von der Y-Linie vom gleichen Punkt wie Hilgenreiner die Gerade zum höchsten Punkt des vorderen Pfannendachbogens zieht. Bei Verwendung dieses Winkels fanden Gross et al. (1969) eine signifikante Abhängigkeit zwischen Antetorsion und vorderem Pfannendachwinkel, während der hintere Pfannendachwinkel keine Korrelation zur Antetorsion aufwies. Cyvin (1977) stellte ebenfalls keine Abhängigkeit fest, Kuhn (1977) eine leichte.

Bei Benutzung des von ihnen eingeführten „anatomischen Pfannendachwinkels (ACM)“ fanden Idelberger u. Frank (1952), daß der AT- und der Schenkelhalswinkel um so höher sind, je größer der ACM-Winkel ist.

Gross et al. (1969) beobachteten, daß der Schenkelhalswinkel (CCD) in keiner Korrelation zum hinteren und vorderen Pfannendachwinkel stand. Demgegenüber ergab sich aber bei der Prüfung der Abhängigkeit vom Zentrum-Ecken-Winkel Wibergs eine deutliche Korrelation für den AT-Winkel und eine geringere für den CCD-Winkel. Immenkamp (1978) konnte bei der Auswertung seines Krankengutes vor einer Hüftoperation jedoch keine Beziehungen zwischen CE- und AT-Winkel feststellen.

In der Sammelstatistik des AKH über Ergebnisse der operativen Behandlung wurden diese Fragen hinsichtlich Rezidiven der Antetorsion und des pathologischen CCD-Winkels an einem wesentlich größeren Krankengut geprüft. Dabei ergab sich zwar nicht mit Signifikanz, aber doch als Tendenz eine Abhängigkeit der Antetorsion vom AC- und CE-Winkel und vom Hüftwert (Engelhardt 1984). Für den CCD-Winkel und den Epiphysenwinkel (EY) war die Abhängigkeit vom Pfannendachwinkel (AC-Winkel) und CE-Winkel nach Wiberg statistisch signifikant, nicht jedoch für den ACM-Winkel (Anders et al. 1984; Behrens u. Tönnis 1984).

Eine weitere Untersuchung erscheint für die Beziehung zwischen Femur und Pfannendach noch aufschlußreich, die von Izumida et al. (1978) experimentell und klinisch durchgeführt wurde. Sie beobachteten, wann und in welchen Fällen es zur Coxa magna – zur Vergrößerung des Hüftkopfes – kam. Am höchsten war der Prozentsatz bei Arthrotomien und Entfernung des Limbus, ferner bei Fällen, die einer Varisierungsoperation unterzogen wurden und eine starke Pfannendysplasie aufwiesen. In beiden Gruppen war der Hüftkopf gewissermaßen nicht genügend „umfaßt“ und verbreiterte sich deshalb.

In gleicher Weise kennen wir das Auftreten der „Dogenhutform“ bei starken Dysplasien und lateralisiert stehenden Hüftköpfen, bei denen die

Kopfepiphyse medial abgeplattet wird und lateral in überschießender Form weiter wächst, so daß es zur Kopf-im-Nacken-Lage und Verbreiterung der Kopfepiphyse kommt.

Zusammenfassung. Über die Abhängigkeit einzelner Gelenkgrößen voneinander und von der Fixationsstellung nach der Reposition läßt sich zusammenfassend sagen, daß Extremstellungen ein gegenläufiges Wachstum des Schenkelhalses hervorrufen und die Epiphyse entsprechend den veränderten Kräftevektoren umrichten können. Pfannenform und Schenkelhalsstellung sowie Hüftkopfform sind bis zu einem gewissen Grade voneinander abhängig. Daher müssen Fehlstellungen wie starke Pfannendysplasien rechtzeitig angegangen werden, wenn Hüftkopf und Schenkelhals ohne Formveränderungen bleiben sollen. Umgekehrt darf bei normalem Pfannendach mit Korrekturen einer Coxa valga und antetorta abgewartet werden, da hier mit langfristigen Besserungen zu rechnen ist. Bei der Besprechung der Ergebnisse der operativen Behandlung werden wir auf diese Fragen noch weiter eingehen.

17.8 Eigene Behandlungsergebnisse, klassifiziert nach dem Bewertungsschema des AKH

In den vorausgehenden Abschnitten wurde verschiedentlich erwähnt, daß die heutigen Behandlungsergebnisse besser als frühere sein müßten, da schonendere Einrenkungsverfahren eingeführt wurden, die Anzahl der Hüftkopfnekrosen damit wesentlich zurückging und schließlich auch operative Verfahren rechtzeitig eingesetzt wurden, um notfalls eine operative Reposition zu erreichen oder verbleibende Pfannendysplasien zu bessern. Eine in unserer Klinik nach dem Bewertungsschema des AKH vor kurzem durchgeführte Untersuchung soll hier als Beispiel dienen (Tönnis et al. 1984b). Die erhaltenen Meßwerte des Hüftgelenks sind nach Abweichungsstufen vom Normalwert jeder Altersgruppe klassifiziert (vgl. 13.2). Es ist damit möglich, die Behandlungsergebnisse von Kindern in verschiedenen Altersstufen zusammenzufassen und prozentual auszudrücken. Über unsere Behandlungsmethode der Hüfteinstellung unter Arthrographiekontrolle und Fixation im Hocksitzgipsverband wurde unter 15.7 bereits berichtet. Weitere Ausführungen über unser Krankengut wurden auch bei der Besprechung der Hüftkopfnekrose unter 16.4 gemacht. Tabelle 16.3 zeigt die Altersverteilung bei Behandlungsbeginn, Tabelle 16.6 die arthrographischen Luxationsgrade, um den Ausgangsbefund zu kennzeichnen. Hüftkopfnekrosen traten bei 6,7% der Gelenke auf, bei 3,9% die meist reversible Teilnekrose des Grades 2, bei 2,6% die schwere Nekrose des Grades 3 unserer Nekroseeinteilung und bei 0,2% die Nekrose des Grades 4. Darin sind Nekrosen der konservativen und der operativen Behandlung enthalten.

Auf eine eingehende Schilderung der Behandlungsergebnisse soll hier verzichtet werden. Der klinische Befund war in der Regel normal. Aufschlußreich erscheint uns eine Wiedergabe der Meßwerte der Hüftgelenke vor und nach der Behandlung. Dabei wurden konservativ und operativ eingestellte Hüftgelenke zusammengefaßt. Eine Trennung des Krankengutes in 2 Gruppen mußte nur deshalb durchgeführt werden, weil Hüftgelenke mit mittelgradigen Restdysplasien im Gegensatz zur zweiten Gruppe konservativ weiterbehandelt wurden. Wie bereits geschildert wurde, ist bei stabiler Hüfteinstellung mit einer langfristigen Besserung der Restdysplasie zu rechnen. Dieses Krankengut weist daher am Ende der relativ kurzen Beobachtungszeit ($3,7 \pm 1,7$ Jahre) noch keine durchgehende Normalisierung der Meßwerte auf, während Gelenke, die durch eine Azetabuloplastik zusätzlich versorgt wurden, in hohem Prozentsatz dann sofort Normwerte erreichten.

In den Tabellen 17.4a) und b) ist der Pfannendachwinkel nach Hilgenreiner (AC-Winkel) vor und nach Behandlung ersichtlich. Die Meßwerte von Gelenken, die später keine zusätzliche Azetabuloplastik erhielten, zeigten auch vor der Behandlung schon einen geringeren Prozentsatz an stark pathologischen Werten, während die Gruppe mit späterer Azetabuloplastik bei 80,4% extrem pathologische AC-Winkel aufwies und bei 13,4% schwer pathologische, insgesamt also 93,7%. Nach Azetabuloplastik ließen 75,7% völlig normale AC-Winkel erkennen, 15,7% leicht pathologische, die sich spontan noch bessern dürften, so daß 91,4% als nahezu voll gebessert und als gutes Ergebnis angesehen werden können. Die Gruppe ohne nachfolgende Azetabuloplastik weist nicht ganz so gute Meßwerte auf, 38,5% völlig normale Winkel (Grad 1), 42,5% leicht pathologische (Grad 2), zusammen damit auch 81% noch als gut und nahezu normal einzustufende Meßwerte und nur 18,8% stark pathologische Winkel, die evtl. einer späteren Azetabuloplastik noch bedürfen. Bei diesem Krankengut ist zu berücksichtigen, daß die spontane Besserung der Pfannenentwicklung abgewartet werden soll. Sie hat zu diesem Zeitpunkt schon viel bewirkt im

Verhältnis zu den Ausgangswerten, dürfte aber sicher noch weiterführen.
Die Beurteilung des ACM-Winkels und des CE-Winkels muß von anderen Voraussetzungen ausgehen. Der kaudale Meßpunkt der Pfanneneingangsebene läßt sich bei dem ACM-Winkel von Idelberger u. Frank erst ab einem Alter von etwa 2 Jahren festlegen. Der CE-Winkel Wibergs wird bei luxierten Hüftgelenken negativ, er weist bei sehr kleinen Kindern auch größere Ungenauigkeiten als ohnehin schon auf. Daher wurde für die Gruppe *ohne* Azetabuloplastik als Ausgangswert der Meßwert am Ende der Behandlungszeit festgelegt, während die Winkel bei der Gruppe *mit* Azetabuloplastik unmittelbar vor der Operation ermittelt wurden. Die hier angegebenen Ausgangswerte können deshalb nicht mit denen des AC-Winkels verglichen werden.
Der ACM-Winkel ist ein Ausdruck für die Tiefe der Hüftpfanne und damit auch für die Umfassung des Hüftkopfes, er besagt nichts über den Neigungswinkel der Pfanneneingangsebene oder des Pfannendachs zur Horizontalen. Der CE-Winkel ist ebenfalls mehr ein Ausdruck für die Kopf-Pfannen-Beziehung. Die spontane Ausreifung der Hüftpfanne läßt sich am ACM-Winkel in Tabelle 17.5 an den Anfangs- und Endwerten gut ablesen. Dieser Winkel hat sich zwar sicherlich zur Zeit der Erhebung der sog. Anfangswerte schon gebessert, er zeigt aber bis zu den Endwerten der letzten Untersuchung noch einen deutlichen Fortschritt zu Grad 1 (normal), so daß si-

Tabelle 17.4. Prozentuale Verteilung des klassifizierten Pfannendachwinkels *(AC)* (vgl. 13.2) vor und nach der Behandlung bei konservativ und operativ eingestellten Hüftgelenken, aufgeteilt nur danach, ob eine spontane Besserung des Pfannendachs abgewartet wurde oder eine Azetabuloplastik erfolgte

a) Prozentuale Verteilung des AC-Winkels vor der Behandlung

	Ohne Azetabuloplastik		Mit DVO und Azetabuloplastik	
AC-Winkel	n	[%]	n	[%]
Grad 1 (normal)	14	(4,8)	2	(2,1)
Grad 2 (leicht pathologisch)	42	(14,4)	4	(4,1)
Grad 3 (schwer pathologisch)	101	(34,7)	13	(13,4)
Grad 4 (extrem pathologisch)	134	(46,0)	78	(80,4)

b) Prozentuale Verteilung des AC-Winkels bei der letzten Nachuntersuchung

	Ohne Azetabuloplastik		Mit DVO und Azetabuloplastik	
AC-Winkel	n	[%]	n	[%]
Grad 1 (normal)	92	(38,5)	53	(75,7)
Grad 2 (leicht pathologisch)	102	(42,5)	11	(15,7)
Grad 3 (schwer pathologisch)	37	(15,5)	4	(5,7)
Grad 4 (extrem pathologisch)	8	(3,3)	2	(2,9)

Tabelle 17.5. Prozentuale Verteilung des klassifizierten Idelberger-Frank-ACM-Winkels (vgl. 13.2) nach konservativer oder operativer Hüfteinstellung und Gipsfixation, aufgeteilt nur danach, ob eine weitere spontane Besserung des Pfannendachs abgewartet wurde oder eine Azetabuloplastik erfolgte

a) Prozentuale Verteilung des ACM-Winkels nach Einrenkungsbehandlung und vor eventueller Azetabuloplastik

	Ohne Azetabuloplastik		Mit DVO und Azetabuloplastik	
ACM-Winkel	n	[%]	n	[%]
Grad 1 (normal)	18	(18,9)	0	(0)
Grad 2 (leicht pathologisch)	47	(49,5)	1	(5,6)
Grad 3 (schwer pathologisch)	25	(26,3)	5	(27,8)
Grad 4 (extrem pathologisch)	5	(5,3)	12	(66,7)

b) Prozentuale Verteilung des ACM-Winkels bei letzter Nachuntersuchung

	Ohne Azetabuloplastik		Mit DVO und Azetabuloplastik	
ACM-Winkel	n	[%]	n	[%]
Grad 1 (normal)	100	(44,1)	15	(21,4)
Grad 2 (leicht pathologisch)	60	(26,4)	35	(50,0)
Grad 3 (schwer pathologisch)	50	(22,0)	19	(27,1)
Grad 4 (extrem pathologisch)	17	(7,5)	1	(1,4)

Tabelle 17.6. Prozentuale Verteilung des klassifizierten CE-Winkels nach Wiberg (vgl. 13.2) nach konservativer oder operativer Hüfteinstellung nach Gipsfixation, aufgeteilt nur danach, ob eine weitere spontane Besserung des Pfannendachs abgewartet wurde oder eine Azetabuloplastik erfolgte

a) Prozentuale Verteilung des CE-Winkels nach Einrenkungsbehandlung und vor eventueller Azetabuloplastik

	Ohne Azetabuloplastik		Mit DVO und Azetabuloplastik	
CE-Winkel	n	[%]	n	[%]
Grad 1 (normal)	117	(46,1)	10	(21,3)
Grad 2 (leicht pathologisch)	70	(27,6)	11	(23,4)
Grad 3 (schwer pathologisch)	64	(25,2)	26	(55,3)
Grad 4 (extrem pathologisch)	3	(1,1)	0	(0)

b) Prozentuale Verteilung des CE-Winkels bei der letzten Nachuntersuchung

	Ohne Azetabuloplastik		Mit DVO und Azetabuloplastik	
CE-Winkel	n	[%]	n	[%]
Grad 1 (normal)	105	(43,9)	56	(80,0)
Grad 2 (leicht pathologisch)	61	(25,5)	12	(17,1)
Grad 3 (schwer pathologisch)	73	(30,5)	2	(2,9)
Grad 4 (extrem pathologisch)	0	(0)	0	(0)

cherlich mit weiterer Vertiefung der Pfanne im Laufe der Entwicklung zu rechnen ist.

Die Azetabuloplastik bessert die stark pathologischen ACM-Winkel auch bis auf 71,4% (Grad 1 und 2), führt aber nicht so schnell zu normalen ACM- wie zu normalen AC-Winkeln. Hier muß wahrscheinlich erst ein Umbauprozeß an der Pfanne stattfinden.

Überraschend gering ist die spontane Besserung der CE-Winkel zwischen Anfangs- und Endwerten bei Behandlung ohne Azetabuloplastik (Tabelle 17.6). In diesem Zeitraum ist praktisch kein Fortschritt zu erkennen. Wir möchten dieser Tatsache jedoch nicht zuviel Bedeutung zumessen. Die spontane Normalisierung des CE-Winkels setzt vermutlich langsamer ein. Die Werte vor und nach Azetabuloplastik zeigen dagegen einen deutlichen Fortschritt zum Normalen. 97,1% der Winkel liegen nach der Operation bei den Graden 1 und 2, das heißt, sie sind nahezu oder ganz normalisiert.

Diese Auswertungen lassen erkennen, daß wir mit unseren heute schonenderen, konservativen und operativen Einrenkungsmethoden und nachfolgender Behandlung stärkerer Restdysplasien in der Lage sind, 70–80% der Gelenke ohne Azetabuloplastik zu Normwerten zu bringen. Bei weiteren Verlaufskontrollen wird sich dieser Anteil durch spontane Nachreifung sicherlich noch erhöhen. Die Beobachtungszeit dieses Krankengutes war noch zu kurz. Durch die zusätzliche Azetabuloplastik haben wir es aber auch in der Hand, selbst extrem pathologische Meßwerte auf Prozentsätze zwischen 71,4 (ACM-Winkel) und 97,1 (CE-Winkel) für die Grade 1 und 2 zu bessern. Entscheidend dürften die Vermeidung von Hüftkopfnekrosen, eine genaue Verlaufskontrolle und die rechtzeitige Anwendung zusätzlicher operativer Maßnahmen sein, wenn sich keine weitere spontane Normalisierung zeigt.

Literatur s. S. 431.

Kapitel 18

Frühdiagnose und Frühbehandlung der angeborenen Hüftluxation

18.1 Geschichtliches

Blickt man auf rund 100 Jahre Behandlung der angeborenen Hüftluxation zurück, so muß man feststellen, daß die Behandlung zu sehr unterschiedlichen Zeitpunkten einsetzte. Roser hat im Prinzip schon 1864 die sofortige Behandlung des Neugeborenen gefordert, sich aber damit bei den Gynäkologen nicht durchgesetzt. Als schließlich die konservative Einrenkungsbehandlung in breitem Maße begann, war es Adolf Lorenz (1895, 1896) selbst, der die Einrenkung im 2.–3. Lebensjahr für weniger gefährlich als im 1. Lebensjahr hielt. Froehlich (zit. nach Brandes 1916), Gocht (1905), Joachimsthal (1905), Bade (1907), Kreuz (1927) und Putti (1929) traten demgegenüber für die Frühbehandlung ein. In den 20er Jahren hat dann Hilgenreiner (1925) die Hüftdysplasie als pathologisch-anatomische Grundlage der Luxation herausgestellt und auf die Möglichkeit einer prophylaktischen Behandlung im Säuglingsalter hingewiesen. Er schuf gleichzeitig die Voraussetzungen für die röntgenologische Frühdiagnose durch den AC-Winkel.

Da die Erfassung der betroffenen Kinder aber auch in den folgenden Jahrzehnten nicht mit der Geburt, sondern erst in den folgenden Monaten und Jahren einsetzte, änderte sich wenig. Auch im Hinblick auf die Gefahren der Hüftkopfnekrose gab es weiter Befürworter eines späteren Behandlungsbeginns und unterschiedliche Auffassungen über den besten Zeitpunkt des Behandlungsbeginns. Erst mit der Einführung der schonenden funktionellen Behandlungsmethoden setzte sich die Frühbehandlung allgemein durch. Frühbehandlung hieß jedoch lediglich: Behandlungsbeginn in den ersten Lebensmonaten.

Impulse für eine sofortige Behandlung des Neugeborenen gaben dann erst Ortolani (1937, 1948, 1951, 1976) mit der Beschreibung seines Instabilitätszeichens und v. Rosen (1956), der in Malmö gemeinsam mit dem Kinderarzt Andrén (1958) für die lückenlose Untersuchung der Neugeborenen und die Prüfung des „Roser-Ortolani-Zeichens" sorgte und gleichzeitig eine Spreizschiene für Neugeborene entwickelte (v. Rosen 1956; Fredensborg 1976). In England leitete Barlow diese Entwicklung 1962 ein.

Die überzeugenden Erfolge der Sofortbehandlung der Neugeborenen waren vor allem in Skandinavien und England sowie in den letzten Jahrzehnten auch in der DDR Anlaß für eine noch straffere Erfassung, Untersuchung und Behandlung aller Neugeborenen, wie Tabelle 5.1 (S. 62) zeigt. In der Bundesrepublik haben zwar Sinios (1963, 1971, 1972) sowie Henßge et al. (1971), Dördelmann u. Stuckensen (1969) sowie Oster (1971) größere Untersuchungen durchgeführt; eine konsequente Erfassung aller Neugeborenen durch geschulte Untersucher und sofortige Behandlung erfolgte aber bisher nur an wenigen Stellen (Bonnemann u. Gronert 1981; Parsch u. Dippe 1981). Hier liegt eine große Aufgabe für die nächsten Jahre.

18.2 Grundlagen und Definitionen

Um Mißverständnisse zu vermeiden und das Problem ganz klar zu schildern, sollen zunächst noch einmal die heute gültigen Grundlagen und Definitionen dargelegt werden.

Die sog. Hüftdysplasie beruht nicht auf einer Minderwertigkeit oder einem Keimfehler der Hüftpfanne. Sie entsteht, wenn der Femur in der intrauterinen Phase in eine Fehlstellung gedrückt wird, in die Adduktion oder in verstärkte Beugestellung, wie sie besonders bei der Steißlage erzwungen wird. Damit wird die Hüftkapsel überdehnt und gelockert. Steht der Hüftkopf längere Zeit am dorsalen und lateralen Rande der Hüftpfanne, unterdrückt er den Anbau des Pfannenerkers, die Pfanne wird längsoval, der Limbus verformt. Zusätzlich zu der mechanischen Lockerung der Hüftkapsel scheint es auf endokrinem Wege und bei Bindegewebsschwäche zur Instabilität des Hüftgelenks zu kommen (s. 5.9 und 5.10). Dementsprechend können nach der Geburt folgende Auffälligkeiten bestehen:

- Instabilität (Roser-Ortolani-Zeichen) oder Luxation des Hüftgelenks im Tastversuch;
- kleine knackende Geräusche des Hüftgelenkes;
- Adduktorenkontraktur(Abspreizbehinderung);
- Kombinationsmerkmale;
- Lateralverschiebung der Femurenden auf der Röntgenaufnahme in Mittelstellung der Hüftgelenke. Der Abstand zwischen Sitzbein und Femurstachel ist dabei größer als 6 mm. Am Pfannendach sind in dieser frühen Zeit meist noch keine Veränderungen erkennbar. Sie treten erst bei längerer Fehlstellung des Femurs auf. Das Pfannendach besteht beim Neugeborenen noch überwiegend aus Knorpel.

18.3 Instabilität des Hüftgelenks

Zur Prüfung der Stabilität des Hüftgelenks wenden wir den Tastversuch von Ortolani (1937, 1951, 1976), Barlow (1962, 1966) oder den von uns geschilderten Handgriff an [vgl. 8.6.5 e)]. Dabei läßt sich der Hüftkopf entweder bis an den Rand der Pfanne verschieben oder ganz aus der Pfanne luxieren, je nach Lockerung der Kapsel. Springt der Hüftkopf sofort wieder bis in das Zentrum der Pfanne zurück, so ist entsprechend der Gradeinteilung der Hüftluxation nach Dunn (vgl. 7.3) nur von instabilem, subluxierbarem Hüftgelenk zu sprechen (Grad 1). Dieses ist ein für Neugeborene typischer Befund, der in abnehmender Häufigkeit etwa bis zum 10. Lebenstag gefunden wird, im wesentlichen aber nur in den ersten 2 Tagen.

Zu betonen ist, daß die Luxierbarkeit an verschiedenen Tagen unterschiedlich ausgeprägt sein kann, wobei der jeweilige Muskeltonus, Hunger und andere Faktoren anscheinend eine Rolle spielen.

Bei Erstuntersuchungen zu späteren Zeitpunkten fallen dann Subluxationen oder Luxationen auf. Der Hüftkopf kann dann meist nicht mehr tief in die Pfanne reponiert werden (Luxationsgrade 2 und 3). Eine Ausnahme bilden Gelenke, die bei einer lockeren Kapsel gut verschieblich geblieben sind (Abb. 8.15). Die leichteren Fälle von Instabilität haben sich zu diesem Zeitpunkt verfestigt. Ein Teil wird aber durch Röntgenaufnahmen noch als „Hüftdysplasie" erfaßt.

18.4 Knackende Geräusche ohne Hüftkopfverschiebung

Ein Befund, der ebenfalls bei Neugeborenengelenken auffallen kann, ist ein leichtes Knacken bei passiver Bewegungsprüfung, der sog. „dry hip click" nach Sommer (1971). Dabei kommt es aber nicht zu einer Verschiebung des Hüftkopfes aus dem Pfannenzentrum heraus. Dieses „Klicken" (mehr ein leichtes Knacken) ist im deutschen Sprachraum oft irrtümlich als Ortolani-Zeichen aufgefaßt worden.

Für die Indikation von Behandlungsmaßnahmen ist wesentlich, daß Gelenke mit leicht knackenden Hüftgeräuschen im späteren Verlauf keine pathologischen Auffälligkeiten zeigen (Barlow 1962; Sommer 1971; Geiser 1975, 1977), während instabile Gelenke gefährdet sind. Hier sollte sich deshalb eine präzisere Nomenklatur durchsetzen, weshalb wir vorschlagen, wie im Englischen nur von der *Instabilität des Hüftgelenks* beim Neugeborenen zu sprechen.

18.5 Adduktionskontraktur

Die Adduktionskontraktur des dysplastischen Hüftgelenks ist zwar bei Neugeborenen noch wenig ausgeprägt, in den folgenden Wochen ist sie aber oft der einzige äußere Hinweis. Dabei sind auch kleine Seitenunterschiede von 20° schon verdächtig. Es sollte deshalb sehr genau auf die richtige Lage des Beckens geachtet werden. Die Abduktion wird bei Hüft- und Kniebeugung von 90° geprüft. Das Becken muß genau horizontal liegen (Abb. 8.9, 8.10).

Bei Luxationen, bei denen der Oberschenkel längere Zeit relativ fixiert steht, findet man im allgemeinen stärkere Adduktions- und Flexionskontrakturen. Ferner begegnet man Adduktionskontrakturen auch bei der Schräglage des Säuglings im Rahmen der verschiedenen „Schräglagedeformitäten". Wird das Becken hier auch in der Seitdrehstellung geröntgt, so stellen manche Untersucher irrtümlich die Diagnose Hüftdysplasie, da sie den Einfluß der Beckendrehung auf die Pfannendachprojektion nicht beachten (Abb. 9.18 a). Es muß jedoch daran gedacht werden, daß Hüftdysplasien auch im Rahmen der verschiedenen angeborenen Deformitäten vorkommen, die zum „Schräglagebild" gehören (Mau 1969).

18.6 Kombinationsmerkmale bei angeborener Hüftluxation

Aufgrund bestimmter Kombinationsmerkmale kann man einen Teil der Kinder als „Risikokinder" bezeichnen. Hier ist die Erstuntersuchung nach der Geburt besonders genau durchzuführen, Kontrolluntersuchungen sollten regelmäßig alle 4 Wochen folgen. Auch bei Fehlen anderer klinischer Hinweise ist im Alter von 3 Monaten – nicht später – unbedingt ein Röntgenbild anzufertigen. Im Verdachtsfall kann auch zu jedem früheren Zeitpunkt geröntgt oder eine Arthrographie vorgenommen werden.
Es handelt sich um folgende Kombinationsmerkmale, über die schon in Kap. 5 eingehender gesprochen wurde (vgl. 5.7):

- Erstgeburt,
- Steißlage,
- Oligohydramnion,
- Schwangerschaftshochdruck,
- andere angeborene Fehlformen: Schädelasymmetrien, Gesichtsasymmetrien, mandibuläre Asymmetrie, Schiefhals, Säuglingsskoliosen, Hacken- und Knickhackenfüße, Sichelfüße, Klumpfüße.

Hinsichtlich der Häufigkeitswahrscheinlichkeit ist zu beachten:

- Die linke Seite ist doppelt so oft wie die rechte betroffen.
- Die Hüftluxation ist bei Mädchen häufiger, vor allem aber dann, wenn keine anderen angeborenen Fehlformen vorliegen (Mädchen: Jungen wie 13:1 nach Dunn 1976b). In Kombination mit anderen Fehlformen und bei Steißlagen ist sie bei Mädchen nicht wesentlich häufiger.
- Zwillinge sind verstärkt betroffen.
- Die Familienanamnese ist zu berücksichtigen, auch frühzeitige Hüftarthrose bei Verwandten.

18.7 Das Röntgenbild des Säuglings und sein Wert für die Diagnose

In den ersten 4–8 Lebenswochen hat das Röntgenbild nur bei schweren Fällen pathologischen Aussagewert. Aufgrund der noch geringen Verknöcherung des Pfannendachs und des großen Knorpelanteils des Gelenks ist oft nicht mit Sicherheit vorauszusagen, ob es zu einer regelrechten Pfannendach- und -erkerausbildung kommt. Hier können nur Verlaufskontrollen und Erfahrungswerte des Pfannendachwinkels behilflich sein. Man findet andererseits aber auch im Alter von 4–6 Wochen schon Pfannendächer, bei denen sich mit weitgehender Sicherheit sagen läßt, daß diese Gelenke sich normal entwickeln. Bei auffälligen Tastbefunden fertigen wir daher auch in den ersten Lebenswochen schon ein Röntgenbild an (Abb. 18.1–18.5). Die Tastuntersuchung der Stabilität ist in den ersten Wochen vorrangig, das Röntgenbild dient der weiteren Abklärung.
Zum Nachweis einer Luxation genügt uns eine Beckenübersicht bei Mittelstellung der Oberschenkel. Sie läßt häufig schon erkennen, ob eine Lateralisierung oder ein Hochstand des Femurs vorliegt oder nicht (Abb. 18.3).

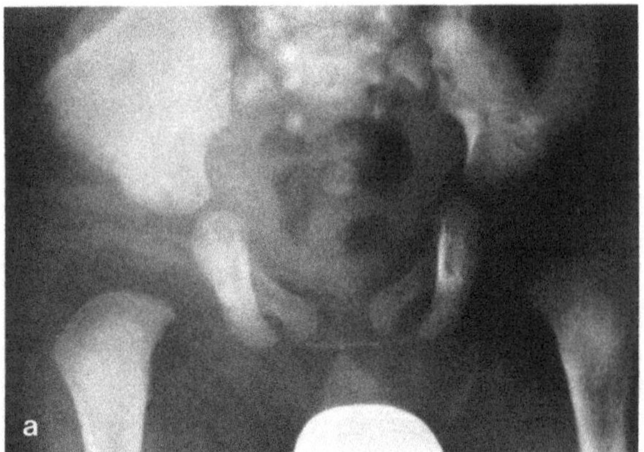

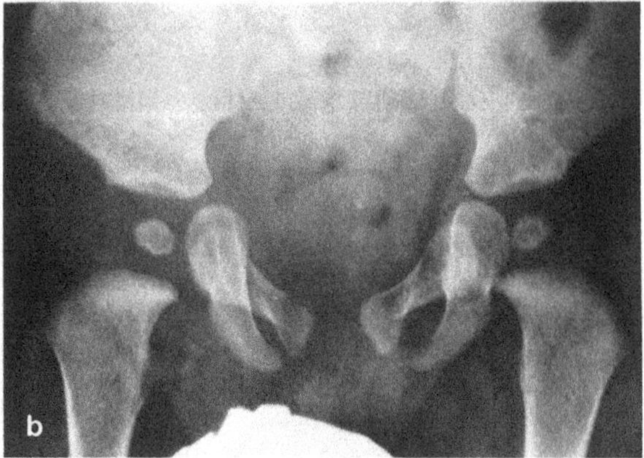

Abb. 18.1. a Bei diesem Jungen wurde nach der Geburt eine Hüftinstabilität entdeckt. Der Tastuntersuchung am 18. Lebenstag zufolge war nur noch ein leichtes Knacken, keine wesentliche Instabilität mehr vorhanden. Das Röntgenbild zeigt auch zu dieser frühen Zeit schon relativ gut ausgebildete Pfannendächer. Wegen der verstärkten Beckenkippung treten hier allerdings die vorderen Pfannenränder stark nach kaudal und zeigen eine konvexe Überlagerung (vgl. mit Abb. 18.2. a). Es wurde lediglich empfohlen, breit zu wickeln. Spreizhosenbehandlung erschien nicht erforderlich. **b** Röntgenaufnahme im Alter von 6 Monaten. Becken etwas stärker rechts gedreht, Pfannendachwinkel jedoch seitengleich und normal ausgeprägt

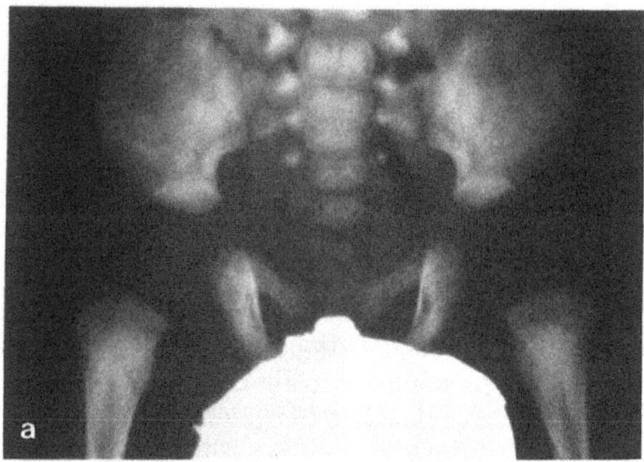

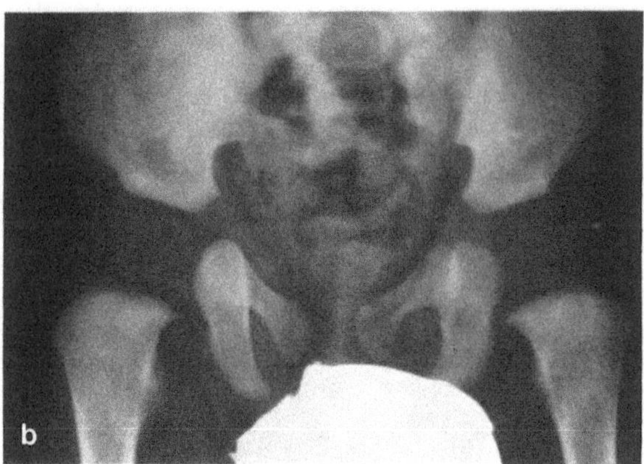

Abb. 18.2. **a** Dieser Junge kam in Steißlage zur Welt. Es bestand eine leichte Hüftinstabilität rechts, und ein Roser-Ortolani-Zeichen war auslösbar. Das linke Kniegelenk war vermehrt innenrotierbar. Das hier vorliegende Röntgenbild im Alter von 15 Tagen zeigt regelrechte Pfannendachwinkel. Der Abstand der medialen Schenkelhalsspitze erschien mit 6 mm rechts und 7 mm links etwas erhöht, deshalb Spreizhosenverordnung (trotz normaler Pfannendachwinkel), vor allem im Hinblick auf den Instabilitätsbefund und die Vorgeschichte. **b** Im Alter von 4 Monaten: regelrecht entwickelte Pfannendächer, dicht stehende Schenkelhalsspitzen, gute Hüfteinstellung

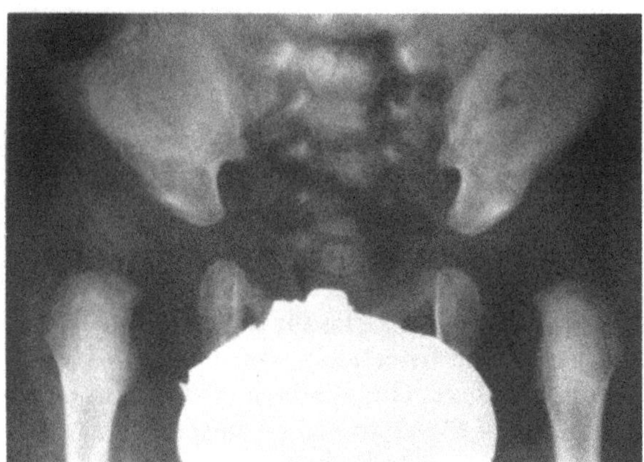

Abb. 18.3. Junge mit pathologischem Tastbefund beiderseits. Die Röntgenaufnahme zeigt auch schon im Alter von 4 Wochen in Mittelstellung die beiderseitige Hüftluxation durch vergrößerten Abstand vom Sitzbein. Die Pfannendächer weisen leicht abgerundete Erker auf

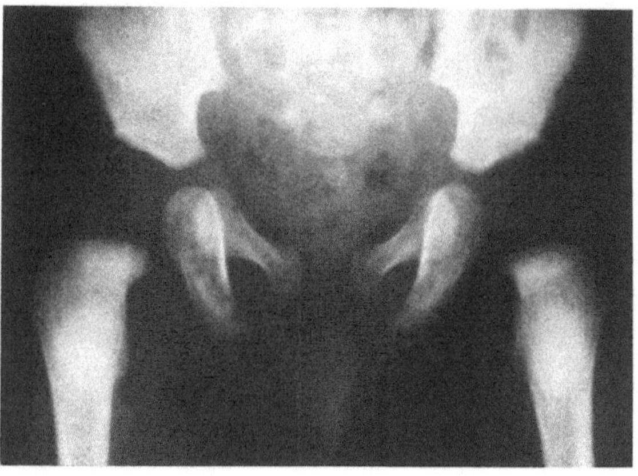

Abb. 18.4. 8 Wochen altes Mädchen; Untersuchung wegen Einschränkung der Abduktion auf 50° beidseits, Tastbefund unauffällig. Die Pfannendachwinkel liegen mit 28° links und 25° rechts im Normbereich. Auch im Alter von 8 Wochen läßt das Röntgenbild doch die Abgrenzung hier schon zu

Eine stärkere Außenrotation des Oberschenkels kann im Kleinkindalter Subluxationen vortäuschen (Abb. 9.20). Die Kniegelenke müssen deshalb genau a.-p. von der Mutter gehalten oder fixiert werden. Man sollte sich auf die Stellung des Femurs zur Pfanne auch nur dann verlassen, wenn erkenntlich ist, daß er sich nach der Länge der oberen äußeren Begrenzung wirklich in Mittelstellung befindet (Abb. 9.19). Dreht sich der Femur nach außen, so erscheint die obere äußere Begrenzung des Schenkelhalses kürzer, die innere länger. Umgekehrtes ist von der Innenrotation zu sagen. Damit wird der diagnostische Wert der Shenton-Ménard-Linie herabgesetzt.

Über den Wert des Pfannendachwinkels (AC-Winkel nach Hilgenreiner) für die Frühdiagnose ist schon häufig diskutiert worden. Erforderlich ist zunächst, daß das Becken ohne wesentliche Seitdrehung und bei etwa normaler Beckenkippung aufgenommen ist, was sich an dem von uns dazu angegebenen Drehungsquotienten und Symphysen-Sitzbein-Winkel oder dem Becken-

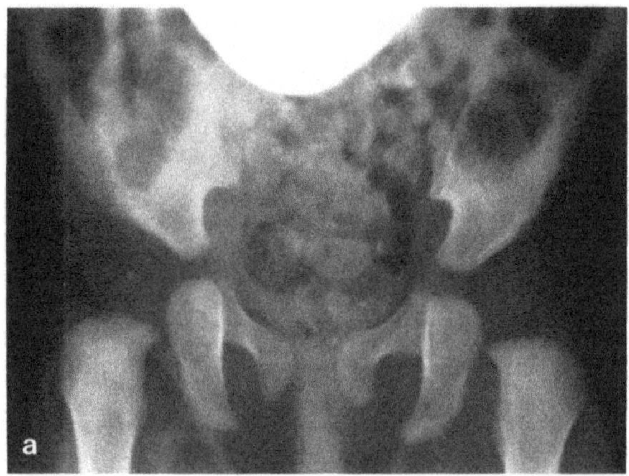

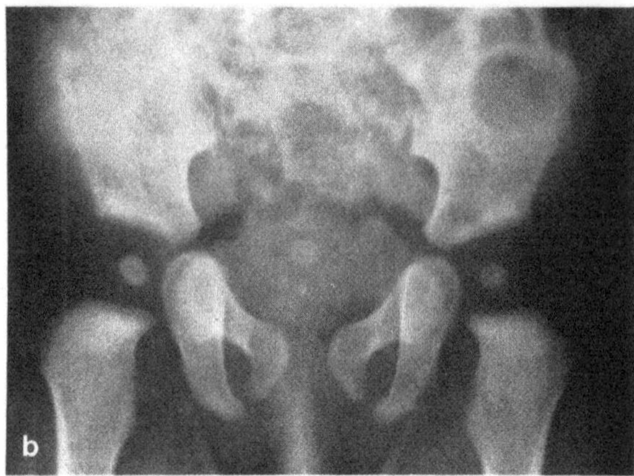

Abb. 18.5. a 9 Wochen altes Mädchen: Der Pfannendachwinkel links liegt mit 40° oberhalb der 2s-Grenze dieser Altersstufe, damit im stärker dysplastischen Bereich. Rechts liegt er mit 36° an der Grenze zur stärkeren Dysplasie. Kopfkerne jedoch gut zentriert. Abstand der Schenkelhälse vom Sitzbein normal. Es wurde eine Spreizhosenbehandlung eingeleitet. **b** Im Alter von 5 Monaten nach einer 3monatigen Spreizhosenbehandlung: Pfannendachwinkel beiderseits im Normbereich. Hüftgelenke gut eingestellt. Auch hier konnte schon im Alter von 9 Wochen die Dysplasie erkannt und frühzeitig behandelt werden

kippungsindex von Ball u. Kommenda (1968) prüfen läßt [vgl. 9.5.1 c)]. Der Pfannendachwinkel kann durch Drehung des Beckens um die Körperlängsachse bis zu 8° rechts und links differieren. Auf der Seite, zu der das Becken hingedreht wird, verringert sich der Pfannendachwinkel. Auf der Seite, von der es weggedreht wird, vergrößert er sich. Mit vermehrter Kippung (Beckenneigung) wird der Winkel kleiner, mit Beckenaufrichtung zunächst größer, dann wieder flacher und mit Herabtreten der rundlichen Knochenbegrenzungen der hinteren Pfannendachanteile schließlich nicht mehr meßbar (Tönnis 1962; Tönnis u. Brunken 1968).

Liegt ein steilerer Pfannendachwinkel auf einer Seite vor – was auch normalerweise bis zu etwa 4° der Fall sein kann –, so ist unbedingt zu prüfen, ob die Foramina obturatoria und die Beckenschaufeln unterschiedliche Größe aufweisen. Wird das Becken beispielsweise nach rechts gedreht, so erscheint das linke Foramen obturatum breiter, das rechte schmaler. Mit Beckenaufrichtung werden sie höher, mit vermehrter Kippung querovaler. Bei Rechtsdrehung wird die Beckenschaufel links schmaler, rechts breiter, bei Linksdrehung umgekehrt. Die Beckenlichtung wird bei stärkerer Kippung größer, bei Aufrichtung queroval und flach. Diese Einzelheiten müssen bei jeder Beurteilung einer Beckenaufnahme sofort miterfaßt werden, da Fehldiagnosen sonst unvermeidlich sind.

Die knöchernen Pfannendächer und damit der Pfannendachwinkel sind bei Kindern im Alter von 6–10 Wochen sehr unterschiedlich ausgeprägt. Im Glücksfall liegt der Pfannendachwinkel so niedrig oder das Pfannendach ist schon so gut geformt, daß keine diagnostischen Zweifel bestehen (Abb. 18.4). Vielfach ist das knöcherne Pfannendach aber noch steil und läßt zunächst nicht erkennen, welche Entwicklung es nehmen wird. Wir haben deshalb an einem Krankengut von 2294 normalen und fraglich pathologischen Gelenken Verlaufsbeobachtungen vorgenommen und Grenzen ermittelt, die Anhaltspunkte für die Diagnose liefern (Tönnis u. Brunken 1968; Tönnis 1976 d) [vgl. 9.6.2 a)]. Die für die ersten 2 Monate angegebenen Pfannendachwinkel sind als unsicher anzusehen. Die späteren Winkel im Alter von 3 und 4 Monaten stellen unseres Erachtens aber schon eine gute Richtlinie dar. Die hier angegebenen Grenzen liegen dabei – so könnte man meinen – etwas hoch, und die erforderlichen Werte sollten sicherheitshalber einige Grade darunter liegen. Es zeigte sich aber bei unseren Verlaufsuntersuchungen, daß Gelenke, deren Winkel unterhalb der einfachen oberen Standardabweichung vom Mittelwert lagen, sich normal entwickelten. Die in Tabelle 9.2 (S. 124) angegebenen Grenzen sind Erfahrungswerte nicht behandelter, bis zum Alter von 4–7 Jahren beobachteter Hüftgelenke. Stellt man Normalwerte des Hüftgelenks zusammen, indem man nur Bilder auswählt, von denen man nach dem klinischen Blick die sichere Überzeugung hat, daß ihre Winkel im Bereich des Normalen liegen, so wird man die Standardabweichung des normalen Pfannendachwinkels einige Grade tiefer finden (Keller 1975; Kristen et al. 1976; Ball 1980). Auch an unserer Klinik wurde ein solcher Vergleich durchgeführt (U. Thiele

1978). Damit trifft man aber eine einseitige und subjektive Auswahl, die den Verhältnissen der Natur nicht gerecht wird. Die Grenze des normalen Pfannendachwinkels läßt sich im ersten halben Lebensjahr nicht mit dem klinischen Blick an einer einmaligen Röntgenaufnahme ermitteln, sondern nur durch Verlaufsbeobachtung und anschließende Grenzziehung im Alter von 4–7 Jahren (Tönnis 1976b, c). Die angegebenen Werte sind nur als allgemeine Richtlinie zu benutzen. Um die Diagnose „normal" im Einzelfall zu stellen, sollten die für die Standardabweichung „s" angegebenen Winkel ruhig um 3–4° unterschritten werden.

Auch andere Abweichungen des Pfannendachs können Hinweiszeichen sein (Niethard u. Gärtner 1981). Sie sind aber bei etwas älteren Kindern meist deutlicher ausgeprägt als bei Kindern in den ersten 2 Lebensmonaten. Eines dieser Zeichen ist die Sklerosierung des Pfannendachs – nicht zu verwechseln mit der Überprojektion und Verdichtung des Pfannendachs, das bei Beckendrehung steiler wird. Ferner fällt manchmal eine verstärkte Auskehlung der Beckenschaufel (Taillierung) oberhalb des Pfannenerkers auf. Das Zeichen fehlt aber häufig.

Die Verzögerung in der Verknöcherung des Pfannendachs, die mit einer Lateralisation des Hüftkopfes einhergeht, kann Randabschnitte oder auch größere Sektoren erfassen. Schultheiß (1965) hat deshalb zur Beurteilung und Dokumentation auch den Begriff von Keilsegmenten eingeführt, die ⅓, ½, ⅔ und ein ganzes Pfannendach umfassen können. Auch auf diese Abweichungen, vor allem wenn sie nur sehr klein sind und lateral liegen, sollte geachtet werden.

Weitere Einzelheiten zur klinischen und röntgenologischen Untersuchung finden sich in den entsprechenden Kapiteln.

Literatur s. S. 431.

Kapitel 19

Ergebnisberichte über die Frühdiagnose und Frühbehandlung der Hüftluxation

19.1 Häufigkeit verschiedener Tastbefunde bei Neugeborenen

Die Literatur über Frühdiagnose und Frühbehandlung ist bereits sehr ausgedehnt. Sie soll hier mehr tabellarisch angegeben werden und nur insoweit, als Neugeborene sofort erfaßt und behandelt wurden. Der tabellarischen Zusammenfassung sind allerdings Grenzen in der Genauigkeit gesetzt, weil die verschiedenen Untersucher nicht immer genau das gleiche erfaßt und beschrieben haben. Soweit dies ersichtlich war, wurde es berücksichtigt. Der Tastbefund bei Neugeborenen läßt sich auch schwer klassifizieren und zeigt Übergänge. Zum Teil wurden vielleicht auch Knackgeräusche berücksichtigt, die keine Bedeutung haben, oder es wurde die volle Ausrenkbarkeit nur als Instabilität angesehen. Die Übung des Untersuchers ist sicherlich von großer Bedeutung. So ist es verständlich, wenn in Tabelle 5.1 (S. 62) sehr unterschiedliche Prozentzahlen für die Häufigkeit des Instabilitätsbefundes beim Neugeborenen angegeben wurden. Auch innerhalb *einer* Klinik sind die Schwankungen in den Jahren oft beträchtlich (v. Rosen 1968, 1977; Palmén 1970; Williamson 1972; Fredensborg 1976a).

Tabelle 5.1 gibt für verschiedene Länder die Häufigkeit der Instabilität des Hüftgelenks bei der Neugeborenenuntersuchung an. Da viele Untersucher nur die Instabilität erfassen und zwischen Subluxierbarkeit (Roser-Ortolani-Zeichen) und Luxierbarkeit (Aus- und Einrenkphänomen) nicht unterscheiden, wurden hier alle Angaben über Instabilitätszeichen gemeinsam verwendet. Nicht einbezogen sind Knackgeräusche. Tabelle 19.1 zeigt demgegenüber die Aufteilung der Tastbefunde, soweit sie von einzelnen Untersuchern angegeben wurden.

Es ergibt sich aus Tabelle 5.1, daß man für die skandinavischen Länder, England und die USA mit einem Prozentsatz des Roser-Ortolani-Zeichens von 0,5–1,5 rechnen muß, während er in Deutschland und besonders in der DDR wesentlich höher liegt, zwischen 1 und 3%, und bei Heitner et al. (1977) sogar mit 5,2% angegeben wird. Es ist bekannt, daß die Hüftluxation in Sachsen und in den slawischen Ländern in höheren Prozentsätzen vorkommt.

Tabelle 19.1. Häufigkeit der Tastbefunde bei Neugeborenen

Hüftknacken
Thieme u. Wynne-Davies (1968): bei 10% der Neugeborenen „high-pitched clicks";
Sommer (1971): bei 2% „dry hip click" (Ortolani-Zeichen bei 0,3%)
Ackermann et al. (1974): bei 9,86% Hüftknacken
Geiser (1975): bei 23% „dry hip click"

Subluxierbare Hüftgelenke (Roser-Ortolani-Zeichen)		Luxierbare und luxierte Hüftgelenke
Autoren	[%]	[%]
Dega (1961)	3,7	0,3
Barlow (1962)	0,84	0,87
Oster (1971)	3,2	0,4
Ackermann et al. (1974)	4,96	–
Artz et al. (1975)	1,05	0,22
Geiser (1975)	1,37	0,39
Heitner et al. (1977)	4,3	0,9
Jones (1977b)	0,26	0,14

Tabelle 19.1 zeigt des weiteren, daß das Aus- und Einrenkphänomen nur in einem kleineren Prozentsatz auftritt. Das Roser-Ortolani-Zeichen wird etwa 2- bis 5mal so häufig gefunden. Leider liegen hierzu nur wenige Angaben vor, die zudem noch stark schwanken.

Das Hüftknacken („atypical dry hip click" nach Sommer) wurde nur selten aufgeführt. Sommer (1971) fand es bei 2% der Fälle, während er das Roser-Ortolani-Zeichen in 0,3% beobachtete. Das Hüftknacken ist also 6- bis 7mal häufiger. Ackermann et al. (1974) stellten es bei 9,86% fest. Thieme u. Wynne-Davies (1968) beschrieben bei 10% der Neugeborenen „high-pitched clicks" (Tabelle 19.1).

19.2 Adduktorenkontraktur bei Neugeborenen

Die Angaben des Schrifttums über die Häufigkeit von Adduktorenkontrakturen bei Neugeborenen (Tabelle 19.2) liegen zwischen 1 und fast 8%. Sehr unterschiedlich wird die Frage beantwortet, ob dieser Befund Aussagekraft hat. Barlow (1962) gibt die Zahl der Adduktorenkontrakturen beispielsweise gar nicht an und sagt, der Test sei wertlos. Ackermann et al. (1974; Ackermann u. Hoferichter 1979) haben alle Kinder mit Kontrakturen im Alter von 4 Monaten geröntgt, fanden aber regelrechte Pfannendachwinkel. Diese Feststellung deckt sich jedoch nicht mit den Befunden von Heitner et al. (1977) und Rüdel (1978). Sie ermittelten bei 22 bzw. 16,6% der Kinder Dysplasien im Alter von 4 Monaten. Es ist die Frage, ob in der Interpretation der Dysplasie hier Unterschiede bestehen.
Eine besonders klare Aussage, die unserer Meinung nach den Kern trifft, haben Harris et al. (1960) gemacht. Sie untersuchten etwa 10000 Neugeborene in dichten Abständen im 1. Lebensjahr und auch noch über mehrere Jahre. Der Abduktionstest führte in der Regel erst im Alter von 4 Monaten zur Diagnose. Ein negativer Abduktionstest bei Geburt schloß eine Hüftdysplasie jedoch nicht aus und umgekehrt. Nach der neonatalen Zeit, vom 2. bis zum 9. Lebensmonat, beträgt die Abduktion normalerweise etwa 60–70°. Bei Dysplasien und Luxationen ist sie aber meist auf 45–50° verringert. Dem Abduktionstest kann deshalb in den ersten Lebenswochen keine wesentliche Bedeutung zugemessen werden, erst etwa ab dem 2. Monat.

19.3 Erfassung der Hüftluxation und Behandlungsergebnisse

Über seine Behandlungsergebnisse führt Barlow (1962) folgendes aus:
Auf etwa 60 Kinder wird eines mit Instabilität einer oder beider Hüften geboren. Von diesen Kindern bessern sich 60% noch in der 1. Lebenswoche, 28% in den ersten 2 Monaten. Die verbleibenden 12% sind die echten angeborenen Hüftverrenkungen, die bestehen bleiben, wenn sie nicht behandelt werden. Sie haben eine Häufigkeit von 1,55 auf 1000.
Tabelle 19.3 zeigt den Anteil von Dysplasien und Luxationen, der auch bei anderen Autoren trotz Sofortbehandlung im Neugeborenenalter durch Röntgenuntersuchungen nach 3, 4 oder 12 Monaten gefunden wurde. Er liegt bei Autoren der DDR zwischen 16 und 29%, bei englischen und skandinavischen Autoren zwischen 0,5 und 12%. Hier erhebt sich die Frage, ob dieser auffallende Unterschied begründet wird durch schwere Fälle in den Luxationsgebieten Mitteldeutschlands und im Bereich einer Durchmischung mit slawischen Bevölkerungsanteilen oder ob weniger geeignete Behandlungsmaßnahmen angewandt wurden.
Heitner et al. (1977) und Rüdel (1978) verwendeten in erster Linie die Windelspreizhose bzw. die Spreizhose nach Becker, Ackermann et al. (1974); Ackermann u. Hoferichter (1979) die Matzen-Schiene. In den anderen Ländern wurde meist der v. Rosen-Splint oder eine ähnliche Modifikation Barlows verwandt. Bjerkreim (1974b), dessen Ergebnisse mit 12,4% Dysplasien ungünstiger sind, benutzte bei allen Kindern für 6–10 Monate das Frejka-Kissen. Es könnte sein, daß die etwas strengere Fixierung bessere Ergebnisse erbringt. Dafür spricht auch der mit 57,6% ungewöhnlich hohe Anteil pathologischer Hüftbefunde von Oster (1971). Er empfahl nur breites Wickeln. Es

Tabelle 19.2. Häufigkeit der späteren Hüftdysplasie bei Adduktorenkontraktur zur Zeit der Geburt

Autoren	Häufigkeit der Adduktorenkontraktur bei Neugeborenen [%]	Häufigkeit der Dysplasie bei Adduktorenkontraktur [%]
Heitner et al. (1977)	2	22% (davon 1,9% Luxationen)
Bonnemann u. Gronert (1981)	2,28	
Rüdel (1978)	7,83	16,6% (Röntgen im 4. Monat)
Ackermann u. Hoferichter (1979)	4,66	Keine Dysplasie (Röntgen im 4. Monat)

Tabelle 19.3. Röntgenbefund im Alter von 3–12 Monaten bei Vorliegen eines Roser-Ortolani-Zeichens bei Geburt und sofortiger Behandlung

Autoren	Alter bei Röntgen-aufnahme (Monate)	Behandlungs-methode	Röntge-nologisch auffällige Gelenke [%]	Dysplasie [%]	Sub-luxation [%]	Luxation [%]
Barlow (1962)	~12	Barlow-Splint	10			
Palmén (1970)		v.-Rosen-Splint	7,7			
Hiertonn u. James (1968) (Rö. mit 3 Monaten)	3	Frejka-Kissen	3,0	1,7	1,3	
Hirsch u. Scheller (1970)	12	v.-Rosen-Splint	4,0			
Oster (1971)		Breites Wickeln	57,6	32,6	8,4	16,6
Henßge et al. (1971)		Spreizhose	11,3	5,6		5,6
Williamson (1972)	3	Eigener u. Barlow-Splint	2,4			
Ackermann et al. (1974)	4	Matzen-Schiene	16,7		6,8	9,9
Bjerkreim (1974b)		Frejka-Kissen Gips	12,4			
Fredensborg (1976a)		v.-Rosen-Splint	1,8			
Cyvin (1977)		Frejka-Kissen v.-Rosen-Splint	8,2			
Heitner et al. (1977)		Windelspreizhose	27,8	25,9	1,41	0,52
Rüdel (1978)	4	Spreizhose nach Becker	18,7	18,32	0,12	0,24

ist unseres Erachtens aber ein Trugschluß, wenn man glaubt, daß die Beine nur durch einige Windeln genügend gespreizt werden. Ein instabiles Gelenk benötigt eine exakte und dauerhafte Fixation, um wieder stabil zu werden.

Dies zeigen die Ergebnisse der verschiedenen Methoden in dieser Tabelle doch recht deutlich. Wir selbst nehmen bei dem Tastbefund einer Luxation ab etwa 2–3 Lebenswochen bereits eine Arthrographie vor. Wenn sofort die tiefe Reposition in verstärkter Beugestellung gelingt, werden die Kinder entweder in der Pavlik-Bandage oder auch schon in den ersten Lebenswochen im Fettweis-Gipsverband gehalten. Damit kommt es schnell zur Stabilität des Gelenks und zur Besserung der Pfannendysplasie. Spreizhöschen genügen vermutlich nur für Luxationen und instabile Gelenke, die sofort nach der Geburt auffallen. Bei deutlicher Kapsellockerung und Luxierbarkeit des Hüftkopfes muß später eine strengere Fixation erfolgen, wenn sich die Kapsel verfestigen und das Gelenk wieder konzentrisch werden soll. Hier genauer zu differenzieren und nicht eine pauschale Behandlung für alle Kinder mit positivem Roser-Ortolani-Zeichen anzuwenden, scheint uns wichtig.

Vergleicht man die Häufigkeit der Instabilität des Hüftgelenkes bei Neugeborenen in Tabelle 19.3 mit den älteren Angaben über die Häufigkeit der Hüftluxation, die durch Röntgenuntersuchungen im 1. Lebensjahr ermittelt wurden (Tabelle 5.2, S. 63), so ist man überrascht, daß der Prozentsatz von Neugeboreneninstabilität und späterer Ausprägung der Hüftdysplasie gleich ist und für die voll entwickelte Luxationshüfte sogar vielfach noch höher angegeben wird. Der von Fleissner (1968) angegebene besonders hohe Prozentsatz (8,4%) wurde interessanterweise sogar durch eine Röntgenreihenuntersuchung ermittelt, muß also zutreffend sein.

Hier muß man sich fragen, wie hoch der Prozentsatz der durch die Neugeborenenuntersuchung nicht erfaßten Fälle ist. Tabelle 19.4 gibt darüber Auskunft. Weickert (1969), Weickert u. Luther

Tabelle 19.4. Häufigkeit der Hüftdysplasie bei Fehlen eines Roser-Ortolani-Zeichens bei Geburt (keine Behandlung)

Autoren	Spätere Hüftdysplasie bei Fehlen eines Roser-Ortolani-Zeichens [%]
Williamson (1972)	0,05
Hiertonn u. James (1968)	0,04
v. Rosen (1968)	0,007
Smaill (1968)	0,06
Weickert (1969)	1,7
Henßge et al. (1971)	0,095
Oster (1971)	0,36
MacKenzie (1972)	0,12
Mitchell (1972)	0,012
Ackermann et al. (1974)	0,07
Bjerkreim (1974b)	0,2
Artz et al. (1975)	0,03
Nielsen (1975)	0,066
Fredensborg (1976a)	0,007
Almby u. Rehnberg (1977)	0,054
Almby u. Lönnerholm (1978)	0,092
Heitner et al. (1977) (Röntgenreihenuntersuchung von 1587 Säuglingen)	1,2 Dysplasien, 0,06 Luxationen
Jones (Krankenhaus) (1977)	0,04
Jones (1977b) (Entbindungsheim)	0,07
Jones (zu Hause)	0,07
Ponseti (1978)	0,007
Rüdel (1978)	1,72

(1971), Weickert u. Voigt (1977), Heitner et al. (1977) und Rüdel (1978) geben Prozentsätze zwischen 1,26 und 1,72 an. Im skandinavischen und angelsächsischen Raum liegen die Sätze zwischen 0,007 (v. Rosen 1968, 1970; Fredensborg 1976a, b) und 0,2 (Bjerkreim 1974b), im Durchschnitt etwa bei 0,05%. Bei 5–15 Kindern mit Hüftinstabilität auf 1000 Neugeburten wurden also nur 5 von 10000 nicht erfaßt. Henßge et al. (1971), Ackermann u. Nuschenpickel (1972) und Komprda (1975, zit. nach Heitner et al. 1977) geben an, daß etwa 90% der „Dysplasieanwärter" durch die Neugeborenenuntersuchung erfaßt werden können. Dieser Prozentsatz muß im skandinavischen Raum noch höher liegen.

Wenn der Anteil der erst später erkannten Hüftdysplasien (Roser-Ortolani-Zeichen negativ bei Geburt) bei Heitner et al. (1977) relativ hoch war, so hat dies einen besonderen Grund. Hier wurde eine Kontrollgruppe von Kindern mit negativem Ortolani-Zeichen geröntgt. Rüdel (1978), der eine ähnliche Zahl nennt, beschreibt nicht, wie der Befund erhoben wurde. Es ist zu vermuten, daß gerade in Gegenden, wo der Anteil an Hüftluxationen in der Bevölkerung hoch ist, auch der Anteil an „stummen" Dysplasien höher ist und nur durch eine Reihenuntersuchung im Alter von 3 Monaten diagnostiziert werden kann.

In Tabelle 19.5 haben wir versucht, einen Überblick über die langfristigen Behandlungsergebnisse der Sofortversorgung von Neugeborenen zu geben. Da die Angaben und Bezugsgrößen der Autoren sehr unterschiedlich waren, mußte manches erst selbst errechnet werden. Als Methode wird angegeben, welche Maßnahme bei Neugeborenen zuerst benutzt wurde und die Standardmethode darstellte. Gipsverbände wurden bei instabilen Gelenken und Subluxationen im allgemeinen erst sekundär hinzugenommen, wenn es nicht zur spontanen Besserung oder sogar zur Verschlechterung kam. Die 3. Spalte zeigt, in welchem Maße es zu Schwierigkeiten im Behandlungsverlauf kam. Daraus geht hervor, daß auch bei der Sofortbehandlung der Neugeborenen schon Schwierigkeiten auftreten, ein Gelenk zur Stabilität zu bringen oder überhaupt auch erst einzurenken. Der Prozentsatz von Einstellungen mit Extensionsmethoden, manueller Einrenkung und operativen Maßnahmen liegt zwischen 0,4 und 16,5. Andererseits kommen andere Untersucher, vor allem skandinavische, ganz ohne operative Einstellungen aus. Dabei dürfte allerdings auch die Indikation zu dieser Maßnahme entscheidend sein. Mitchell (1972) und Wilcinson (1972) sind der Meinung, daß auch bei Neugeborenen der Limbus schon eingeschlagen sein kann und damit eventuell eine Reposition verhindert. Die auch bei der Neugeborenenbehandlung teilweise auftretenden Hüftkopfnekrosen sind sicherlich teils durch zu straffe Lorenz-Stellung, teils aber auch durch Reposition bei Vorliegen von Interponaten zu erklären.

Die Angaben über den Prozentsatz nicht abgeheilter Dysplasien in der letzten Spalte von Tabelle 19.5 müssen mit Zurückhaltung bewertet werden, da außer Henßge et al. (1971), Fredensborg (1976a) und Cyvin (1977) kein Autor Messungen an den Hüftgelenken und Vergleiche mit Normalwerten durchführte. Die von Henßge et al. benutzten Normwerte erscheinen uns dabei heute auch nicht mehr genau genug. Fredensborg benutzte nur den CE-Winkel Wibergs, lediglich Cyvin zog verschiedene Meßwerte heran und setzte die doppelte Standardabweichung als Grenze fest. Es ist bemerkenswert, daß er mit 25,9% Dysplasien den höchsten Anteil an nicht voll normalisierten Gelenken angibt.

Tabelle 19.5. Behandlungsmethode und Behandlungsergebnis bei Sofortbehandlung von Neugeborenen mit Hüftinstabilität (*oE*, offene; *gE*, geschlossene Einstellung; *GiV*, Gipsverband; *OhEx*, Overheadextension; *DVO*, Detorsions-Varisierungs-Osteotomie; *L-Jahr, L-Monat* Lebensjahr, -monat)

Autoren	Primäre Methode	Zusätzliche Maßnahmen [%]		Dysplasie nicht abgeheilt [%]
Dega (1961)	Frejka-Kissen, v.-Rosen-Splint	6,4	oE	0
Barlow (1962)	Barlow-Splint	–		10 (Ende 1. L-Jahr)
Hiertonn u. James (1968)	Frejka-Kissen	3	gE und oE	0
Smaill (1968)	v.-Rosen-Splint	4,2	oE	0
Hirsch u. Scheller (1970)	Frejka-Kissen, v.-Rosen-Splint	–		4 (Ende 1. L-Jahr) 0 (mit 5 Jahren)
Felländer et al. (1971)	v.-Rosen-Splint	0,9	oE	7,4 (5.–7. L-Jahr)
Henßge et al. (1971)	Spreizhose	2,3	GiV	4,9 (mit 2–5 Jahren)
Oster (1971)	Nur breites Wickeln	–		32,6 Dysplasien, 8,3 Subluxationen, 16,6 Luxationen im 1. L-Jahr, Endergebnis nicht bekannt
Williamson (1972)	Eigener und Barlow-Splint	16,5	gE und oE	11,4 (?)
Ackermann et al. (1974)	Spreizhose, Matzen-Schiene	14,6 3,1	OhEx oE	4,9
Bjerkreim (1974b)	Frejka-Kissen, Gips	2,1 15,6	gE und oE GiV	12,4 (im Alter > 3 Jahre)
Fredensborg (1976a)	v.-Rosen-Splint	1,8	GiV	0,9 (nach CE-Winkel)
Almby u. Rehnberg (1977)	Frejka-Kissen, Gips, v.-Rosen-Splint	2,9	GiV	0,7 (im Alter > 2,5 Jahre)
Cyvin (1977)	Frejka-Kissen, Gips, v.-Rosen-Splint	7,5 2,7	GiV DVO	25,9 (> 2 s-Werte)
Jones (1977b)	v.-Rosen-Splint, Gips	5,3 2,6	GiV DVO 2,6 oE	2,6 (noch verrenkt)
Rüdel (1978)	Spreizhose, Gips, OhEx	5,2 0,04	GiV oE, DVO	5,2 (9. L-Monat)

Die Prozentsätze mancher Autoren, die nicht über längere Beobachtungszeiten verfügten, dürften sich später noch bessern, wie die Beobachtungen von Hirsch u. Scheller (1970) zeigen. Sie fanden am Ende des 1. Lebensjahrs noch 4% Dysplasien, nach 5 Jahren keine mehr.

Sicherlich spielt aber auch die Erfahrung eines Autors, die eingefahrene Routine einer Klinik und letzten Endes die Art der Behandlungsmaßnahmen für das Ergebnis eine Rolle. Die frühzeitige Versorgung mit dem v. Rosen-Splint oder Gipsverband und das rechtzeitige Abgehen von der Spreizhosenbehandlung, wenn sie nicht zur Stabilisierung des Gelenks führt, sind unseres Erachtens entscheidende Voraussetzungen für den Erfolg.

Auch wenn diese Ergebniszahlen noch keinen Anspruch auf große Genauigkeit haben, so geht doch daraus hervor, daß durch die Sofortbehandlung der Neugeborenen der größte Teil der Kinder normalisiert werden kann, nach diesen Zahlen 90–95%.

Darüber hinaus führt die Sofortbehandlung aber auch schneller zu guten Ergebnissen, wie eine

Darstellung von Hirsch u. Scheller (1970) zeigt (Abb. 19.1). Innerhalb von 2–4 Monaten bessert sich der Großteil der Dysplasien und Luxationen, die in dieser Untersuchung soweit möglich schon bei Geburt röntgenologisch erfaßt wurden. Nur ein kleiner Anteil bessert sich erst bis zum 9. Lebensmonat, und nur wenige Fälle bedürfen dann noch der weiteren längerfristigen Behandlung. In den folgenden Kapiteln werden wir diese Zahlen auch mit den Ergebnissen der später und verspätet einsetzenden Behandlung vergleichen. Es soll hier aber schon vorweg gesagt werden, daß die Ergebnisse der Sofortbehandlung am besten sein dürften, auch wenn eine genauere Abschlußuntersuchung dieser Fälle noch erfolgen muß.

Die Erfassung der Neugeborenen mit Hüftinstabilität und die Sofortbehandlung von den ersten Lebenstagen ab müssen in Zukunft in allen Entbindungsstationen durchgesetzt werden. Untersuchung und Befundung sollten noch mehr vereinheitlicht und definiert werden, etwa so, wie wir es hier erneut vorgeschlagen haben (vgl. 8.10). Die Erstuntersuchung darf außerdem nur durch wirklich geschulte Kräfte erfolgen. Für Nachuntersuchungen müssen einheitliche Richtlinien und Maßstäbe vereinbart und anerkannt werden. Die Behandlung muß in der Hand des Orthopäden liegen.

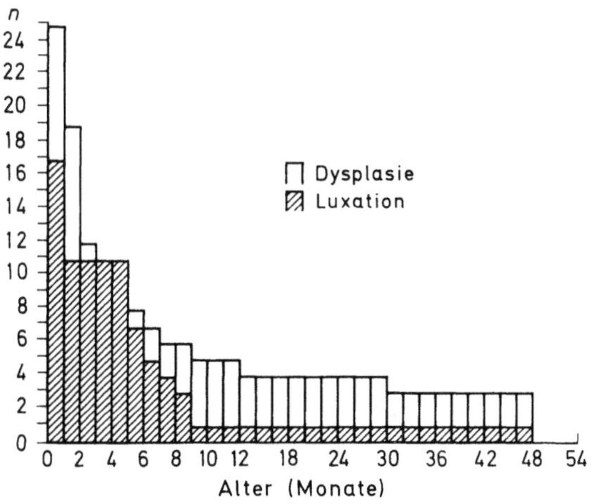

Abb. 19.1. Röntgenologisch festgestellte Besserung von Hüftluxation und Hüftdysplasie nach Spreizbehandlung bei Neugeborenen. (Aus Hirsch u. Scheller 1970)

19.4 Hüftkopfnekrosen bei der Sofortbehandlung der Neugeborenen

Bei der Entscheidung zur Sofortbehandlung der Neugeborenen ist zu klären, ob dabei vermehrt Hüftkopfnekrosen auftreten können.

In Skandinavien hat Palmén (1970) 1,5% stärkere Nekrosen angegeben, Fredensborg (1976a, b) 0,45%, Felländer et al. (1970) haben insgesamt 34% ermittelt, von denen 11% schwer waren, 7% mäßig, 16% leicht. In der Bundesrepublik Deutschland haben Sinios (1971, 1972) sowie Henßge et al. (1971) bei Verwendung des Spreizhöschens als Primärmaßnahme keine Nekrosen beobachtet.

Zu der erhöhten Nekrosezahl von Felländer hat Fredensborg bereits Stellung genommen und gesagt, daß hier der v. Rosen-Splint zu fest angelegt wurde. Wahrscheinlich wurden die Beine auch voll auf 90° abduziert, so daß damit eine Lorenz-Stellung eingenommen wurde, die zu Druckschäden und Ischämie führt.

Artz et al. (1975) geben in ihrer großen Statistik an, daß die Kinder im v. Rosen-Splint nur 60–70° abduziert und stärkere Spreizstellungen vermieden wurden. Sie fanden dementsprechend auch keine Nekrosen bei ihrer Auswertung.

Als weitere Ursache für eine Hüftkopfnekrose muß ferner noch die Einstellung des Hüftkopfes gegen einen eingerollten Limbus angesehen werden (Tönnis 1979b; Tönnis et al. 1981, 1984). Auch bei der Reposition von Hüftverrenkungen bei Säuglingen erscheint uns deshalb die Arthrographie wichtig, um entsprechende Schäden zu vermeiden (vgl. Kap. 10).

Literatur s. S. 431.

Kapitel 20

Zusammengefaßte Richtlinien für Frühdiagnose, Sofortbehandlung und verspätet diagnostizierte Fälle

In diesem Kapitel sollen praktisch ausgerichtete, kurzgefaßte Empfehlungen für diejenigen gegeben werden, die sich in diese Materie einarbeiten wollen.

20.1 Empfehlungen allgemeiner Art

1. Die Untersuchung der Neugeborenen auf Instabilität des Hüftgelenks und Hüftluxation sollte möglichst schon am Tage der Geburt oder spätestens am 2. Lebenstag und bei Auffälligkeiten nochmals nach einer Woche erfolgen.
2. Schriftlich niederzulegen ist, ob das Hüftgelenk instabil ist, d.h. entweder subluxierbar mit hör- und fühlbarem Zurückschnappen des Kopfes oder ganz aus- und einrenkbar.
3. Begleitbefunde sollten beachtet und festgehalten werden, Asymmetrien des Kopfes, der Haltung sowie Fußdeformitäten.
4. Hinweise zum Schwangerschaftsverlauf (s. 5.7) sind ebenfalls zu berücksichtigen.
5. Röntgenaufnahmen kurz nach der Geburt ergeben in Einzelfällen auch schon Hinweise. Bei Verdacht auf eine bereits ausgebildete Luxation sollte eine Röntgenaufnahme mit genau in Mittelstellung gehaltenen Beinen erfolgen. Den sichersten Nachweis liefert selbstverständlich die Arthrographie. Wir verwenden sie auch schon nach 3 Lebenswochen zur Diagnostik und zur Reposition einer voll ausgebildeten Hüftluxation.
6. Da sich nicht mit Sicherheit sagen läßt, welche von den instabilen Gelenken sich spontan normalisieren und welche ohne äußere Auffälligkeiten dysplastisch bleiben, sollte bei subluxierbaren Gelenken mit Roser-Ortolani-Zeichen noch auf der Entbindungsstation eine Versorgung mit einem Spreizhöschen oder einer Pavlik-Bandage begonnen werden.
7. Ausmessen und Anlegen des Spreizhöschens: der Kniekehlenabstand sollte bei 90° Beugung im Hüftgelenk und begrenzter Abspreizung von etwa 70° gemessen werden, damit die Oberschenkel nicht brüsk in die Abduktion gedrückt werden und einen kleinen Spielraum haben.
Unter die Kniegelenke sollte eine Stoffrolle beidseits gelegt werden, um die volle Abduktion auf 90° zu vermeiden, in der Hüftkopfnekrosen auftreten können (2,5% der Fälle von Tönnis u. Kuhlmann 1968). Damit kann das Kind allerdings nur auf dem Rücken gelagert werden. Dies erscheint für die Hüftgelenke ohnehin am besten, denn eine frühe Bauchlagerung beseitigt die noch physiologische Beugestellung der Hüftgelenke und wirkt daher luxationsfördernd wie auch nachteilig auf bereits vorhandene Sichelfüße (Fettweis 1976). Auch die Seitenlagerung erscheint gefährlich, da sie die Oberschenkel in die Adduktion drückt. Die Bauchlage sollte unseres Erachtens erst nach 4 Wochen zeitweise eingenommen werden, wenn sich das Hüftgelenk stabilisiert hat.
8. Bei instabilen Hüftgelenken sind in 1- bis 2wöchigen Abständen Kontrollen des Tastbefundes und der Hüftgelenksbeweglichkeit durchzuführen. Der Verlauf muß keineswegs immer zur spontanen Stabilisierung führen. Es kann sich auch erst später eine zunehmende Adduktorenkontraktur, Subluxation oder Luxation zeigen, wenn das Spreizhöschen oder die Pavlik-Bandage zur Zentrierung und Fixierung des Hüftkopfes nicht ausreichen.
9. Findet sich eine anhaltende Instabilität durch das Ein- und Ausrenkphänomen oder eine ungenügende Tiefeinstellung des Hüftkopfes, so muß sofort auf andere Maßnahmen übergegangen werden.
Das gewöhnliche Röntgenbild läßt zu dieser Zeit nur den Verdacht auf eine Verrenkung zu, zeigt aber keine Einzelheiten. Deshalb nehmen wir das Kind zur Arthrographie auf. Damit läßt sich nachweisen, ob der Hüftkopf durch Einnahme der Beugestellung von ca. 110–120° und 40–50° Abduktion spontan oder notfalls durch vorsichtige Hilfen unter den seitlichen Limbus und ausrei-

chend tief in die Pfanne einzustellen ist. Bei Repositionen ohne Arthrographie werden immer wieder Hüftköpfe trotz eines verengten Pfanneneingangs in die Pfanne eingestellt und erleiden dann eine Hüftkopfnekrose (vgl. Abb. 16.3, 28.11, 28.12). Zugleich läßt sich der Grad der optimalen Beugestellung erkennen, denn bei einem Teil der Fälle mit schlaffer Gelenkkapsel tritt der Hüftkopf bei 110–120° Beugestellung zu tief nach kaudal.

10. Liegen ausgeprägte Risikofaktoren vor wie ein hoher Luxationsgrad, ein stark verengter Pfanneneingang in Repositionsstellung (Abstand zwischen Pfannenerker und Lig. transversum weniger als 15–18 mm), eine ungenügende Tiefeinstellung des Hüftkopfes (Abstand vom Pfannenboden mehr als 3–4 mm), das Fehlen oder eine verzögerte Entwicklung des Hüftkopfkerns (vgl. 16.4.1, S. 222), so ist die Indikation zur operativen Reposition gegeben.

Bleibt der Hüftkopf in der Repositionsstellung dagegen nur mäßig lateralisiert (bis zu 3–4 mm) und bietet der verformte, knorpelige Pfannenerker keinen wesentlichen Widerstand, so wird auf das Extensionsverfahren nach Krämer übergegangen (vgl. 15.4). Zunächst erfolgt Längsextension, nach Tiefertreten des Hüftkopfes Übergang in die Beugestellung und weitere Extension. Zeigt sich bei einer erneuten Arthrographie kein deutlicher Fortschritt, so kann die operative Hüfteinstellung das Verfahren abkürzen.

11. Ist die gewaltlose und genügend tiefe Einstellung bei der Arthrographie aber erkennbar, wird in der nach der Durchleuchtung günstigsten Beugestellung ein Beckengipsverband in Hocksitzstellung angelegt. Die Abspreizung sollte 50° (bis höchstens 60°) nicht übersteigen.

12. Die eingeschlagene Therapie – Spreizhöschen, Pavlik-Bandage oder Hocksitzgipsverband – wird durch Röntgenkontrollen überwacht. Bei der Sofortbehandlung Neugeborener kann nach 8 Wochen ein Röntgenbild angefertigt werden. In dieser Zeit läßt sich ein großer Teil der Hüftgelenke schon beurteilen. In fraglichen Fällen sollte das Spreizhöschen unbedingt bis zur Ausheilung ganztägig weiter getragen werden.

Gipsverbände wechseln wir bei Kindern unter 4 Monaten nach 4 Wochen, bei älteren nach 6 Wochen, und fertigen bei dem zweiten Wechsel eine Kontrollaufnahme an. Die Beine sollten dabei aber nicht in Hockstellung gehalten sein, sondern – soweit dies möglich ist – in Lange-Stellung mit etwa 45° Beugung, um eine Fehlprojektion des Pfannendachwinkels zu vermeiden.

In den letzten Jahren haben wir den Gipsverband nur noch für die Stabilisierungsphase des Gelenks und nicht mehr bis zur Ausheilung der Dysplasie benutzt. Bei Kindern unter 8 Monaten und nicht zu starken Dysplasien kann ausreichende Stabilisierung nach 12 Wochen eingetreten sein, bei älteren Kindern und starken Dysplasien nach 16 Wochen. Wir gehen dann auf eine Modifikation der Düsseldorfer Spreizschiene mit geringerer Abspreizung über. Anstelle des zweiten und der folgenden Gipsverbände lassen sich auch Kunststoffverbände vorteilhaft verwenden, da sie pflegeleichter sind und Feuchtigkeit nicht aufsaugen. Den ersten Verband fertigen wir wegen der besseren Modelliermöglichkeit noch aus Gips an.

13. Die Behandlung besteht also aus 3 Phasen:

a) Gelenkreposition,
b) Gelenkstabilisierung durch Schrumpfung und Verfestigung der Kapsel und Rundung der knorpeligen Pfanne,
c) Ausheilung der knöchernen Pfannendysplasie.

Diese Phasen werden schwieriger und dauern um so länger, je älter das Kind ist.

Die *Gelenkreposition* wird insofern schwieriger, als der Hüftkopf im Laufe der Zeit höher tritt und sich eine Sekundärpfanne bildet. Auch die mitausgezogene Kapsel verwächst dann hier und setzt der Extension erhebliche Widerstände entgegen. Damit wird die Grenze der konservativen (geschlossenen) Repositionsmöglichkeiten erreicht. Sie liegt etwa bei 3 Jahren. Wir prüfen auch in diesem Alter immer zuerst, ob sich unter Arthrographie der Hüftkopf einstellen läßt, schließen aber dann die operative Reposition bald an, wenn sich keine einwandfreie Einrenkung ergibt.

Die *Verfestigung der Kapsel und die Rundung der knorpeligen Pfanne* nach Einstellung des Gelenks dauern etwa 2 Monate in den ersten 3–4 Lebensmonaten, später etwa 3 Monate, im 2. Lebensjahr und bei starken Pfannendysplasien auch länger. Erforderlich ist aber, daß der Kopf gut reponiert wurde. Er darf nicht mit Kapselumhüllung oder gegen ein größeres Interponat eingestellt sein. Der Gipsverband muß die vorgegebene Stellung exakt halten. Insofern scheint uns die Pavlik-Bandage allein oder die Versorgung mit Abduktionsschienen nach Reposition mit Bandagen und Extensionsmethoden jedenfalls für einen Teil der Fälle nicht sicher genug, da Reluxationen bei ungenügender Fixierung und lockerer Kapsel nicht selten sind. Dabei spielt oft auch die pathologisch vermehrte Antetorsion eine Rolle. Sie muß bei sich anbahnender Reluxation operativ korrigiert werden.

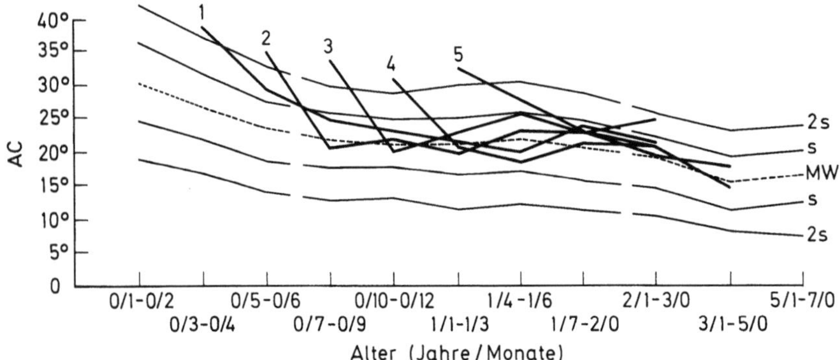

Abb. 20.1. Verlauf des Pfannendachwinkels *(AC)* nach Hilgenreiner nach Spreizhosenbehandlung, Meßwerte des rechten Hüftgelenks bei Mädchen. Die Verlaufskurven entsprechen Gruppen, die in verschiedenem Alter zur Behandlung kamen. Die Spreizhose wurde abgesetzt bei Erreichen des Normwertbereichs, in unserem Bild an der Stelle des ersten Knicks der Verlaufskurve. Während des weiteren Zeitraums erfolgte lediglich eine Beobachtung mit Röntgenkontrollen. Die Winkel blieben dann im Normwertbereich. Bei der 5. Behandlungsgruppe ist zu erkennen, daß sich der Pfannendachwinkel nur sehr langsam bessert, während er in den anderen Gruppen rasch zum Normbereich kam. Die Mittelwertkurve *(MW)* mit Angabe der einfachen *(s)* und doppelten Standardabweichung *(2s)* entstammt einer Normalwertuntersuchung (Tönnis u. Brunken 1968), die Verlaufskurven nach Spreizhosenbehandlung sind der Untersuchung von Tönnis u. Trede (1970) entnommen

Die *Ausheilung der Dysplasie* ist in allererster Linie eine Frage des Alters und der Zeitdauer der Fixierung. Hinzu kommen selbstverständlich die Schwere des Ausgangsbefundes und die Art der Behandlung. Die Fixierung in Hocksitzstellung erscheint besonders günstig, da hier die Epiphyse genau in der Pfanneneingangsebene steht (Abb. 2.11) (Büschelberger 1961).

Bei der Behandlung mit dem Spreizhöschen zeigte sich, daß die Dauer der Ruhigstellung mit zunehmendem Lebensalter immer länger erforderlich ist (Abb. 20.1), bis mit 1¼ Lebensjahren eine Grenze erreicht wird (Tönnis u. Trede 1970). Für die Behandlung mit dem Hocksitzgipsverband nach Fettweis (Abb. 20.2) fanden wir bei 1½ Jahren eine Grenze (Flöhr 1981). Almby u. Lönnerholm (1978) geben 14–16 Monate an, Schwartz (1965) 18–20 Monate. Die Zeiten der Gipsfixierung werden dann zu lang, die Fortschritte zu gering. Koch (1973), Jani (1973) und Eulert (1973) haben die Kinder noch bis zum Ende des 2. Lebensjahrs in der Abduktionsschiene von Hoffmann-Daimler und Browne gehalten und sogar laufen lassen. Dies erscheint uns jedoch nicht günstig. Beim Laufen in Lorenz-Stellung könnte es zu Kniebandlockerungen und vielleicht auch zu Abweichungen des Schenkelhalswachstums kommen.

Bei über 20 Monate alten Kindern mit stark veränderten Hüftpfannen, die eine Reluxation oder eine ungenügende Ausheilung mit einer verbleibenden Restdysplasie erwarten lassen, führen wir

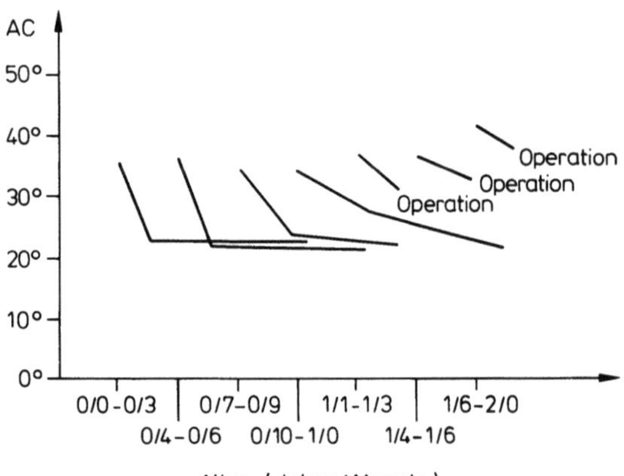

Abb. 20.2. Verlauf des Pfannendachwinkels *(AC)* während und nach Hockgipsbehandlung der angeborenen Hüftluxation. (Aus Flöhr 1981.)
Die Gipsbehandlung endete an dem ersten Knickpunkt der Kurve. Im weiteren Verlauf der Kurve erfolgte nur Beobachtung oder Spreizhosenbehandlung. Dargestellt sind wieder verschiedene Altersgruppen. Bei Behandlungsbeginn gegen Ende des 1. Lebensjahrs geht die Besserung des AC-Winkels nur sehr langsam vor sich. Bei Kindern im 2. Lebensjahr und stärkeren Pfannendysplasien wurden an die Gipsfixationsphase meist Azetabuloplastiken angeschlossen, um Reluxationen und längere Ruhigstellungen zu vermeiden

deshalb anschließend eine Azetabuloplastik durch. Damit ist die Behandlung dieser Kinder dann ebenfalls abgeschlossen.

20.2 Komplikationen bei der konservativen Hüfteinstellung

Die Behandlung der angeborenen Hüftluxation birgt immer wieder Probleme und Überraschungen und weist eine Anzahl typischer Komplikationen auf, die hier noch einmal gesondert herausgestellt werden sollen.

20.2.1 Das Gelenk wird nicht stabil – die Reluxation droht oder tritt ein

Mit dieser Möglichkeit muß immer gerechnet werden. Deshalb sollte der Tastbefund durch den von uns geschilderten Handgriff [vgl. 8.6.5 e)] häufig kontrolliert werden. Bewegungen des Oberschenkels – vor allem Beugung und Streckung aus der 90° Beugestellung heraus – lassen fühlen, daß der Hüftkopf sich nicht im Pfannenzentrum dreht, sondern auf und ab verschiebt. Ursache kann ein Interpositum oder ein verengter Kapselschlauch sein. In einigen Fällen beobachteten wir, daß der Hüftkopf die ihm eng anliegende Kapsel in den Pfannengrund mit eingeschoben hatte. War die Kapsel am unteren Limbus nur mäßig verengt und eingezogen, so bildete sie sich unter längerer Fixierung zurück. Wurde der gesamte Hüftkopf aber mit einem engen, isthmusartigen Kapselschlauch eingestellt, so kam es nicht zur Stabilisierung oder nur unter langer strenger Fixierung (Abb. 28.16).

20.2.2 Reluxation beim Umgipsen

Wenn im Laufe der Fixationszeit nach anfangs guter und im Arthrogramm kontrollierter Reposition eine Reluxation eintritt, so kann ein Fehler bei einem Gipswechsel aufgetreten sein. Wir beobachteten mehrere derartige Fälle im Laufe der Zeit. Hier ist wahrscheinlich beim Reinigen des Kindes und bei der Hautpflege vor Anlegen des neuen Gipsverbandes für wenige Augenblicke die Abduktion verringert oder sogar eine Adduktion eingenommen worden. Der Hüftkopf kann dann in diesem Moment nach dorsal-kranial ausgetreten sein. Vor dem endgültigen Anlegen des neuen Verbandes ist deshalb noch einmal sorgfältig der Tastbefund zu erheben.

20.2.3 Reluxation nach Abschluß der Behandlung

a) Reluxation bei zu hoher Antetorsion. Gelegentlich kommt es nach Entfernung des Gipsverbandes und unter der zunehmenden Bewegung zu einer Verschlechterung der Stellung des Hüftkopfes. Zwar ist das Pfannendach regelrecht entwickelt, aber der Hüftkopf steht trotzdem nicht im Zentrum der Pfanne, sondern lateralisiert. Führt man dann eine Durchleuchtung mit Innenrotation des Oberschenkels durch, so stellt man fest, daß sich der Hüftkopf gut einstellt. Ein Interpositum liegt nicht vor, die Antetorsion ist jedoch pathologisch vergrößert, nachweisbar auch durch die Rippstein-Aufnahme. Vermutlich liegt auch eine besondere Lockerung der Gelenkkapsel vor, die den Austritt des Kopfes nach vorn und lateral zuläßt. Hier ist eine Detorsionsosteotomie erforderlich (Abb. 28.16).

b) Reluxation bei zu steilem Pfannendach. Ferner ist eine Reluxation nach Abschluß der Behandlung auch dann möglich, wenn das Pfannendach bis zu diesem Zeitpunkt noch zu steil für eine Freigabe der Bewegung war. Wir führen deshalb bei Kindern über 1½ Jahren nach der Hüfteinstellung und einer Fixationszeit von 8–12 Wochen und eventuell vorsichtiger Mobilisierung eine Azetabuloplastik durch, wenn das Pfannendach eine Reluxation erwarten läßt, d.h. einen Winkel von mehr als 30° aufweist. Bei mäßig dysplastischen Pfannen warten wir ab, ob sich unter der Funktion und Belastung eine spontane Besserung ergibt. Die Arthrographie kann auch hier Zweifel beseitigen und die Indikation erleichtern.

c) Reluxation bei Kapsellockerung. Am Rande sei hier noch erwähnt, daß es vielleicht auch die Möglichkeit der Reluxation nach zu ausgiebiger Extension und Überdehnung der Kapsel und des Limbus gibt. Die Weichteile passen sich hier nicht mehr voll an und verfestigen sich nicht genügend. Wir hatten verschiedentlich diesen Eindruck. Aus einer anderen Klinik wurde uns ein Kind vorgestellt, dessen Gelenk nach sehr intensiver und langer Extension konservativ eingestellt worden war. Das Pfannendach war bei Abschluß der Behandlung nur noch gering dysplastisch. Dennoch luxierten beide Gelenke während des folgenden Jahres und mußten auf operativem Wege wieder eingestellt werden.

20.2.4 Hüftkopfnekrosen

Die schwerwiegendste Behandlungskomplikation stellt die Nekrose des Hüftkopfes, der Meta- und der Diaphyse dar, denn schwerere Nekrosen hinterlassen auf Lebensdauer eine Verformung des ganzen Gelenks mit Abflachung des Hüftkopfes, Verkürzung des Schenkelhalses, Hochstand des Trochanters und ungenügender Kopfüberdachung. Damit sind die Vorstufen für eine spätere Arthrose gelegt (vgl. Kap. 16).
Hüftkopfnekrosen entstehen auf verschiedenen Wegen. Zum ersten bei Fixation des Hüftkopfes in extremer Lorenz- oder Lange-Stellung, da hierbei die weiche Epiphyse so unter Druck gesetzt wird, daß es zur Ischämie des Kopfkerns kommt. Ferner können Kollumgefäße auf ihrem Weg zur Epiphyse gedrosselt werden. Die dritte Möglichkeit ist in Abb. 16.3, 28.11 und 28.12 zu erkennen. Ein Hüftkopf, der nach der Einstellung gegen einen wulstigen, verformten Pfannenrand oder gegen ein großes herabhängendes, eingeschlagenes Limbus- und Kapselinterponat drückt, auch wenn der Oberschenkel nicht bis 90° abduziert ist, erleidet ebenfalls eine Nekrose durch Druck- und Durchblutungsschädigung. Alle Aufmerksamkeit bei der Behandlung der Hüftluxation muß deshalb gerade diesen Punkten gelten.

Literatur s. S. 431.

Kapitel 21

Technik der operativen Einstellung der angeborenen Hüftluxation

21.1 Repositionshindernisse

Je länger ein Hüftgelenk luxiert ist, um so mehr bilden sich typische Veränderungen aus, die eine Reposition des Kopfes in die Pfanne erschweren und eine Stabilität des Gelenks und eine gute Funktion verhindern.

Durch das Höhertreten des Hüftkopfes wird die Kapsel ausgezogen. Der Kopf kann entweder frei in der Muskulatur stehen – nur von einer Kapselhaube umgeben – oder sich hoch an der Beckenwand eine Sekundärpfanne schaffen. Hier bildet sich dann eine knorpelige Anlagefläche, und die Kapsel verwächst fest mit dem Becken. Manchmal finden sich in der Kapsel auch Faserknorpel und stärkeres Stützgewebe (Tillmann u. Konermann 1979). Patienten, bei denen der Hüftkopf einer Sekundärpfanne gegenübersteht, haben in späteren Lebensjahren oft mehr Schmerzen als diejenigen, bei denen der Hüftkopf locker in der Muskulatur steht.

Die primäre Hüftpfanne verödet im Laufe der Zeit bei Fehlen der Funktion. Die Knorpelschicht bleibt anfangs noch erhalten. Drückt der Hüftkopf gegen den Pfannenrand, so verformt er den Limbus und seine knorpelige Unterlage, und es bildet sich entweder eine nach kranial ausgezogene Gleitrinne oder, falls der Kopf den Pfannenrand rasch überspringt, ein nach medial zurückgedrängter Wulst von Limbus und ehemaligem knorpeligem Pfannenrand.

Fett und Bindegewebe lagern sich in den unbenutzten Hohlraum ein. Die unter Zug nach kranial-lateral stehende Kapsel ist anfangs noch lokker oder weitet sich bei einer geschlossenen Einstellung. Später ist sie wie ein Trommelfell fest über den flachen Teller der Pfanne gezogen und mit den Rändern verwachsen, so daß der Hüftkopf nicht mehr von der Seite eintreten kann. Die Kapsel muß dann durch lange Extension gedehnt oder im Rahmen der operativen Reposition gespalten werden.

Als Hindernis für ein tiefes Eintreten des Hüftkopfes ist auch das Lig. teres capitis femoris zu nennen. Bei hoher Luxation ist es verlängert, breiter ausgewalzt, und kann nach Reposition im Wege sein. Seine Blutgefäße sind bei älteren Luxationen fast immer verödet, so daß die Entfernung keine Folgen hat (Schneider u. Thull-Emden 1961; Mittelmeier 1961; Scaglietti u. Calandriello 1962).

Der M. iliopsoas wird beim Hochwandern des Kopfes schlingenförmig über die Kapsel nach hinten oben gezogen. Er engt dabei gelegentlich den Kapselschlauch ein. Damit bildet sich ein „Kapselisthmus". Häufiger ist dieser aber durch die flach über den Pfannenrand gezogene Kapsel bedingt.

Handelt es sich um eine hohe und veraltete Luxation, so haben sich alle Weichteile und Muskeln auf die neuen Längenverhältnisse eingestellt und widersetzen sich dem Zug in die Pfanne. Hier werden dann Muskelablösungen oder eine Verkürzungsosteotomie erforderlich.

Ist die Pfanne zu flach und zu steil, um den Hüftkopf zu halten, müssen Reluxationen befürchtet werden. Hier sind Maßnahmen am Pfannendach angezeigt und eine sorgfältige Kapselnaht nach der Operation.

Manchmal erweist sich ein Hüftkopf als zu groß für die Pfanne. Hier können allerdings auch Täuschungen vorliegen, wenn das Lig. transversum noch sichelartig vorspringt und nicht eingekerbt wurde. Auch der wulstige oder eingeschlagene obere Limbus kann die Pfanne verengen. Sein Wulst muß dann etwas abgetragen und passend geglättet werden. Eine volle Entfernung haben zwar verschiedene Autoren befürwortet (Leveuf 1948; Sommerville u. Scott 1957; Mitchell 1972; Matzen et al. 1974; Lloyd-Roberts 1978; Somerville 1982), doch könnte es in der Folgezeit zur Instabilität des Gelenks oder auf längere Sicht vielleicht auch zu Störungen an der seitlichen Wachstumsleiste der Pfanne kommen, und man handelt

sicherlich vorsichtiger, wenn man keine Limbusresektion vornimmt (Severin 1950, Salter 1961; Coleman 1978).
Auch in unserem Krankengut genügte fast immer eine leichte Abtragung und Glättung des Pfannenrandes.

21.2 Operative Zugangswege zum Hüftgelenk

In der internationalen Literatur sind zahlreiche Zugangswege zur Hüfte seit Ende des letzten Jahrhunderts angegeben. An dieser Stelle kann nur eine kurze Übersicht mit Darstellung der heute üblichen Zugangswege gegeben werden (Abb. 21.1). Weitere Darstellungen bringen Acton (1973), Loeffler et al. (1979) sowie Simons (1980).

21.2.1 Zugang von medial nach Ludloff

Abweichend von der Mehrzahl der Autoren hat Ludloff (1908, 1913, 1914) einen Zugang an der Innenseite des Oberschenkels empfohlen. Die Methode fand vor allem durch die Veröffentlichungen von Chiari (1957), Dörr (1968), Salzer u. Zuckriegl (1964, 1967) sowie Mau et al. (1971)

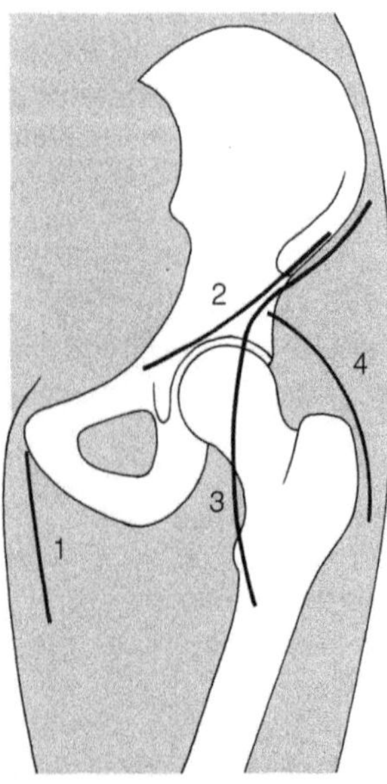

Abb. 21.1. Überblick über die Lage verschiedener Zugangswege zur operativen Hüfteinstellung. *1*, Zugang von medial nach Ludloff; *2*, Leistenschnitt; *3*, ventraler Zugang nach Sprengel und Smith-Petersen; *4*, ventrolateraler Zugang nach Hoffa, Lorenz, Watson-Jones. Rein laterale und dorsale Zugänge werden kaum mehr benutzt

Verbreiterung und hat auch in Nordamerika Anhänger gefunden. Sie wird heute allerdings meist nach einem Vorschlag von Salzer u. Zuckriegl in einer leichten Abwandlung durchgeführt. Das Eingehen erfolgt kurz gesagt nicht zwischen den Adduktoren, sondern an ihrem Vorderrand: Rükkenlage, rechtwinklige Beugung und Abduktion des Hüftgelenks, Hautschnitt beginnend am Leistenband, am ventralen Rand des M. adductor longus, etwa 6 cm nach distal ziehend. Nach Durchtrennung der Faszie drängt man die Adduktoren nach medial-kaudal. In der Tiefe stößt man auf den M. pectineus, dessen Fasern weiter kranial reichen als die der übrigen Adduktoren. Dann stumpfes Eingehen zwischen M. pectineus (medial) und M. iliopsoas (lateral). Die großen Beingefäße bleiben lateral. Auf dem M. pectineus liegen oberflächliche Äste der A. und V. circumflexa femoris medialis. Auf der Kapsel des Hüftgelenks, die unter dem M. pectineus sichtbar wird, liegt der tiefe Ast des Gefäßes. Die Unterbindung der oberflächlichen Äste ist sicher ohne Folgen. Die tiefen Gefäße der A. und V. circumflexa kann man zwar oft stumpf zurückhalten, sie werden aber doch leicht beschädigt und werden von manchen Operateuren sofort unterbunden, angeblich ohne Folgen. Der Prozentsatz der Hüftkopfnekrosen dürfte aber bei dem Zugang nach Ludloff höher sein als bei anderen Verfahren (vgl. 22.4); zu dieser Meinung kommen auch Kalamchi et al. (1982). Die Hüftgelenkkapsel wird dann T-förmig bis vor den lateral stehenden Hüftkopf inzidiert. Wesentliche Hindernisse – die enge mediale Kapsel und der vorgezogene untere Limbus – werden hier unter guter Sicht durchtrennt. Auch der laterale Limbus kann ausreichend beurteilt werden. Schwierig oder unmöglich wird die Hüftkopfeinstellung nur, wenn der Hüftkopf sich außerhalb und kranial der Pfanne schon ein festes Bett geschaffen hat, da man ihn dann vom medialen Zugang nicht genügend mobilisieren kann. Der mediale Zugang sollte deshalb nur für Kinder in den ersten 1½ Lebensjahren benutzt werden, bei denen der Hüftkopf dicht vor der Pfanne steht. Sind die Kinder älter, werden die Ergebnisse schlechter und die technischen Schwierigkeiten größer. Auf die Naht der Kapsel wird meist verzichtet. Sie läßt sich auch ohnehin oft nur unter Spannung schließen und könnte dann den Kopf wieder lateral drücken.
Die postoperative Ruhigstellung nahm Ludloff im Lorenz-Gipsverband vor. Sie sollte aber wegen der Gefahr der Drucknekrose nur bei mäßiger Abspreizung und besser in Hocksitzstellung nach Fettweis erfolgen (Büschelberger 1982). Noch

günstiger wäre eine zwanglose Lange-Stellung. Bei Schwierigkeiten der Mobilisation des Gelenks ist die Fehlstellung dann nicht ganz so behindernd und auch eher zu korrigieren. Es muß deshalb im Einzelfall geprüft werden, ob der Hüftkopf in Lange-Stellung stabil in der Pfanne steht. Um einen zu starken Druck auf den Hüftkopf zu vermeiden, sollte der Gipsverband nur in einer leichten Abspreizung und Innenrotation sowie einer zusätzlichen Beugung von 30° angelegt werden.

Mit geringer Abwandlung wurde dieser Zugang auch von Etienne et al. (1947) sowie Weinstein u. Ponseti (1979) angegeben.

21.2.2 *Ventraler Zugang*

a) Längsverlaufender Schnitt. Einen Schnitt, der zuerst entlang dem Darmbeinkamm läuft und dann zum Oberschenkel umbiegt, dem M. tensor fasciae entlang, haben mit geringen Variationen Sprengel (1897) und Smith-Petersen (1917, 1936, 1949; Smith-Petersen et al. 1931) angegeben. Hier wird zwischen dem M. tensor fasciae und dem M. sartorius eingegangen, nachdem vorher der M. glutaeus medius im vorderen Drittel des Bekkens abgelöst worden ist. Nach den späteren Veröffentlichungen Smith-Petersens wird auch der Ursprung des M. rectus femoris abgetrennt und der vordere Beckenrand mit der Kapsel dargestellt.

b) Leistenschnitt. Verschiedene Autoren legen ihren Hautschnitt in die Leiste bzw. parallel zum Leistenband und gehen dann ähnlich Smith-Petersen zwischen M. tensor fasciae und M. sartorius ein, so beispielsweise Salter (1961), wobei er die operative Reposition meist mit seiner „innominate osteotomy" verbindet. Marquart (1970) legt nur einen sehr kleinen Schnitt etwas unterhalb des Leistenbandes an und benutzt die Stirnlampe und ein Kaltlicht am Wundhaken. An der Orthopädischen Universitätsklinik München wird der Leistenschnitt ebenfalls seit 1954 angewandt (Keyl u. Rosemeyer 1972; Jäger et al. 1972). Wir selbst haben 1978 einen abgeänderten Zugang vom Leistenschnitt aus angegeben.

c) Eigene Technik. Der Leistenschnitt hat verschiedene Vorteile. Man kann Maßnahmen am Pfannendach und offene Hüfteinstellungen von einem Schnitt aus durchführen. Auch für spätere Pfannendachoperationen muß kein neuer Schnitt gelegt werden, wenn eine operative Reposition vorausging. Er kann ferner in allen Altersstufen angewandt werden. Bei sehr hohen und veralteten Luxationen wird der Schnitt lediglich am Beckenkamm etwas verlängert. Nach Zurückziehen des M. glutaeus medius im vorderen Drittel liegt in diesen Fällen der Hüftkopf gut sichtbar neben der Beckenschaufel frei. Von Vorteil sind auch die kosmetisch guten Narben, während der Sprengel-Smith-Petersen-Schnitt nicht selten an der Vorderseite des Oberschenkels störende Keloide hinterläßt. Die Schnittwunde in der Leiste paßt sich der anatomischen Form auch besonders gut an. Wir legen deshalb den Schnitt genau in die Beugefalte (Abb. 21.2). Nach der Operation genügt an dieser Stelle aus kosmetischen Gründen ein Wundpflaster.

Schließlich bietet sich bei unserer Modifikation eine weitere Möglichkeit. Eine tiefe und exakte Reposition wird sehr häufig durch die medialen Kapsel- und Limbusanteile und das Lig. transversum verhindert. Nur wenn diese gespalten sind

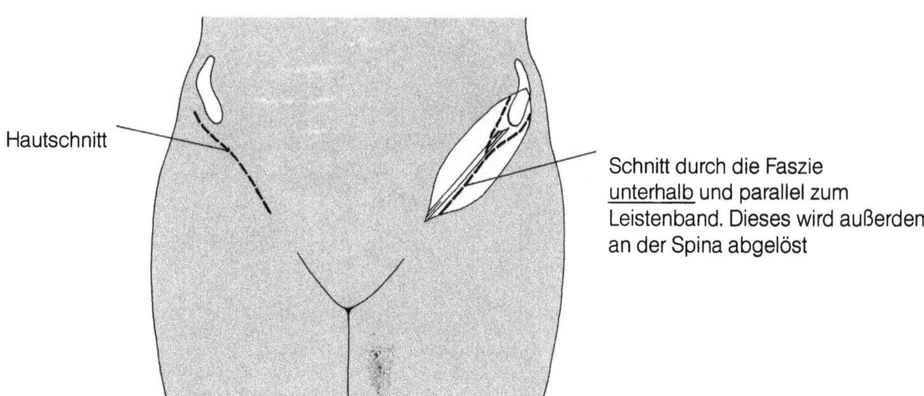

Abb. 21.2. Lage des Hautschnittes bei dem eigenen Vorgehen (rechte Körperseite der Zeichnung) und Lage des Faszienschnittes parallel zum Leistenband (linke Körperseite)

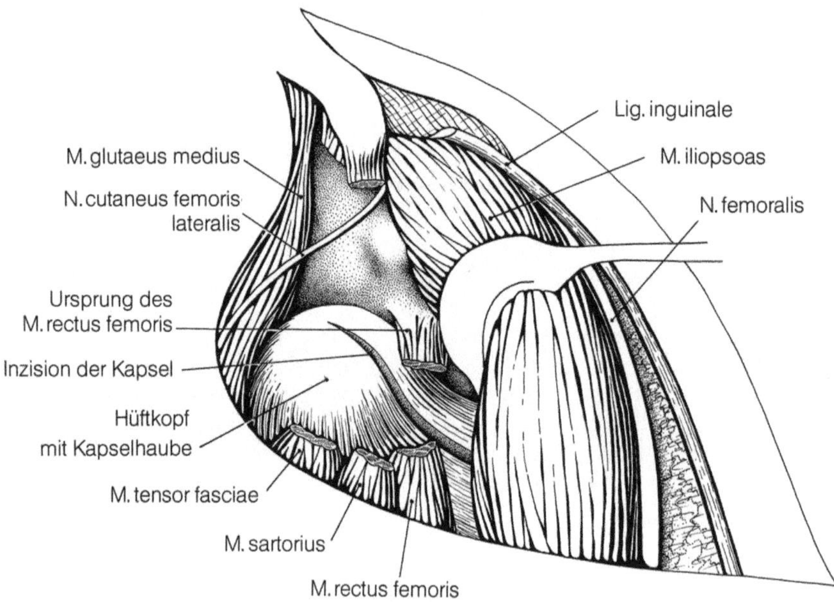

Abb. 21.3. Nach Durchtrennung der Hautschichten erfolgt das Ablösen des Leistenbandes und der Spinamuskeln am Beckenkamm sowie die Durchtrennung der Sehne des M. rectus femoris. Dann läßt sich bei Zurückziehen des M. iliopsoas nach medial, des M. glutaeus medius nach lateral und der Spinamuskeln und des M. rectus nach distal die Kapselhaube des luxierten Hüftkopfes an der Außenseite des Beckens sehen. Von hier wird ein Kapselschnitt unmittelbar unterhalb des Pfannenrandes und des Limbus gelegt

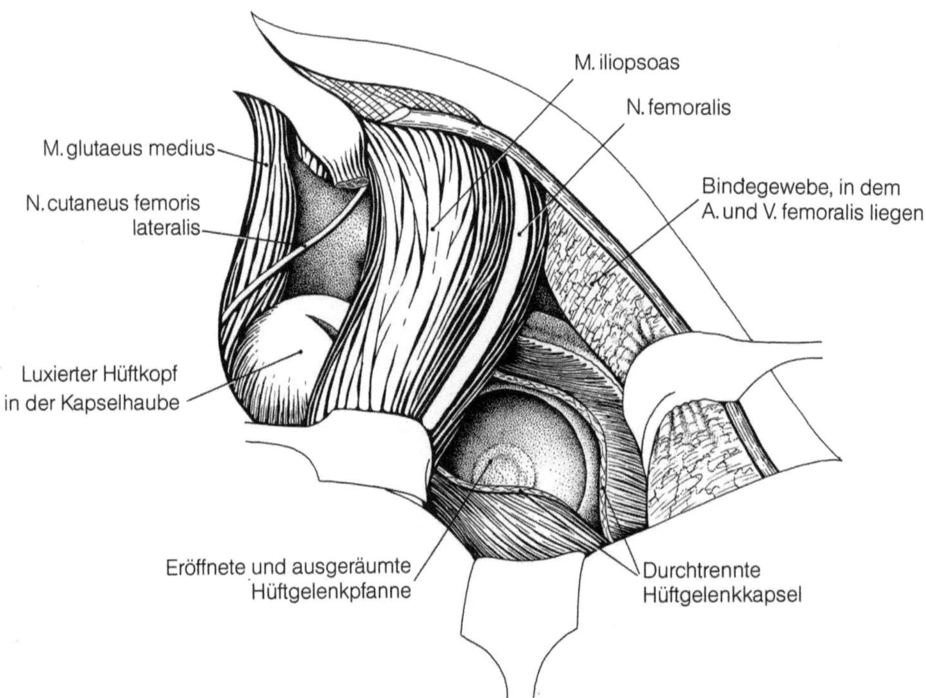

Abb. 21.4. Als nächstes wird der M. iliopsoas mit dem medial auf ihm liegenden Nervus femoralis mit einem gerundeten Haken nach lateral verzogen. Das medial liegende Bindegewebe mit der A. und V. femoralis wird vorher stumpf abgeschoben und dann in medialer Richtung zurückgehalten. Der Kapselschnitt kann dann am Vorderrand des Gelenks bis zum Lig. transversum abwärts unter guter Sicht weitergeführt werden

und nicht mehr vorspringen, liegt der Hüftkopf dem medialen Pfannensektor voll an. Gerade diese Strukturen sind aber von lateralen Zugängen oft schwer erkennbar und weiter entfernt, und viele Autoren benutzen deshalb den Zugang nach Ludloff von medial. Dieser reicht aber für höherstehende und ältere Luxationen nicht aus. Wir gehen deshalb *unterhalb des Leistenbandes* ein, spalten die Faszie parallel dazu bis zur Lacuna vasorum, lösen die Spinamuskulatur und nach Bedarf den vordersten Anteil des M. glutaeus medius etwas ab und schließlich etwas tiefer auch den Ursprung des M. rectus femoris (Abb. 21.3). Mit dem Wundrand werden diese Muskeln nach kaudal gehalten. Das Leistenband und die Bauchmuskeln werden nach Ablösen am vorderen Bekkenrand nach kranial gezogen. Es wird also nicht zwischen M. tensor fasciae und M. sartorius eingegangen. Die Kapsel wird dann parallel zum Pfannenrand eröffnet. Anschließend gehen wir über den M. iliopsoas hinweg (Abb. 21.4). Den N. femoralis haben wir früher stumpf abgeschoben und nach medial zurückgehalten (Tönnis 1978). Heute lassen wir ihn am Muskel und verziehen ihn damit nach lateral. Die Psoassehne und auch die des M. iliacus, die auf der medialen Unterseite des Muskels liegen, werden zusätzlich noch schräg durchtrennt, damit der Hüftkopf später nicht unter gesteigerten Druck gesetzt wird und Nekrosen vermieden werden. Außerdem läßt sich der Muskel dann noch besser zur Seite ziehen. Wichtig ist, daß sowohl der M. iliopsoas mit dem N. femoralis wie auch die medialen Weichteile, in denen die A. und V. femoralis liegen, mit Venenhaken oder entsprechend in 2 Ebenen gerundeten größeren Haken schonend gehalten werden und nicht mit scharfkantigen Haken. Man gewinnt dann einen vorzüglichen Einblick nach vorn in die Pfanne und an den medialen Rand und kann sich auch optisch von der exakten Reposition hinterher überzeugen.

Beim Ablösen der ventralen Kapsel (Abb. 21.5) und der Diszision des vorspringenden unteren Limbus und des Lig. transversum ist wie bei der Operation nach Ludloff auf die A. und V. circumflexa femoris medialis zu achten. Bei hochstehenden und älteren Luxationen sind diese Gefäße kranial verzogen und können bei der Kapseldiszision verletzt werden. Man schiebt sie am besten mit der Kapsel nach kaudal und spaltet dann den medialen Limbus und das Lig. transversum, wenn sie – wie meist – stärker vorspringen.

Das Operationsfeld des Leistenschnittes bleibt praktisch im Bereich des Hüftkopfes und Pfannenrandes, es reicht nicht zum Schenkelhals herab. Damit wird die Gefahr von Verletzungen der Hüftkopfgefäße und nachfolgender Nekrose herabgesetzt. Wenn Verkürzungsosteotomien erforderlich sind, wird ein neuer Zugang lateral am Oberschenkel im proximalen Drittel angelegt, auch hier entfernt vom intertrochantären Bereich.

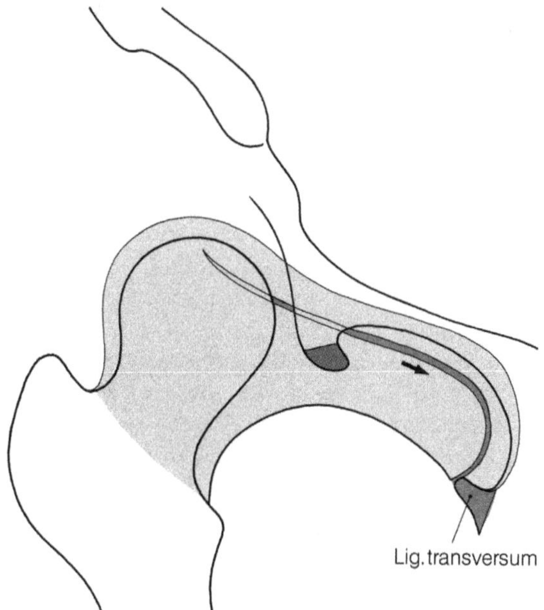

Abb. 21.5. Schematische Darstellung des Kapselschnittes an der luxierten Hüfte; er wird von der Kuppe der Kapselhaube parallel zum Pfannenrand bis hinab zum Lig. transversum geführt

21.2.3 Ventrolateraler Zugang

Als ventrolateralen Zugang möchten wir das Eingehen am Vorderrande des M. glutaeus medius bezeichnen und gegenüber den ganz lateral liegenden Schnitten abgrenzen. Führt man den Schnitt bis an die Leiste vor die Spina iliaca anterior superior, so gewinnt man auch von ventral her noch einen genügenden Einblick in die Pfanne. Nachteilig ist, daß die von dorsal kommenden Nervenäste des M. tensor fasciae durchtrennt werden, wenn man zwischen ihm und dem M. glutaeus medius eingeht. Bei diesem Schnitt dringt man von seitlich her zunächst auf den Schenkelhals. Es sollte deshalb auf die versorgenden Schenkelhalsgefäße besonders geachtet werden. Ein Zurückziehen des Schenkelhalses mit scharfkantigen Haken oder Anschlingen könnte zu Schäden führen, auch wenn die Kapsel nicht eröffnet ist. Von lateral wird dann der Kapselschlauch eröffnet, der M. rectus femoris abgelöst. Die Inspektion der medialen Kapselanteile und

des unteren Limbus ist allerdings von diesem Schnitt aus weniger gut möglich. Nur durch Bildwandlerkontrolle läßt sich erkennen, ob die tiefe Reposition erreicht wurde.
Dieser Zugang wurde von Hoffa (1890, 1892) und mit geringer Abwandlung von Lorenz (1892, 1895 a, 1920) benutzt und ist uns heute mehr unter dem Namen von Watson-Jones (1936) bekannt, der den Schnitt bei der Behandlung von Schenkelhalsfrakturen verwandte. Dabei genügte es, den tieferen Eingang zwischen M. glutaeus medius und M. tensor fasciae proximal nur bis an den versorgenden Nervenast des N. glutaeus superior auszudehnen.
Bei der operativen Reposition der Hüftluxation kommt es allerdings gerade auf die Freilegung des proximalen Randes des M. glutaeus medius an.

21.2.4 Lateraler Zugang

Einen U-förmigen Bogenschnitt, dessen Spitze etwas distal des Trochanter major liegt, hat Ollier (1881, zit. nach Acton 1973) angegeben. Der Schnitt beginnt an der Spina iliaca anterior superior und reicht bis weit hinter den Trochanter major. Murphy (1913) und Lexer (1916) haben von der Spitze des Bogens noch einen Längsschnitt nach distal gezogen. Zahradnicek (1934) benutzte einen T-förmigen Zugang, bei dem der Hautschnitt an der Spina iliaca anterior superior beginnt und dann schräg nach dorsal-kaudal über den Trochanter hinwegläuft. Ähnlich dem Lexer-Murphy-Schnitt beginnt über dem Trochanter ein zusätzlicher Schnitt in der Femurlängsachse, so daß damit der ganze Schnitt eine T-Form mit etwas schrägem Querbalken bekommt. Auch Bertrand (1962) ging ähnlich vor. Matzen (1974) sowie Loeffler et al. (1979) legten den Hautschnitt weitgehend geradlinig an die Außenseite des Oberschenkels. Er zieht über den Trochanter hinweg bis dicht an den Beckenrand.
Darüber hinaus wurden zahlreiche weitere seitliche Zugänge angegeben (Acton 1973), auf deren Schilderung hier verzichtet wird. Ihnen ist gemeinsam, daß entweder der Trochanter major abgemeißelt werden muß oder die Muskulatur des M. glutaeus medius und minimus dicht vor ihrem Ansatz zu durchtrennen ist. Danach hat man einen guten Überblick über das Gelenk. Zusätzlich werden die Außenrotatoren, die die Einstellung des Hüftkopfes bei älteren Luxationen erschweren, ebenfalls durchtrennt. Die Operation wird vielfach in Seitenlage durchgeführt.
Kritisch ist allerdings anzumerken, daß dieser Zugang wenig gewebeschonend ist und mit einem höheren Blutverlust einhergeht. Ein Abmeißeln des Trochanter major im Kindesalter führt zu Wachstumsstörungen des Schenkelhalses und damit erneuten Fehlstellungen. Ob die Durchtrennung der Glutäusmuskulatur dicht vor ihren Ansatz ohne Dauerfolgen ist, wäre auch noch zu prüfen. Für die operative Hüfteinstellung in den ersten 2 Lebensjahren werden die anderen bisher geschilderten Zugänge jedenfalls heute fast ausschließlich benutzt. Eine andere Frage ist die, welcher Zugang für veraltete hochstehende Luxationen vorzuziehen ist. Sie wird im folgenden Kapitel erörtert.

21.2.5 Dorsaler Zugang

Der dorsale Zugang hat für die operative Reposition der angeborenen Hüftluxation bisher noch keine Bedeutung gehabt, er eignet sich aber als Zugang für die Entfernung von freien Körpern, Exostosen, Tumoren und anderen Prozessen an der Unterseite und dorsal des Hüftgelenks sowie des Schenkelhalses sehr gut. Auch für die Implantation von Hüftgelenkprothesen bietet er viele Vorteile, so daß wir ihn seit 1972 regelmäßig benutzen.
Der dorsale Zugang wurde 1868 von Langenbeck zuerst angegeben, dann mit geringen Abwandlungen 1902 von Kocher. Es folgten viele weitere Autoren (Acton 1973). Eine breitere Verwendung fand er durch die Veröffentlichungen von Gibson (1949, 1950) und Moore (1957).
Die 2 Schenkel des Schnittes werden jedoch etwas unterschiedlich gelegt. Ein Schenkel verläuft am Unterrande des M. glutaeus maximus entlang, der andere in Längsrichtung des Oberschenkels. Langenbeck zog den oberen Teil des Schnittes in Richtung auf die Spina iliaca posterior superior und ging nach Spaltung des M. glutaeus maximus zwischen M. glutaeus medius und M. piriformis ein. Kocher legte den Schnitt dagegen an den vorderen (oberen) Rand des M. glutaeus maximus.
Der Schnitt Moores, der heute als „südlicher Zugang" allgemein bekannt ist, winkelt seinen oberen Schenkel stärker nach dorsal ab, so daß er auf das Sitzbein zielt und im untersten Drittel des M. glutaeus maximus liegt.
Der Zugang, wie wir ihn heute selbst verwenden, scheint zuerst von Ober 1924 beschrieben worden zu sein. Die Abwinkelung des proximalen Schnittes gegenüber der Femurachse erfolgt in der Richtung des Schenkelhalses, also etwa auf das Ilio-

sakralgelenk gerichtet. Man dringt dementsprechend auch genau auf den Schenkelhals von dorsal ein. Die Spaltung der Fasern des M. glutaeus maximus braucht nur unmittelbar über dem Hüftgelenk durchgeführt zu werden, so daß sich keine wesentlichen Blutungen ergeben. Der in der Femurachse verlaufende Schnittanteil sollte etwas dorsal des Schaftes liegen. Dies erleichtert die Übersicht. Der Tractus iliotibialis wird damit im ganzen auch erhalten und nur dorsal längsverlaufend durchtrennt. Geht man dann hart am Knochen entlang auf das Gelenk vor und schiebt die Weichteile geschlossen nach dorsal, so bleibt der N. ischiadicus geschützt. Von den Außenrotatoren werden die Gemelli mit dem M. obturator internus und teilweise der M. quadratus femoris durchtrennt. Der M. piriformis wird mit dem M. glutaeus medius schonend zurückgehalten, muß manchmal aber doch im sehnigen Bereich durchtrennt werden.

Der Schnitt bietet eine sehr gute dorsale Übersicht, schont den M. glutaeus medius und die Weichteile weitgehend und führt nur zu mäßiger Blutung.

21.3 Operative Hüfteinstellung in den ersten 3 Lebensjahren

In den ersten 3 Lebensjahren sind die Veränderungen am Hüftgelenk, die einer Reposition der Luxation entgegenstehen, noch nicht so ausgeprägt, und die Operation gestaltet sich einfacher. In späteren Jahren müssen zusätzliche Maßnahmen gewählt werden, um noch zum Erfolg zu kommen. Daher soll die Besprechung der Reposition selbst in 2 Abschnitten vorgenommen werden.

Jede operative Hüftreposition kann zu folgenden Komplikationen führen:

1. Hüftkopfnekrose,
2. Verwachsungen, Bewegungseinschränkung, Steife,
3. Reluxation.

Wir müssen von der Möglichkeit dieser Komplikationen ausgehen und alle Vorsichtsmaßnahmen anwenden. Folgende Richtlinien lassen sich aufstellen:

21.3.1 Hüftkopfnekrose

Nekrosen des Epiphysenkernes entstehen auf 2 Wegen. Erstens können operative Gefäßschädigungen die Durchblutung beeinträchtigen. Zweitens führt eine stärkere Druckerhöhung im Gelenk, wenn die Weichteilspannung nach der Reposition zu hoch ist, zu einer Kompression der weichen knorpeligen Epiphyse und damit zur Drosselung der Durchblutung.

Um eine Verletzung von Hüftkopfgefäßen zu vermeiden, sollte die Gelenkkapsel dicht parallel zum Pfannenrand durchtrennt werden und nicht in der Nähe des Schenkelhalses. Ein Zurückhalten des Schenkelhalses mit Haken empfiehlt sich nicht, da die Kanten die Gefäße direkt schädigen

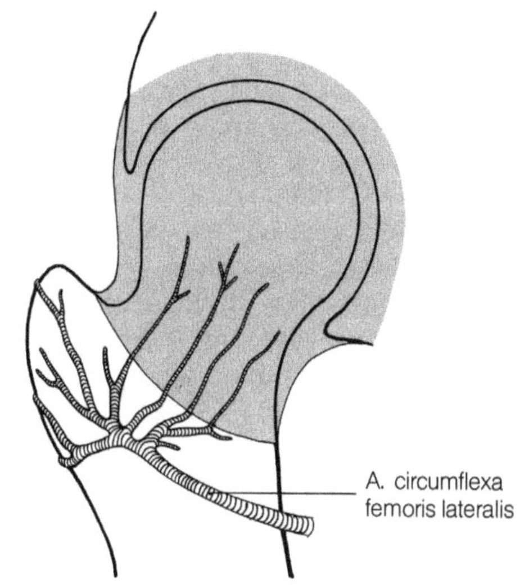

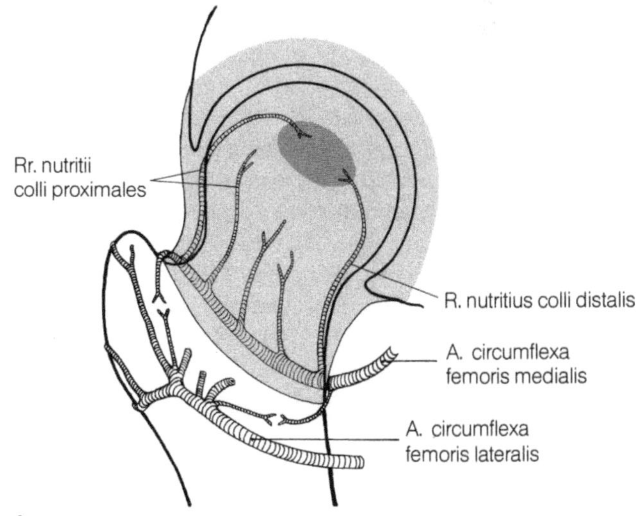

Abb. 21.6 a, b. Schematische Darstellung der Hüftkopfgefäße. **a** Verlauf der A. circumflexa femoris lateralis, die die Vorderseite des Schenkelhalses und den Trochanter versorgt. **b** Verlauf der A. circumflexa femoris medialis, die den Hüftkopf mit Zuflüssen von medial-kaudal und kranial-lateral versorgt. Weitere Darstellungen finden sich in Abb. 1.10 und 1.11

könnten (Abb. 21.6a, b). Gleichzeitige Korrekturoperationen in der intertrochantären Region können ebenfalls Gefäße verletzen, die von hier aufsteigend zur Epiphysenzone ziehen, oder die Aa. circumflexae femoris medialis et lateralis neben der Iliopsoassehne. Durch Summation dieser Gefäßverletzungen kann die Ernährung der Epiphyse drastisch unterschritten werden.
Da Hüftkopfnekrosen auch durch Druckerhöhung im Gelenk entstehen können, sollten bei der Operation Tenotomien erfolgen, als erstes die Durchtrennung der sehnigen Anteile des M. psoas und des M. iliacus im Leistenbereich. Da die A. circumflexa medialis sich um das Endstück der Iliopsoassehne schlingt, erscheint es vorteilhafter, die Durchtrennung schon im Leistenbereich vorzunehmen, um eine Gefäßverletzung und nachfolgende Hüftkopfnekrose zu vermeiden. Ferner kann man bei schweren Fällen darauf verzichten, die abgelösten Spinamuskeln und den Ursprung des M. rectus femoris wieder zu vernähen. Sie vereinen sich auch durch Narbengewebe in verlängerter Stellung mit ihrem Ursprung. Bei älteren Kindern ist eine ausgiebige Verkürzungsosteotomie, die der Höhe der Verrenkung entspricht, vorzunehmen.
Schließlich ist beim Anlegen des Gipsverbandes streng darauf zu achten, daß keine Extremstellungen gegeben werden (vgl. 16.1). Bei Operationen nach Ludloff sollte nur soviel Abduktion als eben nötig und eine verstärkte Beugestellung gewählt werden. Günstiger ist die Reposition in Lange-Stellung. Aber auch hier sollte nur eine mäßige Abduktion von höchstens 30°, eine Innenrotation nur (wenn notwendig) bis 20° und zur Entspannung der Weichteile eine Beugung in Hüfte und Kniegelenk von 30° gegeben werden. Eine postoperative Beugekontraktur fürchten wir weniger als eine Nekrose; sie wird im Gegenteil eher noch durch eine Nekrose gefördert. Mit der verstärkten Beugung des Hüftgelenks sollte auch das Kniegelenk stärker gebeugt werden, um die ischiokrurale Muskulatur zu entspannen. Ihr Druck auf das Hüftgelenk würde sonst noch erhöht werden.

21.3.2 Postoperative Verwachsungen, Bewegungseinschränkung, Steife

Postoperative Gelenkkontrakturen haben verschiedene Ursachen. Bei zu traumatischem Vorgehen mit stärkeren Weichteilschädigungen durch Druck und Gefäßverletzungen entstehen Gewebskontrakturen. Es sollte daher nur soviel als eben nötig reseziert und eröffnet werden, um den Hüftkopf zu reponieren. Die Operation muß so gewebeschonend und sparsam in der Resektion von Gewebe als irgend möglich erfolgen. Bei Hüftkopfnekrosen kommt es meistens auch zu Kontrakturen. Deshalb gilt das, was für die Vermeidung von Hüftkopfnekrosen gesagt wurde, auch hier.

21.3.3 Reluxationen

Nach einer operativen Hüfteinstellung, die nicht dauerhaft stabilisiert ist, kann eine Reluxation eintreten. Folgende Faktoren gewährleisten die Stabilität:

1. Ein den Femur gut überdeckendes Pfannendach, auch wenn es nur knorpelig ist,
2. eine Schenkelhalsstellung ohne Kopf-im-Nacken-Lage oder hochgradige Antetorsion,
3. genügende Festigkeit der Hüftgelenkskapsel.
4. Solange diese Faktoren noch nicht vorhanden sind, muß eine entsprechende Fixation und Sicherung der Reposition von außen erfolgen.

Schon bei der operativen Einstellung sollte deshalb die Pfanne genau überprüft werden, ob sie zu flach ist, vorn oder seitlich den Hüftkopf zu wenig überdacht oder eine Gleitfurche aufweist und welche Bewegungen zu einer Reluxation führen. Nicht selten liegt bei kleinen Kindern eine Verzögerung der Verknöcherung des seitlichen Pfannenerkers vor, das knorpelige Pfannendach lädt aber weiter aus und überdacht noch ausreichend. In solchen Fällen setzt bald nach der Einstellung eine Verknöcherung des seitlichen Pfannenerkers ein, und der Entwicklungsrückstand gleicht sich aus. Azetabuloplastiken und Beckenosteotomien müssen vor allem bei Kindern über 1½–2 Jahren vorgenommen werden, wenn eine sehr steile Pfanne vorhanden ist, die eine Reluxation befürchten läßt. Das anpassende Wachstum ist nach dieser Zeit geringer und langsamer. Reluxationen treten nicht selten noch spät auf, wenn das Kind sich schon wieder bewegt und läuft. Auch bei genügend entwickeltem Pfannendach kann eine zu hohe Antetorsion von mehr als 60° wahrscheinlich in Verbindung mit einer Kapselschwäche vorn-seitlich zur Reluxation führen. Es muß deshalb schon bei der operativen Einstellung auf das Ausmaß der Antetorsion geachtet werden. Eine gewisse Sicherung kann durch eine sorgfältige Naht der Kapsel im ventrolateralen Bereich erreicht werden. Bei hochgradiger Antetorsion von mehr als 60° ist nach 4–6 Wochen eine Detorsionsosteotomie anzuschließen.

21.3.4 Vorgehen bei der Operation

Über die Vor- und Nachteile verschiedener Zugänge wurde bereits gesprochen. Die Operation nach Ludloff erscheint uns zu risikoreich. Wir wählen jetzt ausschließlich den Leistenschnitt. Ist die Freilegung des Hüftgelenks und die Ablösung bzw. Tenotomie der verschiedenen, den Gelenkdruck erhöhenden Muskeln erfolgt, so wird die Kapsel parallel zum Limbus von dorsolateral bis ganz nach medial gespalten. Zusätzlich legen wir einen zweiten Schnitt in die überschüssige seitliche Kapsel, der weiter lateral der Pfanne beginnt und die Kapselinzision spitzwinklig trifft. Damit entsteht ein V-förmiger Kapsellappen, der sich nach der Operation von lateral nach medial vor die Pfanne zum Kapselverschluß ziehen läßt. Die lockere laterale Kapsel wird auf diese Weise gerafft und der Hüftkopf stärker gehalten. Der Schnitt darf allerdings nicht zu weit in Richtung auf die Schenkelhalsgefäße gelegt werden (Abb. 21.7). Ein zu breites Lig. capitis femoris wird entfernt. In der Pfanne vorhandenes Fett sollte nur, soweit es im Überschuß vorhanden ist, abgetragen werden und in der Fossa acetabuli erhalten bleiben. Hier könnte die A. acetabularis einreißen, die für die Durchblutung des Pfannenbodens und das Wachstum der Y-Fuge von Bedeutung ist. Dieser Hinweis erscheint uns sehr wichtig. Wulstige Verdickungen des Pfannenrandes und Einrollungen des Limbus schälen wir im allgemeinen nur flach aus, bis der Kopf in die Pfanne paßt. Auf eine Resektion sollte verzichtet werden, um die Gelenkstabilität nicht herabzusetzen und das Wachstum des Pfannenerkers nicht möglicherweise zu schädigen.

Ein übergroßer Pfannenrandwulst und Limbus kann vor allem dann zum Repositionshindernis werden, wenn es sich um kleine Kinder mit noch kurzen Schenkelhälsen und damit hochstehendem Trochanter handelt. Hier tritt der Hüftkopf unter Umständen nicht tief genug in die Pfanne, wenn sich ein großer Knorpelwulst in seinen „Nacken" und vor den Trochanter und die seitliche Kapsel legt. Er muß dann ebenso wie die seitliche Kapsel in entsprechendem Maße verkleinert werden. Abb. 21.8 zeigt einen solchen Fall.

Am mediokaudalen Rand ist sorgfältig auf die genügende Einkerbung einer verengten Kapsel und des medialen Limbus bzw. Lig. transversum acetabuli zu achten. Hier muß unbedingt genügend Raum geschaffen werden, da der Hüftkopf sonst lateralisiert bleibt. Das von uns empfohlene Überschreiten des M. iliopsoas nach medial (Abb. 21.4) gewährleistet eine gute optische Kontrolle, wenn sicherzustellen ist, daß der Hüftkopf medial auch wirklich genügend anliegt. Auch die Röntgendurchleuchtung erhöht die Sicherheit der Beurteilung. Hat der Kopf nicht wirklich Kontakt mit

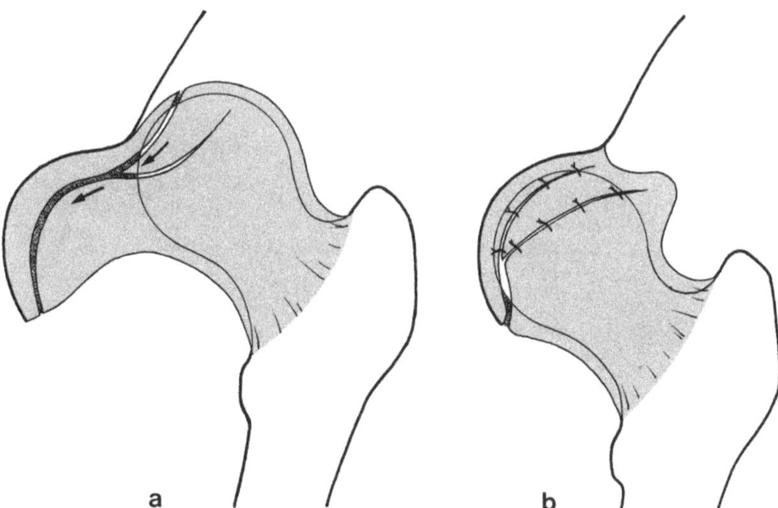

Abb. 21.7 a, b. Schnitt zur Raffung der Hüftkapsel lateral und Deckung der Öffnung nach Hüftkopfeinstellung an der ventralen Seite. Durch die Verlagerung des Hüftkopfes aus der seitlichen Verrenkungsstellung in die Hüftpfanne ist seitlich zu viel Gewebe vorhanden, während der Kapselschnitt ventral und medial auseinandergedehnt wird und ohne Verlagerung von der Kapsel nicht geschlossen werden kann. Ein spitzwinkliger Kapselstreifen wird entlang dem seitlichen Pfannenrand nach vorn gezogen

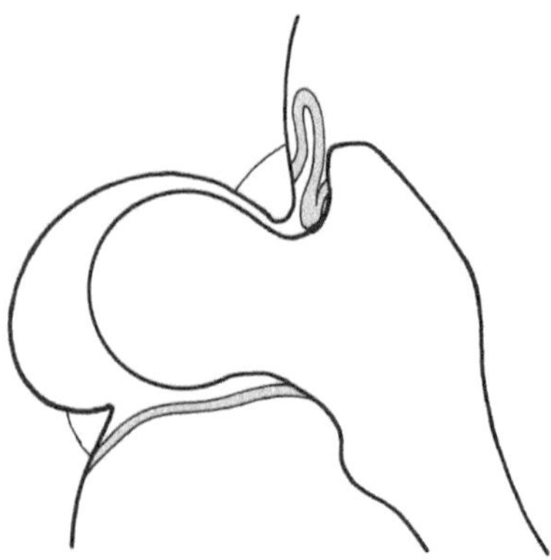

Abb. 21.8. Ursache einer nicht genügend tiefen Hüfteinstellung kann ein sehr wulstiger knorpeliger Pfannenrand mit überschüssigem Kapselgewebe sein, wenn der Schenkelhals im Kleinkindalter noch nicht sehr lang ist. Der Anstoßeffekt des Trochanters verhindert dann das Tiefertreten des Hüftkopfes (s. Text)

dem medialen Pfannenboden, so kann es zur Reluxation kommen.

Bei kleineren Kindern ergeben sich im allgemeinen keine Schwierigkeiten, den Kopf aus seiner luxierten Stellung in die Pfanne zu bringen. Maßnahmen, die bei älteren Kindern und höheren Luxationen zur Mobilisierung notwendig sind, werden im folgenden Abschnitt behandelt.

Die Hüftkapsel sollte vorn und lateral geschlossen werden. Zuvor ist die Sicherheit der Einstellung und die Luxationsneigung festzustellen sowie das Ausmaß der Antetorsion. Wir legen dann sofort fest, ob wir später zusätzliche Korrekturoperationen für notwendig halten oder nicht. Gleichzeitige Pfannendachoperationen erhöhen natürlich den Druck auf den Hüftkopf. Wenn jedoch eine Reluxation zu befürchten ist, sollte gleichzeitig eine Pfannendachplastik oder Salter-

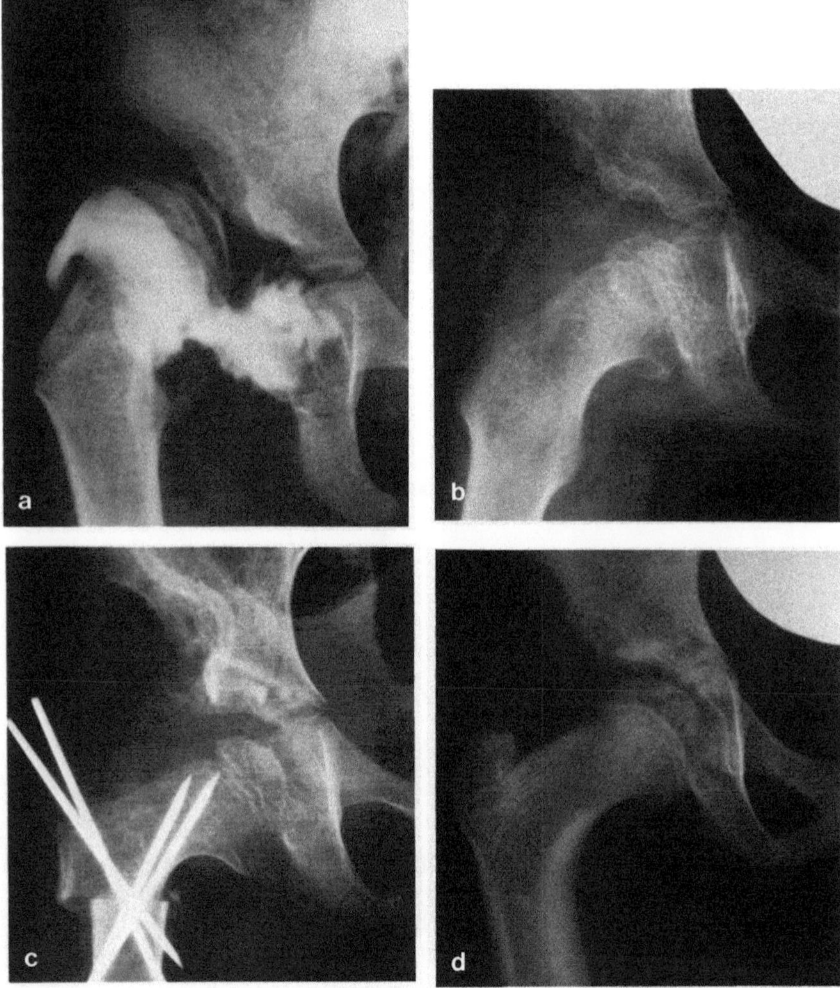

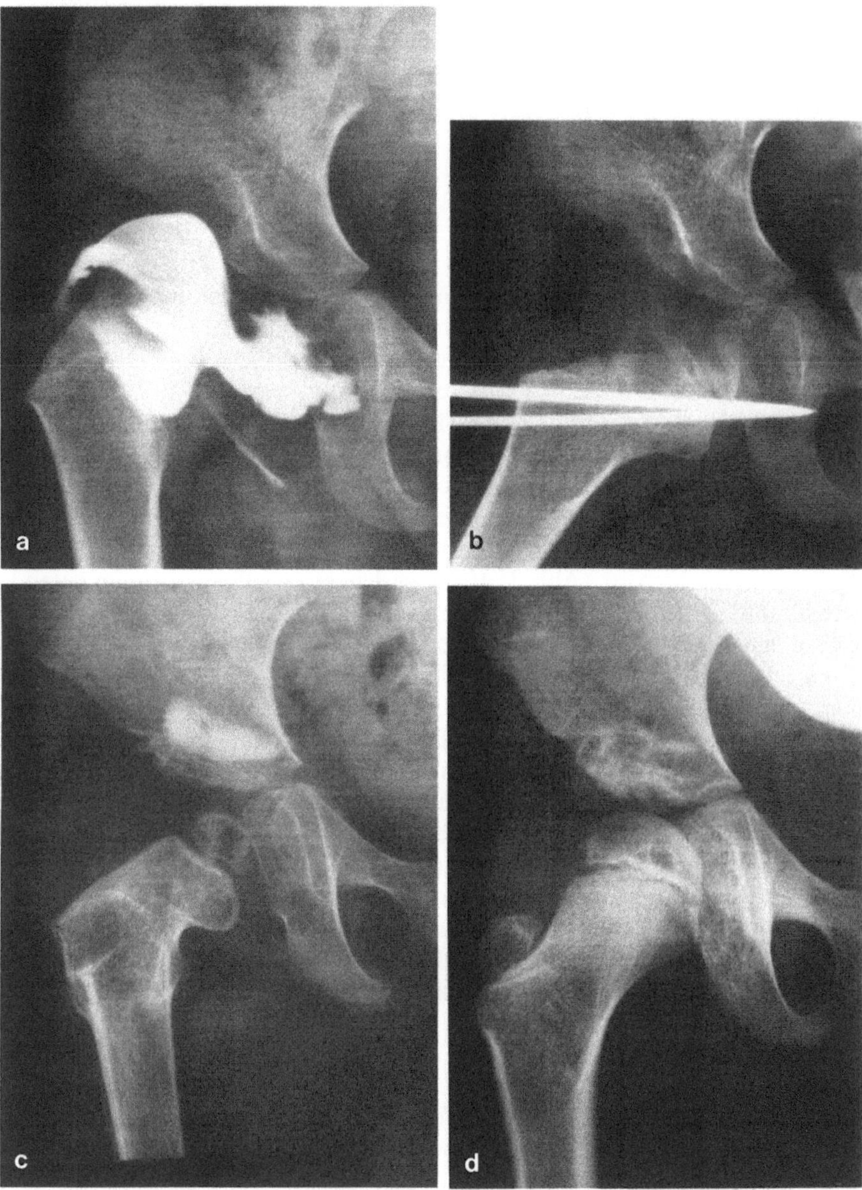

◁ **Abb. 21.9 a–d.** Operative Hüfteinstellung im Alter von 3 Jahren, 8 Monaten ohne Verkürzungsosteotomie und ohne Kirschner-Drahtfixation. **a** Pfannendach nach dem Arthrogramm relativ gut entwickelt. **b** Einstellung nach Ablösung der Spina- und Rektusmuskulatur sowie Diszision der Psoassehne, keine Verkürzungsosteotomie. **c** Nach 6wöchiger Fixation und anschließender 6wöchiger Mobilisation nur der Beugebewegung: Azetabuloplastik und Detorsions-Varisierungs-Osteotomie. **d** Abschlußaufnahme im Alter von 9 Jahren. Hüftkopf gut eingestellt. Überdachung ebenfalls gut. Als Folge der Varisierungsosteotomie allerdings noch leichte Coxa vara

Abb. 21.10 a–d. Operative Hüfteinstellung mit Kirschner-Drahtfixation. **a** Fast 3jähriges Mädchen mit hoher Hüftluxation. **b** Hüfteinstellung nach Diszision der Spinamuskulatur, des M. rectus und der Iliopsoassehne. Verkürzungsosteotomie nicht erforderlich, jedoch Fixation mit Kirschner-Draht wegen starker Instabilität. In diesem Fall wurden ausnahmsweise 2 Kirschner-Drähte verwendet. **c** Nach 6wöchiger Fixation und 6wöchiger Mobilisation der Beugung erfolgte die Azetabuloplastik und Detorsions-Varisierungs-Osteotomie. Das Röntgenbild 5 Monate nach der operativen Einstellung zeigt eine zentrale Aufhellung in der Hüftkopfepiphyse. Gute Einstellung des Hüftgelenks. **d** Letzte Röntgenaufnahme im Alter von fast 6 Jahren, gute Hüftkopfeinstellung und Kopfüberdachung. Leichte Verbreiterung des Hüftkopfes. Rest der zentralen Zystenbildung noch erkennbar. Keine Coxa vara, da hier weniger varisiert wurde

Osteotomie erfolgen. Bei Kindern unter 1½ Jahren ist aber fast immer mit einem anpassenden Wachstum zu rechnen. Später ändern sich die Verhältnisse. Diese Meinung vertritt auch Coleman (1978).

Korrekturen am Schenkelhals sollten nicht gleichzeitig erfolgen, da eine Statistik des Arbeitskreises für Hüftdysplasie (AKH) (Tönnis et al. 1978, 1982) gezeigt hat, daß sich damit das Nekroserisiko von 8,4% auf 22,2% erhöht. Wir führen zusätzliche Femurosteotomien erst nach frühestens 6 Wochen durch, am besten aber erst mehrere Monate später und nach Mobilisierung und nur, wenn unbedingt erforderlich (Abb. 21.9).

Die Sicherung des Gelenks kann vorübergehend auch durch Einschießen von ein oder notfalls zwei Kirschner-Drähten erfolgen, wenn die Instabilität zu groß und eine Reluxation trotz Kapselnaht zu befürchten ist (Abb. 21.10). Der Kirschner-Draht sollte in der Schenkelhalsrichtung durch den Hüftkopf in den Pfannenboden gehen. Eine Distraktion des Gelenks bei diesem Vorgehen, wie sie Lloyd-Roberts (1978) angibt, haben wir nicht beobachtet. Während des Einschießens muß allerdings etwas Druck auf den Trochanter und ein Gegendruck von der anderen Beckenseite gegeben werden. Der Kopf sollte aber umgekehrt auch nicht unter Preßdruck durch den Draht gehalten werden, sondern in der Distanz eines kleinen Spaltes von 1–1,5 mm. Der Draht wird unterhalb der Hautoberfläche abgekniffen, so daß später zur Entfernung nur eine Stichinzision erforderlich ist.

Im Röntgenbildwandler muß nach der Fixation eine federnde Stabilität sichtbar sein. Der Kirschner-Draht wird nach 6 Wochen entfernt. Wir gehen dann auf einen Gips über, dessen Bauchteil abgesägt wird, so daß sich das Kind aufsetzen und damit die Beugung der Hüftgelenke üben kann.

Die partielle Gipsruhigstellung setzen wir meist bis zur 12., selten bis zur 16. Woche fort, abhängig davon, ob sich die Pfanne noch weiter ausbilden soll, um die Stabilität des Gelenks noch mehr zu sichern. Je kleiner das Kind ist, um so kürzer kann die Ruhigstellung sein. Im ersten halben Lebensjahr genügen beispielsweise auch 8 Wochen.

Die Fixierung des Hüftgelenks mit einem Kirschner-Draht sollte aber nur ausnahmsweise erfolgen, da ein bewegliches Gelenk auch im Gipsverband doch schon eher funktionelle Anreize erhält und rascher frei beweglich ist.

21.4 Operative Hüfteinstellung bei hoher und veralteter Hüftluxation

21.4.1 Vorextension

Um die Spannung der Weichteile und den Druck auf den Hüftkopf nach der Reposition zu verringern, wird seit langem vor operativen Einstellungen älterer Hüftluxationen eine Extensionsbehandlung vorgeschaltet, oft bis zu mehreren Wochen. Über die Erfolge einer ausgiebigen Extension bei 17 Kindern zwischen 4 und 8 Jahren hat Morel 1975 berichtet. Er benutzte den Scott-Extensionsrahmen, mit dem eine Extension in Abspreizstellung erfolgt und zum Schluß eine Innenrotation. Zusätzlich sind schräg verlaufende Zügel vorhanden, die den Hüftkopf zuletzt medialisieren. Bei 15 Kindern führte die Extension allein zu einem guten klinischen Ergebnis, einmal versagte sie, in einem Fall war das Ergebnis schlecht. Die Dauer der Extension betrug mehr als 2 Monate. Es folgten dann Operationen am Pfannendach und Femur.

Im allgemeinen werden Extensionen bei Kindern über 4 Jahren einer operativen Reposition aber nur vorgeschaltet. Entgegen der Meinung vieler Autoren halten Ashley et al. (1972) die Vorextension bei Kindern, die älter als 1 Jahr sind, für schädlich und unnötig, da sie zur Inaktivitätsatrophie und Osteoporose führt und damit den Hüftkopf für den erhöhten Druck nach der operativen Einstellung schwächt. Auch Browne (1979) ist von der günstigen Wirkung einer Vorextension nicht überzeugt und bevorzugt eine sofortige Verkürzungsosteotomie. Die Argumente von Ashley et al. erscheinen auch uns einleuchtend. Eine Verlängerung der Muskulatur durch die Extension benötigt lange Zeit. Durch die Verkürzungsosteotomie haben wir die Herabsetzung des Druckes wesentlich besser in der Hand. Entscheidend ist jedoch, daß sie ausgiebig genug ist.

21.4.2 Extension nach vorheriger Muskel- und Weichteilentspannung

Einen anderen Weg hat Arzimanoglu (1976) gewählt. Zwischen 1961 und 1972 führte er an 29 Hüftgelenken von Kindern im Alter zwischen 3 und 11 Jahren als erstes eine Entspannungsoperation durch, bei der der Tensor fasciae, der Sartorius, der Rectus femoris, der Iliopsoas, der Glutaeus medius und die Adduktoren an Ursprung bzw. Ansatz abgelöst wurden. Dann folgte eine suprakondyläre Drahtextension für 2–3 Wochen.

Alle Hüftgelenke stellten sich gut ein. Bei einzelnen waren zusätzliche Maßnahmen an Pfannendach oder Femur nötig. Einen ähnlichen Bericht gab Durbin (1980).

Etwas anders ist Arcq (1978, 1981) vorgegangen (Abb. 21.11). Bei einer ersten Operation räumte er alle Weichteilhindernisse zwischen Hüftkopf und Pfanne aus und brachte dann ein Wagner-Extensionsgerät zwischen Becken und Femur an. Eine Muskelentspannung wurde nicht durchgeführt. Mit dem Extensionsgerät konnte der Hüftkopf dann langsam und schonend bis zur Hüftpfanne herabgezogen werden. Anschließend erfolgte in zweiter Sitzung eine Chiari-Osteotomie und Varisierung, um stabile Verhältnisse zu schaffen. Von 5 Hüftgelenken konnte bei 4 ein gutes Ergebnis erzielt werden, ein Gelenk war nach 3 Monaten noch teilweise ankylosiert. Dieses Verfahren ist von verschiedenen Kliniken aufgegriffen worden. Es scheint uns vor allem für ältere Kinder und Jugendliche mit einseitiger Hüftluxation wertvoll, um hier Beinverkürzungen zu vermeiden.

Zum technischen Vorgehen beim Anlegen des Verlängerungsgerätes nach Wagner ist zu sagen, daß je 2 Schanz-Schrauben proximal und distal eingebracht werden, die proximalen Schrauben dicht oberhalb und etwas dorsal vom Hüftgelenk im dicksten Anteil des Os ilium. Sie sollten mit ihrer Spitze die gegenseitige Kortikalis auch gerade durchdringen, um fester zu liegen. Ein schonendes Einsetzen unter Bohrschutz wegen der Nähe der A. glutaea superior und des gleichnamigen Nervs vermeidet Komplikationen. Am Femurschaft sind die Schrauben 10 cm unterhalb des Trochanter minor anzubringen. Die Verlängerung des Gerätes kann täglich 1 mm und gelegentlich auch 1½ mm betragen. Die Eintrittsstellen der Schrauben sind sorgfältig sauber und trocken zu halten, da Wundinfektionen die weitere operative Behandlung verzögern und erschweren.

21.4.3 Verkürzungsosteotomie als Voraussetzung zur Hüftreposition

Der am häufigsten eingeschlagene Weg, eine hohe Hüftluxation zur Reposition zu bringen, ist die gleichzeitige Verkürzungsosteotomie des Femurs. Verschiedene Techniken wurden von Camera (1932), Loeffler (1932), Ombrédanne (1932), Zahradnicek (1934), Leveuf (1948), Dega et al. (1959, Dega 1970) u.a. angegeben. Loeffler benutzte eine subtrochantäre, stufenförmige Verkürzungsosteotomie. Durch Entnahme eines trapezförmigen Keils kann dabei auch eine Varisierung vorgenommen werden. Zahradnicek, über dessen Technik Cech 1970 erneut berichtet hat, führte nach Trochanterabmeißelung eine vom Trochanter major schräg nach medial abwärts verlaufende Keilentnahme durch. Dabei konnte auch varisiert und derotiert werden. Da die Operation im Trochanterbereich aber häufig zu Hüftkopfnekrosen führte, nahm Dega die Verkürzungsosteotomie später subtrochantär vor, in schräger Richtung oder intertrochantär beginnend, wenn zugleich varisiert werden sollte. In den letzten Jahren führten die meisten Autoren inter- und subtrochantäre Verkürzungen durch (Ashley et al. 1972; Fischer et al. 1974; Klisic u. Jancovic 1976; Browne 1979; Herold u. Daniel 1979; Gekeler 1981 a, b).

Unserer Ansicht nach sollte die Verkürzung im proximalen Diaphysendrittel vorgenommen werden, um eine Schädigung von Gefäßen des Schenkelhalses in der intertrochantären Region zu vermeiden (Abb. 21.12, 21.14). Detorsionen können auch hier durchgeführt werden. Auf Varisierungen verzichten wir heute, wenn irgend möglich, und verbessern das Pfannendach. Ganz entscheidend ist, daß die Verkürzungsosteotomie ausgiebig durchgeführt wird. Der Hüftkopf darf nicht unter Druck in die Pfanne eingestellt werden. Der Gesichtspunkt der Verkürzung des Femurs muß dabei zurücktreten. Auf eine Vorextension verzichten wir heute.

21.4.4 Hüfteinstellung nach Codivilla und Colonna

Für ältere Hüftgelenke, bei denen die Pfanne für den Hüftkopf zu klein und zu flach ist, wurde die operative Hüfteinstellung mit einer Art von Arthroplastik kombiniert. Codivilla berichtete 1901 über erste Erfahrungen. Ganz ähnlich hat 1932, 1938, 1953, 1965 auch Colonna in Amerika das meistens nach ihm benannte Vorgehen geschildert. Über die Erfahrung verschiedener Autoren wird später berichtet.

Voraussetzung ist, daß der Hüftkopf durch Extension und subkutane Adduktorentenotomie auf die Höhe der Pfanne gezogen werden kann. Anderenfalls muß subtrochantär verkürzt werden. Die Hüftgelenkkapsel wird sorgfältig von der Beckenwand abpräpariert (Abb. 21.13). Auch die Ansätze der Muskulatur, die sich teilweise auf die Kapsel legen, werden abgetragen. Am Eingang der Pfanne wird dann die Kapsel quer durchtrennt. Der Hüftkopf verbleibt in seiner Kapselhaube, die durch eine Naht verschlossen wird. Dann wird die Pfanne in entsprechendem Durchmesser ausgefräst oder mit Meißel und Messer

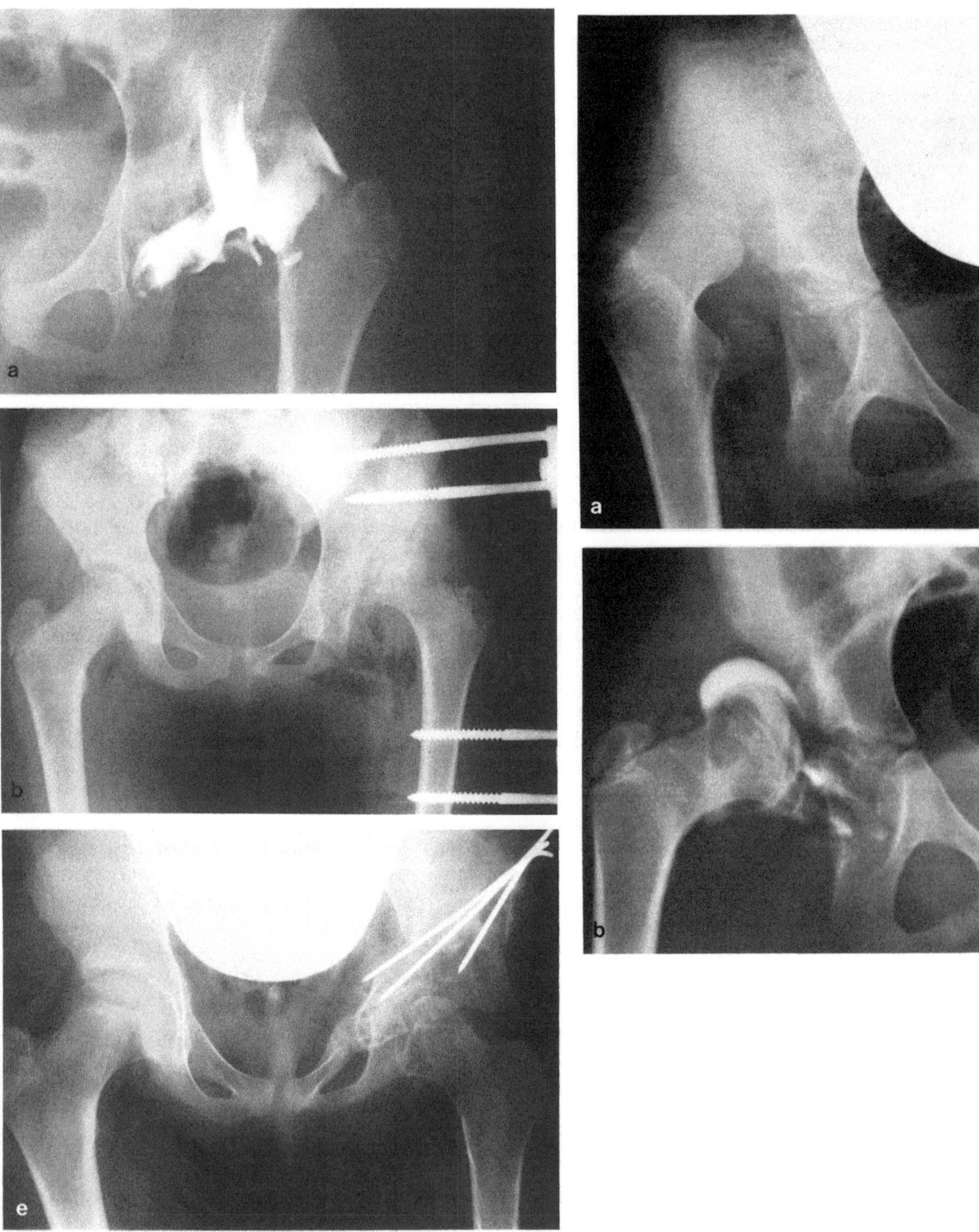

Abb. 21.11 a–e. Einstellung einer hohen Hüftluxation im Alter von 10 Jahren, 8 Monaten, mit der Technik nach Arcq sowie Dreifachosteotomie. **a** Das Arthrogramm zeigt noch ausreichende Tiefe der Hüftpfanne. Es läßt gleichzeitig eine Psoasschlinge als Einengung der Kapsel erkennen. **b** Nach Durchtrennung von Weichteilhindernissen, insbesondere der Spinamuskulatur, des M. rectus und des M. iliopsoas sowie Gelenkeröffnung und Kapseldiszision wurde ein Wagner-Gerät mit Schrauben im dicksten Teil der Beckenschaufel und am Femurschaft angelegt. **c** Nach 14tägiger Extension steht der Hüftkopf auf der Höhe der Pfanne. **d** Da der Hüftkopf wegen erneuter Einlagerungen von Gewebe in die Pfanne sich nicht tief genug einstellte, wurde noch einmal eine Eröffnung der Pfanne vorgenommen und der Hüftkopf eingestellt. 6 Wochen später erfolgte die Hüftpfannenschwenkung durch Dreifachosteotomie. **e** 5 Monate nach der operativen Einstellung und der Hüftpfannenschwenkung: gute Überdachung und Einstellung des Hüftkopfes

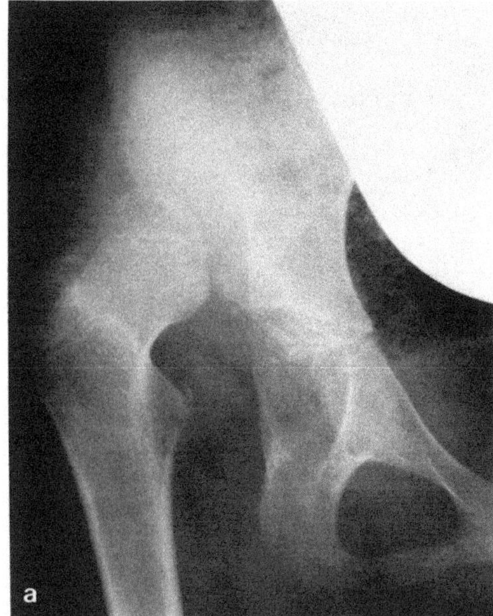

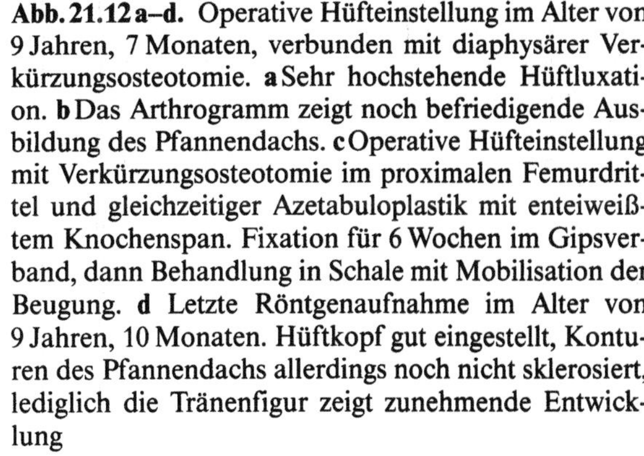

Abb. 21.12 a–d. Operative Hüfteinstellung im Alter von 9 Jahren, 7 Monaten, verbunden mit diaphysärer Verkürzungsosteotomie. **a** Sehr hochstehende Hüftluxation. **b** Das Arthrogramm zeigt noch befriedigende Ausbildung des Pfannendachs. **c** Operative Hüfteinstellung mit Verkürzungsosteotomie im proximalen Femurdrittel und gleichzeitiger Azetabuloplastik mit enteiweißtem Knochenspan. Fixation für 6 Wochen im Gipsverband, dann Behandlung in Schale mit Mobilisation der Beugung. **d** Letzte Röntgenaufnahme im Alter von 9 Jahren, 10 Monaten. Hüftkopf gut eingestellt, Konturen des Pfannendachs allerdings noch nicht sklerosiert, lediglich die Tränenfigur zeigt zunehmende Entwicklung

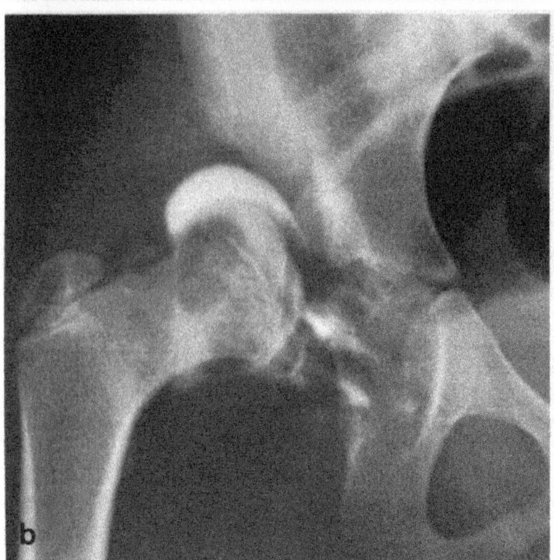

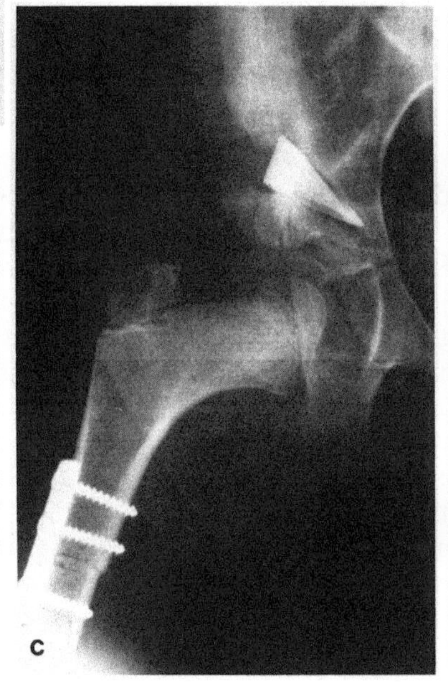

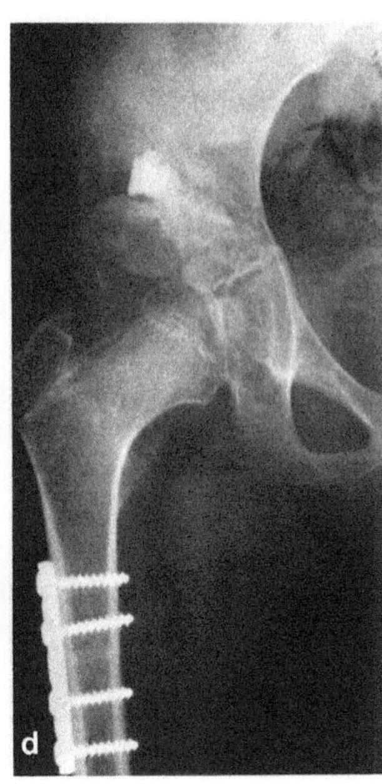

vertieft. Der Kopf soll genügend tief und von der Pfanne umfaßt auf der Höhe der Y-Fuge stehen. Es muß etwas Spielraum für die Bewegung bleiben. Schon nach 3 Wochen sollen Übungen durch Aufsetzen im Gipsverband erfolgen (Dega 1970). 6 Wochen nach der Operation wird der Gipsverband entfernt. Kaiser führt in der Phase der Mobilisation auch Durchbewegungen in Narkose durch, bis nach etwa einem halben Jahr genügende Beweglichkeit erzielt ist.

Das Verfahren nach Codivilla und Colonna wird heute nur noch von wenigen Autoren benutzt (Lagrange et al. 1973; Coleman 1976, 1978; Raimann 1981, persönliche Mitteilung). Wie Dega (1980) mitgeteilt hat, wachsen derartig künstlich vertiefte Pfannen nicht entsprechend mit, und auch die Hüftköpfe bleiben kleiner. Eine frühzeitige Arthrose ist unvermeidbar. Wir bevorzugen Repositionen mit Verkürzungsosteotomie, jedoch ohne Kapselinterposition und Ausfräsen der Primärpfanne und glätten allenfalls knorpelige Unebenheiten in der Pfanne. Auch ein flaches Interpositum von Fettgewebe der Fossa acetabuli bietet bei älteren Kindern vorübergehend ein Polster für den Hüftkopf, wenn der Pfannenknorpel sich schon weitgehend zurückgebildet hat.

21.4.5 Eigenes Vorgehen

Für die Indikation zu Hüfteinstellungen bei älteren Kindern sehen wir die folgenden Punkte als Grundlage an:

1. Bei doppelseitigen Hüftluxationen muß sich arthrographisch ein Pfannendach zeigen, das sich

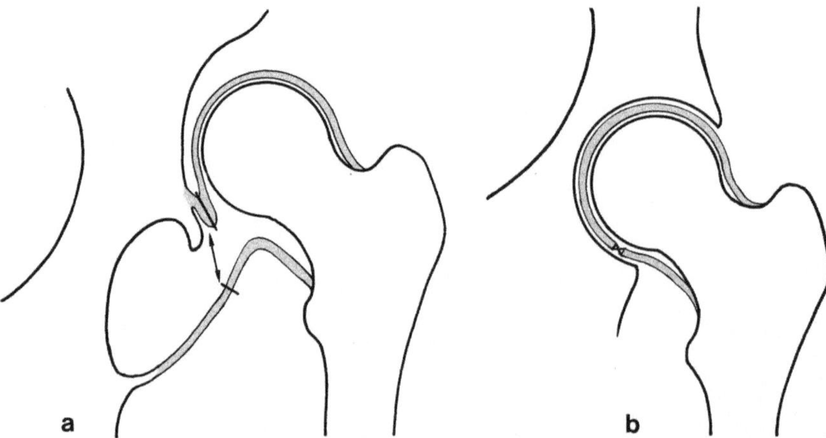

Abb. 21.13. Schematische Darstellung der Operation nach Codivilla und Colonna **(a)**. Der Kapselschlauch des verrenkten Hüftkopfes wird am Pfannenrand durchtrennt, vom Becken abgelöst und zur geschlossenen Kapselhaube vernäht **(b)**. Nach Ausfräsen der dysplastischen Hüftgelenkpfanne wird der Hüftkopf mit dieser Kapselhaube in die vertiefte Pfanne eingestellt

durch Azetabuloplastik oder Dreifachosteotomie ausreichend bessern läßt. Das Alter des Kindes sollte nicht viel über 10 Jahre hinausgehen. Bei Doppelseitigkeit der Hüftluxation führen wir auch sofortige Verkürzungsosteotomien im proximalen Oberschenkeldrittel mit Detorsion, Hüfteinstellung und pfannendachverbessernden Maßnahmen durch, um nur für kurze Zeit im Gipsverband ruhigstellen zu müssen und rechtzeitig die Bewegung üben zu können.

2. Bei einseitigen Luxationen sehen wir eine Altersgrenze von 12–13 Jahren als notwendig an. Hier begnügen wir uns auch mit etwas schlechteren Hüftpfannen, da wir durch die Dreifachosteotomie des Beckens heute gute Möglichkeiten der Verbesserung haben und auch für eine spätere Totalprothese damit genügende Voraussetzungen schaffen (Abb. 21.14).

Bei einseitigen Luxationen von Kindern über 8 Jahren bietet die Extension mit dem Wagnergerät bis auf die Höhe der Pfanne den Vorteil, Beinverkürzungen zu vermeiden. Bei der vorausgehenden operativen Diszision hemmender Gewebsstrukturen scheint es uns jedoch günstiger, auf die Eröffnung der Hüftpfanne und des Kapselschlauches zu verzichten und nur den M. psoas, die Spina- und Rektusmuskulatur abzulösen sowie die Hüftkapsel von der seitlichen Beckenwand. Im Bereich der Hüftpfanne kommt es sonst bis zur endgültigen Hüfteinstellung zu hinderlichen Verklebungen.

3. Als pfannenverbessernde Maßnahmen haben wir lange Zeit nur die Azetabuloplastik verwendet. Sie erhöht jedoch den Druck auf den Hüftkopf, wenn nicht gleichzeitig verkürzt wird, und verformt das Pfannendach zunächst auch zusätzlich. Durch die Hüftpfannenschwenkung nach Dreifachosteotomie ändern wir in der Pfanne selbst nichts und erhöhen auch den Druck nicht wesentlich. Außerdem sind die Möglichkeiten zur Hüftkopfdeckung noch besser.

4. Die Gefahr von Hüftkopfnekrosen ist bei allen späten Hüfteinstellungen groß. Deshalb sind Verletzungen von Hüftkopfgefäßen oder der A. acetabularis in der Fossa acetabuli sorgfältig zu vermeiden. Die Hüfte muß weitgehend spannungslos eingestellt werden. Intertrochantäre Varisierungs- und Verkürzungsosteotomien sollten unterlassen werden. Tiefere Verkürzungs- und Detorsionsosteotomien im diaphysären Bereich umgehen zusätzliche Gefäßunterbrechungen des Hüftbereiches. Außerdem sollte das Gelenk nach der Hüfteinstellung wahrscheinlich noch längere Zeit nicht belastet werden, um sich erst in der Form und Struktur wieder mehr anpassen zu können. Ein halbes Jahr scheint dafür mindestens erforderlich.

Literatur s. S. 443.

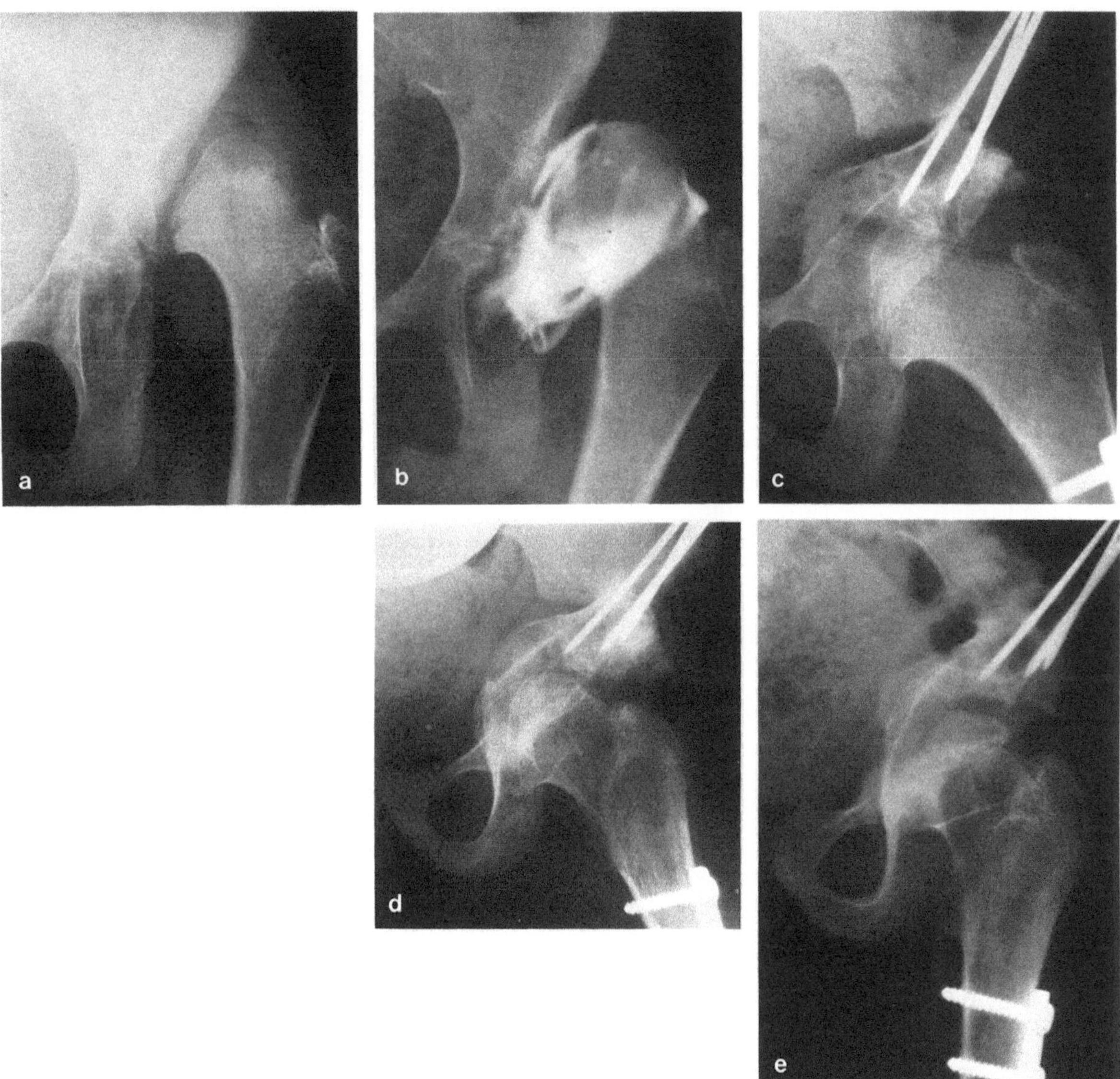

Abb. 21.14. Hüfteinstellung im Alter von 10 Jahren, 7 Monaten, mit gleichzeitiger Verkürzungsosteotomie und Hüftpfannenschwenkung durch Dreifachosteotomie in einer Sitzung. Das Röntgenbild **(a)** und auch die Arthrographie **(b)** zeigen nur ungenügende Pfannenentwicklung. Da es sich um eine einseitige Luxation handelt, wird trotzdem der Einstellungsversuch mit Verkürzungsosteotomie im diaphysären Bereich und gleichzeitiger Hüftpfannenschwenkung **(c)** unternommen. **d** 8 Wochen nach Dreifachosteotomie, **e** 14 Monate nach Dreifachosteotomie. Der Kopf ist gut überdacht, die Einstellung gut. Die Entwicklung von Kopf und Pfanne muß allerdings abgewartet werden

Kapitel 22

Literaturübersicht zur operativen Hüfteinstellung

22.1 Allgemeiner Überblick

Die operative Behandlung der angeborenen Hüftluxation begann etwa gleichzeitig mit konservativen Versuchen. Am Beginn stand die operative Reposition, ergänzt durch Maßnahmen am Pfannendach, um Reluxationen zu verhindern.
Guerin versuchte bereits 1840, durch subkutane Myotomie oberhalb des Trochanters den Hüftkopf in die Pfanne zu bringen und dann durch Bearbeitung der Darmbeinschaufel oberhalb des Hüftkopfes einen Knochenwulst zu erzeugen. Dauerhafte Erfolge waren ihm aber nicht vergönnt. 1847 konnte Pravaz über 19 durch längere Extension konservativ eingerenkte Hüftgelenke berichten. Die Erfolge der Methode blieben aber begrenzt. Deshalb wurde die operative Behandlung durch Margary (1884), Ogston (1885), Poggi (1888), Hoffa (1890), Lorenz (1892, 1895a), Schede (1892), Kirmission (1893), Ludloff (1908, 1913, 1914) und Deutschländer (1909, 1924, 1931) entwickelt und ausgebaut. Guten Ergebnissen standen aber nicht selten Todesfälle und Wundinfektionen bei noch ungenügender Narkosetechnik und Asepsis gegenüber. Es kam hinzu, daß die vielfach späten operativen Einstellungen auch damals schon mit einer gleichzeitigen Vertiefung der Pfanne durch Ausfräsen oder Meißeln vorgenommen wurden. Damit waren diese Gelenke zwar stabil, aber häufig kontrakt. So wurde die von Paci (1888) und Lorenz (1895b) entwickelte geschlossene Einrenkungstechnik in den folgenden Jahrzehnten in Europa zur „klassischen Einrenkungsmethode". Die Komplikationen dieses Verfahrens, vor allem die häufigen Hüftkopfnekrosen, wurden als unvermeidlich in Kauf genommen. In Amerika führte die Enttäuschung über die Ergebnisse der geschlossenen Hüfteinstellung aber zu einer erneuten Aufnahme der operativen Reposition mit Verbesserung der Technik (Sherman 1905; Bradford 1909; Galloway 1920, 1926; Soutter u. Lovett 1924; Farell et al. 1926; Kidner 1931; Howorth u. Smith 1932; Colonna 1932; Cole 1935; Stewart 1935; Freiberg 1935).
Die Beurteilung der Methoden war in diesen Jahren auf beiden Seiten des Ozeans so unterschiedlich, daß Putti die geschlossene Einstellung als die kontinental-europäische bezeichnete und die offene Einstellung als die anglo-amerikanische. Seit dem 2. Weltkrieg haben sich jedoch auf beiden Kontinenten sowohl die konservative wie die operative Behandlung der Hüftluxation durchgesetzt, und beide Verfahren werden heute in verbesserter Form und mit kritischer Indikation angewandt. Diese Entwicklung wurde in Amerika von Gill (1948), Crego u. Schwartzman (1948) sowie Bost et al. (1948) eingeleitet. In Europa setzten sich vor allem Putti u. Zanoli (1931), F. Loeffler (1932), Ombrédanne (1932), Zahradnicek (1934), Leveuf u. Bertrand (1946), Hepp (1950), Somerville (1953), Dega et al. (1959) sowie Scaglietti u. Calandriello (1962) für die operative Reposition konservativ nicht einstellbarer Hüften und neue Techniken ein.
In den letzten Jahrzehnten haben sich zahlreiche Arbeiten mit der operativen Einstellung der angeborenen Hüftluxation befaßt. Zu den erörterten Themen gehören die Indikation zur operativen Einstellung, Fragen der Technik, die Befunde bei der Reposition und die Ergebnisse. Gesondert wären die Probleme von Hüfteinstellungen bei Kindern im Alter über 3 Jahren zu besprechen.

22.2 Indikation

In der Frage der Indikation zur operativen Reposition hat sich eine weitgehende Einigkeit ergeben. Im allgemeinen wird festgestellt, daß zunächst ein konservativer Einstellungsversuch unternommen werden sollte. Zeigen sich hier Schwierigkeiten, so wird auf die operative Einstellung übergegangen. Wie aus der Sammelstatistik des AKH (Tönnis et al. 1978, 1982) aber hervorgeht, liegt die Hüftkopfnekroserate nach erfolgloser konservativer Vorbehandlung und nachträglicher operativer Einstellung mit 28% sehr hoch gegenüber 8,4% bei Hüfteinstellung ohne Vorbehandlung (außer Längsextension) und ohne zusätzliche Korrekturmaßnahmen an Pfanne oder Schenkelhals. Auch wenn dieser Sammelstatistik noch zahlreiche ältere Fälle mit zu traumatischen Einrenkungsverfahren und Repositionsstellungen zugrunde liegen, so ist an der Tatsache, daß ein vergeblicher Repositionsversuch zu Komplikationen führen kann, doch nicht vorbeizusehen. Darauf deutet auch die Beobachtung hin, daß bei den höheren Luxationsgraden 3 und 4 ein Nekrosesatz von 33,6% gegenüber 20,1% bei Luxationsgrad 1 und 2 auftrat.

Als Alternative wurde von Leveuf u. Bertrand (1937), Mitchell (1963, 1972), Weiss (1964), Ashley (1967), Peič (1971, 1979), Schwetlick (1971), Ozonoff (1973), Staheli et al. (1978), Tönnis (1979a, b); Tönnis et al. (1981, 1984b) vorgeschlagen, zu Beginn der Behandlung routinemäßig durch Arthrographie zu klären, welche Behandlungsmöglichkeiten Aussicht auf Erfolg bieten (vgl. Kap. 10).

Gefährlich scheint dagegen das von Sage (1980) im Lehrbuch von Campbell beschriebene Vorgehen. Er versucht zunächst, den Hüftkopf vorsichtig manuell einzustellen. Wenn sich klinisch oder im Röntgenbild zeigt, daß der Kopf nicht tief im Azetabulum steht, wird ein Arthrogramm angefertigt. Zeigt sich dabei, daß ein eingerollter Limbus oder andere Weichteile die Einstellung des Kopfes verhindern, so wird nochmals ein Gipsverband für 6–12 Wochen angelegt. Sage geht von der Tatsache aus, daß der kontinuierliche Druck des Femurkopfes den Limbus ausrollen oder zur Atrophie bringen kann und die Einstellung damit doch noch konzentrisch wird (Severin 1950; Ponseti 1959; Staheli et al. 1978). Wir haben jedoch bei Nachuntersuchung unserer eigenen Patienten gesehen, daß eine Einstellung in einen stark verengten Pfanneneingang zu schweren Nekrosen führen kann (Abb. 16.3, 28.11, 28.12) und nur dann vertragen wird, wenn der Limbus von vornherein locker ist und sich verlagern kann (Tönnis 1979b; Tönnis et al. 1981a, 1984b).

In Kap. 15.7 wurde die Indikation zu verschiedenen Einrenkungsverfahren aufgrund arthrographischer Befunde bereits besprochen. Eine sofortige operative Reposition erscheint uns sicherer als eine konservative, wenn die Risikofaktoren für eine Nekrose stark ausgeprägt sind (vgl. 16.4.1). Ein geübtes und schonendes Vorgehen ist dabei selbverständlich Voraussetzung.

22.3 Operationstechnik bei Kleinkindern

Wie unter 21.2 schon ausgeführt, wurden früher im wesentlichen seitliche Schnitte als Zugang zum Hüftgelenk verwandt nach Lorenz (1892), Lexer (1916), Putti u. Zanoli (1931), Zahradnicec (1934) u. a. Dabei muß entweder der Trochanter abgeschlagen oder der Sehnenansatz des M. glutaeus medius abgetrennt werden. Über ein entsprechendes Vorgehen haben in den letzten Jahren nur noch Matzen et al. (1974) berichtet. Marquart (1970) ist vom Zugang nach Putti auf einen Leistenschnitt übergegangen. Viele Autoren verwenden den Sprengel-Smith-Petersen-Schnitt. Auch der Zugang nach Watson-Jones (1936) wird teilweise benutzt, weil er zur intertrochantären Osteotomie nur verlängert zu werden braucht.

Eine größere Anhängerschaft hat inzwischen das Verfahren von Ludloff gefunden (Chiari 1957; Salzer u. Zuckriegl 1964, 1967; Dörr 1968; Mau et al. 1971; Ferguson 1973; Fengler u. Tomaschewski 1976; Edelmann 1975; Jaster u. Mathes 1976; Machacek u. Salzer 1977; Tsuchiya u. Yamada 1978; Coleman 1978; Weinstein u. Ponseti 1979; Staheli 1982). Viele Autoren wenden es für Kleinkinder im 1. und einige auch noch im 2. Lebensjahr an und gehen dann auf den Smith-Petersen-Schnitt über.

Den Zugang von der Leiste her haben Salter (1961), Marquart (1970), Jäger et al. (1972), Keyl u. Rosemeyer (1972) sowie Tönnis (1976, 1978) vorgeschlagen.

In den übrigen Einzelheiten der Operation gibt es nur wenige Meinungsverschiedenheiten. Als das wesentliche Repositionshindernis wird die über der Hüftpfanne flach gespannte Kapsel und bei älteren Kindern auch ein verengter Kapselschlauch angesehen.

Fast alle Autoren sind sich einig, daß der untere Limbus und das Lig. transversum häufig eine tiefe Einstellung verhindern. Lediglich in der Frage, ob der obere, äußere Limbus reseziert werden müsse oder nur auszukrempeln und zu glätten sei, gehen die Meinungen auseinander. Die völlige Resektion könnte eine Instabilität oder Wachstumsstörungen hinterlassen. Somerville u. Scott (1957), Mitchell (1972), Matzen et al. (1974), Lloyd-Roberts (1978) sowie Somerville (1982) halten die Exzision oder Verkleinerung meist für erforderlich, Scaglietti u. Calandriello (1962) nur dann, wenn der Limbus mit einer gedoppelten Kapselfalte verbunden ist.

Die Mehrzahl der Autoren in Amerika (Coleman 1978) und auch im deutschsprachigen Raum sehen aber keine Notwendigkeit, den Limbus routi-

nemäßig zu entfernen, da sich die Reposition bei Diszision der Kapsel, des Lig. transversum und der Psoassehne fast immer erreichen läßt (Immenkamp et al. 1977; Tönnis et al. 1978, 1982). Für diesen Widerspruch glauben wir eine Erklärung gefunden zu haben. Auch wir waren bisher der Ansicht, daß ein leichtes Glätten des Limbus genügt und stärkere Exzisionen nicht erforderlich sind. Bei einem Kind mit relativ kurzem Schenkelhals und sehr wulstigem Limbus und Pfannenrand fiel uns aber auf, daß der Kopf nicht tief genug in die Pfanne trat, weil sich Limbus und Pfannenrand blockierend vor die verdickte seitliche Kapsel und den Trochanter major legten. In diesem Fall mußte der seitliche Limbus verschmälert und ein Teil der Kapsel entfernt werden, um ein tieferes Eintreten des Kopfes in die Hüftpfanne zu ermöglichen. Vielleicht ist dieser Befund doch häufiger und bildet die Ursache mancher ungenügenden Hüftkopfeinstellung, die den medialen Pfannenboden nicht exakt erreicht. Ein routinemäßiges Entfernen des Limbus ist nach unserer Erfahrung nicht angezeigt, es gibt aber, wie diese Ausführungen zeigen, doch Einzelfälle, in denen zumindest eine Verschmälerung des Limbus mit Resektion überschüssigen seitlichen Kapselgewebes erst die ausreichend tiefe Hüfteinstellung sichert.
Der Frage, ob das Lig. capitis femoris bei der Operation exzidiert werden darf, sind Schneider u. Thull-Emden (1971) durch genaue Beobachtung von 34 Hüftgelenken nachgegangen. Trotz Entfernung des Bandes traten keine damit in Zusammenhang zu bringenden Nekrosen auf. Bei 34 Operationen war in 2 Fällen kein Lig. capitis femoris mehr vorhanden; 9mal fehlten die Arterien im histologischen Querschnitt. Bei den übrigen Präparaten kamen bis zu 13 Arterien im Querschnitt vor. Hierzu ist zu erläutern, daß Arterien hauptsächlich dann fehlen, wenn es sich um hohe und ältere Luxationen handelt, während Kleinkinder sie noch eher aufweisen. Lorenz (1920) stellte fest, daß das Lig. capitis femoris schon im Alter von 3 Jahren bei Luxationshüften in 50% der Fälle fehlte und dieser Prozentsatz sich später noch erhöhte. Diese Zahlen lassen sich heute wohl nicht mehr in dieser Höhe bestätigen; sie wurden sicher durch die damals noch sehr traumatische Vorbehandlung bedingt.

22.4 Ergebnisse der operativen Hüfteinstellung bei Kleinkindern

Eine Ergebnisanalyse muß vor allem folgende Faktoren berücksichtigen: die Prozentsätze der Hüftkopfnekrosen, der Gelenkkontrakturen, der Reluxationen, der normalen oder pathologischen Gelenkentwicklung und der eventuell danach folgenden Arthrose.
Die Angaben verschiedener Autoren über die Häufigkeit der Hüftkopfnekrose nach offener Hüfteinstellung schwanken zwischen 29 und 0,93%. Hierbei sind verschiedene Tatsachen zu berücksichtigen. Frühere Autoren haben Nekrosen, die durch die vorhergehende Behandlung bedingt waren, meist nicht abgegrenzt. Im Grunde läßt sich auch nicht sicher sagen, ob eine vorhergehende Behandlung dafür verantwortlich war oder die Operation, wenn der Eingriff kurze Zeit nach einer vergeblichen Einrenkungsbehandlung stattfand. Vielleicht sind auch umgekehrt zuviele Nekrosen auf die Vorbehandlung zurückgeführt worden, so daß der Prozentsatz dadurch niedriger erscheint. Die Untersuchung des AKH (Tönnis et al. 1978, 1982) hat deshalb den Verlauf bei 730 konservativ nicht vorbehandelten Hüftgelenken analysiert. Dabei stellte sich heraus, daß die Nekrosehäufigkeit von mehreren Faktoren bestimmt wird. Die Operation nach Ludloff ging gegenüber dem ventrolateralen und dem Leistenzugang mit einer erhöhten Nekroserate einher. Allerdings war die Zahl der nach Ludloff operierten Gelenke für den Vergleich relativ klein. Zu einem ähnlichen Ergebnis kamen aber auch Immenkamp (1978) mit 38% Nekrosen sowie Kalamchi et al. (1982) mit 67% – allerdings bei vergeblicher konservativer Vorbehandlung. Ferner zeigte sich in der Sammelstatistik des AKH, daß bei Zusatzeingriffen höhere Nekroseraten entstehen. Bei operativer Einstellung ohne Zusatzeingriff betrug der Prozentsatz 8,4, bei gleichzeitigem Pfanneneingriff 10,3 und bei gleichzeitiger intertrochantärer Osteotomie – eventuell kombiniert mit Pfannendacheingriff – 22,2. Die Häufigkeit von Nekrosen bei gleichzeitiger Varisierungs- und Detorsionsosteotomie hat auch Marquart (1970) mit 30% beziffert gegenüber 7,3% ohne Zusatzeingriff. Andere Autoren gaben geringere Prozentsätze an: Bedrina (1968) 13,4%, Keyl u. Rosemeyer (1972) 12%, Matzen et al. (1974) 13%. Trotzdem findet man auch heute noch oft die Meinung, daß eine Kombination mehrerer Eingriffe in einer Sitzung ungefährlich sei (Dega 1964; Matzen u. Matthäi 1964; Ashley et al. 1972; Baryluk 1974; Izadpanah 1975; Klisic u. Jankovic 1976; Monticelli

1976; Herold u. Daniel 1979). Warnend haben sich bisher nur wenige ausgesprochen (Scaglietti u. Calandriello 1962; Keyl u. Rosemeyer 1972; Marquart 1970; Immenkamp et al. 1977; Tönnis et al. 1978, 1982).
Der Prozentsatz von Reluxationen wurde seltener erwähnt. Scaglietti u. Calandriello (1962) gaben 1,7% voll ausgeprägte Reluxationen und 15,7% Subluxationen an, Immenkamp (1978) bei Zugang nach Smith-Petersen 3,3%, bei Zugang nach Ludloff 11%, also wesentlich mehr.
Meistens wird eine ausführliche Gelenkbeurteilung mitgeteilt. Sie wurde früher in Deutschland nach dem Schema von Lindemann (1950) durchgeführt, heute genauer nach Winkelangaben und Einteilungsgraden (Fischer et al. 1974, Yamaguchi u. Izumida 1976; Immenkamp 1978, 1981; Browne 1979; Gekeler 1981 a; Stegelmann u. Tönnis 1984). Hier Vergleiche zu ziehen, ist aber nicht sinnvoll. Yamaguchi u. Izumida (1976) haben darauf hingewiesen, daß eine spontane Normalisierung der Hüftpfanne nach der operativen Einstellung nur bis zum Alter von etwa 18 Monaten erfolgt. Diesen Zeitpuntk fanden auch Coleman (1978) und wir für die Besserung stark pathologischer Pfannendachwinkel nach konservativer Einstellung (Abb. 20.2). In der Folgezeit müssen Pfannendacheingriffe und in Einzelfällen Detorsions-Varisierungs-Osteotomien hinzugenommen werden, um eine volle Normalisierung des Pfannendachs zu erreichen. Bei geringgradigen Abweichungen kann aber über weitere Wachstumsjahre eine spontane Normalisierung erfolgen (Ischii u. Ponseti 1978, Lindstrom et al. 1979; Lenz et al. 1981). Vergleicht man daher die Aussagen verschiedener Autoren über die Form des Pfannendachs und den weiteren Verlauf nach der Operation, so müßte eigentlich automatisch davon ausgegangen werden, daß alle Möglichkeiten der Rekonstruktion des Gelenks bei Kindern nach dem Alter von 18 Monaten ausgenutzt wurden. Viele Berichte beziehen sich aber noch auf Kinder, die in Zeiten behandelt wurden, in denen von den heutigen Operationsverfahren nicht in gleichem Maße Gebrauch gemacht wurde. Deshalb werden erst die Ergebniszahlen von Kindern aus den letzten 10 Jahren interessant sein (vgl. Tab. 17.4–17.6, wo auch die operativen Einstellungen miterwähnt werden, und Tabelle 26.5).

22.5 Hüfteinstellungen bei älteren Kindern

Unbehandelte Hüftluxationen bei älteren Kindern sind heute seltener geworden. Aus medizinisch weniger intensiv versorgten Gegenden Europas kommen aber immer noch Kinder zu uns, bei denen Hüftluxationen unbehandelt blieben. So stellt sich heute noch die Frage, bis zu welchem Alter eine operative Hüfteinstellung mit ausreichend gutem Ergebnis durchgeführt werden kann. Die Behandlung dieses Problems muß nach Einführung der Hüfttotalplastik unter neuen Gesichtspunkten durchgeführt werden. Es wird in den nächsten Jahrzehnten vielleicht doch dauerhafte Modelle für Hüfttotalplastiken geben, die mit guter Aussicht auch bei jüngeren Menschen einzusetzen sind. Das Problem der operativen Versorgung dieser Patienten liegt in der Schwierigkeit der Pfannenverankerung bei hohen Hüftluxationen. Wird die Pfanne vom Beckenknochen nicht ausreichend umfaßt, kann sie sich frühzeitig lockern. Charnley (zit. nach Browne 1979) sagte deshalb auch mit Nachdruck, daß die Zukunft der unbehandelten hohen Hüftluxation nicht in der Totalplastik liegt. Es müßten bessere Voraussetzungen für die Pfannenverankerung geschaffen werden. Heute wird deshalb vorgeschlagen, einen breiteren Pfannenboden durch seitliche Anlagerung von Knochen (Merle d'Aubigne 1952; Andrian-Werburg 1976; Harris u. Crothers 1976; Miagi u. Hieda 1977; Huggler u. Schreiber 1978; Griss et al. 1978) oder Schwenkung der Sekundärpfanne mit Hilfe der Dreifachosteotomie (Tönnis 1979 c); Tönnis et al. 1981 b, c) zu schaffen (vgl. 26.8). Dennoch sollte die naheliegendste Möglichkeit in Betracht gezogen werden, das Dach der Primärpfanne durch die Hüfteinstellung wieder zum Wachstum zu bringen.
Zwei Techniken werden dafür auch heute noch vorgeschlagen, die Einstellung nach Codivilla und Colonna mit Ausfräsung des Hüftgelenks und Kapselplastik, teilweise kombiniert mit Verkürzungsosteotomie, und die offene Einstellung ohne größere andere Maßnahmen im Pfanneninneren, lediglich unterstützt durch Verkürzungsosteotomie.
Heutige Verfechter der Codivilla-Colonna-Plastik sind Lagrange et al. (1973), Bak u. Farkas (1975), Coleman (1976, 1978) und A. Raimann in Chile (persönl. Mitteilg.). Zurückhaltend aufgrund ihrer Nachuntersuchungsergebnisse äußern sich Ritter u. Wilson (1968), Chung et al. (1971), die das Krankengut von Colonna nachuntersuchten, sowie Schulitz u. Griss (1976) und Dega (1981). In Tabelle 22.1 werden die Ergebnisse der Codivilla-Colonna-Plastik denen der alleinigen Verkürzungsosteotomie gegenübergestellt. Es ist dabei zu berücksichtigen, daß die Auswertungsverfahren der Autoren von verschiedenen Punktsyste-

men ausgingen und die Ergebnisse nicht streng zu vergleichen sind. Klinische und röntgenologische Auswertung wurden im allgemeinen getrennt, im Ergebnis aber zusammengefaßt. Die Zahlen für völlig ungenügende Hüftgelenke (schlecht) schwanken zwischen 3 und 40%. Sie liegen am häufigsten zwischen 20 und 30%. Sehr gute bis gute Ergebnisse liegen zwischen 20 und 70% und am häufigsten zwischen etwa 30 und 50%. Die Ergebnisse der Einstellung nach Vorextension und Verkürzungsosteotomie erscheinen etwas günstiger als die der Colonna-Plastik.

Auf einen Widerspruch muß hier besonders hingewiesen werden. Die meisten Autoren sagen, daß die Colonna-Plastik ihre besten Ergebnisse in jüngeren Jahren habe. So gibt Kaiser (1958) beispielsweise das 3.–6. Lebensjahr als das beste Alter für die Einstellung doppelseitiger Verrenkungen und das 3.–8. Lebensjahr für einseitige Verrenkungen an, oberste Grenze sei das zehnte. Colonna selbst schreibt in seiner letzten Arbeit 1965, daß sich die Operation bei einseitiger Hüftluxation im Alter von 3–8 Jahren empfiehlt, bilaterale Verrenkungen seien ein Problem, da die Ergebnisse weniger zufriedenstellten. In ähnlicher Weise verwandten auch andere Autoren die Plastik vor allem in jüngeren Jahren, wie Tabelle 22.1 zeigt. Gerade in den Jahren bis etwa zum 7.–8. Lebensjahr findet man aber oft noch ausreichend guten Knorpel für eine Hüfteinstellung ohne Kapselinterposition. Colonna-Plastiken erscheinen uns daher in jüngeren Jahren nicht angezeigt. Das Pfannendach kann auch durch anschließende Azetabuloplastiken oder Beckenosteotomien verbessert werden und muß nicht künstlich vertieft werden. Es ist sogar sehr viel gefährlicher, in jüngeren Jahren Schädigungen der Y-Fuge und der wachsenden Anteile der Pfanne durch Ausfräsen hervorzurufen. Dega (1980) beobachtete, daß diese Pfannen klein bleiben. Deshalb befürwortet Coleman (1978) die Colonna-Plastik bei Patienten über 6–7 Jahre, und Raimann (persönliche Mitteilung) verwendet sie vorwiegend bei älteren Jugendlichen und sogar jungen Erwachsenen. Beide Autoren sind sich darüber im klaren, daß später eines Tages Totalprothesen erforderlich werden.

22.6 Heutige Indikation zur verspäteten Hüfteinstellung

Im Hinblick auf die vielen Faktoren, die bei der Indikation zu einer verspäteten operativen Hüfteinstellung zu berücksichtigen sind, erscheint es schwierig, eine von allen Seiten anerkannte Richtlinie aufzustellen. Die Colonna-Plastik wird heute mehr als ein historischer Eingriff angesehen und erscheint nur bei sehr zurückgebildeten Pfannen und einseitigen Luxationen älterer Kinder angezeigt. Das Ausfräsen der Pfanne und die Überdekkung nur mit Kapselüberzug liefern zwar Voraussetzungen für eine spätere Totalplastik, verursachen aber oft auch sofortige Einsteifungen, die die übrigen Gelenke, vor allem das Kniegelenk, im Wachstumsalter beeinträchtigen.

Für eine verspätete Hüfteinstellung mit Verkürzungsosteotomie erscheinen die Pfannen geeignet, die noch eine gewisse Rundung und Tiefe aufweisen und durch eine zusätzliche oder spätere Pfannendachoperation auf ausreichend normale Werte zu bringen sind. Die Hüfteinstellung kann nach intensiver Vorextension, Adduktorentenotomie und eventuell auch operativer Muskelentspannung (Arzimanoglu 1976; Arcq 1978) vorgenommen werden. Ausgiebige Verkürzungsosteotomien entsprechend der Höhe der Luxation sind aber wohl das Sicherste, wenn der Hüftkopf nach der Einstellung keinem überhöhten Druck ausgesetzt werden soll. Längere Extensionen verstärken nur die Inaktivitätsatrophie des Knochens. Der Beginn der Übungsbehandlung sollte durch Aufsitzen im geschalten Becken-Bein-Gipsverband so früh wie möglich erfolgen, Dega (1970) beginnt nach 3 Wochen.

Aufgrund der Untersuchungsergebnisse des AKH führen wir intertrochantäre Osteotomien nicht gleichzeitig aus. Eine Detorsion kann auch bei der Verkürzungsosteotomie erfolgen, die wir im proximalen Femur, nicht intertrochantär vornehmen. Sofortige Pfannendacheingriffe werden durchgeführt, wenn sich damit eine frühe Übungsbehandlung ermöglichen und eine Reluxation vermeiden läßt.

Bei doppelseitigen Verrenkungen älterer Kinder sollte zunächst das Ergebnis einer Seite abgewartet werden, um doppelseitige Kontrakturen und Einsteifungen zu vermeiden. Bei gutem Ergebnis kann dann auch die zweite Seite eingestellt werden.

Die Indikation wird durch die Form des Pfannendachs und des Hüftkopfes begrenzt. Ist die Hüftpfanne völlig zurückgebildet und flach, so ist weder ein ausreichender Knorpel zu erwarten noch eine genügende Wiederherstellung der Pfannenform.

Eine Alternative bei schmerzhaften, älteren Luxationshüften bietet auch heute noch die subtrochantäre Angulationsosteotomie (Abstützungsosteotomie), wenn man nicht auf eine sehr

Tabelle 22.1. Ergebnisse der Operation nach Colonna und verschiedener Verkürzungsosteotomien bei operativer Hüfteinstellung

Autoren	Alter der Patienten (Jahre)	Technik der Operation	n	Beobachtungszeit (Jahre)	Ergebnisse				
					Sehr gut	Gut	Genügend	Mäßig	Schlecht
Francillon (1960)		Colonna	31			77,4%			22,6
McKenzie et al. (1960)	6 –13	Colonna	28			18		71	11
Dega (1970)	3 –15 bis 5 6 – 7 8 –15	Zahradnicek-Dega (unbedeckter Femurkopf) subtrochantäre Verkürzungsosteotomie und evtl. Pfannendachplastik	100	9–22		59 70 46 20	30		11
		Colonna-Dega (Colonna mit Verkürzungsosteotomie)	510 bei Kindern über 7 Jahre 3mal so häufig wie bei Kindern unter 5	6–15					29% Nekrosen
Jaros (1970)		Zahradnicek, Colonna mit und ohne Verkürzungsosteotomie				30	30		40
Koch (1970)		Colonna	31	bis 8		33	33		33
Naghachan (1973)	4 – 8	Colonna	24	9–17		40		60	
Fischer et al. (1974)	3 –14	Zahradnicek-Dega	50			40	18	20	22
Bak u. Farkas (1975)	1 –13	Colonna	98			29	22	22	27
Klisic u. Jancovic (1976)	5 –15	Subtrochantäre Verkürzungsosteotomie	60	5– 9	3	60		30	7
Schulitz u. Griss (1976)	3 – 9	Colonna	28	5–15	(Röntgenologisch)	30		37	30
Browne (1979)	5 –15	Subtrochantäre Verkürzungsosteotomie	18	4,7 (Durchschnitt)	11	22		28	39
Herold u. Daniel (1979)	6 –12	Subtrochantäre Verkürzungsosteotomie	32	2– 9	50	31		16	3
Meystre (1979)	2,8–10,5	Colonna	12	10–17,6		50		25	25

frühzeitige Versorgung mit einer Totalprothese hinauswill. Dega (1970) machte aber darauf aufmerksam, daß sich die Angulation im Wachstumsalter ausgleicht und X-Beine entstehen. Diese Osteotomien dürfen deshalb erst nach Wachstumsabschluß vorgenommen werden und sollten auch dicht unterhalb des Trochanter minor erfolgen und die Achsenstellung des Kniegelenks berücksichtigen. Sie führen aber dann häufig zu einer weitgehenden Linderung von Beschwerden und zu einem ausreichenden Gangbild.

Literatur s. S. 443.

Kapitel 23

Femurosteotomien als gelenkverbessernde Maßnahmen

23.1 Die verschiedenen Formen der Femurosteotomie

Die bei Hüftdysplasie auftretenden Fehlstellungen des Femurs werden in folgenden Bereichen korrigiert:
- intertrochantäre Osteotomien,
- subtrochantäre Osteotomien,
- Trochanterversetzungen.

Zervikale Osteotomien, wie sie bei Epiphysiolysis capitis femoris vorgenommen wurden, sind hier ohne Bedeutung.
Umstellungen des Schenkelhalses sind in folgenden Ebenen möglich (Abb. 23.1):

a) varisierende (Adduktions)Osteotomien b) valgisierende (Abduktions)Osteotomien c) Beugeosteotomien d) Streckosteotomien	Abwinkelungsosteotomien
e) Detorsionsosteotomien	Rotationsosteotomie
f) Unterstellungsosteotomie (Medialisierung)	Verschiebeosteotomie

Nach dem Befund des Hüftgelenks sind folgende Unterteilungen zu treffen:
- Vorbeugende Osteotomien bei Fehlen einer Arthrose,
- Osteotomien bei bereits eingetretener Arthrose.

Zur *Indikation dieser Maßnahmen* sollen hier zuerst nur grundsätzliche Ausführungen gemacht werden. Da die Fehlform eines Gelenks und vor allem eines statisch belasteten Gelenks im Laufe der Zeit Verschleiß nach sich zieht, geht es darum, von einem bestimmten Grad der Veränderungen ab vorbeugende Maßnahmen zu ergreifen.
Beurteilt werden sollte nicht das Pfannendach oder der Femur allein, sondern die Kopf-Pfannen-Beziehung. Der Hüftkopf soll in seinem tragenden kranialen Anteil von einem Pfannendach mit nur geringem Neigungswinkel voll überdacht sein.
Die Kopfepiphysenfuge stellt sich im allgemeinen senkrecht zur resultierenden Druckkraft ein. Sie weist dabei eine leichte Neigung zum Pfannenzentrum von etwa 15° gegenüber der Horizontalen auf (vgl. 9.10). Fehlstellungen des Schenkelhalses erlangen erst dann Bedeutung, wenn sie zur Subluxation des Gelenks führen: nach lateral, wenn es sich um eine extreme Coxa valga handelt, oder nach ventral, wenn eine hochgradige Antetorsion vorliegt. Durch die Varisierungsosteotomie läßt sich der Femurkopf in solchen Fällen der Pfanne mehr unterstellen. Durch die Detorsionsosteotomie kann außerdem ein nach ventral abweichender Hüftkopf mehr in die Pfanne zurückgedreht werden.
Die Detorsions-Varisierungs-Osteotomie (DVO) im Kindesalter hatte darüber hinaus auch deshalb jahrelang Bedeutung, weil man annahm, daß ein stärker in das Pfannenzentrum gerichteter Schenkelhals zu einer Besserung der Pfannendysplasie führe. Diese Hoffnung hat sich – wie später gezeigt wird – leider nicht ausreichend erfüllt.
Bei bereits eingetretener Arthrose kann das Gelenk nur in manchen Fällen durch Varisierungs- oder Valgisierungsoperationen statisch-mechanisch verbessert werden. Bei den übrigen Patienten lassen sich durch intertrochantäre Osteotomien aber Kontrakturstellungen beseitigen, beispielsweise Außenrotations- und Adduktionsfehlstellungen des Beins, aber auch zu starke Beugestellungen oder in seltenen Fällen Abduktionskontrakturen. Diese Operationen führen oft zu weitgehender Schmerzbefreiung. Hierbei spielen nicht nur statisch-mechanische Faktoren eine Rolle, sondern sicherlich auch biologische wie die Herabsetzung des Knocheninnendruckes und die Beseitigung einer venösen Stase (Goldie et al. 1973; Tillmann 1976, 1977). Wir sprechen auch von *Reizosteotomie* (Steinhäuser 1965 a, b), wenn durch eine Osteotomie nicht die Stellung verän-

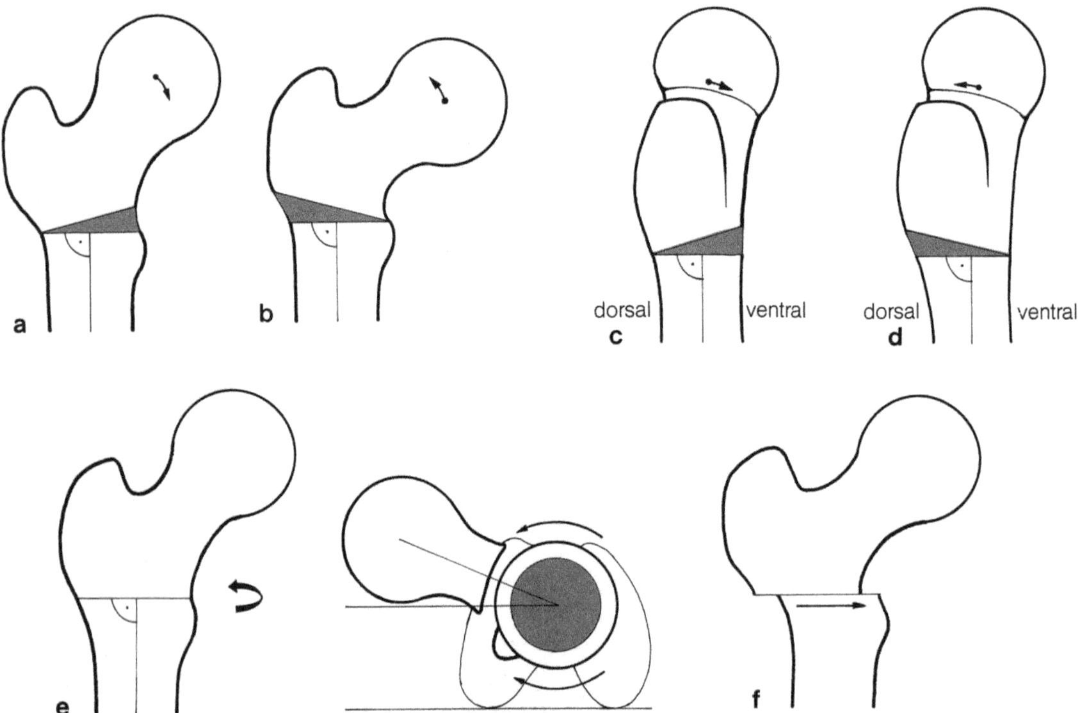

Abb. 23.1 a–f. Überblick über die verschiedenen intertrochantären Femurosteotomien. **a** Varisierungsosteotomie durch Keilentnahme mit medialer Basis. **b** Aufrichtungsosteotomie durch Keilentnahme mit lateraler Basis. **c** Beugeosteotomie durch Keilentnahme mit ventraler Basis. **d** Überstreckungsosteotomie durch Keilentnahme mit dorsaler Basis. **e** Schema der intertrochantären Rotationsosteotomie. Bei festgehaltenem Antetorsionswinkel vermehrt die Innenrotation des Femurs die Antetorsion, während die Außenrotation sie verringert. **f** Unterstellungs- bzw. Medialisierungsosteotomie

dert wird, sondern nur die biologische Auswirkung einer Osteotomie angestrebt wird.

23.2 Technik der intertrochantären Detorsions-Varisierungs-Osteotomie im Kindesalter

Umstellungen des Femurs sollten intertrochantär erfolgen und nicht subtrochantär, wie dies manchmal noch in der Literatur angegeben wird. Nur bei der intertrochantären Osteotomie läßt sich der Femurschaft genügend medialisieren (unterstellen). Erfolgt dies nicht in ausreichendem Maße, kommt es zu einer Varusform des Femurs, zur Varusbelastung des Kniegelenks und zu Wachstumsverschiebungen der Hüftkopfepiphyse in die Kopf-im-Nackenlage. Außerdem wird der Trochanter minor bei der subtrochantären Detorsion vermehrt nach dorsal gedreht.

23.2.1 Vorbereitungen zur Operation

Für das Berechnen des Winkels der Umstellung und der Detorsion sind *Röntgenaufnahmen* in exakter Lagerung unbedingte Voraussetzung.

a) Beckenübersicht in Mittelstellung (Rippstein-I-Aufnahme). Das Becken soll gerade gelagert sein, ohne Seitdrehung oder extreme Kippung oder Aufrichtung (vgl. 9.1.1). Die Kniegelenke sollen aneinanderliegen und die Kniescheiben genau nach vorn zeigen. Die zuverlässigste Lagerung der Kniegelenke ist gegeben, wenn die Unterschenkel über die Tischkante senkrecht herabhängen. Das Becken ist aber dann meistens zu stark gekippt. Wir bevorzugen deshalb das genaue Lagern der Kniegelenke in Streckstellung. Jede Außenrotation würde eine Coxa valga oder verstärkte Antetorsion vortäuschen.

b) Röntgenkontrolle der Antetorsion (Rippstein-II-Aufnahme). Die Technik dieser Aufnahme wird unter 9.2.2 a) besprochen. Auch wenn die Zuverlässigkeit dieser Aufnahme und die Genauigkeit ihrer Lagerung immer wieder angezweifelt werden, kann auf die Kontrolle der zweiten räumlichen Ebene nicht verzichtet werden. Das Röntgenpersonal muß in der Lagerungstechnik genau unterwiesen werden und gründlich arbeiten, um Fehlprojektionen, die hier besonders häufig auftreten, zu vermeiden.

c) Abduktions-Innenrotations-Aufnahme. Eine Varisierungsosteotomie – ebenso wie eine Pfannendachoperation – darf nur dann durchgeführt werden, wenn sichergestellt ist, daß sich der Hüftkopf tief in die Pfanne einstellt und kein Interpositum vorhanden ist. Anderenfalls müßte eine operative Hüfteinstellung vorausgehen. Bei Hüftgelenken mit extremer Coxa valga und Antetorsion ist oft eine starke Lateralisation und Subluxation erkennbar. Hier zeigt die Beckenübersicht bei Abduktion beider Beine um 30° und Innenrotation bis zum leicht federnden Anschlag, ob eine gute Einstellung gewährleistet ist. Wenn Zweifel bestehen, ist zusätzlich eine Arthrographie durchzuführen (Abb. 9.11 a, b). Da bei der Abduktions-Innenrotations-Aufnahme die Antetorsion nahezu ausgeglichen ist, kann der reelle Schenkelhalswinkel auch direkt gemessen werden. Üblich ist dies durch Umrechnung mit Hilfe der Rippstein-Tabellen. Danach kann das Ausmaß der Varisierung festgelegt werden.

d) Aufnahmen in Adduktion für Aufrichtungsosteotomien. Bei Hüftgelenken mit Coxa vara sollte eine Aufnahme in maximaler Adduktion des Beins erfolgen (Abb. 28.48 c). Das Bein, das geröntgt werden soll, wird unter das andere Bein geschoben. Danach lassen sich die Stellung des Kopfes zur Pfanne und das Ausmaß der Valgisierung beurteilen.

e) Prüfung der Beweglichkeit vor der Operation. Soll varisiert werden, so muß eine ausgiebige Abduktionsmöglichkeit vorhanden sein. Soll valgisiert (aufgerichtet) werden, ist eine ausgiebige Adduktion erforderlich, sonst käme es nach der Operation zur Behinderung der Ab- oder Adduktion oder zu Kontrakturen in umgekehrter Richtung. Ebenso muß für die Detorsion eine ausgiebige Innenrotationsmöglichkeit vorliegen oder entsprechend geübt werden, damit das Bein nach der Operation nicht in die Außenrotationsstellung gerät. Die Ausmaße der Beweglichkeit sind daher sorgfältig zu prüfen und zu berücksichtigen.

23.2.2 Freilegung des Operationsbereichs

Der Zugang erfolgt von lateral durch einen längsverlaufenden Schnitt, der vom Trochanter major ausgeht. Die Faszie wird seitlich und etwas dorsal des Femurschaftes längsgespalten. Die freizulegende intertrochantäre Region ist durch den Ansatz des M. vastus lateralis von kaudal und den Ansatz des M. glutaeus medius von kranial markiert. Meistens überdeckt etwas Fettgewebe die Grenze. An dieser Stelle lösen wir den Ansatz des M. vastus lateralis quer zum Schaft ab und dann an seinem dorsalen Ansatz am Septum intermusculare (Abb. 23.2). Er läßt sich durch Einsetzen von Hohmann-Haken nach medial zurückhalten. Der M. glutaeus medius sollte nicht mobilisiert werden. Auch darf nicht bis zu den Wachstumszonen des Trochanter major präpariert werden, um Durchblutungs- und Wachstumsstörungen in der Folgezeit zu vermeiden. Auch ein Darstellen des Schenkelhalses zur Richtungsorientierung – wie dies zur Vermeidung von Röntgendurchleuchtungen vorgeschlagen worden ist – sollte im Kindesalter unterbleiben. Durchblutungsstörungen des proximalen Femurs mit Kopfnekrosen und Fehlwachstum könnten die Folge sein.

23.2.3 Intertrochantäre Osteotomie

Bei der am häufigsten durchgeführten DVO soll sowohl varisiert als auch detorquiert werden. Für eine Detorsion des Schenkelhalses ist die untere Schnittebene genau quer zum Schaft zu legen, da es sonst bei Drehungen zu unerwünschten Fehlstellungen des Schenkelhalses kommt (Abb. 23.3). Die quere Osteotomie legen wir so dicht wie möglich an den Trochanter minor, kontrollieren sie unter dem Bildwandler und markieren sie als erstes mit dem Meißel. Dann wird die zweite Schnittebene in dem entsprechenden Winkel nach einem Winkelplättchen ebenfalls mit dem Meißel markiert. Die Durchleuchtung mit einem aufgehaltenen Kirschner-Draht soll dann noch einmal überprüfen, ob die obere Schnittebene nicht zu weit in den Schenkelhals hinaufreicht. Dies muß im Hinblick auf Durchblutungsstörungen und Nekrosen unbedingt vermieden werden. Zur Beurteilung und Kontrolle der Antetorsion schießen wir zunächst einen Kirschner-Draht in den Schenkelhals (Abb. 23.4). Er wird in Rippstein-II-Stellung unter dem Bildwandler kontrolliert. Liegt er genau in der Schenkelhalsmitte, so markiert er die reelle Antetorsion. An diesem Draht oder einer Haltezange kann der Schenkel-

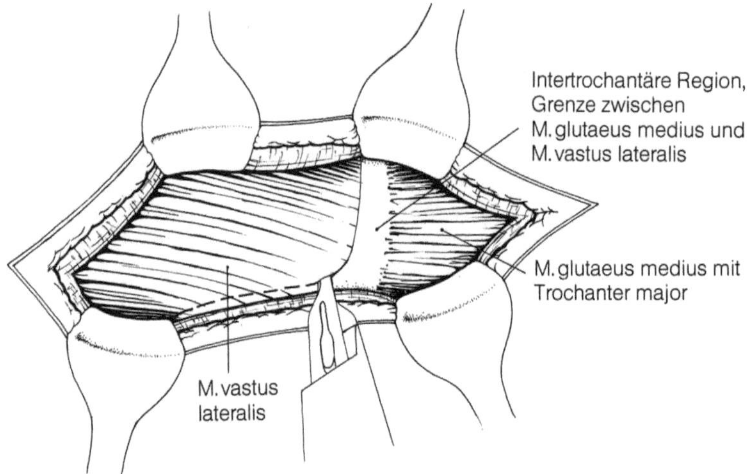

Abb. 23.2. Freilegung zur DVO im Kindesalter. Haut und Faszie sind bereits durchtrennt. Das Bild zeigt die Ablösung des M. vastus lateralis durch einen querverlaufenden Schnitt in der intertrochantären Region, der dann an der Rückseite des Muskels in Längsrichtung verläuft. Die Fasern werden an ihrem dorsalen Ansatz abgelöst und später wieder vernäht

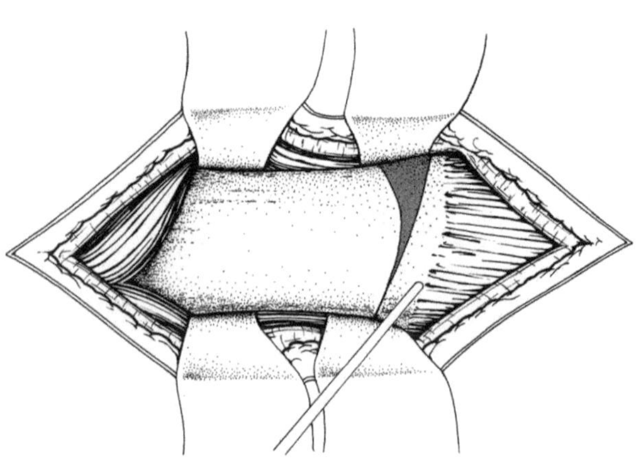

Abb. 23.3. Sicht auf die ventrolaterale Femurseite: Der M. vastus lateralis ist hier von Hohmann-Haken medial zurückgehalten. Ein Varisierungskeil mit medialer Basis ist in der intertrochantären Region mit Hilfe eines Winkelplättchens markiert und wird mit der oszillierenden Säge entnommen. Die distale Osteotomiefläche muß quer zur Schaftachse verlaufen, um bei Rotationen keine andere Achsenfehlstellung zu erzeugen. Ein Kirschner-Draht ist in den Schenkelhals zur Markierung der Antetorsion eingeschossen und mittels Durchleuchtung in Rippstein-Stellung kontrolliert

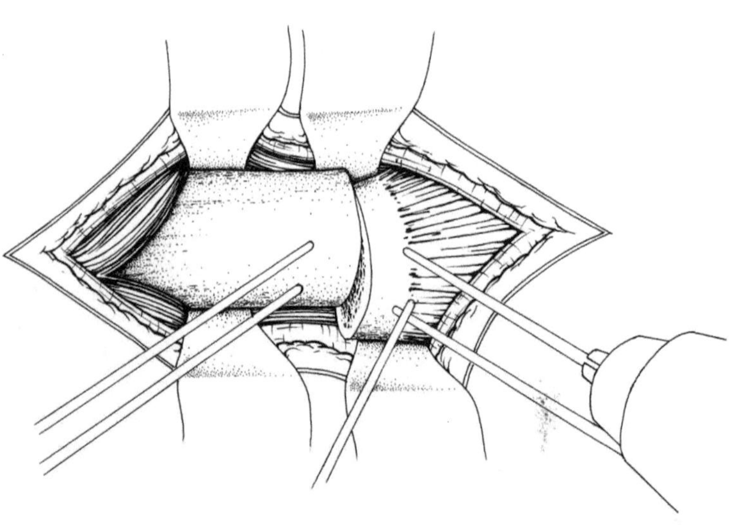

Abb. 23.4. Der Varisierungskeil wurde entnommen, gleichzeitig erfolgte die Detorsion durch Außenrotation des Kniegelenks zur Mittelstellung. Der Markierungsdraht der Antetorsion soll dann noch einen ansteigenden Winkel von 20–25° aufweisen. Das Bild zeigt ferner die Unterstellung des Schaftes in medialer Richtung. Unter Aufstauchung und Halten der Fragmente mit Knochenfaßzangen werden 4 gekreuzte Kirschner-Drähte zur Fixierung der Fragmente eingeschossen und subkutan abgekniffen. Das Einbohren erfolgt meist durch die Hautschichten, nur manchmal, wie hier, durch die offene Wunde

hals nach der Osteotomie auch in der gewünschten Stellung gehalten werden, bis die Fragmente fixiert sind.

23.2.4 Verschiedene Techniken der Keilentnahme bei Varisierungsosteotomie

Es wurden bisher 3 verschiedene Typen der Keilentnahme empfohlen:

1. nach Pauwels (1950a, b) die Entnahme eines durchgehenden Keils mit medialer Basis;
2. nach Müller (1957) die Entfernung eines Keils mit medialer Basis von der Schaftmitte ab, der nach der Varisierung in den klaffenden lateralen Teil der Osteotomie eingesetzt wird;
3. nach Castaing et al. (1959) wird ein durchgehender Keil mit halbiertem Winkel entnommen und nach Drehung um 180° wieder eingesetzt, so daß der gewünschte Varisierungswinkel entsteht. Damit braucht der Keil nur die Hälfte der Höhe zu haben.

Eine biomechanische Untersuchung dieser Verfahren durch Korkusuz (1974) hat ergeben, daß sich der Gelenkdruck und die Muskelkräfte bei allen 3 Osteotomieformen in gleicher Weise vermindern. Unterschiedlich ist nur die postoperative Beinlänge.

Diese Techniken wurden jedoch für das Erwachsenenalter angegeben. Im Kleinkindalter hat sich die durchgehende Keilentnahme nach Pauwels mit stärkerer Unterstellung des Schafts bewährt. Eine gewisse Verkürzung ist sogar erwünscht wegen der wachstumsanregenden Wirkung der Osteotomie. Eine Abwandlung der Technik Müllers für dieses Alter wurde aber von Wagner (1978) vorgeschlagen. Er entnimmt nur ganz medial einen kurzen Keil, läßt nach der Adduktion des distalen Fragments den lateralen Osteotomiespalt klaffen und schlägt die Branchen seiner Winkelplatte durch die Osteotomiefläche in den Schenkelhals. Damit wird zwar die Verkürzung geringer gehalten, die Osteotomie dürfte aber wenig stabil sein, wenn nach vorausgehenden Immobilisierungen eine Osteoporose hinzukommt.

Wir selbst bevorzugen die Entnahme des durchgehenden Keils nach Pauwels, wobei dieser selbstverständlich sparsam zu entnehmen ist. Das Umsetzen des Keils oder ein teilweises Klaffen des Osteotomiespalts verlängert die Zeit bis zur festen Durchbauung der Osteotomie. Im Kleinkindalter gleichen sich die Beinlängenunterschiede mit der Revalgisierung und Wachstumsanregung weitgehend wieder aus. Im Erwachsenenalter varisieren wir selten mehr als 15°. Damit bleibt die Beinverkürzung gering.

23.2.5 Ausmaß der Varisierung und Detorsion

Die Frage, wie stark zu varisieren und zu detorquieren ist, kann hier nicht in allen Einzelheiten beantwortet und begründet werden, unter 22.9 wird darauf gesondert eingegangen. Seit wir wissen, daß die Varisierungsosteotomie im Kleinkindalter die Hüftdysplasie nicht bessert, sondern teilweise sogar negative Folgen hat, wenden wir sie nur dort an, wo die Schenkelhalsfehlstellung zu einer stärkeren Dezentrierung des Hüftkopfes führt. Dabei sollte sowohl die Varisierung wie die Detorsion nur bis zu mäßig pathologischen Schenkelhals- und Antetorsionswinkeln erfolgen, d.h. zu Schenkelhalswinkeln von 115° im Alter unter 6 Jahren und Antetorsionswerten von 20°–25°.

23.2.6 Ausmaß der Unterstellung bei der Varisierungsosteotomie

Unter Medialisierung oder Unterstellung des Schaftes versteht man seine Verschiebung zur Körpermitte. Die Varisierung bringt den Schaft um so weiter nach lateral, je stärker sie durchgeführt wird. Damit rückt die Traglinie (mechanische Achse) nach medial, und es kommt zur Fehlbelastung des Kniegelenks. Um eine Verlängerung des Schenkelhalses in horizontaler Richtung zu vermeiden, unterstellen wir den Schaft so weit nach medial, bis seine Schenkelhalslänge – gemessen senkrecht zur Schaftachse – (Abb. 23.5) etwa dem Normalwert dieser Altersstufe entspricht. Dabei überragt der Schaft im Kleinkindalter die proximale Osteotomiefläche um ein Drittel bis zur Hälfte der Schaftbreite, je nach Ausmaß der Varisierung.

Liegt bei dem betroffenen Kind ein O-Bein vor, so muß die Unterstellung stärker durchgeführt werden, liegt ein X-Bein vor, so darf sie nur gering oder überhaupt nicht erfolgen (Abb. 23.6). Die Belastungslinie muß auf ihrem Verlauf von der Hüftkopf- zur Sprunggelenkmitte genau durch die Mitte des Schienbeinkopfes gehen, wenn Fehlbelastung und Arthrose vermieden werden sollen.

23.2.7 Osteosynthese

Bei den intertrochantären Osteotomien im Kindesalter wurden viele verschiedene Techniken der Osteosynthese angewendet:
Marknägel,
Schanz-Schrauben (äußere Fixierung),
Metallklammern,

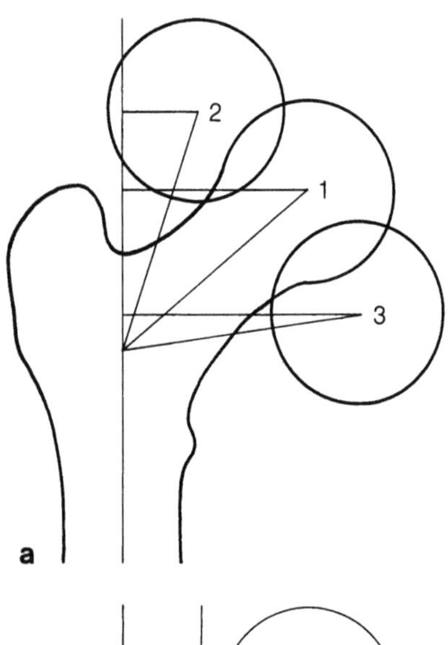

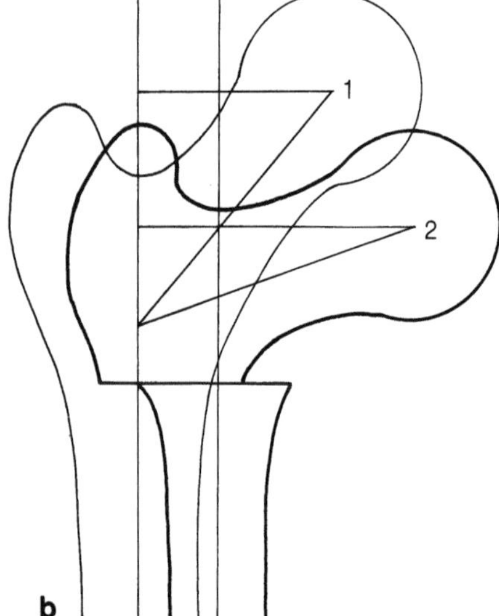

Abb. 23.5 a, b. Verschiedene Stellungen des Schenkelhalses. **a** Die durchgehend gezeichnete Umrißlinie des Schenkelhalses zeigt die Normalstellung *(1)*. Ferner ist ein Hüftkopf mit erhöhtem Schenkelhals-Schaft-Winkel in Coxa-valga-Stellung *(2)* und ein weiterer mit erniedrigtem Schenkelhals-Schaft-Winkel in Coxa-vara-Stellung *(3)* eingezeichnet. **b** Coxa valga *(1)* und daneben ihre Form nach Varisierungsosteotomie und Unterstellung des Schaftes *(2)*. Es ist zu erkennen, daß die Schenkelhalslänge – gemessen in der Senkrechten zur Schaftachse – ohne Unterstellung des Schaftes erheblich verlängert würde. Damit käme es zu einer erheblichen Biegebelastung und Varusform des ganzen Femurs. Daher wird der Schaft soweit unterstellt, bis der Abstand des Hüftkopfmittelpunktes von der Schaftachse dem einer normalen Hüfte (**a**) entspricht

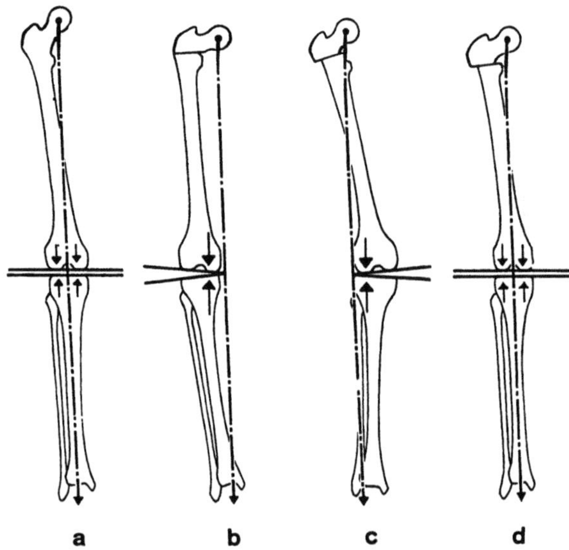

Abb. 23.6 a–d. Mechanische Achse (Traglinie) des Beins bei verschiedenen Stellungen des Schenkelhalses und des Kniegelenks. **a** Normalerweise steht die Kniegelenkachse senkrecht zur Vertikalen und bildet mit der Traglinie einen Winkel von 86°. Die mechanische Achse trifft das Kniegelenk in der Mitte, und beide Kniegelenkanteile werden gleichmäßig belastet. **b** Bei einem Genu varum liegt die Traglinie medial der Kniegelenkmitte. Eine Varisierungsosteotomie würde sie noch weiter nach medial verlagern, wenn nicht gleichzeitig gerade hier eine besonders ausgiebige Unterstellung erfolgte. Damit wird eine Überlastung des tibialen Gelenkanteils vermieden. **c** Wird bei einem Genu valgum während einer intertrochantären Osteotomie eine Medialisierung des Schaftes vorgenommen, so kommt es zu einer Überlastung des fibularen Gelenkanteils. Deshalb ist die Medialisierung bei Genu valgum kontraindiziert, während sie bei Genu varum in verstärktem Maße erforderlich ist. **d** Bei normalen Achsenverhältnissen des Kniegelenks muß die Unterstellung des Schaftes bei einer Varisierungsosteotomie so groß sein, daß die Traglinie des Beins durch die Kniegelenkmitte läuft. Dann sind beide Kniegelenkanteile gleichmäßig belastet

Winkelplatten,
gekreuzte Kirschner-Drähte.

Die Verwendung von Marknägeln, die vom Trochanter her eingeschlagen werden, birgt die Gefahr von Hüftkopfnekrosen und Wachstumsschädigungen der Trochanterepiphyse und sollte unter keinen Umständen mehr erfolgen.
Schanz-Schrauben, die über einen äußeren Spanner die Osteotomie unter Druck setzten, werden von einzelnen Kliniken ebenfalls noch benutzt. Trotz einiger Vorteile bergen sie aber auch die Gefahr der Infektion, der nachträglichen Fragmentverschiebung bei Osteoporose und hinterlassen

Narben und Einziehungen. Sie verletzen außerdem häufiger die Trochanterapophysenfuge und können zu ihrer vorzeitigen Durchbauung führen (Brückl u. Kerschbaumer 1984).
Abgewinkelte Metallklammern wurden von Bekker (1957) und später von Witt u. Mittelmeier (1959) beschrieben. Sie besitzen 2 Branchen für den Schenkelhals und eine Lasche zur Verschraubung seitlich am Schaft.
Spezielle Hüftwinkelplatten für Kinder werden heute ebenfalls von verschiedenen Firmen angeboten. Die Unterstellung ist bei ihnen selbstverständlich ebenso wie bei den Metallklammern vorgegeben, dürfte aber bei stärkeren Varisierungen nicht immer ausreichen. Außerdem ist ein zweiter Eingriff zur Entfernung erforderlich.
Die beste, einfachste und schnellste Methode erscheint uns die Verwendung von 4 gekreuzten Kirschner-Drähten (Abb. 23.4 und 23.7). Die Fragmente werden nach der Osteotomie unter Druck in der gewünschten Stellung gehalten. Das Einschießen gekreuzter Drähte ist rasch vollzogen. Die Osteotomie kann auch gut noch einmal verändert werden, wenn dies erforderlich ist. Die Freilegung ist kleiner als bei Winkelplatten. Die Drähte werden dicht unter der Haut anschließend abgekniffen und können nach Durchbauung der Osteotomie durch die Haut durchgestoßen und gezogen werden. Dazu ist nur eine kurze Narkose und keine erneute Operation erforderlich. Die Stabilität der Osteosynthese ist bei korrekter Lage der Drähte gut.
Die Dauer der Ruhigstellung im Beckengipsverband beträgt bei Kindern unter 8 Jahren im allgemeinen 6 Wochen. Bei älteren Kindern, die etwa 8 Wochen für die Durchbauung der Osteotomie benötigen, empfehlen sich Winkelplatten, um die Dauer der Gipsfixierung etwas zu verkürzen. Hier weisen die Knochen auch eine größere Festigkeit auf, während es bei Kleinkindern gefährlich erscheint, zu früh auf einen Gipsverband zu verzichten.

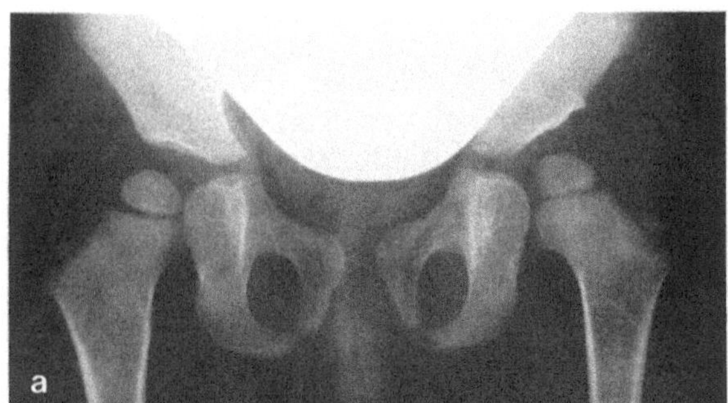

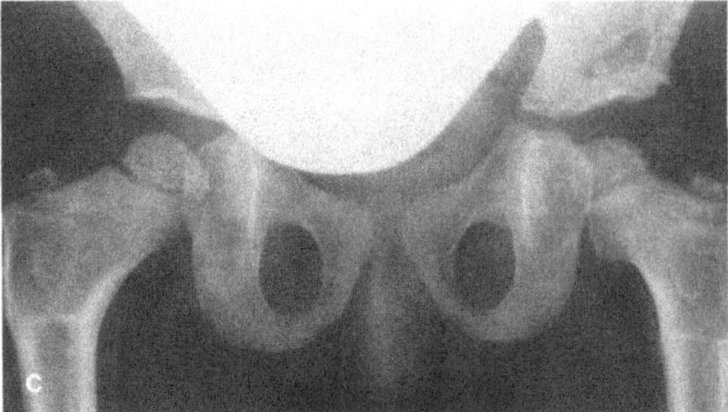

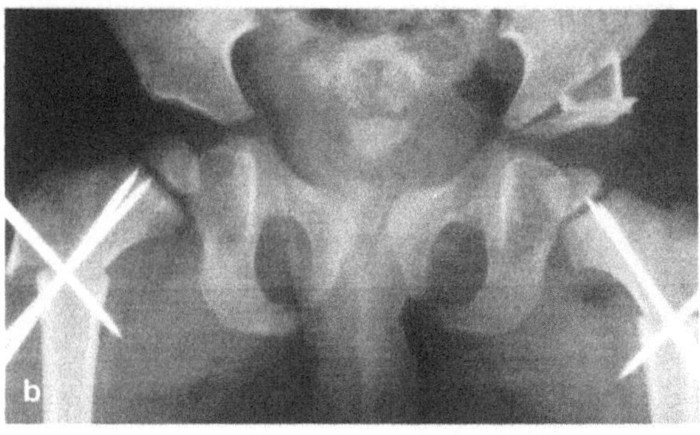

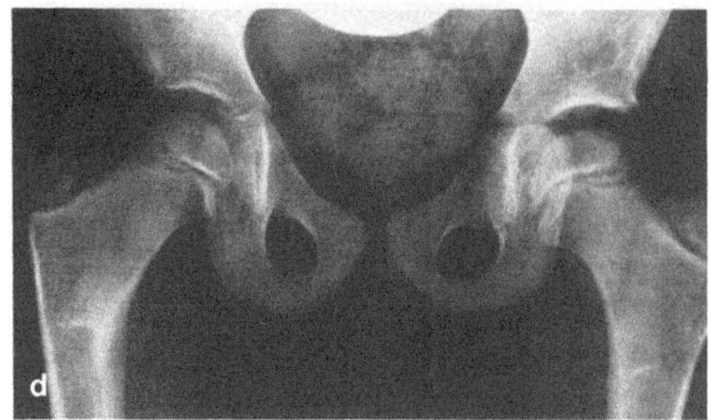

Abb. 23.7 a–d. Röntgenbilder eines 2jährigen Kindes bei dem eine Hüftluxation links und Hüftdysplasie rechts vorlag. **a** Weiterhin Pfannendysplasie links; beiderseits deutliche Lateralisation der Femurköpfe; Tränenfigur noch nicht ausgebildet. **b** Es wurde beiderseits eine DVO vorgenommen, links verbunden mit Azetabuloplastik. Der Varisierungskeil ist als durchgehender Ring entnommen und am Pfannendach eingesetzt. Fixation der Osteotomien mit gekreuzten Kirschner-Drähten. **c, d** 9 Monate nach der Operation **(c)** und im Alter von 4 Jahren, 8 Monaten. Die Einstellung der Hüftköpfe ist gut geblieben. Die Bilder zeigen die langsame Revalgisierung. Der Schenkelhalswinkel ist auf der letzten Aufnahme aber normal, Abstand zwischen Kopf und Pfannenboden jetzt beiderseits regelrecht. Links hat früher wahrscheinlich eine mediale Hüftkopfnekrose oder eine Wachstumsstörung bestanden, die auf **d** abgeheilt ist

23.2.8 Einzelheiten zum Ablauf der Operation und der Nachbehandlung

Nach der bereits beschriebenen Freilegung der intertrochantären Region, nach Markierung des Osteotomiekeils und der Antetorsion wird der Osteotomiekeil unter Schutz von Hohmann-Hebeln mit der oszillierenden Säge entnommen (Abb. 23.3). Wir verwenden ihn, falls erforderlich, zur Azetabuloplastik (Abb. 23.7 b). Dann werden die Fragmente aufeinandergestellt, das Kniegelenk wird umfaßt und genau in Neutralstellung gehalten. Der im Schenkelhals verlaufende Draht soll 20–25° zur Körperlängsachse ansteigen, um dieses Maß an Antetorsion zu belassen (Abb. 23.4). Auf eine ausgiebige Unterstellung je nach Lage der Verhältnisse muß geachtet werden. Läßt die Röntgendurchleuchtung die gewünschte Stellung erkennen, so werden 4 gekreuzte Kirschner-Drähte eingeschossen, 2 vom Trochanter major her, 2 vom Schaft in den Schenkelhals (Abb. 23.4, 23.7 b). Anschließend wird der Befund in Rippstein-II-Stellung (90° Beugung, 20° Abspreizung des Hüftgelenks) durchleuchtet. Ist auch diese Stellung wie gewünscht, so erfolgt Wundverschluß. Anderenfalls können die Drähte rasch wieder gezogen werden, um der Osteotomie eine verbesserte Stellung zu geben.

Zur Vermeidung von Hüftkopfnekrosen nach Varisierungsosteotomie, die sich in der 2. Sammelstatistik des AKH in 3,3% der Fälle fanden, wenn keine operative Einstellung vorausging (Behrens u. Anders 1984), ist darauf zu achten, daß die A. circumflexa, die um die Psoassehne medial am Schenkelhals zieht, nicht verletzt wird. Hohmann-Hebel sollten deshalb streng subperiostal in der intertrochantären Region eingesetzt werden. Außerdem sollte die Osteotomie nicht zu hoch in den Schenkelhals hineingehen.

In dem anschließend angelegten Becken-Bein-Gipsverband sollte das operierte Bein nicht mehr als 20° abgespreizt sein und das Kniegelenk in Neutralstellung stehen, während das Hüftgelenk 20–25° gebeugt wird. Kinder unter 8 Jahren zeigen im allgemeinen in 6 Wochen eine gute Festigung der Osteotomie, ältere nach etwa 8 Wochen. Dann wird der Gipsverband geschalt und Übungsbehandlung eingeleitet. Als Übergang zum Gehen kann ein Schede-Rad gegeben werden, bei dem die Kinder den Boden nur mit den Fußspitzen berühren. Kleine Kinder können zunächst krabbeln, größere an Stockstützen gehen. Volle Festigkeit ist je nach Alter nach insgesamt 8–10 Wochen gegeben, so daß dann Vollbelastung zugelassen werden kann.

23.3 Valgisierungsosteotomie im Kindesalter

Aufrichtungsosteotomien = Valgisierungs- bzw. Abduktionsosteotomien müssen ebenfalls sorgfältig durch entsprechende Röntgenaufnahmen und Bewegungsprüfung geplant werden. Es wird dann ein Keil mit lateraler Basis entnommen (Abb. 28.48 d). Eventuell muß die obere Osteotomiefläche horizontal und die untere (nach Rotation) geneigt nach lateral-distal gelegt werden, damit Kirschner-Drähte oder Winkelplatten genügend Halt im oberen Fragment finden. Eine Unterstellung darf hier nicht stattfinden, falls nicht O-Beine vorliegen. Muß die Aufrichtung sehr stark durchgeführt werden, so kommt es zu Weichteilspannungen oder Bewegungsbehinderung. Es sollte dann gleichzeitig eine leichte Verkürzung vorgenommen werden, 0,5 cm können schon genügen.

23.4 Intertrochantäre Osteotomie im Adoleszenten- und Erwachsenenalter

23.4.1 Gelenkverbessernde, vorbeugende Operationen

Auf die gesamte Problematik der Indikation zu dieser Operation soll erst Kap. 27 eingehen. Zu prüfen ist vor allem die Frage: Schafft eine Varisierung wirklich bessere mechanische Verhältnisse, oder sind Maßnahmen am Pfannendach, die die Überdachung des Kopfes verbreitern und den Neigungswinkel des Pfannendaches herabsetzen, vorzuziehen? Das „Hereindrehen“ des Kopfes in die Pfanne durch die Varisierungsosteotomie ändert oft nur die Fläche der Druckübertragung auf dem Hüftkopf, verbreitert sie aber nicht, da der nach medial-kaudal gedrehte Teil dann nicht mehr belastet wird. Außerdem sollte die Druckübertragung auf die oberste Kuppe der Kopfkalotte erfolgen und nicht auf ihre Randabschnitte, wie das nach einer zu starken Varisierung der Fall sein kann, denn damit wären ebenfalls die Voraussetzungen für eine vorzeitige Arthrose gegeben.

Hier müssen wir auf die Untersuchungen von Rüter (1978) sowie Rüter u. Rudzki (1979) hinweisen. Sie untersuchten die Kontaktflächen normaler Hüftköpfe in verschiedenen Stellungen durch Farbabdrucke. Dabei stellte sich heraus, daß die Kontaktfläche in Neutralstellung 7,6 cm^2 betrug, nach 20° Varisierung aber nur 6,3 cm^2 und nach 15° Valgisierung 7,7 cm^2. Die nach der Varisierung belastete randständige Knorpelfläche des Hüftkopfes war außerdem wesentlich dünner als

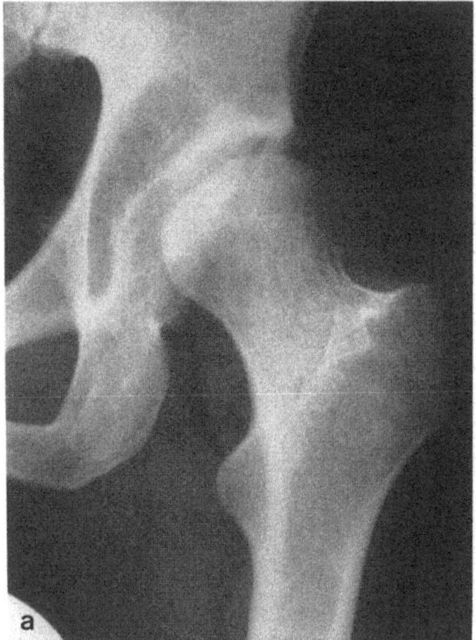

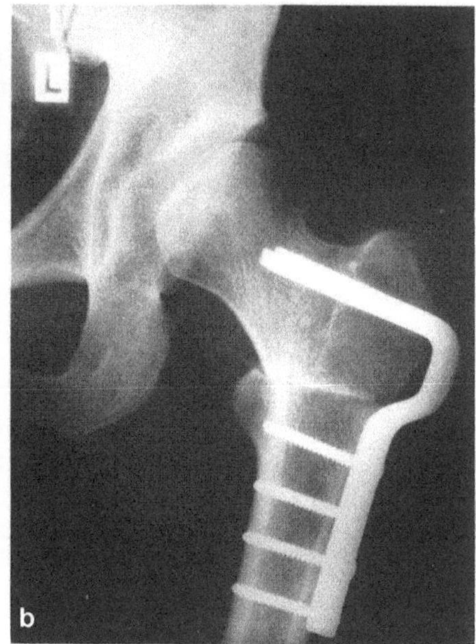

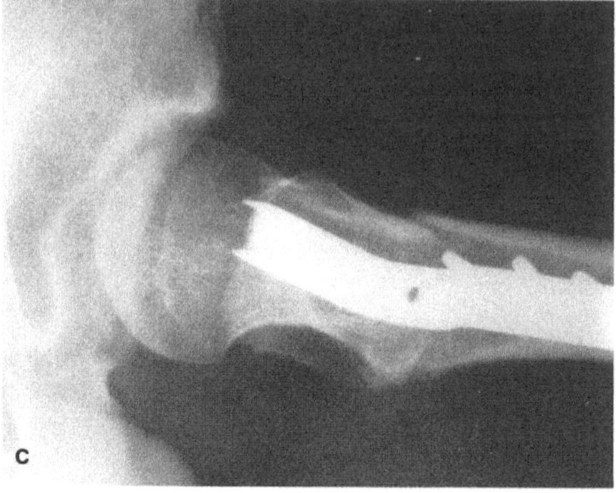

Abb. 23.8. **a** Hüftgelenk eines 29jährigen Mannes mit deutlicher Pfannendysplasie. Der Hüftkopf liegt dem Pfannenboden und der Tränenfigur nicht mehr exakt an, sondern ist bereits höher und lateral verschoben; ungenügende Überdachung. **b** Nach Varisierungsosteotomie von 20°: die Einstellung des Kopfes ist etwas verbessert. Bei dem Steilheitsgrad der Pfanne wäre eine Hüftpfannenschwenkung durch Dreifachosteotomie sicher der bessere Weg gewesen. Aus zeitlichen Gründen wünschte der Patient jedoch zunächst nur diesen Eingriff. **c** Kontrollaufnahme des Schenkelhalses in der Rippstein-Stellung (90° Beugung, 20° Abduktion). Die gehaltene Beugung beträgt wahrscheinlich nur 80°. Der Schenkelhals dürfte aber eine Antetorsion von 15° aufweisen. Exakte Lage der Klinge im Schenkelhals

die, die der Pfanne in Neutralstellung gegenübersteht.

Varisierungen sind also auch in diesem Lebensalter nur bei extremer Coxa valga und Subluxation angezeigt und bei Pfannendacheingriffen manchmal zur Ergänzung.

Die Voruntersuchung und Planung erfolgt wie im Kindesalter, ebenso die Freilegung. Zur Markierung der genau quer zur Schaftachse liegenden distalen Osteotomiefläche empfiehlt sich das seitliche Anlegen eines 90°-Winkels genügend weit unterhalb der Ausschwingung des Trochanter major (Abb. 23.12c). Die proximale Osteotomiefläche muß parallel zu der vorausberechneten Ebene des Plattensitzinstruments verlaufen. Die distale Osteotomiefläche sollte außerdem dicht am Trochanter minor liegen, die proximale nur bis an die Basis des Schenkelhalses reichen. Zur Markierung der Rotation werden Kirschner-Drähte senkrecht neben der Osteotomie eingeschossen und auf etwa 3–4 cm Länge verkürzt; sie sollten auf das Zentrum des Schaftes gerichtet sein. Sie lassen dann die Rotationsstellung der Fragmente erkennen (Abb. 23.12j–k).

Zur Wahl der Keilgröße ist zu sagen, daß man im Schrifttum Angaben und Bilder von sehr starken Varisierungen findet. So gibt Müller (1973) an, daß die Varisierungswinkel im allgemeinen zwischen 10 und 40°, am häufigsten bei 20° liegen. Nach unserer Beobachtung weisen Patienten nach einer Varisierung um 20° öfter ein bleibendes Hüfthinken auf. Wir versuchen deshalb, nicht über 15° zu varisieren. Auch bei diesem Winkel finden wir in Einzelfällen noch eine leichte Standunsicherheit auf einem Bein. Die gleichzeitige oder spätere Trochanterversetzung ist sicherlich ein Kompromiß. Dieser hat jedoch nicht immer das gewünschte Ergebnis.

Varisierungen über 15° hinaus sind unseres Erachtens auch deswegen selten nötig, weil Gelenke mit einer stärkeren Pfannendysplasie besser durch Hüftpfannenschwenkung mit Dreifachosteotomie des Beckens behandelt werden sollten als durch extreme Varisierungen (Abb. 23.8). Der pathologische Faktor ist im allgemeinen die Pfannendysplasie und selten eine Schaftfehlstellung. Die Antetorsion kontrollieren wir auch im Erwachsenenalter vor der Operation. Eine Detorsion darf aber nur dann erfolgen, wenn eine gegenüber der Außenrotation wesentlich gesteigerte Innenrotation von mehr als 50° in Streckstellung vorliegt. Anderenfalls würde das Bein nach der Operation in eine dauerhafte Außendrehstellung gebracht. Die Antetorsion sollte deshalb nur um einige Grade verringert werden, bis die Innenrotation gegenüber der Außenrotation nur noch leicht überwiegt. Diese Indikation ist selten gegeben, eigentlich nur bei Patienten mit einem Antetorsionssyndrom, das im Erwachsenenalter zu Beschwerden führt.

Die Unterstellung des Schaftes ist hier ebenso sorgsam wie im Kindesalter durchzuführen, im Normalfall 10–15 mm. Bei Genu varum muß mehr, bei Genu valgum weniger medialisiert werden (vgl. Abb. 23.6). Die nach den Angaben der Arbeitsgemeinschaft für Osteosynthese (AO) hergestellten Hüftwinkelplatten weisen Unterstellungen von 10, 15 und 20 mm auf, zwischen denen zu wählen ist.

23.4.2 Osteotomien bei bereits eingetretener Arthrose

Wenn ein Gelenk bereits eine Verschmälerung des Gelenkspalts und andere Zeichen einer Arthrose aufweist (Abb. 23.9), so führen wir vor der Operation ebenfalls Aufnahmen in Adduktion, Abduktion und eventuell Faux-profil- und Rippstein-Aufnahmen durch, um zu prüfen, ob sich eine bessere Einstellung des Hüftkopfes in die Pfanne finden läßt. Häufig läßt sich dann aber erkennen, daß eine Varisierung nur den lateralen Gelenkspalt verengt und den medialen erweitert und eine verbesserte Einstellung des Hüftkopfes nicht mehr zu erzielen ist. Bei Coxa vara und beginnender Protrusio acetabuli ergibt sich allerdings durch die Aufrichtung des Schenkelhalses eine in ihrer Richtung verbesserte Druckübertragung. Wir wissen heute aus der Literatur (Goldie et al. 1973; Tillmann 1976, 1977) und aus der eigenen Erfahrung, daß es nicht nur die Änderung der

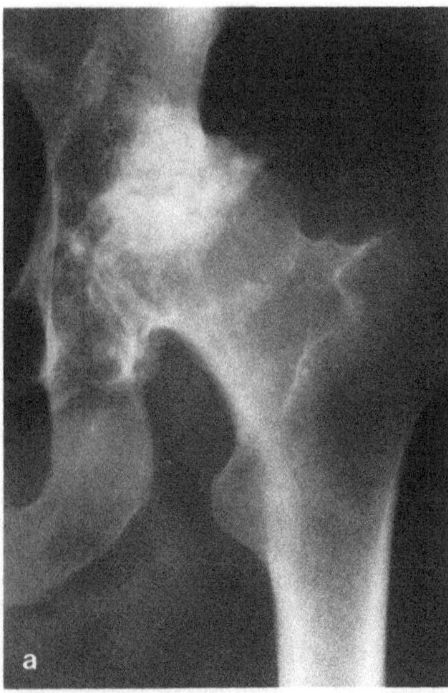

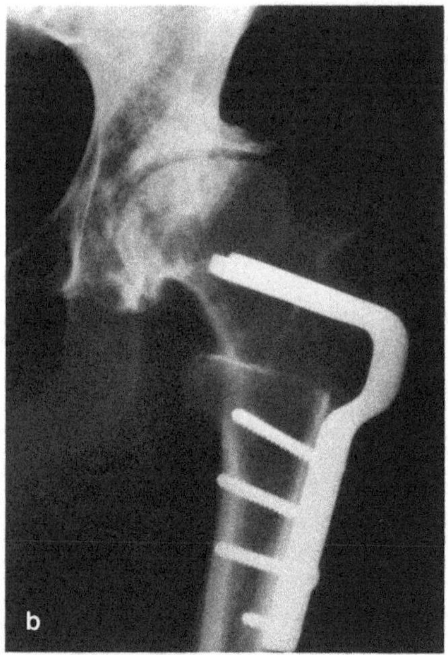

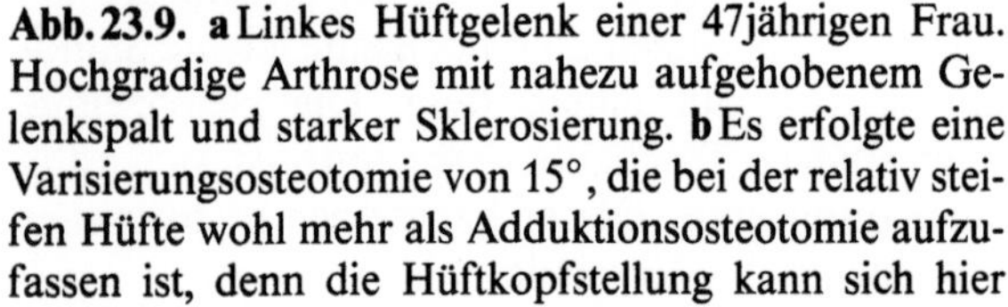

Abb. 23.9. **a** Linkes Hüftgelenk einer 47jährigen Frau. Hochgradige Arthrose mit nahezu aufgehobenem Gelenkspalt und starker Sklerosierung. **b** Es erfolgte eine Varisierungsosteotomie von 15°, die bei der relativ steifen Hüfte wohl mehr als Adduktionsosteotomie aufzufassen ist, denn die Hüftkopfstellung kann sich hier nicht wesentlich ändern. Das Röntgenbild 1 Jahr nach dem Eingriff zeigt die erneute Entwicklung des Gelenkspalts und eine bessere Zeichnung der Kontur des Kopfes, vermutlich durch verbesserte Funktion. Die Beschwerden waren gleichzeitig deutlich zurückgegangen

Biomechanik in der Frontalebene ist, die ein Gelenk schmerzfrei oder schmerzarm macht, sondern daß auch eine Reihe von biologischen Faktoren wie Knocheninnendruck und venöse Stase für das Schmerzgeschehen entscheidend sein müssen. Darüber hinaus gibt es Stellungen des Gelenks, die mit erhöhtem oder herabgesetztem Druck auf den Hüftkopf einhergehen. Abduktion und gleichzeitige Innenrotation erhöhen den Gelenkinnendruck durch Anspannung der Kapselbänder, eine leichte Außenrotation und Beugung lassen den Bandapparat sich lockern. Vielleicht ist dies auch der Grund, warum wir bei einer Außenrotationskontraktur nach operativer Rotation des Beins in die Neutralisierung – wobei der Schenkelhals entspannt in der Außenrotation belassen wird – eine Schmerzbefreiung sehen.

Aufgrund unserer guten Erfahrungen führen wir heute bei vielen Menschen mit Koxarthrose bis zum Alter von 60–65 Jahren Umstellungsosteotomien durch, um eine Totalprothese zunächst zu ersparen (Mussnig et al. 1979; Behrens et al. 1984). Nur bei sehr schweren Kopfveränderungen, starken Nekrosen, ausgedehnten Zystenbildungen, Aufhebung des Gelenkspalts sowie weitgehender Einsteifung des Gelenks entschließen wir uns sofort zum Totalersatz.

Das Prinzip der Umstellungsosteotomie bei fortgeschrittener Koxarthrose sehen wir in einer Beseitigung der Kontrakturstellung (Leger 1978) mit Herabsetzung des Gelenkdrucks durch die Außenrotation des Schenkelhalses und in der „Reizosteotomie“ (Steinhäuser 1965 a, b). Dementsprechend führen wir bei Ab- oder Adduktionskontrakturen Varisierungen oder Valgisierungen durch. Bei den fast immer vorhandenen Außenrotationskontrakturen rotieren wir das Bein so weit nach innen, bis die Innenrotation zur Außenrotation ein ausgeglichenes Verhältnis aufweist. Starke Beugestellungen lassen sich ebenfalls ausgleichen, doch muß berücksichtigt werden, daß mit der Streckung auch ein Teil der Beugung verlorengeht, so daß dieser Ausgleich nur begrenzt vorgenommen werden kann. Aber auch wenn keine besonderen Umstellungen getroffen werden können, genügt es vielfach, den Schaft nur zu osteotomieren, evtl. auch leicht zu unterstellen, um doch schon eine Schmerzbefreiung zu erreichen (Nissen-Effekt 1960, 1966, 1971).

Die McMurry-Osteotomie (1935, 1938, 1959) geht von ähnlichen Voraussetzungen aus. Sie führt die intertrochantäre Osteotomie aber schräg nach medial ansteigend ohne Keilentnahme aus und erreicht damit bei der Verschiebung des distalen Fragments eine Entspannung des M. iliopsoas, der Adduktoren und des Tractus iliotibialis durch die Verkürzung.

Die Wahl des Umstellungswinkels bei diesen verschiedenen Maßnahmen muß besonders sorgfältig getroffen werden. Richten wir einen Schenkelhals durch die Valgisierungsosteotomie mehr auf, so nehmen wir dem Gelenk etwas von der Adduktion. Ist sie schon vorher eingeschränkt, so gerät das Bein postoperativ in die Abduktionsstellung. Wir können demnach nur um etwa die Hälfte des vorhandenen Bewegungsmaßes valgisieren oder varisieren.

Aufrichtungsosteotomien verlängern das Bein auch und führen deshalb zu vermehrter Weichteilspannung. Deshalb muß dann gleichzeitig leicht verkürzt werden, für 10–15° etwa 0,5 cm.

Besonders sorgfältig sollte die Rotationsmöglichkeit bei allen Umstellungen geprüft werden. Wir wollen, daß das Bein in der Neutralstellung steht und auch etwas Innenrotationsmöglichkeit behält. Auch als Vorbeugung gegen ein Rezidiv geben wir deshalb dem Bein in Streckstellung etwas mehr Innen- als Außenrotation. Dies wird schon beim ersten Fixieren der Hüftplatte geprüft und anschließend nochmals genauer. Andernfalls wird das Bein nochmals rotiert und erneut mit der Klinge verschraubt. Die Erreichung einer zwanglosen Neutralstellung und Rotationsmöglichkeit ist für das Gesamtergebnis von großer Bedeutung. Die Schmerzbefreiung und Druckentlastung wird

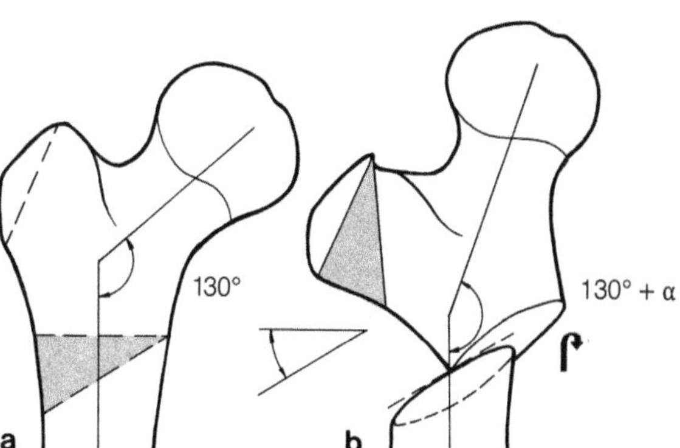

Abb. 23.10 a, b. Technik der Extensions-Valgisierungs-Osteotomie nach Bombelli. **a** Markierung des zu entnehmenden Knochenkeils für die Valgisierungsosteotomie und der Schnittebene für die Trochanterverlagerung. **b** Nach der Keilentnahme wird die proximale Osteotomiefläche mit der Valgisierung gegenüber dem Schaft medial verschoben, und es erfolgt gleichzeitig noch die Extensionsosteotomie. Der Valgisierungskeil wird zur Seitverlagerung des Trochanter major benutzt, da der Hebelarm der Muskulatur mit der Aufrichtungsosteotomie sonst verkürzt würde

von den Patienten schon in den ersten Tagen nach Abklingen des Wundschmerzes empfunden.
In den letzten Jahren wurden weitere Techniken für Umstellungsosteotomien bei fortgeschrittener Koxarthrose angegeben. Bombelli (1976a, b, 1981) führte die valgisierende Osteotomie von Pauwels (1936a, b, 1973, 1976) fort bei Hüftköpfen von ovaler Form mit medialen Osteophyten und Verschmälerung des lateralen Gelenkspalts und erweiterte sie durch eine zusätzliche Extensionsosteotomie und Trochanterversetzung mit Knochenkeilunterlagerung (Abb. 23.10). Er nutzt vorhandene Osteophyten („capital drop") für die Einstellung und Neuformung des Gelenks mit aus. Bei bestimmten selteneren Koxarthroseformen wendet er auch Extensions-Varisierungs-Osteotomien an. Für weitere Information muß auf die Arbeiten Bombellis verwiesen werden. Ei-

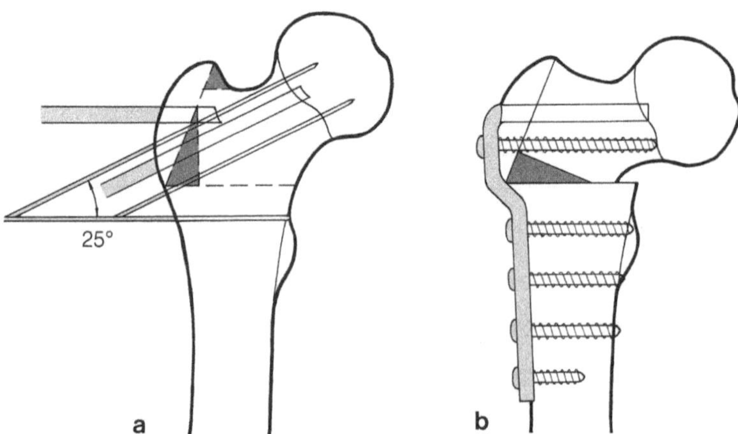

Abb. 23.11a, b. Technik der sog. komplexen intertrochantären Osteotomie nach M. E. Müller. **a** Nach Anlegen bzw. Einschießen von markierenden Kirschner-Drähten, wie in Abbildung 23.12. wird das Plattensitzinstrument parallel zur intertrochantären Osteotomieebene etwa 2 cm in den Trochanter eingeschlagen und dann wieder entfernt. Von der markierten Höhe der intertrochantären Osteotomie aus wird dann das „Trochantermedaillon" abgesägt. Dann erfolgt die Entnahme des hier schraffierten Knochenkeils zur Verkürzung des Schenkelhalses in seitlicher Richtung, anschließend das Einschlagen des Plattensitzinstruments, dann die intertrochantäre Osteotomie. **b** Der Schenkelhals wird hier nur in die Varusstellung gekippt. Die Klinge der Winkelplatte wird durch die bereits vorhandene Durchtrittstelle des Trochanter major in den Verlaufskanal im Schenkelhals eingeschlagen. Das seitlich entnommene Knochenstück wird an der Osteotomieebene eingeklemmt, die Osteotomie dann durch Plattenspanner unter Druck gesetzt. Zusätzliche Rotationen werden nach Bedarf ausgeführt

Abb. 23.12. Originaltechnik der intertrochantären Varisierungsosteotomie nach M. E. Müller. Sie wird weitgehend ohne Röntgenbildwandler ausgeführt. Daher werden zuerst Markierungsdrähte gelegt, der erste entlang der Vorderseite des Schenkelhalses zur Markierung der Antetorsion **(a, b)**. Der zweite Kirschner-Draht wird in der gleichen Antetorsionsebene unter vorausberechnetem Winkel parallel zur Seitenfläche eines Metalldreiecks eingeschossen. Es stehen verschiedene Dreiecke mit unterschiedlichen Winkeln als Zielgeräte zur Verfügung. Hier erfolgt für eine Varisierung um 30° das Anlegen einer Zielebene von 60°. Anschließend wird mit einer rechtwinkligen Metallplatte die intertrochantäre distale Osteotomieebene durch einen bis zum Trochanter minor geschossenen Kirschner-Draht markiert **(c)**. Dann Einschlagen des Plattensitzinstruments parallel zu dem Kirschner-Draht im Schenkelhals. Gleichzeitig soll die hier auf 60° eingestellte, bewegliche Lasche des Zielgerätes für das Plattensitzinstrument parallel zum Schaft liegen **(d)**. Das Plattensitzinstrument wird als Handhabe im Schenkelhals belassen und kann auch mit dem Schlitzhammer gehalten werden. Es erfolgt jetzt die intertrochantäre Osteotomie parallel zu dem distalen Kirschner-Draht **(e)**. Dann wird aus dem medialen Anteil der proximalen Osteotomiefläche der Varisierungskeil parallel zum Plattensitzinstrument entnommen **(f)**. Das Plattensitzinstrument wird anschließend entfernt und eine 90°-Winkelplatte mit entsprechender Unterstellung in die vorgemeißelte Öffnung eingeschoben **(g)**. Mit dem Plattenspanner wird die Osteotomie dann unter Druck gesetzt **(h)**. Anschließend erfolgt die Verschraubung und dann das Entfernen des Spanners. **(j, k)** Wenn bei intertrochantären Osteotomien eine Rotation der Fragmente zur Verstärkung oder Verringerung der Antetorsion und zum Ausgleich von Außen- oder Innenrotationskontrakturen erfolgen soll, werden vor der Osteotomie Markierungsdrähte unter vorausberechnetem Winkel eingeschossen. Ihre Spitze sollte allerdings abweichend von der Zeichnung auf die Schaftmitte gerichtet sein, um Meßfehler zu vermeiden **(j)**. Nach der Rotation stehen die Kirschner-Drähte dann parallel **(k)** ▷

nen positiven Erfahrungsbericht gaben Schmelzeisen et al. (1979).
Müller (1979) hat die Planung für intertrochantäre Korrekturosteotomien noch weiter verfeinert und spricht von „komplexen intertrochantären Osteotomien", wenn Umstellungen in mehreren Ebenen erfolgen. Wie Abb. 23.11 a, b zeigt, versetzt er bei Varisierungsosteotomien gleichzeitig den Trochanter major und fixiert ihn dann durch die Klinge der Hüftplatte. An der seitlichen Basis des Schenkelhalses wird außerdem der hier schraffierte Knochenkeil abgesägt und in den durch die Varisierung geöffneten Osteotomiespalt von seitlich eingefügt.
Schneider (1979) verwendet Extensionsosteotomien zur Entlastung des vorderen Gelenkanteils und Flexionsosteotomien zur Entlastung des hinteren bei entsprechenden arthrotischen Veränderungen.

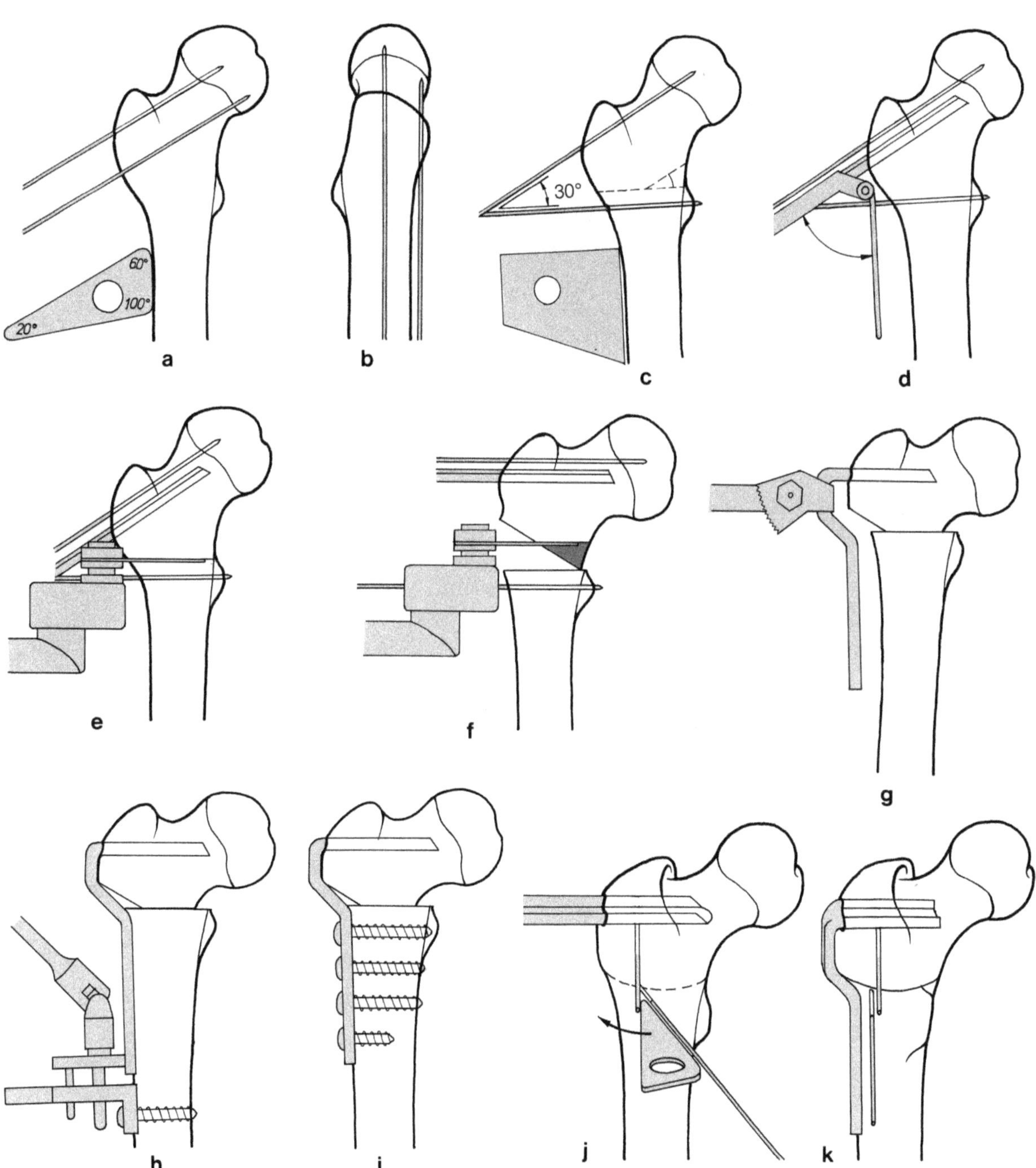

23.4.3 Osteosynthese bei der intertrochantären Osteotomie im Adoleszenten- und Erwachsenenalter

Für intertrochantäre Osteotomien im Erwachsenenalter haben sich heute die Hüftplatten der Schweizer Arbeitsgemeinschaft für Osteosynthese (AO) durchgesetzt, die inzwischen auch von vielen anderen Firmen in ähnlicher Weise hergestellt werden. Die genaue Beschreibung und Anleitung sollte in den AO-Manualen nachgesehen werden. An dieser Stelle werden nur einige wichtige Grundzüge hervorgehoben (Abb. 23.12).

Die Hüftplatten weisen an ihrer in den Schenkelhals reichenden Klinge eine eckige U-Form auf, die die Festigkeit der Klinge verstärkt, andererseits aber nicht zuviel Raum im Schenkelhals beansprucht. Die 90°-Klingen haben gewöhnlich einen Winkel von 87°, da es durch die Verschraubung der Fragmente unter Druck zu einem leichten Aufbiegen des Winkels kommt. Daneben gibt es Platten mit Winkeln von 100°, 110° und 130°, die für Aufrichtungsosteotomien, Schenkelhalsnagelungen und besondere Fälle zur Verfügung stehen. Die Klingenlänge reicht von 40–70 mm in Stufen von 5 mm. Müller (1957, 1973, 1979) weist allerdings darauf hin, daß die Klinge nach dem Zuggurtungsprinzip an der Außenseite des Femurs liegt und wirkt und daß Klingenlängen von 40–60 mm genügen. Bei längeren Klingen machen sich Resorptionssäume um die Klingenspitze bemerkbar, da die Elastizität des Schenkelhalses und der Klinge verschieden sind.

Der dem Schaft seitlich anliegende Plattenteil ist unterhalb der Klinge leicht nach medial versetzt, um eine Unterstellung des Schaftes zu ermöglichen. Hier gibt es Klingen mit 10, 15 und 20 mm Unterstellung. Zwischen der Osteotomie und der Klinge im Femur sollte der Abstand von 15 mm aus Festigkeitsgründen nicht unterschritten werden. Darauf muß bei der Markierung der Osteotomie und dem Einschlagen des Plattensitzinstruments geachtet werden.

Die Osteotomieflächen müssen hier besonders genau festgelegt werden, zuerst die distale im Winkel von 90° zur Femurlängsachse (Abb. 23.12c). Dann ist das Plattensitzinstrument im vorausberechneten Winkel dazu einzuschlagen (Varisierung: 90° – Varisierungswinkel, Valgisierung: 90° + Valgisierungswinkel). Dabei wird die Antetorsion durch Einschieben eines Kirschnerdrahtes an der Vorderseite des Schenkelhalses bestimmt und berücksichtigt. Die proximale Osteotomie muß exakt parallel zum Plattensitzinstrument verlaufen (Abb. 23.12f). Dann liegt die Hüftplatte dem Schaft später korrekt an.

Die Lage des Plattensitzinstruments kann beim Einschlagen im Röntgenbildwandler a.p. und bei 90° Beugung und 40–50° Abspreizung axialorthograd überprüft werden.

Über die verschiedenen Techniken der Keilentnahme und Versetzung wurde schon bei den Osteotomien im Kindesalter gesprochen. Da wir bei Erwachsenen selten mehr als 15° varisieren, entnehmen wir den Keil sparsam, aber in ganzer Länge (Abb. 23.13). Damit steht die Osteotomie voll aufeinander und durchbaut sich schneller als mit einem interponierten Knochentransplantat. Die Verkürzung ist bei 10–15° Varisierung gering. Die Osteotomie wird bei der AO-Hüftplatte durch ein am distalen Ende der Platte angebrachtes Spanngerät unter Druck gesetzt (Abb. 23.12h). Damit muß der Schnitt allerdings verlängert werden. Mittelmeier (1974) hat deshalb die „selbstspannende Platte“ eingeführt, bei der die Schrauben sich in Gleitlöchern verschieben können und die Osteotomie dabei unter Druck setzen. Damit werden weitere Freilegungen vermieden.

Nach dem Anbringen des Spanners muß die Innenrotationsmöglichkeit des Beins noch einmal überprüft werden. Die Innenrotation sollte in Narkose in Streckstellung etwa 10° mehr als die Außenrotation betragen.

Der Preßdruck auf die Osteotomie darf nicht zu hoch sein, da sich sonst eine Resorption am Osteotomiespalt ergeben kann und eine verzögerte Heilung.

Durch die Verschraubung unter Druck ist das Bein sofort nach der Operation übungsstabil, allerdings noch nicht belastungsstabil. Wir üben die Beweglichkeit zunächst eine Woche bei Bettruhe, lassen dann in der 2. Woche bis zur Entlassung das Laufen zunächst im Gehwagen und dann an Gehstützen erlernen. Das Bein darf dabei nicht

Abb. 23.14 a–c. Technik der intertrochantären Valgisierungsosteotomie nach M. E. Müller. **a** Ähnlich wie bei der Varisierungsosteotomie werden markierende Kirschner-Drähte vorgeschossen. Entsprechend dem beabsichtigten Aufrichtungswinkel muß die Ebene 90° + Valgisierungswinkel (gemessen an der Außenseite des Schaftes) betragen. Das gleiche gilt auch für den Winkel der Lasche des Zielgerätes am Plattensitzinstrument. Er liegt der Außenseite des Schaftes parallel an. Dann erfolgt die quere Osteotomie am Oberrand des Trochanter minor und die Entfernung des lateralen Valgisierungskeiles **(b)**. Nach Einbringen einer 90° Winkelplatte mit geringer Unterstellung wird der Schenkelhals unter Druck verschraubt und zeigt die gewünschte Aufrichtungsstellung **(c)** ▷

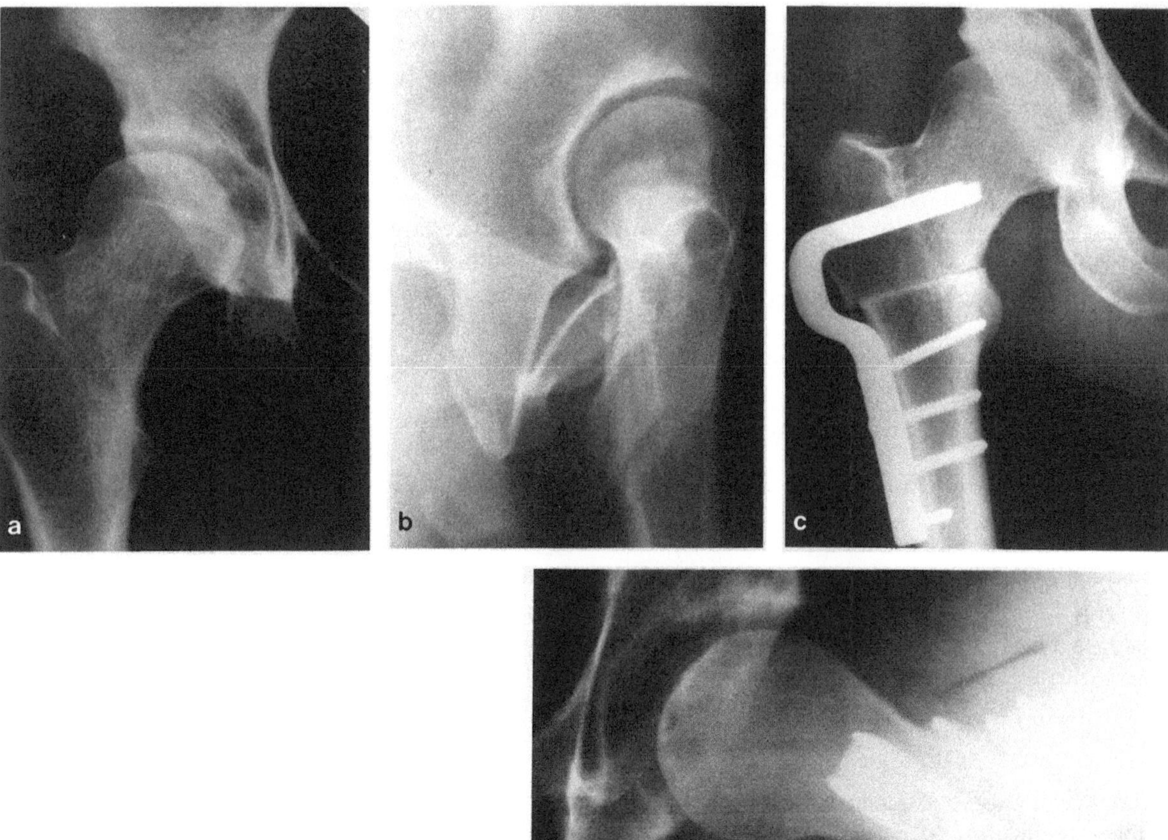

Abb. 23.13. a Das Röntgenbild (a.-p.) des rechten Hüftgelenks einer 29jährigen Frau zeigt nur eine geringgradige Hüftdysplasie. Das Pfannendach könnte seitlich etwas mehr ausladen. Die Sklerosierungsfläche des Pfannendachs steht jedoch horizontal. Die Patientin hat Schmerzen bei längeren Belastungen. **b** Die Faux-profil-Aufnahme zeigt eine deutliche vordere Pfannendysplasie mit einem erniedrigten VCA-Winkel. Bei dieser nur in mäßigem Grade ausgeprägten Hüftdysplasie erscheint die Varisierungsosteotomie eher angezeigt als in Abbildung 23.8. **c** Es erfolgte eine Varisierung um 10°, daher auch nur geringe Unterstellung des Schaftes. **d** Die vorhandene Antetorsion wurde belassen, da die Innenrotationsfähigkeit ein normales Ausmaß hatte. Die Klinge liegt regelrecht im Schenkelhals

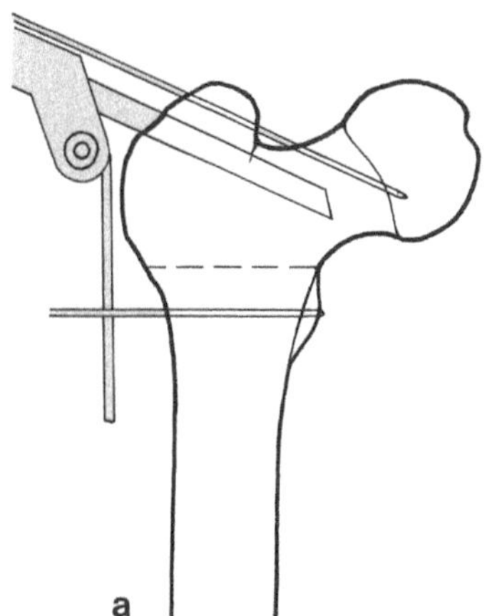

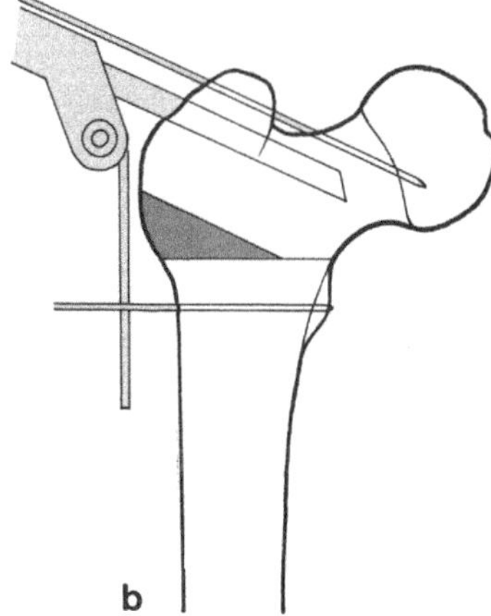

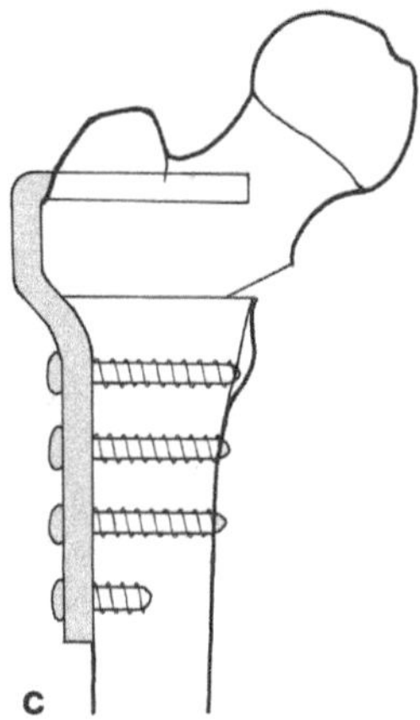

belastet, nur mit der Fußspitze leicht aufgesetzt werden. Sechs Wochen nach der Operation wird die Durchbauung der Osteotomie zum ersten Male im Röntgenbild kontrolliert. Meistens wird dann eine allmählich zunehmende Teilbelastung zugelassen. 10 Wochen nach der Operation wird nach erneuter Röntgenkontrolle in der Regel die volle Belastung erlaubt. Die Hüftplatte kann, wenn ihr vorspringender seitlicher Teil den Tractus iliotibialis reizt, schon nach einem halben Jahr entfernt werden, sonst gewöhnlich 1 Jahr später. Ein zu langes Liegen verändert den Knochen und ist nicht ratsam.

23.5 Subtrochantäre Osteotomien in verschiedenen Altersstufen

Subtrochantäre Osteotomien kommen, wie zu Anfang geschildert, nur für wenige Fälle in Betracht, so beispielsweise für Verkürzungsosteotomien, für die Schanz-Osteotomie und die Resektions-Angulations-Osteotomie.

23.6 Verkürzungsosteotomie bei der operativen Hüfteinstellung

Verkürzungsosteotomien lassen sich zwar auch intertrochantär oder in schräg absteigender Form (Zaharadnicec 1934, 1958; Dega 1970) durchführen. Seit wir jedoch aus der wiederholt zitierten Statistik des AKH (Tönnis et al. 1978, 1982) wissen, daß operative Hüfteinstellungen mit gleichzeitiger intertrochantärer Varisierungsosteotomie eine erhöhte Kopfnekroserate haben (22,2%), erscheint uns eine an der proximalen Drittelgrenze des Schaftes liegende Verkürzungsosteotomie sicherer (Abb. 21.12, 21.14). Wir gehen dabei von der Annahme aus, daß die gleichzeitige Schädigung von Kapselgefäßen bei der Hüftreposition und eine Beeinträchtigung der Schenkelhalsgefäße durch die intertrochantäre Osteotomie zur Hüftkopfnekrose führen. Verlagern wir deshalb die Osteotomie tiefer, so bleibt der Schenkelhalsbereich unangetastet. Die Nekroserate bei operativer Hüfteinstellung und Verkürzungsosteotomie betrug in der Sammelstatistik des AKH nur 5,3%. Die Verkürzungsosteotomie im Schaftbereich erfolgt quer zur Schaftachse und muß so ausgiebig sein, daß kein erhöhter Druck im Hüftgelenk entsteht. Sie sollte etwa dem Ausmaß der Verlagerung des Hüftkopfes entsprechen. Da ein Gipsverband angelegt wird, genügt die Anlage einer kleinen 4- oder 6-Loch-Platte zur Fixierung. Die Antetorsion kann dabei ausnahmsweise auch einmal distal verringert werden.

23.7 Inter- und subtrochantäre Verkürzungsosteotomie

Sollen Verkürzungen eines Beines wegen unterschiedlicher Beinlänge vorgenommen werden, so kann man, wie Abb. 23.15 zeigt, nach den Angaben von Müller et al. (1977) eine stufenförmige

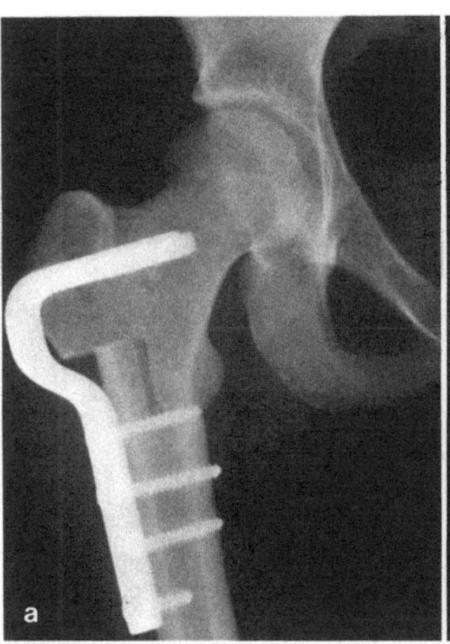

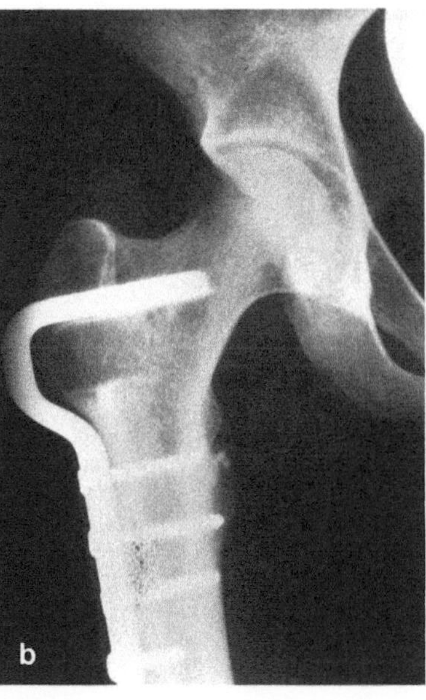

Abb. 23.15. **a** Röntgenbild nach intertrochantärer stufenförmiger Verkürzungsosteotomie um 2,5 cm. **b** 1 Jahr, 4 Monate nach der Verkürzungsosteotomie zeigt sich vor der Klingenentfernung eine gute Durchbauung des früheren Osteotomiebereichs

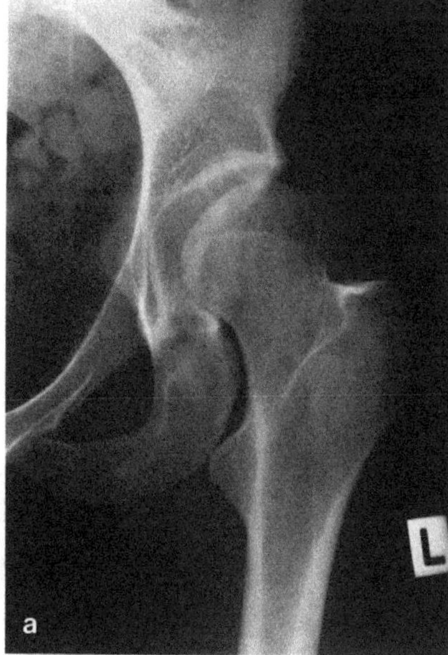

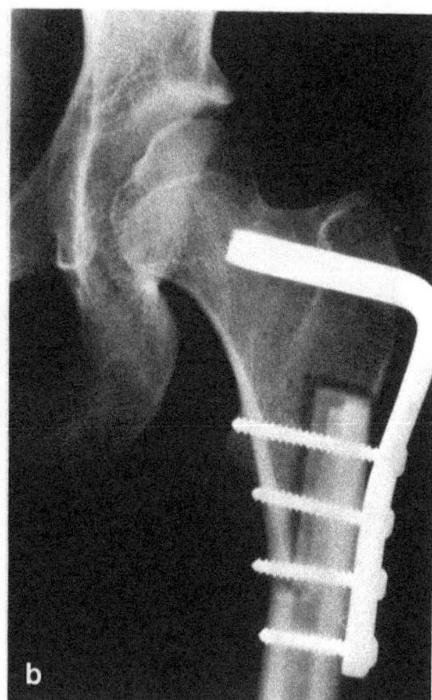

Abb. 23.16. **a** In diesem Fall war neben der Verkürzungsosteotomie auch eine Varisierung und Detorsion wegen Coxa valga antetorta durchzuführen. **b** Zustand nach stufenförmiger Verkürzungsosteotomie um 6 cm mit gleichzeitiger Detorsion und Varisierung. Der Hüftkopf ist jetzt gut in das Gelenk eingestellt und überdacht

Osteotomie vornehmen, die intertrochantär quer verläuft, dann aber lateral des Trochanter minor senkrecht absteigt. Aus dem oberen Schaftteil werden dann die erforderlichen Zentimeter entnommen. Der verkürzte Schaft wird auf die intertrochantäre Fläche und neben den Steg des Trochanter minor gebracht. An der medialen Schaftseite muß - je nach Dicke - etwas Knochen reseziert werden (cave Rotationsfehler!), damit keine Lateralisierung des Schaftes entsteht. Eine Varisierung oder Valgisierung kann gleichzeitig erfolgen (Abb. 23.16). Mit einer Hüftwinkel- oder Kondylenplatte läßt sich die Osteotomie gut fixieren. Die Klinge muß bei stärkeren Verkürzungen hoch am Trochanter eingebracht werden, um die Resektion soweit wie möglich noch im intertrochantären Bereich zuzulassen.

Nach unserer Erfahrung werden im Erwachsenenalter Verkürzungen bis zu 6 cm gut toleriert. Bei diesem Ausmaß bildet sich allerdings ein verstärkter Weichteilmantel, auf den man schon vor der Operation aus juristischen Gründen hinweisen sollte. Bei Verkürzungen über 6 cm wird die Kraft der Muskulatur deutlicher geschwächt und paßt sich vielleicht auf die Dauer auch nicht mehr voll an. Auch die Weichteilprobleme vergrößern sich dann noch.

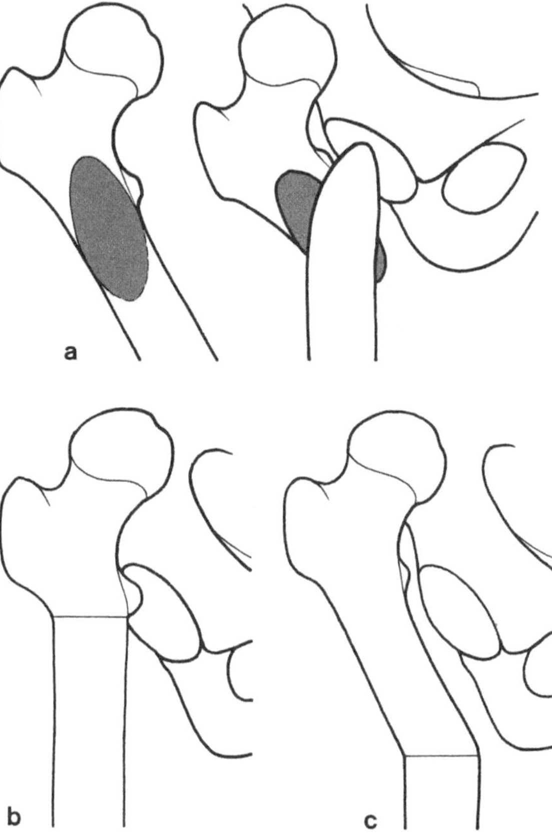

Abb. 23.17 a–c. Schema der verschiedenen subtrochantären Osteotomien. **a** Gabelungsosteotomie nach Lorenz; **b** dicht subtrochantär gelegene Angulationsosteotomie nach v. Bayer; **c** tief subtrochantär gelegene Angulationsosteotomie nach Schanz

23.8 Abstützungsosteotomie (Angulationsosteotomie)

Die Entwicklung der Femurosteotomien hat an sich mit den subtrochantären Osteotomien begon-

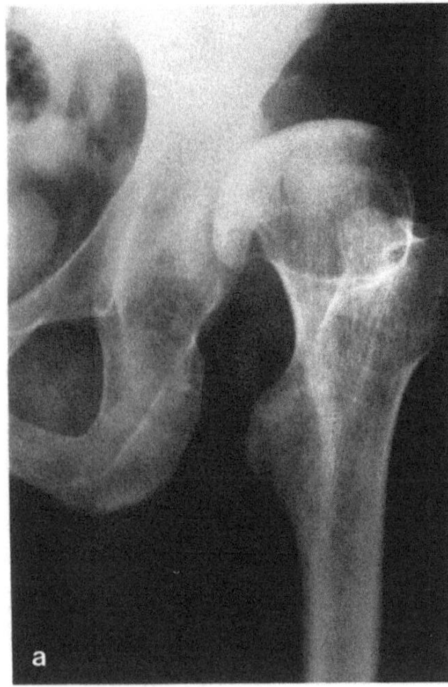

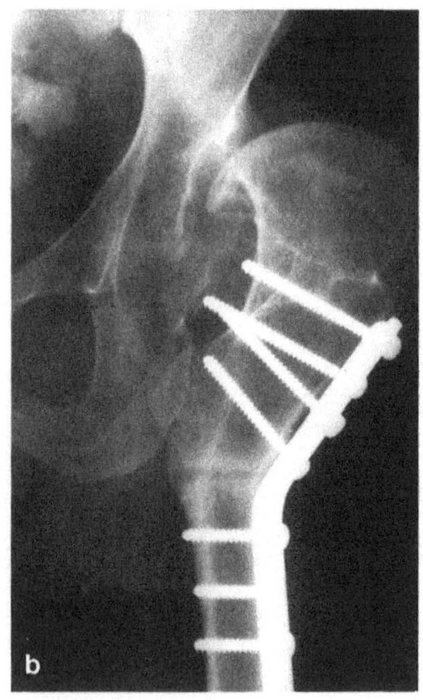

Abb. 23.18. **a** 36jähriger Mann: Nach angeborener Hüftluxation steht der Kopf in einer Sekundärpfanne und hat nur an seiner medialen Seite Kontakt. Es bestehen Schmerzen bei Belastung und Bewegung. **b** Nach subtrochantärer Angulationsosteotomie wurde die Kontaktfläche des Hüftkopfes und die schmerzhafte Reibung verringert, jedoch ein Anstemmeffekt des Trochanter minor und des Schenkelhalses erreicht. Gleichzeitig wurde die Glutäalmuskulatur gespannt. Der Patient ist seit 10 Jahren jetzt weitgehend beschwerdefrei. Auf das auch vor der Operation bestehende Hüfthinken mittleren Grades hat er sich eingestellt

nen, zunächst zur Beseitigung der Adduktionskontraktur (Kirmisson 1894), dann als Notbehelf bei hoch luxierten Hüften (Schlegel 1961). Den verschiedenen angegebenen Techniken ist gemeinsam, daß zwischen Schenkelhals und Schaft ein nach außen offener Winkel entsteht und neben dem Hüftkopf eine zweite Abstützungsfläche geschaffen wird, wenn, wie bei der Gabelungsosteotomie nach Lorenz (1919), die subtrochantäre Schaftspitze in die Pfanne ragt (Abb. 23.17) oder der Trochanter minor – bei der subtrochantären Abwinkelung nach v. Baeyer (1918, 1924) – sich am Pfannendach abstemmt. Bei der tiefen subtrochantären Osteotomie nach Schanz (1922) ist es mehr ein „Anlehnen" (Storck 1950) des ganzen längeren subtrochantären Femurabschnitts an den seitlichen Beckenteil in Höhe und unterhalb der Hüftpfanne. Zugleich spannen diese Angulationsosteotomien den M. glutaeus medius und die Kapselhaube an und verringern damit das Hüfthinken, sie haben also auch muskuläre Auswirkungen (Watermann 1936). Auch die Medialisierung des Schaftes dürfte das Gehen erleichtern.

Bei therapieresistenten hohen Luxationen im Adoleszenten- und Erwachsenenalter kommen Angulationsosteotomien auch heute noch in Betracht (Abb. 23.18, 23.19). Sie sollten jedoch nicht im stärksten Wachstumsalter vorgenommen werden, da die Angulation dann mit dem Wachstum ausgeglichen wird.

Hüftschmerzen bei hohen Luxationen entstehen meist dann, wenn der Kopf sich eine Sekundärpfanne geschaffen hat und es hier zu arthrotischen Veränderungen kommt (Abb. 23.18). Die nur von Muskulatur umgebenen Hüftköpfe sind zwar instabiler, verursachen aber meist nicht viel Beschwerden (Abb. 23.19). Durch eine starke Adduktionsstellung des Schenkelhalses – wie sie bei der subtrochantären Angulationsosteotomie geschaffen wird – und durch zusätzliche Außenrotation (v. Baeyer 1918, 1924) muß es zu einer Druckentlastung des Kopfes in der Sekundärpfanne kommen. Zusätzlich spielt sicher auch die zweite Abstützungsfläche eine Rolle. Bei der tiefen Schanz-Osteotomie werden aber auch gute Erfolge ohne eine festere zweite Abstützung gesehen.

Wir bevorzugen heute die Angulationsosteotomie 1–2 cm unterhalb des Trochanter minor. Dazu wird ein Keil mit lateraler Basis entnommen. Der Winkel dieses Keils muß vor der Operation fest-

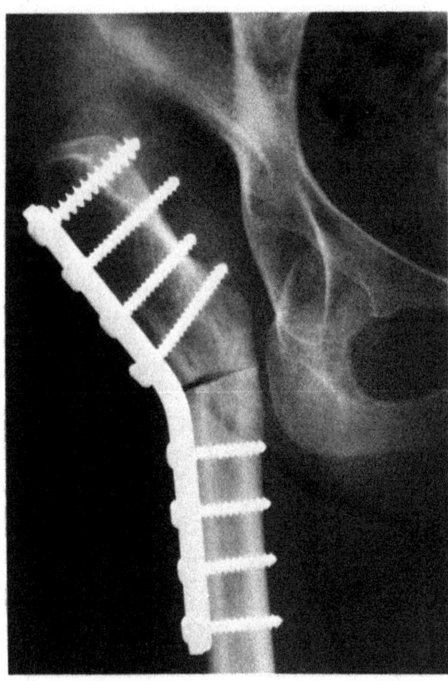

Abb. 23.19. 28jährige Frau mit hoher veralteter Hüftluxation. Auch hier hatte der rudimentäre Hüftkopf schmerzhaften Kontakt mit der Beckenwand. Durch die subtrochantäre Angulationsosteotomie und eine vermehrte Außenrotation des proximalen Fragments und gleichzeitige leichte Kippung nach dorsal ist der schmerzhafte Kontakt an der Beckenwand unterbunden. Die Patientin ist weitgehend beschwerdefrei und nur wenig durch Hüfthinken beeinträchtigt

gelegt werden. Im Hinblick auf die postoperative Beweglichkeit, die durch ein zu enges Abstemmen des Trochanter minor eingeschränkt wird, erscheint es sinnvoll, bei Hüftköpfen mit Sekundärpfannen nicht zu stark zu angulieren, während bei Hüften ohne Pfannenhalt die Abstemmung noch wichtiger ist. Auf Röntgenbildern in Adduktion ist zu prüfen, wann es zum Abstemmen des Trochanter minor am Becken kommt. Die Adduktion muß selbstverständlich frei möglich sein. Hass (1927, 1928, 1943) gibt 30–40° für die beidseitige Angulation an, für einseitige Fälle bis zu 40–50°. Jödicke (1955) fordert, nicht unter 20° und nicht über 65° zu gehen. Im allgemeinen dürfte wohl ein Winkel von 30–40° richtig sein. Gleichzeitig muß bei der Osteosynthese darauf geachtet werden, daß die Innenrotation frei ist. Wird deswegen der Hüftkopf in die Außenrotation gebracht, so hat die Angulation einen nach außen und hinten offenen Winkel (v. Baeyer 1918, 1924) (Abb. 23.20).
In die Vorberechnungen ist außerdem die Stellung des Kniegelenks einzubeziehen. Je stärker die Angulation durchgeführt wird und je mehr die Abspreizung behindert wird, desto eher könnte sich auf die Dauer ein Genu valgum entwickeln. Bei den tiefen Schanz-Osteotomien wird das Genu valgum noch mehr gefördert. Deshalb erscheint uns heute auch die Osteotomie dicht unter dem Trochanter minor günstiger. Besteht bereits ein Genu valgum, so ist darauf entweder besondere Rücksicht zu nehmen oder später eine suprakondyläre Umstellungsosteotomie durchzuführen (Hackenbroch 1961).
Zur Osteosynthese hat sich bei den Angulationsosteotomien in den letzten Jahren das seitliche Anlagern einer AO-Platte bewährt, die auf den entsprechenden Winkel geschränkt werden muß. Im Trochanterbereich sind Spongiosaschrauben zu verwenden, im Schaftbereich Kortikalisschrauben.

23.9 Resektions-Angulations-Osteotomie

Für Fälle, bei denen der Hüftkopf zu starke Veränderungen aufweist oder der Schmerz trotz einer Angulation nicht zu bessern ist, kommt die Resektion des Hüftkopfes in Verbindung mit der Angulation in Frage (Abb. 23.20). Sie wurde von Milch (1941, 1955, 1963), Batchelor (1944, 1945, 1948) und Hackenbroch (1941, 1960, 1961) angegeben und wird heute auch nach Fehlschlägen von Totalplastiken gelegentlich herangezogen. Nach der Abtragung des Kopfes und des Schenkelhalses bis an seine Basis werden die Weichteile so gut wie möglich interponiert. Der Trochanter minor soll sich anschließend in der Hüftpfanne abstemmen.

23.10 Versetzung des Trochanter major

Bei Patienten, die ein Hüfthinken durch Trochanterhochstand aufweisen, kann durch Versetzung des Trochanters nach distal die Stabilität wiedergewonnen werden (Abb. 23.21). Voraussetzungen sind, daß keine Lähmung oder operative Schädigung des M. glutaeus medius vorliegt und die Entspannung des Muskels noch nicht zu lange (Jahre) besteht, so daß eine erneute Anpassung möglich ist. Ferner ist ein schonendes Operieren hier unbedingte Voraussetzung.
Eine Versetzung kann auch dann in Frage kommen, wenn die Abduktion durch Anstoßen des Trochanters am Pfannenrand behindert wird oder wenn der Trochanter einer Pfannendachoperation – wie beispielsweise einer Pfannenschwen-

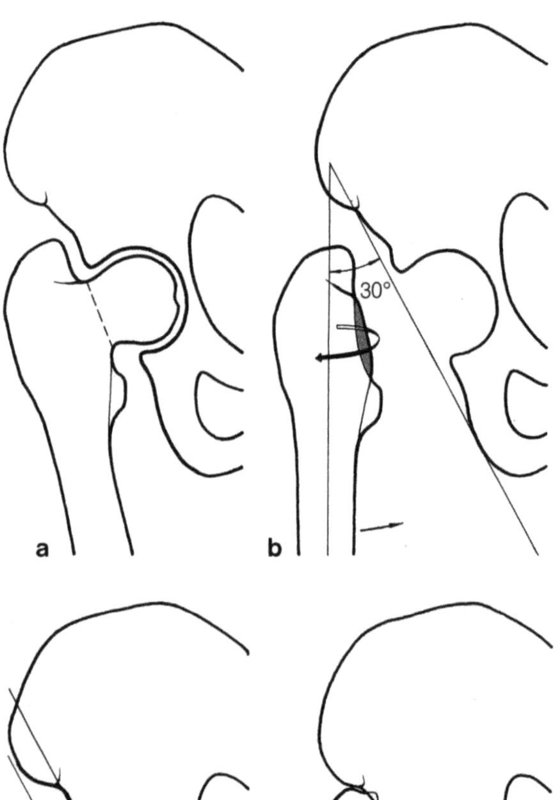

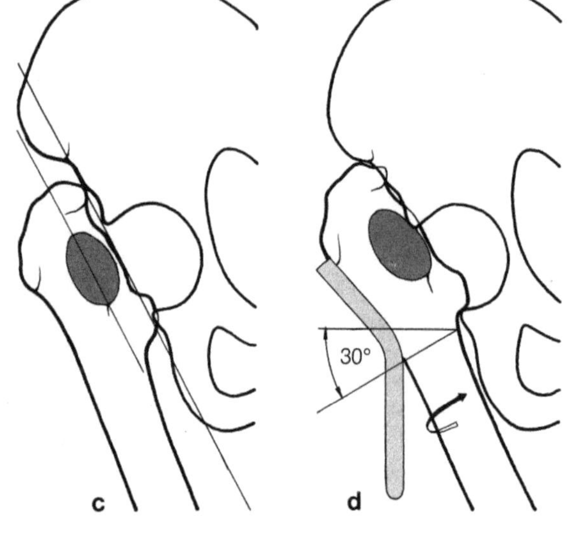

◁**Abb. 23.20** *(Oben).* Schema der Resektions-Angulations-Osteotomie. Dabei wird der Kopf an der Basis des Schenkelhalses abgetrennt **(a)**. Der Winkel der durchzuführenden Angulation muß sich nach dem Öffnungswinkel der Pfanne richten **(b)**, um die richtige Abstützung zu erreichen **(c)**. Zusätzlich wird auch hier das proximale Fragment in eine Außenrotation gebracht und der Trochanter minor in die Pfanne eingestellt **(d)**. Nach Entnahme des valgisierenden Osteotomiekeils erfolgt die Rotation des distalen Fragments und die Fixation mit einer entsprechend geschränkten Metallplatte

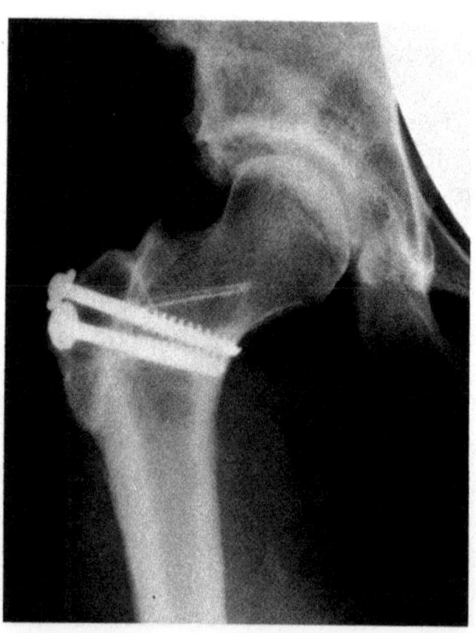

Abb. 23.21 *(Unten).* Versetzung des Trochanter major mit 2 Spongiosaschrauben nach stärkerer Varisierungsosteotomie und Pfannendachplastik im Alter von 24 Jahren. Diesen Eingriff haben wir vor der Einführung der Hüftpfannenschwenkung durch Dreifachosteotomie des Beckens auch bei Erwachsenen durchgeführt

kung durch Dreifachosteotomie des Beckens – im Wege steht.

Die Operation wird von einem lateralen Längsschnitt über dem Trochanter major vorgenommen. Der M. vastus lateralis wird an seinem proximalen Ansatz etwas abgelöst und zurückgehalten. Der Vorderrand des M. glutaeus medius wird im distalen Anteil dargestellt. Unter den Trochanter werden während der Osteotomie Hohmann-Hebel geschoben.

Bei der Ablösung muß darauf geachtet werden, daß der Muskelansatz in seiner ganzen Breite mitversetzt wird. Da der Trochanter schräg nach dorsal-medial verläuft, muß das Bein während des Markierens und der Durchführung der Osteotomie so weit innenrotiert gehalten werden, bis sein Profil genau sichtbar ist. Ein Kirschner-Draht wird unter Sicht des Bildwandlers bis zur Fossa intertrochanterica vorgeschoben, um die Richtung der Osteotomie anzugeben. Die Osteotomie sollte eher etwas seitlich davon enden, um die A. circumflexa hier nicht zu verletzen und keine Hüftkopfnekrose zu verursachen. Aus diesem Grunde sollte die Osteotomie auch nur zu Beginn mit der oszillierenden Säge durchgeführt werden und dann mit einem etwa 3 cm breiten Lexer-Meißel vorsichtig fortgeführt werden.

Bei der Festlegung der Osteotomiefläche muß man sich darüber im klaren sein, ob der Trochanter im wesentlichen nach distal versetzt werden soll oder auch nach lateral. Dementsprechend ist die Osteotomiefläche steil oder flacher ansteigend zu wählen. Soll der Trochanter weiter seitlich ausladen, kann er auch mit einem Knochentransplantat unterfüttert werden.

Als Richtlinie gilt, daß die Spitze des Trochanters nach der Versetzung auf der Höhe des Kopfzentrums liegen soll und in lateraler Richtung den 2- bis 2,5fachen Kopfradius als Abstand aufweisen müßte. Überdehnungen der Muskulatur können zu einer Schädigung führen. Deshalb sollte auch geprüft werden, ob der Muskel von einer bestimmten Dehnung ab einen Widerstand aufweist. Sind die kleinen Außenrotatoren kontrakt, so müssen sie eventuell gleichzeitig durchtrennt werden.
Die Fixation kann mit 2 Spongiosaschrauben und Unterlagscheiben erfolgen oder mit kräftigen Kirschner-Drähten sowie einer Drahtzuggurtung. In den ersten 3 Wochen nach der Operation sollten aktive Abspreizübungen und passive Adduktion unterbleiben, da der M. glutaeus medius den Trochanter abreißen könnte. Volle Belastbarkeit ist nach etwa 6 Wochen gegeben.

23.11 Aufrichtungsosteotomie bei extremer Coxa vara (doppelte intertrochantäre Osteotomie mit Trochanterversetzung)

Für Hüftgelenke, die durch eine frühere Hüftkopfnekrose praktisch keinen Schenkelhals, eine starke Varusstellung des Hüftkopfes und einen extremen Trochanterhochstand haben, wurden von Pauwels (1936b, 1973) und Wagner (1977, 1978) besondere Osteotomieformen angegeben.

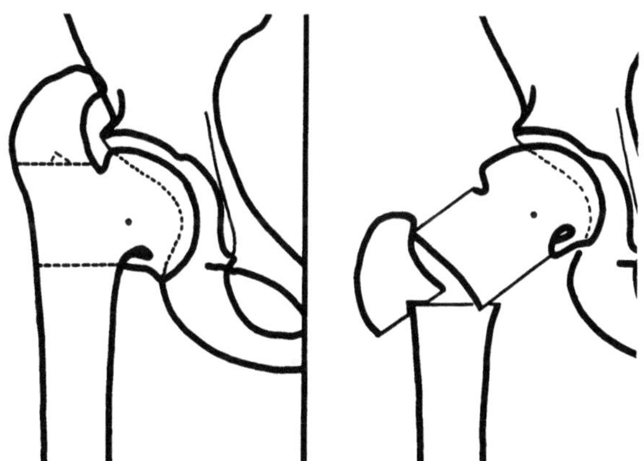

Abb. 23.22. Intertrochantäre Doppelosteotomie nach Wagner zur Verlängerung und Aufrichtung des Schenkelhalses mit Trochanterversetzung

Mit der Modifikation Wagners (Abb. 23.22) werden die Osteotomieflächen zur Schenkelhalsbegrenzung, und die Kopfkalotte wird aufgerichtet. Der Trochanter major wird in den klaffenden Spalt seitlich eingesetzt, so daß seine Spitze etwa auf der Höhe des Kopfzentrums liegt. Die Fixation erfolgt mit einer Trochanterklammer, Verschraubung und eventuell zusätzlich Kirschner-Drähten.

Literatur s. S. 448.

Kapitel 24

Pfannendacheingriffe zur Beseitigung der Hüftdysplasie

Die wesentliche Deformität bei der angeborenen Hüftdysplasie liegt fast immer im Bereich des Pfannendachs, das den Hüftkopf seitlich und vorn nicht genügend überragt und deckt. Die Hüftpfanne ist flacher und nicht tief genug. Der Neigungswinkel der Pfanne ist steil. Eine wirkliche Besserung oder Beseitigung der Dysplasie ist deshalb auch nur von Eingriffen am Pfannendach zu erwarten. Da sich darüber hinaus auch gezeigt hat, daß die Varisierungsosteotomie nicht den formgebenden Einfluß auf das dysplastische Pfannendach hat, den man lange Zeit von ihr erhoffte, kommt den Eingriffen am Pfannendach besondere Bedeutung zu.

Die Zahl der bis heute angegebenen Verfahren ist groß. Manche ähneln sich oder sind wegen ungenügender Erfolge wieder aufgegeben worden. Hier sollen nur diejenigen beschrieben werden, denen auch heute Bedeutung zukommt. Ihre Indikation und Leistungsfähigkeit wird in Kap. 26 im Rahmen des Literaturüberblicks näher erörtert.

Die Pfannendacheingriffe lassen sich in folgende Gruppen unterteilen:

1. *Extraartikuläre Spanplastiken.* Hier wird das Pfannendach künstlich verbreitert (Pfannendachplastik).
2. *Azetabuloplastiken.* Oberhalb des Pfannendaches wird von seitlich oder von vorn eingemeißelt und das Dach zu einem normalen Inklinationswinkel herabgebogen.
3. *Beckenosteotomien zur Normalisierung des Pfannenneigungswinkels:*
   a) Einfache Beckenosteotomie nach Salter,
   b) Zwei- und Dreifachosteotomie zur Pfannenschwenkung,
   c) sphärische Pfannenummeißelung.
4. *Beckenosteotomie zur Deckung des Hüftkopfes mit knöchernen Beckenanteilen nach Chiari.*

24.1 Extraartikuläre Spanplastiken

Die Operationen dieser Gruppe (Abb. 24.1) leiteten die Geschichte der Pfannendacheingriffe ein (König 1891). Heute werden sie nur vereinzelt bei schwierigen Befunden eingesetzt (Bosworth et al. 1960, 1961; Wilson 1974; Bickel u. Breivis 1975; Biehl et al. 1981, Staheli 1981).

Man kann die Überdachung des Hüftkopfes verbreitern, wenn man wie König (1891) die Beckenwand über dem Hüftgelenk einmeißelt (Abb. 24.1 a) und einen Periostknochenlappen seitlich über den Hüftkopf herabbiegt. Diese Methode wurde von vielen Autoren aufgenommen oder ähnlich entwickelt.

Einen anderen Weg schlug Spitzy (1923, 1928) ein, indem er Tibiaspäne als eine Art Verriegelungsplastik am Pfannenrand seitlich einbolzte und überstehen ließ (Abb. 24.1 b). Dieser Span wurde teilweise in das Pfannendach einbezogen. Güntz (1949) und Hauberg (1958) stellten fest, daß die Wachstumsreaktion des Pfannendachs dabei um so größer ist, je früher die Spaneinbolzung erfolgt, und kamen so zu ihrer „Frühpfannendachplastik". Die Dauerergebnisse waren aber nicht voll befriedigend.

Darüber hinaus wurden Knochenspäne in verschiedener Weise unter das seitliche Periost geschoben und sollten dadurch besser ernährt werden (Bosworth 1960, 1961; Stryhal u. Cech 1965 u. a.). Thomas (1969) bog auch durch Einmeißeln von kaudal her die Beckenwand nach lateral und unterfütterte sie.

In den letzten Jahren berichteten Bickel u. Breivis (1975), Judet u. Judet (1979), Love et al. (1980) und Staheli (1981) ähnlich wie Loeffler (1950) über eine extraartikuläre Spantechnik bei Erwachsenen mit guten Erfolgen (Abb. 24.1 c). Nach der Beschreibung von Wilson (1974) wird der M. glutaeus medius am Beckenkamm vorn abgelöst, um Zugang zur seitlichen Beckenwand zu erhalten. Ehe der Knochen aus der seitlichen Bek-

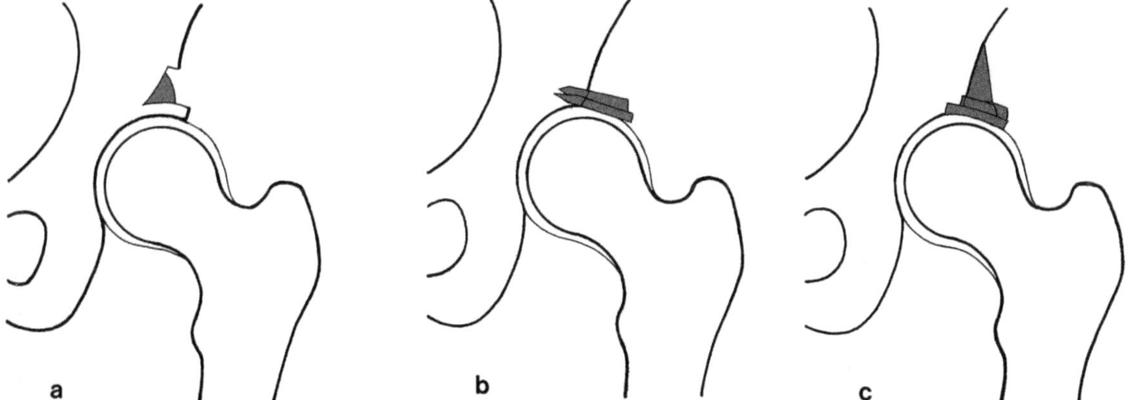

Abb. 24.1 a–c. Die verschiedenen Typen extraartikulärer Pfannendachplastik. **a** Technik nach König, Einmeißeln der seitlichen Beckenkortikalis und Herabbiegen über die Kapsel des Hüftgelenks. **b** Technik nach Spitzy, Einschlagen mehrerer Tibiaspäne unmittelbar am Pfannenrand, die den Hüftkopf überdachen sollen. **c** Auflagern von Knochenspänen auf die in ihrer Dicke etwas verringerte Hüftgelenkkapsel am Pfannenrand nach Angabe verschiedener Autoren

kenwand aber herabgeklappt wird, muß die Hüftgelenkkapsel in ihrer Dicke verringert werden bis auf 3 mm. Die äußere Kortikalis des Bekkens wird dann als Viereck über dem Hüftkopf eingemeißelt und über ihn herabgebogen und gegen die Kapsel vernäht. Ein dreieckiger Knochenspan aus dem Beckenkamm sützt die herabgeklappte Wand ab und hat in der Knochenlücke seitlich gleichzeitig Halt. Er wird hier mit einem Kirschner-Draht zusätzlich gehalten.
Die Indikation zu dieser Operation entspricht etwa der zur Osteotomie nach Chiari. Wilson (1974) wendet sie bei älteren Kindern an, bei denen eine Operation nach Salter nicht mehr in Frage kommt.
Staheli (1981) wählt dagegen breite Lamellenspäne, die er der äußeren Kortikalis der Beckenschaufel entnimmt, um den Hüftkopf zu decken. Der über die seitliche Hüftgelenkkapsel verlaufende sehnige Ursprung des M. rectus femoris wird ventral durchtrennt und dann nach dorsal zurückpräpariert. Wenn die Kapsel sehr dick ist, wird sie etwas abgetragen. Mit einem Bohrer werden Bohrlöcher nach Röntgenkontrolle genau an der Knorpel-Knochen-Grenze unter Belassen einer geringen Spongiosaauflage am Knorpel hergestellt. Diese Löcher werden dann untereinander verbunden, so daß eine Rinne von 1 cm Tiefe und 5 mm Höhe entsteht. In diese wird eine transversale Lage von Lamellenspänen eingeführt. Darauf wird in sagittaler Richtung eine zweite Lage von langen Spänen gelegt. Die Rektussehne wird dann seitlich über sie hinweggezogen und wieder vernäht, um sie zu halten. Weiteres Knochenmaterial wird noch zur Beckenwand hin aufgelagert.
Entscheidend ist der exakte Anschluß des Spanmaterials an den Pfannenrand ohne wesentliche Stufe. Für Hüftgelenke, die durch Azetabuloplastiken und Pfannenschwenkoperationen nicht zu bessern sind, bietet diese Methode sicher Vorteile gegenüber der Chiari-Osteotomie, da das zusätzliche Pfannendach noch genauer und in langer Ausdehnung angeformt werden kann. Das Dach der Primärpfanne bleibt unverändert, während es bei der Osteotomie nach Chiari durch die Medialisierung steiler gestellt wird. Im Wachstumsalter sollte die Methode allerdings wohl nicht angewandt werden, da sich die Primärpfanne mit dem Wachstum von dem neuen Pfannendach entfernen dürfte wie bei dem sog. Anti-Chiari-Effekt.

24.2 Azetabuloplastiken

Bei der Azetabuloplastik wird oberhalb des Pfannendachs eingemeißelt, um es entweder seitlich herabzubiegen – wie zuerst von Albee (1915a, b), Jones (1920) und Lance (1925a, b, 1927) angegeben – oder nach vorn entsprechend der Technik Pembertons (1965, 1968, 1974). Diese Operationen haben den Vorteil, daß dabei knorpelgedecktes Pfannendach über den Hüftkopf geschwenkt wird und der Pfannendachwinkel wieder einen Normalwert erhält.

24.2.1 *Zugang von seitlich*

a) Knickpunkt der Azetabuloplastik bei verschiedenen Operationstechniken. Für den Erfolg einer Azetabuloplastik ist die Tiefe des Einmeißelns und

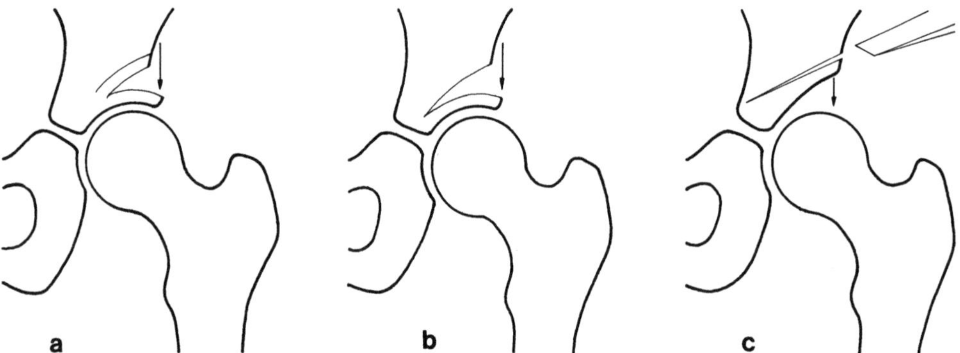

Abb. 24.2 a–c. Verschiedene Techniken der Azetabuloplastik. **a** Technik nach Albee, Jones und Lance. Hier wird oberhalb des Pfannenerkers von lateral eingemeißelt und das seitliche Pfannendach über den Hüftkopf heruntergebogen. **b** Technik nach Mittelmeier und Witt. Hier wird das Pfannendach etwas tiefer als bei der Technik nach Lance eingemeißelt. Die Osteotomie erfolgt parallel zum Pfannendach, erreicht aber nicht die Y-Fuge. **c** Tiefer durchgehende Osteotomie des Pfannendachs bis fast auf die Beckeninnenseite etwas oberhalb der Y-Fuge, nach Wiberg und Dega

die Lage des Knickpunktes von großer Bedeutung (Abb. 24.2). Während aber für die Osteotomie Pembertons (1965, 1968, 1974) ganz klar von dem Autor festgelegt wurde, daß der Knickpunkt für das Herabbiegen des Pfannendachs nach ventral-lateral das dorsale Ende der Y-Fuge ist, wurde bei der Weiterverwendung und Weiterentwicklung der Technik nach Lance in Europa sehr unterschiedlich vorgegangen. Lance selbst (1925 a, b, 1927), Schede (1933, 1935) und andere meißelten zuerst nur etwa 3 cm tief oberhalb des Pfannendachs ein (Abb. 24.2 a). Wiberg (1944, 1953) führte nach seinen Bildern die Osteotomie schon tiefer und bog größere Abschnitte herab (Abb. 24.2 c). Dega (1964, 1965, 1973) beschrieb in ähnlicher Weise eine transiliakale Osteotomie von lateral, die den Beckeninnenrand etwas oberhalb der Y-Fuge erreicht. Eine ähnliche Abbildung zeigte auch Chapchal (1965). Dega (1973) führte dann aus, daß nach seiner Technik bis in die Incisura ischiadica gemeißelt werden kann, dies aber nicht sein muß. Mittelmeier (1964, 1965, persönliche Mitteilung 1981) legt Wert darauf, das Pfannendach nur ventro-lateral herunterzuklappen. Er durchtrennt das Becken ventral unterhalb des Tuberculum ilicum und auch die ventrale Lamina interna, vermeidet es aber, dorsal das Foramen ischiadicum zu erreichen und hier eine volle Bekkenosteotomie durchzuführen. Später wurde an der Klinik A. N. Witts bis in das Foramen ischiadicum osteotomiert und je nach Höhe des Hüftkopfes der Knickpunkt mehr oder weniger dicht an die Y-Fuge gelegt (Abb. 24.2 b), so daß sich eine ausgiebigere Schwenkung des Pfannendachs nach lateral ermöglichen ließ (Tönnis et al. 1972, Tönnis u. Barteck 1973; Schulitz 1973). In ähnlicher Weise setzten sich auch Weickert (1974), Trevor et al. (1975), Tönnis (1977), Tönnis u. Sprafke (1977), K. J. Schulze et al. (1980) dafür ein, daß das gesamte Pfannendach von ventral bis dorsal herabgebogen wird.

In den letzten Jahren haben wir die Meißeltechnik noch einmal etwas geändert und präzisiert (Abb. 24.3). Wir legen bei der Osteotomie nicht mehr Wert darauf, genau 4 mm oberhalb der Pfanne parallel zu meißeln, sondern zielen vom Pfannenerker auf den letzten Abschnitt der Y-Fuge, so wie Pemberton, nur daß wir von lateral meißeln. Ventral dringt der Meißel rasch durch die innere Kortikalis, da die Beckenwand hier nur dünn ist. Dorsal ist das zu durchmeißelnde Pfannendach dicker. Die Meißelebene muß immer von ventral bis dorsal zum Foramen ischiadicum durchgehen. Kurz vor und über dem letzten dorsalen Abschnitt der Y-Fuge erreicht der Meißel die innere Beckenkortikalis. Sie sollte dünn stehen bleiben und eingeknickt werden. Das Herabbiegen geschieht hier nicht an einem Knick*punkt,* sondern an einer Knick*achse* von 3–4 cm Knochen an der dorsalen Beckeninnenseite (Abb. 24.3 b). Auf diese Weise wird das gesamte Pfannendach von ventral bis dorsal durchgehend lateral herabgebogen. Diese Biegung findet zum Teil im Pfannendach selbst statt, größtenteils aber im Knorpel der Y-Fuge und durch Ausweichen des unteren Beckenteils.

Diese Technik ermöglicht unseres Erachtens das ausgiebigste Schwenken der Pfanne um jeden gewünschten Winkel, auch noch bei Kindern über 6 Jahre. Eine Differenzierung nach kurzen und

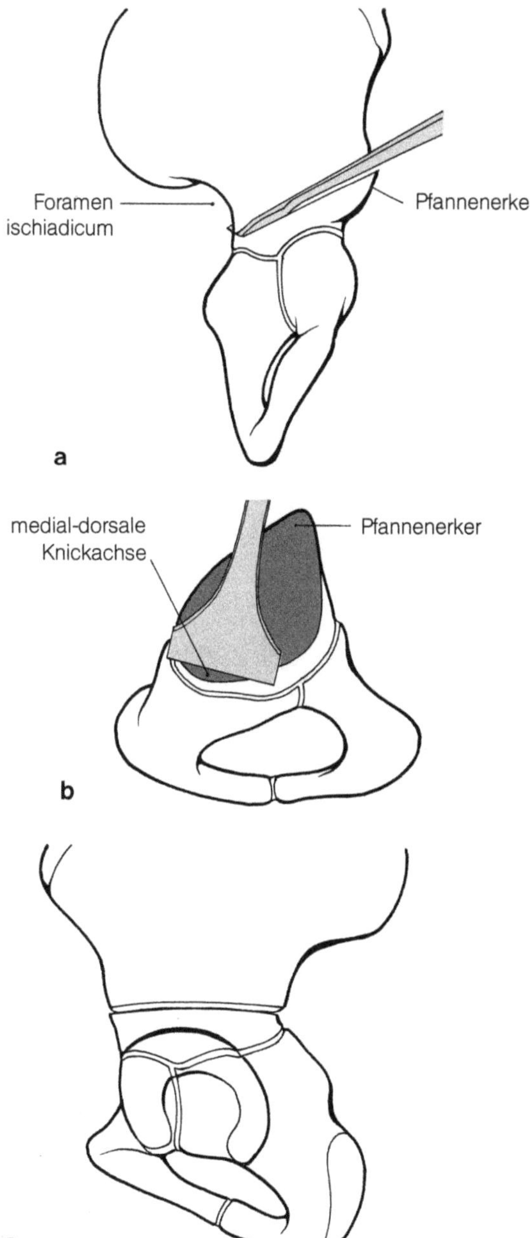

Abb. 24.3 a–c. Eigene Technik der Azetabuloplastik. Dabei wird das Becken mindestens 5 mm oberhalb des Pfannendachs in absteigender Richtung so durchmeißelt, daß die Meißelkante nur noch eine kleine Knochenbrücke an der Beckeninnenseite stehen läßt, parallel zum letzten dorsalen Abschnitt der Y-Fuge. Das Becken wird in ganzer Breite von ventral bis dorsal oberhalb des Pfannendachs durchtrennt. Das Herabbiegen erfolgt an einer Knickachse, die vorwiegend eine Bewegung nach lateral zuläßt. **a** Ansicht der Osteotomie und der Beckenschaufel von vorn. **b** Aufsicht auf die Osteotomiefläche des Pfannendachs und auf die Lage des Meißels beim Herabbiegen des Pfannendachs. **c** Lage der Osteotomie aus der Seitansicht der Beckenschaufel

längeren Pfannendächern und eine Behandlung der kurzen Pfannendächer mit der Chiari-Osteotomie, wie es Jäger et al. (1972) sowie Endler et al. (1984) vorschlugen, sind dabei nicht erforderlich. Die Azetabuloplastik dieser Technik verändert die Form der Pfanne. Aus einer steil gestellten und bei instabilen Gelenken etwas ovalären Pfanne wird eine rundere mit horizontal verlaufendem Knorpeldach. Bei Arthrographien nach der Operation sieht man eine kleine, fast eckige Kontrastmittelansammlung im Pfannenzentrum dicht oberhalb der Y-Fuge (Abb. 24.4 d). Dieser Hohlraum kann manchmal auch ohne Arthrographie durch eine Luftsichel auffallen. Er wird als Anzeichen der Pfannenverengung durch die Azetabuloplastik angesehen. Untersucht man diese Gelenke aber auch vor der Operation schon arthrographisch, so findet man die gleiche Kontrastmittelansammlung (Abb. 24.4 b). Hier endet die knorpelige Facies lunata und es beginnt die Fossa acetabuli, die mit dem Fett des Pulvinar ausgefüllt sein kann. Entsprechende Sektionsschnitte zeigte Ponseti (1978). Selbst auf Abduktions-Innenrotations-Aufnahmen wird dieser Kontrastmittelsee nicht weggedrückt (Abb. 24.4 c).
Der Erfolg der Azetabuloplastik zeigt sich arthrographisch vor allem an der Lage des oberen Limbus. Nach Faber (1938) soll er bei Gesunden die Hilgenreiner-Linie berühren. In Abb. 24 b liegt er vor der Operation deutlich über der Hilgenreiner-Linie, während er sie danach überschreitet und den Hüftkopf mehr umfaßt (Abb. 24.4 d). Nur in ganz seltenen Fällen haben wir einmal gesehen, daß der Hüftkopf durch zu starkes Herabbiegen der Pfanne seitlich herausgedrückt wurde. Der Pfannendachwinkel sollte daher 10° nicht unterschreiten. Um Druckschäden durch das herabgewölbte Pfannendach zu vermeiden, empfiehlt es sich zusätzlich, eine Beugestellung von 30–35° einzustellen und nur 20° Abspreizung zu wählen.

b) Alter und Voraussetzungen. Das günstigste Alter für diese Operation sind wie bei der Operation von Salter und Pemberton die ersten 6 Lebensjahre. Hier ist das Herabbiegen – vor allem im Bereich des dorsalen Knorpels – gut möglich, und der Hüftkopf weicht entsprechend leicht aus. Aber auch bei Jugendlichen und Erwachsenen haben wir die Technik zeitweilig mit Erfolg angewandt, nur mußte hier das Pfannendach manchmal stufenweise eingeknickt werden, um sich zu runden (Tönnis u. Barteck 1973; Tönnis u. Sprafke 1977). Da das eingebrochene Pfannendach von wachsendem Knorpel überdeckt ist, rundet es sich aber in der Folgezeit rasch (Abb. 24.10). Heu-

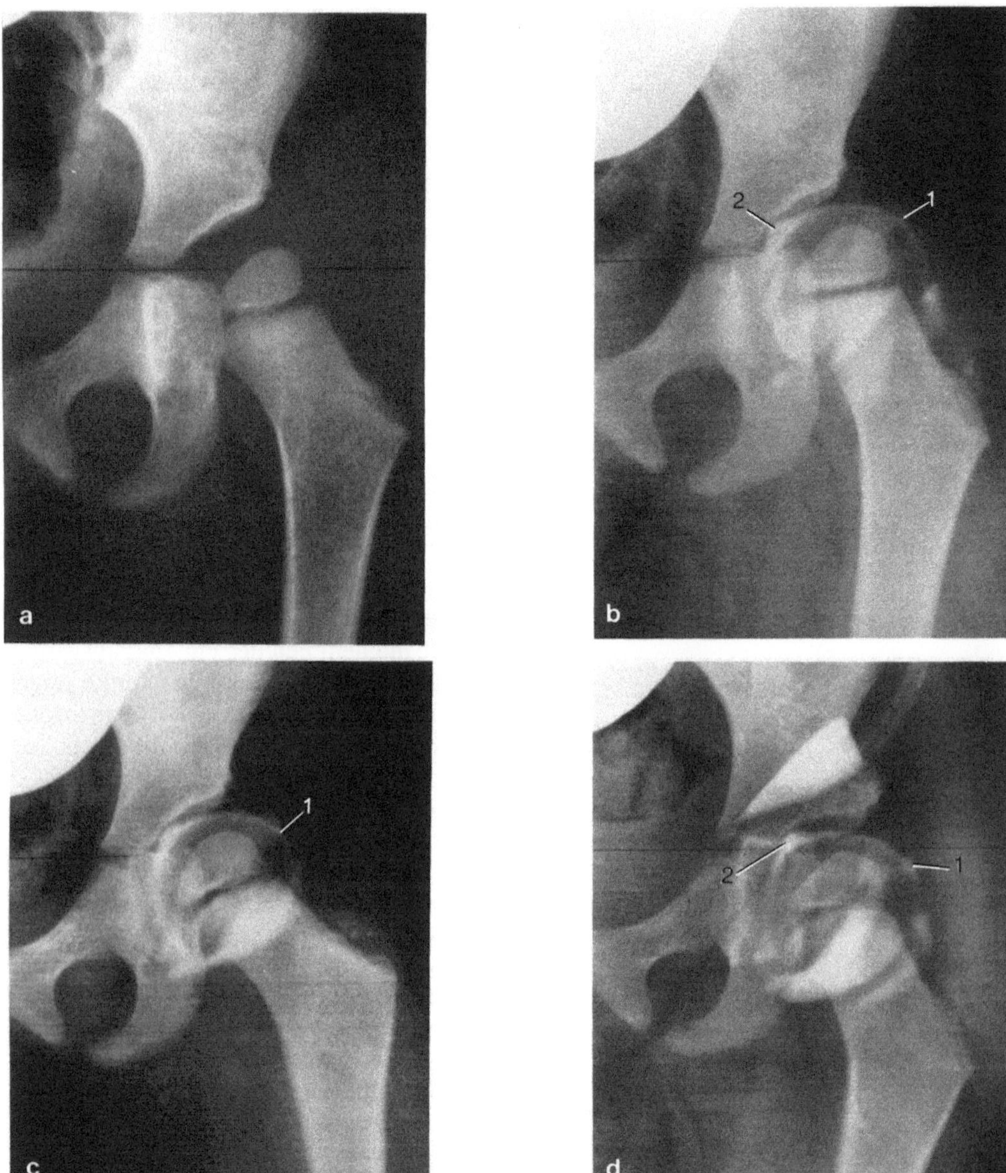

Abb. 24.4 a–d. Arthrographische Darstellung eines Hüftgelenks vor und nach der Pfannendachplastik. **a** Hüftgelenkdysplasie bei einem 2 Jahre, 3 Monate alten Mädchen. Nach dem Lateralstand des Kopfes und dem Abstand zur Tränenfigur könnte man annehmen, daß es sich um ein instabiles Hüftgelenk handelt. **b** Die Arthrographie zeigt jedoch, daß der Hüftkopf dem ischialen Sektor der Pfanne eng und ohne einen Kontrastmittelsee anliegt. Lediglich am Pfannendach findet sich eine schmale dreieckige Vertiefung, in der sich Kontrastmittel anreichert *(2)*. Hier beginnt die Fossa acetabuli. Die Spitze des oberen Limbus liegt deutlich oberhalb der Hilgenreiner-Linie *(1)*. **c** Auch auf der Aufnahme in Abduktion und Innenrotation ist die Kontrastmittelanreicherung im obersten Anteil der Fossa acetabuli zu erkennen. Hier beginnt der dickere, knorpelige Anteil des Pfannendachs. **d** Nach der Pfannendachplastik ist der kleine Kontrastmittelsee medialkranial am Hüftgelenk weiterhin erkennbar. Man könnte meinen, daß hier eine besondere Knickung der Pfanne eingetreten sei, wenn man die arthrographischen Bilder vor der Azetabuloplastik nicht kennen würde. Das knöcherne und auch das knorpelige Pfannendach sind deutlich herabgebogen. Der Limbus reicht mit seiner Spitze über die Hilgenreiner-Linie abwärts und umfaßt den Hüftkopf in verbessertem Maße

te ziehen wir allerdings eine neue Technik der Dreifachosteotomie und Hüftpfannenschwenkung vom 8.–10. Lebensjahr an vor.
Unbedingte Voraussetzung ist, wie bei allen Pfannendacheingriffen, daß der Hüftkopf exakt in der Pfanne reponiert ist. Andernfalls kann das Herabbiegen des Pfannendachs zu Hüftkopfnekrosen führen. Außerdem kommt es dann nicht zu einem regelrechten Wachstum des Pfannenerkers, das Pfannendach verschlechtert sich wieder und wird steiler.

*c) **Eigene Technik der Azetabuloplastik.*** Die Freilegung des Beckens zur Azetabuloplastik haben wir früher wie viele Autoren von einem Watson-Jones-Schnitt aus vorgenommen, da immer gleichzeitig eine DVO erfolgte. Diese Narben werden bei Kindern oft unschön. Unauffälliger

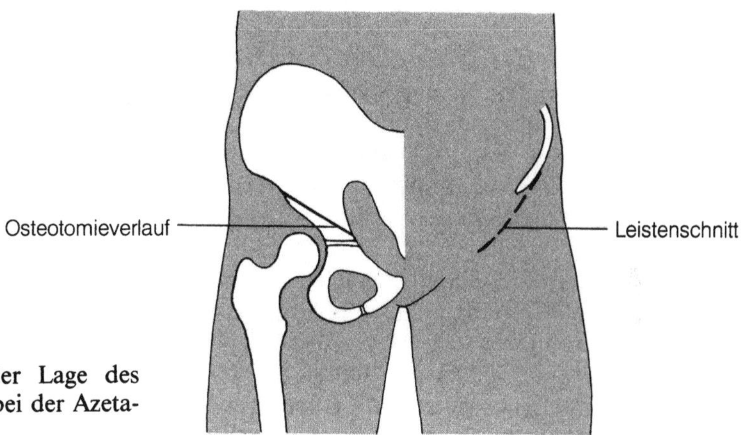

Abb. 24.5. Schematische Darstellung der Lage des Hautschnitts und der Osteotomieebene bei der Azetabuloplastik

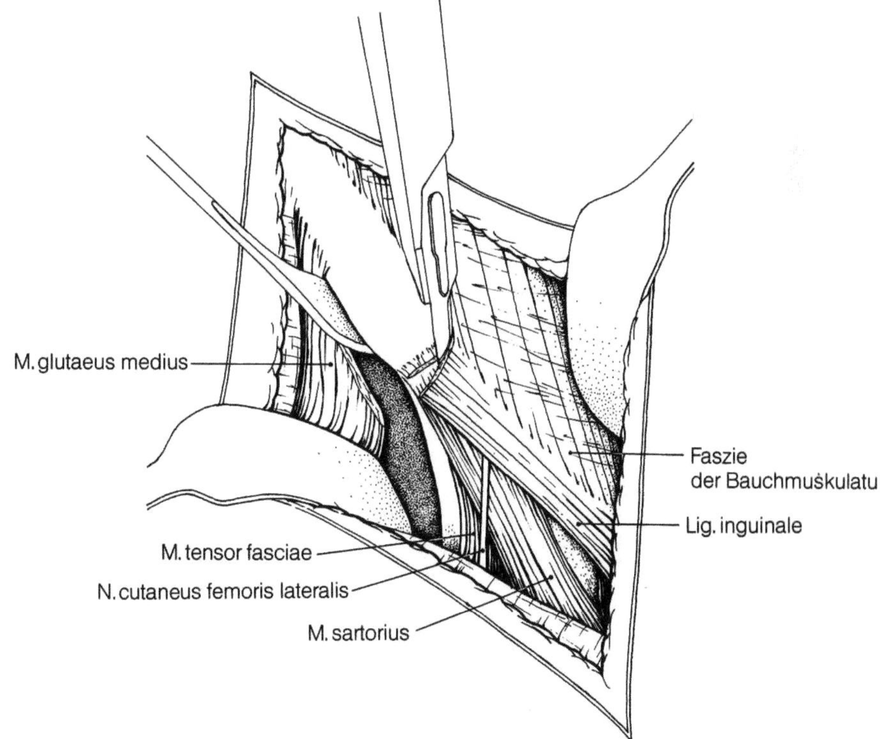

Abb. 24.6. Nach Durchtrennung der Haut ist ein Schnitt vom vorderen seitlichen Beckenkamm entlang der distalen Begrenzung des Leistenbandes erfolgt. Der M. glutaeus medius wird ganz vorn am Beckenkamm mit dem Raspatorium abgeschoben. Das Skalpell trennt dann an der Spina das Leistenband und ein kurzes Stück auch die am Beckenrand ansetzenden Bauchmuskeln ab, ferner die Spinamuskeln. Dabei muß der N. cutaneus femoris lateralis geschont werden

verheilen Wunden in der Leistengegend, wo auch Salter (1961, 1966) seinen Schnitt legt. Es genügt ein relativ kurzer Schnitt vom vorderen Beckenkamm bis in die Leiste parallel zum Leistenband (Abb. 24.5). Auch für die DVO, wenn sie gleichzeitig und mit Kirschner-Drahtfixation vorgenommen wird, reicht ein kleiner Schnitt auf der Außenseite des Oberschenkels aus. Hinzu kommt, daß die Traumatisierung des M. glutaeus medius beim Zugang nach Watson-Jones größer ist als beim Leistenschnitt und die Nerven und Gefäße des M. tensor fasciae durchtrennt werden. Am Beckenkamm wird nur der vorderste Anteil des M. glutaeus medius je nach Größe des Kindes in 3–4 cm Länge mit der Spinamuskulatur abgelöst und vorsichtig subperiostal mit einem breiten eckigen Rasparatorium von kranial bis auf den lateralen Rektussehnenansatz und die Hüftgelenkkapsel zurückgeschoben (Abb. 24.6). Parallel zum Leistenband wird der Schnitt noch bis zur Faszie des M. iliopsoas verlängert. Der N. cutaneus femoris lateralis muß dabei geschont und nach medial verzogen werden. Um die Meißellage bei der Osteotomie im Beckenraum offen kontrollieren zu können, werden außerdem das Leistenband, die Bauchmuskulatur und der M. iliacus am vorderen Beckenrand abgelöst.

Dann wird die Muskulatur oberhalb des Kapselansatzes von ventral bis in das Foramen ischiadicum majus in etwa 3 cm Breite subperiostal abgeschoben, so daß der Meißel lateral angesetzt werden kann (Abb. 24.7). Zwei Punkte müssen unbedingt hervorgehoben werden:

1. Die Freipräparation darf sich nur auf die Beckenwand beziehen und muß oberhalb der seitlichen Rektussehne und des Kapselansatzes des Hüftgelenks enden. Hier liegen die für das seitliche Wachstum der Pfanne wichtigen Knorpelanteile und Kerne. Sie dürfen keinesfalls verletzt werden.
2. Muskeln werden durch kantige Haken und stärkeren Zug traumatisiert oder bleibend geschädigt. Der M. glutaeus medius sollte nur vorsichtig und mit gerundeten Instrumenten etwas zurückgehalten werden. Zu beachten ist auch, daß der N. glutaeus superior, der ihn versorgt, gerade etwa in Höhe des Pfannenrandes zwischen M. glutaeus minimus und medius von dorsal nach ventral zieht und ebenfalls traumatisiert werden kann. Wenn Kinder nach Beckeneingriffen bei regelrechtem Hüftbefund ein positives Trendelenburg-Zeichen behalten, so muß entweder die Muskulatur oder der N. glutaeus superior zu sehr traumatisiert worden sein.

Das Einmeißeln des Pfannendachs sollte in einer Dicke von 5 mm mit einem flachen Lexer-Meißel erfolgen (24.9b). Ein Hohlmeißel ist von Nachteil, da das Pfannendach ja im ganzen herabgebogen wird und dadurch der im Profil dreieckige Knochenkeil weniger Kontakt und festen Aufsitz hätte, wenn er eingefügt wird (Abb. 24.8).

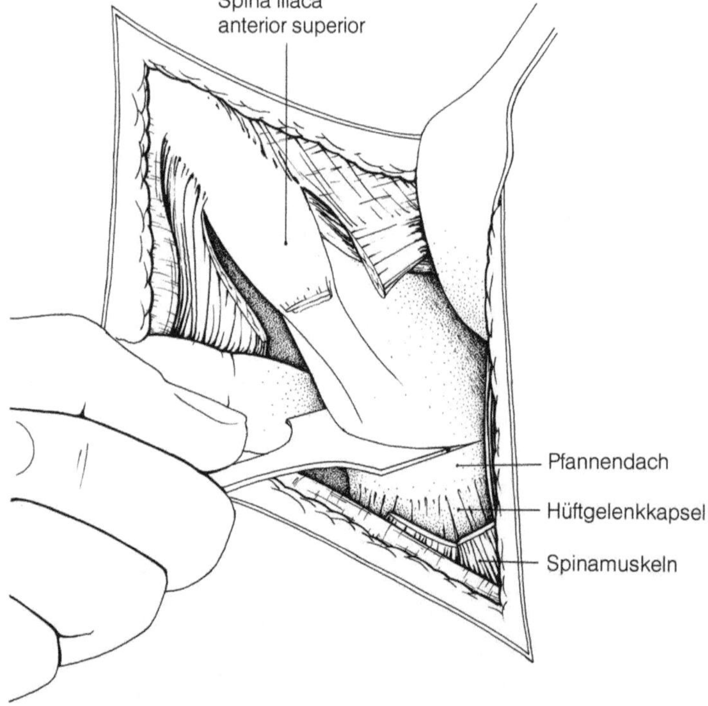

Abb. 24.7. Das Leistenband und die Bauchmuskulatur sind nach kranial zurückgezogen, die Spinamuskeln nach distal und der Glutaeus medius nach lateral. Die Osteotomie erfolgt etwa 5 mm oberhalb des seitlichen Pfannenrandes und an der oberen Grenze der Kapsel und des seitlichen Rektussehnenansatzes. Sie ist von lateral nach medial-kaudal gerichtet und wird unter dem Bildwandler verfolgt. Der Zeigefinger kontrolliert die Lage der Meißelkante bei Durchtrennung des Knochens im Bereich des Foramen ischiadicum

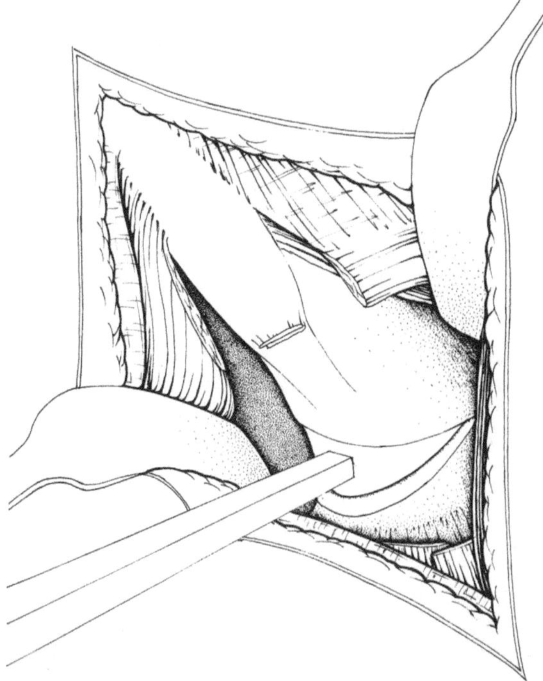

Abb. 24.8. Das Pfannendach ist seitlich herabgebogen. Ein in der Ansicht von vorn dreieckiger Knochenkeil wird über dem Meißel eingebolzt. Seine rechtwinklige Kante liegt distal-lateral, die schräge Verlaufsebene kranial. Die Kortikalis des Knochenkeils soll mit der Kortikalis der Beckenknochen möglichst abschließen und nicht in die Spongiosa einsinken

Die Operation erfolgt auf einem durchleuchtbaren Tisch. Das Einmeißeln des Pfannendachs geschieht unter Bildwandlerkontrolle auf den dorsalen Rand der Y-Fuge gerichtet. Ventral geht der Meißel durch die Spina iliaca anterior inferior, dorsal ragt er gerade knapp in das Foramen ischiadicum majus vor (Abb. 24.3 b). Wir tasten seine Lage hier mit dem Finger und verzichten meistens auf Hohmann-Hebel (Abb. 24.7).

Entscheidend für die Formung des Pfannendachs sind die Tiefe der Osteotomie und die Lage des Knickpunkts. Es wurde bereits einleitend über die verschiedenen Techniken gesprochen. Ventral durchdringt der Meißel das Becken sofort. Deshalb ist die offene Kontrolle hier von Vorteil. Im dorsalen Anteil zeigt uns der Bildwandler, wann der Meißel vor der Y-Fuge ankommt (Abb. 24.9 b). Die Osteotomie sollte dicht vor und oberhalb, nicht in der Y-Fuge enden. Die Knickachse liegt dann parallel zur dorsalen Y-Fuge und an der Beckeninnenseite (Abb. 24.3 b).

Will man bei älteren Kindern und in bestimmten Fällen nur einen lateralen Teil des Pfannendachs herabbiegen, so meißelt man in begrenzter Schichtdicke von nur etwa 3 mm und auf kürzere Distanz in das Pfannendach und legt den Knick dann in das knöcherne Pfannendach (Abb. 24.10 b). Auch hierbei ist aber wichtig, daß man von ventral bis zur Incisura ischiadica durch-

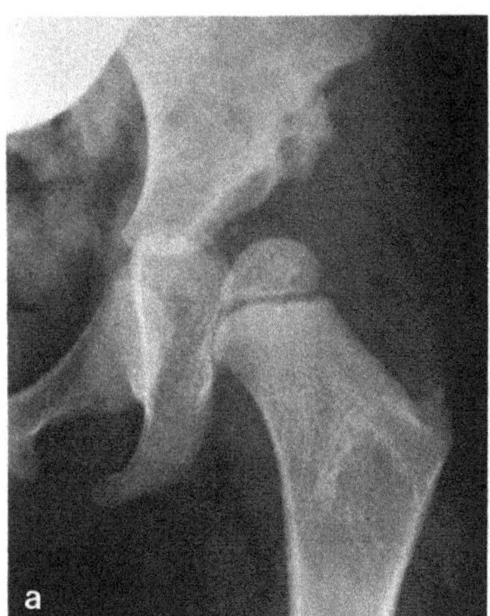

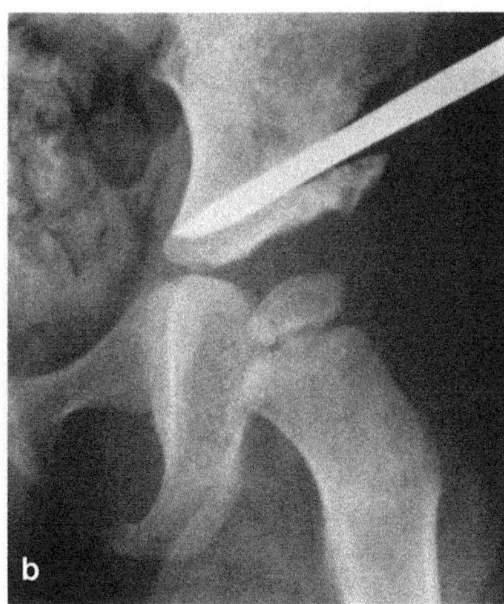

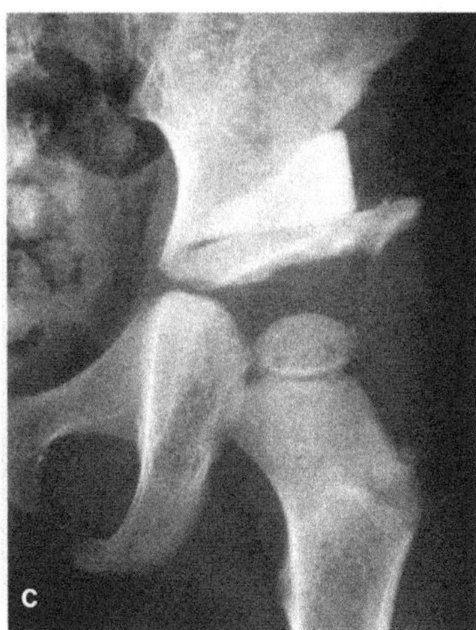

Abb. 24.9 a–c. Azetabuloplastik bei einem 2½ Jahre alten Mädchen. **a** Starke Pfannendysplasie vor der Operation, ungenügende Kopfüberdachung. **b** Das Bild zeigt die Meißellage, wie sie sich auch im Röntgenbildwandler darstellt. Der Meißel liegt mit seiner Schnittfläche kurz vor der und parallel zur dorsalen Y-Fuge. **c** Das Pfannendach ist auf einen AC-Winkel von etwa 10° herabgebogen. Auch der Hüftkopf wird damit nach kaudal verlagert und gleichzeitig weiter überdacht. Ein enteiweißter Knochenspan ist oberhalb des Pfannendachs eingefügt und hält es in der gewünschten Position

meißelt, sonst gelingt das Herabbiegen nur ungenügend.
Wird die Azetabuloplastik mit der DVO verbunden, so entnehmen wir den Varisierungskeil nicht als spitzen Knochenkeil, sondern als geschlossenen Ring in verschiedener Höhe, ganz nach der Größe der Distanz, die am Pfannendach auszufüllen ist (Abb. 23.7 b). Die Verkürzung des Oberschenkels wird durch das Herabbiegen des Pfannendachs ausgeglichen. Bei sehr porotischen Knochen kann der Keil auch platzen, wenn er nicht ringförmig entnommen wird.
Das Einsetzen des Keils sollte so erfolgen, daß der rechte Winkel seines Dreiecks distal lateral liegt (Abb. 24.8). Dann stemmt sich der Kortikalisring senkrecht zwischen Pfannendach und Kortikalis des Beckens ab. Er darf nicht bis in die Spongiosa getrieben werden, sondern sich nur an der Kortikalis des Beckens abstützen.
Wird die Azetabuloplastik nicht mit der DVO verbunden, so benutzen wir enteiweißte Knochenspäne (der Fa. Braun, Melsungen) und sägen diese formgerecht zu (Abb. 24.11). Es dürfen jedoch nur härteste Kortikaliskeile verwendet werden, da die Festigkeit der Spongiosakeile zu rasch nachgibt. Die Kortikalis darf auch nicht abgetragen werden. Die Keile dienen als Platzhalter. Das Becken umbaut sie zunächst und resorbiert sie dann langsam im Laufe eines Jahres.
Eine Kirschner-Drahtfixation ist hier manchmal

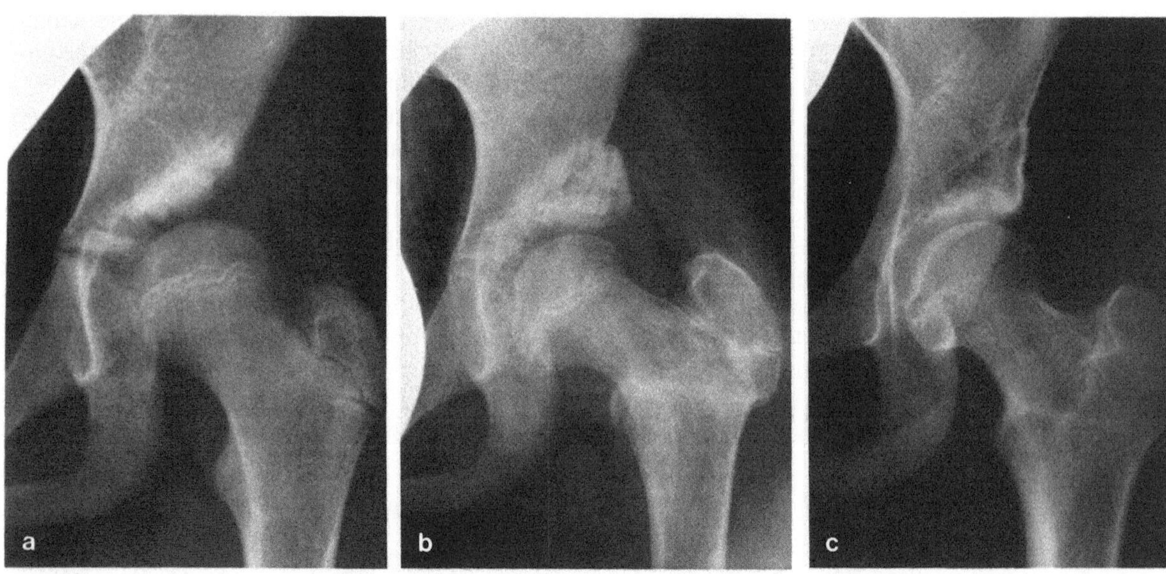

Abb. 24.10. **a** Starke Pfannendysplasie bei einem etwa 10jährigen Mädchen. **b** Hier wurde nur der stark fliehende, dysplastische, laterale Pfannenanteil herabgebogen. Die Knickung erfolgte im knöchernen Pfannendach weiter oberhalb der Y-Fuge nach der früher von uns geübten Technik. Gleichzeitig wurde eine Varisierungsosteotomie vorgenommen. **c** Im Alter von 18 Jahren: weitgehend normales Hüftgelenk. Gute Rundung der Pfanne, gute Überdachung des Hüftkopfes durch ein weitgehend horizontal gestelltes Pfannendach, Schenkelhalsstellung regelrecht bis auf leichte Kopf-im-Nacken-Lage

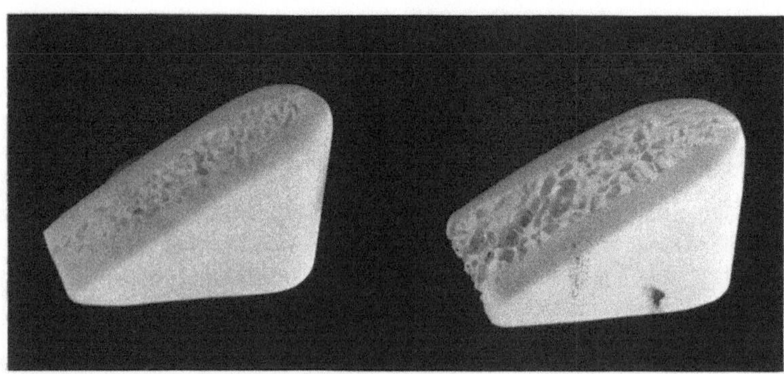

Abb. 24.11. Enteiweißte Knochenspäne von Tieren (Fa. Braun, Melsungen). Sie werden in verschiedenen Dicken geliefert. Entscheidend ist die sehr kräftige und starke Kortikalis. Die Höhe wird nach Bedarf mit der oszillierenden Säge verringert, ebenso die Länge

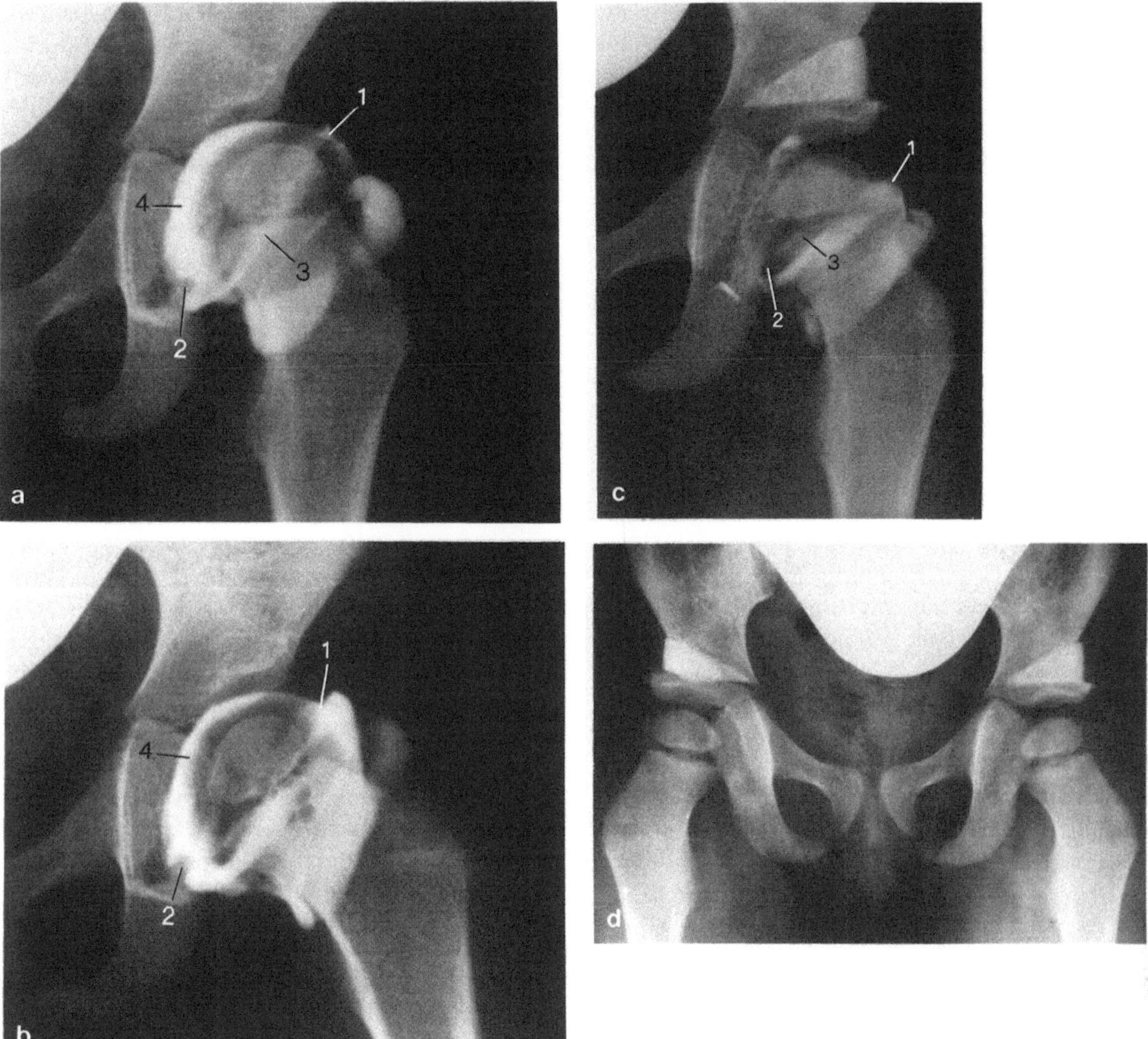

Abb. 24.12. **a** Arthrographie des linken Hüftgelenks bei 2¾ Jahre altem Mädchen. Deutliche Pfannendysplasie, Lateralstellung des Hüftkopfes bei Instabilität des Gelenks, erkennbar durch den medialen Kontrastmittelsee *(4)*; *1*, Spitze des oberen Limbus, *2*, vorgezogenes Lig. transversum, *3*, dorsaler Rand des Limbus. **b** Auf der Abduktions-Innenrotations-Aufnahme verdrängt der Kopf den medialen Kontrastmittelsee und stellt sich tiefer ein. Am unteren Limbus und Lig. transversum wird er jedoch daran gehindert. Es ist die Frage, ob hier bei der Azetabuloplastik eine offene Einstellung mit Einkerbung des Lig. transversum und des Limbus in seinen medialen Abschnitt erforderlich ist, wie bei dem Kind in Abb. 15.19. **c** Das Arthrogramm nach der Azetabuloplastik zeigt jedoch, daß der Hüftkopf dem Pfannenboden wieder gut anliegt. Er wird durch das herabgebogene Pfannendach nach kaudal verlagert, steht aber dicht und ohne Kontrastmittelsee an der Gelenkfläche des Sitzbeines. Die obere Limbusspitze ist deutlich herabgetreten *(1)*. Durch den Preßdruck des seitlichen Azetabulums zeigt sich hier kein Kontrastmittel im Gelenkspalt. Die mediale kleine Kontrastmittelsichel entspricht der Fossa acetabuli, wie in Abb. 24.4. Das Lig. transversum *(2)* hat sich mit nach kaudal verlagert und springt nicht mehr wesentlich vor. Eine operative Einstellung war bei der Azetabuloplastik nicht erforderlich. **d** Becken im Alter von 3 Jahren. Auch auf der Gegenseite wurde eine Azetabuloplastik durchgeführt. Eine DVO war nicht erforderlich

zusätzlich erforderlich, da die Knochenkeile an ihrer Osteotomiefläche etwas glatt sind und nicht so fest sitzen. Wir legen sicherheitshalber für 6 Wochen einen Gipsverband an. Zur Druckentlastung des Hüftkopfes sollte das Bein im Gipsverband 30° gebeugt und nur 20° abduziert werden. War ein Gelenk instabil vor der Operation und der Hüftkopf vor allem durch zu starke Antetorsion lateralisiert (Abb. 24.12), so sind leichte Beugung und Abduktion ebenfalls erforderlich, damit der Hüftkopf während der Ruhigstellung in der Tiefe der neugeformten Pfanne bleibt und die Kapsel sich entsprechend anpaßt.

24.2.2 *Zugang von vorn*

Azetabuloplastik nach Pemberton. Pemberton (1965, 1968, 1974) ist der Meinung, daß der Hüftkopf hauptsächlich ventral und ventrolateral zu decken sei, und biegt deshalb das Pfannendach ventrolateral herab (Abb. 24.13). Er beginnt mit einem Smith-Petersen-Schnitt, legt die Spina iliaca anterior superior und inferior frei und schiebt den M. glutaeus medius nach Ablösung vom Becken im vorderen Drittel nach lateral und die Bauchmuskulatur nach medial, so daß der Beckenknochen bis fast zur Incisura ischiadica freiliegt.

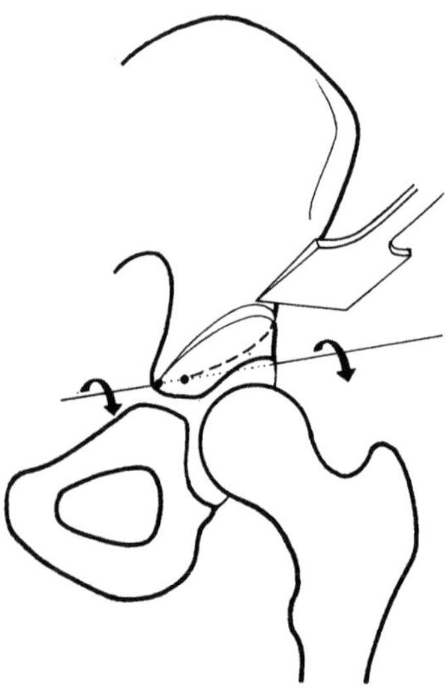

Abb. 24.13. Technik der Azetabuloplastik nach Pemberton. Das Einmeißeln erfolgt hier von ventral nach dorsal. Die Achse für das Herabbiegen des Pfannendachs ist der letzte dorsale querverlaufende Knochenabschnitt über der Y-Fuge, dicht vor dem Foramen ischiadicum. Das Herabbiegen erfolgt vorwiegend nach ventral und gleichzeitig leicht nach lateral

Im Unterschied zur modifizierten Lance-Technik, wie sie zuvor beschrieben wurde, wird hier die äußere und innere Lamina getrennt durchmeißelt. Pemberton geht zuerst etwa 6 mm oberhalb des Kapselansatzes und parallel dazu an der äußeren Beckenwand entlang. Zunächst kann der Meißel noch beobachtet werden, ganz dorsal jedoch nicht mehr. Hier ist darauf zu achten, daß nicht bis in die Incisura ischiadica eingemeißelt wird. Der Meißel soll die Y-Fuge etwa auf halbem Wege zwischen dem ventralen Rand der Incisura ischiadica und der Mitte des hinteren Pfannenrandes treffen, die dorsale Y-Fuge also etwa in der Mitte ihres Verlaufs erreichen. Auch wenn sie eingemeißelt oder schon durchtrennt wurde, was im letzten Teil der Osteotomie nur unter dem Bildwandler erkannt werden kann, traten später keine Wachstumsstörungen auf.
Anschließend wird parallel dazu die innere Lamina des Beckens durchtrennt. Erst im hintersten Anteil der Osteotomie kommt der Meißel außer Sicht. Hier ist sorgfältig vorzugehen, damit die Osteotomie nicht bis zum Foramen ischiadicum durchdringt, da sonst die Stabilität für das Herabbiegen des Pfannendachs verloren ginge. Ist auch hier die Y-Fuge dorsal erreicht, so wird die Spongiosa des Beckens zwischen der äußeren und inneren Osteotomie durchtrennt. Erst dann läßt sich das Pfannendach ventro-lateral herabbiegen. Es wird durch einen Knochenkeil aus dem Darmbeinkamm in der gewünschten Stellung gehalten. Anschließend erfolgt Ruhigstellung im Beckengipsverband.
Ist der Hüftkopf nicht exakt in die Tiefe der Pfanne reponiert, so verbindet Pemberton die offene Reposition mit der Azetabuloplastik. In den letzten Jahren öffnete er auch routinemäßig die Kapsel zur Kontrolle der Reposition. Bei Verwendung eines Bildwandlers oder Anfertigung einer Arthrographie erscheint uns dies nicht erforderlich. Die Altersbegrenzung seiner Osteotomie sieht Pemberton zwischen einem Lebensjahr als unterer Grenze und 10–14 Jahren als oberer. Die Grenze nach oben wird erreicht, wenn der Knorpel der Y-Fuge verknöchert und als Drehpunkt nicht mehr biegsam genug ist.

24.3 Beckenosteotomien zur Normalisierung des Pfannenneigungswinkels

24.3.1 *Einfache Beckenosteotomie nach Salter*

Bei der Osteotomie nach Salter (1961, 1966; Salter u. Dubos 1974) wird das Becken von ventral – et-

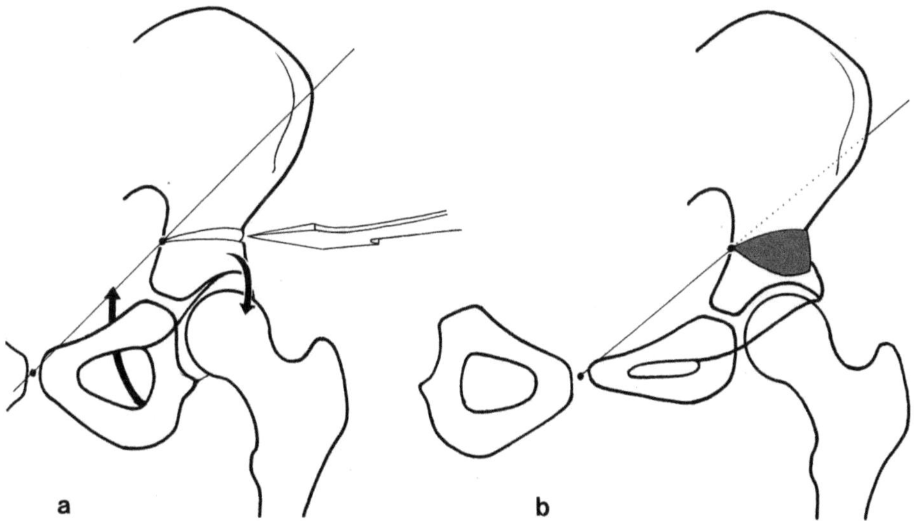

Abb. 24.14. **a** Technik der Beckenosteotomie nach Salter. Hier wird das Becken ebenfalls in ventro-dorsaler Richtung durchmeißelt, jedoch etwas weiter oberhalb des Azetabulums und in annähernd horizontaler Richtung auf die Beckenlichtung zu. Dann wird das Pfannendach ventral über den Hüftkopf vorgezogen. Gleichzeitig sollen die Osteotomiefragmente an der Beckenlichtung aufeinander stehen bleiben, so daß die Osteotomie nur ventral geöffnet ist. Damit kommt es zur Kippbewegung des distalen Beckenfragments um eine Achse, die durch die Symphyse und den dorsalen Abschnitt der Osteotomie verläuft. Das Sitzbein weicht nach hinten aus, das vordere Pfannendach schiebt sich ventral über den Hüftkopf. **b** Nach dem Kippvorgang des distalen Beckenfragments ist ein Knochenkeil von vorn in die Osteotomie geschoben und wird durch 2 Kirschner-Drähte fixiert. Man erkennt die verringerte Neigung des Pfannendachs und die veränderte Form des Foramen obturatum durch Zurückweichen des Sitzbeins

was oberhalb der Spina iliaca anterior inferior – bis zum Foramen ischiadicum durchtrennt (Abb. 24.14). Es handelt sich um eine glatte, geradlinige, transversale Osteotomie, die Salter mit der Gigli-Säge durchführt. Bei dieser Operation wird der distal der Osteotomiestelle liegende Beckenanteil mit Scham- und Sitzbein und Hüftgelenk stark nach ventral und gleichzeitig leicht nach seitlich gezogen. Der Drehpunkt ist hier die Symphyse. Zu diesem Zweck sollen die Knochen ganz dorsal an der Osteotomiestelle noch Kontakt haben. Ein dreieckiger Knochenkeil von der Spina iliaca anterior superior wird von ventral in den Osteotomiespalt eingesetzt und drückt damit die distale Beckenhälfte und das Pfannendach nach ventral und etwas auch nach lateral über den Hüftkopf vor (Abb. 24.15). Ist die Osteotomie beim Kleinkind in typischer Weise durchgeführt, so muß das Foramen obturatum dieser Beckenseite stark queroval oder fast nicht mehr einsehbar erscheinen und die Spina ischiadica sich dorsal stärker nach kranial vorwölben. Der Pfannendachwinkel braucht zu dieser Zeit noch nicht im Bereich des Normalen zu liegen. Im Laufe der nächsten Jahre formt sich die gekippte Beckenhälfte wieder um, das Foramen obturatum erscheint langsam wieder und zeigt sich zuletzt in seiner üblichen Form. Dann ist im allgemeinen auch der Pfannendachwinkel im Bereich des Normalen (Eulert u. Bitterauf 1973; Morscher 1973 u. a.) Je älter das Kind ist, um so langsamer gehen diese Dinge vor sich, und desto schwieriger wird es, die distale Beckenhälfte stärker zu kippen. Damit tritt auch hier eine Altersgrenze auf. Salter gibt die ersten 6 Lebensjahre als bestes Operationsalter an. Er operiert heute aber unter bestimmten Voraussetzungen auch Jugendliche und sogar Erwachsene (Wedge u. Salter 1974).

Bei leichteren Dysplasien und in Verbindung mit der Varisierungsosteotomie läßt sich bis zum Alter von 10–14 Jahren oft noch eine befriedigende Korrektur erzielen (Baryluk 1974; Izadpanah 1975; Tönnis 1976, 1977), bei stärkeren Dysplasien muß auf die Mehrfachosteotomien zurückgegriffen werden (Abb. 24.16).

Die Freilegung des Beckens führt Salter mit einem vom Beckenkamm bis in die Leiste gezogenen Schnitt durch. Er spaltet die Darmbeinapophyse beim Kleinkind in Längsrichtung und schiebt die Weichteile subperiostal mit den Apophysenanteilen ab. Nach Freilegen des Foramen ischiadicum wird die Osteotomie senkrecht zur

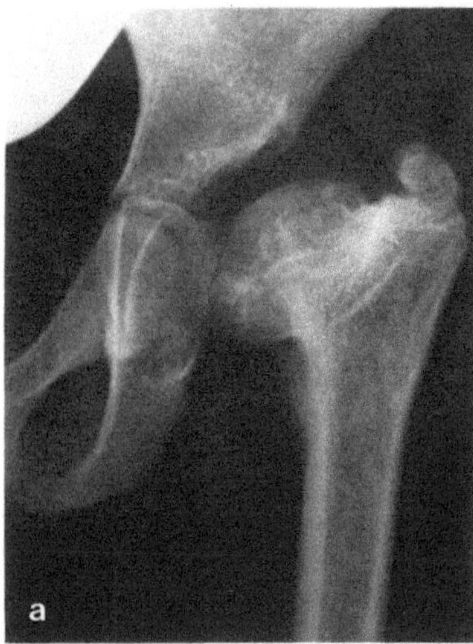

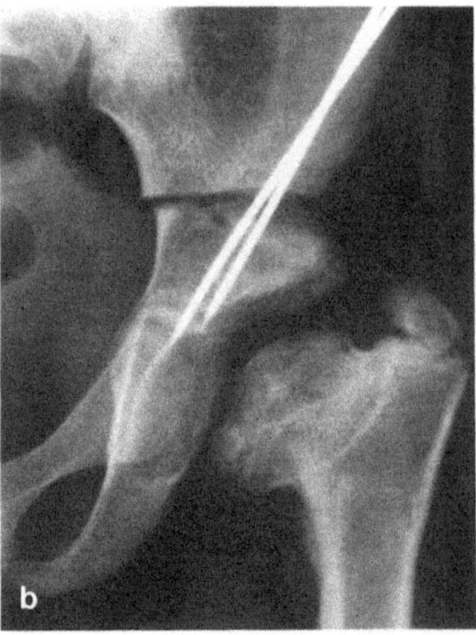

Abb. 24.15. Beckenosteotomie nach Salter bei starker Hüftdysplasie, Hüftinstabilität und Subluxation und Zustand nach Hüftkopfnekrose **(a)**. Nach der Operation ist der Pfannendachwinkel niedriger **(b)**. Das Pfannendach überdeckt den Hüftkopf und hat ihn kaudal auf die Höhe des ischialen Pfannensektors verlagert

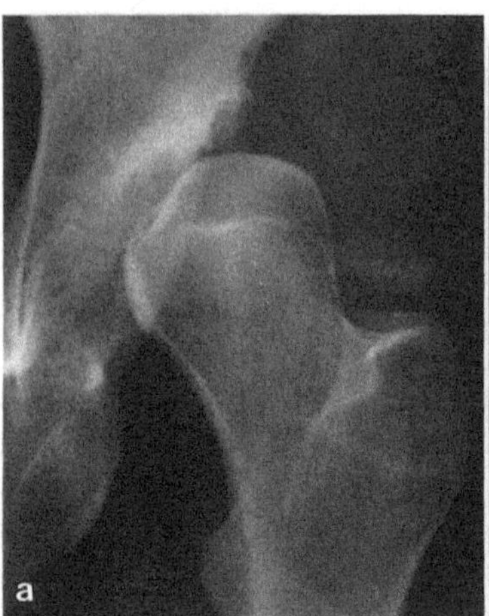

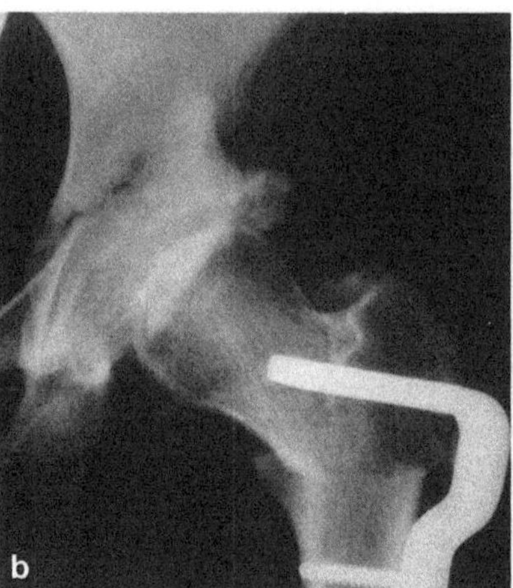

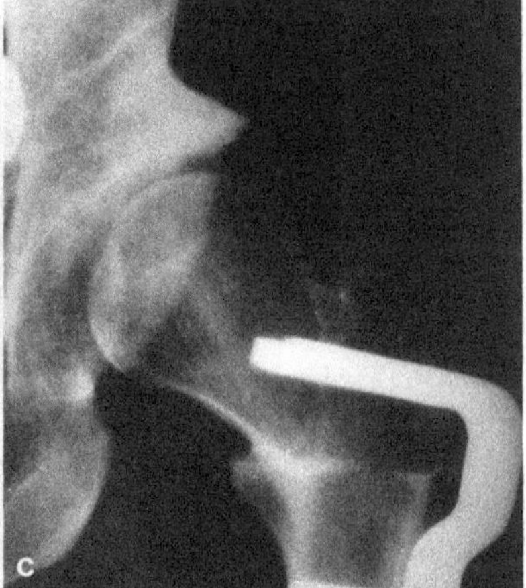

Abb. 24.16 a–c. Salter-Operation bei 24jähriger Frau. Hier wurde eine Art Kombination der Salter-Osteotomie mit der Azetabuloplastik im Erwachsenenalter durchgeführt, mit gleichzeitiger Varisierungsosteotomie. **a** Vor der Operation starke Pfannendysplasie, Inkongruenz und Subluxation. **b** Durch die Varisierung bessere Kopfeinstellung in die dysplastische Pfanne. Gleichzeitig wurde die Pfannenneigung durch die Beckenosteotomie deutlich herabgesetzt. **c** Etwa 1 Jahr nach der Operation befriedigende Kongruenz des Pfannendachs und genügende Kopfeinstellung. Der Neigungswinkel der Pfanne entspricht jedoch nicht normalen Werten. Diese Operationstechnik benutzten wir vor Einführung der Dreifachosteotomie im Erwachsenenalter

Darmbeinschaufel etwas oberhalb der Spina iliaca anterior inferior mit der Gigli-Säge durchgeführt. Dann wird die vordere Darmbeinspitze (mit der Spina iliaca anterior superior) dreieckförmig abgetragen, um als Keil zu dienen. Nach dem folgenden Zusammenführen der Darmbeinapophysenanteile und des Periosts baut sich die ventrale Darmbeinspitze angeblich wieder auf.

Um eine einwandfreie Stellung der Pfanne zu erreichen, empfiehlt Salter, nach der Darmbeinosteotomie keinen Osteotomiespreizer zu benutzen, da damit nur das obere Beckenfragment etwas nach oben und das untere etwas nach unten gedrückt wird und eine korrekte Rotation in der Symphyse unterbleibt. Er benutzt eine kräftige Tuchklemme, setzt sie vorn in das Pfannendach ein und zieht es dann nach ventral-lateral-kaudal. Die Osteotomie soll sich dabei ventral öffnen, dorsal aber im Kontakt bleiben. Der Knochenkeil soll dementsprechend auch nur vorn die Fragmente auseinanderdrängen.

Zur Fixierung der Osteotomie schießt Salter einen stabilen Kirschner-Draht von kranial nach medial und einen nach dorsal in das Pfannendach. Hier stabilisieren sie die Beckenanteile am besten. Die Ruhigstellung im Gipsverband erfolgt über 6 Wochen.

Als Voraussetzung für diese Operation nennt Salter die volle und tiefe Einstellung des Hüftkopfes, eine Beseitigung von Muskelkontrakturen – vor allem der Adduktoren und des Psoas –, eine ausreichende Kongruenz, eine gute Beweglichkeit und das Alter bis zu 6 Jahren. Diese Forderungen treffen im Grunde für die meisten Pfannendacheingriffe zu, insbesondere für die Azetabuloplastiken. Ein nicht regelrecht eingestellter Hüftkopf muß zuerst reponiert werden. Weichteilspannungen sollten zur Vermeidung von Hüftkopfnekrosen durch Adduktorentenotomie und Durchtrennung des sehnigen Anteils des M. iliopsoas beseitigt werden, denn durch das Herunterbiegen des distalen Beckenfragments und der Pfanne kommt es zur Beinverlängerung und Druckerhöhung im Hüftgelenk.

24.3.2 Zwei- und Dreifachosteotomien für die Hüftpfannenschwenkung

Stärker dysplastische Hüftpfannen lassen sich bei Jugendlichen im Alter ab 8–10 Jahren durch die Salter-Osteotomie nicht mehr ausreichend bessern. Verschiedene Autoren haben daher weitere Beckendurchtrennungen mit dem Ziel vorgenommen, die Hüftpfanne stärker aus ihrer Steilstellung schwenken zu können. Nicht alle dieser Zwei- und Dreifachosteotomien des Beckens empfehlen sich in gleicher Weise. Sie sollen hier aber kurz entsprechend ihrer Entwicklung geschildert werden.

a) Dreifachosteotomie nach LeCoeur. LeCoeur gab 1965 (a, b) als erster eine Dreifachosteotomie des Beckens an. Von einem kleinen Schnitt medial am Oberschenkel dicht vor der Leistenbeuge werden das Scham- und das Sitzbein dicht vor ihrer Vereinigung an der Symphyse durchtrennt (Abb. 27.17 a). Von einem Smith-Petersen-Schnitt aus wird gleichzeitig eine quere Beckenosteotomie oberhalb des Pfannendaches vorgenommen. Dann wird die Hüftpfanne mit dem Femur nach lateral und kaudal herabgezogen.

b) Zweifachosteotomie nach Sutherland u. Greenfield. Sutherland u. Greenfield (1977) veröffentlichten 1977 eine Form der Zweifachosteotomie, die der von LeCoeur ähnelt, daher sei sie hier im Anschluß erwähnt (Abb. 24.17 a). Die Autoren führen neben der Symphyse im Bereich der Vereinigungsstelle des Scham- und des Sitzbeinastes die erste Osteotomie aus und die zweite im Darmbeinbereich (ähnlich der Salter-Osteotomie). Damit sind hier (ähnlich wie bei dem Verfahren von LeCoeur) die Osteotomien sehr weit vom Hüftgelenk entfernt. Bei einer Schwenkung müssen lange Hebelarme bewegt werden. Es gelingt deshalb in erster Linie nur eine Kippung der Pfanne nach ventral.

Bei der Präparation muß selbstverständlich sorgsam auf die hier sehr nahen Samenstränge bei männlichen Patienten und die hinter der Symphyse gelegene Blase und Harnröhre geachtet werden (Sutherland 1982).

c) Zwei- und Dreifachosteotomie nach Hopf. Hopf gab 1966 eine Ummeißelung der Hüftpfanne von einem Leistenschnitt her an. Dabei wird entweder das Scham- und das Sitzbein getrennt durchmeißelt (Abb. 24.17 c) oder – bei Subluxationen und ausgezogener Pfanne – nur eine einzige Osteotomie medial der Pfanne vorgenommen, die lateral am Foramen obturatum vorbeiläuft (Abb. 24.17 b).

Der Hautschnitt wird vom Beckenkamm zum Oberschenkel entsprechend dem Smith-Petersen-Schnitt herabgezogen. Nach Ablösung der Spinamuskulatur und des M. rectus femoris wird das Schambein medial des Hüftgelenks osteotomiert. Danach wird der sehnige Anteil des Psoas durchtrennt, um leichter an die Eminentia iliopectinea zu kommen. Mit dem Finger wird der kaudale Kopfbereich abgefühlt und seine Lage durch eine kleine Kapselinzision kontrolliert. Unmittelbar unterhalb werden dann lange Hohmann-Hebel medial und lateral des Os ischium eingesetzt, die mit ihrer Spitze entweder unterhalb oder oberhalb der Spina ischiadica den Knochen umfassen. Dann wird die Osteotomie in leicht schräger Richtung von außen oben nach innen unten vorgenommen. Das Sitzbein liegt hier in einer Tiefe von etwa 8 cm beim Erwachsenen. Daher ist dieser Teil der Operation schwierig und wegen der Nähe des N. ischiadicus dorsal auch gefährlich.

Nach der folgenden Durchtrennung des Darmbeins in der Technik von Salter läßt sich die Hüft-

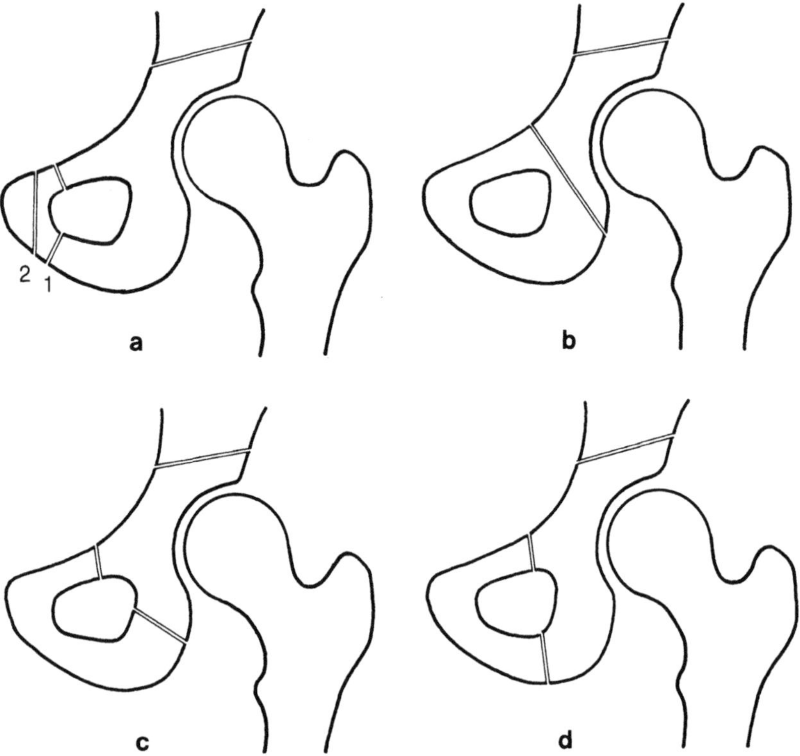

Abb. 24.17 a–d. Schematische Darstellung der verschiedenen Formen der Zwei- und Dreifachosteotomien des Beckens zur Hüftpfannenschwenkung. **a** Bei der Osteotomie nach LeCoeur *(1)* werden der obere und der untere Ast des Schambeins dicht vor ihrer Vereinigungsstelle durchtrennt, während Sutherland und Greenfield *(2)* die Durchtrennung symphysennah gewissermaßen als Zweifachosteotomie vornehmen. **b** Zweifachosteotomie des Beckens nach Hopf. Der Zugang erfolgt von ventral. **c** Dreifachosteotomie des Beckens nach Hopf. Die Durchtrennung des Sitzbeins wird von einem Smith-Petersen-Schnitt aus von ventral vorgenommen, zusammen mit der Schambeinosteotomie. **d** Dreifachosteotomie nach Steel. Hier wird das Sitzbein von kaudal-dorsal durchtrennt, wie es Abb. 24.18. zeigt

pfanne schwenken. In die Osteotomieebene des Schambeins und des Darmbeins werden Knochenkeile eingefügt. Die Pfanne wird mit verschiedenen Kirschner-Drähten am Ilium und am Schambein gehalten.
Seine Erfahrungen nach 50 derartigen Eingriffen faßte Hopf 1970 nur kurz zusammen: der Eingriff „bewährt sich nicht bei schweren Dysplasien und hochgezogenen, fliehenden Pfannendächern. In diesen Fällen kann man keine Kongruenz erhoffen. Nach 50 Fällen muß die Indikation auf die Dysplasien beschränkt bleiben, die noch eine sphärische Kongruenz zwischen Pfanne und Kopf haben".

d) Dreifachosteotomie nach Steel. Eine abgewandelte Technik der Dreifachosteotomie gab Steel 1973 an und berichtete 1977 und 1982 nochmals über seine Erfahrungen. Während die Durchtrennung des Scham- und des Darmbeins in gleicher Weise wie bei Hopf vorgenommen wird, wählt er für die Osteotomie des Sitzbeins einen leichteren Zugang (Abb. 24.17 d, 24.18). Bei 90° gebeugtem Hüftgelenk geht er bei Rückenlage des Patienten von kaudal her an das Sitzbein. Etwas distal vom Tuber ischiadicum wird eine Querinzision vorgenommen. Vom Sitzbein nach distal verlaufend sieht man dann die ischiokrurale Muskulatur mit ihren Sehnenansätzen (Abb. 24.19). Lateral vom Sitzbein liegt der N. ischiadicus, der vorsichtig zurückzuhalten ist. Für die Osteotomie distal-ventral des Tuber ischiadicum muß im allgemeinen nur der Sehnenansatz des M. biceps abpräpariert werden. Mit dem Rasparatorium wird das Sitzbein dann umfahren und auch die Membrana interossea eröffnet, so daß Schutzhebel für die Osteotomie eingesetzt werden können. Der Knochen wird schräg von lateral nach medial durchtrennt. Dann läßt sich die Hüftpfanne bis zur vollen Deckung des Hüftkopfes schwenken. Kirschner-Drähte verbinden das osteotomierte Fragment mit der Darmbeinschaufel.

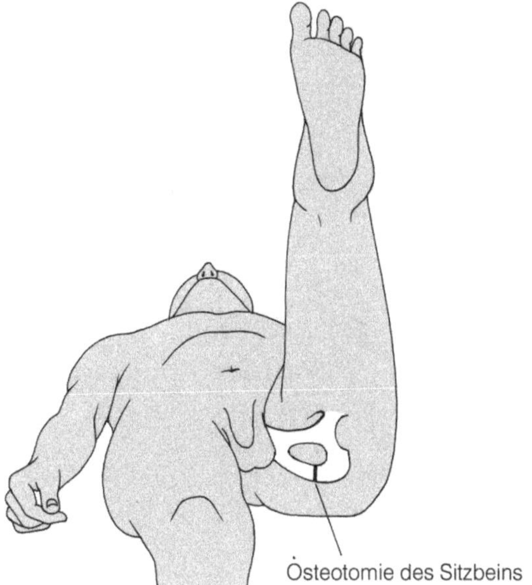

Abb. 24.18. Zugang zur Sitzbeinosteotomie nach Steel, Patient in Rückenlage. Das Bein ist angehoben, der Zugang zum Sitzbein erfolgt von einem queren Hautschnitt, etwas distal des Tuber ischiadicum

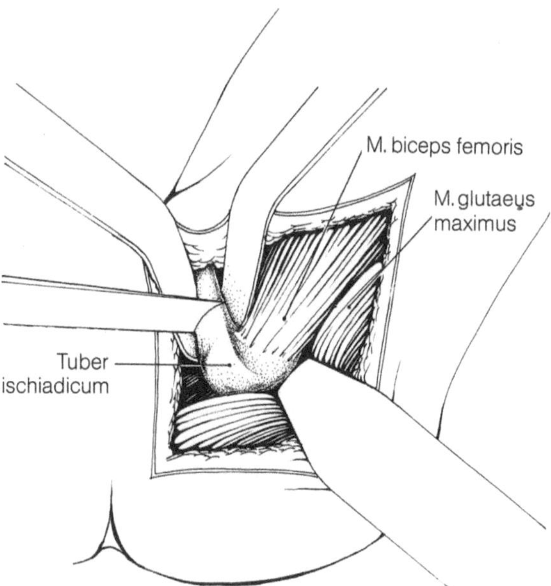

Abb. 24.19. Sitzbeinosteotomie nach Steel. Das Tuber ischiadicum ist dargestellt. Der M. glutaeus maximus mit dem N. ischiadicus werden nach lateral zurückgezogen. Der Ast des Sitzbeins wird mit Hohmann-Hebeln unterfahren und dann osteotomiert

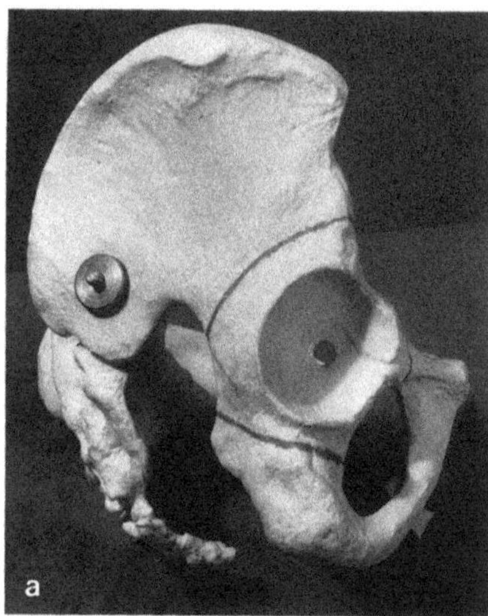

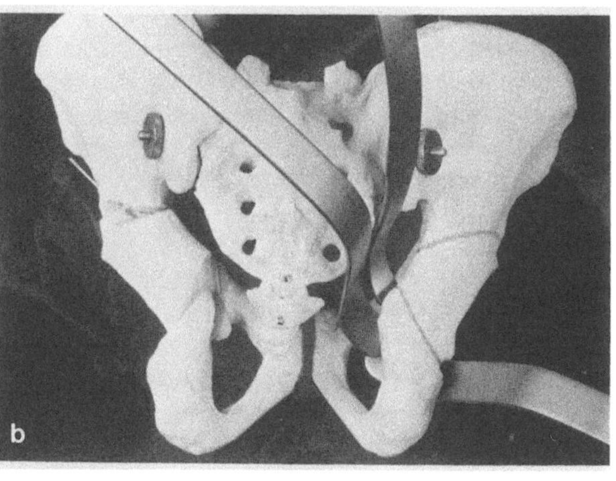

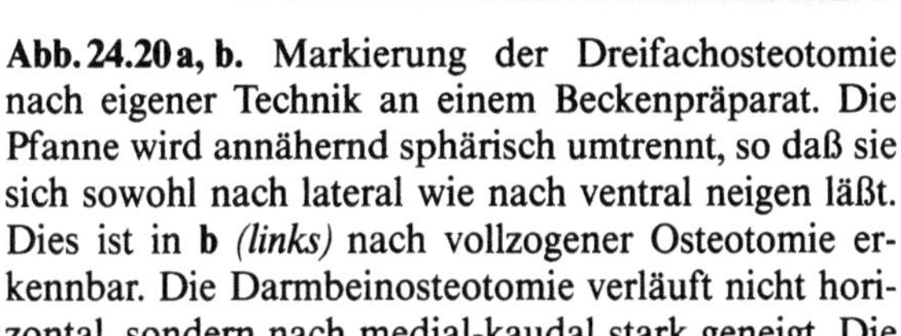

Abb. 24.20 a, b. Markierung der Dreifachosteotomie nach eigener Technik an einem Beckenpräparat. Die Pfanne wird annähernd sphärisch umtrennt, so daß sie sich sowohl nach lateral wie nach ventral neigen läßt. Dies ist in **b** *(links)* nach vollzogener Osteotomie erkennbar. Die Darmbeinosteotomie verläuft nicht horizontal, sondern nach medial-kaudal stark geneigt. Die Sitzbeinosteotomie wird von dorsal unmittelbar hinter und unterhalb des Hüftgelenks nach Sicherung durch Hohmann-Hebel durchgeführt. Sie verläuft in fast frontaler Richtung auf die Körperlängsachse zu. Deshalb ist sie im Röntgenbild auch nur auf Faux-profil-Aufnahmen zu beurteilen

Von 175 operierten Hüftgelenken wiesen 151 (86%) ein zufriedenstellendes Ergebnis auf, 24 (14%) ein unbefriedigendes; unter letzteren war ein höherer Anteil von Patienten mit neuromuskulären Erkrankungen. Als zufriedenstellend wurden die Ergebnisse eingestuft, wenn die Patienten schmerzfreie, bewegliche und stabile Hüftgelenke aufwiesen.

e) Dreifachosteotomie nach Tönnis. Seit 1976 benutzen wir eine eigene Modifikation der Dreifachosteotomie und veröffentlichten 1979 und 1981 erste Ergebnisse. Wir gingen dabei von dem Wunsch aus, die Osteotomiestellen so dicht wie Hopf an die Pfanne zu legen, damit das Schwenken der Pfanne beliebig möglich wird (Abb. 24.20 a, b). Außerdem sollten die Osteotomiestellen noch übersichtlicher im Operationsfeld liegen, vor allem die des Sitzbeins. Hopf meißelt das Sitzbein von der Leiste her durch. Dieser Eingriff geht sehr weit in die Tiefe und trifft dorsal auf den N. ischiadicus. Wir haben die Operation daher in 2 Teile getrennt und gehen zuerst von dorsal auf das Sitzbein ein und dann nach erneutem Abdecken von ventral auf das Schambein und das Darmbein.

Operationstechnik. Die Operation wird im 1. Teil in Bauchlage vorgenommen, im 2. Teil in Rückenlage auf einem durchleuchtbaren Operationstisch. Zuerst wird die Sitzbeinosteotomie durchgeführt. Der Hautschnitt verläuft vom Tuber ischiadicum nach kranial-medial und richtet sich nach dem Verlauf des hier tastbaren Lig. sacrotuberale (Abb. 24.21, 24.22). Die Fasern des M. glutaeus maximus werden stumpf gespreizt. Dann wird das Tuber ischiadicum sichtbar. Faszie bedeckt zunächst nach das Lig. sacrotuberale und die daneben liegenden kleinen Außenrotatoren, den M. obturator internus und die Mm. gemelli. Als nächstes wird die Faszie medial und lateral des Lig. sacrotuberale durchtrennt, medial zuerst, um nach Eröffnung des Foramen obturatum mit Rasparatorium hier einen besonders geformten langen Hohmann-Hebel einzusetzen (Abb. 24.20 b). Nach Durchtrennung der Faszie lateral vom Lig. sacrotuberale liegen dann die kleinen Außenrotatoren frei und die laterale Sitzbeinhälfte. Dann wird auch von lateral ein Hohmann-Hebel in das Foramen obturatum geschoben. Die kleinen Außenrotatoren werden von einer Kochersonde unterfahren und auf ihr durchtrennt. Bei diesem Vorgehen darf nicht zu weit nach kranial freigelegt werden. Zum Foramen ischiadicum soll nur soweit vorgedrungen werden, daß sich hier gerade ein schmaler, an den Kanten etwas gerundeter Hohmann-Hebel einsetzen läßt. Hier verlassen der N. ischiadicus, der N. glutaeus und die Vasa glutaea inferior sowie der N. pudendus und seine Begleitgefäße den Beckeninnenraum. Der N. ischiadicus verläuft dann im Bogen um den kranialen und lateralen Hohmann-Hebel. Liegt der Zugang genügend medial über dem Lig. sacrotuberale, so bleibt er von Weichteilen bedeckt.
Der Sitzbeinknochen liegt jetzt von der Spina ischiadica bis zum Tuber frei, dicht hinter und unter dem Hüftgelenk. Ein flacher, etwa 2,5 cm breiter, gerader Lexer-Meißel führt jetzt die *Osteotomie vom Foramen ischiadicum zum Foramen obturatum* durch. Dazu muß der Meißel schräg von seitlich hinter dem Hüftgelenk auf die Beckenmitte und die Spitzen der sich berührenden Hohmann-Hebel zielen. Dorsal bleibt das Sitzbein erhalten mit Tuber und Spina und den zum Kreuzbein ziehenden Bändern, die für die Stabilität der Wirbelsäule wichtig sind. Diese Osteo-

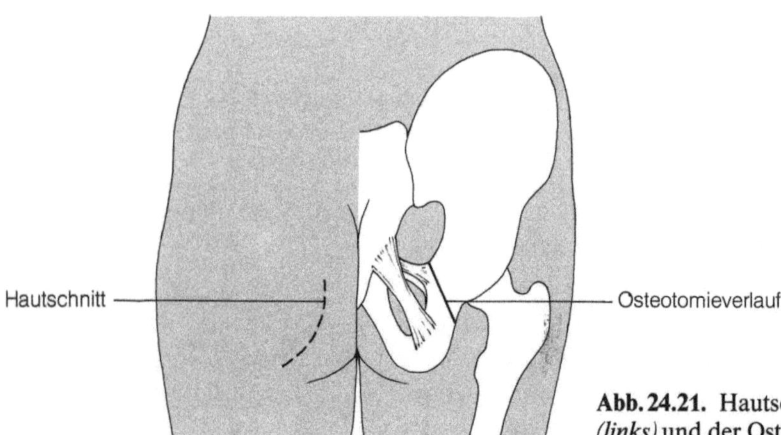

Abb. 24.21. Hautschnitt für den Zugang zum Sitzbein *(links)* und der Osteotomieebene *(rechts)*

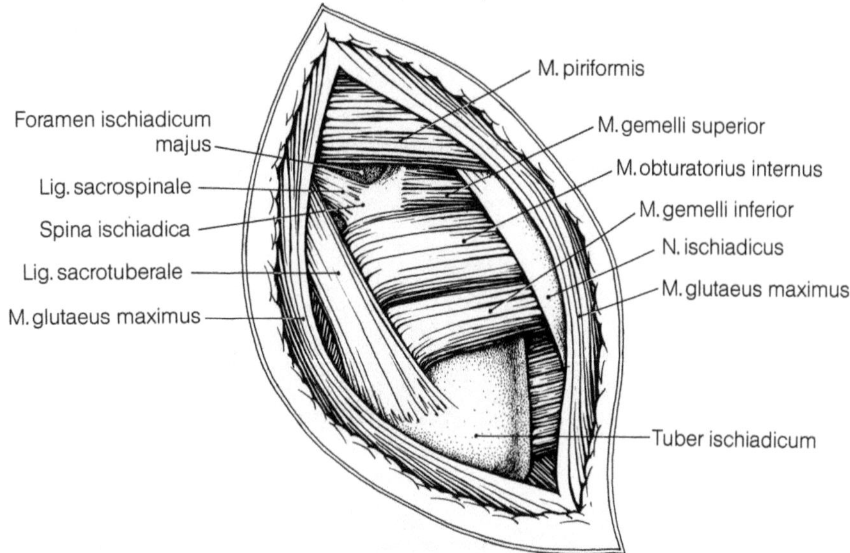

Abb. 24.22. Der operative Zugang zum Sitzbein *rechts* ist freigelegt, die Fasern des Glutaeus maximus sind stumpf gespreizt. Sie überdecken normalerweise den N. ischiadicus, der hier aus didaktischen Gründen in seinem Verlauf lateral vom Sitzbein gezeigt wird. Auch das Foramen ischiadicum wird nur so weit freigelegt, daß sich ein schmaler Hohmann-Hebel einsetzen läßt, der Muskulatur, Nerven und Gefäße zurückhält. In der Operationszeichnung wurde die Faszie über den Muskeln schon entfernt. Die das Sitzbein überdeckenden Mm. gemelli und der M. obturatorius internus werden quer durchtrennt, um Zugang zur Sitzbeinosteotomie zu haben

Abb. 24.23. Nach Durchtrennung und Abschieben der kleinen Außenrotatoren kann die Sitzbeinosteotomie erfolgen. Sie verbindet das Foramen ischiadicum mit dem Foramen obturatum. Der Meißel zielt auf die Spitze der sichernden Hohmann-Hebel und auf die Körperlängsachse. Es muß aber gleichzeitig mit dem Finger getastet werden, daß er das Foramen obturatum auch wirklich erreicht. Wenn die Osteotomie etwas zu sehr nach kranial gerichtet ist, kann er auch am oberen Rand des Foramen obturatum vorbeilaufen ▷

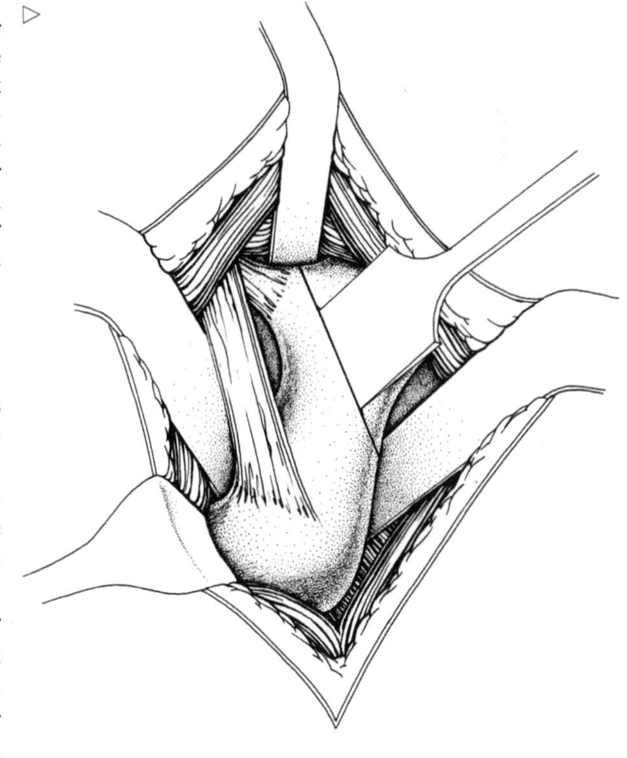

tomie ist räumlich etwas schwer vorstellbar. Es empfiehlt sich daher, zu Beginn ein Beckenpräparat zum Vergleich heranzuziehen.

Bei der Osteotomie des Sitzbeins ist auf zwei Fehlermöglichkeiten zu achten. Erstens kann die Osteotomie innerhalb des Sitzbeins am Foramen obturatum vorbei verlaufen. Es muß noch während der Osteotomie überprüft werden, ob der Meißel wirklich das Foramen trifft. Zweitens ist zu berücksichtigen, daß das Sitzbein zur Membrana obturatoria spitz ausgezogen ist. Ein breiter Meißel durchtrennt zwischen 2 gerundeten Hohmann-Hebeln diese letzte Knochenleiste nicht. Am besten tastet man mit dem Finger nach und durchtrennt die letzte kleine Leiste eventuell unter dem Schutz des Fingers. Andernfalls würden

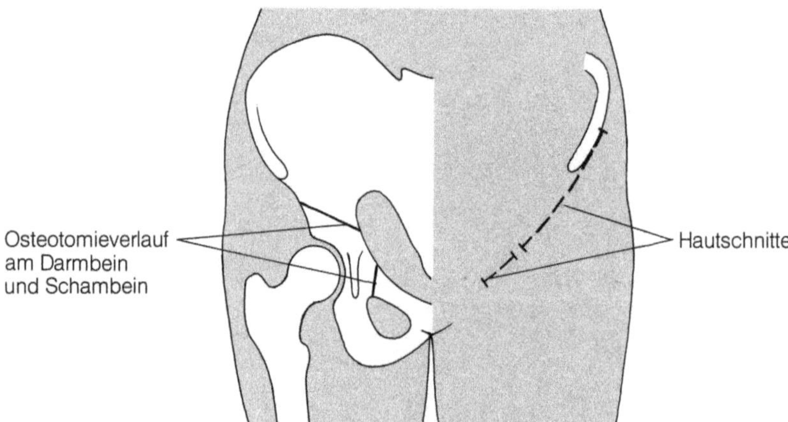

Abb. 24.24. Hautschnitte auf der einen Körperseite in der Leistenregion, ein kurzer für die Schambeinosteotomie und ein längerer für die Darmbeinosteotomie. *Rechts* ist die Richtung der Schambein- und Darmbeinosteotomie angedeutet. Am Darmbein ist auf die schräg nach medial absteigende Osteotomierichtung zu achten

Schwierigkeiten auftreten, die Hüftpfanne zu rotieren.

Von anderen Kollegen, die die Methode in den letzten Jahren übernahmen, wurde das Sitzbein verschiedentlich der Einfachheit halber quer durchtrennt. Als Folge traten erhebliche Pseudarthrosen im Osteotomiebereich und Ermüdungsbrüche zwischen Scham- und Sitzbein auf. Diese Technik empfiehlt sich daher nicht.

Die dorsale Wunde wird dann geschlossen und der Patient auf den Rücken gedreht. Beim erneuten Abdecken wird der mediale Schambeinast neben der Schambehaarung freigelassen. Hier wird jetzt ein kleiner Schnitt von wenigen Zentimetern parallel zum Leistenband gelegt, dort, wo das Schambein noch gut unter der Haut tastbar ist (Abb. 24.24). Auf dem Knochen dringt man dann nach lateral zum Hüftgelenk vor. Die Weichteile mit dem Gefäßnervenstrang werden nach lateral verzogen. Der unter dem Schambein verlaufende N. obturatorius wird durch Hohmann-Hebel geschützt. Durch den Röntgenbildwandler läßt sich kontrollieren, ob die geplante Osteotomie dicht neben dem Hüftgelenk erfolgt. Sie wird in leicht schräger Richtung in das Foramen obturatum gelegt, parallel zur Pfanne, um den Knochenkontakt nach der Pfannenschwenkung zu erhalten (Abb. 24.25), da die Knochendurchbauung sonst verzögert abläuft.

Zuletzt erfolgt von einem lateralen Leistenschnitt aus die Freilegung des Darmbeins. Dabei wird der M. glutaeus medius nur ganz vorn am Becken abgelöst und so vorsichtig wie möglich behandelt, um eine spätere Insuffizienz zu vermeiden. Die Spinamuskulatur wird ebenfalls abgelöst und nach kaudal geschoben, die Bauchmuskulatur mit dem Leistenband nach kranial. Von ventral her wird das Darmbein subperiostal dicht oberhalb der Hüftkapsel freigelegt (Abb. 24.26). Die Glutäusmuskulatur braucht dabei nur so weit abgeschoben zu werden, daß ein Hohmann-Hebel gut in das Foramen ischiadicum eingesetzt werden kann. Quetschungen der Muskulatur müssen aber vermieden werden.

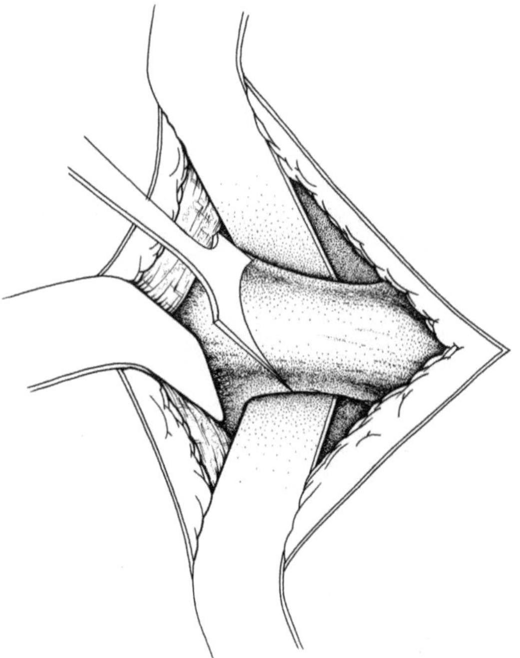

Abb. 24.25. Das Schambein ist von medial kommend freipräpariert. Der Gefäßstrang, der von Bindegewebe gut umhüllt ist, wird nach lateral zurückgehalten, das Schambein von Hohmann-Hebeln unterfahren. Dabei muß auf den N. obturatorius geachtet werden. Die Schambeinosteotomie erfolgt möglichst weit lateral im Schambein und in senkrechter Richtung, um möglichst viel Kontaktfläche nach der Rotation der Pfanne zu haben

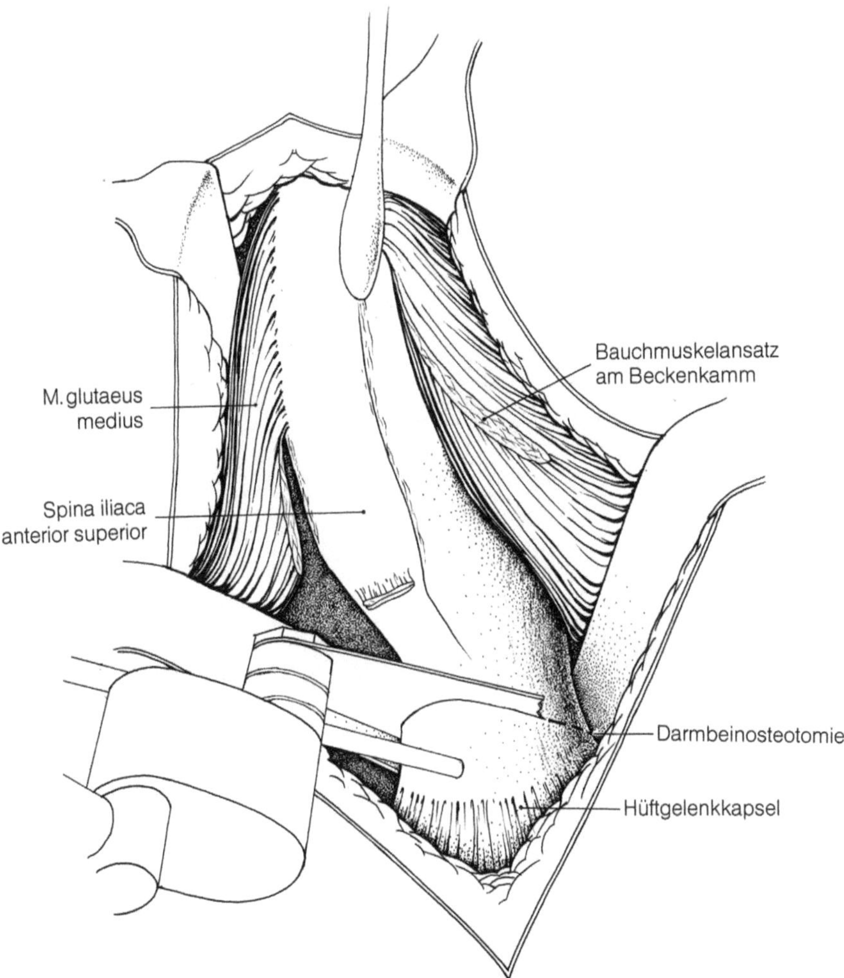

Abb. 24.26. Die Beckenschaufel ist zur Darmbeinosteotomie freigelegt. Der M. glutaeus medius wird nur ganz vorn am Beckenrand abgelöst, um ihn nicht zu traumatisieren. An der Innenseite werden die Bauchmuskeln so weit abgelöst, daß auf der Höhe des Beckenkammes ein Knochenkeil entnommen werden kann, der die äußere Kortikalis und den Glutaeus-medius-Ansatz noch beläßt. Unter Bildverstärkerkontrolle wird ein Steinmann-Nagel als Handgriff für die Pfannenschwenkung parallel zum Pfannendach und in absteigender Richtung nach medial eingeschossen, parallel zu der geplanten Osteotomie. Nach Einsetzen von Hohmann-Hebeln in das Foramen ischiadicum erfolgt die Osteotomie im ersten Anteil mit der oszillierenden Säge, dann mit Meißeln. Die Verwendung der Gigli-Säge ist bei schrägen Darmbeinosteotomien schwierig

Vor der nun folgenden Darmbeinosteotomie wird ein Steinmann-Nagel von 4 mm Dicke parallel zu der geplanten schräg nach medial absteigenden Osteotomie eingeschossen (Abb. 24.28). Er soll etwa 1 cm vom Pfannendach und 1,5 cm von der Osteotomie entfernt liegen und medial die Lamina interna der Beckenwand durchdringen, um festen Sitz zu haben. An diesem Nagel hat man später für die Rotation einen guten Handgriff und kann bei Einbohren eines zweiten Nagels von ventral nach dorsal auch ein zu starkes Kippen der Pfanne nach ventral vermeiden.

Die Osteotomieebene wird vor dem Einschießen der Steinmann-Nägel unter Bildwandlerkontrolle festgelegt. Wird sie zu horizontal geführt, so kann die ausgiebige Drehung der Pfanne erschwert sein, vor allem bei ausgezogenen Pfannen und seitlich höher verschobenen Hüftköpfen. Sie sollte deshalb schräg nach medial abfallen.

Ist die Osteotomie vollzogen, so läßt sich die Pfanne in jeder gewünschten Weise über den Hüftkopf drehen, jedenfalls in dem Maße, in dem vorher der Hüftkopf durch Abspreizung unter das Pfannendach zu drehen war (Abb. 24.29 b, c). Eine Kapsulotomie medial haben wir bisher nicht durchgeführt, um Durchblutungsstörungen zu vermeiden. Zur Schwenkung ziehen wir das Pfannendach an den Steinmann-Nägeln seitlich über

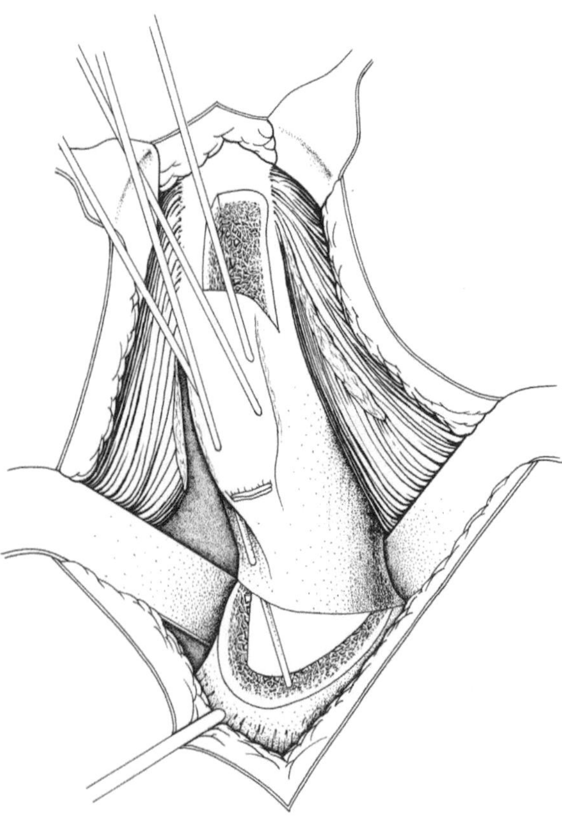

◁ **Abb. 24.27.** Anschließend wird die Pfanne nach ventral und nach lateral geschwenkt. Das Bild zeigt die Aufsicht und die Implantation des Knochenkeils. Zur Fixierung werden Kirschner-Drähte in 4 verschiedenen Richtungen in das Pfannenfragment eingeschossen. Sie werden am Beckenkamm abgekniffen und umgebogen

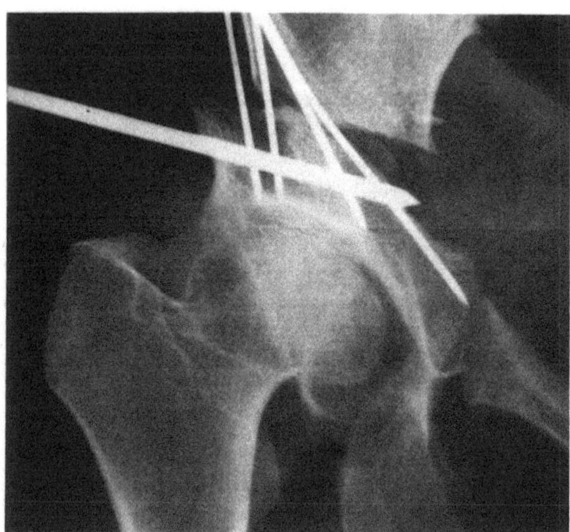

Abb. 24.28. Hüftgelenk bei der Durchleuchtung während der Operation. Der Steinmann-Nagel, an dem das Pfannenfragment geschwenkt werden kann, ist hier erkennbar. Die Rotation wurde bereits vollzogen, die Tränenfigur und der laterale Schambeinanteil stehen höher. Die innere Beckenkortikalis wurde unter die obere Osteotomiefläche gezogen, das Pfannendach seitlich gesenkt, 4 Kirschner-Drähte sind zur Fixation bereits eingeschossen

den Hüftkopf und nach Bedarf auch nach vorn, zugleich wird mit dem Daumen der mediale Schambeinast aufwärts (im Sinne der Rotation) gedrückt. Anschließend sollte von beiden Händen her auch ein Druck nach medial erfolgen, um die Pfanne zu medialisieren (Abb. 24.30) und guten Kontakt am Schambein herzustellen.

Beim Rotieren der Pfanne muß die der Beckeninnenseite zugekehrte Fläche des Pfannenfragments unter die Osteotomiefläche der Beckenschaufel geschoben werden. Wenn hier in Einzelfällen Schwierigkeiten auftreten, so kann man die sperrenden Kanten noch abtragen. Manchmal erleichtert auch ein leichter Zug am Bein den Vorgang.

Als Idealstellung streben wir die weitgehend horizontale Überdachung des Kopfes durch die Sklerosierungszone des Pfannendachs bzw. die Facies lunata an. Sie ist die für die Druckaufnahme geeignete Fläche. Durch einen Knochenkeil vom Beckenkamm läßt sich ein hoher Pfannenöffnungswinkel verringern (Abb. 24.31). Das Pfannendach darf, wenn die Belastungszone nur einen kleineren Sektorenwinkel hat, allerdings auch nicht zu weit nach lateral geschwenkt werden. Die Belastungszone sollte sich gleichmäßig um die druckresultierende Belastungskraft nach medial und lateral verteilen (vgl. Abb. 4.20). Damit ist der CE-Winkel nach Wiberg bei kleineren Sektorenwinkeln vielleicht noch nicht normal (Abb. 24.31). Eine Überdachung des Kopfes durch mediokaudale, knorpelig nicht entsprechend gedeckte Pfannenanteile (Incisura acetabuli) sollte bei älteren Jugendlichen und Erwachsenen aber besser nicht stattfinden, da sonst auf die Dauer eine Arthrose entstehen könnte.

Zu prüfen ist auch, wie weit die Pfanne nach ventral vorgezogen werden soll. Den besten Anhalt dafür geben vor der Operation angefertigte Faux-profil-Aufnahmen (Abb. 24.32–24.34). Auch die vordere Überdachung ist bei Hüftdysplasien oft ungenügend. Eine zu starke Ventralkippung behindert aber die Beugung. Ein weitgehendes Fehlen der Hinterwand der Pfanne könnte sich auch erschwerend für ein späteres Einsetzen einer künstlichen Hüftpfanne auswirken. Schließlich ist noch darauf zu achten, daß während der Fixie-

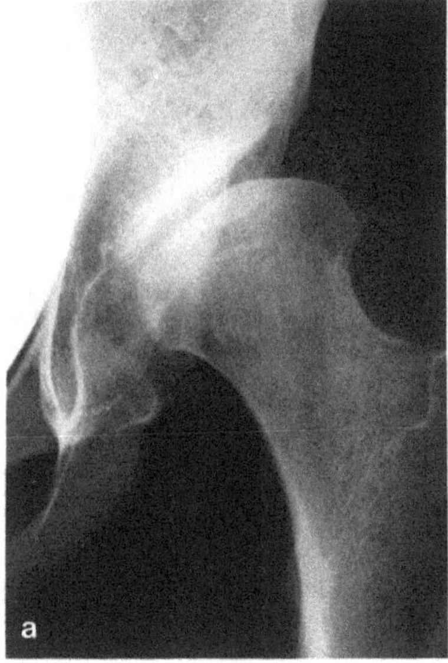
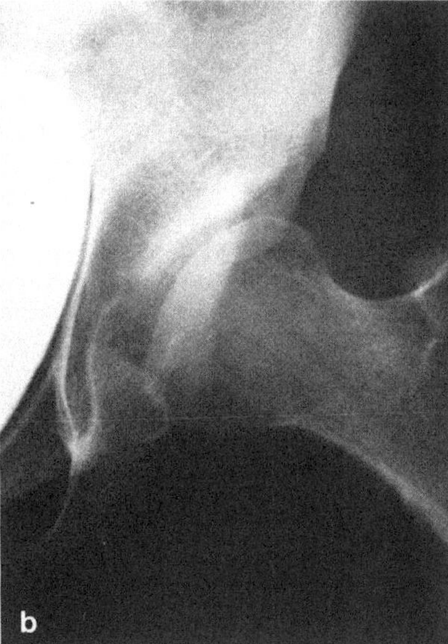
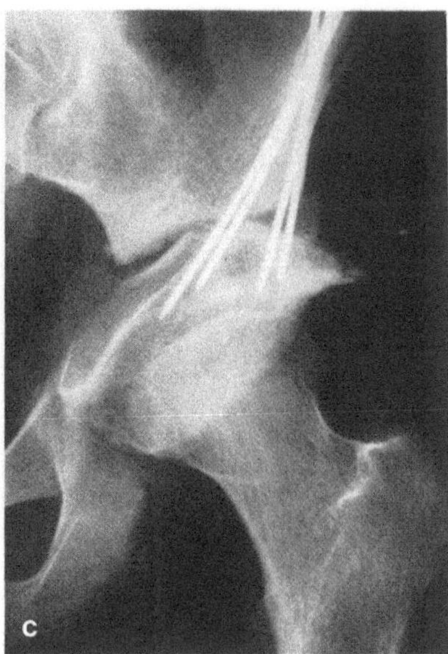

Abb. 24.29. **a** 24jährige Patientin, bei der sich der Hüftkopf an einer stark dysplastischen Pfanne nach kranial und lateral verlagert hat. Es besteht nur eine kleine Kontaktfläche, die bereits sklerosiert ist; weiter Abstand von der Tränenfigur und dem Pfannenboden. **b** Die maximale Abduktionsaufnahme zeigt, wie weit der Kopf sich in die Pfanne drehen läßt. Diese Aufnahme ist zur Indikationsstellung erforderlich und zeigt, in welchem Maße sich das Pfannendach bei der Operation über den Hüftkopf seitlich verziehen läßt. Es ist hier erkennbar, daß der Hüftkopf gut gedeckt und wieder dichter an den Pfannenboden und die Tränenfigur verlagert werden kann. **c** Röntgenbild nach der Pfannenschwenkung durch Dreifachosteotomie. Das Bild entspricht der Hüftkopfeinstellung durch die Abduktionsaufnahme. Der Kopf ist sogar noch etwas mehr zum Pfannenboden getreten. An der Tränenfigur vor und nach Operation wird ersichtlich, welchen Rotationsweg die Pfanne vollzogen hat

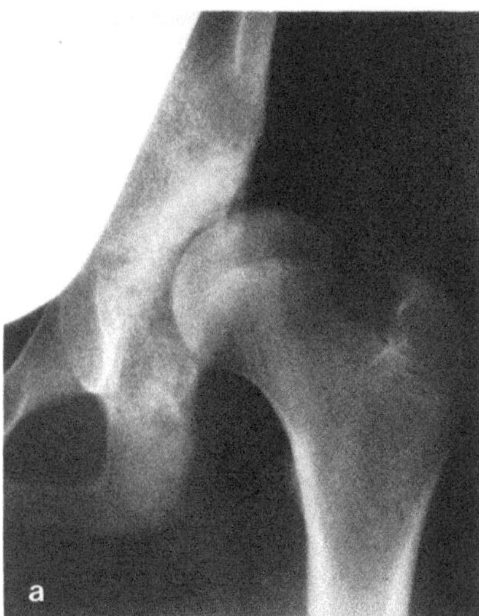
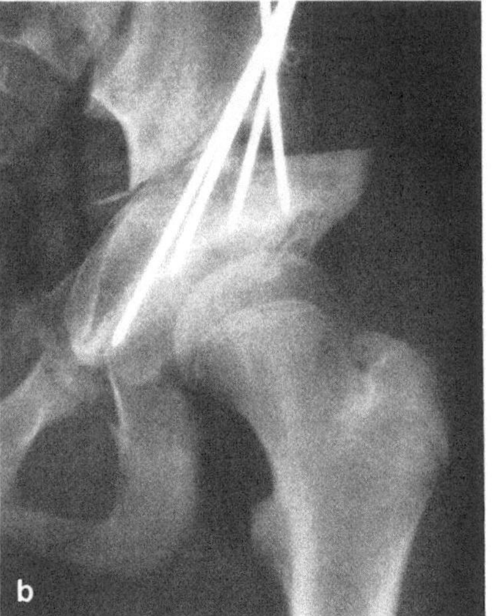

Abb. 24.30. **a** Extreme Hüftdysplasie und Steilstellung der Pfanne, Subluxation des Hüftkopfes, Inkongruenz zwischen Kopf und Pfanne. **b** Durch die Dreifachosteotomie läßt sich die Hüftpfanne in einen weitgehend normalen Neigungswinkel über den Hüftkopf stellen. Der Hüftkopf wurde gut überdacht, das Beckenfragment mit dem Gelenk gleichzeitig etwas medial verlagert, so daß der Abstand zwischen Trochanter minor und dem Sitzbein jetzt geringer ist. Diese Möglichkeit wird sonst nur der Chiari-Osteotomie zugesprochen. Bei dem Alter des Mädchens von 13 Jahren ist zu hoffen, daß sich eine weitere Anformung der Pfanne mit dem Wachstum noch ergibt

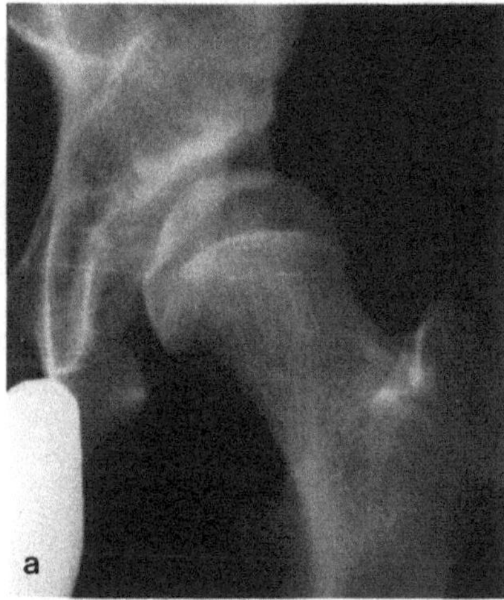

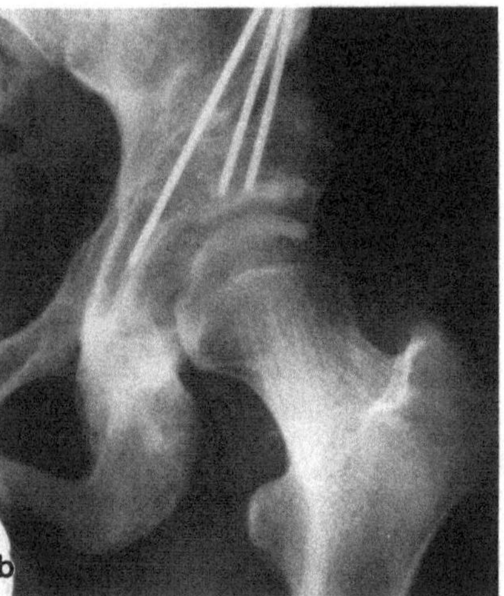

Abb. 24.31. 15jähriger Junge vor **(a)** und nach Dreifachosteotomie **(b)**. Nach der Operation liegt die Sklerosierungszone der Pfanne genau über dem tragenden Anteil des Hüftkopfes und in etwa horizontaler Richtung. Stärker hätte die Schwenkung auch nicht vollzogen werden dürfen

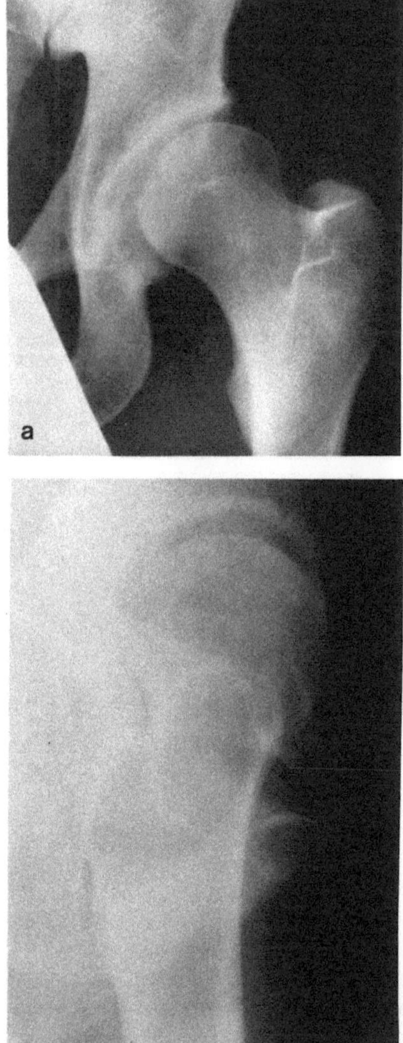

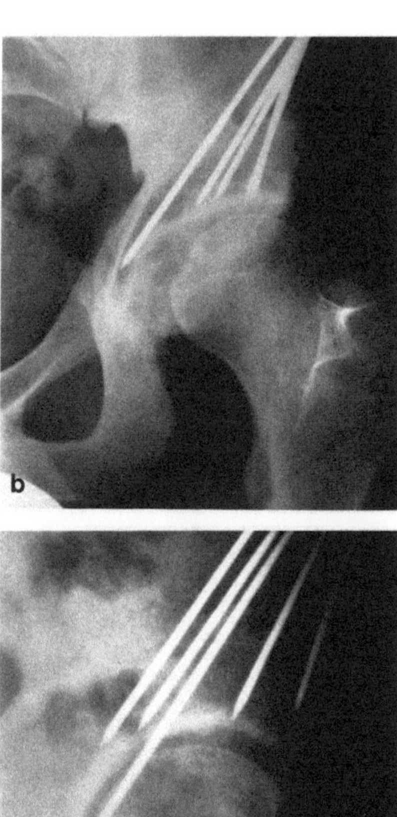

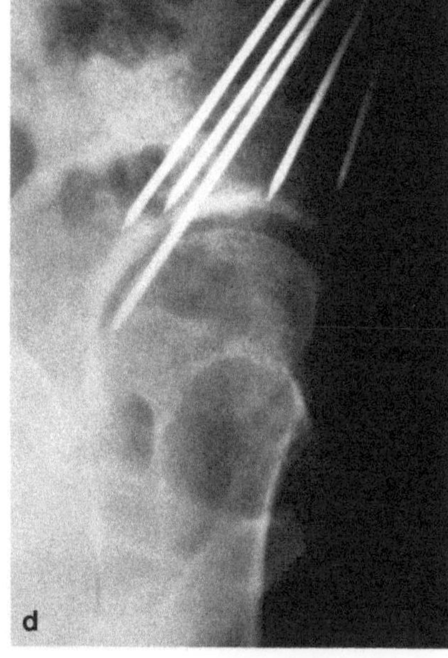

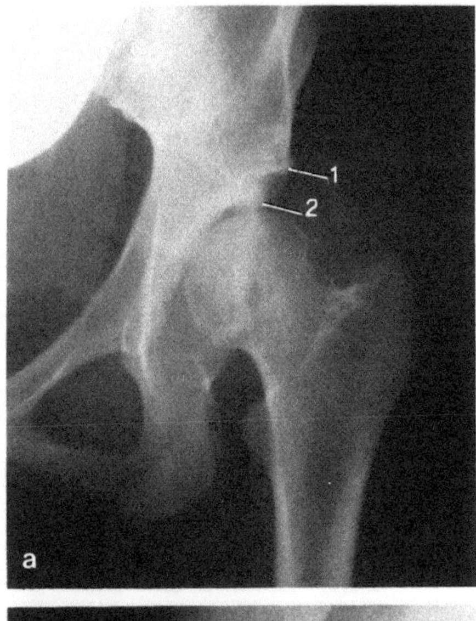

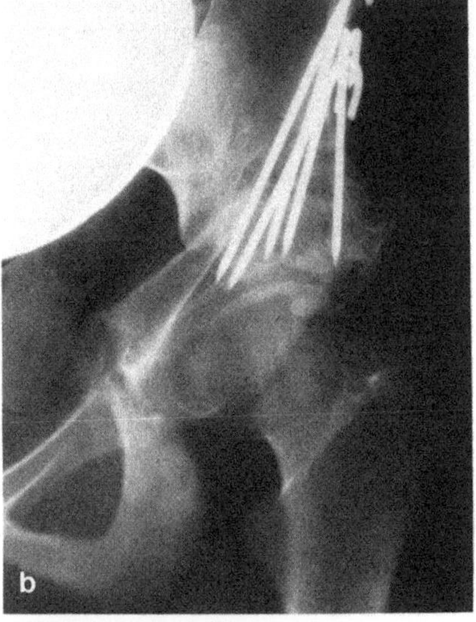

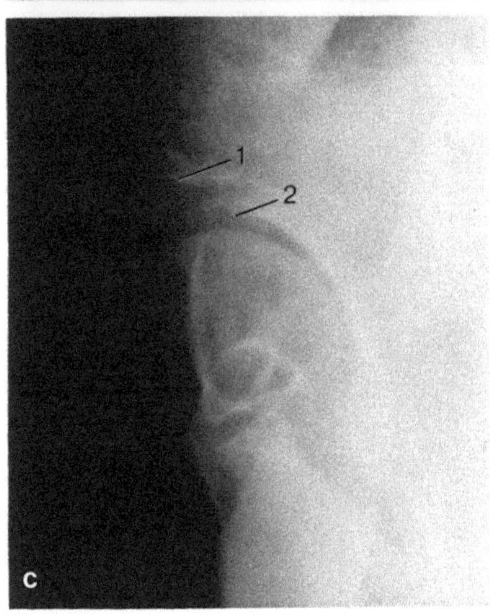

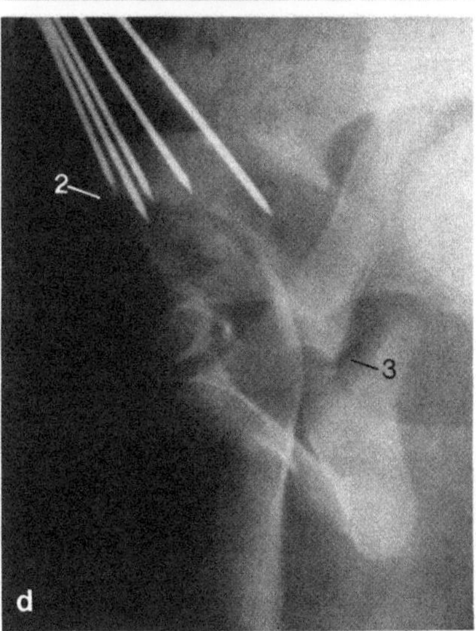

◁ **Abb. 24.32 a–d.** Steilstellung des Azetabulums bei einem 26jährigen Mann; dies ist an der hinteren Begrenzung der Pfanne auch gut erkennbar, die hier und auch auf den anderen Bildern fast senkrecht steht. Der Hüftkopf ist ungenügend überdacht, die Sklerosierungsfläche steht nicht in der Horizontalen, der Abstand zum Pfannenboden ist vergrößert **(a)**. Nach der Osteotomie steht die Sklerosierungszone horizontal über dem tragenden Anteil des Hüftkopfes, die Deckung ist verbessert **(b)**. – In neuerer Zeit kontrollieren wir das Hüftgelenk vor und nach der Operation auch im seitlichen Strahlengang durch die Faux-profil-Aufnahme. Das Bild vor der Operation zeigt keine wesentliche vordere Dysplasie **(c)**. Nach der Operation im wesentlichen unveränderte Verhältnisse in der Seitansicht **(d)**. Von den im Beckenknochen liegenden Kirschner-Drähten projiziert sich einer über das Hüftgelenk, er liegt jedoch außerhalb

Abb. 24.33. a Bei dem 15jährigen Mädchen wurde im Alter von 12 Jahren eine Chiari-Osteotomie anderenorts durchgeführt. Die Hüftpfanne ist unverändert steil, der Kopf nach kranial und lateral getreten und nicht überdacht. **b** Durch die Hüftpfannenschwenkung hat sich der Kopf sehr gut überdachen und auch in die Pfanne einstellen lassen, so daß es zu einer unerwartet guten Kongruenz gekommen ist. Die Sklerosierungslinie liegt etwa waagerecht und steht dem tragenden Kopfanteil gegenüber. Der Abstand zur Tränenfigur und zum Pfannenboden wurde verringert. **c** Faux-profil-Aufnahme vor der Operation. *1,* Stufe des Pfannendaches durch Chiari-Osteotomie; *2,* vordere Begrenzung des primären Pfannendachs; der Hüftkopf ist ventral ungenügend überdacht. **d** Durch die Dreifachosteotomie ließ sich die Pfanne auch weit nach ventral schwenken. Die vordere Pfannenbegrenzung ist jetzt durch die Zahl *2* markiert. Das Bild zeigt auch die Sitzbeinosteotomie in der Seitansicht und das Klaffen der Osteotomiefragmente mit beginnender Überbrükkung *(3)*

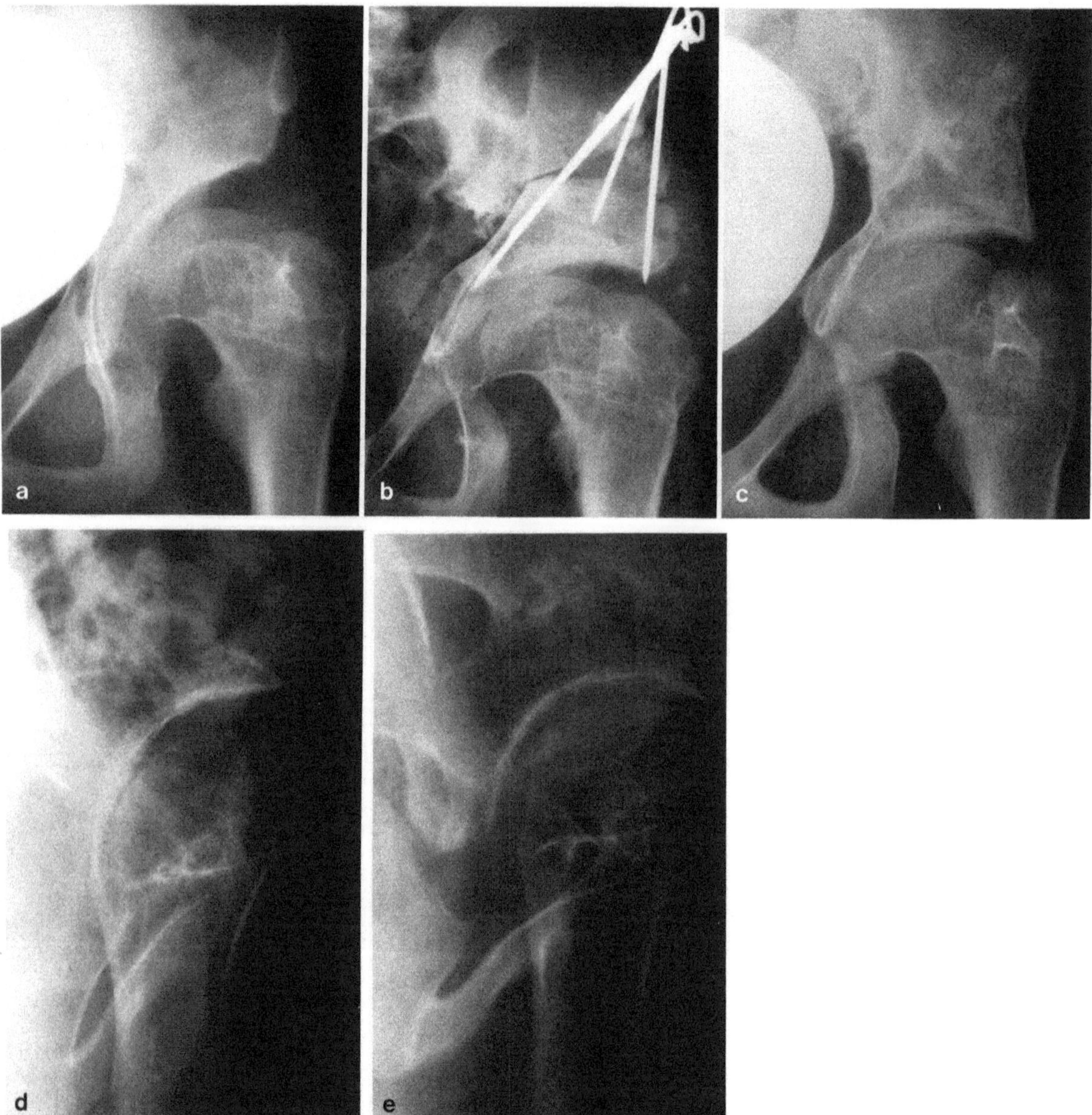

Abb. 24.34 a–e. 13jähriges Mädchen, bei dem ebenfalls zuvor eine Chiari-Osteotomie durchgeführt wurde. **a** Der Hüftkopf ist nicht gedeckt, die Pfanne ist unverändert extrem steil; der Hüftkopf ist durch die vorausgehende Luxationsbehandlung und vermutlich eine Hüftkopfnekrose sehr breit, der Schenkelhals verkürzt. An der kranialen Vereinigungsstelle der vorderen und der hinteren Pfannenbegrenzung erkennt man, wie weit die Primärpfanne nach kranial reicht und wo der Knochenvorsprung durch die Chiari-Osteotomie beginnt. **b** Die Primärpfanne wurde durch Dreifachosteotomie über den Hüftkopf rotiert. Die Vereinigungsstelle von vorderer und hinterer Pfannendachbegrenzung liegt gerade seitlich über der Hüftkopfbegrenzung. **c** 1½ Jahre nach der Dreifachosteotomie zeigt sich eine weitgehende Kongruenz des Gelenkspalts und eine gute horizontale Deckung des Hüftkopfes. Der nach der Chiari-Osteotomie noch auf der Voraufnahme sehr ausladende Beckenknochen hat sich zurückgebildet und auf späteren Bildern noch weiter abgebaut. **d** Seitansicht des Hüftgelenks in der Faux-profil-Aufnahme vor der Operation. Man erkennt die starke Inkongruenz des Gelenkspalts und die ungenügende Überdachung des Hüftkopfes ventral. **e** Nach der Dreifachosteotomie ist eine sehr gute Kongruenz und Deckung bis weit nach ventral gegeben. *Links* im Bild erkennt man noch das Klaffen der Sitzbeinosteotomie durch die starke Ventralverlagerung der Pfanne

rung der Pfanne das Kniegelenk in Innenrotation gehalten wird, da man die Pfanne leicht außenrotieren kann und ihr auch damit eine falsche Stellung geben könnte.

Fertigt man vor der Operation Computertomographien an, so kann man sich damit auch über den ventralen Öffnungswinkel der Pfanne Klarheit verschaffen und ihn während der Operation eventuell korrigieren. Er soll 12–15° Grad betragen.

Zur Fixierung der Fragmente werden anschließend 2,5 mm starke Kirschner-Drähte vom Bekkenkamm fächerförmig verteilt nach dorsal – ventral – medial – lateral in die Pfanne eingeschossen. Anschließend geben wir einen Beckengipsverband für 6 Wochen. Dabei sollte darauf geachtet werden, daß das operierte Bein nicht außenrotiert wird, sondern bei leichter Beugung eher eine leichte Innenrotation erhält. In einigen Fällen sahen wir nachträglich eine Distanz der Schambeinosteotomie und erklärten uns diese durch Abweichung der gesamten Beckenschaufel im Iliosakralgelenk im Außenrotationssinne. Durch Innenrotation des Beins bzw. durch Vermeiden einer Außenrotation wird diesem Befund entgegengewirkt.

Nach Abnahme des Gipsverbandes wird Übungsbehandlung eingeleitet. Teilbelastung wird jedoch erst nach erneuter Röntgenkontrolle, abhängig von Befund und Alter, 10–12 Wochen nach der Operation erlaubt. Volle Durchbauung ist je nach Alter nach 12–16 Wochen erreicht. Die am Bekkenkamm liegenden Drähte lassen sich später leicht entfernen, da sie dicht unter der Haut liegen. Sie sollten am Knochen umgebogen werden, um ein Nachrutschen zu verhindern.

Fragen der Indikation sollen in Kap. 27 besprochen werden. Es wurden bisher Patienten zwischen 8 und 45 Jahren operiert, darunter solche mit beginnender Arthrose. Auch Gelenke in Subluxationsstellungen und mit Sekundärpfannen wurden behandelt, solange eine ausreichende Kongruenz bestand. Teilweise wurden aber auch inkongruente Gelenke operiert, wenn sich keine anderen Möglichkeiten der Verbesserung ergaben.

Zeigten Hüftköpfe eine extreme Fehlstellung durch Coxa vara oder Coxa valga, so wurden 14 Tage vor der Dreifachosteotomie entsprechende Umstellungsosteotomien vorgenommen. Unser Ziel muß es sein, Hüftgelenke mit Normalstellung des Schenkelhalses und der Pfanne zu rekonstruieren, wobei die Pfanne einen nur geringen Neigungswinkel und eine möglichst breite Überdachung seitlich und vorn haben soll. Eine ganz normale Breite der Überdachung läßt sich allerdings nicht immer erreichen, wenn es sich um sehr kurze und kleine Pfannen handelt, doch der Neigungswinkel (AC-Winkel oder Ullmann-Sharp-Winkel) ließ sich fast immer normalisieren. Eine genaue Auswertung der verschiedenen Winkel der ersten 32 Operationen brachte in dieser Hinsicht die gewünschten Ergebnisse (Tönnis et al. 1981 a, b). Der CE-Winkel Wibergs war bei gut zentrierten Gelenken im Mittelwert normal, bei Sekundärpfannen verschiedener Grade leicht oder etwas stärker pathologisch. Immer aber kam es zu einer deutlichen Verbesserung.

Der Schmerz wurde fast immer beseitigt, das Trendelenburg-Zeichen teilweise gebessert. Wo es vor der Operation stark positiv war, blieb es häufig unverändert.

Komplikationen wie Hüftpfannennekrosen oder nachfolgende Kontrakturen und Verschlechterungen des Befundes, wie Leitz (1979) sie angab, wurden während 8 Jahren nicht beobachtet. Bei zur Zeit etwa 180 Patienten sahen wir jedoch 4 Peronäuslähmungen und eine N. obturatorius-Teilschädigung. Als weiteres Problem muß auch ein verzögertes Festwerden der Osteotomien bei manchen Erwachsenen angesehen werden, vor allem wenn sie eine schon stärker ausgebildete Arthrose und Osteoporose aufwiesen oder Osteotomien am Schambein nicht genügend Kontakt hatten. Dreimal mußten wir nachträglich Knochenspäne anlagern. In einzelnen Fällen haben wir daher die Schambeinosteotomieflächen durch Drahtcerclagen über 2 Schrauben in Verbindung gebracht.

Als Vorteil dieser Form von Dreifachosteotomie sehen wir an, daß alle Osteotomiestellen gut zu übersehen sind und damit keine größere Gefährdung auftritt. Ein weiterer Vorteil ist, daß die Osteotomien dicht am Hüftgelenk liegen und sphärische Schwenkungen der Pfanne damit in jeder Richtung möglich sind. Die Indikation kann relativ weit gestellt werden, denn auch bei ungünstigen Pfannenformen bedeutet eine Normalisierung des Neigungswinkels schon eine wesentliche Verbesserung der Biomechanik, zu der dann zumindest eine gewisse Verbreiterung der Pfanne immer hinzukommt.

24.3.3 Sphärische Pfannenummeißelung

a) Sphärische Pfannenummeißelung nach Blavier u. Blavier und Wagner. Den Gedanken, die Pfanne kugelförmig zu ummeißeln und dann über den Hüftkopf zu schwenken, scheinen zuerst Blavier

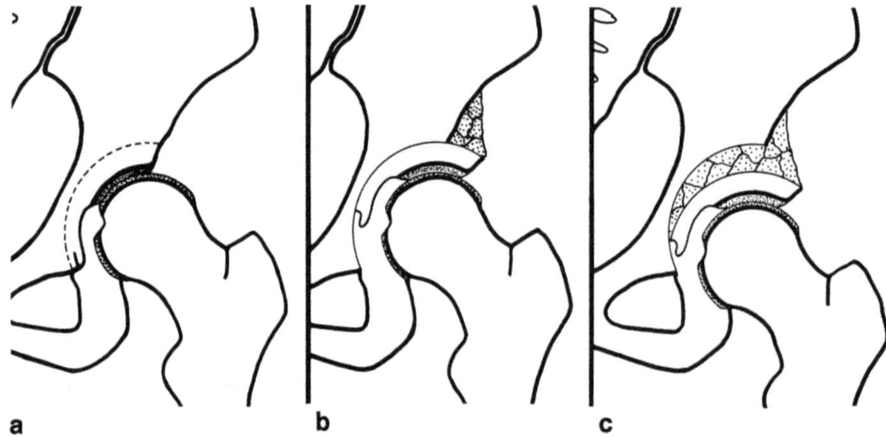

Abb. 24.35 a–c. Sphärische Pfannenosteotomie nach Wagner (Typ 1 und 2). **a** Die Osteotomie wird in sphärischer Form mit Löffelmeißeln um die Pfanne herum vollzogen. **b** Dann erfolgt die Schwenkung der Pfanne auf dem Kreisbogen, bis sie den Hüftkopf lateral mehr überdacht. Knochenspäne werden seitlich angefügt. **c** Bei Typ 2 erfolgt gleichzeitig eine stärkere Seitneigung der Pfanne, wie bei einer Azetabuloplastik; Knochenspäne werden zwischen die Osteotomieflächen unterfüttert. Es tritt gleichzeitig eine leichte Verlängerung der Extremität auf

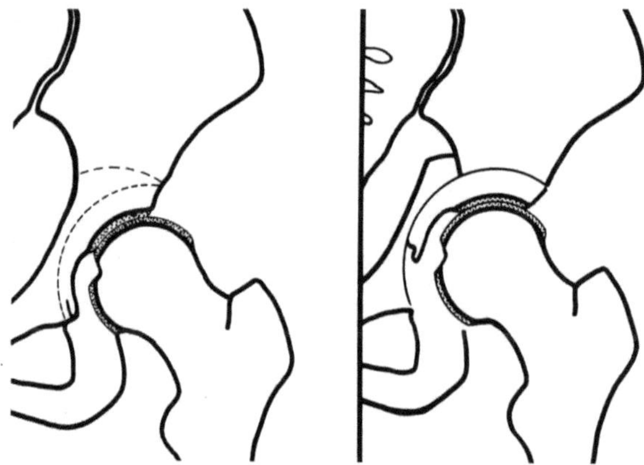

Abb. 24.36. Bei Typ 3 der sphärischen Pfannenosteotomie wird zusätzlich zur Pfannenschwenkung eine transversale Beckenosteotomie (wie bei der Chiari-Osteotomie) vollzogen. Damit kann das Hüftgelenk etwas medial verlagert werden und die geschwenkte Pfanne bei der starken Dysplasie dem vorgezogenen Beckenfragment aufgelagert werden

u. Blavier (1962) aufgegriffen zu haben. Zum Ummeißeln benutzen sie ein Spezialinstrument. Das Verfahren scheint sich aber nicht durchgesetzt zu haben.

Wagner (1965, 1973, 1976, 1978) entwickelte das Verfahren in ähnlicher Weise und nannte es sphärische Pfannenosteotomie (Abb. 24.35, 24.36). Als Voraussetzungen werden genannt: dysplastische Hüftpfannen ohne wesentliche Entrundung der Gelenkkörper, eine ausreichend große knorpelige Gelenkfläche im Azetabulum, mit der der Hüftkopf überdacht werden kann, gute Beweglichkeit. Ferner sollte die Y-Fuge bereits geschlossen sein. Für die Osteotomie hat Wagner Löffelmeißel zum Anmeißeln mit ⅓ Rundung sowie mit halber Kugelrundung und verschiedenen Durchmessern entwickelt. Sie eignen sich allerdings weniger gut für flache Pfannen. Hier muß dann der Meißel auf einem entsprechenden Bogen durch den Beckeninnenraum vordringen, um das Becken auch unterhalb der Pfanne an der richtigen Stelle zu durchtrennen.

In der a.-p.-Ansicht kann der Fortgang der Osteotomie mit dem Röntgenbildwandler verfolgt werden. Ventral und dorsal ist die Kontrollmöglichkeit allerdings schlechter und nur zu Beginn durch Tasten zu erreichen. Auch das letzte Durchtrennen unterhalb der Pfanne im Bereiche des Sitzbeins kann nur im Bildwandler verfolgt werden. Es muß darauf geachtet werden, daß der Abstand der Osteotomie vom Pfannendach 10 mm nicht unterschreitet, um Ernährungsstörungen der Pfanne und ein Einmeißeln zu vermeiden. Auch das Foramen obturatum sollte wegen der Gefahr der Verletzung der A. obturatoria nicht eröffnet werden.

Die Schichtdicke für die zu ummeißelnde Pfanne soll zwischen 10 und 15 mm liegen. Ist die sphärische Osteotomie vollzogen, so gibt es 3 Möglichkeiten, die Pfanne in die richtige Position zu bringen (Abb. 24.35, 24.36). Bei Osteotomietyp 1 wird sie nur kreisförmig über den Kopf geschwenkt. Bei Osteotomietyp 2 wird sie mit Osteotomie-

spreizern ähnlich der Azetabuloplastik etwas herabgebogen, während sie gleichzeitig seitlich vorgezogen wird. Damit wird der Pfannenneigungswinkel herabgesetzt und eine Beinverkürzung wenn notwendig ausgeglichen. Bei Osteotomietyp 3 wird anschließend noch eine Chiari-Osteotomie durchgeführt, der distale Beckenteil medialisiert und das Pfannenfragment auf die kraniale Osteotomiefläche des Os ilium aufgesetzt.
Anschließend erfolgt eine Fixation mit Kirschner-Drähten, die die Pfanne von seitlich her halten und dann dem Becken von außen aufliegen und hier fixiert werden. Soweit notwendig für eine regelrechte Stellung des Hüftkopfes und der Pfanne im Raum, die Wagner mit dem von ihm eingeführten CG-Winkel definiert, werden Varisierungs- oder Valgisierungsoperationen vor der Pfannenosteotomie in einer vorausgehenden Operation durchgeführt, eventuell auch Trochanterversetzungen.
Die Osteotomie wird nach Schluß der Y-Fuge bei älteren Jugendlichen und Erwachsenen ohne wesentliche Koxarthrose durchgeführt. Sie wird als vorbeugende Maßnahme bei dysplastischen, aber noch weitgehend kugelförmig erhaltenen Gelenken betrachtet. Ihre Ergänzung bei stärkeren Verformungen von Kopf und Pfanne und einem sehr kurzen Pfannendach wird in der Chiari-Osteotomie gesehen.

b) „Dial Osteotomy“. Eine weitere sphärische Osteotomie beschrieb Eppright 1970 (1974, 1975). Sie entspricht in ihrer medialen Osteotomieführung durch den verbindenden Teil von Schambein und Sitzbein der Zweifachosteotomie Hopfs. Auch Eppright nimmt die Osteotomie von ventral vor. Er nennt seine Osteotomie „dial osteotomy“, da man hier die Hüftpfanne wie die Wählscheibe eines Telefons drehen kann. Darin liegt der Vorteil der hüftnahen Osteotomie. Nähere Ergebnisberichte liegen noch nicht vor.

24.4 Beckenosteotomie zur Deckung des Hüftkopfes mit knöchernen Beckenanteilen nach Chiari

Während bei den oben geschilderten Beckenosteotomien das Pfannendach in verschiedener Form über den Hüftkopf verlagert wird, verschiebt man bei der Beckenosteotomie nach Chiari (1953, 1955, 1965, 1970, 1974a, b, 1976) knöcherne, nicht knorpelig gedeckte Beckenanteile über den Hüftkopf (Abb. 24.37). Die Osteotomie ist deshalb für zu kurze Pfannen und in Subluxation stehende Hüftköpfe gedacht. Unmittelbar am Kapselrand wird das Os ilium leicht ansteigend nach medial durchtrennt. Dann wird der distale Beckenanteil mit Drehpunkt in der Symphyse nach medial-kranial gedrückt und der kraniale Beckenanteil, das Os ilium, nach lateral-kaudal über den Hüftkopf vorgezogen („medial displacement osteotomy“). Als biomechanischer Vorteil der Osteotomie wird die Medialverlagerung des

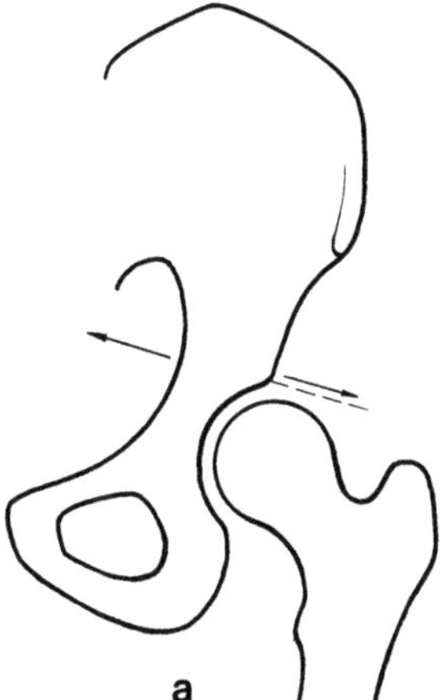

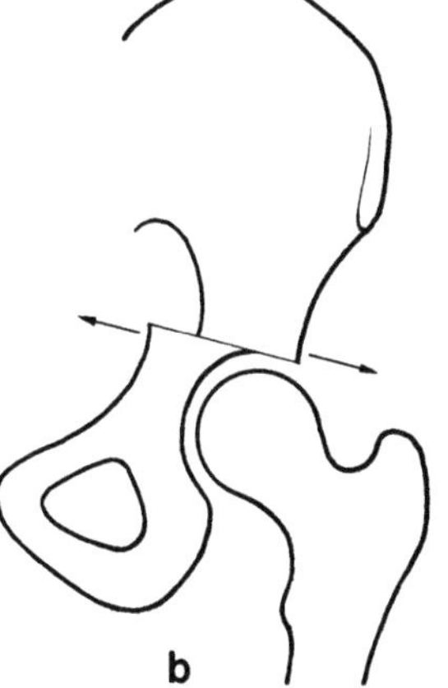

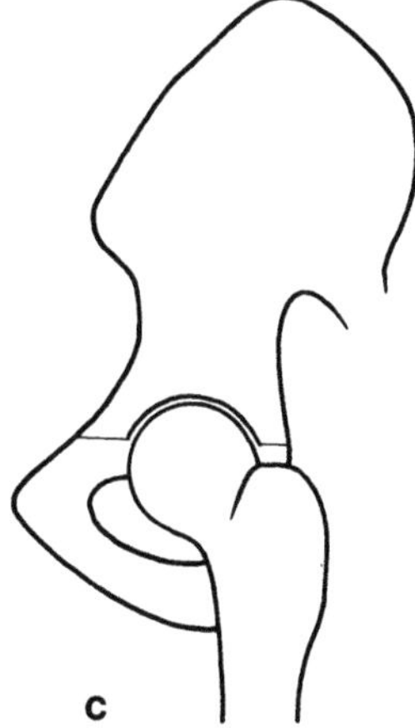

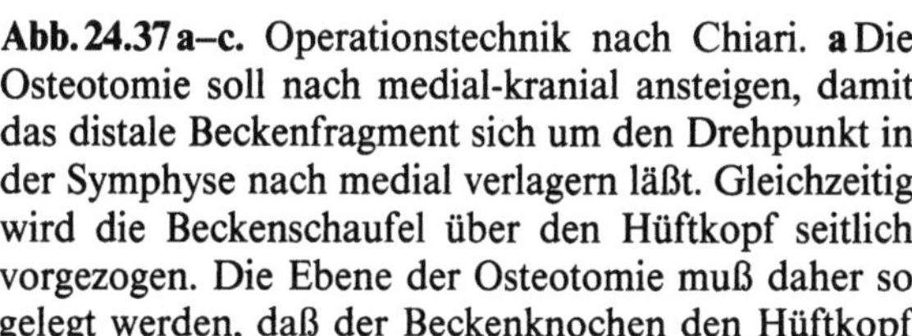
Abb. 24.37 a–c. Operationstechnik nach Chiari. **a** Die Osteotomie soll nach medial-kranial ansteigen, damit das distale Beckenfragment sich um den Drehpunkt in der Symphyse nach medial verlagern läßt. Gleichzeitig wird die Beckenschaufel über den Hüftkopf seitlich vorgezogen. Die Ebene der Osteotomie muß daher so gelegt werden, daß der Beckenknochen den Hüftkopf anschließend im Abstand eines normalen Gelenkspalts überlagert. **b** Bild nach der Osteotomie und Verschiebung der Beckenfragmente. **c** Ansicht des Beckens aus seitlicher Richtung. Die Osteotomie wird über dem kranialen Anteil des Hüftkopfes bogenförmig vollzogen, ventral und dorsal in gerader Richtung

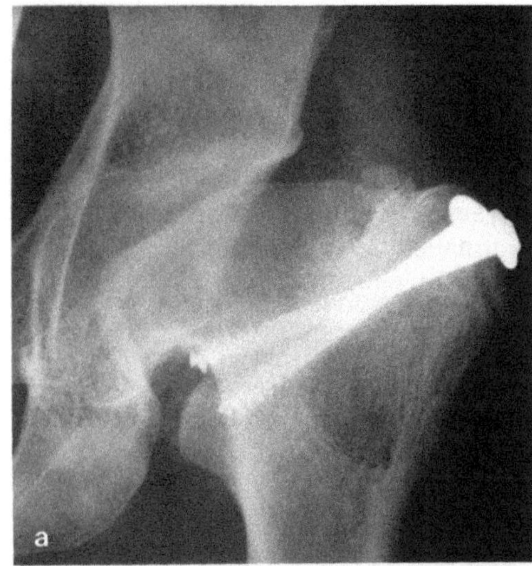

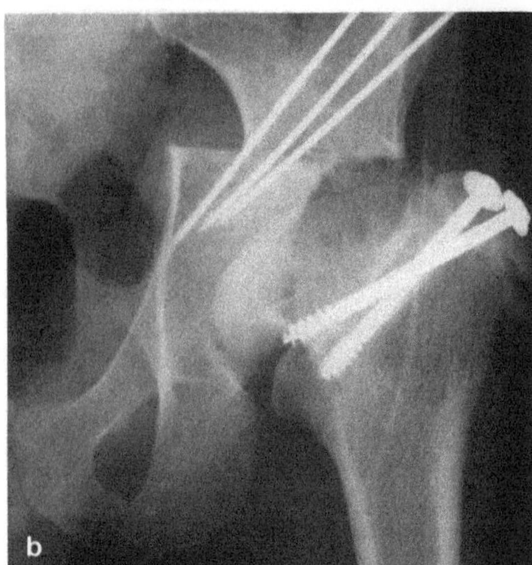

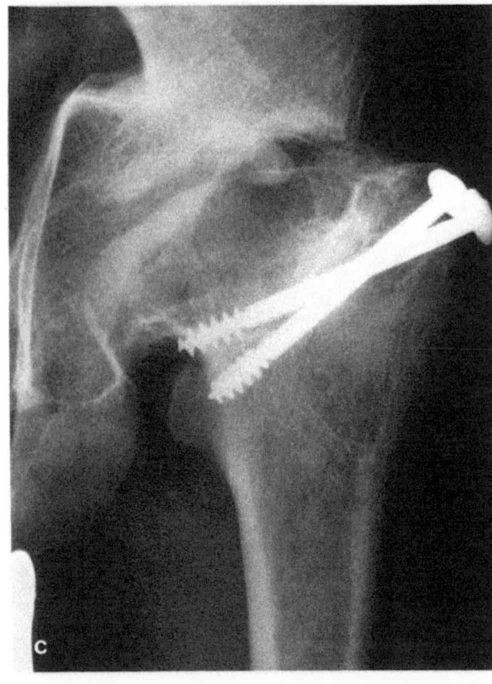

◁ **Abb. 24.38. a** Stark verformtes Hüftgelenk nach einer Perthes-Erkrankung. Nur der mediale Anteil des Hüftkopfes wird vom Pfannendach überdeckt. Der Patient klagt über Belastungsschmerzen. In einer ersten Sitzung wurde der Trochanter major distal versetzt. Bei einem derartig flachen und entrundeten Hüftkopf kommt nur eine Chiari-Osteotomie, nicht eine Dreifachosteotomie, in Frage. **b** Die Osteotomie und Verschiebung der Fragmente erfolgte etwa in der Verlaufsrichtung des Gelenkspalts. **c** 9 Monate nach der Chiari-Osteotomie: eine Sklerosierung als Ausdruck der Tragefunktion des seitlich vorgezogenen Beckenknochens ist erkennbar. Gelenkspalt medial und lateral von gleicher Weite. Der Patient ist weitgehend beschwerdefrei

Hüftgelenks angesehen, die zu verminderter Belastung führen soll. Ein Nachteil ist jedoch, daß das ursprüngliche Pfannendach noch steiler gestellt wird und der horizontal überdachende Anteil jetzt nur von fibröser Kapsel und Beckenknochen ohne Knorpel gebildet wird. Chiari ist der Meinung, daß sich hier Faserknorpel bildet. Als Zeichen der Druckaufnahme und Funktion wird eine Sklerosierung des neuen Pfannenrandes angesehen (Abb. 25.38 c). Für die Freilegung verwendet Chiari einen etwa 10 cm langen Schnitt, der vorn am Beckenkamm entlang geht und dann an der Spina in die Verlaufsrichtung des M. tensor fasciae umschwingt. Er geht dann zwischen Sartorius und Tensor fasciae lateralis auf den vorderen Pfannenrand ein. Der M. glutaeus medius wird nur in seinem ventralen Anteil etwas vom Becken abgelöst. Innen am Becken wird der M. ilipsoas zurückgehalten. Nach stumpfem Abschieben des Periosts werden 3 cm breite Hebel aus flexiblem Metall als Schutz von lateral und medial in das Foramen ischiadicum gebracht.

Dann wird der M. rectus femoris von seinem Ursprung aus der Spina iliaca anterior inferior abgelöst. Die Osteotomie muß genau am Kapselrand und unterhalb der Spina iliaca anterior inferior erfolgen. Seitlich wird auch der horizontal ausstrahlende Rektusursprung etwas nach distal geschoben, um genau am Kapselrand einmeißeln zu können. Eine Beschädigung oder Eröffnung der Kapsel sollte aber unter allen Umständen vermieden werden, da sie anschließend den vorgeschobenen Knochen überkleiden und Faserknorpel bilden soll.

Die Osteotomie führte Chiari mit dem Meißel durch. Er gestaltete sie später nicht mehr gerade wie ursprünglich, sondern leicht bogenförmig, damit sie sich dem Pfannendach mehr anpaßt. Unter den verschiedenen Modifikationen der Chiari-

Beckenosteotomie sind hier die von Kawamura (1959) und Leitz (1971) hervorzuheben, die beide einen halbkreisförmigen Meißel benutzten und damit ein „domähnliches Pfannendach" bilden wollen („dome osteotomy" nach Kawamura). Strauß et al. (1973) verwenden die oszillierende Säge, weil sie der Meinung sind, daß die Osteotomie damit glatter und besser verschieblich wird.

Von entscheidender Bedeutung ist die Richtung, die der Osteotomie gegeben wird. Sie soll von lateral nach medial in horizontaler Richtung oder besser noch leicht ansteigend erfolgen, da sich sonst Schwierigkeiten bei der Medialisierung des distalen Beckenanteils ergeben, denn dieser wird mit Drehpunkt in der Symphyse nach medialkranial gedrückt. Darüber hinaus muß die Osteotomie so geneigt sein, daß sich das Os ilium dicht über den Hüftkopf vorziehen läßt. Hier liegt die größte Schwierigkeit der Operation. Bei zu tiefer Lage des Os ilium kann es zu Druckschäden am Hüftkopf kommen; bei zu hoher Lage übernimmt es die physiologische Belastung nicht. Es muß deshalb schon auf dem Röntgenbild und bei der Operation am besten mit dem Bildwandler festgelegt werden, welchen Neigungswinkel die Osteotomie haben muß, um genau in die richtige Entfernung zum Hüftkopf zu kommen. Der Abstand sollte etwa dem eines normalen Gelenkspalts entsprechen. Die Osteotomie darf nicht so steil sein, daß sie im Verlauf das Iliosakralgelenk erreicht.

Bei sehr schlaffen Gelenkkapseln, besonders bei Kindern mit Lähmungen, wird eine Kapselraffnaht lateral durchgeführt. Chiari selbst verwendet nur selten eine innere Fixation der Beckenanteile. Andere Operateure benutzen Kirschner-Drähte oder eine Schraube. Werden diese vom Beckenkamm her eingebracht, lassen sie sich auch leicht wieder entfernen. Chiari gibt anschließend einen Gipsverband für 3 Wochen, andere Operateure tun dies heute vielfach schon nicht mehr.

Die Indikation der operativen Eingriffe wird in Kap. 27 und 28 abgehandelt. An dieser Stelle soll nur kurz auf die Frage eingegangen werden, für welche Altersgruppen diese Beckenosteotomie anzuwenden ist. Sie wurde lange Zeit auch für Kinder unter 6–8 Jahren verwandt. Chiari (1976) hielt zuletzt aber die Azetabuloplastiken und die Salter-Osteotomie für Kinder bis zu 8 Jahren für günstiger. Ferner hat er seine Operation auch auf Erwachsene bis zu höherem Lebensalter und beginnender Arthrose ausgedehnt (Chiari 1974a). Otte hat 1975 gezeigt, daß sich der Rand der Hüftpfanne im Wachstum von der Chiari-Osteotomie immer weiter entfernen kann und dies als „Anti-Chiari-Effekt" beschrieben.

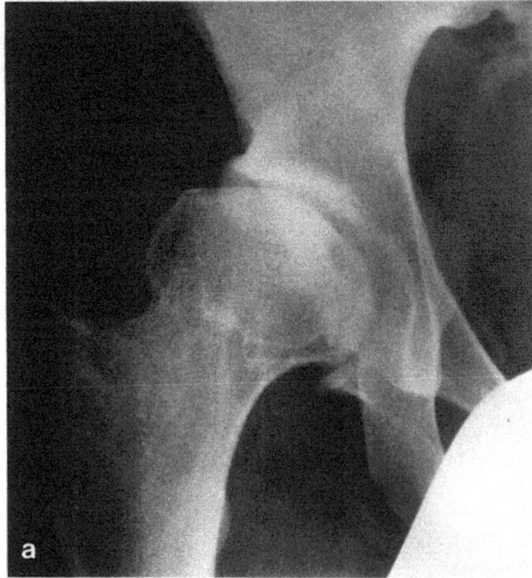

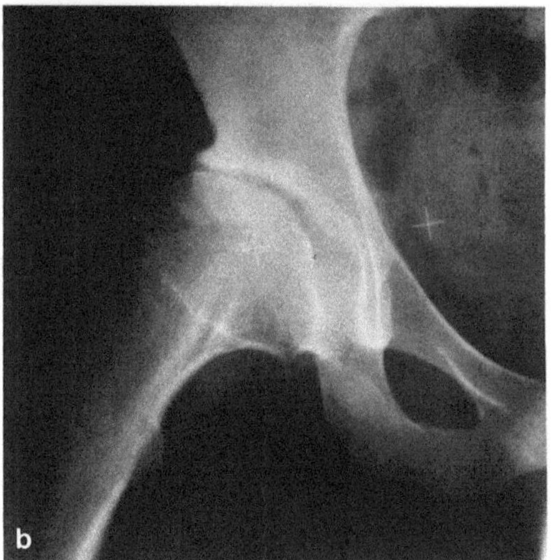

Abb. 24.39 a, b. 19jähriger Mann, der im Kindesalter vermutlich eine unerkannte Perthes-Erkrankung durchmachte. **a** Jetzt starke Entrundung des Hüftkopfes, Steilstellung der Pfanne. Verschmälerung des Gelenkspalts am Pfannenerker, beginnende Arthrose. **b** Die Abduktionsaufnahme zeigt, daß der Hüftkopf keine echte Rotationsfähigkeit in der Pfanne mehr hat. Es kommt zu einem Anstemmeffekt am seitlichen Pfannendach und zu einer Vergrößerung des Gelenkspalts durch Abheben des Kopfes am Pfannenboden. Hier ist weder eine Varisierungsosteotomie noch eine Dreifachosteotomie, sondern lediglich eine Chiari-Osteotomie angezeigt

Dieser Vorgang spielt sich vor allem bei jüngeren Kindern mit gut zentrierten Gelenken ab, während subluxierte Hüftköpfe der neuen Pfanne nach kranial folgen. Entsprechende Beobachtungen machten auch Jani (1974), Hellinger (1977) und Purath (1979). Chiari (1980) beugte dem Effekt vor, indem er die Fragmentverschiebung bei Kindern in den letzten Jahren noch stärker durchführte und die Osteotomie noch steiler legte. Damit vermied er diesen Effekt. Allerdings dürfte damit das Trendelenburg-Zeichen noch häufiger werden, das die klinischen Ergebnisse ohnehin schon belastet (Zenker u. Fischer 1974; Schulze u. Krämer 1975).

Andere Autoren beschrieben eine zunehmende Revalgisation zu pathologischen CCD-Winkelwerten bei Kindern unter 8–10 Jahren (Brussatis 1968; Störig 1973).

Aus diesen verschiedenen Gründen sollte die Chiari-Osteotomie im Wachstumsalter unter 10 Jahren nicht mehr angewendet werden. Hier ergeben die Azetabuloplastiken sehr viel bessere und sicher auch dauerhaftere Ergebnisse.

Literatur s. S. 453.

Kapitel 25

Totalprothesen zur Behandlung der Dysplasiearthrose des Hüftgelenks

Ein kurzes Kapitel soll auch der Versorgung des dysplastischen Hüftgelenks mit einer Totalprothese gewidmet sein. Dieser Weg der Behandlung ist selbstverständlich nur dann einzuschlagen, wenn andere Möglichkeiten nicht mehr bestehen. Durch die Hüftpfannenschwenkung mit Hilfe der Dreifachosteotomie des Beckens können wir heute auch mittelgradig arthrotische Gelenke in ihrer Überdachung bessern oder normalisieren und damit Schmerzen beseitigen und weiterem Verschleiß vorbeugen. Liegt aber eine hochgradige Dysplasiearthrose vor (wie in Abb. 25.4), so bleibt nur noch der Ausweg einer endoprothetischen Versorgung. Ferner kann nach sehr späten operativen Einstellungen eine Kontraktur des Hüftgelenks vorhanden sein, die im Hinblick auf die zunehmende Lockerung der Kniegelenkbänder eine erneute Beweglichkeit des Hüftgelenks verlangt. Auch hier sind in manchen Fällen frühzeitige Implantationen von Totalprothesen angezeigt. Die zunehmende Lockerung des Kniegelenks bei einer Hüftkontraktur sollte unter allen Umständen vermieden werden, da sie auf lange Sicht das noch größere Behandlungsproblem darstellt.

Aufgrund der bahnbrechenden Arbeiten von Charnley sowie McKee u. Farrar in den 50er Jahren wurden Hüfttotalprothesen in den 60er Jahren in zunehmendem Maße verwendet. Nach Überwindung anfänglicher Schwierigkeiten setzte in den 70er Jahren eine noch stärkere Versorgung mit Hüftprothesen ein. Zu Beginn standen Fragen der Werkstoffe im Vordergrund. Kunststoffpfannen aus Tephlon wurden nicht vertragen. Die Entwicklung ging weiter zu Polyäthylenpfannen. McKee u. Farrar benutzten Metallpfannen und Metallschaftprothesen. Die Paarung Metall-Metall führt aber zu vermehrtem Metallabrieb, der auf die Dauer toxisch sein könnte, insbesondere wenn Kobalt mitbenutzt wird. Die Kombination Polyäthylenpfanne und Metallhüftkopf setzte sich deshalb durch.

Sehr bald erschienen auf dem Markt verschiedene Prothesentypen. Als neues Problem tauchten Lockerungen des Schaftes und Brüche im Prothesenstiel auf. Daraufhin wurden die Schäfte der Prothesen verstärkt. Die Lockerungen hatten ihre Ursache jedoch mehr in der zu varischen Form vieler Prothesen, die zu erhöhter Biegebelastung des Prothesenschafts und Prothesenlagers führen. Erst langsam setzte sich die Erkenntnis durch, daß die Prothesenform mehr valgisch sein muß (Abb. 25.1). Seitdem ist die Zahl unserer Prothesenlockerungen nur noch sehr gering.

Polyäthylenpfannen zeigen jedoch im Laufe der Zeit Abrieb. Nach 8–10 Jahren erkennt man an der Kuppe der Hüftpfanne eine deutliche Verschmälerung in Abhängigkeit von Aktivität und Gewicht des Patienten, die 2–3 mm betragen kann. Es wurde deshalb auch nach anderen Werkstoffen gesucht. Keramikpfannen schienen dieses Problem zu lösen. Die Paarung Keramikpfanne-Metallhüftkopf führt allerdings vom Material her zu unerwünschtem Abrieb, in ähnlicher Weise auch die Kombination Keramikpfanne-Keramikhüftkopf bei statisch ungünstiger steiler Pfannenstellung. Am geeignetsten scheint zur Zeit die Kombination Kunststoffpfanne-Keramikkopf (Abb. 25.2), da die Oberfläche des Keramikkopfes noch glatter ist als die eines Metallkopfes und damit Schmirgeleffekte vermieden werden.

Eine weitere Neuerung ist die Einführung nichtzementierter Hüftprothesen (Abb. 25.2). Sie geht aus von der Annahme, daß der Methylmetacrylatknochenzement, der für das Einsetzen von Pfanne und Schaft bisher verwendet wurde, an der Lockerung mitschuldig ist. Es wurden deshalb Schraubpfannen (Abb. 25.3) zur Befestigung im Azetabulum und Schäfte mit Tragrippen und rauher Oberfläche zum Einwachsen und Haltgeben für den Knochen entwickelt. Diese werden heute insbesondere bei jüngeren Menschen zur Implantation bevorzugt. Eine große Anzahl verschiedener Konstruktionen und Werkstoffpaarungen ist

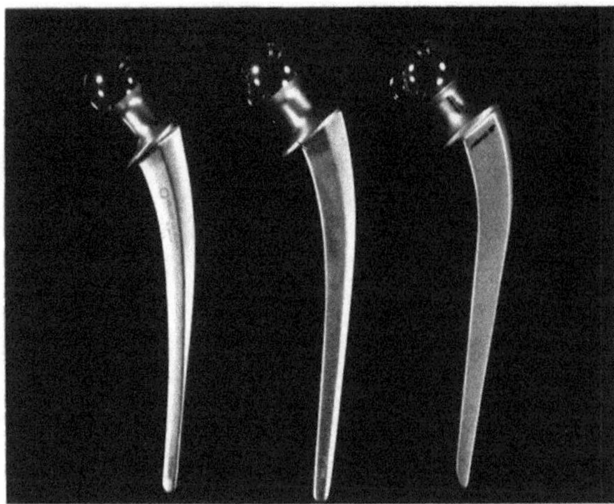

Abb. 25.1. Verschiedene langschaftige, einzuzementierende Prothesen, die sich seit 1973 bei uns bewährt haben. *Links:* Typ Erlangen 1 nach Beck, ein sehr schlankes Modell, das sich in schlanke Schäfte fast immer implantieren läßt. *Mitte:* Typ Erlangen 2, dickschaftiger. Beide Modelle zeigen eine deutliche Valgusstellung, die Biegebelastung vermeidet. *Rechts:* Langschaftiges Modell der Fa. Synthes, es weist im Schenkelhalsbereich mehr Varusstellung auf und wird deshalb dort verwandt, wo es bei den valgischen Prothesen zum Anstoßeffekt des Trochanter major und zur Abduktionseinschränkung kommt

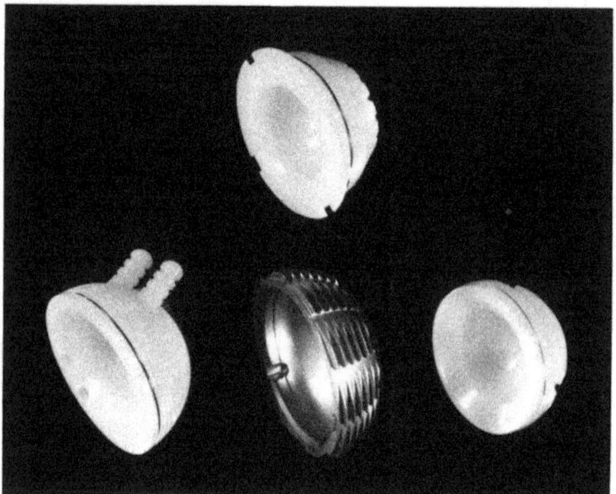

Abb. 25.3. Verschiedene künstliche Hüftpfannen. *Rechts unten:* Herkömmliches, einzuzementierendes Pfannenmodell nach Müller, 32 mm Innendurchmesser. *Links unten:* Zementlos zu implantierende Polyäthylenpfanne nach R. Mathys. Die Zapfen sind etwas zueinander geneigt und haben nach dem Einsetzen in Bohrlöcher einen haltgebenden Klemmeffekt. Zusätzlich können kleine Schrauben am Rand eingebracht werden. *Mitte unten:* Metallschraubring aus Titan der Fa. Mecron, in den das darüberliegende Pfannenmodell eingesetzt wird. Hier hält das Schraubgewinde des Ringes die Pfanne

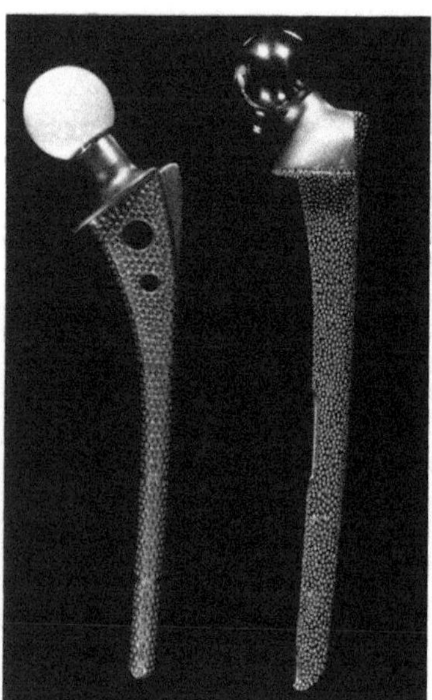

Abb. 25.2. Zwei Prothesen, die zementlos implantiert werden. *Links:* Modell der Fa. Mecron mit auswechselbarem Keramikkopf. *Rechts:* Modell nach Lord; es können Metall- oder Keramikköpfe in verschiedener Länge aufgesetzt werden. Die Oberflächenform und -struktur der zementlosen Prothesen ist unterschiedlich. Sie soll sich dem Markraum so fugenlos wie möglich anpassen

im Handel. Eine endgültige Entscheidung, ob zementlose Prothesen weniger Lockerungen zeigen als die neueren Konstruktionen der einzementierten Prothesen, steht aber noch aus. Bei einem Auswechseln von Prothesen kann man sich immer wieder überzeugen, daß der Knochenzement auch nach 10 Jahren noch völlig fest an der Kortikalis des Schaftes haftet, wenn er nicht statisch falsch beansprucht wurde und der Knochen sich aus biologischen Gründen um ihn herum lockerte und abbaute.

In zunehmendem Maße wird auch erkannt, daß das Elastizitätsmodul des Knochens und der Implantatteile möglichst gleich sein sollte. Zwischen dem elastisch federnden Knochen und starren Implantaten sind Lockerungen eher wahrscheinlich als zwischen weniger verschiedenen Materialien. Die Implantation der zementlosen RM-Polyäthylenpfanne (Abb. 25.3) erscheint deshalb bei jüngeren Menschen konsequent, wenn ein fester Pfannenboden vorhanden ist. Ob Titan als Metall wegen seiner größeren Elastizität günstiger ist als die bisher verwendeten Metalle, muß sich bei längerer Erprobung herausstellen.

Entscheidend für die Haltbarkeit einer Prothese ist auch die Art der Einbringung. Das feste Kortikalisdach der Hüftpfanne sollte von Knorpel befreit, aber selbst möglichst wenig abgefräst werden. Das Einzementieren der Pfanne in die Spongiosa des Beckens, wie es anfänglich von Schweizer Autoren propagiert wurde, führt zu vermehrten Lockerungen. Aus diesem Grunde erscheinen uns auch die sehr großen zylindrischen Pfannen der Judet-Prothesen und mancher Keramikpfannen unphysiologisch, denn sie zerstören das Kortikalisdach der Pfanne und lassen nur noch einen schmalen Ring davon übrig. Wichtig ist ferner, daß die Zementschicht um die künstliche Pfanne nur ein millimeterdünner Mantel mit etwa 5 Zapfen von 7 mm Durchmesser ist. Auch im Schaft sollte nur lockere Spongiosa entfernt werden, die festere Randschicht jedoch nicht. Die Prothese muß auch hier schlüssig und in valgischer Position sitzen. Die Überdachung des Kopfes durch die Polyäthylenpfanne wird heute unter einem Winkel von 35–40° zur Horizontalen und leichter Öffnung nach ventral angestrebt. Damit richtet sich der Belastungsdruck in das Zentrum der Pfanne. Bei zu steiler Implantation würde der Übertragungsdruck randständig erfolgen und zu erhöhtem Verschleiß und vorzeitiger Lockerung führen.

Auf die technischen Probleme der Protheseneimplantation soll hier nur kurz eingegangen werden und insbesondere nur auf das Problem der Verankerung von Prothesen bei stark deformierten Dysplasiepfannen, um den Rahmen des Buches nicht zu überschreiten.

Stark abgeflachte Dysplasiepfannen eignen sich nicht ohne weitere Vorbereitung für die Aufnahme einer künstlichen Hüftpfanne. Die erste Möglichkeit zur Formverbesserung ist durch Vertiefung der Pfanne zur Fossa acetabuli hin gegeben (Abb. 25.4). In transversaler Richtung – d.h. zur Tränenfigur – kann sie vertieft werden, in kranialer Richtung muß aber der feste Kortikalisboden des Pfannendachs so gut wie möglich erhalten bleiben. Diese Maßnahme genügt aber meistens noch nicht. Wir haben anfangs den knöchernen Hüftpfannenrand mit Kortikalisschrauben und Knochenzement verstärkt (Abb. 25.4), später durch Anschrauben eines Teils des Hüftkopfes als Pfannenerker oder eines anderen Knochenkeils (Abb. 25.5).

Entsprechende Vorschläge wurden von Merle d'Aubigne 1952, v. Andrian-Werburg 1976, Harris u. Carothers 1976, Griss et al. 1978, Huggler u. Schreiber 1978 gemacht.

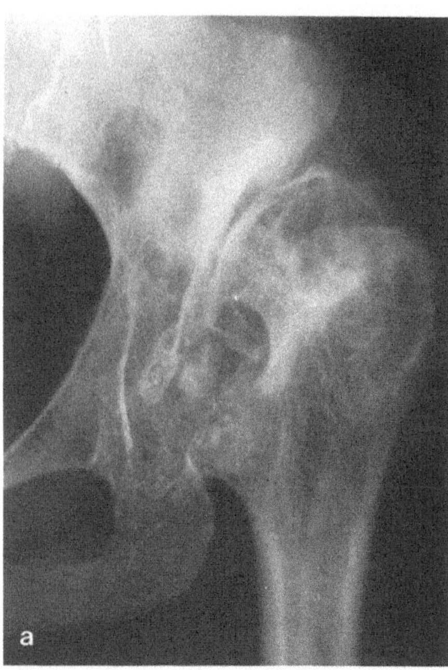

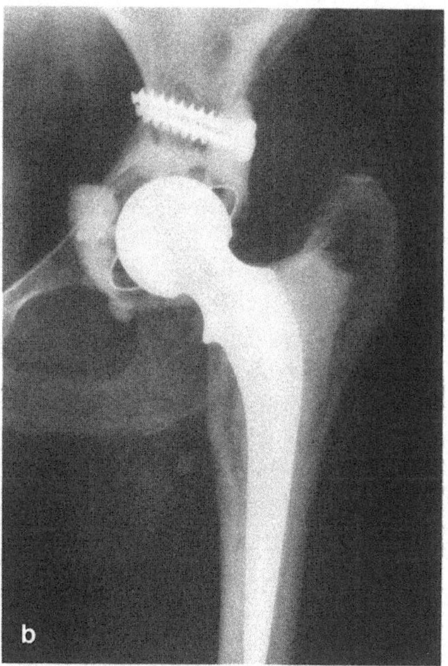

Abb. 25.4. a Schwere Dysplasiearthrose bei einer 62jährigen Patientin; Hüftkopf in Sekundärpfanne, Primärpfanne ganz verformt und abgeflacht. **b** Bei der Implantation einer kurzschaftigen Totalprothese wurde im Bereich der Primärpfanne die Vertiefung für eine kleine Polyäthylenpfanne geschaffen. Die seitlich trotzdem überstehende Polyäthylenpfanne wurde durch 2 Spongiosaschrauben und Pallakos-(Knochenzement-) Anlagerung zusätzlich abgestützt. Die Implantation erfolgte 1972, bisher keine Lockerung

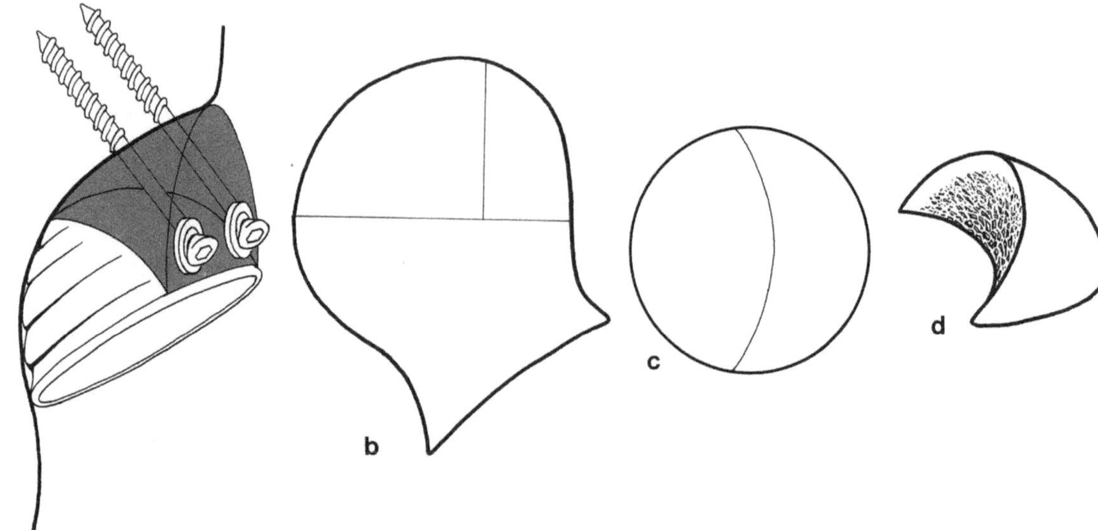

Abb. 25.5 a–d. Schematische Darstellung der Anbauplastik bei stark dysplastischer Hüftgelenkpfanne mit Hilfe eines Teils des entfernten Hüftkopfes. **a** Nach Anpassen der Form wird der Hüftkopf mit 2 Spongiosaschrauben fixiert. Dann kann ein zusätzliches Fräsen der Pfannenrundung für die Polyäthylenpfanne erfolgen. **b** Der Knochenkeil kann entweder in die Hüftpfanne eingesetzt werden, wofür der medial-kraniale Anteil des entfernten Hüftkopfes benutzt wird, wie hier gezeichnet, oder ein Keil, wie in **c**, **d** dargestellt. Will man den Knochenkeil mehr an den Pfannenrand zum Anbau setzen, so kann man dafür ein sichelartiges Stück des Hüftkopfes benutzen. **c** Ansicht des Schnittes am Hüftkopf in der Aufsicht von oben, **d** räumliche Darstellung des gleichen Knochenkeils in der Ansicht von vorn

Die meist arthrotischen Hüftköpfe sind zwar oft kein gutes Transplantatmaterial, doch kann man sich für den halbrunden Keil, der zu entnehmen ist, auch ein weniger verändertes Stück auswählen. Mit der oszillierenden Säge wird das Knochenfragment für den Pfannenrand passend zugeschnitten (Abb. 25.5 b) und dann mit zwei Spongiosaschrauben fest fixiert. Dazu muß es vorher provisorisch mit Kirschner-Drähten gehalten werden. Anschließend läßt sich die Pfannenöffnung mit dem angefügten Transplantat genau nachfräsen. Bei jüngeren Menschen verwenden wir, wenn der Halt genügend erscheint, eine zementlose RM-Kunststoffpfanne (Abb. 25.7), bei älteren Menschen die Zementfixation (Abb. 25.6). Anschließend muß der Patient 12 Wochen auf eine Belastung verzichten, bis das Transplantat genügend fest verwachsen ist. Diese Form der Versorgung hat sich bisher bewährt.

Zementlose Prothesenschäfte verwenden wir heute für Patienten unter 60 Jahren. Hier kommt es auf sehr schlüssigen Sitz in ganzer Länge an. Bei der Variation der Knochenformen und -breiten scheint ein genügendes Sortiment von Modellen wichtig (Abb. 25.7–9). Hier wird die Entwicklung und Erprobung noch weitergehen müssen. Ob wir auf den Knochenzement verzichten können, wird die Zukunft zeigen.

Der Stand der Prothesenentwicklung und auch des Prothesenaustausches – das muß abschließend gesagt werden – ist heute aber doch so vielversprechend, daß wir Hüftgelenkversteifungen auch in jungen Jahren nicht mehr vornehmen, sondern eher auf eine Prothese ausweichen, wenn allzu ungünstige Verhältnisse vorliegen (Abb. 25.9). Die Hüftgelenkversteifung bringt sowohl für den lumbosakralen Übergang und die Lendenwirbelsäule wie auch für das Kniegelenk der versteiften Seite oft schwere Folgen mit sich. Es ist zu hoffen, daß die technischen Weiterentwicklungen auf dem Gebiet der Hüftprothetik zu noch längerer Haltbarkeit der Implantate und vereinfachter Austauschmöglichkeit führen.

Literatur s. S. 458.

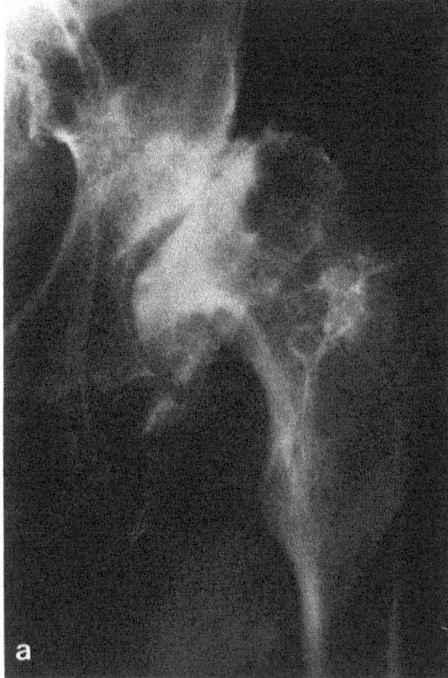

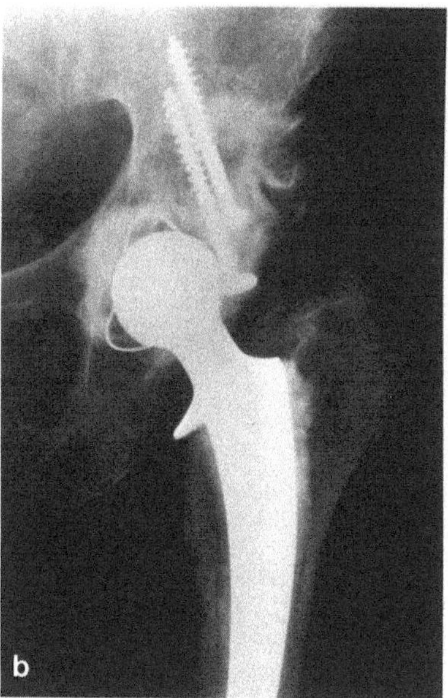

Abb. 25.6. a Schwere Dysplasiearthrose bei einer 78jährigen Frau. Sie leidet unter zunehmendem Hüfthinken, Schmerzen und Bewegungseinschränkung. **b** Die Primärpfanne wurde bis zur Tränenfigur (Pfannenboden) vertieft, das Kortikalisdach erhalten und durch einen Teil des Hüftkopfes ergänzt. Fixation des Knochentransplantats mit 2 Spongiosaschrauben. Implantation einer sog. Schnapppfanne (Typ „St. Georg") im Hinblick auf das vorhandene Hüfthinken. Dieses besserte sich jedoch nach der Operation rasch. Wegen des Alters der Patientin wurden die Prothesenteile einzementiert. Modell des Schaftes: Typ Erlangen 1

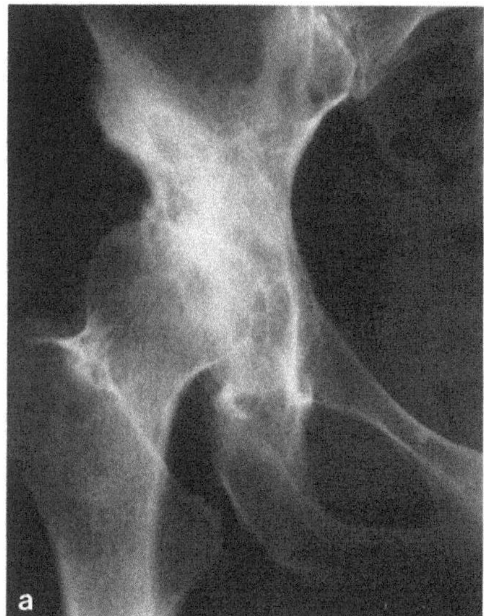

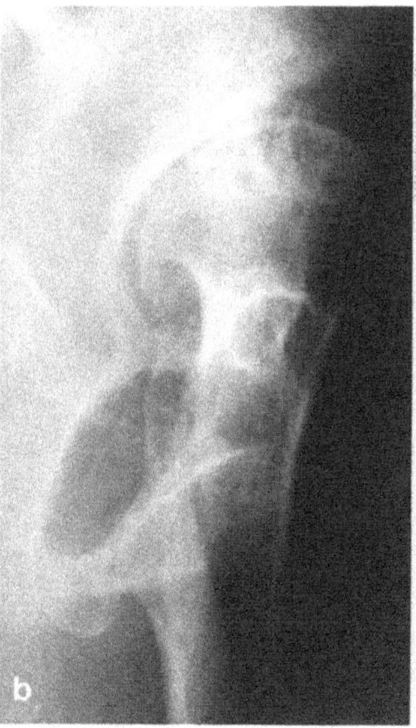

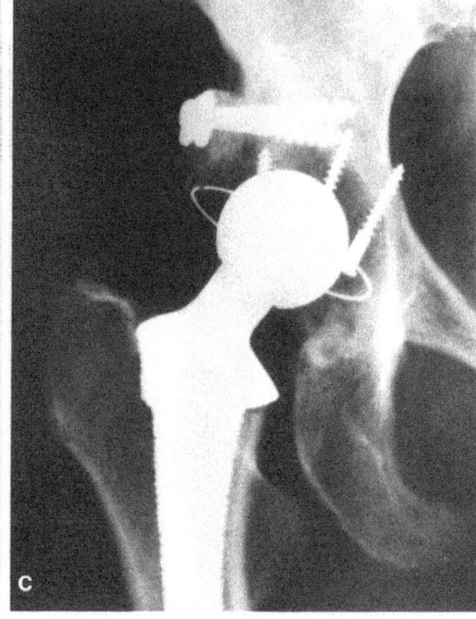

Abb. 25.7. Schwere Dysplasiearthrose bei einer 47jährigen Patientin **(a)**. Die Faux-profil-Aufnahme **(b)** läßt erkennen, daß der Hüftkopf sich nur in seinem dorsalen Anteil an der Pfanne abstützt. Die Kuppe hat fast keine Auflage mehr, der vordere Kopfanteil steht völlig frei. **c** Zur Implantation einer zementlosen Hüftprothese wurde der Pfannenboden bis an die Tränenfigur vertieft, das Krotikalisdach jedoch so gut wie möglich erhalten. Ein Teil des Hüftkopfes wurde halbkreisförmig von der Seite her angelagert und mit 2 Spongiosaschrauben befestigt. Einbringung einer RM-Polyäthylenpfanne ohne Zement. Sie weist 2 Kunststoffzapfen in vertikaler Richtung auf, die hier nicht erkennbar sind. Zusätzlich Einbringung von 3 Schrauben am Rand der Pfanne. Gute Umfassung der künstlichen Pfanne durch Knochen. Im Bereich des Schaftes wurde ein Modell nach Lord zementlos implantiert

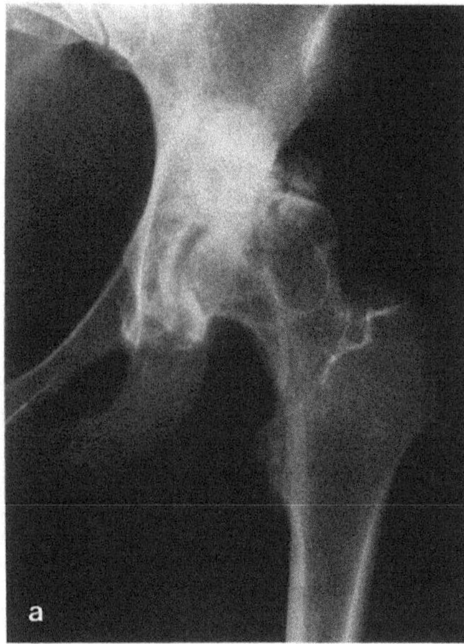

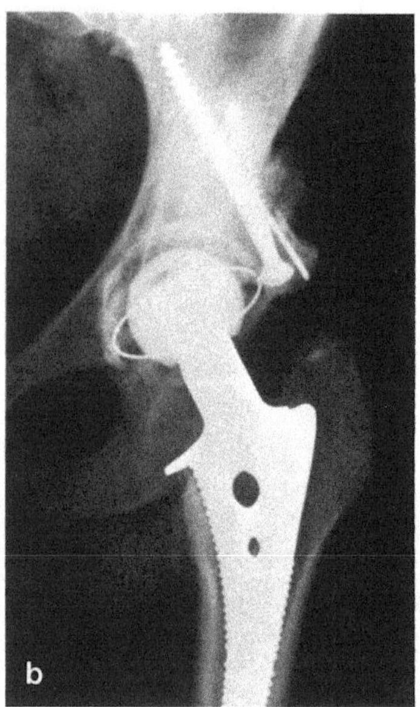

Abb. 25.8. **a** Schwere Dysplasiearthrose bei einer 46jährigen Frau. Bei derartig fortgeschrittenen Fällen kommen weder Femurumstellungen noch Hüftpfannenschwenkungen in Frage. **b** Bei der Implantation einer Totalprothese wurde der Pfannenboden vertieft, das Pfannendach mit Kortikalisstrukturen erhalten und durch einen halbkreisförmigen Anteil des Hüftkopfes seitlich verstärkt; Fixation durch 2 Spontiosaschrauben. Ein kleineres vorderes Knochenstück ist durch einen Kirschner-Draht gehalten. In diesem Fall erfolgte die Befestigung der künstlichen Pfanne durch Zement, der Schaft wurde jedoch zementlos eingebracht. Es handelte sich um ein Modell der Fa. Mecron, das sich bei schlanken Schäften gut einpaßt. Die Perforationen des Schaftes werden mit Knochenmaterial ausgefüllt. Der auf dem Schenkelhals aufsteckbare Hüftkopf besteht aus keramischem Material

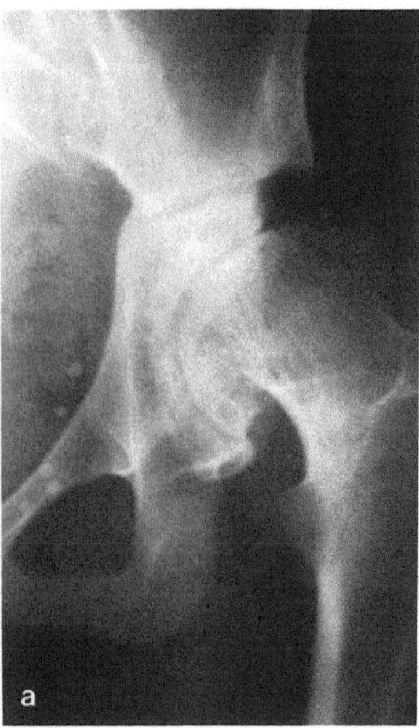

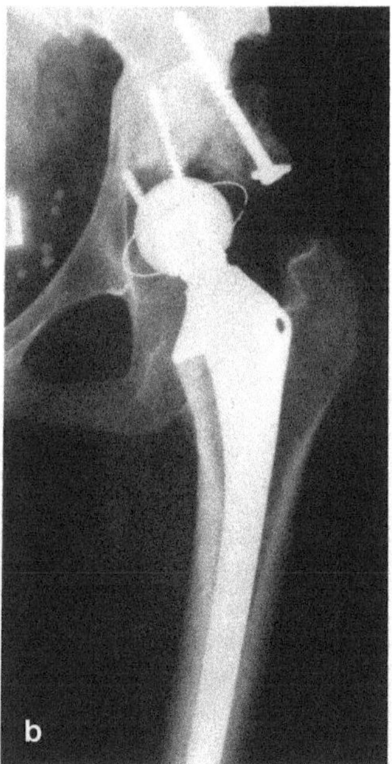

Abb. 25.9. **a** Schwere Dysplasiearthrose bei einer 45jährigen Frau. Andernorts war bereits eine Chiari-Osteotomie durchgeführt worden. **b** Die Auflagerungen am Pfannenboden wurden abgefräst. Ein Teil des Hüftkopfs wurde an den letzten Teil des seitlichen Gelenkspalts angesetzt, das knöcherne Pfannendach dadurch verbreitert. Zementlose Implantation einer RM-Pfanne und eines Schaftes nach Weller mit Keramikkopf

Kapitel 26

Literaturübersicht zu gelenkverbessernden Maßnahmen bei Hüftdysplasie und Schenkelhalsfehlstellungen

Die verschiedenen operativen Eingriffe bei angeborener Hüftdysplasie haben alle ihre eigene Geschichte. Sie hatten Zeiten der Beliebtheit, fielen aber später oft in Ungnade, wenn sich ihre mangelnde Leistungsfähigkeit zeigte und bessere Methoden eingeführt wurden. Die Ergebnisse operativer Behandlung lassen sich auf diesem Gebiet der Medizin erst nach vielen Jahren voll abschätzen, denn das Wachstum kann das Operationsergebnis verändern. Wurden nicht wirklich normale Verhältnisse geschaffen, so war die Entwicklung einer Arthrose vorgegeben.

26.1 Extraartikuläre Pfannendachplastik und Azetabuloplastik

Der erste häufiger verwendete Eingriff war die Pfannendachplastik. Sie wurde auch schon frühzeitig mit der operativen Einstellung kombiniert. König führte 1891 die erste Periostlamellenplastik durch, indem er die seitliche Beckenwand oberhalb des Hüftkopfes einmeißelte und herabbog und den Periostlamellenspan an der Gelenkkapsel festnähte. Ferguson (zit. nach Lance 1925), nahm 1904 die erste derartige Operation in den USA vor. 1915 wurde von Albee und 1920 von Jones die erste Azetabuloplastik vorgestellt. Sie meißelten oberhalb des Pfannendachs ein, bogen es über dem Hüftkopf herab und stabilisierten es durch Knochentransplantate. 1925 beschrieb Lance in Frankreich, angeregt durch Albee und Jones, eine ähnliche Operationstechnik und veröffentlichte 1927 erste Ergebnisse. Andere Autoren verwendeten gleichzeitig extraartikuläre Spanplastiken weiter, in den USA Gill (1928, 1935), Ghormley (1931), Lowman (1931), Compere u. Phemister (1935), Dickson (1935), Howarth (1935), Bosworth et al. (1960, 1961). In Europa setzte sich die Spanplastik nach Spitzy (1923, 1928) durch und wurde innerhalb Deutschlands neben der Azetabuloplastik von Lance, die Schede (1933, 1935) weiterentwickelte, zur meistgeübten Methode. Außer diesen bekannten Verfahren wurden zahlreiche Modifikationen angegeben. Trotzdem blieb die konservative Behandlung in Europa die Regel und die operative die Ausnahme, während sich in den USA die operative Hüfteinstellung durchsetzte und damit Azetabuloplastiken auch häufiger verwendet wurden.

26.2 Antetorsionskorrektur

Relativ früh wurde schon die Bedeutung der pathologisch gesteigerten Antetorsion erkannt. Sandifor (zit. nach Schlegel 1961) beschrieb sie 1835, Schede im Jahre 1901, G. Hohmann 1910. Schede (1901 b) gab auch als erster eine subtrochantäre Rotationsosteotomie an. Dabei wurde ein perkutaner Nagel in den Schenkelhals bis zur Kopfmitte geschlagen. Subtrochantär erfolgte dann eine quere Osteotomie. Später nahm Schede sie im distalen Oberschenkeldrittel vor. Dann erfolgte die Detorsion. 1901 gab auch Codivilla (1901 a, b) ein ähnliches Verfahren an, 1915 Hibbs. Brandes (1921 a, b, 1924) korrigierte die gesteigerte Antetorsion während der Gipsretention, indem er suprakondylär eine Femurosteoklase vornahm und dann distal bis zur Mittelstellung außenrotierte. Das Verfahren wurde 1921 angegeben und noch bis 1950 mit Erfolg weiter angewandt. Es richtete sich anfangs noch nach der Antetorsionsstellung auf der Röntgenaufnahme in Lorenz-I-Stellung (volle Abduktion auf 90°). Andere Formen der Osteoklase mit Korrektur der Antetorsion wurden auch von Reiner (1909, 1910), Galeazi (1910) und Lorenz (1912) beschrieben. Diese Techniken wurden aber offensichtlich nur in Einzelfällen verwendet, weil die Ergebnisse nicht voll befriedigten. Erst als Bernbeck 1949 die intertrochantäre Schrägosteotomie zur kombinierten Korrektur der Antetorsion und der Coxa valga angab, wurde die Antetorsion regelmäßig korrigiert.

26.3 Korrekturosteotomien am Schenkelhals

Korrekturosteotomien am Schenkelhals haben an sich auch schon eine lange Geschichte. 1827 führte Barton in den USA die erste Umstellungsoperation bei einer Fehlstellung des Hüftgelenks durch. 1872 veröffentlichte Gant (zit. nach Lance 1925a, b) den ersten Bericht über hüftgelenknahe Osteotomien in Europa. 1894 zeigte Kirmisson auf dem Chirurgenkongreß in Paris, wie er durch eine schräge Osteotomie 4 cm unterhalb der Trochanter-major-Spitze unter Einstellung des distalen Fragments in Abduktion und Hyperextension bei 4 veralteten angeborenen Hüftverrenkungen Standsicherheit und Korrektur der Fehlstellung erreichen konnte. Er war damit der erste, dem es gelang, nicht nur eine Fehlstellung zu beseitigen, sondern auch eine funktionelle Besserung der Luxationshüfte zu erreichen. Froelich wies 1909 darauf hin, daß man mit dieser „Richtungsosteotomie" nicht nur eine bessere Standfestigkeit, sondern auch eine geringere Ermüdbarkeit und eine Verminderung der Beinverkürzung erzeugen könne. Diese Form der Osteotomie wurde in den folgenden Jahren von vielen Autoren aufgegriffen und weiter modifiziert. In Deutschland waren es v. Baeyer (1918), Lorenz (1919) und Schanz (1922), die durch subtrochantäre Abwinkelung, Gabelung mit Abstützung des distalen Fragments in der Pfanne oder tiefer Angulation eine vermehrte Abstützung der luxierten Hüfte zu erreichen suchten. Daher hat sich auch der Name Abstützungsosteotomie eingebürgert. Diese 3 Osteotomien setzten sich in den folgenden Jahren weiter durch.

Neue Formen der Umlagerungsosteotomie wurden 1935 von Pauwels und McMurray angegeben. Pauwels führte durch subtrochantäre Resektion eines Keils mit lateraler Basis bei Schenkelhalspseudarthrosen eine Aufrichtungsosteotomie durch. McMurray (1935, 1938, 1959) nahm eine schräg in der Intertrochantärregion ansteigende Osteotomie vor. Er wollte nicht eine Abwinkelung, sondern eine direkte Abstützung des distalen Fragments unter dem Azetabulum erreichen. Er hoffte, dadurch bei Subluxationen, Schenkelhalspseudarthrosen, aber auch bei Koxarthrosen eine Entlastung zu erreichen. Eine ähnliche Osteotomie befürwortete auch Putti 1942. Der schmerzlindernde Effekt dieser Operation ist auch heute noch bekannt.

26.4 Korrektur von Valgität und Antetorsion

Mit dem Problem der Coxa valga luxans befaßten sich Klapp schon 1905 und Drehmann 1906. In den folgenden Jahrzehnten war es öfter Gegenstand eingehender Erörterungen (Hackenbroch 1926; Schede 1926; Simons 1931, 1933; Storck 1936; Rohlederer 1948). Schede (1926) beschrieb 1925 zum ersten Mal eine Detorsions-Varisierungs-Osteotomie und die Tatsache, daß der Hüftkopf damit „in seinem ganzen Umfang in die Pfanne tritt". Auch auf konservativem Wege schien ihm das Verfahren bei den nach längerer Ruhigstellung atrophischen Knochen möglich. Er berichtete aber dann nicht weiter darüber, und das Verfahren setzte sich anscheinend nicht durch.

Die ersten regelmäßigen Varisierungsosteotomien scheint Zahradnicec (1934) vorgenommen zu haben. Er führte sie pertrochantär nach Abmeißelung des Trochanter major und in nach medial absteigender Richtung durch, wenn nötig auch kombiniert mit Detorsion und Schaftverkürzung zur operativen Einstellung. Die Operation in diesem Bereich führte jedoch häufig zu einer Hüftkopfnekrose, vermutlich durch Läsion der Schenkelhalsgefäße, so daß seine Schüler die Operationstechnik wieder aufgaben (Cech 1970, Jaros 1970). Leveuf u. Bertrand gaben 1946 eine subkapitale, trapezförmige Osteotomie zur Varisierung an, die wohl zu ähnlichen Folgen führte. Es war deshalb ein Durchbruch, als 1949 von Pauwels (1950b) die intertrochantäre Varisierungsosteotomie und von Bernbeck (1950b) die intertrochantäre Schrägosteotomie zur kombinierten Detorsion und Varisierung auf dem gleichen Kongreß angegeben wurden. Pauwels zielte mit seinem Eingriff jedoch nur auf die Coxa valga bei der Dysplasiearthrose Erwachsener und korrigierte die Antetorsion nicht, während Bernbeck die Besserung der Hüftdysplasie und der Subluxation des Hüftkopfes im Kindesalter anstrebte. In den folgenden Jahren wurde deshalb in erster Linie das Verfahren von Bernbeck aufgegriffen, bis sich die Stimmen mehrten, die darauf hinwiesen, daß die gleichzeitige Korrektur des Schenkelhals- und des Antetorsionswinkels auf einer schrägen Ebene zu Ungenauigkeiten führt. CCD- und AT-Winkel lassen sich dabei nicht isoliert voneinander je nach Ausmaß korrigieren. Ferner kommt es mit der Rotation zu einem Abkippen des proximalen Fragments nach dorsal (Müller 1957; Scholder-Hegi 1959, 1962; Glogowski 1962; König u. Schult 1973 u. a.). Müller setzte sich in seiner 1957 erschienenen Monographie über die hüftnahen

Femurosteotomien auf der Grundlage der Untersuchungen von Pauwels theoretisch und praktisch sehr genau mit allen Problemen des Hüftgelenks auseinander und insbesondere mit dem Problem der Coxa valga luxans und der intertrochantären Femurosteotomie. Er führte Standardröntgenaufnahmen und Meßtechniken ein und präzisierte die Operationstechnik bis ins einzelne. Dabei schlug er neben der erforderlichen Varisierung durch mediale Keilentnahme die Detorsion des Femurs durch Rotation in der horizontalen Osteotomieebene bis zu einer Antetorsion von 0–5° vor. Für die Varisierung forderte er die Einstellung des CCD-Winkels auf 105–110° bei 3- bis 5jährigen Kindern und 115–120° bei älteren Kindern. Ebenso trat auch Bernbeck für eine Überkorrektur der Valgität und der Antetorsion ein.

Müller (1957) sagte dazu: „Wir müssen danach trachten, ähnliche Verhältnisse wie bei der Coxa vara zu schaffen. Nach der Pauwelsschen Lehre der Beanspruchung des Hüftgelenkes ist die Beanspruchung des Schenkelkopfes um so geringer, je länger der Muskelhebelarm ist. Der Muskelhebelarm aber ist um so länger, je stärker der Schenkelhals varisiert ist." Trotz dieser Überkorrektur beobachtete er aber ebenso wie Bernbeck schon bald die Umrichtung der Epiphyse und die Wiederaufrichtung des Schenkelhalses. Zur Verminderung der Biegebelastung des Femurs durch den längeren Schenkelhals führte Müller die gleichzeitige Unterstellung des Schaftes ein. Seine Achse sollte in der gleichen Entfernung von der Traglinie (Hüftkopfzentrum-Kniegelenkmitte-Sprunggelenkmitte) wie vor der Operation sein.

Als idealen Zeitpunkt für die Operation sah Müller das Alter von 4–5 Jahren an, Bernbeck forderte dagegen die Operation schon in den ersten Lebensjahren.

Diese Prinzipien – einleuchtend untermauert durch die Untersuchungen von Pauwels (1935, 1936a, b, 1950a, b, 1957, 1975) – setzten sich durch. Nach positiven Berichten über Frühergebnisse der Schrägosteotomie Bernbecks (Rohlederer 1950; Bernbeck 1952; Hohmann 1952; C. Mau 1952; Francillon 1953; Lindemann u. Jentschura 1953; Imhäuser 1954; Kaiser 1956; Langhagel 1956; H. Mau 1960; Becker 1962; Kleine 1961; Ansel et al. 1962; Glogowski 1962) berichtete H. Mau 1962, daß „heute meistens" die quere intertrochantäre Osteotomie mit Keilentnahme basismedialwärts durchgeführt wird.

Die Indikation zu dieser Operation wurde dann gestellt, wenn sich auf der Röntgenaufnahme in Mittelstellung am Ende der konservativen Behandlung eine steile Stellung des Schenkelhalses und keine ganz volle Umfassung der oberen Kopfkalotte durch das Pfannendach zeigte, die Abduktions-Innenrotations-Aufnahme aber eine tiefere Kopfeinstellung erkennen ließ. Diese Indikation war sicherlich – wie wir heute sagen müssen – vielfach etwas großzügig.

Die Röntgenaufnahme in Lange-Stellung läßt auch bei gesunden Kleinkindern eine bessere Umfassung des Hüftkopfes als die Mittelstellung erkennen. Wir berücksichtigen dabei den seitlich weiter vorspringenden knorpeligen Rand der kindlichen Hüftpfanne und die exzentrische, laterale Lage des Hüftkopfkerns oft nicht. Aufnahmen von Arthrographien lassen auch bei Kleinkindern ein sehr viel breiteres Pfannendach als die Röntgenleeraufnahme erkennen.

Von der „operativen Lange-Stellung" (Bernbeck 1950b) erhoffte man sich aber auch eine Besserung der Hüftdysplasie. Die Zentrierung des Hüftkopfes in die Hüftpfanne sollte das Pfannendach vertiefen und den Anbau des Pfannenerkers durch Entlastung ermöglichen. Die Detorsions-Varisierungs-Osteotomie (DVO) wurde damit im deutschsprachigen Raum zu der meistgeübten Behandlungsmethode der residuellen Hüftdysplasie.

Die in der Folgezeit veröffentlichten Arbeiten beschäftigten sich teils mit der Technik, dann aber mehr mit den Ergebnissen der Schrägosteotomie nach Bernbeck und der intertrochantären DVO mit Keilentnahme nach Pauwels und M. E. Müller.

Schon sehr bald stellte man fest, daß sich der kindliche Schenkelhals nach der Varisierung wieder aufrichtet und beschäftigte sich mit dem Problem der „Revalgisierung" (Hohmann 1952; H. Mau 1957, 1962; Kleine 1961; Gogowski 1962; Schneider 1962; Scheier 1967 u. a.) Dieser Begriff bekam schon den Charakter des Pathologischen, und nicht immer wurde unterschieden zwischen pathologischer Revalgisierung und dem Versuch des Schenkelhalses, sich wieder auf die seinen biomechanischen Gesetzmäßigkeiten entsprechenden Schenkelhalswerte einzustellen. Auch nach Unterkorrektur der Antetorsion wurde beobachtet, daß sich die Torsion wieder normalisierte oder bei einem kleinen Prozentsatz pathologische Rezidive auftraten. Allerdings lagen nicht bei allen Untersuchungen postoperative Rippstein-Aufnahmen vor, so daß auch ungenügende Detorsionen häufiger in das Material eingingen. Schneider u. Cigala (1966a, b) beobachteten 10% pathologische AT-Winkel, Mittelmeier u. Jäger (1969) 14%, Reichelt u. Hansen (1975) links 10,5%, rechts 5,6%. Holland (1970) fand ebenfalls nur in geringem Prozentsatz eine erneute pathologische Antetorsion. Scholder-Hegi (1979) sowie Hackenbruch u. Bamert (1977) stellten in allen Fällen eine Normalisierung der Winkel fest. Sie beobachteten ihr Krankengut aber auch bis zum Abschluß des Wachstums, während die anderen Untersucher nur bei einem Teil der Kinder über längerfristige Ergebnisse berichten konnten. Tönnis u. Sprafke (1977) sahen zwischen postoperativen AT-Winkeln und letzten Werten einen Anstieg im Mittelwert von etwa 5° bei Kindern unter 6 Jahren, während sich die AT-Winkel bei Kindern über 6 Jahren eher leicht verringerten. Auch dieser Punkt ist zu berücksichtigen. Korrekturen auf 20° stellen in jüngeren Jahren eine deutliche Verringerung gegenüber dem Normwert dar, während 20° in späteren Jahren schon etwa der Norm entsprechen.

Eine große Sammelstatistik führte auch die Schweizer Gesellschaft für Orthopädie 1973 durch. Dabei berichtete Jani (1973) über 4% echte Antetorsionsrezidive. Im Gesamtmaterial lag der AT-Winkel bei der Nachuntersuchung in 6% über 35°.

Schulitz (1970) untersuchte speziell Kinder, bei denen bis zur Retrotorsion überkorrigiert worden war. Er stellte auch hier Korrekturbestrebungen des Femurs fest, die seiner Ansicht nach im distalen Epiphysenbereich des Femurs vor sich gehen. Darauf deuten auch die experimentellen Untersuchungen von Saito et al. (1980) hin. Schulitz (1970) stellte fest, daß überraschenderweise ältere Kinder, kurz vor dem pubertären Wachstumsschub, sich noch bis auf Werte über +10° AT-Winkel besserten, während Kinder in jüngeren Jahren auch mit längerer Beobachtungszeit keine Korrekturbestrebungen zeigten. Diese Beobachtung spricht gegen die Empfehlung von Bernbeck (1962, 1976), den Schenkelhals bis zur Retrotorsion überzukorrigieren. Die Mehrzahl der Autoren korrigiert auf Werte um 0° (Witt u. Mittelmeier 1959; Mittelmeier u. Jäger 1969; Holland 1970; Schindlmaisser 1970; Schulitz 1970 u.a.), andere korrigieren auf 0–15° (Peiċ 1970; Hackenbruch u. Bamert 1977). Scholder-Hegi (1979) strebte 10–20° an, Tönnis u. Sprafke (1977) stellten im Mittelwert 18° bzw. 20° bei 2 verschiedenen Gruppen ein.

Mit der Verbreitung der DVO im deutschsprachigen Raum rückten die Wachstumsvorgänge am Schenkelhals immer mehr in den Blickpunkt des Interesses. Schon 1930 hatte Lindemann sich mit dem Wachstum des Schenkelhalses bei der sog. Entlastungs-Coxa-valga beschäftigt. Die maßgebenden Untersuchungen von Pauwels zum Schenkelhalswachstum waren 1935 und 1957 veröffentlicht worden. Jetzt waren es vor allem Morscher (1961), H. Mau (1960, 1962, 1970, 1974), Hamacher u. Schulitz (1970), Schulitz (1970), Papadopulos (1971a, b, 1972) und Seeber (1976), die wichtige Beiträge zu diesem Thema brachten.

Die Probleme des Wachstums des Hüftgelenks unter normalen und pathologischen Bedingungen und insbesondere nach Operationen sollen hier jedoch nicht abgehandelt werden (vgl. 2.4 und 26.9).

An die DVO hatte man die Erwartung geknüpft, daß sie nicht nur die Einstellung des Hüftkopfes in die Pfanne verbessern würde, sondern auch die Pfannendysplasie. G. Hohmann (1952) warnte jedoch schon zu Anfang, daß dies „ein Wechsel auf die Zukunft" sei. Die Veröffentlichungen über Frühergebnisse waren in dieser Hinsicht noch optimistisch, die letzte war die von Weickert (1964). Es mehrten sich dann aber Arbeiten, die darauf hinwiesen, daß die Varisierungsosteotomie nur in begrenztem Maße dazu in der Lage ist, die Dysplasie zu bessern (Becker 1962; Jaster 1964; Schneider u. Cigala 1966b; Scheier 1967; Tönnis u. Letz 1969; Jani u. Warner 1968; Hamacher u. Schulitz 1970; Jani 1973; Brussatis 1974; Chapchal 1976; Schreiber u. Weber 1974; Bruns et al. 1975; Reichelt u. Hansen 1975; Refior u. Hackenbroch 1976; Tönnis 1976, 1977; Immenkamp 1978; Dürrschmidt 1982).

Tönnis u. Letz (1969) stellten fest, daß oberhalb der 2s-Grenze ihrer Normalwerttabelle, die die Grenze zur sicheren Dysplasie angibt, keine Normalisierungen des Pfannendachwinkels zu verzeichnen waren. Ähnlich äußerten sich fast alle Untersucher der letzten Jahre. Der pfannenbildende Einfluß der „operativen Lange-Stellung" (Bernbeck) ist bei stärkeren Dysplasien leider völlig unzureichend. Einzelne Autoren wiesen allerdings darauf hin, daß bei frühzeitigen Operationen (bis Ende des 2. oder des 3. Lebensjahrs) der Prozentsatz der Besserungen höher ist (Schreiber u. Weber 1974; Brussatis 1974; Noesberger u. Albrecht 1977; Dürrschmidt 1982b; Niethard et al. 1984).

In England und Amerika wurden Femurosteotomien in wesentlich geringerem Maße verwendet, sie erfolgten meist als Detorsionsosteotomie in Kombination mit der offenen Einstellung zur Vermeidung einer Reluxation. 1953 veröffentlichten Platou sowie Somerville ihr Vorgehen, 1955 Chuinard. Während Platou und Somerville nur derotierten und subtrochantär osteotomierten, führten Chuinard u. Logan (1963) als erste in Amerika die intertrochantäre DVO ein. In England war es Trevor (1958), der sich als erster für die DVO einsetz-

te. Wie die Veröffentlichungen der Folgezeit zeigen, derotierten und varisierten die meisten Autoren aber weiter subtrochantär oder sogar noch tiefer, da sie mit seitlich angelagerten Osteotsyntheseplatten arbeiteten. Coleman (1978) befürwortet heute aber ebenfalls die intertrochantäre Form der Osteotomie.
In den späteren Ergebnisberichten wurde auch hier die Revalgisierung beschrieben (Chuinard 1972; Lloyd-Roberts u. Swann 1966; Eyre-Brook 1968). Darüber hinaus stellten verschiedene Autoren auch pathologische Revalgisierungen fest (Scaglietti u. Calandriello 1962; Somerville 1967; Harris u. Wilson 1970; Jones 1977).

26.5 Pfannendach- und Beckenoperationen

Aufgrund der übereinstimmenden Beobachtung, daß der pfannendachformende Einfluß der Varisierungsosteotomie doch nur gering ist, setzte sich langsam die Erkenntnis durch, daß eine entscheidende Besserung der Pfannendysplasie nur durch Maßnahmen am Pfannendach und Becken erreicht werden kann. Die DVO kann nur zusätzlichen, unterstützenden Einfluß ausüben, vor allem bei eindeutigen Schenkelhalsfehlstellungen. Schede (1933, 1935) hatte sich schon in den 30er Jahren für die Azetabuloplastik nach Lance in Deutschland eingesetzt. Aber erst die negativen Erfahrungen mit der Varisierungsosteotomie regten zur Suche nach neuen Wegen an. Chiari veröffentlichte 1953 seine Beckenosteotomie zur Pfannendachbildung, Salter 1961 die „innominate osteotomy". Wiberg (1953) griff die Azetabuloplastik nach Albee auf, führte sie aber zunächst in der Technik nach Gill (1928, 1935) mit vorstehendem Span durch („shelf operation") und ging später zu tieferem Einmeißeln und Spanunterfütterung des herabgebogenen Pfannendachs über. 1962 wurde an der Klinik Witts die Lance-Azetabuloplastik wieder aufgenommen, wobei die Osteotomie bis zur Y-Fuge weitergeführt wurde. Sie wurde auf Vorschlag Mittelmeiers mit der DVO verbunden. Der Osteotomiekeil wurde zum Halten des herabgebogenen Pfannendachs verwendet (Mittelmeier 1964, 1965; Witt u. Jäger 1966; Tönnis et al. 1972; Tönnis u. Barteck 1973; Tönnis u. Sprafke 1977). Eine ähnliche Technik hatten Chapchal und Dega vorgeschlagen und trugen sie ebenso wie Mittelmeier auf dem Internationalen Symposium für Beckenosteotomie und Pfannendachplastik 1965 in Basel vor. Auch LeCoeur (1965 b) gab hier seine Form der Dreifachosteotomie zum ersten Male bekannt, Wagner seine Operation der sphärischen Osteotomie zur Pfannenschwenkung. Gleichzeitig referierten zahlreiche andere Autoren über die Operationen nach Spitzy und nach Lance, über die Beckenosteotomie nach Chiari und die nach Salter. Ein Jahr später veröffentlichte Hopf (1966 a, b) seine Technik der Dreifachosteotomie zur Hüftpfannenschwenkung. In den USA gab Pemberton 1965 seine Methode der Azetabuloplastik mit Meißeltechnik von ventral bekannt.
Die Tatsache, daß eine solche Fülle von Methoden innerhalb weniger Jahre propagiert wurde, zeigt, daß die Notwendigkeit, über die Varisierungsosteotomie hinauszugehen, schon frühzeitig erkannt wurde. Mit der Einführung verschiedener Operationsverfahren entspann sich eine Diskussion um die Vor- und Nachteile der verschiedenen Verfahren und ihre Indikation hinsichtlich Ausgangsbefund und Alter. Auch hier bedurfte es erst längerer Beobachtungen, ehe etwas mehr über die Entwicklung des Hüftgelenks nach der Operation ausgesagt werden konnte.
Bei der Osteotomie nach Salter zeigte sich beispielsweise, daß sich das Pfannendach in seinem AC-Winkel durch die Operation nicht sofort voll normalisieren läßt. Mit dem Wachstum der nächsten Jahre holt es diesen Rückstand jedoch auf (Eulert u. Bitterauf 1973; Morscher 1973).
Bei den Azetabuloplastiken von Pemberton und den modifizierten Formen der Albee-Jones-Lance-Technik blieb das Pfannendach im wesentlichen unverändert auf dem einmal erreichten Winkel und wuchs mit.
Die extraartikuläre Spanplastik, die in Europa vor allem nach der Technik von Spitzy (1923, 1928) sowie Leveuf u. Bertrand (1946) geübt wurde, erbrachte keine befriedigenden Dauerergebnisse. Günstiger schien zunächst die von Güntz (1949, 1950) und Hauberg (1958) empfohlene Frühpfannendachplastik, bei der in den ersten Lebensjahren schon Knochenspäne an den Rand der Pfanne gesetzt wurden. Sie sollten hier die Wachstumspotenz der seitlichen Knorpelleiste anregen. Exner (1970) und Nyga (1972) haben sich zwar noch positiv geäußert; Hertel u. Gördes (1970) sowie Schulitz (1973) fanden aber in Vergleichsuntersuchungen, daß die Azetabuloplastik in ihrer weiterentwickelten Form bessere Dauerergebnisse bringt. Die extraartikulären Spanplastiken werden deshalb heute nur noch für Erwachsene mit Subluxation anstelle der Chiari-Osteotomie von Wilson (1974), Bickel u. Breivis (1975), Judet u. Judet (1979), Love et al. (1980) und Staheli (1981) empfohlen. Ähnliche Techniken hatten auch Bosworth et al. (1960, 1961), Stry-

hal u. Cech (1965) und Thomas (1969) angegeben. Die Ergebnisse der Chiari-Osteotomie im Kindesalter wurden in den ersten Jahren als gut herausgestellt. Die Pfannenüberdachung schien sich zu halten. Erst die Dauerergebnisse wurden von einzelnen Autoren ungünstiger beurteilt. So fand Merki (1973) im Rahmen der Schweizer Sammelstatistik beispielsweise, daß 61% der Hüftgelenke postoperativ im Normbereich verschiedener Meßwerte lagen, nach durchschnittlich 4 Jahren aber nur noch 51%. Auch Winkler u. Weber (1977) fanden bei einem Krankengut von 203 Chiari-Osteotomien in überwiegend jugendlichem Alter eine Abnahme des CE-Winkels von 31 auf 26° im Laufe von 4 Jahren und einen leichten Anstieg des AC-Winkels.

Die Ursache des auf die Dauer manchmal nachteiligen Pfannenwachstums nach Chiari-Osteotomie bei Kindern hat Otte (1975) zuerst herausgestellt und als „Anti-Chiari-Effekt" bezeichnet. Auch Störig (1973), Jani (1974), Hellinger (1977) und Purath (1979) machten ähnliche Beobachtungen. Die Hüftpfanne entwickelt sich mit der Vergrößerung des Beckens im Wachstum in seitlicher Richtung und nach distal. Der Pfannenerker schiebt sich gewissermaßen immer weiter schräg nach distal und lateral vor. Handelt es sich um ein gut zentriertes und stabiles Gelenk und wird die Osteotomie relativ horizontal und nur wenig ansteigend durchgeführt, so entfernt sich der Pfannenerker im Wachstum von der Osteotomiestelle immer mehr. Dieser „Anti-Chiari-Effekt" tritt allerdings nicht bei instabilen Hüften auf. Wird hier ähnlich ungenügend steil osteotomiert, so verschiebt sich der Hüftkopf mit der zurückweichenden Osteotomie im Wachstum immer mehr nach kranial („Kranialdrift der Pfanne"). Dabei spielt sicher eine Rolle, daß das ursprüngliche Pfannendach durch die Verschiebung in medial-kranialer Richtung steiler geworden ist.

Chiari (1980) umging diese Komplikationen in den letzten Jahren, indem er bei Kindern wesentlich steiler osteotomierte und die Fragmente stärker verschob. Damit liegt dann die kraniale, vorgezogene Osteotomiefläche, die das neue Pfannendach bilden soll, gewissermaßen in der Wachstumsrichtung des Pfannenerkers, und es kann nicht mehr zur Entfernung des ursprünglichen Pfannenerkers vom neugebildeten Pfannendach kommen. Mit der noch stärkeren Beckenfragmentverschiebung dürfte die Entspannung der Muskulatur allerdings auch noch stärker werden, ein Befund, der die klinischen Erfolge ohnehin schon häufiger beeinträchtigt (Zenker u. Fischer 1974; Schulze u. Krämer 1975).

Als negative Operationsfolge wurde auch ein hoher Anteil von pathologischen Revalgisationen des Schenkelhalses beschrieben (Brussatis 1968; Störig 1973). Dieser Befund dürfte vor allem bei ungenügender Pfannendachbildung auftreten und entspricht unseren heutigen Kenntnissen über die Abhängigkeit des Epiphysen- und Schenkelhalswachstums vom Pfannendachwinkel (vgl. 2.4 und 26.9).

26.6 Kombinierte Operationen von Pfannendach und Schenkelhalsfehlstellung?

Eine andere bei allen Pfanneneingriffen erörterte Frage ist, ob gleichzeitig eine DVO durchgeführt werden sollte. Salter (1961) ist der Ansicht, daß sich die Coxa valga und die gesteigerte Antetorsion nach der „innominate osteotomy" spontan bessern. Im amerikanischen Schrifttum wird über die Notwendigkeit der DVO deshalb auch selten gesprochen. Sie erfolgt wohl nur in Ausnahmefällen.

Auffallend ist jedoch, daß in den Ergebnisberichten relativ häufig Subluxationen und Luxationen nach Salter- oder Pemberton-Osteotomie als Komplikation erwähnt werden. Coleman (1974) beobachtete 5 Reluxationen bei 58 Operationen nach Pemberton, McKay (1974) 11% bei Salter-Osteotomien und früher Gipsentfernung, Crelling (1974) 3 Reluxationen bei 25 Salter-Osteotomien, Roth et al. (1974), die das von Mitarbeitern Salters operierte Krankengut untersuchten, fanden 2,5% Subluxationen und 2,5% Luxationen nach der „innominate osteotomy", Paterson (1974) 2 Reluxationen unter 143 Salter-Osteotomien. Während Coleman (1974) der Meinung ist, daß das ventrale Herunterklappen des Pfannendachs bei der Operation nach Pemberton die hinteren Abschnitte der Pfanne nicht genügend bessere, führte McKay (1974) in seinen Fällen nachträglich eine DVO durch, um das Ergebnis zu halten. Coleman benutzte nur längere Ruhigstellung.

Im deutschen Schrifttum wurde in den frühen Veröffentlichungen meist festgestellt, daß sich die Coxa valga und Antetorsion nicht spontan zurückbilden. Erst in den Arbeiten der letzten Jahre wird eine andere Haltung eingenommen. So hoben Eulert u. Bitterauf (1973) hervor, daß die AT-Winkel ihrer Patienten hohe Ausgangswerte hatten, die CCD-Winkel aber meistens normal waren. Die AT-Winkel besserten sich langsam im Laufe längerer Jahre. Eine endgültige Beurteilung des Problems war in ihrer Untersuchung allerdings noch nicht möglich, da die meisten Patienten den Wachstumsabschluß noch nicht erreicht hatten. Die gleiche Beobachtung machten Mäder et al. (1979). Bauer u. Kerschbaumer (1975a) verfolgten die spontane Rückbildung der Antetorsion ebenfalls und empfehlen eine Detorsionsosteotomie nur bei AT-Winkeln von mehr als 65°. Dazu ist erläuternd zu sagen, daß wahrscheinlich zu oft von Coxa valga bei Hüftdysplasie gesprochen wird, während die Umrechnung der projizierten Werte bei Anfertigung gleichzeitiger Antetorsionsaufnahmen normale Schenkelhalswinkel, jedoch erhöhte AT-Winkel ergibt. So fand sich auch im eigenen Operationsgut vor der Azetabuloplastik im Alter von 1–6 Jahren ein mittlerer CCD-Winkel von 134° und ein AT-Winkel von 54,8° (Tönnis u. Sprafke 1977). Der AT-Winkel der 6- bis 10jährigen betrug nur noch 31,4° vor der Operation. Langfristige Beobachtungen des AT-Winkels bei Kindern mit Antetorsionsyndromen ohne Hüftdysplasie, wie sie von Schwarzenbach (1971), Jani (1979), Jani et al. (1979), Scholder-Hegi (1979) durchgeführt wurden, haben gezeigt, daß sich diese Winkel langsam und noch während der Pubertät bessern.

Auch bei den Azetabuloplastiken wird von amerikanischen und europäischen Autoren eine unterschiedliche Stellung zur gleichzeitigen DVO eingenommen. Pemberton und die amerikanischen Autoren, die seine Osteotomie übernahmen, führen selten eine gleichzeitige oder anschließende DVO durch. Die Erstveröffentlichung Pembertons läßt aber aus ihren Bildern schon einige Fälle von postoperativer Coxa plana erkennen. 1974 gab er 5% Nekrosen bei 300 Operationen an; sie traten vor allem bei älteren Kindern auf. Durch das Herunterbiegen des Pfannendachs erhöht sich selbstverständlich der Druck auf den Hüftkopf. McKay (1974), der sehr detaillierte Auswertungen und einen Vergleich der Operationen Salters und Pembertons vornahm, fand 17,5% Kopfnekrosen bei der Azetabuloplastik nach Pemberton, aber nur selten Nekrosen nach Salterosteotomie. Nach den Empfehlungen Salters (1961, 1966) wird die Psoassehne bei seinem Eingriff durchtrennt. Wenn erforderlich, werden zusätzlich auch die Adduktoren tenotomiert. McKay (1974) führte deshalb für beide Eingriffe die Versetzung des Psoasansatzes nach ventral ein; er ist der Meinung, daß er damit auch die Reluxationsneigung bei Salter-Osteotomie verringert.

Roth et al. (1974) beschrieben 3,8% Kopfnekrosen nach Salter-Osteotomie, Paterson (1974) 11,2%. Diese traten aber meist bei gleichzeitigen offenen Hüfteinstellungen auf.

Für die von Witt und Mittelmeier angegebene Form der Azetabuloplastik wurde von Anfang an die Kombination mit der DVO gefordert (Mittelmeier 1964, 1965; Witt u. Jäger 1966; Tönnis et al. 1972, Tönnis u. Barteck 1973, Tönnis u. Sprafke 1977). Damit wird der Hüftkopf dem herabgebogenen Pfannendach gut unterstellt, während es sonst leichter zu Lateralisationen kommen kann. Hüftkopfnekrosen werden damit auch weitgehend vermieden. Sie wurden nur dann beobachtet, wenn der Hüftkopf von vornherein nicht genügend tief in die Pfanne eingestellt war und ein Interpositum verblieb (Tönnis u. Sprafke 1977), eine Forderung, die im Prinzip für alle Pfannendachmaßnahmen gilt und auch von allen Autoren immer wieder hervorgehoben wird.

In den letzten Jahren haben wir Azetabuloplastiken ohne gleichzeitige DVO vorgenommen und den Zusatzeingriff nur auf Fälle mit stärkerer Fehlstellung des Schenkelhalses beschränkt. Die Ergebnisse sind bisher gut. Das Pfannendach sollte aber nur bis zu einem AC-Winkel von 10–15° herabgezogen werden, nicht stärker. Das Hüftgelenk wird anschließend in einer druckmindernden Beugestellung von 25–30° und geringer Abduktion von 20° eingegipst.

Bei der Osteotomie nach Chiari wird in unterschiedlichem Maße eine gleichzeitige Varisierungsosteotomie vorgenommen. Schulze u. Krämer (1975) wiesen darauf hin, daß damit häufig eine Muskelinsuffizienz und ein Trendelenburg-Zeichen verbleiben, da sowohl durch die Varisierung wie das Herabziehen der Beckenschaufel die Glutäusmuskulatur entspannt wird. Chiari selbst führt nur in Einzelfällen Varisierungen oder Valgisierungen durch.

26.7 Altersbegrenzungen verschiedener Verfahren

Einen Wandel haben alle Operationsverfahren hinsichtlich ihrer Anwendung in verschiedenen Altersstufen durchgemacht. Die in neueren Arbeiten dargestellten Indikationen decken sich deshalb nicht immer mit den früheren. So hat Salter seine Osteotomie seit 1963 in bestimmten Fällen auch auf ältere Kinder (Salter 1966, 1969) und auf Erwachsene mit Dysplasiearthrose ausgedehnt (Wedge u. Salter 1974).

Als Voraussetzungen nennt er allerdings:

1. Der Hüftkopf muß noch in der Primärpfanne zentriert stehen, er darf nicht nach lateral-kranial verschoben sein;
2. genügende Kongruenz der Gelenkflächen;

3. mindestens die halbe Höhe der altersentsprechenden Knorpelschicht;
4. mindestens 60% der Beweglichkeit, vor allem der Abduktion.

Die Zahl der Patienten, auf die diese Indikation noch zutrifft, ist nach Salters Angaben allerdings nicht groß.

Bei der Osteotomie nach Chiari hat der Autor selbst 1976 die Indikation für das frühe Kindesalter eingeschränkt und empfohlen, zu dieser Zeit die Salter-Osteotomie und die Azetabuloplastik anzuwenden. Nur dort, wo diese Operationen bei definitiver Subluxation mit Lateralisierung des Oberschenkelkopfes und unkorrigierbarer Dezentrierung nach oben nicht mehr durchführbar sind, wendet er seine Osteotomie als Palliativeingriff gegen die Arthrose an.

Auch besondere Verfechter der Chiari-Osteotomie im Kleinkindalter wie die Autoren der Orthopädischen Universitätsklinik Zürich (Weber 1973; Schreiber 1976, Ieda u. Winkler 1979) gehen bei Kindern unter 6 Jahren jetzt von dieser Methode ab (Schreiber 1979). Bei einem Krankengut von vorwiegend älteren Jugendlichen hat sich die Operation nach den Angaben von Strauß et al. (1973) aber bewährt.

Ebenso wie Salter hat auch Chiari seit etwa 15 Jahren seine Indikation auf die Dysplasiearthrose erweitert (Chiari 1974a). Bei einer Nachuntersuchung zeigten von 104 Patienten 78 sehr zufriedenstellende Befunde, 15 wiesen schlechte Ergebnisse auf, während der Rest im Laufe von 2–10 Jahren nach der Operation eine allmähliche Besserung zeigte. Auch Schreiber (1979) konnte bereits über Langzeitergebnisse berichten. Hinzuzufügen ist, daß er in die zwischen Hüftkopf und Osteotomie klaffende Lücke noch einen Beckenspan einschiebt und damit das Pfannendach noch verbessert. Er fand, daß die Arthrosezeichen bei mehr als 80% der Gelenke nach 10 Jahren weniger ausgeprägt waren oder sich nicht verschlechtert hatten, auch klinisch war das Ergebnis in mehr als 50% der Fälle gut. Schreiber weist aber darauf hin, daß intertrochantäre Osteotomien hinzugenommen werden müssen, je ausgeprägter die Koxarthrose ist. Dabei muß es sich meistens um eine Valgisationsosteotomie handeln, um die bestmögliche Vergrößerung der tragenden Gelenkfläche zu erreichen. Auch Wagner u. Keck (1973) berichteten über 100 Dysplasiearthrosen mit einer Nachuntersuchungszeit von 26 Monaten im Durchschnitt. Bei Stadium 1 und 2 der Arthrose waren die Ergebnisse befriedigend, so daß sie keine andere bessere Alternative zur Vermeidung früher Totalprothesenversorgung sehen. Nur Gelenke des Stadiums 3 mit stark ausgebildeter Arthrose und Bewegungseinschränkung zeigten weitere Verschlechterung. Für dieses Stadium wird von einer Chiari-Osteotomie abgeraten.

Winkler u. Weber (1977) stellten bei 51 Patienten, die teils kurz vor Abschluß des Wachstums und zum größten Teil danach operiert worden waren, nach 10,5 Jahren durchschnittlicher Beobachtungszeit ein Auftreten oder eine Zunahme von Arthrose in 36% fest. Kerschbaumer u. Bauer (1979) kamen ebenfalls zu der Auffassung, daß die besten Ergebnisse bei Operationen im Alter zwischen 5 und 17 Jahren zu finden seien. Nach 17 Jahren sei ein gutes Ergebnis nur zu erwarten, wenn keine oder eine sehr geringe Arthrose vorhanden sei. Die Beobachtungszeiten bei den genannten Altersgruppen betrugen aber nur 3,5–5 Jahre.

Zenker u. Fischer (1974) sahen auch bei Jugendlichen schon in 35,7% der Fälle eine Zunahme der röntgenologischen Veränderungen im Sinne einer Arthrose, während es bei Erwachsenen 73,5% waren. Ferner wurde eine langsame Abnahme der Beweglichkeit beobachtet (Fuhrmann 1972; Winkler u. Weber 1977).

Auch die Pfannendachplastiken und Azetabuloplastiken wurden auf Jugendliche und Erwachsene ausgedehnt. So zeigen die Veröffentlichungen von Wilson (1974), Bickel u. Breivis (1975) Judet u. Judet (1979), daß die Appositionsplastik („shelf operation") von einigen Autoren anstelle der Chiari-Osteotomie bei Jugendlichen und Erwachsenen bevorzugt wird.

Wir selbst haben einige Jahre auch unsere modifizierte Azetabuloplastik bei Jugendlichen und Erwachsenen verwendet, wenn ein steiles und inkongruentes Pfannendach bestand (Tönnis u. Barteck 1973; Tönnis u. Sprafke 1977). Bei einem Operationsalter von über 10 Jahren zeigten bei der Nachuntersuchung 39% der Patienten einen normalen Hüftwert, 19% einen Wert, der der leichten Dysplasie entspricht, und 41% einen noch stark pathologischen Hüftwert. Damit waren immerhin fast 60% als gut gebessert anzusehen. In einzelnen Fällen sahen wir aber doch, daß das Herunterbiegen des Pfannendachs seitliche Abplattungen der Hüftkopfoberfläche und Reizzustände verursachte. Wir wandten uns deshalb zunächst der sphärischen Osteotomie Wagners und dann den Dreifachosteotomien zu. Die Palette unserer Operationsverfahren hat sich im letzten Jahrzehnt gerade für Jugendliche und Erwachsene durch die Mehrfachosteotomien noch beträchtlich erweitert.

26.8 Pfannenschwenkoperationen

Sphärische Osteotomien wurden 1962 schon von Blavier u. Blavier und 1965 von Wagner angegeben. Eine ähnliche Operation nahm auch Eppright (1970) als sog. „distal osteotomy" vor. LeCoeur beschrieb 1965 (a, b) dann erstmals eine Dreifachosteotomie des Beckens. Er durchtrennte den Scham- und den Sitzbeinast dicht vor ihrer Vereinigung an der Symphyse und konnte damit auch bei Jugendlichen und jungen Erwachsenen eine Besserung des Pfannenneigungswinkels erreichen. Ein Jahr später veröffentlichte Hopf (1966a, b) eine Technik der Zwei- und Dreifachosteotomie, bei der er von einem Smith-Petersen-Schnitt aus das Schambein medial der Hüftpfanne und auch das Sitzbein von ventral her durchtrennte sowie oberhalb der Pfanne das Darmbein. Nach etwa 50 Operationen gab er jedoch nur in einer Diskussion eine kurze Stellungnahme ab, Ergebnisberichte folgten nicht (Hopf 1970). Diese Methode wurde nur von Leitz übernommen. Nach anfänglicher Zuversicht veröffentlichte er 1974 einen negativen Bericht und stellte fest, daß die Patienten nach 2–3 Jahren über Schmerzen klagen und die Arthrose fortschreitet. Er führte dies darauf zurück, daß er den für das Tragen der Hauptbelastung ungeeigneten unteren Teil der Facies lunata mit der Incisura acetabuli über den Hüftkopf gedreht hatte. Diese Feststellung ist sicher richtig; der Autor veröffentlichte allerdings ein Bild, bei dem die Tränenfigur der Hüftpfanne nach der Operation noch an gleicher Stelle wie vorher stand. Die Pfanne kann also nicht im Ganzen geschwenkt worden sein, sondern muß bei der Sitzbeinosteotomie zumindest im Bereich der Incisura acetabuli eröffnet worden sein. Es könnte sein, daß seine ungünstigen Erfahrungen deshalb auch andere technische Gründe haben, beispielsweise eine Verletzung der von der A. obturatoria ausgehenden A. acetabuli.

In Frankreich übernahmen andere Autoren die Technik von LeCoer und veröffentlichten positive Stellungnahmen (Dubousset 1975; Padovani 1976; Padovani u. Rigault 1977).

In den USA entwickelte Steel (1973, 1977, 1982) unabhängig eine andere Technik der Dreifachosteotomie in der Absicht, die Schwenkungsmöglichkeiten der Hüftpfanne gegenüber der einfachen Osteotomie Salters zu erweitern. Er durchtrennte das Sitzbein von kaudal her, wobei der Patient auf dem Rücken liegt und das Bein im Hüftgelenk gebeugt wird. Das Sitzbein wird also etwas ventral und medial vom Sitzbeinhöcker durchtrennt. Die Schambein- und Darmbeinosteotomie wird von einem Leistenschnitt ausgehend vorgenommen. Er konnte damit die Schwenkmöglichkeiten bei Jugendlichen und jungen Erwachsenen beträchtlich erweitern. Seine späteren Erfahrungsberichte waren positiv. Das Verfahren fand allgemeinen Anklang. Eine Nachuntersuchung eigener Fälle haben bisher allerdings erst Ishii u. Asai (1978) veröffentlicht. Sutherland u. Greenfield (1977) entwickelten eine Modifikation, indem sie Scham- und Sitzbein gewissermaßen gemeinsam an ihrer Vereinigungsstelle im Symphysenbereich durchtrennten.

Die Schwenkungsmöglichkeiten einer Hüftpfanne, vor allem nach lateral, nehmen aber ab, je weiter die Osteotomien von ihr entfernt liegen. Sie sind um so besser, je näher und sphärischer sie durchgeführt werden. Als Methode ideal wären deshalb die sphärischen Osteotomien und die Dreifachosteotomie nach Hopf. Der Nachteil der sphärischen Osteotomie Wagners, die wir mehrere Male durchführten, ist jedoch, daß die Lage der Löffelmeißel nur zu Beginn sichtbar ist. Danach sehen wir sie nur im Bildwandler und können ihre Lage dorsal, ventral und kaudal nicht mehr exakt kontrollieren. Bei Hopfs Verfahren muß das Sitzbein von ventral durchtrennt werden. Hier muß die Osteotomie bis in eine Tiefe von 8–10 cm vollzogen werden, und der N. ischiadicus liegt direkt darunter. Wir haben deshalb seit 1976 einen anderen Weg eingeschlagen. (Tönnis 1978, 1979, 1982; Tönnis et al. 1981 a, b). Die Operation wurde in 2 Abschnitte aufgeteilt, wobei zuerst von dorsal das Sitzbein unmittelbar hinter und unter der Pfanne durchtrennt wird. Nach Wundschluß werden von ventral die Scham- und Darmbeinosteotomie ebenfalls in Hüftgelenksnähe und in möglichst sphärischer Form vorgenommen.

Damit sind 2 Wünsche erfüllt:

1. Gute Übersicht über alle Osteotomien;
2. Lage der Osteotomien dicht an der Hüftpfanne und relativ sphärisch.

Dementsprechend ist die Technik für einen geübten Operateur nach Einarbeitung nicht besonders schwierig, die Komplikationsrate hält sich in vertretbaren Grenzen, die Schwenkungsmöglichkeiten der Pfanne sind so gut wie die Beweglichkeit des Hüftgelenks, wobei vor allem die Abduktion in entsprechendem Maße frei sein muß. Auch extreme Dysplasien bereits verlagerter Hüftpfannen lassen sich damit verbessern.

Wie wird die Entwicklung weitergehen? Die Auffassungen hinsichtlich Indikation und Technik der Operationen haben sich international sehr angenähert. Eine weitere Präzision und allgemeine

Übereinstimmung wäre wünschenswert. Die Salter-Osteotomie und die Azetabuloplastiken müssen in ihren Möglichkeiten und Grenzen auf die Dauer noch schärfer herausgearbeitet werden. Eine exakte Technik muß Allgemeingut werden. Die Osteotomie nach Chiari wird an ihren Dauerergebnissen noch mehr gemessen werden müssen, denn wir erhalten keine physiologische Hüftpfanne mit dieser Operation. Hier bietet die Hüftpfannenschwenkung durch Dreifachosteotomie entscheidende Vorteile. Die Varisierungsosteotomie bringt bei stärkeren Hüftdysplasien Jugendlicher und junger Erwachsener keine biomechanisch befriedigende Normalisierung. Wenn die Dreifachosteotomien auch bei längerer Beobachtung keine Verschlechterung ihrer Ergebnisse zeigen, dann wird sich vor allem bei Patienten im Alter über 10 Jahren ein Wandel in Indikation und Technik ergeben.

26.9 Vergleichende Untersuchungen über die Leistungsfähigkeit verschiedener Operationsmethoden und das Verhalten des Gelenks nach operativen Eingriffen

Grundlage für eine gut abgewogene Indikation zur operativen Behandlung ist eine genaue

Tabelle 26.1. Ergebnisse verschiedener Operationsmethoden.

Autoren	Angabe des Ergebnisses
Ergebnisse der Pfannendachplastik nach Lance	
Dega (1965)	AC-Winkel von 38° auf 18°, nach 10 Jahren 25° durchschnittlich
Jäger et al. (1972)	AC-Winkel von 37,1° auf 16,3°, nach 2 Jahren 18,2° durchschnittlich
Tönnis et al. (1972)	AC-Winkel in 68,6% auf Normwert, 17,6% leicht dysplastisch (Beobachtung durchschnittlich 3 Jahre)
Jünemann (1973), Weickert (1974)	AC-Winkel von 34,8° auf 20,8°, nach 2 Jahren 18,5° durchschnittlich; 63,4% im Normbereich nach 2 Jahren
Schreiber u. Weber (1974)	AC-Winkel unter 20° in 67%
Reich (1974)	68% Winkelverbesserung, 26% AC-Winkel gleich, 6% AC-Winkel schlechter
Tönnis u. Sprafke (1977)	AC-Winkel auf Normwert: 78,3%, AC-Winkel im Grenzbereich: 14,8%, AC-Winkel pathologisch: 6,6%
Ergebnisse der Pfannendachplastik nach Pemberton	
Matthiaß (1969)	AC-Winkel von 35,6° auf 20° durchschnittlich gesenkt
Hellinger u. Walch (1976)	AC-Winkel von 38,2° auf 20,4° durchschnittlich gesenkt
Ergebnisse der Beckenosteotomie nach Salter	
Eulert u. Bitterauf (1973)	Bei 2- bis 4jährigen AC-Winkel von 35° auf 23° postoperativ, nach 2 Jahren im Normbereich, bei 2- bis 4jährigen mit zusätzlicher Varisierung: AC-Winkel von 36° auf 27° postoperativ, nach 3 Jahren im Normbereich, bei 4- bis 6jährigen nur 7° Winkelbesserung postoperativ, Normwerte erst nach 5 Jahren erreicht
Morscher (1973)	AC-Winkel von 35° auf 24° postoperativ, bei Nachuntersuchung nach 7,8 Jahren im Normbereich
Schreiber u. Weber (1974)	AC-Winkel $<20°$ in 77%
Baryluk (1974)	AC-Winkel $<20°$ in 67,8% postoperativ, nach 2,5 Jahren in 77,2% $<20°$
Izadpanah (1975)	AC-Winkel $<20°$ in 87%, durchschnittlich 4,3 Jahre nach Operation
Ergebnisse der Beckenosteotomie nach Chiari	
Schreiber u. Weber (1974)	AC-Winkel $<20°$ in 54%
Zenker u. Fischer (1974)	Hüftwert in 42,3% normal, 15,4% leicht dysplastisch, in 42,3% stark dysplastisch

Kenntnis der Leistungsfähigkeit der verschiedenen Behandlungsverfahren, sowohl der konservativen wie der operativen. In Tabelle 26.1 haben wir eine Reihe von Ergebnisberichten verschiedener Autoren zusammengestellt, vor allem solche, bei denen genauere Ausmessungen des röntgenologischen Befundes vorgenommen wurden. Vergleiche dieser Art haben jedoch nur eine beschränkte Aussagefähigkeit. Alter, Ausgangsbefund und Auswertungsmethode müßten sich dekken. Auch Durchschnittswerte der Winkelverbesserung geben nur eine grobe Orientierung, da nicht genau erkennbar wird, wieviele Fälle normalisiert wurden und wieviele nicht. In Kap. 13 wurde bereits auf die heutigen Auswertungsverfahren für Ergebnisberichte eingegangen. Es wäre nötig, daß wir international zu einem einheitlichen Auswertungsverfahren für die Hüftdysplasie kommen. Dieses müßte unseres Erachtens auf den Normalwerten des Hüftgelenks basieren und zeigen, in welchem Prozentsatz die einzelne Operation normale Verhältnisse erzielt und um wieviel Gradstufen das Ergebnis davon abweicht. Mit dem in Kap. 13 beschriebenen Auswertungsschema glauben wir einen Anfang gemacht zu haben.

Dieses Auswertungsschema wurde jetzt in der 2. Sammelstatistik des Arbeitskreises für Hüftdysplasie (AKH) zur Auswertung der Ergebnisse der operativen Behandlung der angeborenen Hüftdysplasie eingesetzt (Tönnis et al. 1984); 30 Kliniken Österreichs, der Schweiz und der Bundesrepublik Deutschland beteiligten sich an der Untersuchung. Da diese Auswertung auf einem besonders großen Zahlenmaterial beruht, eine vergleichende Wertung unserer heutigen Operationsmethoden an ihrem Normwertergebnis vornimmt und auch vielen Fragen des Verhaltens der Gelenke nach einer Operation nachgeht, erscheint es gerechtfertigt, über diese Untersuchung hier besonders zu berichten.

Es wurden nur Hüftgelenke von Kindern ausgewertet, bei denen die Operation im Alter bis zu 10 Jahren vorgenommen worden war. Lediglich bei den Beckenosteotomien nach Chiari wurden zusätzlich auch später operierte Patienten zum Vergleich erfaßt. 2938 Hüftgelenke wurden mit Hilfe eines Fragebogens ausgewertet, der u.a. 15 Informationen über klinische und röntgenologische Meßwerte enthielt. Zusätzlich wurden 1419 Gelenke, die an verschiedenen Kliniken schon früher nach gleichen Maßstäben ausgewertet worden waren, mit eingespeichert. Sie wiesen allerdings nicht alle hier gewünschten Informationen auf, so daß sie nur teilweise mit herangezogen werden konnten. Es wurden folgende Behandlungsverfahren ausgewertet:

	n
Detorsions-Varisierungs-Osteotomie (DVO)	2266
Intertrochantäre Osteotomie nach Bernbeck	217
Modifizierte Azetabuloplastik nach Lance	611
Azetabuloplastik nach Pemberton	262
Beckenosteotomie nach Salter	287
Beckenosteotomie nach Chiari	435
Gesamt	4078

Das durchschnittliche Operationsalter (bei Operation unter 10 Jahren) betrug 5,0 Jahre, das durchschnittliche Alter bei der letzten Untersuchung 10,8 Jahre.

488 Gelenke (der im Alter unter 10 Jahren Operierten) wurden im Alter von mehr als 14 Jahren nachuntersucht und z.T. gesondert ausgewertet. Gelenke mit Hüftkopfnekrosen des Grades 3 wurden von der Untersuchung ausgeschlossen und gesondert erfaßt.

Für die Auswertung der Ergebnisse gibt es verschiedene Beurteilungsmaßstäbe. Entweder werden abschließend Punktzählverfahren angewandt, um zu einer Bewertung nach den Gruppen „sehr gut", „gut", „befriedigend", „schlecht" zu kommen, oder es werden reelle Winkelwerte angegeben. Diese sind für sich allein jedoch auch nicht aussagekräftig, da sich die Werte mit dem Alter ändern; sie müssen folglich altersbezogen ausgewertet werden.

Es wurde deshalb ein Beurteilungssystem eingeführt (vgl. Kap. 13), das von den Normalwerten jeder Altersstufe ausgeht und die normale Schwankungsbreite (Grad 1) und 3 verschiedene Grade der Abweichung vom Normalen (Grad 2–4) so gut wie möglich festlegt. Grad 2 umfaßt leicht pathologische Werte, Grad 3 und 4 zunehmend schwerere. Die Winkel des Schenkelhalses und der Hüftkopfepiphyse weisen Schwankungen zu höheren und tieferen Werten auf. Deshalb wurden die Abweichungsgrade hier in 2 Richtungen getrennt ermittelt. Mit diesem Verfahren konnten die Meßwerte verschiedener Gelenke miteinander verglichen werden, da ihre altersbedingten Schwankungen gewissermaßen bereinigt waren.

Es wird manchen Leser verwundern, wie groß die Zahl der *Varisierungsosteotomien* im Vergleich zu den Beckeneingriffen war. Nach der Einführung der intertrochantären Schrägosteotomie durch

Bernbeck (1949) und der Varisierungsosteotomie durch Pauwels (1950a) wurden diese Eingriffe in Mitteleuropa zur Behandlung der Pfannendysplasie fast ausschließlich angewendet. Erst in den letzten 15 Jahren haben sich die Pfannen- und Beckeneingriffe zur Behandlung von Restdysplasien immer mehr durchgesetzt.

Im ersten Abschnitt der Untersuchungen wird die Entwicklung der Hüftpfanne und des proximalen Femurendes nach *DVO* in Abhängigkeit von einer Vielzahl von Faktoren untersucht. Niethard et al. (1984) überprüften dabei die *Auswirkungen der DVO auf die Pfannendachentwicklung* (AC-, ACM-, CE-Winkel und Hüftwert). Es bestätigte sich, daß die DVO nur einen begrenzten Einfluß auf die Pfannendachentwicklung hat. Eine positive Entwicklung zeigte sich jedoch bei 31% der Kinder, die im 1. und 2. Lebensjahr operiert worden waren, bei 17% der 3- und 4jährigen und 9% der 5- und 6jährigen. In dieser Zeit ist auch die Spontanentwicklung eines luxierten Gelenks nach stabiler und tiefer Hüfteinstellung besonders gut und holt Defizite vielfach noch auf, wie Harris et al. (1975) u. a. gezeigt haben. Auch in der Untersuchung von Niethard et al. (1984) war die positive Entwicklung von der Erreichung eines „Zentrierungsgewinns" abhängig, d. h. einer Besserung des CE-Winkels durch die Operation. Die *Pfannendachentwicklung* wird darüber hinaus von folgenden Faktoren bestimmt:

1. Ausgangsbefund. Bei stärker pathologischen AC- und ACM-Winkeln war die Besserung ausgeprägter. Die Endergebnisse weisen jedoch meist noch eine stärkere Dysplasie auf, da der Ausgangswert höher war.

2. Operationsalter. Die besten Ergebnisse fanden sich in den ersten 2 Lebensjahren; bei Eingriffen zu einem späteren Zeitpunkt wurden sie schlechter.

3. Zentrierungsgewinn. Je größer der Zentrierungsgewinn (CE-Winkelbesserung bei der Operation) war, desto günstiger entwickelte sich der Pfannendachwinkel.

4. Ausmaß der Varisierung. Die Besserung des Pfannendachwinkels war um so größer, je stärker die Varisierung durchgeführt wurde. Dies ließ sich auch für postoperative CCD-Winkel unter 110° und 100° zeigen, die sich für die weitere Schenkelhalsentwicklung gewöhnlich nachteilig auswirken.

5. Hüftkopfnekrosen. Wie Behrens u. Anders (1984) in einer gesonderten Untersuchung zeigten, wird die Pfannendachentwicklung durch Hüftkopfnekrosen negativ beeinflußt, und zwar um so stärker, je höher der Grad der Hüftkopfnekrose ist.

Die folgenden Untersuchungen über das Verhalten des CCD-Winkels, des AT-Winkels und der Epiphysenwinkel (EY- und KE-Winkel) zeigten jedoch, daß die Varisierungsosteotomie einen erheblichen Eingriff in die Biomechanik des Hüftgelenkes darstellt, der die Stellung des Schenkelhalses und der Epiphyse in den pathologischen Bereich bringt. Der Organismus versucht dann, diese Fehlstellung zu korrigieren. Bei Überkorrektur des CCD-Winkels und des AT-Winkels können pathologisch niedrige Werte verbleiben. Bei längerer Beobachtung über das Alter von 14 Jahren hinaus zeigt es sich außerdem, daß Gelenke, die im Alter *unter* 3 Jahren operiert wurden, bei der letzten Untersuchung kurz vor Wachstumsabschluß in 60% der Fälle pathologisch erhöhte CCD-Werte aufwiesen (Anders et al. 1984) und in 63% pathologisch erhöhte AT-Werte (vgl. Abb. 26.1; Engelhardt 1984). Bei Operationen *nach* dem 3. Lebensjahr wurden nur noch in abnehmendem Maße pathologisch erhöhte CCD- und AT-Winkel festgestellt.

Der *AT-Winkel* läßt nach den Auswertungen Engelhardts (1984) 3 unterschiedliche Verhaltensweisen nach DVO erkennen. Die Gruppe, deren AT-Winkel auf annähernd normale Werte einer Altersstufe eingestellt war, zeigte eine altersgemäße Verringerung bis zu normalen Werten am Ende des Wachstums. Wurde der Winkel schon in den ersten Lebensjahren stark und bis auf Werte um 10° verkleinert, so blieb er entweder bei diesem Wert bis zum Wachstumsabschluß und erreichte damit wieder einen Normwert, in einzelnen Fällen zeigte er mit der weiteren Entwicklung aber auch einen zunehmenden Anstieg bis zu pathologischen Werten im Sinne eines Antetorsionsrezidivs. Zu stark derotierte Hüften mit Retrotorsion oder Werten um 0° zeigten wenig Tendenz zur Rückkehr zu physiologischen Werten.

Zwischen dem CCD-Winkel und dem AT-Winkel bestand eine deutliche Korrelation. Bei stark valgischem CCD-Winkel waren auch hohe AT-Winkel zu erwarten und umgekehrt. Bei einem postoperativen CCD-Winkel von 110° fand sich der höchste Prozentsatz an normalen AT-Winkeln. Als Tendenz ließ sich auch erkennen, daß ein pathologisch hoher Pfannendachwinkel und Hüftwert oder eine ungenügende Zentrierung (pathologischer CE-Winkel) mit einem Antetorsionsrezidiv einhergehen. Das Ausmaß einer früher oder intraoperativ entstandenen Hüftkopfnekrose hatte im Gegensatz zum CCD-Winkel keinen ersichtlichen Einfluß auf den AT-Winkel.

Für die *Revalgisierung* des Schenkelhalses fanden Anders et al. (1984) *Abhängigkeit von folgenden Faktoren:*

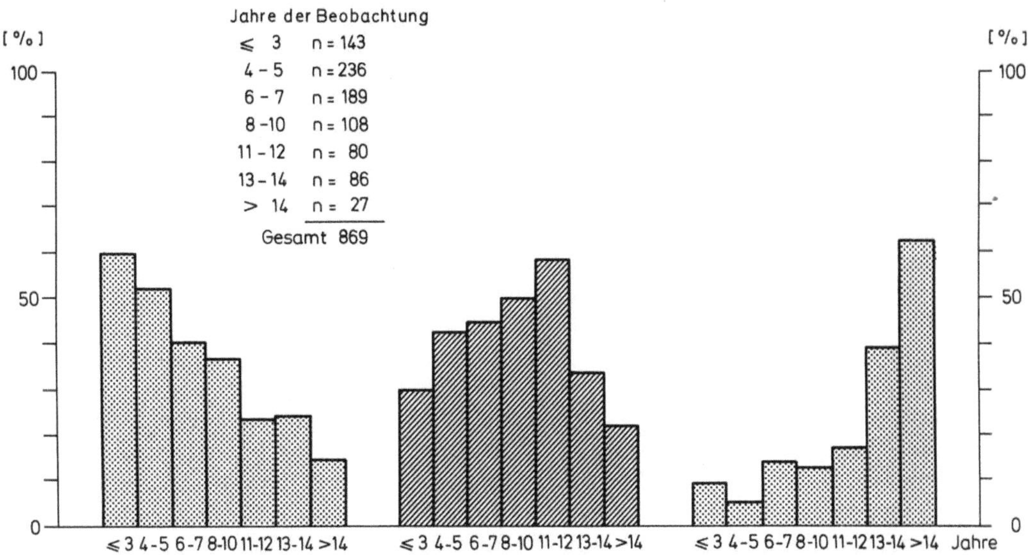

Abb. 26.1. Entwicklung der Antetorsion nach DVO in Abhängigkeit vom Beobachtungszeitraum, ermittelt von Engelhardt (Sammelstatistik des AKH 1984)

1. Alter bei der Operation. Je jünger die Kinder bei der Operation sind, um so stärker ist der Revalgisierungsprozeß.

2. Zeitdauer der Beobachtung. Erst langfristige Verlaufsbeobachtungen zeigen das wirkliche Ausmaß der Revalgisierung bis zum Wachstumsabschluß. Es ist höher, als sich nach wenigen Jahren der Beobachtung zunächst annehmen läßt. Pathologisch varische Werte nehmen ab, valgische nehmen zu.

3. Pfannendachausbildung und Zentrierung. Der Prozentsatz der pathologischen Revalgisierung wurde auch durch den AC-Winkel und den CE-Winkel, jedoch nicht nur den ACM-Winkel bestimmt. Diese Abhängigkeit findet sich auch, wie noch geschildert wird, bei dem EY-Winkel der Hüftkopfepiphyse.

4. Präoperativer CCD-Winkel. Bei präoperativ normalem CCD-Winkel war auch während der letzten Untersuchung ein höherer Prozentsatz von normalen CCD-Winkeln festzustellen (64,2%), bei valgischen Ausgangswerten ein höherer Prozentsatz von valgischen Winkeln (26,7%) neben 62,8% normalen. Überraschend war das Ergebnis bei den varischen CCD-Winkeln. Sie zeigten später nur 44,5% normale Werte, mit 30,5% die häufigsten Valgusrezidive, darüber hinaus aber auch einen hohen Anteil von pathologisch varischen Werten von 25%.

5. Varisierungsgrad (postoperativer CCD-Winkel). Den höchsten Normalisierungsgrad wiesen Hüftgelenke auf, die auf einen Winkel von 110–120° Grad eingestellt wurden. Eine zu geringe Varisierung auf Werte über 120° verstärkt die Tendenz zur pathologischen Revalgisierung.

6. Präoperativer Nekrosegrad. Bei Nekrosen des (leichten) Grades 1, der im Schrifttum meist nicht berücksichtigt wird, fand sich eine Erhöhung valgischer CCD-Winkel auf 33,8% gegenüber Patienten ohne Nekrose (13,1%). Bei Nekrosen der Grade 3 und 4 stiegen dagegen die varischen CCD-Winkel an und die valgischen nahmen ab.

Ganz ähnliche Beobachtungen kann man an den Epiphysenwinkeln des kindlichen Hüftkopfes machen, in erster Linie am EY-Winkel (Behrens u. Tönnis 1984). Auch hier wurden die Faktoren untersucht, die die *Revalgisierung der Epiphyse* oder ihr Verbleiben in Varusstellung fördern:

1. Alter bei Operation. Die Verlaufsbeobachtung zeigt, daß sich der Prozentsatz der varischen EY-Winkel bei jüngeren Kindern rascher verringert als bei älteren und der Prozentsatz valgischer Winkel schneller erhöht.

2. Zeitdauer der Beobachtung. Mit der Dauer der Beobachtung ist ein zunehmender Anstieg valgischer Winkel und eine Abnahme varischer erkennbar.

3. Pfannendachausbildung. Bei stark *dysplastischen* Pfannendächern – gemessen am AC-Winkel – läuft der Revalgisierungsprozeß intensiver ab. Die Zahl varischer Winkel geht stärker zurück, die Zahl normaler und valgischer erhöht sich stärker. Bei *normalen* AC-Winkeln bleibt die Epiphyse bei einem beträchtlichen Prozentsatz in varischer Stellung. Der Prozentsatz der pathologisch revalgisierten EY-Winkel ist wesentlich geringer.
4. Varisierungsgrad. Das Ausmaß der Varisierung (der durch die Operation eingestellte CCD-Winkel) hat auf die Epiphysenwinkel die gleiche Auswirkung wie auf den Endwert des CCD-Winkels. Daraus wird ersichtlich, daß die Revalgisierung von der Umrichtung der Epiphyse ausgehen muß, wie Pauwels (1936a, b, 1957) es schon beschrieb. Bei Varisierungen auf CCD-Winkel unter 110° bleibt mit 33,2% ein erhöhter Anteil varischer EY-Winkel zurück, auch bei längerer Beobachtungszeit bis zu einem Alter von mehr als 14 Jahren. Bei postoperativen CCD-Winkeln über 120° ist der Anteil pathologischer Revalgisierungen am höchsten. Der größte Prozentsatz an normalen EY-Winkeln wird bei einer Varisierung auf einen CCD-Winkel zwischen 110 und 120° erreicht. Auch dieser Befund deckt sich mit den von Anders et al. (1984) gemachten Feststellungen.
Die Nachteile einer starken Varisierung, wie sie eigentlich für die optimale Beeinflussung des dysplastischen Pfannendachs gefordert werden müßte, zeigen sich auch am Verhalten des KE-Winkels. Höhere Werte dieses Winkels entsprechen einer Kopf-im-Nacken-Lage und deuten den Versuch einer Revalgisierung des Schenkelhalses an. Bei Varisierungen unter 110° beträgt der Anteil normaler KE-Winkel auch bei längerer Beobachtung nur noch 38% gegenüber 61,3% bei Varisierung auf Winkel von 110–120°.
5. Präoperativer Nekrosegrad. Der EY-Winkel zeigt in seiner Abhängigkeit vom Grad der Nekrose ein ganz ähnliches Verhalten wie der CCD-Winkel. Hier findet sich allerdings erst bei Nekrosegrad 2, nicht 1, mit 38% ein erhöhter Anteil valgischer EY-Winkel und bei den Nekrosegraden 3 und 4 ein hoher Prozentsatz varischer Werte (55%).

In ähnlicher Weise untersuchten Thelen u. Anders (1984) die Auswirkungen der *intertrochantären Schrägosteotomie nach Bernbeck* und verglichen sie mit denen der DVO. Statistisch signifikante Unterschiede konnten dabei nicht festgestellt werden. Insgesamt lagen die Prozentsätze positiver Entwicklung nach DVO jedoch etwas höher als nach Bernbeck-Osteotomie. Die Abhängigkeiten von verschiedenen Faktoren waren gleich, das Zahlenmaterial erschien bei der Bernbeck-Osteotomie jedoch klein im Verhältnis zu dem der DVO.
Bei der Bearbeitung der Varisierungsosteotomie ergab sich auch die Frage, ob die unterschiedlichen Fixationsgeräte, die Dauer ihres Verbleibens im Oberschenkel und Schädigungen der Trochanterepiphyse Auswirkungen auf das Operationsergebnis haben könnten. Brückl u. Kerschbaumer (1984) gingen diesen Fragen daher in einer gesonderten Auswertung nach. Als Fixationsgeräte benutzte man in früheren Jahren Schanz-Schrauben mit äußerem Verbindungsstab und Klammern wie die von Becker sowie Witt u. Mittelmeier. Heute werden dagegen mehr Kinderhüftplatten und gekreuzte Kirschner-Drähte verwendet.
Das Merkmal „Osteosynthese in der Trochanterapophyse“ wurde in 15,7% bei Verwendung von Schanz-Schrauben gefunden, in 6% bei Klammern und nur in 2% bei Platten. Bei Kirschner-Drähten spielt die Perforation keine Rolle. Sie werden auch nach 6 Wochen bereits wieder entfernt.
Die Angabe eines „Megatrochanter“ wurde in 4,6% der Fälle bei Klammern registriert, in 2,3% bei Schrauben, in 2,9% bei Platten, in 0% bei Drähten. Auch für die „vorzeitige Verödung der Trochanterapophysenfuge“ wurde mit 3,9% der höchste Prozentsatz bei Verwendung von Klammern festgestellt.
Nach diesen Feststellungen ist zu sagen, daß auch Fixationsgeräte das Risiko von Komplikationen mit sich bringen, in erster Linie Klammern. Kirschner-Drähte sind dagegen problemlos.
Das Ausmaß der Varisierung war bei Verwendung von Schrauben prozentual wesentlich geringer als bei anderen Fixationsgeräten. Dies könnte die Ursache sein für die während der letzten Untersuchung etwas höheren CCD-Winkel bei Benutzung von Schrauben. Aber auch für Osteotomien mit Varisierungswinkel über 20° war der Prozentsatz valgischer Winkel bei Schraubenverwendung am höchsten. Es muß angenommen werden, daß bei Schrauben häufiger eine Trochanterschädigung auftritt und das valgische Wachstum fördert.
Ein unterschiedlich langes Verbleiben der Fixationsgeräte (bis zu 12 Wochen und 12–24 Wochen) ist ohne ersichtlichen Einfluß. Der höhere Prozentsatz an varischen Winkeln nach Benutzung von Klammern ist durch den hier durchschnittlich höheren postoperativen Varisierungswinkel bedingt.

Untersucht man nur die für pathologische Revalgisierungen anfälligeren Kinder unter 5 Jahren, so zeigt sich, daß die größte Zahl normaler CCD-Winkel zur Zeit der Nachuntersuchung bei Benutzung von Kirschner-Drähten gefunden wurde, dann bei Hüftplatten, während Schrauben und Klammern einen geringeren Prozentsatz aufweisen. Hieraus sollten für die Praxis Schlüsse gezogen werden.
Als zweiter Komplex wurden die *Pfannen- und Beckeneingriffe* untersucht. Dabei wurden die modifizierte Azetabuloplastik nach Lance, die Azetabuloplastik von Pemberton und die „innominate osteotomy" von Salter miteinander verglichen. Die Beckenosteotomie nach Chiari wurde gesondert untersucht, da sie nicht die Hüftpfanne selbst bessert, sondern durch Verschiebung von Beckenanteilen eine ganz andere Rekonstruktionsform darstellt. Ob sie für das Kindesalter angezeigt ist, ist umstritten. Die Untersuchungen sollten auch hier Klarheit schaffen.
Eulert et al. (1984) untersuchten die *Entwicklung der dysplastischen Hüftgelenkpfanne* nach den zuerst genannten 3 Beckeneingriffen, teils mit, teils ohne Femurosteotomie.

Folgende Punkte ließen sich bei der Analyse der Ergebnisse herausarbeiten:
1. Mit längerer Beobachtungszeit kommt es zu einer weiteren Verbesserung der Pfannenparameter. Der Pfannendachwinkel zeigt vor allem bei den Salter-Osteotomien nach der ventrolateralen Kippung des unteren Beckenfragments einen erst langsam vor sich gehenden Umbau der Pfannen zu einem normalen AC- und ACM-Winkel.
2. Die Ergebnisse der 3 pfannenverbessernden Eingriffe blieben auch nach der Pubertät im wesentlichen unverändert.
3. Zwischen den verschiedenen Beckeneingriffen nach Lance, Pemberton und Salter bestehen im Ergebnis nur geringe Unterschiede. So zeigt sich bei der Pemberton-Osteotomie der größte intraoperative Korrekturgewinn. Bei der Salter-Osteotomie ist die nachholende Entwicklung am ausgiebigsten. Wenn der Korrekturgewinn bei der modifizierten Lance-Azetabuloplastik nicht ganz so groß wie bei der Pemberton-Osteotomie war, so dürfte dies daran liegen, daß die Operation noch zu unterschiedlich und offensichtlich auch nicht optimal ausgeführt wird. Unter 24.2.1 a) (Technik der Azetabuloplastik nach Lance) wurde bereits darauf eingegangen.

Die Ergebnisse waren vor allem von folgenden Faktoren abhängig:
1. Mit höherem Alter bei der Operation nimmt die intraoperative Korrektur der Pfanne in unserem Krankengut ab, daher weisen Kinder mit einem Operationsalter von mehr als 6 Jahren etwas schlechtere Endergebnisse auf, insbesondere bei der Salter-Osteotomie.
2. Je höher der Grad der präoperativen Pfannendysplasie, desto schlechter sind die Endergebnisse. Bei sehr schweren Dysplasien wurde nur in etwa der Hälfte der Fälle eine volle Normalisierung erreicht. Hier zeigt sich, daß die technische Beherrschung dieses Eingriffs für die intraoperative Korrektur eine wichtige Voraussetzung ist, denn dieses Ergebnis erscheint enttäuschend.
3. Die Endergebnisse waren um so besser, je stärker der intraoperative Korrekturgewinn war.
4. Der Einfluß der Schenkelhalswinkel auf die postoperative Pfannenentwicklung ließ sich aufgrund zu geringer Zahlen an reellen CCD- und AT-Winkelbestimmungen nicht statistisch sichern. Es bestanden jedoch tendenziell bessere Ergebnisse bei normalem CCD-Winkel und verringerter Antetorsion.

Zusätzlich untersuchten Buschbaum u. Eulert (1984) auch den *Einfluß der postoperativen Zentrierung des Hüftkopfes auf die Pfannenentwicklung*. Dabei kamen sie zu folgenden Ergebnissen:
1. Der intraoperative Zentrierungsgewinn (CE-Winkelbesserung bei Operation) hat keinen Einfluß auf die späteren Ergebnisse, sondern ist nur ein Maß für die intraoperative Korrektur der Dysplasie.
2. Die postoperative Zentrierung hat nur bei ungenügender intraoperativer Pfannenkorrektur einen Einfluß auf die nachholende Pfannenentwicklung. In diesen Fällen scheint die ungenügende Zentrierung zu schlechteren Ergebnissen zu führen. Hieraus dürfte sich bei ungenügend korrigierbaren Pfannenverhältnissen die Indikation zu einer zusätzlichen DVO ergeben.

In weiteren Studien wurde auch das *Verhalten des Schenkelhalses nach Beckenosteotomie* untersucht. Maronna et al. (1984) prüften die *Gelenke, bei denen der Pfanneneingriff ohne Zusatzmaßnahmen* erfolgte. Einen Vergleich der letzten Untersuchungswerte des CCD-Winkels von Gruppen mit und ohne DVO haben Maronna et al. in ihrer Arbeit gegeben. Danach war die Zahl der normalen CCD-Winkel nach zusätzlicher DVO um 5% größer, die der pathologisch valgischen Winkel um 19% kleiner. Die varischen Winkel waren dagegen um 14,6% erhöht.
Aufschlußreich ist auch der Vergleich mit den Er-

gebnissen von Anders et al. (1984), die den CCD-Winkel nach DVO (ohne zusätzliche Beckeneingriffe) untersuchten. Danach nahm bei Beckenosteotomie mit gleichzeitiger DVO die Zahl normaler CCD-Winkel um 10% zu, valgische und varische verringerten sich, während bei alleiniger DVO die Zahl normaler CCD-Winkel um 3% abnahm und die der valgischen und varischen sich nur geringfügig änderte. Untersucht man jedoch die CCD-Winkel nur bei Patienten im Alter über 14 Jahren, so verliert sich der Unterschied beider Gruppen. Die normalen CCD-Winkel liegen nur noch bei etwa 40%, valgische sind nach DVO in 47% der Fälle vorhanden und in 30% bei zusätzlicher Beckenosteotomie. Varische Winkel sind nach DVO bei 10% vorhanden, nach zusätzlicher Beckenosteotomie bei etwa 25%. Demnach scheint die Kombination von Beckenosteotomien und DVO die Revalgisierung zu verlangsamen, aber nicht ganz aufzuhalten. Sie hinterläßt auch einen höheren Prozentsatz an varischen Werten.
Vergleicht man das Verhalten des AT-Winkels nach DVO über möglichst viele Jahre (Engelhardt 1984) mit dem nach zusätzlicher Beckenosteotomie (Maronna et al. 1984), so läßt sich sagen, daß es auch nach Pfannenverbesserung wieder zu einem beträchtlichen Prozentsatz an pathologisch erhöhten AT-Werten kommt. Leider lassen sich die beiden genannten Ergebnisse nicht ganz vergleichen, da die Beobachtungszeit in dem Krankengut von Maronna et al. (1984) kürzer war als in dem Krankengut von Engelhardt. Ein sicherer Unterschied beider Gruppen ist daher hinsichtlich der Antetorsion nicht nachzuweisen.
Parallel zu dieser Untersuchung prüften Immenkamp u. Zsernaviczky (1984) das *Verhalten des CCD-Winkels nach Beckenosteotomie ohne DVO*. Dies schien vor allem interessant, weil Salter (1961) die Auffassung vertritt, daß sich die Schenkelhalswerte bei normaler Pfannendachentwicklung spontan normalisieren. Es wurde festgelegt, daß nur Gelenke ausgewertet werden sollten, bei denen die Operation vor einem Alter von 7 Jahren erfolgte und eine Beobachtungszeit von mehr als 5 Jahren vorhanden war. Leider war das Krankengut nicht sehr umfangreich, da die gleichzeitige Varisierungsosteotomie bei Beckeneingriffen von vielen Kliniken bevorzugt wird.
Die Untersuchung ergab, daß sich pathologisch erhöhte CCD-Winkel in 54,5% der Fälle normalisierten, in 45,5% jedoch pathologisch blieben. Von den vor der Operation im Normalbereich liegenden CCD-Winkeln veränderten sich nach der Operation aber auch 30,4% zu einem pathologisch erhöhten Winkel.
Gelenke mit pathologisch erhöhtem AT-Winkel vor der Operation ließen später bei 35% einen normalen Wert erkennen, bei 55% weiter eine pathologische Erhöhung. Auch hier wiesen Gelenke, die einen normalen AT-Winkel vor der Operation zeigten, bei der Nachuntersuchung mit 46% einen beträchtlichen Anteil an pathologisch erhöhten AT-Werten auf.
Es kann deshalb – zumindest mit dem hier vorliegenden Material – nicht gesagt werden, daß die operative Korrektur einer Pfannendysplasie zu einer wesentlichen Beeinflussung der Form- und Stellungsfehler des proximalen Femurs führt. Ausgeprägte Abweichungen des Femurs, die das Ergebnis einer Beckenosteotomie negativ beeinflussen könnten, sollten daher auch in Zukunft zusätzlich operativ behandelt werden.
Auch für die *Chiari-Osteotomie* wurde die Entwicklung des Pfannendachs und die des Schenkelhalses getrennt untersucht. Kerschbaumer et al. (1984) stellten fest, daß sich die Pfannenparameter (AC–ACM–HW) bei 43,5% von den stark pathologischen Graden 3 und 4 zu Grad 1 und 2 bessern ließen. Dieser Prozentsatz liegt deutlich tiefer als der der 3 Pfannendachoperationen (Lance, Pemberton, Salter), bei denen Grad 1 und 2 in 76–78% der Fälle erreicht wurden. Einschränkend ist zu diesem Vergleich jedoch zu sagen, daß das Krankengut verschieden in der Alterszusammensetzung war. 143 Patienten waren älter als 10 Jahre. Es konnten aber auch 45 Kinder im Alter bis zu 5 Jahren und 93 zwischen 5 und 10 Jahren nachuntersucht werden. Gliedert man die Ergebnisse nach den Altersstufen auf, so zeigt sich, daß in allen Gruppen etwa die Hälfte der schwer veränderten Pfannenparameter (Grad 3 und 4) auf normale und leicht dysplastische Werte gebracht werden konnten (Grad 1 und 2). Überraschenderweise war das Ergebnis bei der jüngsten Altersgruppe nicht wesentlich schlechter. Es muß jedoch darauf hingewiesen werden, daß mit unseren üblichen Pfannenmeßwerten die Verhältnisse nicht restlos erfaßt werden. Darauf haben Zenker u. Fischer (1974) sowie Schreiber (1979) bereits aufmerksam gemacht.
Eine immer wieder erörterte Frage ist, in welchem Maße der sog. Anti-Chiari-Effekt auftritt. Dabei gibt es nach Otte (1975) einmal die Möglichkeit, daß der Hüftkopf in der Primärpfanne bleibt und mit dem ursprünglichen Pfannenerker nach distal lateral wächst, während das neugeschaffene Pfannendach kranial verharrt und in immer größere Entfernung rückt. Die zweite Möglichkeit ist, daß der im Gelenk instabile Hüftkopf sich weiter nach kranial mit der sich zunehmend abbauenden

Überdachung verschiebt. Beide Verhaltensweisen wurden von Kerschbaumer et al. (1984) analysiert. Die Kranialdrift des neugeschaffenen Pfannendachs konnte mit Hilfe des Index nach Tönnis untersucht werden. Mit zunehmender Kranialdrift wird dieser Gelenkspalt-Index kleiner.
In Abb. 7 und 8 von Kerschbaumer et al. läßt sich erkennen, daß eine Anzahl von Gelenken vor der Operation Indexwerte über 10 oder dicht unterhalb 10 aufwiesen, bei der letzten Untersuchung aber Werte mehr gegen 0 zu. Der negative Wachstumseffekt kommt also vor, jedoch nicht in sehr großer Zahl. Die beiden erwähnten Abbildungen zeigen auch im Vergleich, daß Varisierungsosteotomien bei Chiari-Osteotomie den Kopf mehr in der Urpfanne halten; hier bleibt der Index nach Operation gleich. Demgegenüber lassen Gelenke *ohne* Varisierungsosteotomie in größerer Zahl einen Anstieg des Gelenkindex auf Werte erkennen, die höher über dem unmittelbar postoperativen liegen. Hier wird dann der neugeschaffene Gelenkspalt mit Höhertreten des Hüftkopfes kleiner oder bleibt gleich, und der *ursprüngliche* Spalt wird größer. Damit zeigt sich eine Kranialwanderung des Hüftkopfes. Dieser Anteil ist gar nicht so klein. Er erklärt auch, warum sich in Tabelle 7 der Prozentsatz an Gelenken mit Gelenkspaltindex kleiner als 10 verringert hat. Eine Anzahl von ihnen hatte bei der letzten Untersuchung Werte höher als 10, wie aus Abb. 8 (bei Kerschbaumer et al.) hervorgeht.
Nach diesen Untersuchungen ist zu sagen, daß der Anti-Chiari-Effekt auch in unserem Krankengut vorkam, weniger im Sinne der Kranialdrift des Pfannendachs, häufiger als Kranialwanderung des Hüftkopfes. Die Varisierungsosteotomie scheint diesen Vorgang vermeiden zu können.
Eine genügend steile Beckenosteotomie und eine ausgiebige Verschiebung der Beckenfragmente gegeneinander sind weitere Voraussetzungen.
Zu den letzten Kapiteln der AKH-Studie zählen noch Untersuchungen über *Komplikationen nach verschiedenen operativen Eingriffen* und insbesondere über Hüftkopfnekrosen. Partielle und totale Ischiadikusparesen fanden Kooijman u. Anders (1984) 6mal unter 4357 operierten Gelenken; 4 waren davon auf Chiari-Osteotomien zurückzuführen.
Hüftkopfnekrosen (Grad 2, 3, 4) bestanden präoperativ unter 1579 nach unserem Schema dokumentierten Hüftgelenken bei 25%. Von denen, die keine präoperative Nekrose aufwiesen, zeigten 11% einen entsprechenden Befund postoperativ. Da jedoch vielfach konservative oder operative Hüfteinstellungen vorausgegangen waren, die diesen Prozentsatz vermutlich mitbedingen, wurden schließlich nur Gelenke herangezogen, bei denen ein Jahr und länger keine Repositionsbehandlung vorausgegangen war. Hier zeigten sich dann nur 5% Nekrosen der Grade 2–4. Von dieser Durchschnittszahl darf unseres Erachtens ausgegangen werden.
Zusätzlich wurden aber auch die einzelnen Operationsmethoden hinsichtlich ihrer Nekroserate untersucht (Behrens u. Anders 1984). Dabei zeigte die DVO eine Rate von 3,3%, die Azetabuloplastik nach Lance von 2,8%, die Chiari-Osteotomie von 9,0% und die Salter-Osteotomie von 9,3%. Für die Pemberton-Osteotomie lagen keine Angaben unserer Nekroseeinteilung vor. Wurden Varisierungsosteotomien zusätzlich zu Beckenosteotomien durchgeführt, so lag der Nekrosesatz bei 6,0% gegenüber 3,6% bei alleiniger Varisierungsosteotomie.
Der *Auswirkung der Nekrosen auf die Entwicklung des Pfannendachs* nach verschiedenen operativen Eingriffen gingen Behrens u. Anders noch weiter nach. Sie fanden für alle Eingriffe – die DVO wie die Beckenosteotomie –, daß der höchste Prozentsatz normaler Pfannendachwinkel bei Nekrosegrad 0 erreicht wurde und die guten Ergebnisse mit zunehmendem Nekrosegrad von 70–90% auf etwa 50% bei Nekrosegrad 3 und 4 absanken. Umgekehrt stieg der Prozentsatz der schlechten Ergebnisse an. Für den CE-Winkel ließ sich die gleiche Aussage machen. Daraus ergibt sich die Folgerung, daß das Wachstum der Pfanne bei Vorliegen von Hüftkopfnekrosen besonders sorgfältig überwacht werden muß, damit ähnlich wie bei der Perthes-Erkrankung rechtzeitig weitere Maßnahmen eingesetzt werden können, um Kongruenz und Kopfüberdachung zu erhalten.
Abschließend wurde noch eine *Gesamtauswertung der Behandlungsergebnisse* vorgenommen mit Hilfe des neu eingeführten Bewertungsschemas nach Abweichungsgraden vom Normalen (Stegelmann u. Tönnis 1984). Dabei wurden die Abweichungsgrade von 4 Meßwertgruppen in Mittelwerten zusammengestellt: von Pfannenparametern, Schenkelhalsparametern, allgemeinen röntgenologischen Beurteilungen der Pfanne nach Kongruenz und Arthrose und schließlich klinischen Meßwerten. Zu den klinischen Meßwerten zählten Bewegungsausmaß, Schmerz, Trendelenburg-Zeichen und das Auftreten einer Hüftkopfnekrose. Aus den 4 Meßwertgruppen wurde für jede Operationsmethode ein weiterer Mittelwert gebildet, so daß sie sowohl im Gesamtprozentsatz wie auch differenzierter nach verschiedenen Meßwertgruppen beurteilbar ist. Auf-

fallend verändert fanden wir vor der Operation in erster Linie die Pfannenmeßwerte und nur in geringem Grade die Schenkelhalsmeßwerte. Dies ist typisch für die Hüftdysplasie und zeigt, wo die Deformität liegt, die angegangen werden sollte.
Die Ergebnisse sollen hier nicht im einzelnen wiedergegeben werden, lediglich die der Gesamtzusammenfassung aller 4 Meßwertgruppen (Tabellen 26.2–26.5). Wertet man die Grade 1 und 2 unseres Auswertungsschemas (normal und leicht pathologisch) als guten Erfolg, so finden sich bei der Azetabuloplastik nach Lance 72% gute Ergebnisse, bei der Salter-Osteotomie 74%, bei der Azetabuloplastik nach Pemberton 82% und für die Chiari-Osteotomie 72% (Tabelle 26.4). Die Chiari-Osteotomie wurde jedoch in mehr als der Hälfte der Fälle bei Patienten über 10 Jahren angewandt. Ihre Ergebnisse sind bei Kleinkindern – bezogen auf die Pfannenparameter – etwas schlechter als die der anderen Beckeneingriffe.
Bei der DVO lagen schon vor der Operation 72% der Gelenke im Bereich der Abweichungsgrade 1 und 2. Nach der Operation waren es 76%.

Folgerungen. Bei den geschilderten Untersuchungen wurde eine Wertung der verschiedenen Operationsmethoden durchgeführt und gleichzeitig überprüft, von welchen Faktoren gute und schlechte Ergebnisse abhängig sind. Die Berücksichtigung dieser Feststellungen sollte in Zukunft zu einer weiteren Verbesserung unserer Behandlungsergebnisse führen.

Tabelle 26.2. Gesamtbeurteilung der klinischen und röntgenologischen Behandlungsergebnisse nach Abweichungsgraden vom Normalen (Prozentsätze) aus der Gemeinschaftsuntersuchung des AKH über die Ergebnisse der operativen Behandlung der angeborenen Hüftdysplasie (vgl. Kap. 13)

Grad	*Präoperative Befunde* (Alter bei Operation <3 Jahre)						*Postoperative Befunde* (Alter bei Operation <3 Jahre)					
	DVO	Bernbeck	Lance	Pemberton	Salter	Chiari	DVO	Bernbeck	Lance	Pemberton	Salter	Chiari
	1) Kongruenz und Arthrosegrade											
	(n=244)	(n=36)	(n=298)	(n=26)	(n=111)	(n=58)	(n=244)	(n=26)	(n=298)	(n=26)	(n=111)	(n=53)
1	53,6	54,7	47,3	50,0	48,4	50,9	47,2	31,0	63,0	79,8	78,7	45,1
2	4,3	0,2	9,2	1,4	8,8	0,9	31,2	40,6	29,4	12,1	14,3	28,7
3	11,0	24,1	31,2	9,5	13,2	12,7	14,8	15,5	6,1	2,7	4,9	18,5
4	31,1	21,0	12,3	39,1	29,6	35,5	6,8	12,3	1,5	5,4	2,1	7,7
	2) Pfannenmeßwerte: AC-, ACM-, CE-Winkel											
	(n=496)	(n=67)	(n=288)	(n=92)	(n=143)	(n=54)	(n=496)	(n=67)	(n=288)	(n=92)	(n=143)	(n=54)
1	13,0	6,8	3,8	3,9	1,9	1,9	40,6	40,8	49,2	50,6	56,1	30,9
2	21,4	14,7	12,0	3,5	6,5	5,0	27,4	25,9	27,9	25,4	22,0	20,9
3	34,7	30,4	36,0	11,5	30,5	13,3	21,6	20,4	15,7	13,6	13,8	23,9
4	30,9	48,1	48,2	81,1	61,1	79,8	10,4	12,9	7,2	10,4	8,1	24,3
	3) Femurmeßwerte: CCD-, AT-, EY-, KE- und Werte nach Eyre-Brook											
	(n=380)	(n=28)	(n=211)	(n=36)	(n=83)	(n=28)	(n=380)	(n=28)	(n=211)	(n=36)	(n=83)	(n=28)
1	43,8	38,0	47,3	42,4	40,6	38,0	50,4	42,7	55,2	47,1	55,1	48,3
2	30,0	23,5	27,7	29,1	31,7	22,8	29,0	37,7	25,1	22,1	28,7	35,8
3	13,3	23,2	12,6	11,4	10,3	20,5	8,7	2,1	5,4	7,8	6,0	4,1
4	12,9	15,3	12,4	17,1	17,4	18,7	11,9	10,5	14,3	23,0	10,2	11,8
	4) Klinische Meßwerte: Schmerz, Trendelenburg-Zeichen, Beweglichkeit, Nekrose											
	(n=302)	(n=72)	(n=235)	(n=35)	(n=129)	(n=53)	(n=302)	(n=72)	(n=235)	(n=35)	(n=129)	(n=53)
1	67,1	65,9	71,8	68,1	63,8	49,1	72,1	71,6	77,7	76,3	74,6	60,1
2	26,4	25,6	21,7	21,3	22,8	24,8	23,5	23,2	18,5	20,1	20,4	23,6
3	4,8	8,2	4,9	5,0	11,4	14,2	3,5	4,3	3,1	3,6	3,4	12,7
4	1,7	0,3	1,6	5,6	2,0	11,9	0,9	0,9	0,7	0	1,6	3,6
	Zusammenfassung der Meßwertgruppen 1)–4) (Gewichtete arithmetrische Mittelwerte)											
1	39,7	40,6	40,7	29,5	37,0	34,8	51,0	51,3	60,9	58,7	66,4	45,7
2	21,8	17,2	16,6	11,4	16,1	11,8	27,7	28,6	25,6	22,0	20,9	26,1
3	18,6	20,4	22,8	10,0	17,5	14,4	13,1	11,1	8,0	9,1	7,4	16,3
4	19,9	21,8	19,9	49,2	29,5	39,0	8,2	8,0	5,5	10,2	5,3	11,9

Wie sich gezeigt hat, darf davon ausgegangen werden, daß die Ergebnisse der 3 Pfannendachoperationen nach Lance, Pemberton und Salter auch über die Pubertät hinaus unverändert bestehen bleiben. Dies war bisher noch strittig. Voraussetzung ist allerdings, daß an Hüftkopf und Schenkelhals keine Nekrosen vorliegen, da diese das Pfannenwachstum negativ beeinflussen.

Wenn die Unterschiede zwischen den Pfannendachoperationen in ihrem Ergebnis auch nicht groß sind, so dürfte die Pemberton-Osteotomie doch noch stärkere Korrekturen am Pfannendach ermöglichen als die Azetabuloplastik nach Lance in unterschiedlich modifizierter Form und die Salter-Osteotomie. Die Azetabuloplastik nach Lance sollte, wie wir unter 24.2.1 a) ausgeführt haben, ähnlich der Osteotomie Pembertons eine ganz dorsal oberhalb der Y-Fuge an der Beckeninnenseite liegende Knickachse haben und das Pfannendach nicht nur ganz seitlich oder nur ventral, sondern im Ganzen herabbiegen, nach Durchmeißelung der ventralen Beckenanteile und der dorsalen im Bereich des Foramen ischiadicum bis zur Knickachse (Abb 24.3 b).

Die DVO muß in Zukunft als alleinige Methode zur Behandlung der Hüftdysplasie fallengelassen werden. Sie vermag zwar bei einem Zentrierungsgewinn des Hüftkopfes im 1. und 2. und in geringerem Maße auch noch im 3. Lebensjahr Dysplasien zu bessern, aber gerade bei diesen frühen Operationen mußten wir dann im Alter über 14 Jahren pathologisch hohe CCD- und AT-Win-

Tabelle 26.3. Gesamtbeurteilung der klinischen und röntgenologischen Behandlungsergebnisse nach Abweichungsgraden vom Normalen (Prozentsätze)

Grad	*Präoperative Befunde* (Alter bei Operation 4–10 Jahre)						*Postoperative Befunde* (Alter bei Operation 4–10 Jahre)					
	DVO	Bernbeck	Lance	Pemberton	Salter	Chiari	DVO	Bernbeck	Lance	Pemberton	Salter	Chiari
	1) Kongruenz und Arthrosegrade											
	(n=342)	(n=74)	(n=185)	(n=47)	(n=100)	(n=98)	(n=342)	(n=74)	(n=185)	(n=47)	(n=100)	(n=98)
1	52,0	58,4	47,2	52,2	43,6	34,7	46,6	32,2	55,9	71,7	66,2	40,3
2	10,2	1,2	11,0	5,3	11,4	12,6	27,8	33,3	27,6	18,6	25,5	41,6
3	19,8	30,3	23,7	22,2	22,8	31,5	18,2	26,2	11,2	8,7	6,3	15,6
4	18,0	10,1	18,1	20,3	22,2	21,2	7,4	8,3	5,3	1,0	2,0	2,5
	2) Pfannenmeßwerte: AC-, ACM-, CE-, HW-Werte											
	(n=764)	(n=114)	(n=148)	(n=65)	(n=105)	(n=97)	(n=764)	(n=114)	(n=148)	(n=65)	(n=105)	(n=97)
1	29,1	20,4	6,7	1,2	3,8	4,0	42,8	39,2	43,2	44,9	50,8	32,2
2	25,8	25,7	13,2	6,6	10,3	7,7	26,9	24,3	23,8	30,3	24,8	23,5
3	26,1	26,5	27,6	25,2	36,2	18,3	17,3	19,9	17,5	14,5	14,9	17,9
4	19,0	27,4	52,5	67,0	49,7	70,0	13,0	16,6	15,5	10,3	9,5	26,4
	3) Femurmeßwerte: CCD-, AT-, EY-, KE- und Werte nach Eyre-Brook											
	(n=611)	(n=62)	(n=154)	(n=38)	(n=68)	(n=58)	(n=611)	(n=62)	(n=154)	(n=38)	(n=68)	(n=58)
1	46,4	44,7	50,6	48,1	45,0	41,0	46,2	40,0	47,2	44,3	48,9	43,0
2	28,7	21,9	28,2	27,6	29,7	27,8	30,4	35,0	29,4	30,2	30,3	31,1
3	12,7	18,4	10,3	11,3	12,9	13,4	9,3	8,8	9,0	7,1	9,2	12,1
4	12,2	15,0	10,9	13,0	12,4	17,8	14,1	16,2	14,4	18,4	11,6	13,8
	4) Klinische Meßwerte: Schmerz, Trendelenburg-Zeichen, Beweglichkeit, Nekrose											
	(n=499)	(n=96)	(n=167)	(n=51)	(n=86)	(n=101)	(n=499)	(n=96)	(n=167)	(n=51)	(n=86)	(n=101)
1	64,5	75,2	66,3	56,8	58,7	42,5	69,0	78,2	78,8	68,0	67,8	56,4
2	27,7	14,4	25,0	33,0	26,6	26,8	24,8	16,0	23,2	23,6	19,9	27,0
3	6,7	10,0	6,3	8,8	9,0	21,3	5,4	4,7	6,4	7,4	9,5	13,8
4	1,1	0,4	2,4	1,4	5,7	9,4	0,8	1,1	1,6	1,0	2,8	2,8
	Zusammenfassung der Meßwertgruppen 1)–4) (Gewichtete arithmetische Mittelwerte)											
1	45,4	48,1	43,7	36,1	35,8	29,6	50,2	48,7	56,8	56,9	58,8	43,1
2	24,6	16,6	19,1	17,0	18,2	17,8	27,5	25,8	26,0	25,9	24,9	30,8
3	17,1	21,3	17,0	17,7	21,5	22,0	12,6	12,8	10,9	9,9	10,1	15,1
4	12,9	14,0	20,2	29,2	24,4	30,7	9,7	10,5	8,8	7,3	6,2	11,0

Tabelle 26.4. Gesamtbeurteilung der Behandlungsergebnisse bei Nachuntersuchung im Alter über 14 Jahren, Alter bei Operation bis zu 10 Jahren; Prozentsätze der Abweichungsgrade vom Normalen

Grad	*Präoperative Befunde*						*Postoperative Befunde*					
	DVO	Bern-beck	Lance	Pem-berton	Salter	Chiari	DVO	Bern-beck	Lance	Pem-berton	Salter	Chiari
	1) Kongruenz und Arthrosegrade											
	(n=115)	(n=33)	(n=32)	(n=18)	(n=13)	(n=73)	(n=115)	(n=33)	(n=32)	(n=18)	(n=13)	(n=73)
1	44,5	53,9	46,3	53,8	50,0	43,1	33,4	62,0	55,0	77,5	74,0	44,8
2	15,3	0	8,1	8,1	3,6	5,7	32,9	9,7	20,2	15,3	18,8	40,0
3	20,6	33,4	24,4	26,2	17,8	23,6	25,2	19,0	18,7	7,2	7,2	13,5
4	19,6	12,7	21,2	11,9	28,6	27,6	8,5	9,3	6,1	0	0	1,7
	2) Pfannenmeßwerte: AC-, ACM-, CE-, HW-Werte											
	(n=211)	(n=51)	(n=26)	(n=28)	(n=28)	(n=48)	(n=211)	(n=51)	(n=26)	(n=28)	(n=28)	(n=48)
1	27,3	18,2	4,1	1,6	2,6	2,2	45,8	42,2	37,0	37,8	41,2	30,5
2	22,2	26,2	9,1	8,3	6,7	9,3	24,3	21,7	15,4	32,3	21,6	22,7
3	27,7	23,4	23,0	24,4	30,0	15,0	15,2	16,5	21,1	23,0	18,3	20,4
4	22,8	32,2	63,8	65,7	60,7	73,5	14,7	19,6	26,5	6,9	18,9	26,4
	3) Femurmeßwerte: CCD-, AT-, EY-, KE- und Werte nach Eyre-Brook											
	(n=181)	(n=26)	(n=20)	(n=19)	(n=7)	(n=26)	(n=181)	(n=26)	(n=20)	(n=19)	(n=7)	(n=26)
1	43,8	45,3	56,1	51,4	43,1	39,6	39,6	45,5	35,4	48,3	33,5	37,4
2	33,2	23,6	27,1	27,2	19,6	27,7	31,6	31,5	35,0	27,5	40,8	33,7
3	11,0	17,0	5,5	7,6	10,8	8,9	12,8	4,0	13,4	7,4	6,2	12,8
4	12,0	14,1	11,3	13,8	26,5	23,8	16,0	19,0	16,2	16,8	19,5	16,1
	4) Klinische Meßwerte: Schmerz, Trendelenburg-Zeichen, Beweglichkeit, Nekrose											
	(n=154)	(n=44)	(n=36)	(n=21)	(n=19)	(n=67)	(n=154)	(n=44)	(n=36)	(n=21)	(n=19)	(n=67)
1	62,6	66,7	73,0	57,9	44,7	39,0	66,7	66,2	70,7	72,6	54,5	62,1
2	30,8	23,7	16,5	33,8	31,6	25,2	26,7	21,2	21,4	22,4	21,2	24,1
3	6,1	9,6	7,0	8,3	15,4	21,0	6,0	12,1	7,2	5,0	21,6	11,1
4	0,5	0	3,5	0	8,3	14,8	0,6	0,5	0,7	0	2,7	2,7
	Zusammenfassung der Meßwertgruppen 1)–4) (Gewichtete arithmetische Mittelwerte)											
1	43,1	44,3	46,8	37,3	28,0	32,2	46,8	53,9	52,4	56,9	50,5	46,1
2	26,0	19,4	14,3	18,7	14,5	15,3	28,4	20,6	22,1	25,3	23,0	30,4
3	16,9	20,5	15,3	17,1	21,5	19,1	14,1	13,7	14,7	11,9	15,8	14,2
4	14,1	15,8	23,6	26,9	36,0	33,4	10,7	11,8	10,8	5,1	10,7	9,3

Tabelle 26.5. Vergleich des klassifizierten AC-Winkels bei Gelenken, die früher konservativ oder operativ eingestellt wurden: Mittelwerte der Abweichungsgrade (1–4) vom Normalen. (Die Zahlen wurden in der Gemeinschaftsuntersuchung des AKH über die Ergebnisse operativer Behandlung bei angeborener Hüftdysplasie ermittelt)

Alter bei Operation <3 Jahre			Alter bei Operation 4–10 Jahre	
1) Azetabuloplastik nach Lance	Konservative Einstellung (n=210)	Operative Einstellung (n=83)	Konservative Einstellung (n=117)	Operative Einstellung (n=59)
Vor Operation	3,26	3,53	3,46	3,73
Letzter Wert	1,76	2,12	2,18	2,29
2) Azetabuloplastik nach Pemberton	(n=6)	(n=28)	(n=17)	(n=29)
Vor Operation	2,67	3,71	3,70	3,90
Letzter Wert	2,17	2,18	1,71	2,03
3) Osteotomie nach Salter	(n=98)	(n=50)	(n=85)	(n=20)
Vor Operation	3,64	3,80	3,64	3,75
Letzter Wert	1,63	1,96	1,77	2,20

kel bei etwa 60% der Gelenke feststellen. Auch Überkorrekturen am Schenkelhals auf zu niedrige Werte – vor allem in der Torsion – können sich, wie Dürrschmidt (1981) gezeigt hat, langfristig negativ im Sinne vorzeitiger Arthrose auswirken.

Die Feststellung Salters (1961), daß sich die Normalisierung der Hüftpfanne auch positiv auf die Entwicklung des Schenkelhalses auswirkt, konnten wir nicht bestätigen. Dies dürfte vielleicht an dem zu geringen Zahlenmaterial dieser speziellen Untersuchung und einer noch ungenügenden Beobachtungsdauer liegen. Es zeigte sich aber umgekehrt, daß die Revalgisierung der Epiphysenwinkel und des CCD-Winkels bei dysplastischen Pfannendächern stärker war. Und auch für den AT-Winkel ließ sich zumindest eine Tendenz erkennen. Wir sind daher der Meinung, daß es bei den langfristigen Nachteilen der Varisierungsosteotomie zulässig ist, Pfannendacheingriffe für sich allein vorzunehmen. Voraussetzung ist selbstverständlich eine gute Tiefeinstellung des Kopfes in der Pfanne. Nach der Operation sollten die Hüftgelenke in etwas vermehrter Beugung von 30°, einer Abspreizung von nur 10–20° und möglichst geringer Innenrotation fixiert werden, um Nekrosen zu vermeiden.

Detorsions- und Varisierungsosteotomien sollten nur bei hochgradigen Fehlstellungen des Schenkelhalses und instabilen Gelenken mit lateraler Verschieblichkeit des Hüftkopfes zusätzlich zum Pfannendacheingriff vorgenommen werden. Antetorsionskorrekturen scheinen erst bei AT-Werten ab 60° erforderlich zu sein. Besteht keine Reluxationsgefahr nach Hüfteinstellungen, so kann das weitere Wachstum zunächst überwacht werden.

Der günstigste Varisierungswinkel für den späteren spontanen Ausgleich dieser Fehlstellung ist ein Winkel von 110–115° im Alter bis zu etwa 6 Jahren. Die Detorsion sollte nur bis zu einem AT-Winkel von 20° durchgeführt werden, nicht auf niedrigere oder sogar negative Werte.

Bei einem Vorhandensein von Hüftkopfnekrosen ist die Indikation zur DVO besonders sorgfältig zu stellen, da Nekrosen, die die Epiphyse mitbeteiligen, eine spontane Aufrichtung oft nicht mehr in genügendem Maße oder nur sehr langsam zulassen.

Auch an der Pfanne muß das langfristige Wachstum nach Hüftkopfnekrosen sorgfältig beobachtet werden, um eine erneute Verschlechterung der Kopf-Pfannen-Beziehung rechtzeitig korrigieren zu können.

Die Indikation zur Chiari-Osteotomie wird sehr unterschiedlich gestellt. Ihre Ergebnisse sind nicht so gut wie die der anderen Pfanneneingriffe. Sie schafft außerdem kein physiologisches Pfannendach, sondern nur eine Ersatzrekonstruktion. Sie dürfte deshalb erst im Adoleszenten- und Erwachsenenalter bei besonders ungünstig gelagerten Fällen angezeigt sein. Einige Autoren halten die Chiari-Osteotomie im Kindesalter jedoch dann für sinnvoll, wenn besonders kurze und steile Pfannen vorliegen. Diese Auffassung ist aber nicht gerechtfertigt, denn mit einer ausgiebigen, technisch einwandfreien Pfannendachschwenkung und einer zusätzlichen Varisierungsosteotomie läßt sich durch eine Azetabuloplastik auch in diesen Fällen eine genügende Kopfdeckung erreichen, vorausgesetzt, daß der Hüftkopf dem ursprünglichen Pfannenboden anliegt und damit regelrecht in das Gelenk eingestellt ist. Andernfalls müßte eine operative Tiefeinstellung des Hüftkopfes vorausgehen.

Zuletzt sei noch auf das hier verwendete Bewertungsschema nach Abweichungsgraden vom Normalbereich hingewiesen. Unserer Ansicht nach hat es sich bei diesen Untersuchungen bewährt. Es bietet die Möglichkeit, unabhängig vom Alter schon während des Wachstums Ergebnisse zusammenzufassen und miteinander zu vergleichen und auszusagen, in wieviel Prozent der Fälle normale und leicht abweichende Fehlformen erreicht wurden. Die prozentualen Vergleiche, die damit möglich sind, ergeben in Tabellen auch eine gute Übersichtlichkeit und für die verschiedenen Abschnitte einer solchen Untersuchung auch Einheitlichkeit.

Die Normalwerttabellen wurden nach der Literatur und eigenen Untersuchungen zusammengestellt. Es wird sicher richtig sein, wenn wir versuchen, die Normalbereiche in Zukunft noch genauer zu ermitteln. Kleine Abänderungen wurden in Kap. 13 bereits vorgenommen.

Literatur s. S. 448, 453.

Kapitel 27

Überlegungen zur Indikation konservativer und operativer Behandlungsmaßnahmen bei Hüftdysplasie

27.1 Allgemeines

Bei Hüftgelenken, die stark ausgeprägte pathologische Befunde aufweisen, besteht an der Notwendigkeit einer Behandlung im allgemeinen kein Zweifel, zu diskutieren bleibt nur das Vorgehen und die beste Methodik.

Schwieriger wird es, wenn leichtere Dysplasien vorliegen und sich Fragen der Abgrenzung normaler und pathologischer Gelenke und ihrer Meßwerte ergeben. Dies kann für ein Kind von 3 Monaten gelten, bei dem sich die Frage erhebt, ob an einem seiner Gelenke eine Hüftdysplasie vorliegt und eine Spreizhosenbehandlung angezeigt ist.

Die Problematik besteht aber genauso bei einem Jugendlichen oder jungen Erwachsenen mit mäßig ausgeprägter Hüftdysplasie. Wie wird sich dieses Gelenk entwickeln? Werden Schmerzen und Behinderungen auftreten? Wenn ja, wann?

Der Begriff „eine Indikation stellen“ bedeutet eine Entscheidung für oder gegen eine Behandlung und gegebenenfalls eine Auswahl der besten Behandlungsmethode. Es sollte etwa folgender Denkprozeß ablaufen:

1. Was ist an diesem Gelenk krankhaft? Welche pathologischen Befunde und Meßwerte liegen vor?
2. Kann der krankhafte Befund dieses Gelenks während des Wachstums spontan ausheilen?
3. Wie entwickelt sich das Gelenk auf längere Sicht weiter, wenn das Wachstum abgeschlossen ist? Wann ist mit Schmerz, Arthrose und Bewegungseinschränkung zu rechnen?
4. Sind Maßnahmen jetzt oder später angezeigt und welche?

Als krankhaft ist ein Gelenk anzusehen, wenn sichergestellt ist, daß der Befund während des Wachstums nicht spontan ausgeglichen wird und auf lange Sicht zu Beschwerden führt. Anderenfalls stellt der Befund einen Extremwert dar, der als Spielbreite der Natur zu betrachten ist.

Nach Abschluß des Wachstums haben wir oft Gelenke zu beurteilen, die zwar eine Fehlform zeigen, aber noch keine Beschwerden verursachen. Hier fragt uns der Patient: Wann werde ich Beschwerden bekommen? Muß ich mich jetzt schon einer Operation unterziehen, oder kann es sein, daß ich lange Jahre beschwerdefrei bin?

Aus diesen Darlegungen ist zu ersehen, daß wir für eine gesicherte Indikation langfristige Beobachtungen benötigen. Für die Abgrenzung fraglich pathologischer Pfannendachwinkel im 1. Lebensjahr sind Verlaufsuntersuchungen an unbehandelten Kindern erforderlich. Und um sagen zu können, wann ein Hüftgelenk mit einer Restdysplasie im Laufe des Lebens schmerzhaft wird, müssen wir Erhebungen heranziehen, die den Grad der Deformierung eines Gelenks (ausgedrückt in verschiedenen Meßwerten) mit dem Zeitpunkt des ersten Auftretens von Schmerz und Arthrose in Beziehung setzen. Wir erwarten im allgemeinen, daß bei geringen Abweichungen von der Norm erst spät im Leben oder nie Beschwerden auftreten und bei stärkeren Deformitäten bereits sehr früh. Es wird sich im folgenden aber zeigen, daß diese Annahme nur begrenzt zutrifft.

27.2 Grundlagen für Entscheidungen im Wachstumsalter

Für das Kleinkindalter haben wir 1968 eine entsprechende Untersuchung durchgeführt (Tönnis u. Brunken). Dabei wurden nicht nur gesunde Kinder erfaßt, sondern auch solche, die zum Ausschluß einer Hüftdysplasie in unsere Ambulanz kamen und fraglich pathologische Befunde aufwiesen. An dem gesamten Untersuchungsgut von 2294 Hüftgelenken wurden Mittelwerte und die einfache und doppelte Standardabweichung für verschiedene Monate und Jahre errechnet. Nach der optischen Beurteilung der Gelenke war zu erkennen, daß unterhalb der oberen Standardabweichung „s" Gelenke mit normalem Pfannendachwinkel anzutreffen waren, während oberhalb davon, zwischen einfacher und doppelter oberer Standardabweichung (s–2 s), normale Gelenke neben dysplastischen und fraglich pathologischen vorkamen. Oberhalb 2 s waren dagegen deutlich pathologische Befunde anzutreffen.

Um die „Selbstheilungstendenz" dieser leichten und fraglichen Dysplasien zu überprüfen und ebenso die genannten Grenzziehungen, wurden 399 Gelenke, deren Pfannendachwinkel dicht unterhalb der s-Grenze lag, und 47 Gelenke, deren AC-Winkel sich im Bereich zwischen s und 2 s befand bis zum 4.–7. Lebensjahr beobachtet. Auf diese Untersuchung sind wir unter 9.6.2 a) schon eingegangen. Durch die mehrjährige Beobachtung bis zu einem weitgehend entwickelten Gelenk konnten wir die Grenzziehungen zu leichten und fraglichen Dysplasien und zu sicheren, schwereren erhärten (Tabelle 9.2, S. 124). Bei Gelenken zwischen einfacher und doppelter Standardabweichung halten wir im 1. Lebensjahr eine Behandlung mit Spreizhöschen aus Sicherheitsgründen für angezeigt, da nicht alle Gelenke dieses Bereiches sich spontan normalisieren. Oberhalb der doppelten Standardabweichung (2 s) besteht unbedingte Behandlungsbedürftigkeit.

Durch die völlig andere Auswahl unseres Untersuchungsgutes liegen die Mittelwerte und die einfache obere Standardabweichung, die als Grenze des Normalen angesehen wird, leicht höher als bei anderen Autoren, vor allem im ersten halben Lebensjahr.

Die Ergebnisse dieser Untersuchung lassen sich vergleichen mit denen von Harris et al. (1975), Ishii u. Ponseti (1978), Lindstrom et al. (1979), Weintroub et al. (1979), Lenz et al. (1981), die die langfristige Besserung von Restdysplasien nach Hüfteinrenkungen verfolgten. Ebenso wie Harris et al. (1975) fanden auch die späteren Untersucher, daß alle stabil eingestellten Gelenke eine sehr gute Spontanheilungstendenz ihrer Pfannendysplasie zeigten. Im 1. Lebensjahr reponierte Gelenke wiesen 7 Jahre später im Mittelwert einen normalen AC-Winkel auf (Lindstrom et al. 1979). Im 2. Jahr und sogar noch später eingestellte Gelenke zeigten bei der Nachuntersuchung mit 22° einen zwischen s und 2 s liegenden Wert, der nach unserer Normalwerttabelle (Tabelle 9.2) einer leichten Dysplasie entspricht (Abb. 17.1). Unter 17.3 sind wir auf diese Untersuchungen bereits eingegangen.

Die Ermittlung von Normalwerten im Kindesalter wurde von anderen Untersuchern bisher nur nach einem einzelnen Röntgenbild und aufgrund persönlicher Einschätzung des Befundes vorgenommen. Es ist verständlich, wenn damit der Normbereich mehr eingeengt wird.

Geiser (1977) machte die zum Widerspruch provozierende Feststellung, daß dysplastische Gelenke bei Kindern im 1. Lebensjahr ohne weitere Behandlung ausheilen, wenn sie stabil eingestellt sind. Er sah es als unsere entscheidende Aufgabe an, instabile Gelenke diagnostisch rechtzeitig zu erfassen, da diese einer spontanen Verschlechterung unterliegen. Auf die gleiche Tatsache hatten ja auch Harris et al. (1975) und die anderen bereits zitierten Autoren hingewiesen.

Die Diagnose der Instabilität ist beim Neugeborenen und Säugling nur durch die Tastuntersuchung möglich. Im Röntgenbild auffallende Verschiebungen des Femurs entsprechen meist schon einer Luxation. Liegt lediglich eine lockere Kapsel und eine Verschieblichkeit innerhalb des Gelenks vor, so kann das in seinen knöchernen Konturen noch wenig ausgeprägte Röntgenbild des Hüftgelenks in diesem Alter normal sein (Abb. 18.2).

Bei Kindern, die älter als 3 Monate sind, wird das Übersichtsbild des Beckens eine stärkere Dysplasie zeigen, einen vergrößerten Abstand vom Pfannenboden, später auch eine mediokaudale Kopfabflachung und eine Form- oder Strukturveränderung der Tränenfigur. Hier muß entweder eine Abduktions-Innenrotations-Aufnahme des Gelenks oder eine Arthrographie zeigen, ob der Hüftkopf sich tiefer in der Pfanne einstellen läßt (Abb. 15.17, 15.19 e, f, 24.12). Im Arthrogramm sieht man dann in Mittelstellung meist eine Kontrastmittelansammlung medial des Hüftkopfes und auf der Abspreiz-Innenrotations-Aufnahme das Tiefertreten des Kopfes in diesen Gelenkraum, wenn es sich nur um eine Instabilität und nicht um eine fixierte Subluxation handelt. Tritt der Hüftkopf auf der Abspreizaufnahme nicht dicht an die Tränenfigur, so muß er nachträglich operativ eingestellt werden. Zusätzlich wird meist eine Azetabuloplastik oder Salterosteotomie erforderlich sein. Wir haben solche instabilen und noch in ihrer Pfanne verschieblichen Hüftköpfe bis zum 10. Lebensjahr beobachtet (Abb. 28.18). Nach dieser Zeit verfestigt sich die Stellung des Hüftkopfes in Subluxation, und er kann durch operative Maßnahmen nicht mehr tiefer eingestellt werden.

Welche Aussagen lassen sich nun über die langfristige Entwicklung dysplastisch bleibender Gelenke machen? Schwartz (1965) traf die präzise Feststellung, daß Hüftgelenke, die 2 Jahre nach der Einrenkung noch einen Pfannendachwinkel von mehr als 25° zeigten, später ein ungenügendes Behandlungsergebnis aufwiesen. Wir selbst haben die Behandlungsindikation meist nach unserer Normwerttabelle gestellt und bei Dysplasien im Bereich von s–2 s unserer Tabelle und auch noch im unteren Bereich von 2 s bei stabiler Hüfteinstellung abgewartet und das Ergebnis jährlich kontrolliert. Nur bei Winkeln, die die 2 s-Grenze stärker überschreiten (Werte von 25–30° und mehr im Alter von 5–7 Jahren) wurde die Indikation zur Azetabuloplastik sofort gestellt, vor allem dann, wenn jährliche Röntgenkontrollen keine Besserung erkennen ließen (Abb. 28.17). Ein weiterer Gesichtspunkt für die Indikation zu pfannenverbessernden Maßnahmen im Vorschulalter von 5–6 Jahren ist, daß die Operationsergebnisse in späteren Jahren im Durchschnitt und bei stark ausgeprägten Dysplasien nicht mehr so gut sind wie in jüngeren Jahren (Abb. 28.20).

Die letzte Wachstumsphase während der Pubertät bietet im Prinzip noch einmal eine Möglichkeit zu weiterer Befundbesserung. In dieser Zeit kommt es zu einer stärkeren Pfannenvertiefung und nachträglichem Anbau am Pfannenrand durch die hier gelegenen Knochenkerne. Bei Hüftdysplasien lassen sich die typischen Wachstumsschübe jedoch nicht in gleichem Maße feststellen, und die Y-Fuge schließt sich auch früher (Brückl u. Tönnis 1979). Besteht eine stärkere Coxa valga, so scheint es eher sogar zu Verschlechterungen des Befundes zu kommen, da die Pfanne nach Schluß der Y-Fuge vielleicht nicht mehr so kompensationsfähig ist.

27.3 Grundlagen für Entscheidungen nach Wachstumsabschluß

Erst nach Abschluß des Wachstums können wir also den auf Lebenszeit verbleibenden Grad der Dysplasie erkennen. Hier stellt sich dann die Frage nach der Prognose, nach dem Zeitpunkt des Auftretens von Schmerz, Bewegungseinschränkung und Arthrose. In verschiedenen Untersuchungen wurde der Grad der Deformierung eines Hüftgelenks in Beziehung zum Zeitpunkt des Auftretens von Schmerz, Bewegungseinschränkung und Arthrose gesetzt (Busse et al. 1972 a, b; Seidlein 1973; Seidlein u. Heinrich 1976; Stulberg u. Harris 1974; Tönnis et al. 1979, Brückl u. Tönnis 1981; Dürrschmidt 1981). Nachdem wir schon gemeinsam mit Busse et al. (1972 b) bei der Einführung des Hüftwerts versucht hatten, etwas über die Prognose pathologischer Gelenke auszusagen, gingen wir in einer zweiten Untersuchung dieser Frage noch näher nach (Tönnis et al. 1979). Wir setzten bei einer Gruppe dysplastischer Gelenke *ohne* Schmerzen, einer anderen *mit* Schmerzen und einer Vergleichsgruppe *normaler* Gelenke den Zeitpunkt des Auftretens von Schmerz, Bewegungseinschränkung und Arthrose in Beziehung zum Hüftwert, zum Ullmann-Sharp-Winkel, zum Auftreffwinkel nach v. Lanz und zum Schenkelhals-Schaft-Winkel (CCD-Winkel nach Müller).

Der von Busse et al. (1972 a) sowie Brückl et al. (1972) ermittelte Hüftwert setzt sich zusammen aus dem CE-Winkel Wibergs, der die Kopf-Pfannen-Beziehung und Überdachung beurteilt, dem ACM-Winkel von Idelberger u. Frank, der die Tiefe der Hüftpfanne und ihre Ausbildung als Kugelkappe angibt, und der Dezentrierungsstrekke (MZ-Strecke) „d“ zwischen dem Hüftkopfmittelpunkt (M) und dem Zentrum der Konstruktion des ACM-Winkels (Z) [vgl. 9.6.3 d)]. Dieser Kombinationswert erfaßt mehr pathologische Gelenke als jeder Meßwert für sich allein. Wie wir gesehen haben, läßt er sich nach seiner Verteilungskurve auch statistisch abgrenzen. Abbildung 27.1 a zeigt zunächst eine Verteilungskurve, wie man sie für normale ACM-Winkel findet. Bei der Durchmusterung eines Krankengutes findet man dann aber auch sog. idiopathische Koxarthrosen, bei denen die Ursache ihres Verschleißes nicht ersichtlich ist. Ihre Meßwerte liegen, wie Abb. 27.1 b zeigt, im gleichen Schwankungsbereich wie die normaler Gelenke. Abt et al. (1981), Brinkmann et al. (1981) haben diese Gelenke auch biomechanisch analysiert und konnten keinen Anhalt dafür finden, daß ihr Verschleiß durch mechanischen Streß verursacht war. Nimmt man in Abb. 27.1 c dann auch die dysplastischen Gelenke mit in die Verteilungskurve, so erkennt man, daß sie sich aus der normalen Verteilungskurve nach rechts entfernen. Hier gibt es zunächst einen Bereich der Überlagerung von normalen und leicht dysplastischen Gelenken, bis weiter rechts die stark deformierten vorherrschen. Damit läßt sich eine statistische Abgrenzung der Dysplasiekoxarthrosen von den idiopathischen und von normalen Gelenken durchführen (Busse et al. 1972 b).

Die klinischen Merkmale wie Schmerz und Bewegungseinschränkung sowie die röntgenologische Gesamtbeurteilung des Arthrosegrades wurden nun in Beziehung zu den Meßgrößen des Gelenks gesetzt. Wir hatten dabei eine lineare Abhängigkeit erwartet, d. h. ein um so früheres Einsetzen von Schmerz und Arthrose, je stärker pathologisch die Meßwerte waren, und einen erst spät im Leben auftretenden Schmerz, wenn die Hüftdysplasie gering ausgeprägt war. Überraschenderwei-

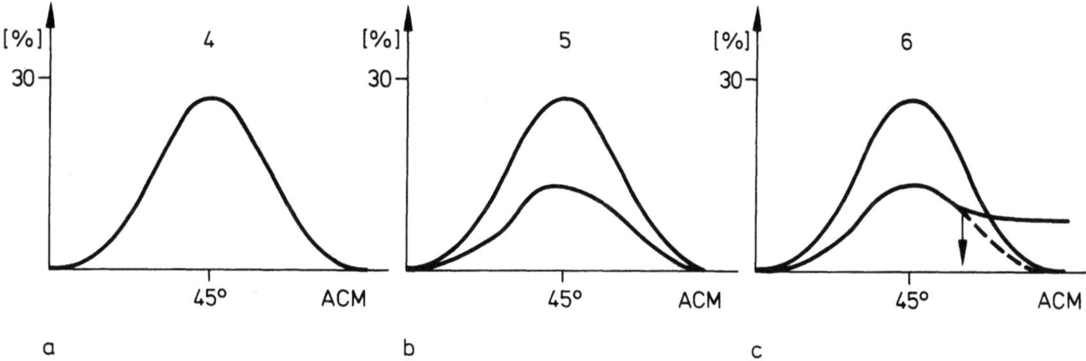

Abb. 27.1. Verteilung des ACM-Winkels bei normalen Hüftgelenken **(a)**, bei normalen Gelenken und arthrotischen ohne Dysplasie **(b)** sowie normalen und arthrotischen unter Einschluß der Dysplasiearthrose **(c)**. Auf **c** erkennt man den statistisch zu ermittelnden Grenzbereich, an dem sich Gelenke mit Dysplasiearthrose von Gelenken mit Arthrosen anderer Ursache trennen. (Nach Busse et al. 1972 a; Erläuterungen s. Text)

se zeigten aber leicht und mittelgradig deformierte Hüftgelenke keine signifikante Abhängigkeit vom Hüftwert. Hier setzten die Schmerzen auch bei geringen Dysplasiegraden und relativ normal erscheinenden Gelenken manchmal schon sehr früh, teilweise auch in der Mitte des Lebens und nur in einem gewissen Prozentsatz erst gegen Ende des Lebens ein (Abb. 27.2). Lediglich bei einem stärker pathologischen Hüftwert über 21 traten die Beschwerden in der Mehrzahl bis zum Alter von 43 Jahren auf. Noch deutlicher war die Abhängigkeit für den Ullmann-Winkel gegeben, wie sich aus einem Vergleich von Tabelle 27.1 und Tabelle 27.2 erkennen läßt. Dieser Winkel mißt die Neigung der gesamten Hüftpfanne zur Horizontalen, die in dem Hüftwert nur mittelbar über den CE-Winkel und nicht als Größe für sich erscheint. Wir möchten allerdings auch vermuten, daß die Grenze schwerer Dysplasien für den Hüftwert mit 21 wesentlich zu niedrig angegeben ist. Bei einer Untersuchung Jugendlicher zwischen 5 und 20 Jahren (Brückl u. Tönnis 1981) waren schmerzlose Bewegungseinschränkungen, intermittierende Schmerzen und Zeichen einer Koxarthrose erst bei Hüftwerten über 30 erkennbar. Und auch in unserer früheren Untersuchung (1979) an Patienten zwischen 15 und 27 Jahren wurde ermittelt, daß für Hüftgelenke mit einem Hüftwert über 32 mit dem Auftreten des Schmerzes bis zum Alter von 35 Jahren zu rechnen ist. Der Bereich des Hüftwerts von 22–31 sollte deshalb wohl als mittelgradig pathologisch und der Bereich ab 32 als extrem pathologisch klassifiziert werden.

Die verschiedenen den Hüftwert betreffenden Untersuchungen (Busse et al. 1972 a, b; Brückl et al. (1972) wurden inzwischen auch von Seidlein (1973; Seidlein u. Heinrich 1976), Schneider (1978) und Dürrschmidt (1981) überprüft und bestätigt. Bei der langfristigen Nachuntersuchung eines konservativ und operativ behandelten Krankengutes stellte Dürrschmidt fest, daß bereits knapp ein Drittel der Patienten mit einem Hüftwert zwischen 16 und 22 im besten Leistungsalter (2. und 3. Lebensjahrzehnt) über Hüftschmerzen klagen und 50% der Patienten mit einem Hüftwert über 22.

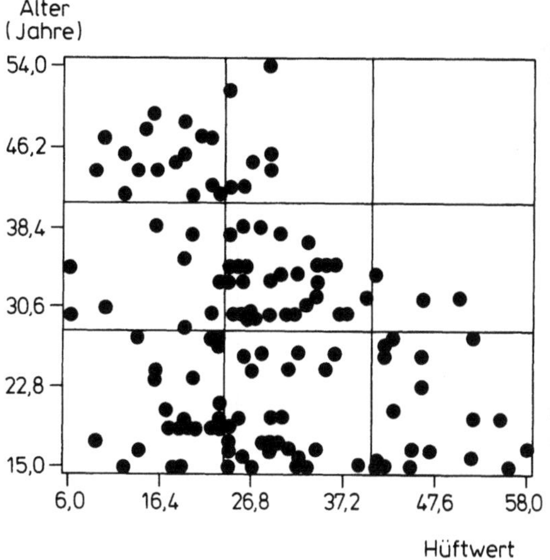

Abb. 27.2. Alter des Schmerzbeginns in Abhängigkeit vom Hüftwert. Es wurde ermittelt, in welchem Lebensjahr der Schmerz bei Gelenken mit verschiedenem Hüftwert eintrat. (Nach Tönnis et al. 1979; vgl. Text)

Schneider führte Hüftwertuntersuchungen auch an Kindern unter 5 Jahren durch, kam aber zu

Tabelle 27.1. Zusammentreffen der Merkmale *Hüftwert* und *Alter bei Schmerzbeginn* (für Daten der Gruppe I). (Nach Tönnis et al. 1979)

Alter bei Schmerzbeginn Hüftwert	Jahre 15–24	25–34	>34	Gesamt
Normal (<17°)	4	4	10	18
Leicht pathologisch (17–21°)	9	1	7	17
Pathologisch (>21°)	36	39	21	96
Gesamt	49	44	98	131

Tabelle 27.2. Zusammentreffen der Merkmale *Pfannenöffnungswinkel (Ullmann-Winkel)* und *Alter bei Schmerzbeginn* (für Daten der Gruppe I). (Nach Tönnis et al. 1979)

Alter bei Schmerzbeginn Pfannenöffnungswinkel	Jahre 15–24	25–34	35–57	Gesamt
Normal (<43°)	8	10	15	33
Leicht pathologisch (43–48°)	18	16	16	50
Pathologisch (>48°)	23	18	7	48
Gesamt	49	44	38	131

dem Ergebnis, daß die Abgrenzung normaler von dysplastischen Hüftgelenken vor dem 3. Lebensjahr nur in groben Grenzen möglich war, regelrecht erst vom 5. Lebensjahr an. Der Hüftwert wurde aus diesem Grunde ursprünglich auch erst für Kinder ab 5 Jahren angegeben, da bei der Festlegung seiner verschiedenen Meßwerte in jüngeren Jahren doch größere Differenzen auftreten (Brückl et al. 1972).

27.4 Bedeutung anderer Faktoren für die Indikation

In unserer 1979 veröffentlichten Untersuchung konnten noch folgende für die Indikation zur operativen Behandlung wichtige Tatsachen festgestellt werden:

1. Der *Schmerz* tritt bei Hüftdysplasien in der Regel vor Beginn der röntgenologisch erkennbaren Arthrose auf. Bei einem kleinen Teil der Patienten setzt er erst mit fortschreitender Arthrose ein.

2. Die *Bewegungseinschränkung* eines Gelenks beginnt mit der Arthrose. Auch stark deformierte Gelenke weisen vor Eintritt der Arthrose noch eine normale Beweglichkeit auf. Es muß hier hinzugefügt werden, daß das Krankengut dieser Untersuchung aus Patienten bestand, die entweder keine frühere Behandlung oder nur eine konservative erfahren hatten, jedenfalls keine operative.

3. Für die *Coxa valga* fand sich keine signifikante Korrelation zu den verschiedenen Meßwerten und zur Arthrose (Abb. 27.3). Auch Dürrschmidt (1981) konnte keine Abhängigkeit feststellen. Dennoch war auffällig, daß sich bei den normalen Hüftgelenken ein Schenkelhalswinkel von 132,0° im Mittelwert fand, bei nichtschmerzhaften dysplastischen Gelenken von 136,8° und bei schmerzhaften von 139,4°. Wir möchten deshalb doch annehmen, daß die Coxa valga zwar nicht für sich allein, aber im Zusammenwirken mit anderen pathologischen Größen des Hüftgelenks bei der Dysplasiearthrose eine Rolle spielt.

4. In dieser Aufzählung sollen auch noch andere, für die Entstehung der Arthrose entscheidende Größen besprochen werden. Dürrschmidt (1981) stellte bei seinen Auswertungen fest, daß zwischen der Torsion des Schenkelhalses und dem Hüftwert eine Korrelation besteht. Je mehr die Torsion in seinem Krankengut in negative Werte überging (Retrotorsion), um so höher war der Hüftwert des Gelenks (Abb. 27.4). Daraus ergibt sich, daß die *persistierende Retrotorsion eine präarthrotische Deformität* ist. Die von Schulitz (1970) und von Engelhardt (1984) gemachte Beobachtung, daß Schenkelhälse, die bei der Detorsions-Varisierungs-Osteotomie (DVO) auf Retrotorsionswerte eingestellt werden, diese Fehlstellung im Wachstum nur zum Teil ausgleichen, gewinnt damit besonders an Bedeutung und muß uns veranlassen, Hüftgelenke nicht auf Werte unter 15–20° Antetorsion zu detorquieren. Bei Kindern, die eine Retrotorsion aufweisen, erscheint eine Korrektur zu normalen AT-Werten angezeigt.

5. Der Vollständigkeit halber sei auch die *tiefe Hüftpfanne* als präarthrotische Deformität erwähnt. Busse et al. fanden bei „tiefen Hüftpfannen" (Vorstufen der Protrusio acetabuli) Hüftwerte unter 6, die damit weit unter dem Mittelwert von 11 liegen. Aus der klinischen Beobachtung ist die mit dem Lebensalter zunehmende Arthrose dieser Gelenke bekannt. Auch auf diese Abweichung vom Normalen sollte daher geachtet werden. Einfach festzustellende Merkmale sind folgende:

a) Der Rand des kugeligen Hüftkopfes endet in Höhe des seitlichen Pfannenerkers. Bei normalen Gelenken sind 1–1,5 cm der seitlichen Kopfrundung bei Erwachsenen unbedeckt.

b) Die vom Darmbein zum Sitzbein an der Beckeninnenseite ziehende Sklerosierungslinie, die der inneren Kortikalisbegrenzung entspricht, wird bei tiefen Pfannen vom Pfannenboden berührt oder überschritten. Bei weiterer Verschlechterung des Krankheitsbildes kommt es zur Eindellung der Pfanne in die Beckenlichtung, zur Protrusio acetabuli.

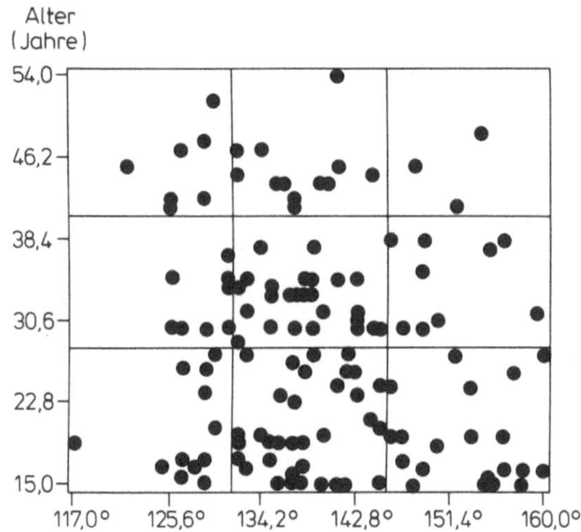

Abb. 27.3. Alter des Schmerzbeginns in Abhängigkeit vom projizierten CCD-Winkel. Auch hier wurde geprüft, ob zwischen dem Zeitpunkt des Schmerzbeginns (Lebensalter) und dem Ausmaß des projizierten CCD-Winkels eine Abhängigkeit besteht. (Nach Tönnis et al. 1979; vgl. Text)

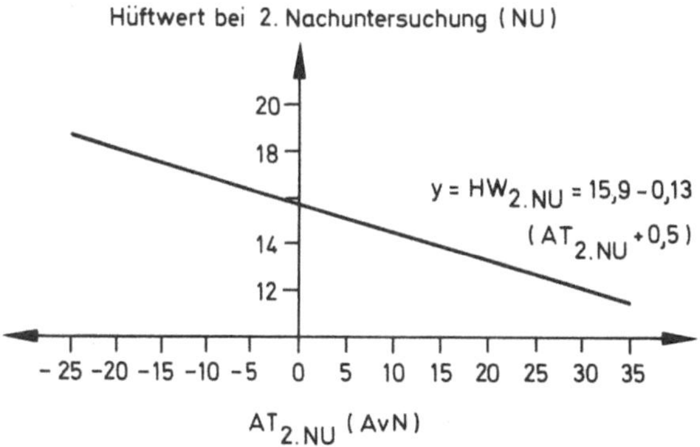

Abb. 27.4. Regressionsfunktion für die Beziehung Antetorsion und Hüftwert. (Nach Dürrschmidt 1981). (*AvN*, Abweichung von der Norm)

6. Als ein weiterer präarthrotischer Formfehler des Hüftgelenks muß die *ungenügende ventrale Öffnung der Hüftpfanne* vor allem in Kombination mit einer zu geringen Antetorsion angesehen werden. Über diese Deformität ist bisher wenig bekannt, und erst die zunehmende Verwendung der Computertomographie wird uns hier vielleicht mehr Aufschluß geben, wie in Kap. 11 (vgl. Abb. 11.2) an einem Fallbeispiel gezeigt wurde.

7. Ein ebenfalls noch wenig untersuchter präarthrotischer Faktor ist die *„vordere Pfannendysplasie"*, auf die de Sèze et al. (1962) hingewiesen haben. Sie kommt neben der „lateralen" Dysplasie vor, aber auch für sich allein oder nur mit geringer lateraler Dysplasie. Seit wir die Faux-profil-Aufnahme zur Routinediagnostik von Hüftdysplasien bei älteren Jugendlichen und Erwachsenen einsetzen, haben wir bei ungeklärten Hüftschmerzen diese Beobachtung bestätigen können und mehrfach „vordere" Hüftdysplasien gefunden (Abb. 27.5, 28.35). Für die nicht sehr strenge Abhängigkeit zwischen Hüftwert und Alter des Schmerzbeginns (Abb. 27.2) dürften solche Fälle von „vorderer Pfannendysplasie" und „ungenügender ventraler Pfannenöffnung" zumindest teilweise verantwortlich sein.

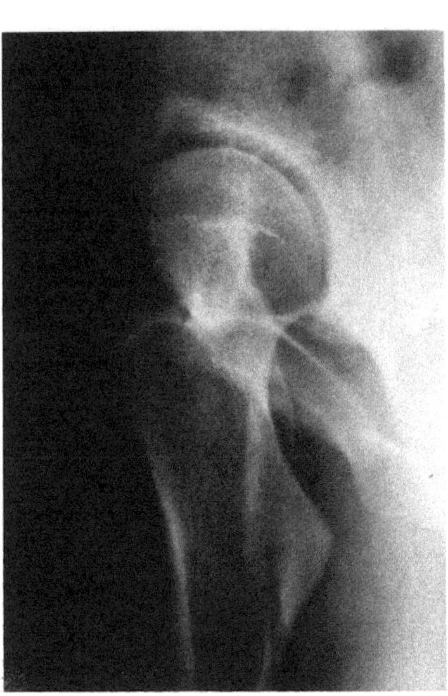

Abb. 27.5. Vordere Pfannendysplasie; Faux-profil-Aufnahme (vgl. 9.1.2)

Dysplasieabgrenzung nach Stulberg u. Harris. Eine andere, auf mehreren Meßwerten basierende Abgrenzung der Hüftdysplasie wurde von Stulberg u. Harris (1974) vorgenommen. Prognostische Untersuchungen führten sie allerdings nicht durch. Sie benutzten folgende Meßwerte:

- Pfannenneigungswinkel nach Ullmann u. Sharp;
- CE-Winkel nach Wiberg;
- Maß der Pfannentiefe, bestimmt von der Verbindungslinie zwischen Erker und Tränenfigur;
- Neigungswinkel des seitlichen Pfannendachs („slope of the acetabulum"). Hier wird von der horizontalen Tangente am höchsten Punkt des Pfannendaches eine Linie zum Pfannenerker gezogen. Sie soll leicht abwärts verlaufen. Der Winkel soll größer als 0° sein. Da wir jedoch meist pathologische Gelenke auszuwerten haben, messen wir den Winkel als positiv über der Horizontalen und negativ unter der Horizontalen [AC-Winkel der Belastungszone; vgl. 9.6.2 b)].

Die von ihnen errechneten Mittelwerte und Schwankungsbreiten sowie die Grenzwerte zur Dysplasie gehen aus Tabelle 27.3 hervor. Ebenso wie wir untersuchten sie den CE- und den Pfannenneigungswinkel nach Ullmann u. Sharp. In den Mittelwerten finden sich nur kleine Unterschiede. Bei der Grenzziehung durch den Ullmann-Sharp-Winkel beginnt der Bereich der Dysplasie nach beiden Untersuchungen mit 43°. Für den CE-Winkel fanden wir als untere Schwankungsbreite des Normalen 27,9°, Stulberg u. Harris 24°. Unterhalb von 20° sehen sie die Gelenke als deformiert an. Diese Grenze dürfte unserer Meinung nach etwas tief liegen. Die Umschreibung der Pfanne mit den hier ausgewählten Meßwerten ist bei beiden Verfahren jedoch ähnlich. Die Pfannentiefe, die Stulberg u. Harris direkt maßen, wird in unserer Einteilung durch den ACM-Winkel umschrieben. Lediglich die Dezentrierungsstrecke „d" erscheint uns wichtiger als der Neigungswinkel des seitlichen Pfannendachs, der durch das gleichzeitige Messen von Pfannenneigungswinkel nach Ullmann u. Sharp und Pfannentiefe eigentlich schon festgelegt ist, während ein Maß für die Zentrierung des Kopfes fehlt. Der CE-Winkel erfaßt die Dysplasie für sich allein nicht immer, das betonen auch Stulberg u. Harris.

Tabelle 27.3. Meßwerte normaler Hüftgelenke. (Nach Stulberg u. Harris 1974)

	♂	♀
Ullmann-Sharp-Winkel		
Mittelwert	33°	35°
Schwankungsbreite	25–41°	30–41°
Pfannentiefe		
Mittelwert	21 mm	19 mm
Schwankungsbreite	15–27 mm	14–24 mm
AC-Winkel der Belastungszone[a]	<0°	
CE-Winkel		
Mittelwert	37°	35°
Schwankungsbreite	26–48°	24–46°

[a] Bei Stulberg u. Harris als „slope of the acetabular roof" angegeben und unter der Horizontalen gemessen (als >0°)

27.5 Zusammenfassung und Folgerungen

Bei der Entscheidung über Behandlungsmaßnahmen spielen selbstverständlich viele Gesichtspunkte eine Rolle und nicht nur Meßwerte. Der Patient möchte von uns aber langfristig gesicherte Aussagen. Und hier sind Meßwerte unerläßlich. Kennen wir ihre Fehlerbreite und verlassen wir uns nur auf eine Röntgenaufnahme bei einwandfreier Lagerung, so bietet uns das Röntgenbild sehr viele Beurteilungsmöglichkeiten.

Zur Zeit der Geburt und in den ersten Lebensmonaten steht die Instabilität und der Tastbefund bei jeder Indikationsstellung zunächst im Vordergrund, bei Luxationen auch die Beurteilung durch die Arthrographie. Für Entscheidungen, die die Ausheilung der Dysplasie betreffen, empfiehlt es sich unseres Erachtens aber, die hier angeführte Normwerttabelle (Tabelle 9.2) heranzuziehen. Für das Absetzen der Therapie sollte ihre Grenze um 3–4 Grad unterschritten werden.

Restdysplasien nach Einstellung einer Hüftluxation haben nach Behandlung im ersten Lebensjahr eine sehr gute Ausheilungschance. Später eingerenkte Gelenke bedürfen einer langfristigen Überwachung. Wenn nicht die Gefahr der Reluxation besteht, beobachten wir diese Gelenke bis zum Vorschulalter und entscheiden dann, ob der Verlauf eine weitere Besserung erwarten läßt oder eine Pfannendachplastik uns der Sorge enthebt. Richtlinie sind auch hier die Normwertangaben des Pfannendachwinkels. Unbedingte Voraussetzung für einen positiven Heilverlauf ist jedoch die tiefe und korrekte Einstellung des Hüftkopfes an den Pfannenboden. Ist sie nicht gewährleistet, muß die Einstellung wiederholt oder nachvollzogen werden, sonst sind die Aussichten eines solchen Gelenkes mit Sicherheit schlecht. Der Blick auf den Abstand zwischen Hüftkopf und Tränenfigur gehört zu jeder Beurteilung eines Röntgenbildes. Bis zum Alter von etwa 10 Jahren gelingt es im allgemeinen, Hüftköpfe nachträglich auf operativem Wege „tief" einzustellen, das heißt eine bestehende Seitverschiebung und Subluxation zu beseitigen. Eine nicht selten zu beobachtende Fehlentscheidung ist die, bei einem subluxiert stehenden Hüftkopf eine pfannenverbessernde Maßnahme oder eine Varisierungsosteotomie durchzuführen. Bis zum Alter von etwa 10 Jahren sollte die exakte Reposition an erster Stelle stehen. Erst dann können weitere Maßnahmen erfolgen.

Für die Hüftdysplasie des älteren Jugendlichen und Erwachsenen läßt sich sagen, daß leichte und mittelgradige Dysplasien manchmal schon frühzeitig im Leben Beschwerden machen können, oft auch erst sehr spät. Da hier keine sichere Voraussage im Einzelfall gemacht werden kann, scheint es uns zulässig, bei leichteren Formfehlern des Hüftgelenks mit operativen Maßnahmen bis zum Auftreten des ersten Schmerzes zu warten.

Eine andere Entscheidung müssen wir jedoch bei schweren Graden der Dysplasie treffen, wie sie durch Tabelle 27.4 gekennzeichnet werden. Nahezu alle Patienten, die diese Meßwerte aufwiesen, hatten bis zum Alter von 35 Jahren Schmerzen und Beschwerden. Hier muß möglichst schon gegen Ende des Wachstums - wenn es nicht eher möglich war - vorbeugend eingegriffen werden. Ein längeres Hinausschieben pfannenverbessernder Maßnahmen würde den Zustand des Gelenkknorpels nur zunehmend verschlechtern. Als sinnvoll und vorbeugend sehen wir dabei nur Maßnahmen an, die die ursprüngliche Pfanne in ihrer Stellung normalisieren, das sind Pfannenschwenkoperationen und Salter-Osteotomien, nicht jedoch die Chiari-Osteotomie.

Tabelle 27.4. Grenzwerte, oberhalb bzw. unterhalb derer mit frühzeitigem Auftreten von Schmerzen zu rechnen ist. (Nach Tönnis et al. 1979)

Meßwert	Kritischer Bereich	Schmerzeintritt (bis ... Lebensjahr)
CE-Winkel	10–0°	35.
	< 0°	(im wesentlichen schon bis 20.)
ACM-Winkel	> 55°	35.
MZ-Strecke „d"	> 14 mm	35.
Hüftwert	> 32°	35.
Ullmann-Winkel	> 47°	35.
Auftreffwinkel	< 75°	40.

Tabelle 13.2 gibt für derartige Entscheidungen die Bereiche der leichten, schweren und extremen Gelenkdeformierung an. Wir sind uns jedoch darüber im klaren, daß diese Werte nur allgemeine Richtlinien darstellen können. Jeder Einzelfall muß für sich betrachtet und genau durchdacht werden. Zu einer Zeit, wo wir Landungen auf Venus, Mars und Mond vorausberechnen können, sollte es eigentlich auch möglich werden, den Verlauf der Arthrose bei einer bestimmten Gelenkfehlform annähernd vorherzusagen. Wenn der menschliche Organismus uns dennoch keine bis in die Einzelheiten gehenden Aussagen erlaubt, so deshalb, weil auch vegetative Faktoren bei der Schmerzentstehung und individuelle Stoffwechselbedingungen bei der Arthroseentstehung eine Rolle spielen. Diese Faktoren kennen wir jedoch bisher nur ungenau.

Literatur s. S. 459.

Kapitel 28

Klinische Beispiele zur Indikation konservativer und operativer Behandlungsmaßnahmen und das Verhalten bei Komplikationen

28.1 Allgemeines

Für die Weitergabe von Erfahrungen sind präzise schriftliche Richtlinien zwar gut, man erlebt es aber doch immer wieder, daß in der Beurteilung eines Röntgenbildes und bei der Indikationsstellung im Einzelfall außerordentlich unterschiedliche Auffassungen zutage treten. Es erschien uns deshalb wichtig, den schriftlichen Ausführungen auch ein Bilderkapitel anzufügen, in dem die Beurteilung von Röntgenbildern, die Indikationsstellung aufgrund praktischer Beispiele und auch das Ergebnis von Operationen verschiedener Technik im Bild gezeigt werden, ferner auch das Verhalten bei Komplikationen und besonderen Befunden wie Hüftkopfnekrosen. Trotz großzügigen Entgegenkommens durch den Verlag mußte dabei eine strenge Auswahl getroffen werden. Es ließen sich viele weitere aufschlußreiche Beispiele bringen. Doch es bleibt zu hoffen, daß das gezeigte Bildmaterial genügt, um unsere theoretischen Richtlinien verständlich zu machen und die Beurteilung eines Röntgenbildes durch weniger Geübte zu schulen.

Der Text dieses Kapitels entspricht der Legende zu den Abbildungen. Diese sind jedoch nach Sachgebieten geordnet und in einen bestimmten Ablauf gebracht.

28.2 Beispiele einer Beurteilung von Röntgenbildern bei Säuglingen und Kleinkindern (Abb. 28.1–28.7)

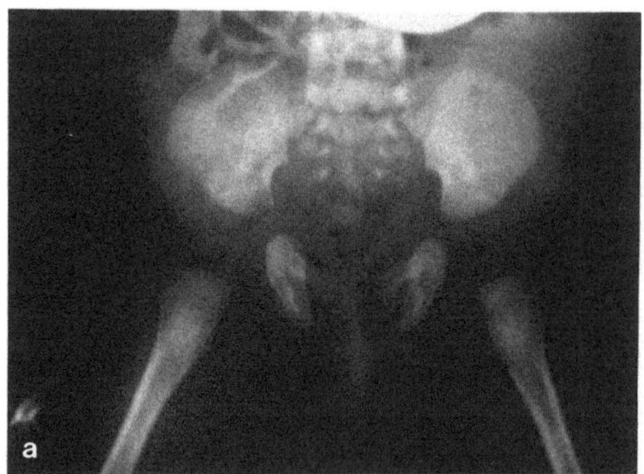

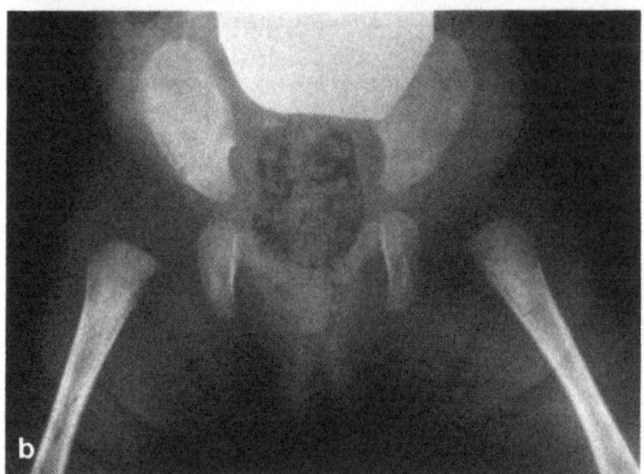

Abb. 28.1. **a** Röntgentechnik nach Andrén/v. Rosen bei 4 Wochen altem Mädchen. Die Schenkelhälse sind allerdings nicht genügend innenrotiert, zeigen dadurch auch mehr Abstand vom Sitzbein; Pfannendachwinkel aber regelrecht. Schaftachsen verlaufen durch die Mitte des Pfannendaches, regelrechter Befund. **b** Zum Vergleich Aufnahme bei Hüftluxation beiderseits (Kind ebenfalls 4 Wochen alt). Oberschenkel auch hier nicht genügend innenrotiert, es besteht jedoch eine Lateralisierung der Hüftgelenke, links stärker als rechts. Die Schaftachsen laufen seitlich am Pfannenerker vorbei

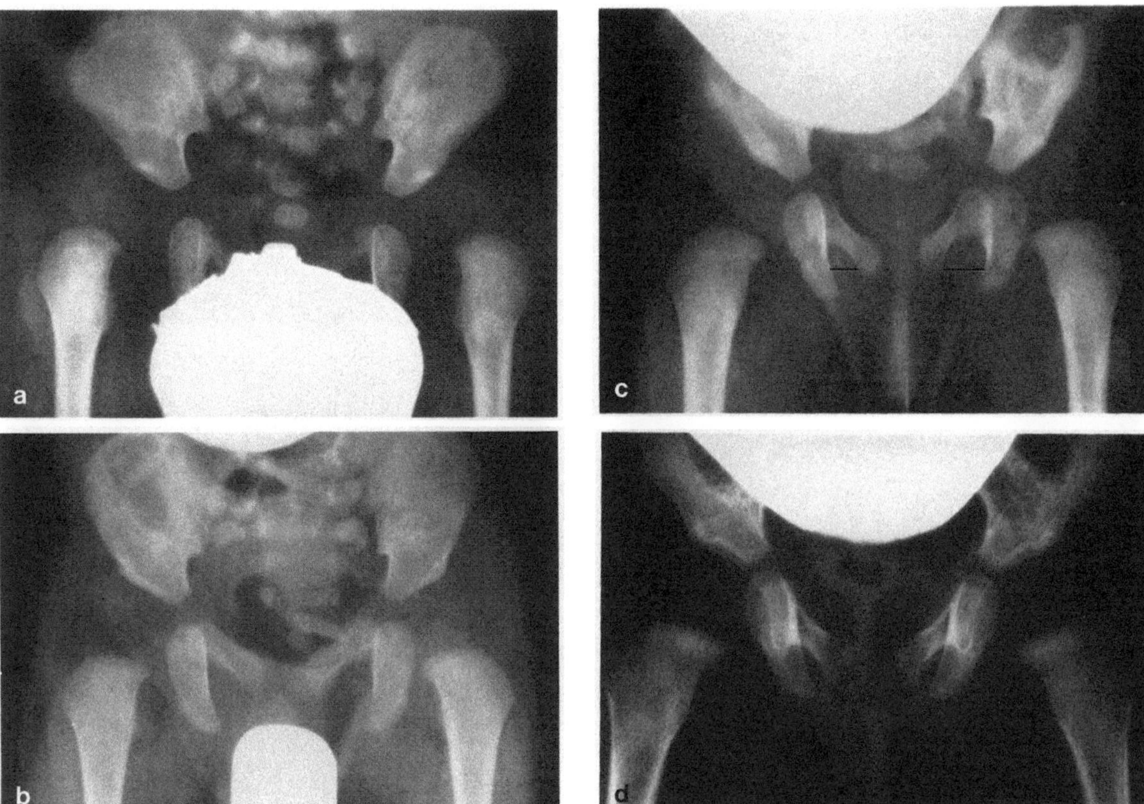

Abb. 28.2. **a** Die Aufnahme (4 Wochen alter Junge in Mittelstellung) läßt noch besser als die vorhergehende die Lateralisierung beider Femura erkennen. Die Pfannenerker sind abgerundet und ungenügend ausgebildet. **b** 11 Wochen alter Junge: Die Schenkelhälse stehen in Mittelstellung, regelrechter Abstand der Femurstachel vom Sitzbein. Die Pfannendächer lassen seitlich etwas Sklerosierung erkennen. Pfannendachwinkel beiderseits 30°. Die Dysplasiegrenze für Jungen liegt nach unserer Normwerttabelle bei 28 und 29° (vgl. Tabelle 9.2). Insofern handelt es sich um einen Grenzwert des Pfannendachwinkels. Es erfolgte nur sicherheitshalber eine Behandlung mit Spreizhöschen. Mit größter Wahrscheinlichkeit hätte sich der Befund nach unseren Untersuchungen spontan gebessert. **c** Zum Vergleich 4 Wochen altes Mädchen mit Beckendrehung nach rechts und einem Drehungsindex von 0,66, der gerade noch im zulässigen Bereich liegt (0,56–1,8). Dadurch dürfte das linke Pfannendach im Winkel projektionsbedingt erhöht sein. Pfannendachwinkel hier 33°, rechts 28°. Einstellung der Schenkelhälse regelrecht. Klinisch fällt eine Abspreizbehinderung links von 50° auf, gegenüber 70° rechts. Geringe Instabilität links im Tastbefund ohne Ortolani- oder Verrenkungszeichen. Mehr aufgrund des klinischen Befundes: Verordnung einer Pavlik-Bandage, nach dem Röntgenbild läßt sich nicht mit Sicherheit von einer Hüftdysplasie links sprechen, da die Erhöhung des AC-Winkels durch die Beckendrehung berücksichtigt werden muß. **d** 2 Monate später regelrecht entwickelte Pfannendächer, gute Einstellung der Schenkelhälse, normaler Befund, AC-Winkel 22° beiderseits

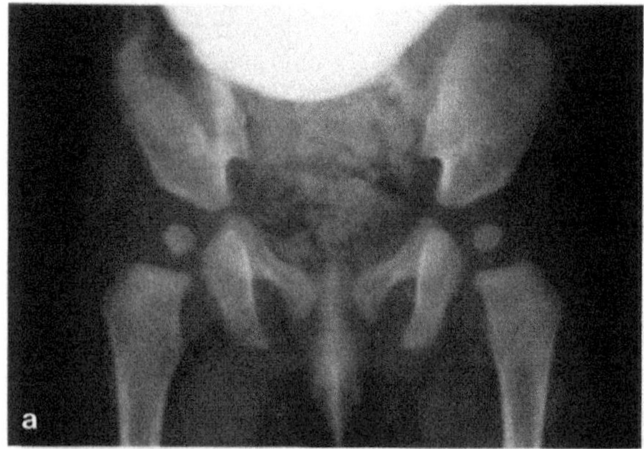

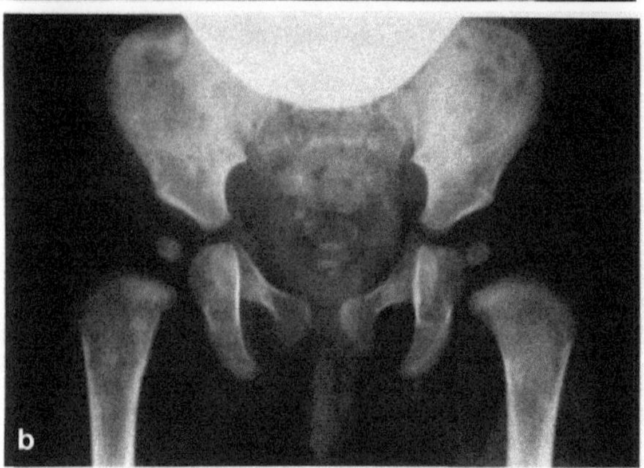

Abb. 28.3. **a** 4 Monate altes Mädchen: Pfannendachwinkel 24° beiderseits, damit regelrecht. Unauffälliger Befund. **b** Zum Vergleich etwas über 4 Monate altes Mädchen: Pfannendachwinkel hier mit 30° beiderseits an der s-Grenze (Grenzwert 29,5°). Die Pfannendächer sind jedoch gut gerundet, die Köpfe gut eingestellt. Keine Spreizhosenbehandlung. Spontane weitere Besserung. Zu beachten in diesem Bilde auch die ganz exakt gehaltene Schenkelhalsstellung, während in **a** eine leichte Außenrotation, zumindest rechts vorliegen dürfte

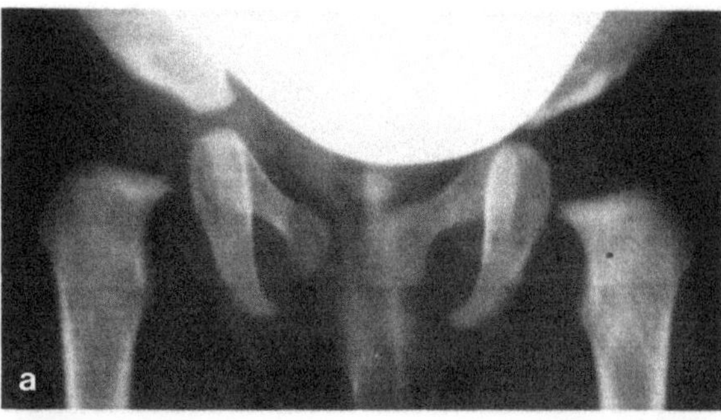

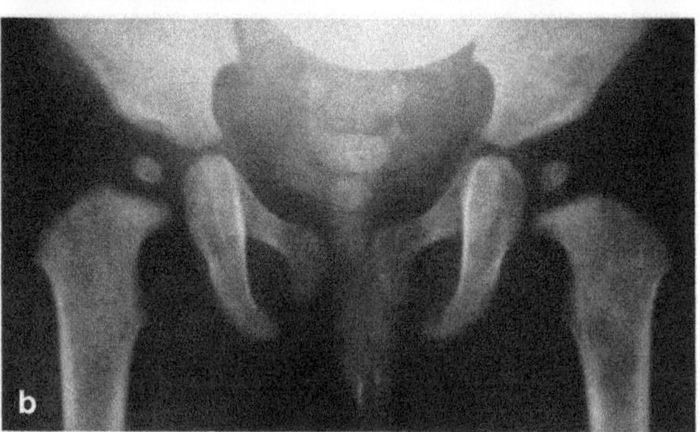

Abb. 28.4. **a** Mädchen im Alter von 5 Monaten. Die Schwester hatte eine Hüftluxation. Dieses Kind wurde zunächst nur 3 Monate breit gewickelt, erhielt dann aber sicherheitshalber doch noch eine Spreizhose. Pfannendachwinkel mit 29° beiderseits in diesem Alter im Bereich zwischen s und 2s, d. h. fraglich dysplastisch. Becken rechtsgedreht, aber noch innerhalb eines Index von 0,56–1,8. Die Pfannendächer lassen leichte Erkerdefekte und Sklerosierung in diesem Bereich erkennen. Einstellung der Hüftköpfe aber regelrecht. **b** Im Alter von 9½ Monaten: Pfannendachwinkel mit 22° jetzt im Normbereich

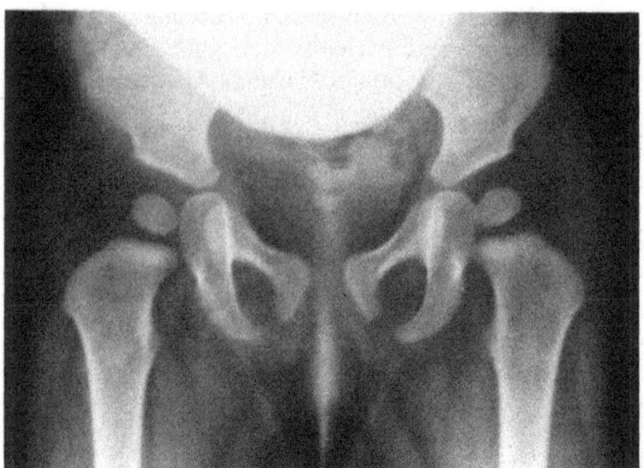

Abb. 28.5. Die Pfannendachwinkel des 9 Monate alten Mädchens liegen mit 26° links und 22° rechts im Normbereich, links allerdings gerade eben unter der s-Grenze. Keine Behandlung

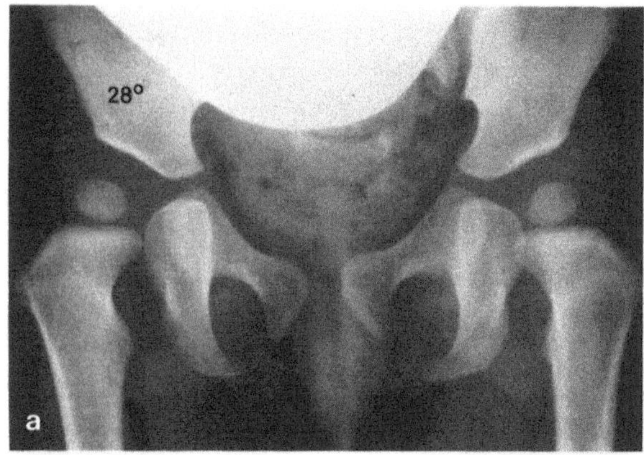

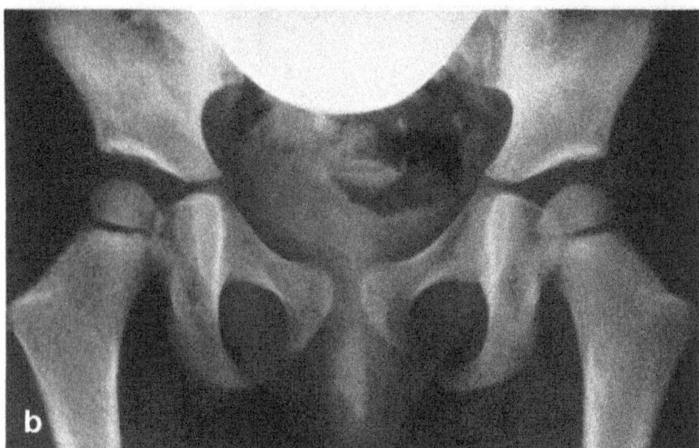

Abb. 28.6. a 1 Jahr, 3 Monate altes Mädchen: AC-Winkel links 27°, rechts 28°, damit links an der s-Grenze (27°) und rechts etwas unter der 2s-Grenze (29°). Der rechte Schenkelhals dürfte nach den Schenkelhalsumrissen (vgl. 9.5.4) außenrotiert gelegen haben, daher etwas Lateralisierung der Femurepiphyse. Eine Behandlung wurde nicht durchgeführt, lediglich Verlaufsbeobachtung. **b** Abschlußkontrolle des Kindes im Alter von 2½ Jahren, regelrechte Entwicklung der Pfannendächer, normale Einstellung der Schenkelhälse und Hüftköpfe. Die Tränenfiguren beginnen sich zu entwickeln

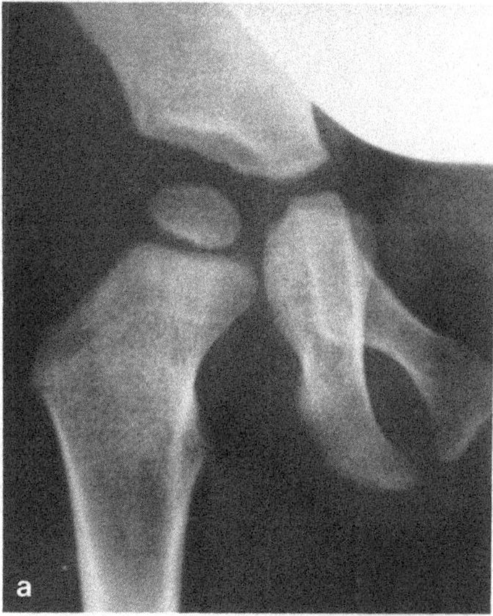

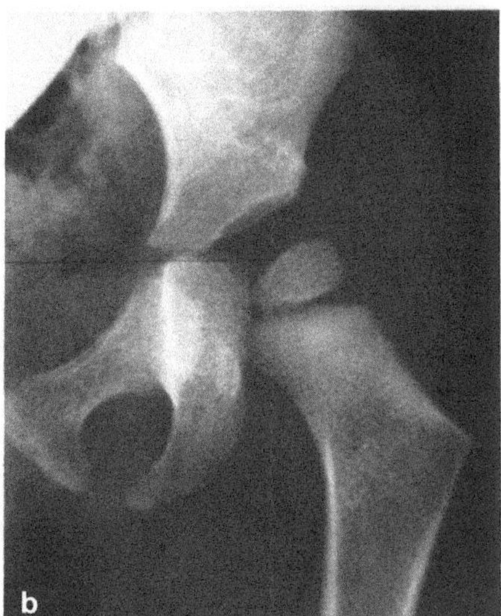

Abb. 28.7. a Regelrecht entwickeltes Hüftgelenk bei 2 Jahre, 2 Monate altem Mädchen, Pfannendachwinkel im Normbereich, Tränenfigur gut ausgebildet. **b** Der Pfannendachwinkel dieses 1 Jahr, 11 Monate alten Mädchens liegt mit 30° unmittelbar unter der 2s-Grenze (30,5°). Hüftgelenk jedoch gut eingestellt, keine Lateralisierung, Tränenfigur noch nicht ausgebildet. Verlauf soll beobachtet werden, notfalls später Azetabuloplastik

28.3 Hüfteinstellungen mit besonderen Problemen (Abb. 28.9–28.14)

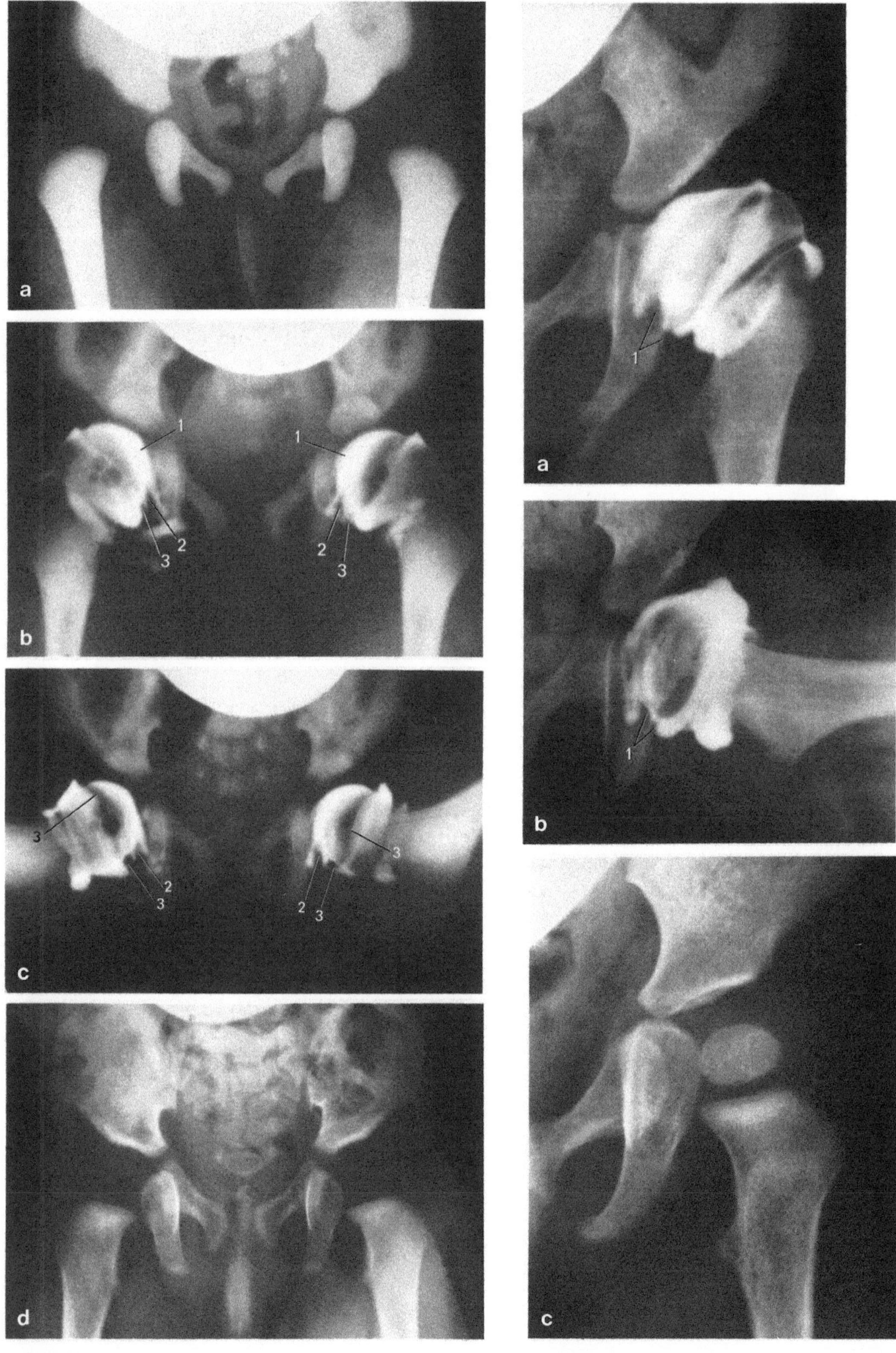

Abb. 28.8 a–d

Abb. 28.9 a–c

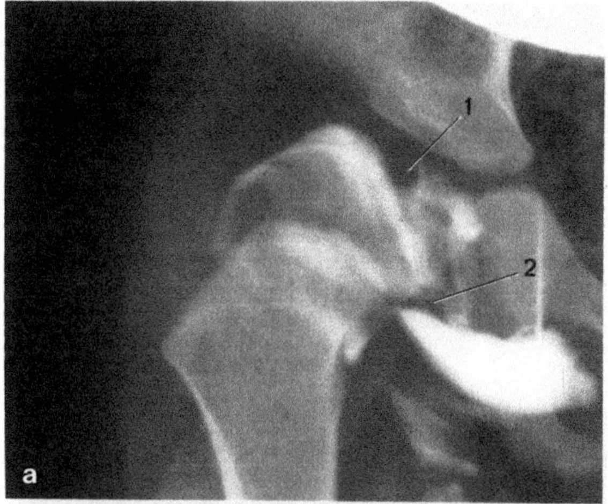

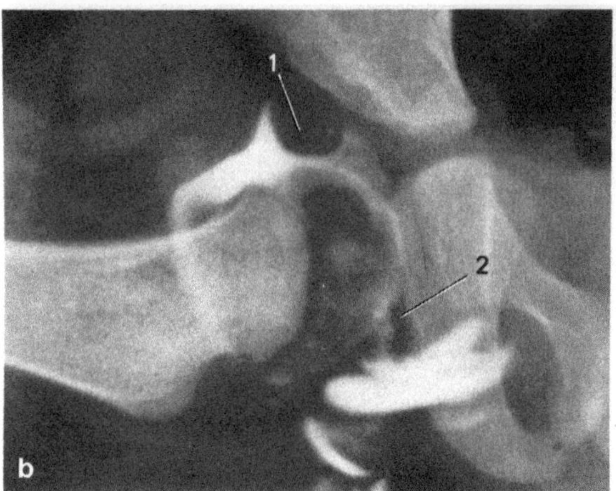

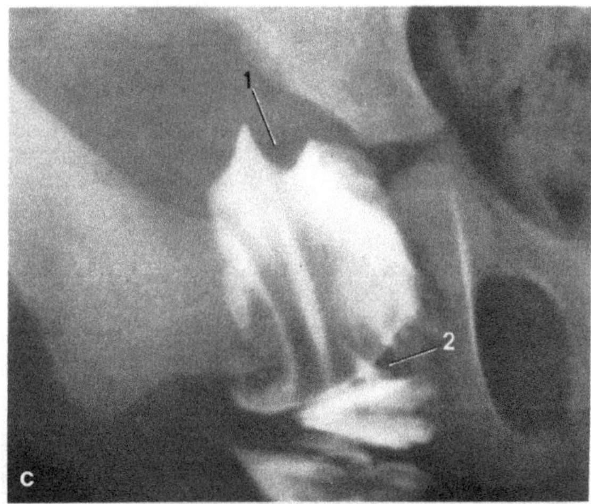

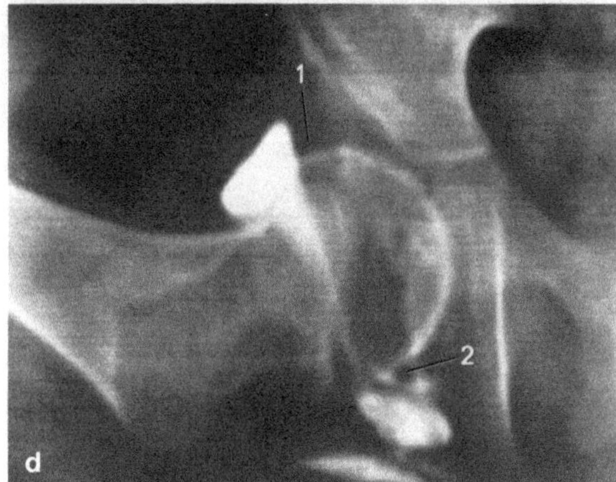

Abb. 28.10 a–f. 1 Jahr, 4 Monate altes Mädchen. Mittelstellung und Repositionsstellung **(a, b)** zeigen einen wulstigen, eingerollten oberen Pfannenrand *(1)* und Limbus. Zum unteren Limbus *(2)* hin besteht eine mäßige Enge. Der Kopf kann schon relativ dicht an die Pfanne herantreten, daher konservative Behandlung, Adduktorentenotomie, Behandlung im Hocksitzgips bei 120° Beugestellung. Nach 4 Wochen erneute Arthrographie **(c)**, der obere wulstige Pfannenrand *(1)* formt sich bereits um. Die Öffnung zwischen Lig. transversum *(2)* und oberem Limbus *(1)* ist größer geworden. **d** Weitere 2½ Monate später zeigt eine erneute Arthrographie die vollständige Rundung der knorpeligen Pfannenanteile und die tiefe Hüftkopfeinstellung. Abbildung 28.10 e, f s. S. 368

◁ **Abb. 28.8 a–d.** 4 Tage altes Mädchen, bei dem ein deutliches Aus- und Einrenkphänomen im Tastbefund bestand. **a** Bei exakt in Mittelstellung gehaltenen Femura besteht eine starke Lateralisation. Mediale Schenkelhalsspitze neben der Ombrédanne-Perkins-Linie. Knöcherne Pfannendächer nicht sicher dysplastisch. Es wurde sofort eine Spreizhose angelegt. **b, c** Sicherheitshalber wurde im Alter von 3 Wochen eine Arthrographie vorgenommen. Die Bilder zeigen noch etwas lateralisiert stehende Hüftköpfe, eine mediale Kontrastmittelansammlung *(1)* und ein stärker vorspringendes Lig. transversum *(2)* und Labrum acetabulare *(3)* in Mittelstellung wie auch in Repositionsstellung. – Die Spreizhose wurde bis zum Alter von 4 Monaten getragen. **d** Der schwere Befund ist dann bereits völlig ausgeheilt, normale Pfannendachwinkel, gute Einstellung der Schenkelhälse. Die Kopfkerne entwickelten sich später ohne Anzeichen einer Nekrose

◁ **Abb. 28.9 a–c.** 4½ Monate altes Mädchen. **a** In Neutralstellung ist der Hüftkopf deutlich lateralisiert, das Pfannendach stark dysplastisch, der knorpelige Pfannenrand ist jedoch kräftig entwickelt und überdeckt den Hüftkopf seitlich noch. Etwas vorgezogenes Lig. transversum *(1)*. **b** In Repositionsstellung tritt der Kopf tief in die Pfanne. Daraufhin werden Hocksitzgipsverbände für 4 Monate angelegt, anschließend noch Fixation in einer Düsseldorfer Spreizschiene für 3½ Monate. **c** Im Alter von 1 Jahr: völlige Abheilung der Dysplasie und Instabilität. Ohne frühe Diagnostik und Fixierungsmaßnahmen hätte sich der Befund mit Sicherheit weiter verschlechtert

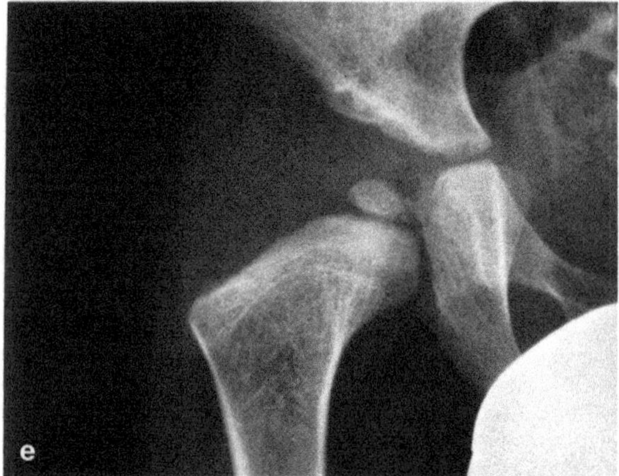

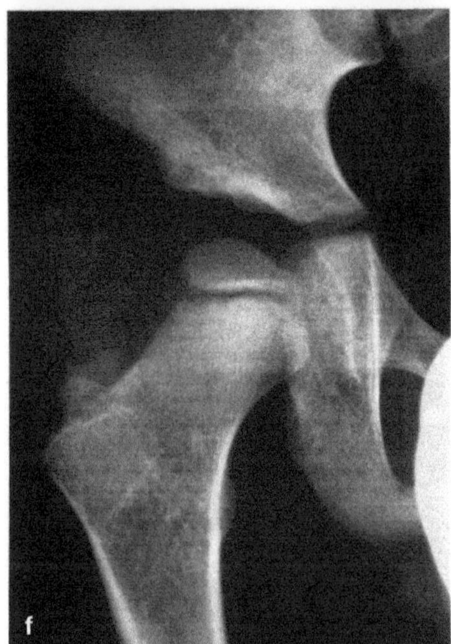

Abb. 28.10. e Im Alter von 2 Jahren, 5 Monaten: gute Hüftkopfeinstellung und sich bessernde Pfannendysplasie; medialer Anteil der Hüftkopfepiphyse etwas aufgelockert, leichte Teilnekrose des Anteils, der gegen den oberen Pfannenrand drückte. **f** Letztes Verlaufsbild im Alter von 4 Jahren, 4 Monaten. Die Pfannendysplasie hat sich weiter spontan gebessert. Einstellung stabil. Leichte mediokaudale Kopfabflachung. Das Wachstum muß weiter verfolgt werden

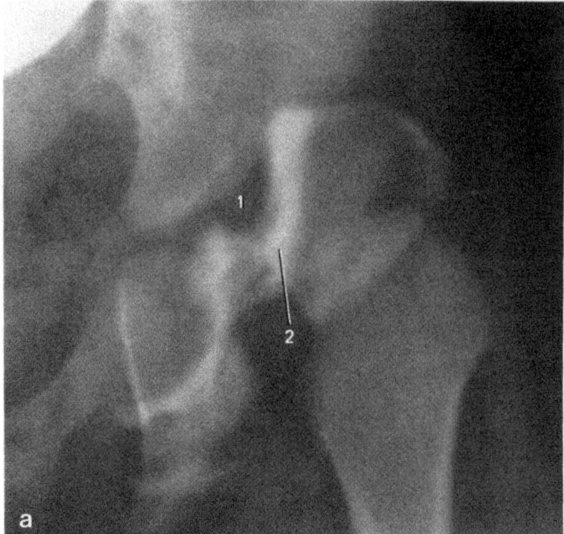

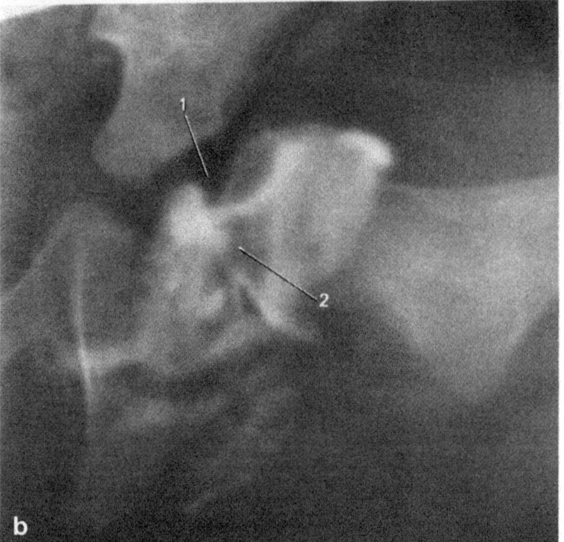

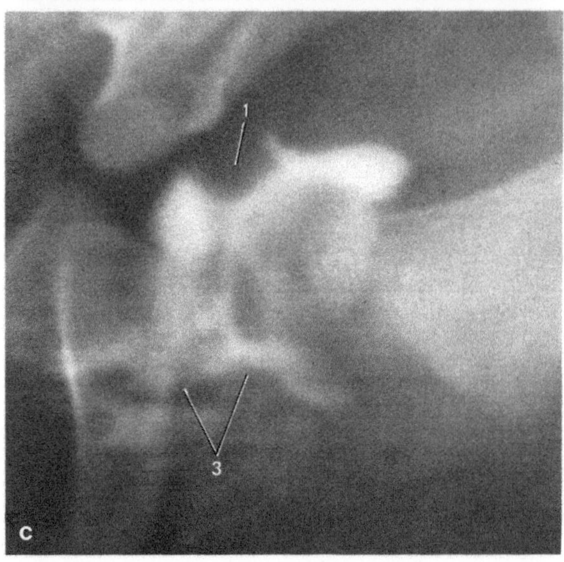

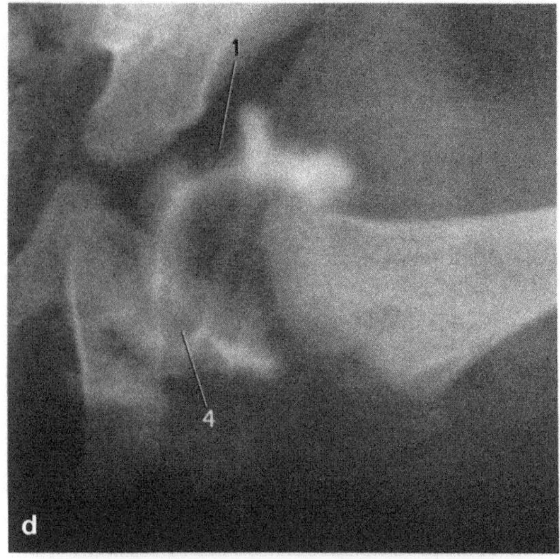

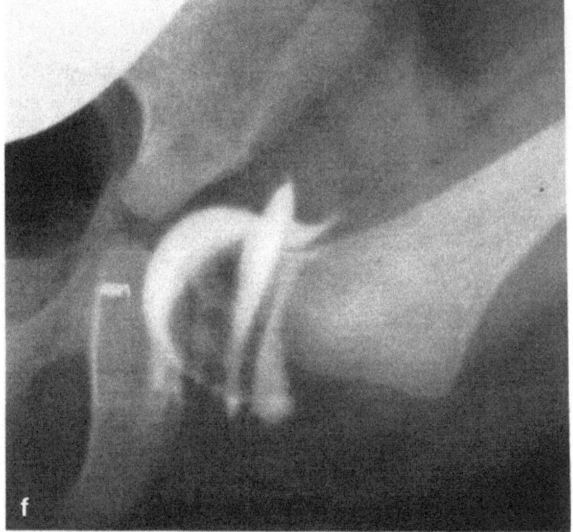

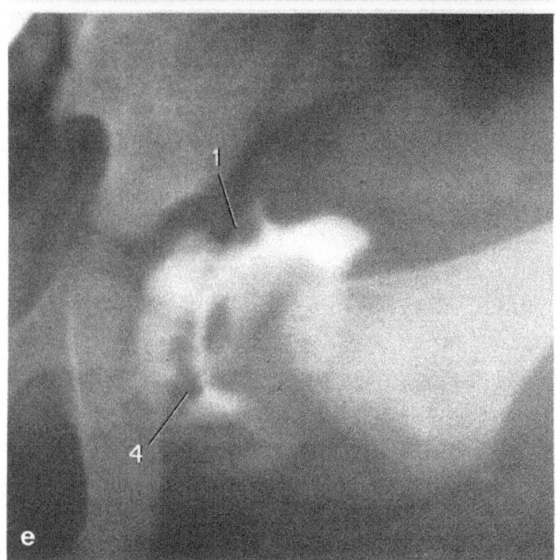

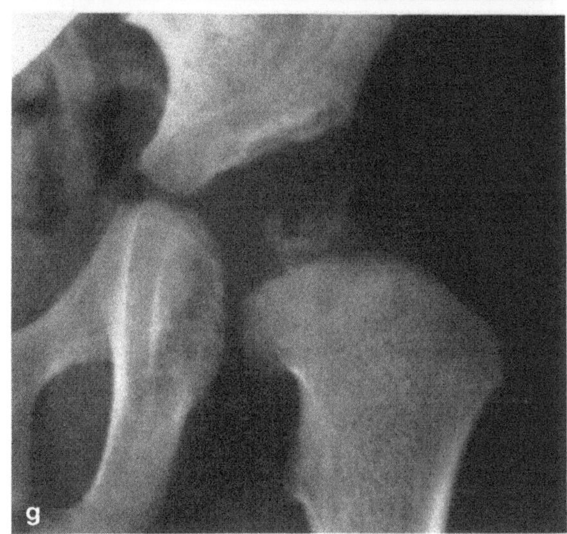

Abb. 28.11 a–g. Knapp 4 Monate altes Mädchen. **a** Hoch außerhalb des knorpeligen Pfannenrandes *(1)* stehender Hüftkopf, enger Kapselschlauch *(2)*. **b** Bei 100° Beugung und stärkerer Abduktion steht der Hüftkopf hinter der Pfanne. Auch auf dieser Aufnahme ist der wulstige knorpelige Pfannenrand *(1)* und die starke Kapselenge *(2)* zu erkennen. **c** Unter der Sicht des Röntgenbildverstärkers läßt sich der Hüftkopf unter den Pfannenrandwulst *(1)* bringen. Er kann aber zwischen oberem Pfannenrand und engem unterem Limbus und Kapsel *(3)* nicht in den Pfannengrund eintreten und bleibt stark lateralisiert. **d** Nach Adduktorentenotomie, etwas stärkerer Abspreizung und Druck vom Kniegelenk her, tritt der Kopf etwas mehr in die Pfanne. Er preßt sich in die Enge zwischen oberem *(1)* und unterem *(4)* Pfannenrand. Es wird trotzdem ein Gipsverband gegeben, in der Annahme, daß der Kopf sich die Pfanne formt. **e** Arthrographie 3 Wochen später: noch unverändert lateraler Stand zwischen oberem Pfannenrand *(1)* und Lig. transversum *(4)*. **f** Bei erneuter Arthrographie nach weiteren 3 Wochen hat sich die knorpelige Pfanne gut und rund geformt, und der Kopf ist tief eingetreten. **g** Im Alter von 1¼ Jahren zeigt sich jedoch eine starke Hüftkopfnekrose (Grad 3). Der Verlauf läßt erkennen, daß sich der Hüftkopf zwar eine Pfanne bei entsprechender Einstellung formen kann, der Druck eines engen Pfanneneingangs aber gefährlich ist und Hüftkopfnekrosen verursachen kann. In diesem Falle wäre eine sofortige operative Einstellung angezeigt gewesen

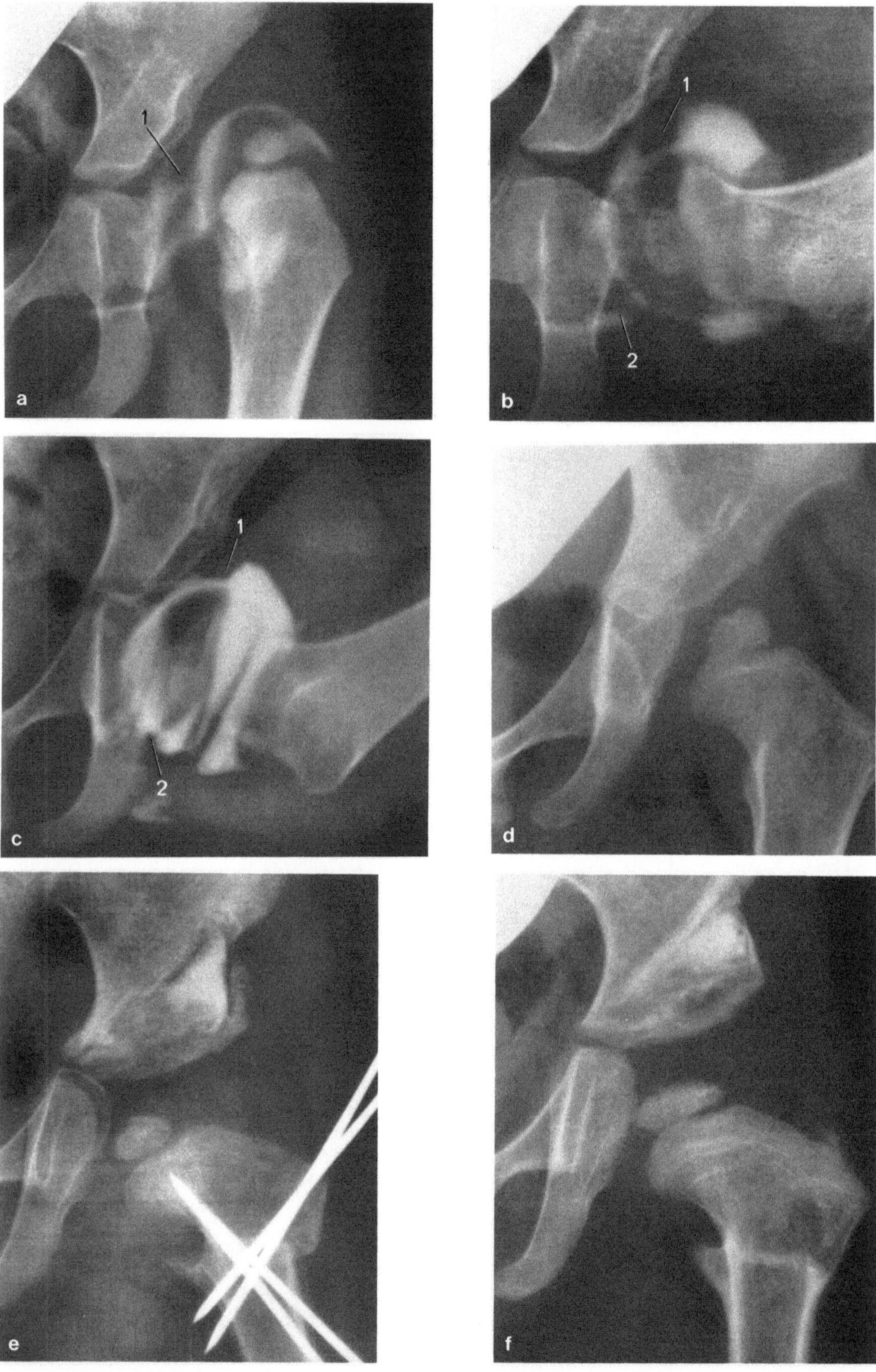
1
a
1
2
b
1
2
c
d
e
f

Abb. 28.12. 1 Jahr, 8 Monate altes Mädchen: Sowohl in Mittelstellung **(a)** wie in Repositionsstellung **(b)** zeigt sich ein in die Pfanne umgeschlagener Limbus und Pfannenrandwulst *(1)*, der den Eintritt des Kopfes verhindert (*2* Lig. transversum). Der Abstand zum Pfannenboden ist jedoch nicht so groß wie im vorhergehenden Fall. Die konservative Behandlung im Hocksitzgipsverband wurde durchgeführt. 3 Monate später **(c)** zeigt das nächste Arthrogramm eine gute Rundung des knorpeligen Pfannendachs und Auskrempelung des oberen Pfannenrandwulstes. Tiefe Einstellung des Hüftkopfes. **d** 6 Wochen später zeigt eine Aufnahme in Mittelstellung bereits Strukturauflockerungen des Hüftkopfes im medialen Anteil. Das Pfannendach ist extrem steil, so daß bei einem Alter von jetzt 2 Jahren Reluxation befürchtet werden muß. Daher erfolgt die Azetabuloplastik und DVO. **e** Der Hüftkopf läßt auch hier eine Strukturunregelmäßigkeit erkennen. **f** 6 Monate später, im Alter von 2 Jahren, 7 Monaten zeigt der Hüftkopf einen relativ flachen Aufbau, aufgerauhte Oberfläche. Eine Hüftkopfknekrose 2. Grades dürfte abgelaufen sein. Überdachung und Einstellung jedoch gut. Bei einem derartigen arthrographischen Befund würden wir heute die operative Einstellung sofort vornehmen, um entsprechende Hüftkopfnekrosen zu vermeiden

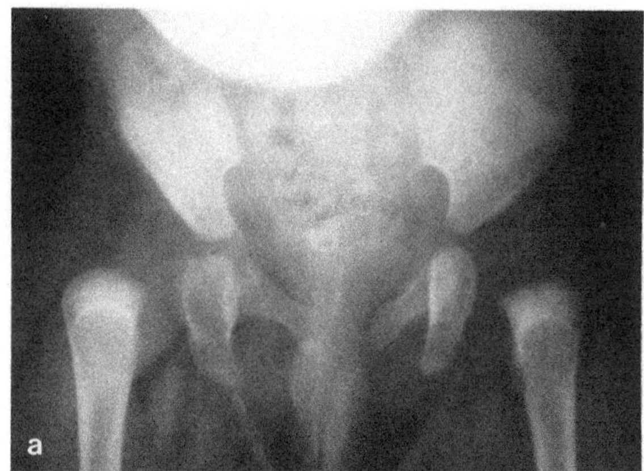

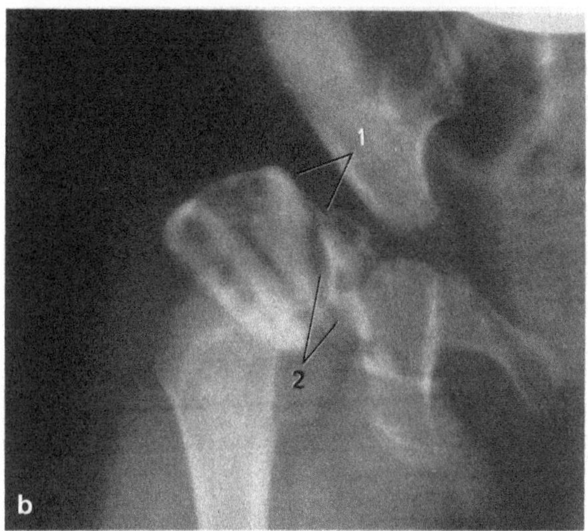

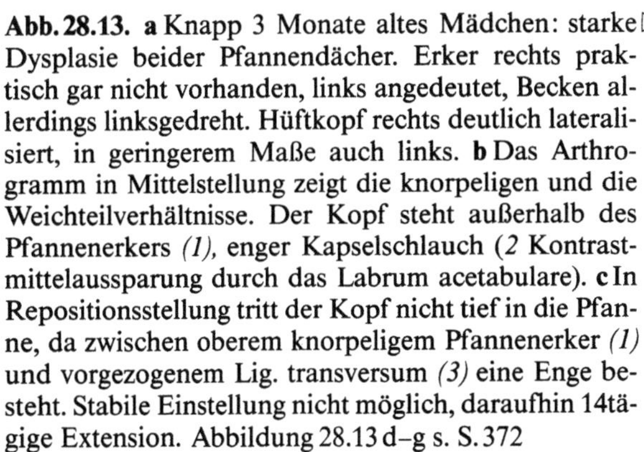
Abb. 28.13. **a** Knapp 3 Monate altes Mädchen: starke ▷ Dysplasie beider Pfannendächer. Erker rechts praktisch gar nicht vorhanden, links angedeutet, Becken allerdings linksgedreht. Hüftkopf rechts deutlich lateralisiert, in geringerem Maße auch links. **b** Das Arthrogramm in Mittelstellung zeigt die knorpeligen und die Weichteilverhältnisse. Der Kopf steht außerhalb des Pfannenerkers *(1)*, enger Kapselschlauch (*2* Kontrastmittelaussparung durch das Labrum acetabulare). **c** In Repositionsstellung tritt der Kopf nicht tief in die Pfanne, da zwischen oberem knorpeligem Pfannenerker *(1)* und vorgezogenem Lig. transversum *(3)* eine Enge besteht. Stabile Einstellung nicht möglich, daraufhin 14tägige Extension. Abbildung 28.13 d–g s. S. 372

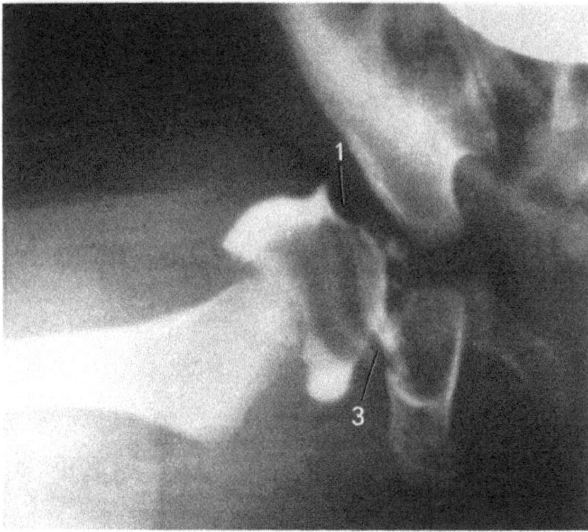

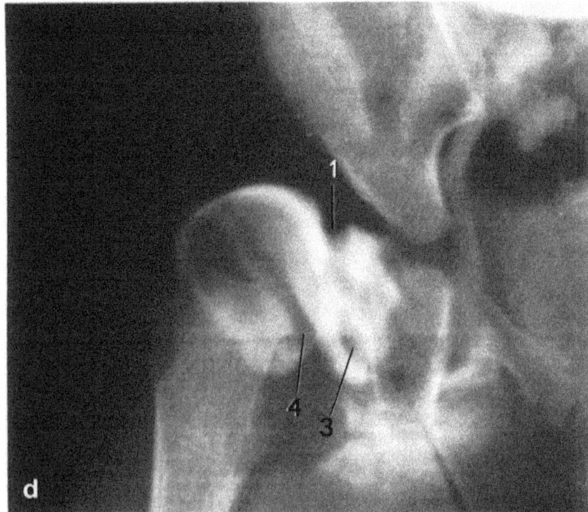

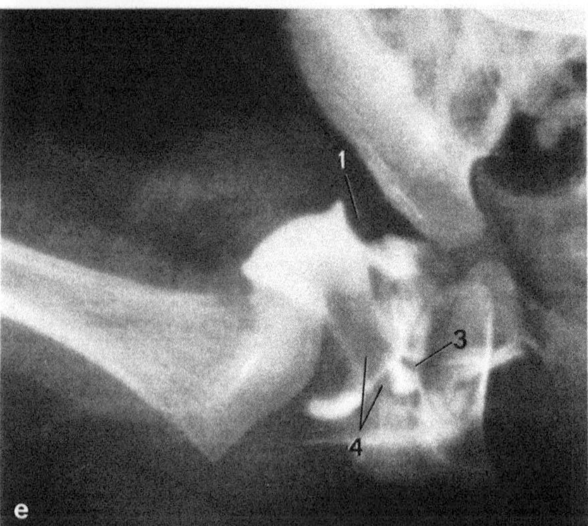

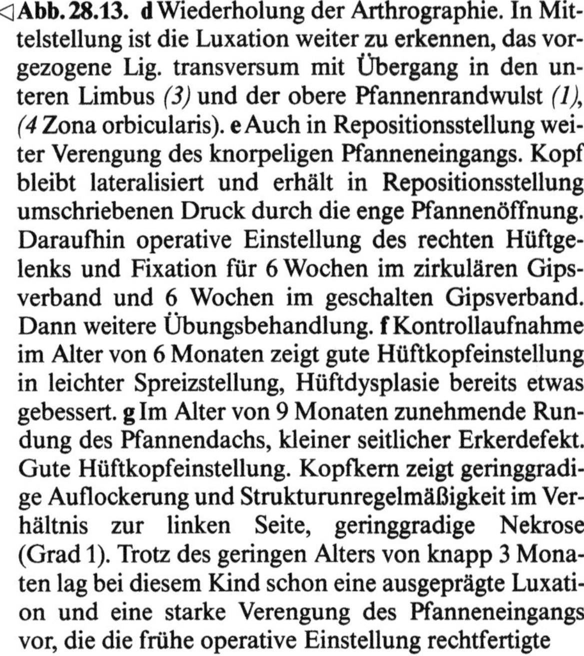
◁ **Abb. 28.13. d** Wiederholung der Arthrographie. In Mittelstellung ist die Luxation weiter zu erkennen, das vorgezogene Lig. transversum mit Übergang in den unteren Limbus *(3)* und der obere Pfannenrandwulst *(1)*, *(4* Zona orbicularis). **e** Auch in Repositionsstellung weiter Verengung des knorpeligen Pfanneneingangs. Kopf bleibt lateralisiert und erhält in Repositionsstellung umschriebenen Druck durch die enge Pfannenöffnung. Daraufhin operative Einstellung des rechten Hüftgelenks und Fixation für 6 Wochen im zirkulären Gipsverband und 6 Wochen im geschalten Gipsverband. Dann weitere Übungsbehandlung. **f** Kontrollaufnahme im Alter von 6 Monaten zeigt gute Hüftkopfeinstellung in leichter Spreizstellung, Hüftdysplasie bereits etwas gebessert. **g** Im Alter von 9 Monaten zunehmende Rundung des Pfannendachs, kleiner seitlicher Erkerdefekt. Gute Hüftkopfeinstellung. Kopfkern zeigt geringgradige Auflockerung und Strukturunregelmäßigkeit im Verhältnis zur linken Seite, geringgradige Nekrose (Grad 1). Trotz des geringen Alters von knapp 3 Monaten lag bei diesem Kind schon eine ausgeprägte Luxation und eine starke Verengung des Pfanneneingangs vor, die die frühe operative Einstellung rechtfertigte

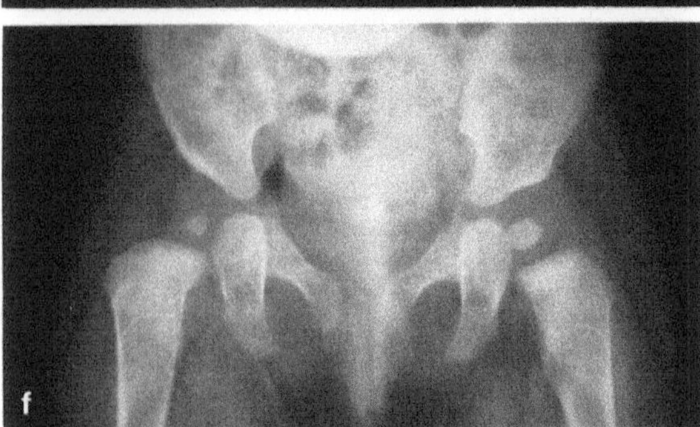

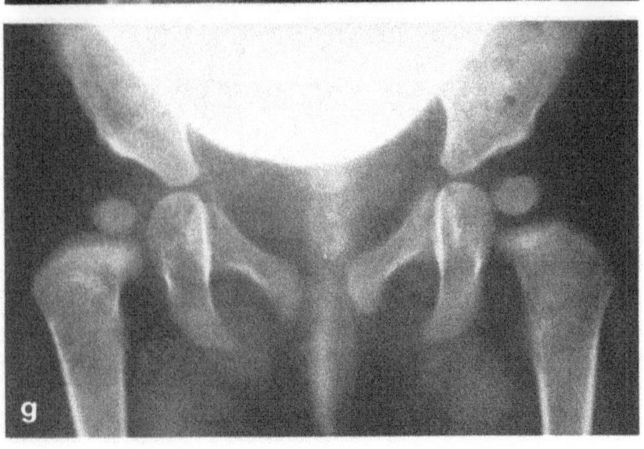

Abb. 28.14 a–e. 5 Monate altes Kleinkind mit ebenfalls ▷ schon voll ausgebildeter Hüftluxation links. **a** Kopf in Mittelstellung, außerhalb des knorpeligen Pfannenerkers *(1)*, *(2* oberes, *3* unteres Labrum acetabulare). Wie auch die Aufnahme in Abduktion – allerdings ohne genügende Beugung – zeigt, ist der Kapselschlauch *(4)* stark verengt **(b)**. Lig. transversum und seitlicher oberer Pfannenwulst bilden eine Enge. Der Kopf steht hinter der Pfanne. Daraufhin Extensionsbehandlung von 3 Wochen. Die neuen Arthrographiebilder **(c, d, e)** in verschiedenen Graden der Beugestellung zeigen, daß der Kopf weiter gegen den wulstigen, knorpeligen oberen Pfannenrand *(1)* und ein stark vorspringendes Lig. transversum *(3)* drückt. Die Kapsel ist verengt und zeigt sich in **e** als dunkles Querband *(5)* über dem Kopf. Keine genügende Tiefeinstellung. Wegen der Gefahr der Nekrose operative Hüfteinstellung. **f** Die Kontrollaufnahme im Alter von 9 Monaten zeigt gute Kopfeinstellung, bereits deutliche Besserung der Pfannendysplasie. Kopfkern im Aufbau, kein Anhalt für Nekrose. Bei derartig verengten Pfanneneingängen und im Hinblick auf die Verletzlichkeit des Hüftkopfes bei Fehlen des Kopfkerns erscheint die sofortige operative Pfannenöffnung am sichersten

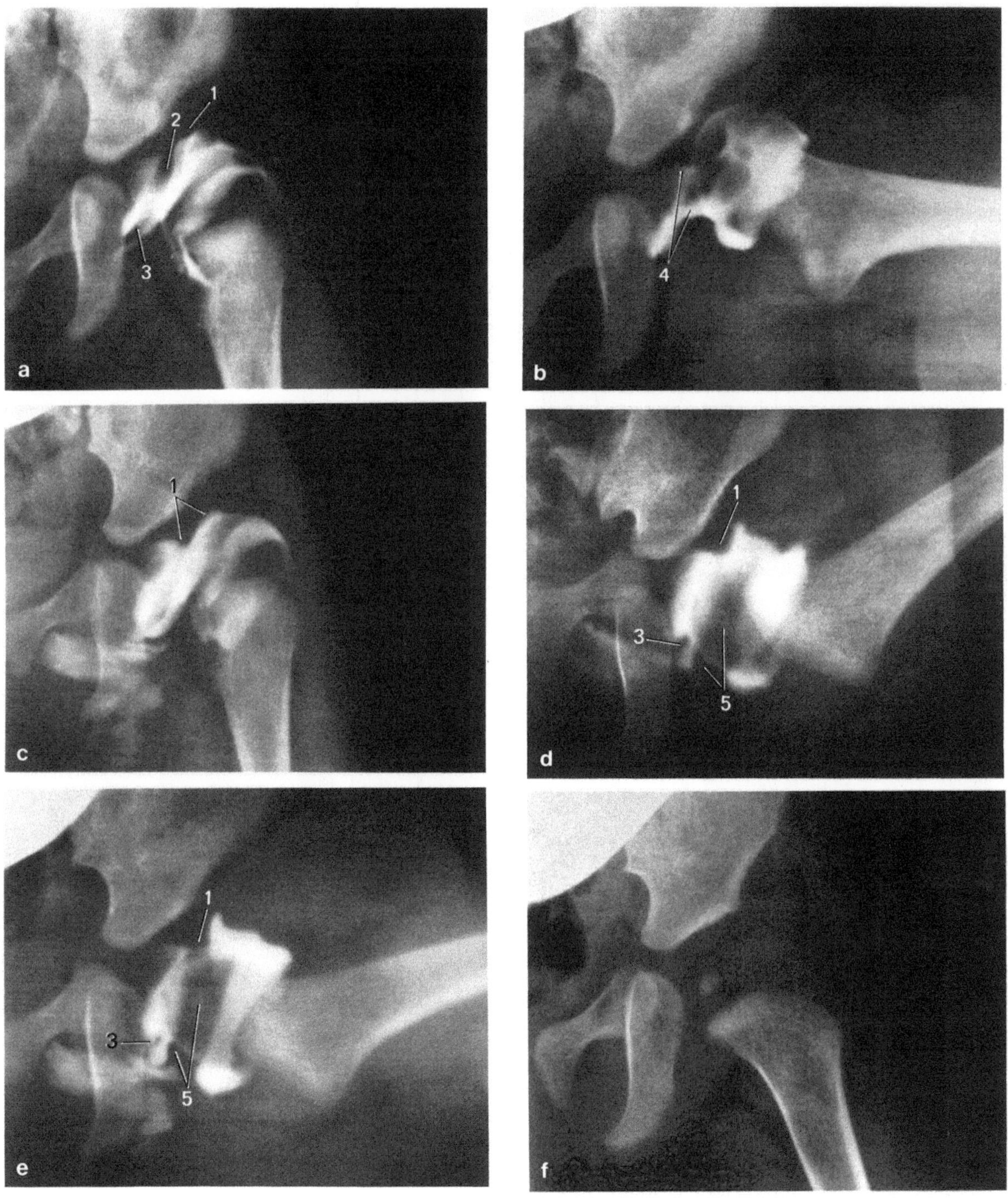
1
2
3
a
4
b
1
c
1
3
5
d
1
3
5
e
f

28.4 Probleme der Weiterbehandlung nach Hüfteinstellung – das instabile Hüftgelenk (Abb. 28.15–28.18)

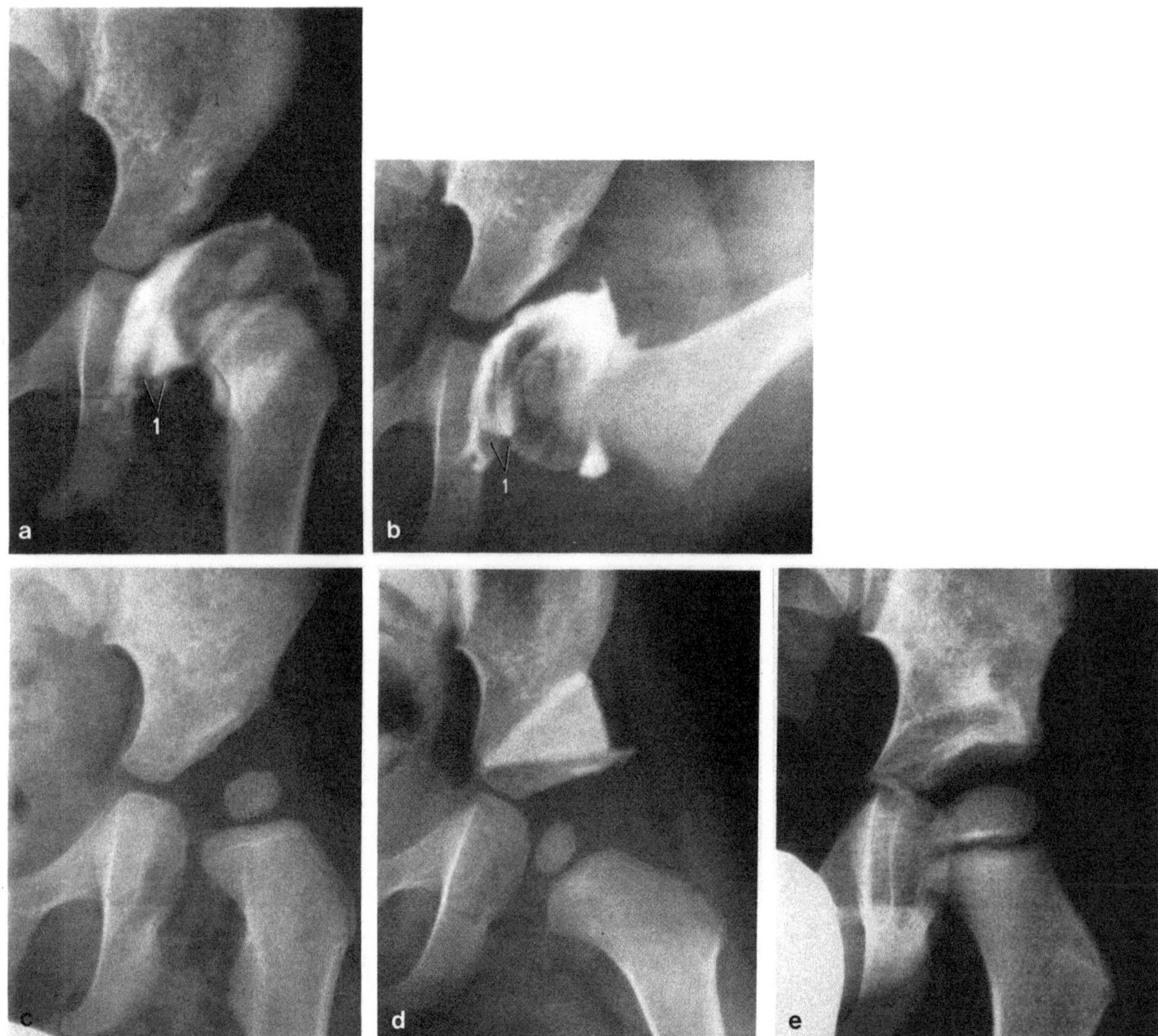

Abb. 28.15. a, b Einstellung einer Hüftluxation bei einem 1 Jahr, 7 Monate alten Jungen. Genügend weite Gelenkkapsel, Lig. transversum und unterer Pfannenrand *(1)* etwas vorspringend, dadurch mäßige Lateralisation bei der Aufnahme in Repositionsstellung. Nach Stabilisierung des Gelenks durch die Hockgipsbehandlung zeigt sich in Mittelstellung **(c)** aber weiter ein sehr steiles Pfannendach und eine fortbestehende Neigung zum Höher- und Lateraltreten des Hüftkopfes. Eine erneute Verschlechterung muß befürchtet werden. Deshalb sofortige Azetabuloplastik mit Fremdkeil **(d)**. Hüftkopf jetzt gut gegenüber dem ischialen Pfannensektor zentriert. Pfannendach auf regelrechtem Winkel. **e** Endergebnis im Alter von 4½ Jahren: regelrechter Befund

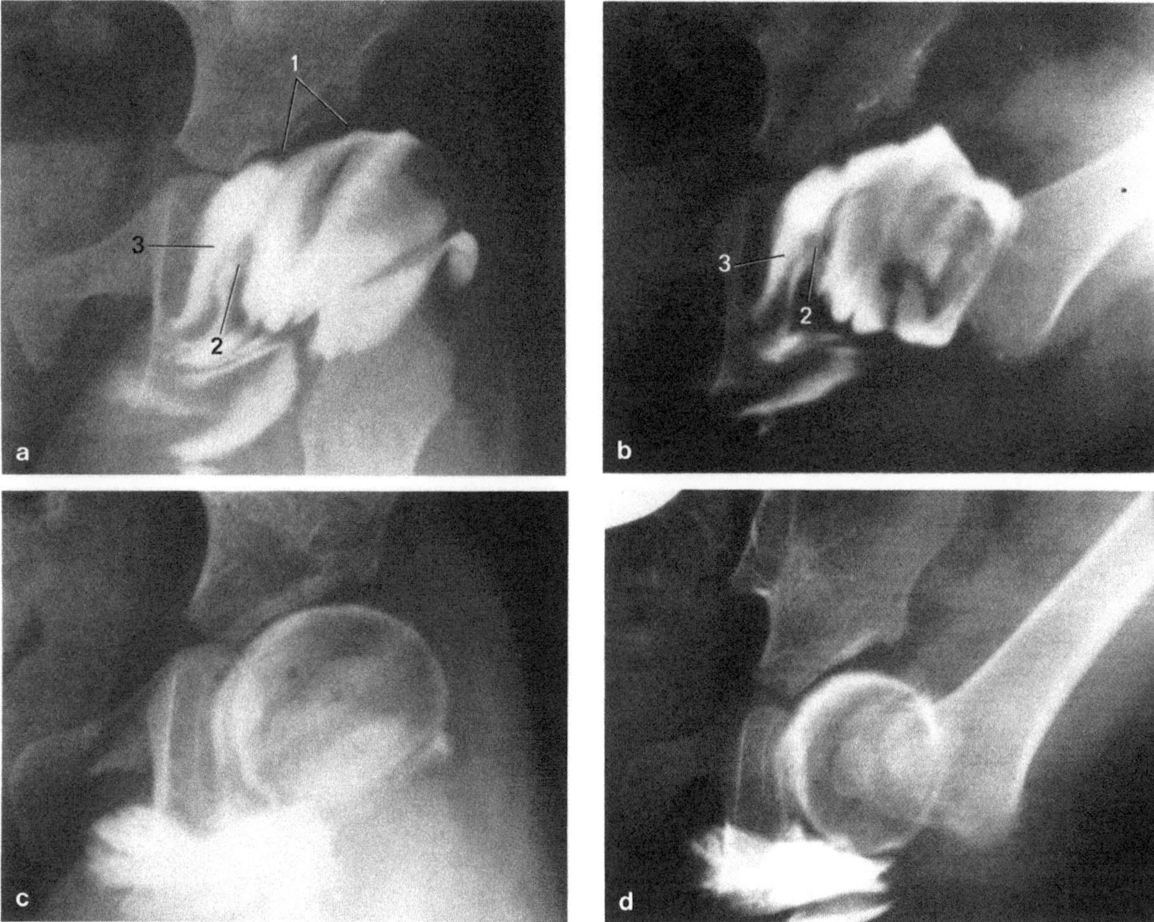

Abb. 28.16 a–k. Arthrographie eines 8 Monate alten Mädchens. Der linke Hüftkopf ist deutlich lateralisiert und hat den knorpeligen Pfannenerker *(1)* umgeformt. Sowohl die Aufnahme der Mittelstellung **(a)** wie der Repositionsstellung **(b)** zeigen, daß die Kapsel im unteren Pfannenbereich *(2)* stark eingezogen ist. Es besteht nur ein schmaler Kapselschlauch zum Pfannenboden *(3)*, dadurch auch im Tastbefund starke Instabilität. Es erfolgte Fixierung im Hocksitzgipsverband über 3 Monate. Die anschließende Arthrographie **(c, d)** zeigt gute Zentralisierung des Hüftkopfes und den weitgehenden Abbau des medialen eingezogenen Kapselanteils, bei noch verbleibender Restdysplasie. Abbildung 28.16 e–k s. S. 376

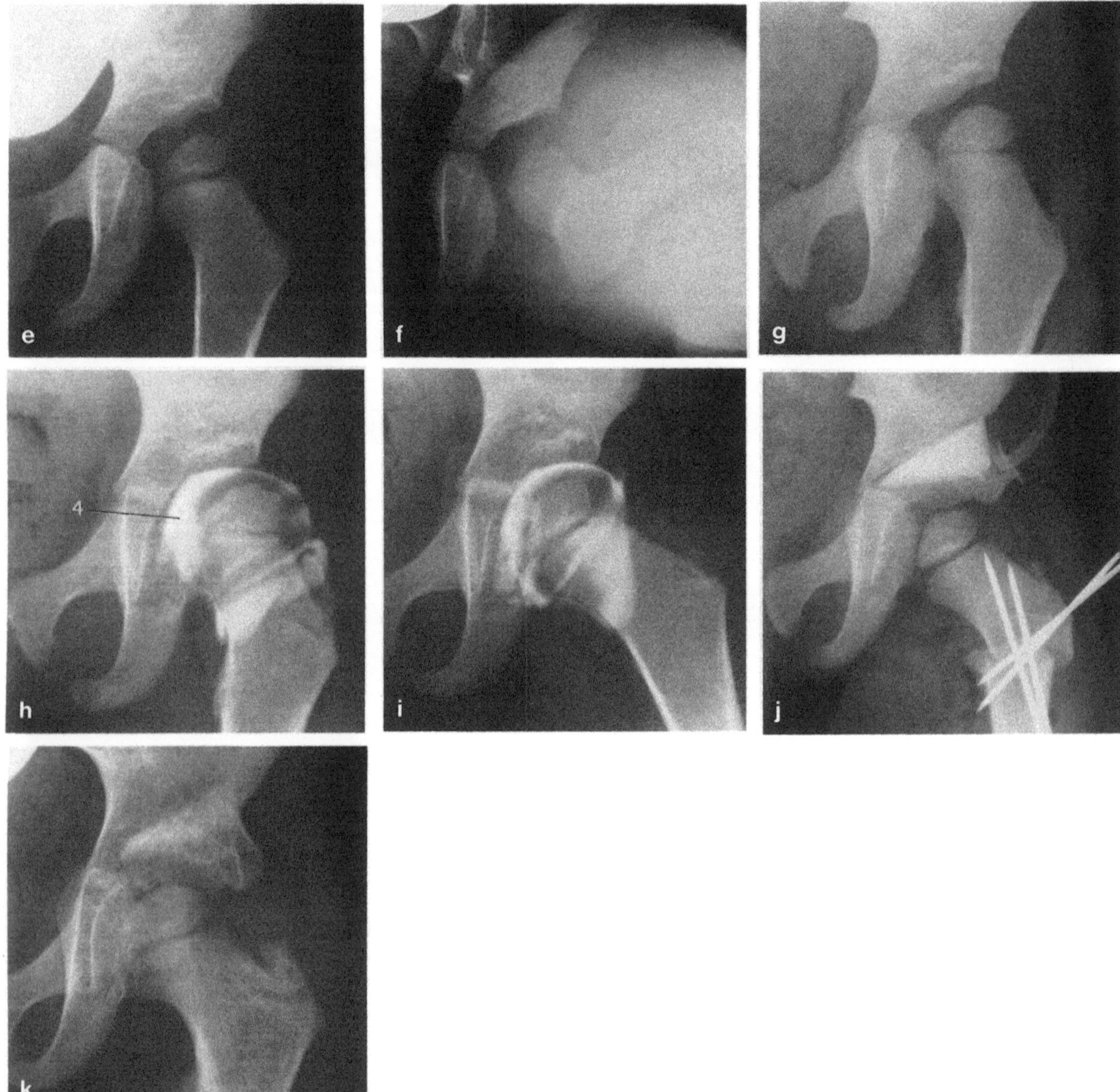

Abb. 28.16. Eine Kontrollaufnahme 1 Jahr, 4 Monate später, im Alter von 2¼ Jahren, zeigt noch eine starke Pfannendysplasie, der Kopfkern steht mit seiner Begrenzung oberhalb der Hilgenreiner-Linie und nicht genügend tief vor dem ischialen Pfannensektor **(e)**. Die Antetorsionsaufnahme läßt eine stark erhöhte Antetorsion erkennen **(f)**. Auch auf einer weiteren Kontrollaufnahme im Alter von 3 Jahren, 2 Monaten hat sich der Befund nicht gebessert **(g)**. Unverändert starke Pfannendysplasie und Hochstand des Kopfes. Die jetzt durchgeführte Arthrographie zeigt ein instabiles Hüftgelenk **(h)**. Die Verschieblichkeit des Kopfes geht aus der medialen Kontrastmittelansammlung *(4)* in Mittelstellung hervor. Bei Abduktions-Innenrotations-Stellung läßt das Arthrogramm jedoch guten Kontakt des Hüftkopfes mit dem Pfannenboden erkennen **(i)**. Daher ist die Indikation zur Azetabuloplastik und Varisierung ohne operative Hüfteinstellung gegeben. Diese bringt das Pfannendach auf den normalen Winkel und den Hüftkopf tiefer vor den ischialen Pfannensektor **(j)**. Die letzte Kontrollaufnahme **(k)** im Alter von 4 Jahren, 8 Monaten läßt eine gute Hüftkopfeinstellung und Überdachung und Schenkelhalsentwicklung erkennen. Für die regelrechte Entwicklung eines Hüftgelenks sind die tiefe Einstellung vor den medialen (ischialen) Pfannensektor, die Stabilität in dieser Position und die Festigkeit der Gelenkkapsel von entscheidender Bedeutung

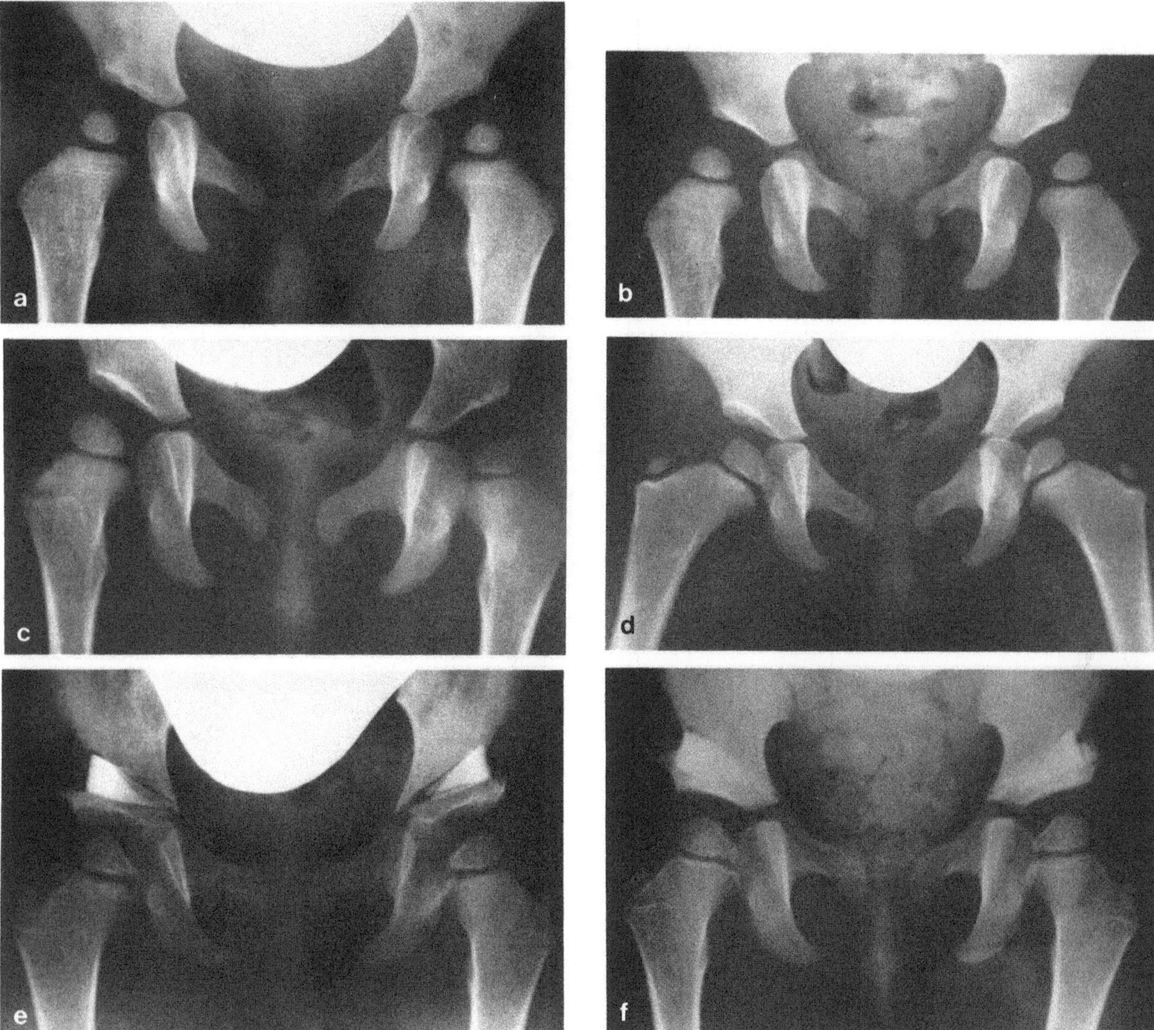

Abb. 28.17. a Beckenübersicht eines 1 Jahr, 5 Monate alten Mädchens; Zustand nach Hüftluxation beiderseits und Fixation im Hocksitzgipsverband für 5 Monate. Nach Freigabe zur Bewegung zeigen die Hüftköpfe bei mäßiger Pfannendysplasie jedoch noch leichte Lateralisierung. Auch die Aufnahme 4 Monate später **(b)** läßt einen ähnlichen Befund erkennen. Im Alter von 2 Jahren, 5 Monaten **(c)** hat sich die Pfannendysplasie noch mehr verstärkt, die Hüftköpfe stehen beiderseits nicht genügend tief vor dem medialen Pfannensektor. Tränenfiguren relativ V-förmig. Eine Abduktions-Innenrotations-Aufnahme läßt jedoch erkennen, daß die Hüftköpfe hier tiefer in die Pfanne treten **(d)**. Die Azetabuloplastik beiderseits ist daher angezeigt. Wäre hier ein Arthrogramm durchgeführt worden, so hätte sich sicherlich eine Instabilität der Hüftgelenkkapsel mit medialer Kontrastmittelansammlung im Pfannenbereich herausgestellt. Nach der Azetabuloplastik sind die Hüftköpfe dann gut überdacht, die Pfannendachwinkel regelrecht, die Einstellung vor dem medialen Pfannensektor ist genügend tief **(e)**. Letzte Röntgenkontrolle im Alter von 2 Jahren, 8 Monaten **(f)**. Das schon bei dem Kind von Abb. 28.16 Gesagte bestätigt sich auch hier. Die spontane Entwicklung zum normalen Befund ist nur gewährleistet, wenn keine Instabilität am Hüftgelenk vorliegt.

Die Azetabuloplastik in der hier geschilderten Form ist in der Lage die Instabilität zu beseitigen, vorausgesetzt, daß keine besonders starken pathologischen Abweichungen am Schenkelhals vorliegen, sonst muß zusätzlich eine DVO erfolgen

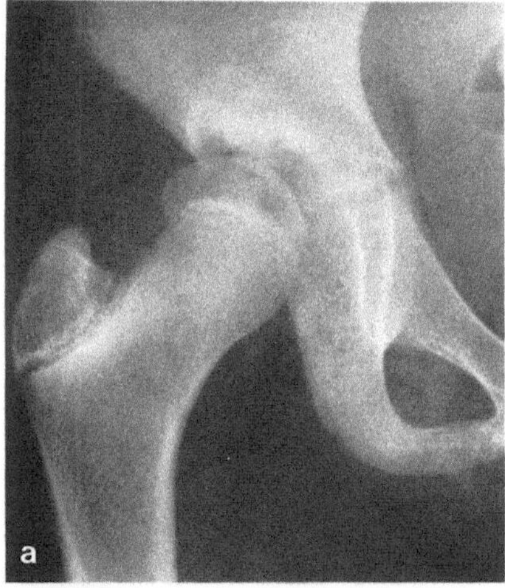

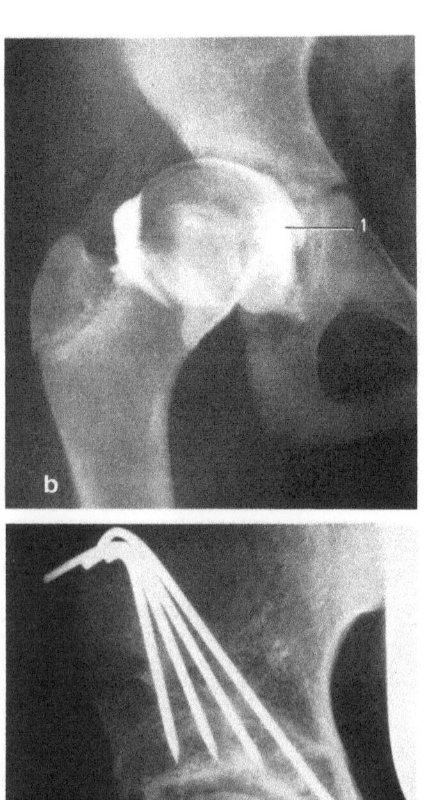

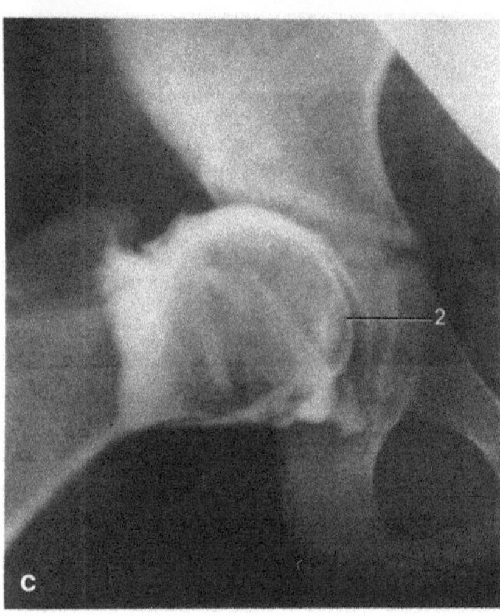

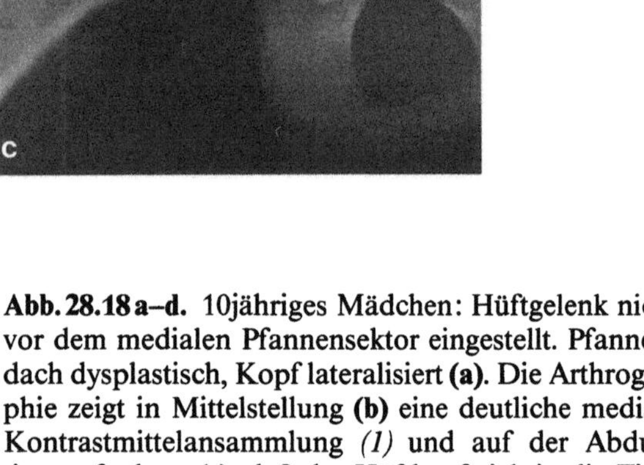

Abb. 28.18 a–d. 10jähriges Mädchen: Hüftgelenk nicht vor dem medialen Pfannensektor eingestellt. Pfannendach dysplastisch, Kopf lateralisiert **(a)**. Die Arthrographie zeigt in Mittelstellung **(b)** eine deutliche mediale Kontrastmittelansammlung *(1)* und auf der Abduktionsaufnahme **(c)**, daß der Hüftkopf sich in die Tiefe dieses Raumes einstellt und das Kontrastmittel verdrängt *(2)*. Es handelt sich demnach um ein instabiles Hüftgelenk, selbst im Alter von 10 Jahren. Eine operative Einstellung erscheint nach der Abduktionsaufnahme nicht erforderlich. Die Zentrierung wurde hier durch die Dreifachosteotomie des Beckens erreicht **(d)**. Mit der Pfannenschwenkung über den Hüftkopf hinweg drückt seine Kopfkuppe jetzt in das Zentrum der Pfanne. Dieses war das älteste Kind, das wir mit persistierender Hüftinstabilität beobachten konnten. Nach dem Alter von etwa 10 Jahren lassen sich lateralisierte Hüftgelenke meist nicht tiefer in das Pfannenzentrum einstellen, da die Facies lunata sich dann zunehmend dem Hüftkopf in der lateralisierten Stellung anpaßt

28.5 Coxa magna als Behandlungsproblem

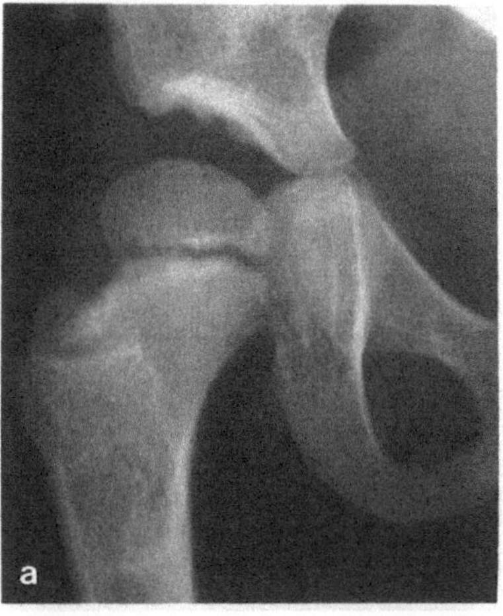

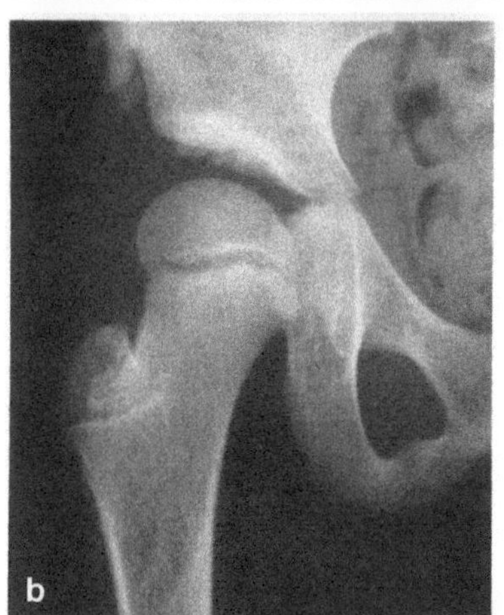

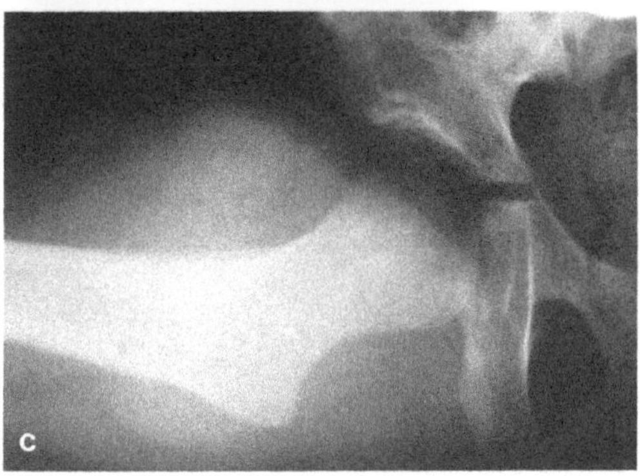

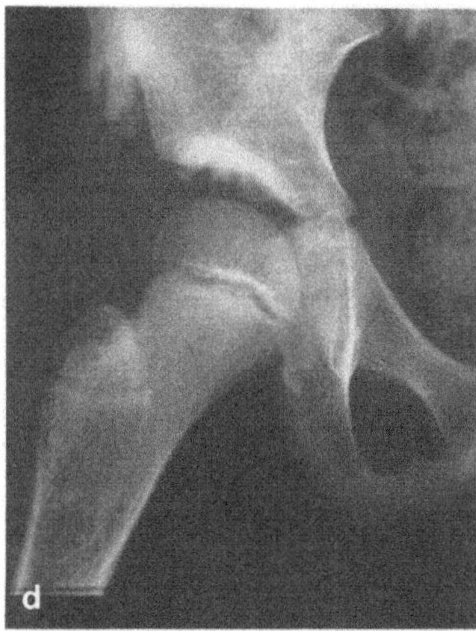

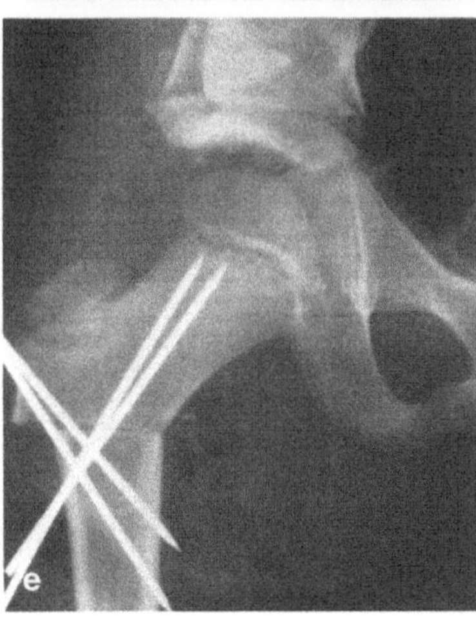

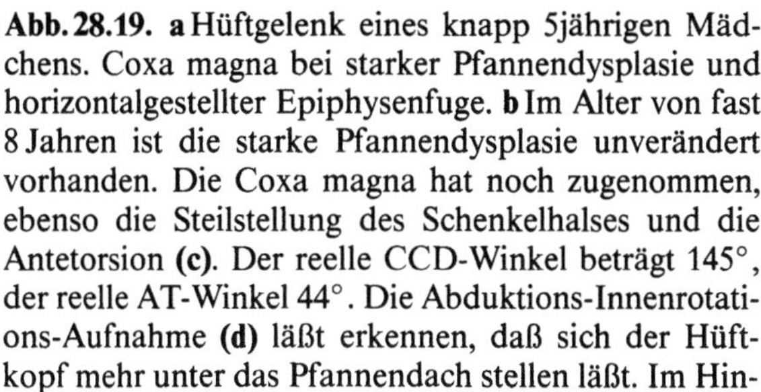

Abb. 28.19. **a** Hüftgelenk eines knapp 5jährigen Mädchens. Coxa magna bei starker Pfannendysplasie und horizontalgestellter Epiphysenfuge. **b** Im Alter von fast 8 Jahren ist die starke Pfannendysplasie unverändert vorhanden. Die Coxa magna hat noch zugenommen, ebenso die Steilstellung des Schenkelhalses und die Antetorsion **(c)**. Der reelle CCD-Winkel beträgt 145°, der reelle AT-Winkel 44°. Die Abduktions-Innenrotations-Aufnahme **(d)** läßt erkennen, daß sich der Hüftkopf mehr unter das Pfannendach stellen läßt. Im Hinblick auf eine zu erwartende weitere negative Entwicklung wird die Azetabuloplastik, verbunden mit der DVO, vorgenommen **(e)**. Dabei läßt sich das Pfannendach auf einen normalen Winkel herabbiegen. Der Kopf wird durch die Varisierung und die Detorsion so eingestellt, daß seine Epiphysenfuge in die Pfanne und zur Druckresultierenden gerichtet ist. Am Pfannendach Verwendung des Varisierungskeils und eines heterologen, enteiweißten Knochenkeils. Abbildung 28.19 f, g s. S. 380

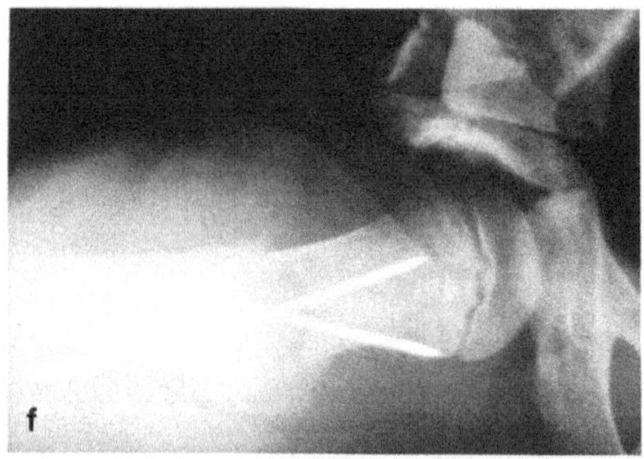

Abb. 28.19. f Die Antetorsion ist auf einen normalen Wert ausgeglichen, wie die Rippstein-Müller-Aufnahme zeigt. Im Alter von knapp 9 Jahren ist zu erkennen **(g)**, daß sich die Verhältnisse weitgehend haben normalisieren lassen. Hüftkopf gut eingestellt und überdacht. Er hat auch an Größe nicht weiter zugenommen. Schenkelhals- und Epiphysenstellung regelrecht

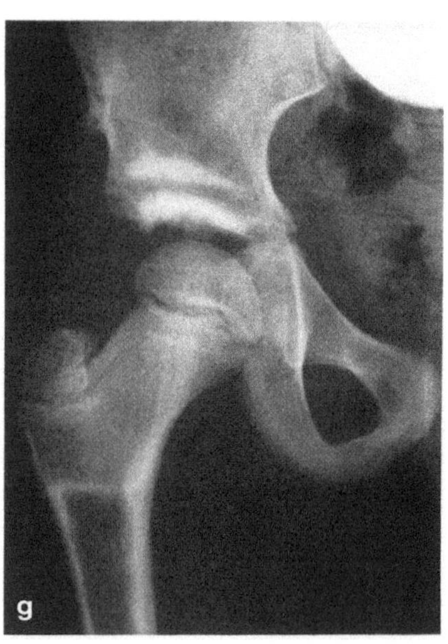

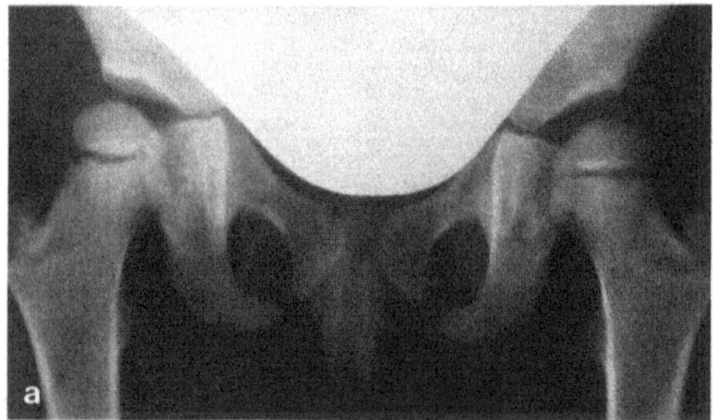

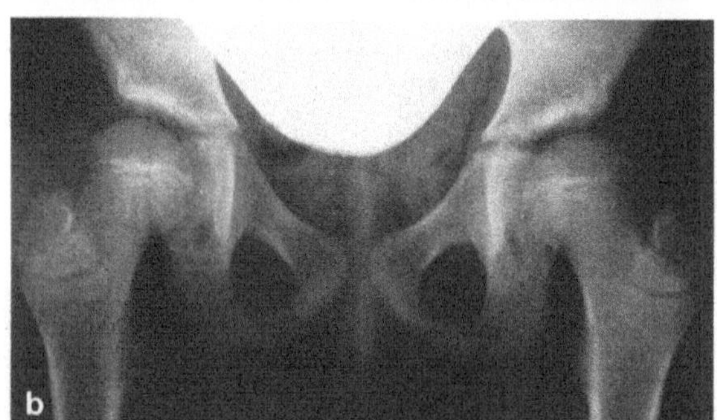

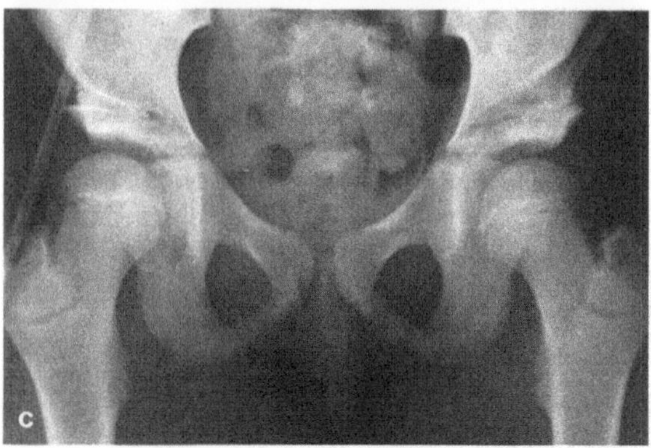

◁ **Abb. 28.20. a** Beckenübersicht eines 3 Jahre, 4 Monate alten Mädchens. Pfannendachwinkel mit 25° links und 23° rechts an der (2s-)Grenze zur starken Dysplasie. **b** Auch im Alter von 7 Jahren, 5 Monaten besteht mit 23° links und 22° rechts weiterhin ein Winkel an der 2s-Grenze. Die Pfannendächer sind unregelmäßig sklerosiert, vor allem links. Der Pfannenerker ist hier auch ungenügend aufgebaut. Die Hüftköpfe sind nicht voll überdacht und haben sich seit der letzten Aufnahme deutlich vergrößert (Coxa magna). Eine spontane Besserung zu normalen Werten ist nicht zu erwarten, deshalb erfolgt die Azetabuloplastik **(c)**. Dadurch läßt sich das Pfannendach zwar auf einen normalen Winkel herabbiegen. Der knöcherne Teil deckt die Coxa magna jedoch nicht voll. Der knorpelige Pfannenrand dürfte ihn allerdings weiter umfassen. In diesem Falle wurde die Azetabuloplastik zu spät durchgeführt. Sie wäre nach der Aufnahme im Alter von 3 Jahren, 4 Monaten indiziert gewesen

Abb. 28.21. a 5jähriges Mädchen: Hüftgelenk in Subluxationsstellung, Coxa magna, horizontale Epiphysenstellung. **b** Die Arthrographie zeigt den großen Umfang des knorpeligen Hüftkopfes und seine Entrundung, Kontrastmittelansammlung im Pfannengrund *(1)*. **c** Durch die Abspreizung in Repositionsstellung und verstärkte Beugung stellt sich der Hüftkopf dicht an den Pfannenboden *(2)*. Es handelt sich hier nur um ein ▷

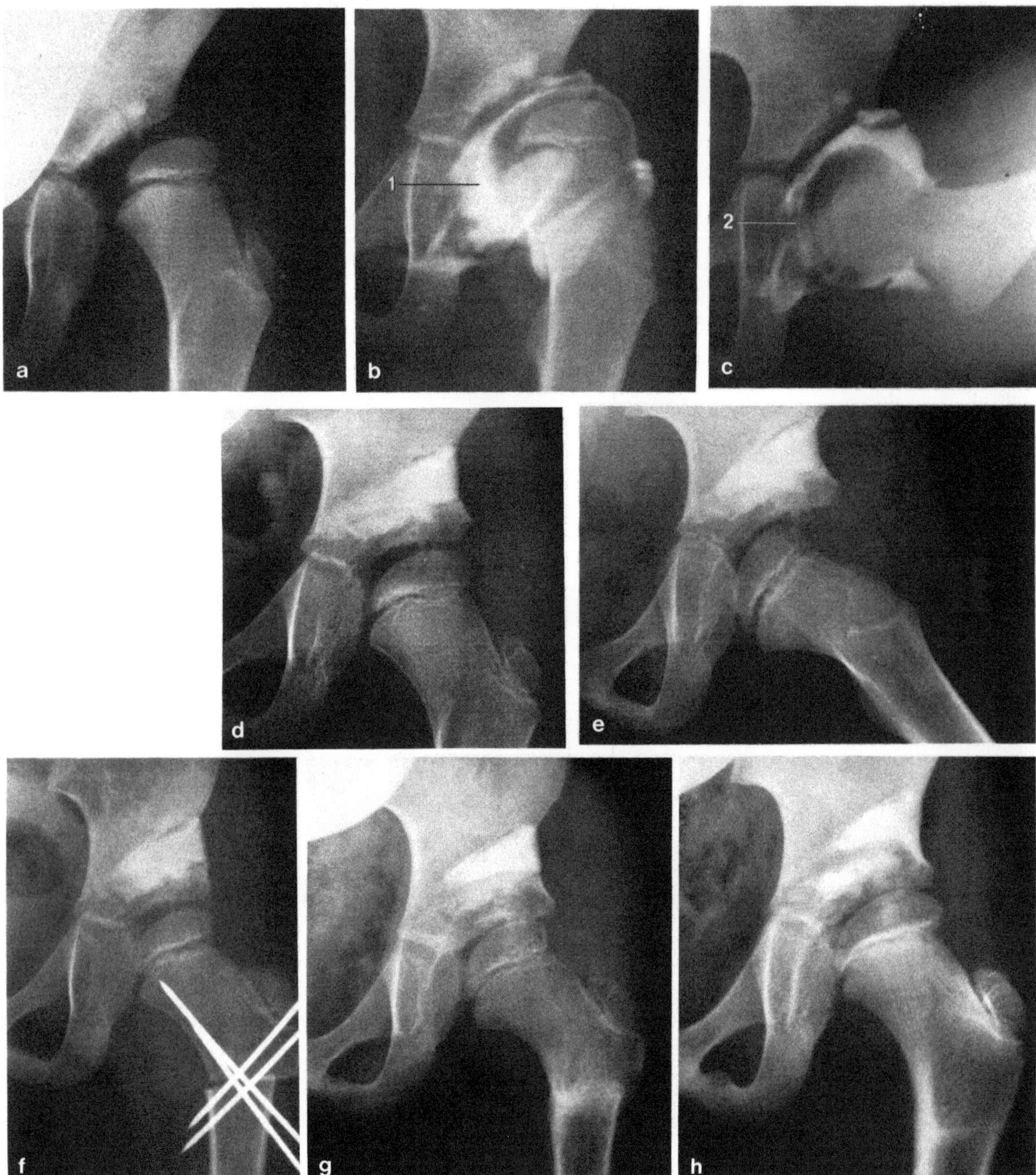

Abb. 28.21 a–h *(Fortsetzung)* instabiles Hüftgelenk, daher wurde lediglich eine Azetabuloplastik vorgenommen. **d** Das Pfannendach wurde weitgehend herabgebogen und überdeckt den Hüftkopf, er steht jedoch vom medialen Pfannensektor zu weit entfernt. **e** Eine Abduktionsaufnahme nach der Pfannendachplastik zeigt tiefere Einstellung des Hüftkopfes. Daraufhin wurde die Varisierungsosteotomie nachgeholt **(f)**. Die Varisierung war jedoch nicht stark genug, um den Hüftkopf weiter an den Pfannenboden heranzuführen. Gleichzeitig hätte allerdings das Pfannendach auch noch weiter herabgebogen werden müssen, um der Pfanne mehr rundliche Form zu geben. **g** und **h** (im Alter von 6 und 7½ Jahren) zeigen erneute, langsam zunehmende Verschlechterung. Auf der letzten Aufnahme hat sich eine stärkere Coxa magna entwickelt. Der Hüftkopf paßt sich an die immer noch seichte Pfanne mit einer relativ flachen Kopfoberfläche an. Hier wird vermutlich bald eine Hüftpfannenschwenkung durch Dreifachosteotomie erforderlich werden. Die Bilder zeigen, daß für den Erfolg der Rekonstruktionsmaßnahmen die tiefe Einstellung des Hüftkopfes vor den ischialen Pfannensektor und ein starkes Herabbiegen des Pfannendachs zu einer annähernd rundlichen Pfannenform erforderlich sind, wenn das Wachstum in normalen Bahnen verlaufen soll. In diesem Fall hätten Pfannendachplastik und Varisierungsosteotomie gleichzeitig und stärker durchgeführt werden müssen. Der Pfannendachwinkel wurde nicht bis auf 10° verringert (vgl. Abb. 28.19)

28.6 Varisierungsosteotomien allein oder nur in Kombination mit Azetabuloplastik? (Abb. 28.22 a–h)

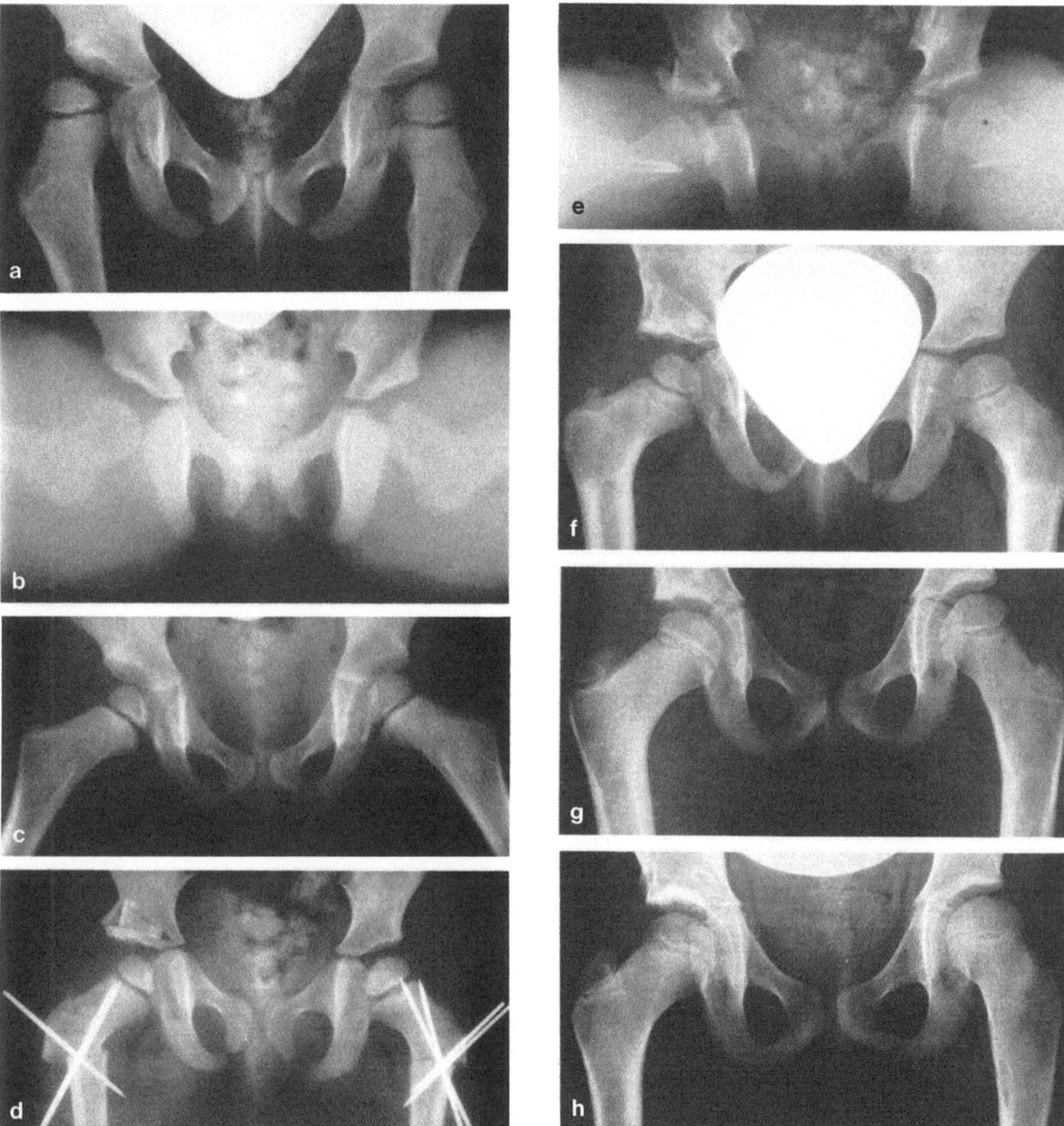

Abb. 28.22 a–h. Röntgenbilder zum Vergleich einer Varisierungsosteotomie ohne gleichzeitige Pfannendachoperation mit einer Varisierungsosteotomie, die mit der Azetabuloplastik kombiniert wurde. **a** 2 Jahre, 9 Monate altes Mädchen mit starker Pfannendysplasie und Hüftinstabilität rechts, Hüftkopf in Subluxationsstellung, stark erhöhte Antetorsion von reell 56° **(b)**. Aber auch links ähnlich hohe Antetorsion, horizontale Epiphysenfuge in Mittelstellung **(a)** sowie leichte Lateralstellung des Hüftkopfes. Nachdem die Abduktions-Innenrotations-Aufnahmen **(c)** kein Repositionshindernis zeigten, wurde rechts die Azetabuloplastik kombiniert mit der DVO durchgeführt, links dagegen nur die DVO **(d)**. Die Antetorsion wurde bei der Operation auf für dieses Alter normale Werte gebracht **(e)**. Die letzten Röntgenaufnahmen **(f, g, h,)** im Alter von etwa 3½, 6½ und knapp 8 Jahren zeigen eine regelrechte Entwicklung des rechten Hüftgelenks, gute Hüftkopfeinstellung, normales Pfannendach, regelrechte Schenkelhalsverhältnisse, links dagegen eine zunehmende Revalgisierung und – nach der Stellung des Trochanter major – auch ein Antetorsionsrezidiv. Ferner stärkere Breitenzunahme des Hüftkopfes und damit ungenügende Deckung durch das Pfannendach. Wegen der starken Rezidivgefahr nach alleinigen Detorsions-Varisierungs-Osteotomien führen wir in den letzten Jahren nur noch Azetabuloplastiken durch, wenn nötig, mit Varisierungsosteotomien kombiniert

28.7 Spontane Entwicklung des Hüftgelenks (Abb. 28.23–28.24)

28.7.1 Beispiele von Hüftdysplasien mit stark erhöhter Antetorsion

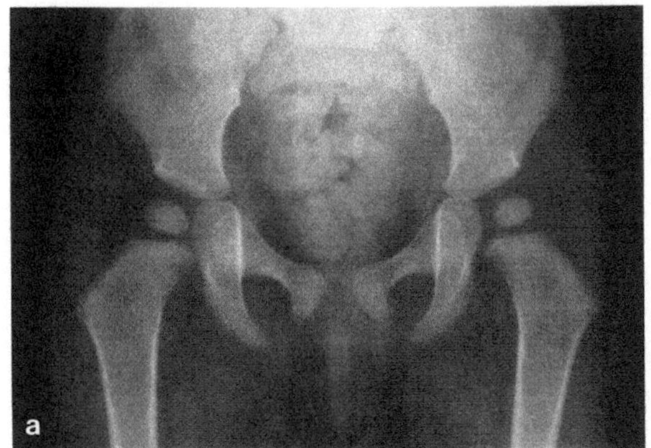

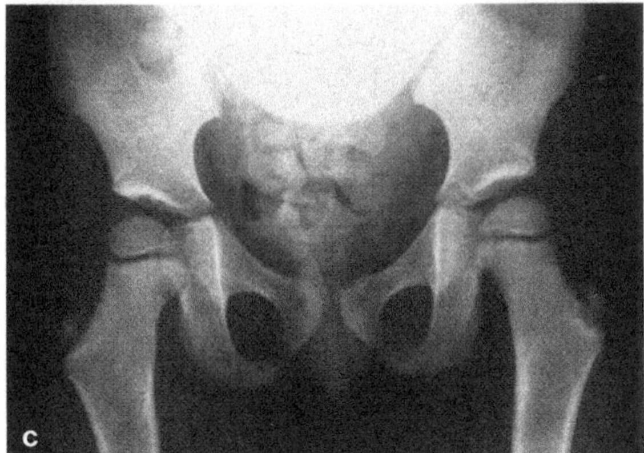

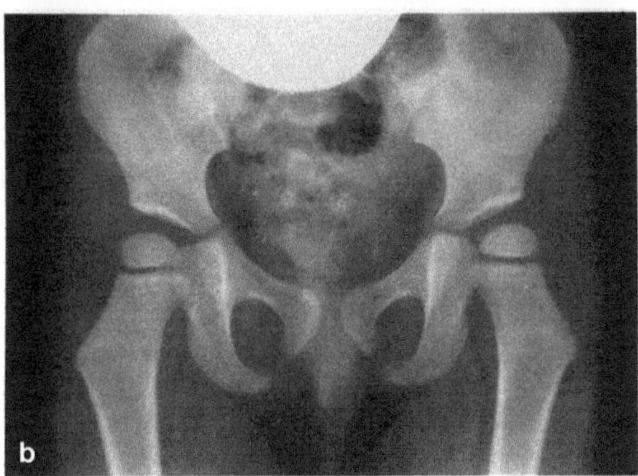

Abb. 28.23. a Beckenübersicht eines 2 Jahre, 10 Monate alten Mädchens. Die Pfannendachwinkel liegen mit 26° links und 25° rechts fast an der 2s-Grenze der Normalwerttabelle. Pfannendächer deutlich fliehend und nicht gerundet. Epiphysenfugen nahezu horizontal. Hüftköpfe aber unterhalb der Hilgenreiner-Linie, Schenkelhalsspitzen nicht lateralisiert. **b** Im Alter von 3 Jahren, 2 Monaten beträgt der Pfannendachwinkel links 25°, rechts 23° und liegt gerade an der 2s-Grenze. Die Pfannendächer zeigen langsam zunehmende Rundung und gleichmäßige Sklerosierung. Schenkelhälse steil, Epiphysenfugen horizontal und bei Mittelstellung fast auf den äußeren Pfannenerker gerichtet. **c** Im Alter von 4 Jahren hat sich der Pfannendachwinkel mit links 23° und rechts 18° so weit gebessert, daß er links nur 2° über der s-Grenze und rechts genau dem einfachen s-Wert entspricht. Die Pfannendächer runden sich weiter. Gleichmäßige Sklerosierung. Schenkelhälse jedoch sehr steil und Epiphysenfugen horizontal. Eine AT-Aufnahme wurde leider nicht angefertigt; sicherlich ist die Antetorsion erhöht (nach der seitlichen Projektion des Trochanter major zu urteilen aber nicht sehr stark). Aufgrund des Besserungsverlaufes des Pfannendachwinkels kann die Entwicklung abgewartet werden. Die Coxa valga antetorta ist hier nicht behandlungsbedürftig, da sich das Pfannendach bessert und die Antetorsion nicht extrem sein kann

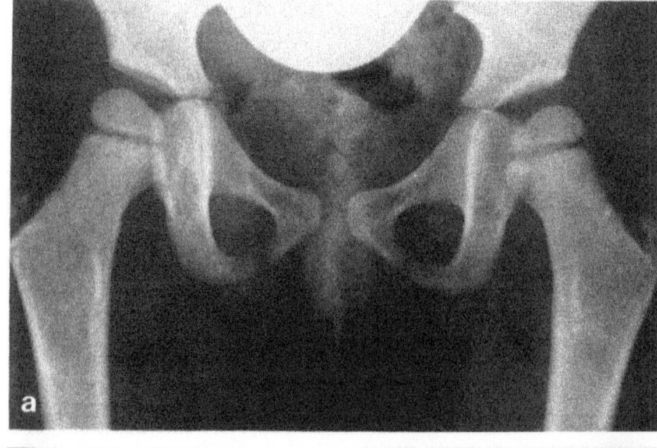

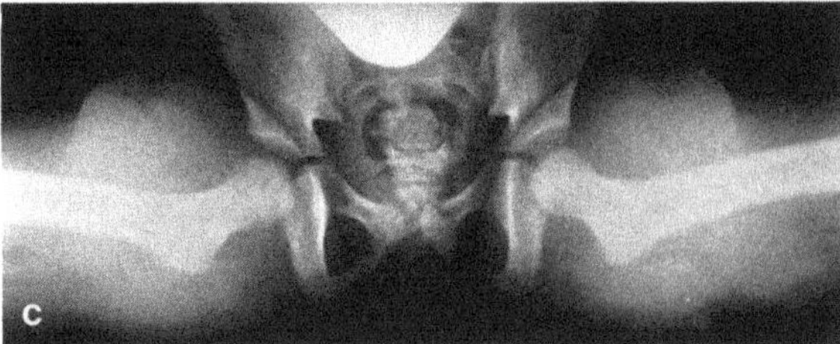

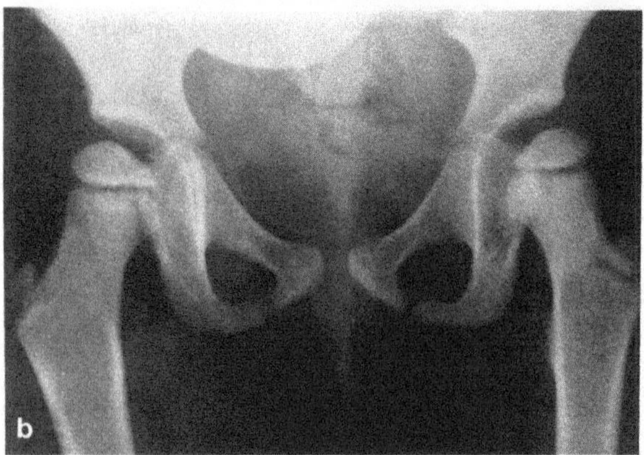

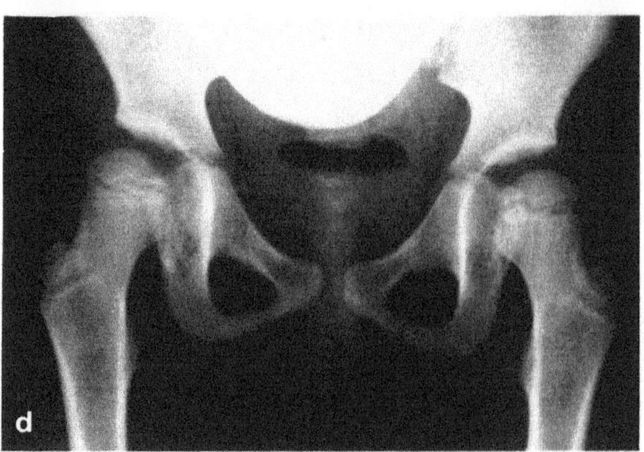

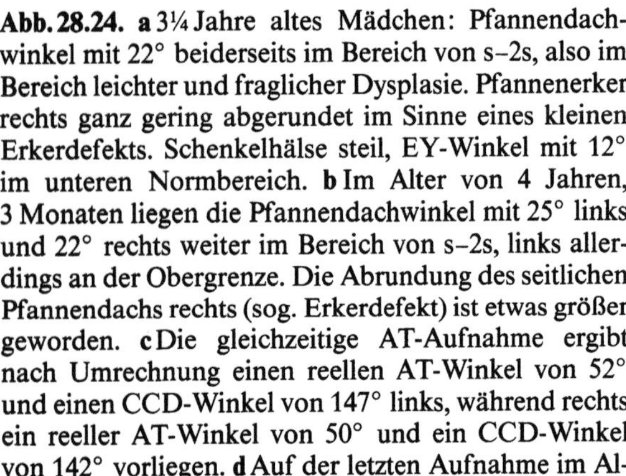

Abb. 28.24. **a** 3¼ Jahre altes Mädchen: Pfannendachwinkel mit 22° beiderseits im Bereich von s–2s, also im Bereich leichter und fraglicher Dysplasie. Pfannenerker rechts ganz gering abgerundet im Sinne eines kleinen Erkerdefekts. Schenkelhälse steil, EY-Winkel mit 12° im unteren Normbereich. **b** Im Alter von 4 Jahren, 3 Monaten liegen die Pfannendachwinkel mit 25° links und 22° rechts weiter im Bereich von s–2s, links allerdings an der Obergrenze. Die Abrundung des seitlichen Pfannendachs rechts (sog. Erkerdefekt) ist etwas größer geworden. **c** Die gleichzeitige AT-Aufnahme ergibt nach Umrechnung einen reellen AT-Winkel von 52° und einen CCD-Winkel von 147° links, während rechts ein reeller AT-Winkel von 50° und ein CCD-Winkel von 142° vorliegen. **d** Auf der letzten Aufnahme im Alter von etwa 5½ Jahren hat sich die Torsionsstellung der Schenkelhälse noch verstärkt, der Trochanter major steht noch weiter hinter dem Schenkelhals, eine Entwicklung, die sich in den vorhergehenden Bildern schon abzeichnete. Der Pfannendachwinkel liegt links mit 22° im Bereich von s–2s, rechts mit 26° oberhalb der 2s-Grenze. Hier ist der Pfannenerker nicht weiter gewachsen, der sog. Erkerdefekt verbreitert. Durch die Horizontalstellung der Epiphysenfuge ragt der Hüftkopf auch beiderseits aus der Pfanne etwas mehr seitlich vor. Hier dürfte sich sowohl die Schenkelhalsstellung, wie die Pfannendysplasie nicht mehr spontan bessern. Eine Azetabuloplastik mit Detorsionsosteotomie erscheint angezeigt

28.7.2 Antetorsionssyndrom (Abb. 28.25–28.28)

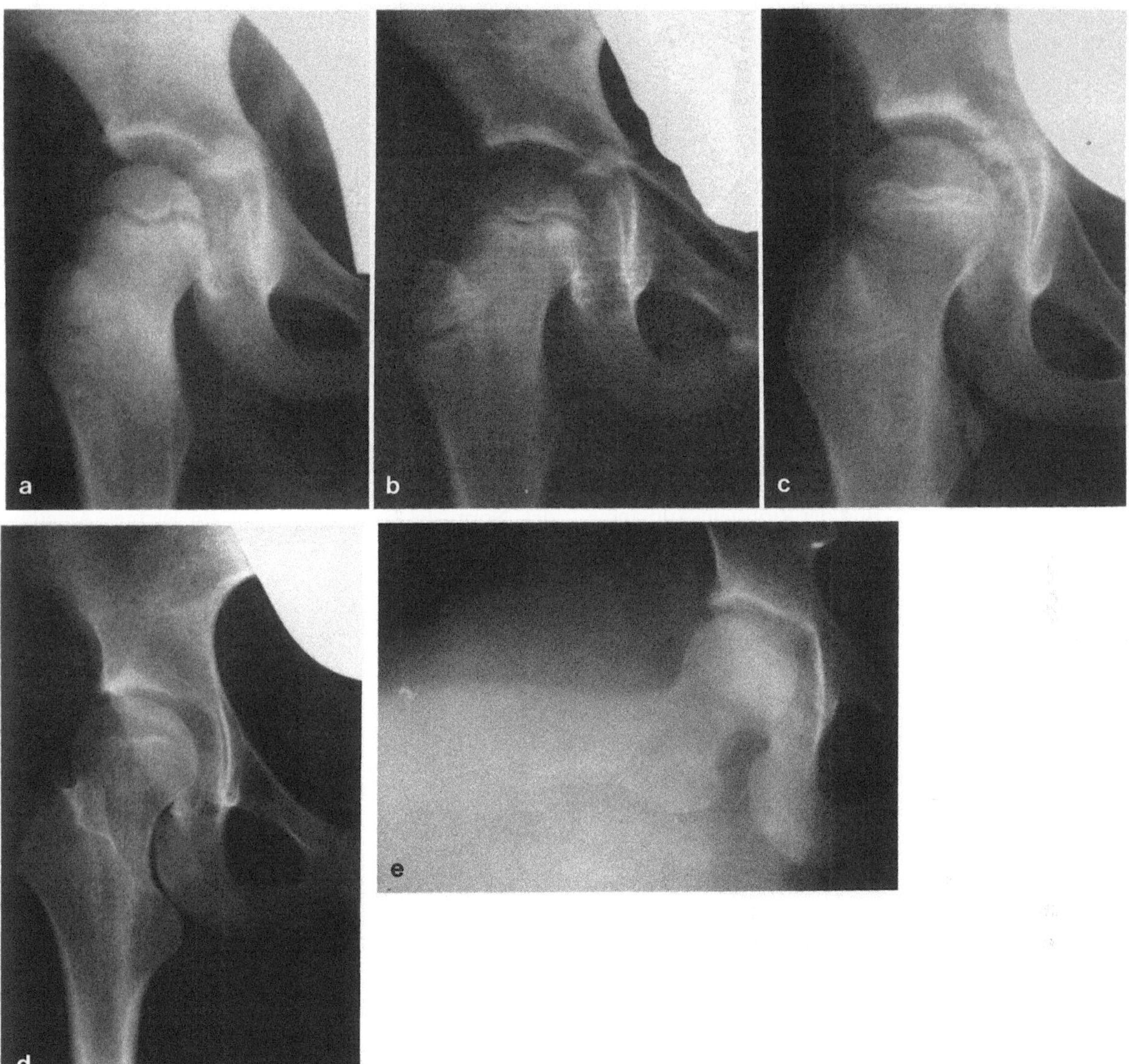

Abb. 28.25 a–e. Röntgenbildserie eines reinen Antetorsionssyndroms; dabei liegt definitionsgemäß keine Hüftdysplasie, sondern nur eine hochgradige Antetorsion vor. Die Aufnahmen im Alter von fast 4 Jahren **(a)**, 5 Jahren **(b)**, 9 Jahren **(c)** und 15 Jahren **(d)** lassen immer ein horizontalgestelltes Pfannendach erkennen, allerdings eine etwas verstärkte Sklerosierung. Eine Faux-profil-Aufnahme ergibt mit 30° VCA-Winkel auch eine relativ gute Überdachung ventral. Die reelle Antetorsion **(e)** liegt nach Umrechnung mit 63° sehr hoch, während der Schenkelhals-Schaft-Winkel mit 132° normal ist. Bei dieser Patientin ist nicht mehr damit zu rechnen, daß sich das AT-Syndrom bessert, da sie mit 15 Jahren das Wachstum nahezu abgeschlossen hat. Eine Detorsionsosteotomie muß unter Berücksichtigung der gesamten Achsenverhältnisse des Beins erwogen werden.

Das Beispiel zeigt, daß sich keineswegs alle AT-Syndrome spontan bessern. Eine genaue Überwachung ist erforderlich, um rechtzeitig eingreifen zu können (vgl. Abb. 28.27).

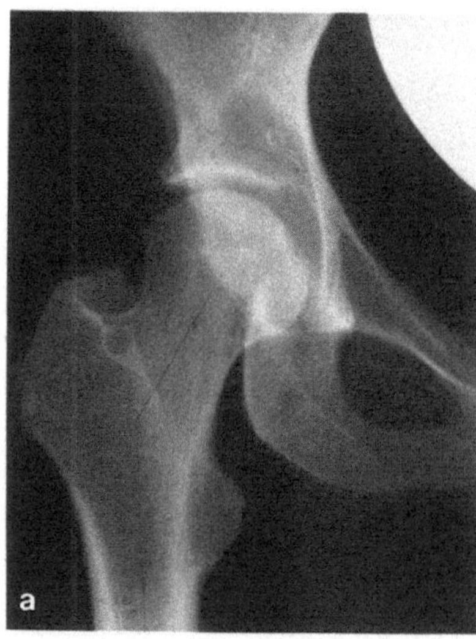

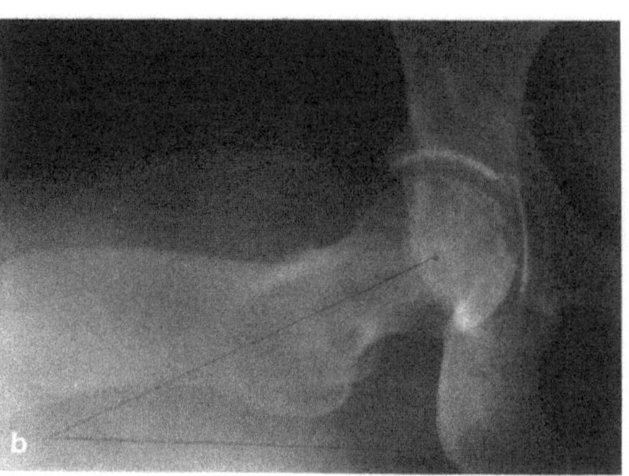

Abb. 28.26 a, b. 27jährige Patientin: Die Umrechnung der Winkel aus der a.-p.- und der Rippstein-Aufnahme ergibt einen reellen CCD-Winkel von 138° und einen AT-Winkel von 34°. Pfannendachmeßwerte im Bereich der Norm. Es handelt sich um ein leichtes Antetorsionssyndrom im Erwachsenenalter

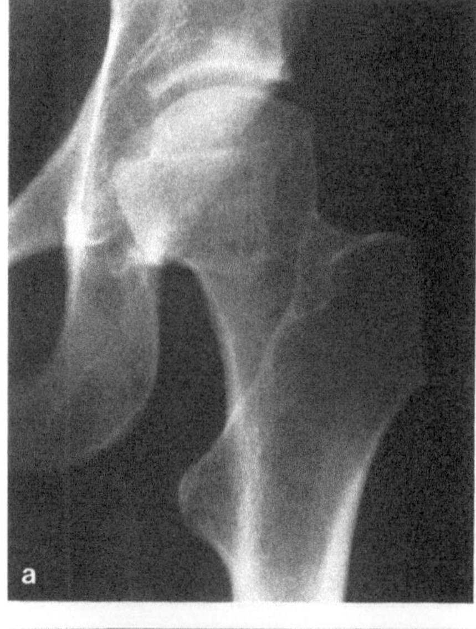

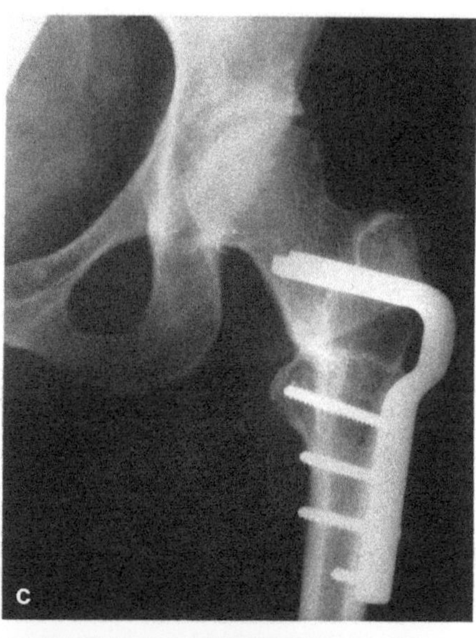

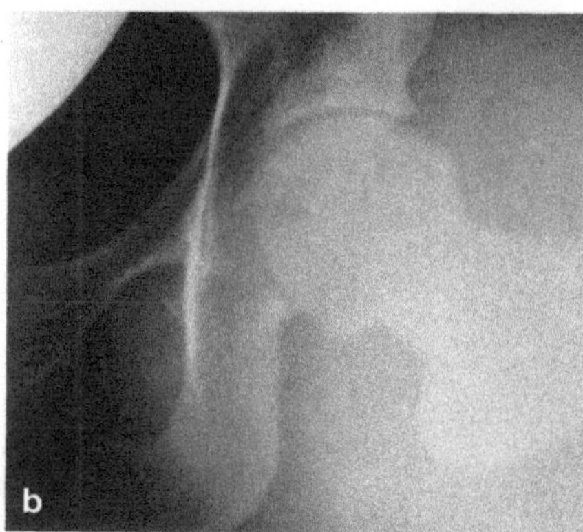

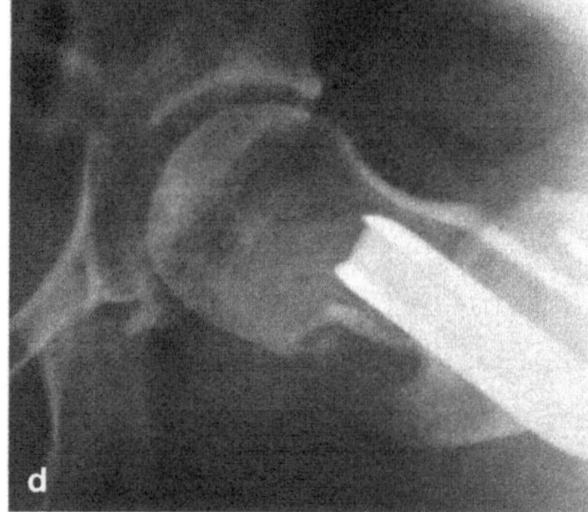

Abb. 28.27. 43jährige Patientin mit starkem Antetorsionssyndrom, beginnender Arthrose und Hüftgelenkbeschwerden. Reeller AT-Winkel 52°, reeller CCD-Winkel 147° **(a, b)**. Es wurde eine Detorsion um 15° und eine leichte Varisierung um 10° durchgeführt **(c, d)**

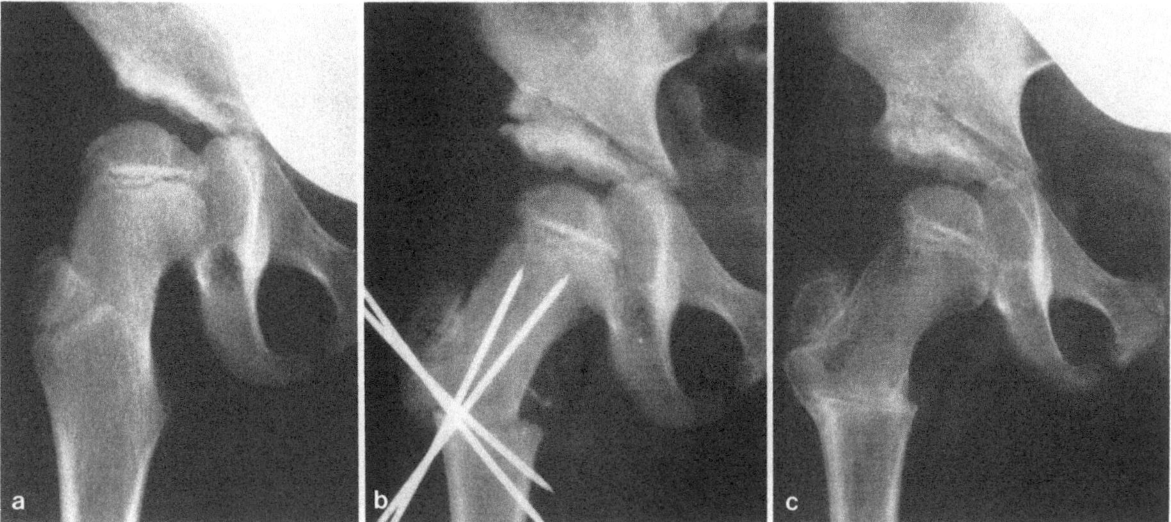

Abb. 28.28 a–c. Beispiel für Detorsionsosteotomie im Alter von 5 Jahren. Hier war allerdings gleichzeitig eine Pfannendysplasie vorhanden, so daß die erhöhte Antetorsion gleichzeitig mit der Dysplasie korrigiert wurde. Eine Varisierung erfolgte nicht, da die Epiphysenfuge nach Detorsion im richtigen Winkel zur Druckresultierenden stand

28.7.3 Retrotorsion (Abb. 28.29)

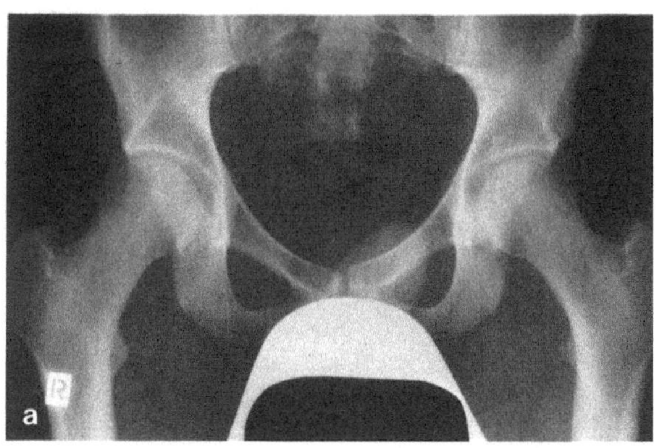

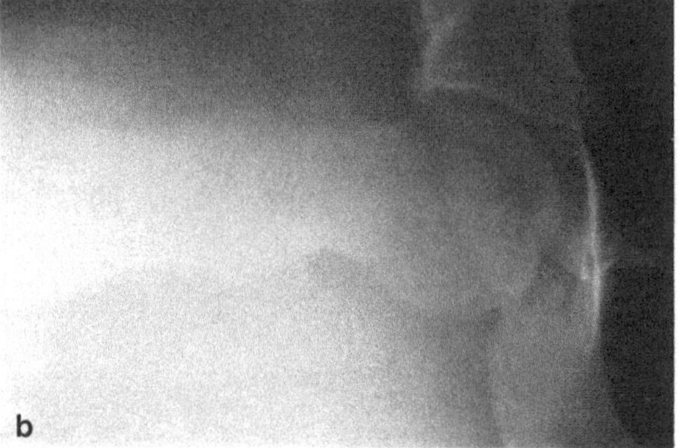

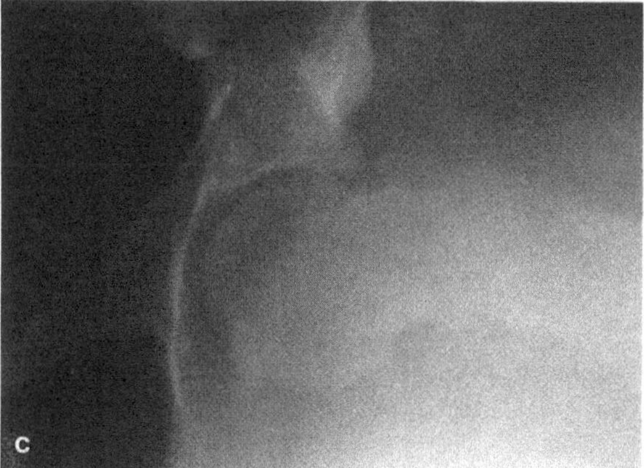

Abb. 28.29. Beckenübersicht **(a)** und AT-Aufnahmen nach Rippstein **(b, c)** eines 19½ Jahre alten Mannes. Sie ergeben eine Retrotorsion beider Schenkelhälse. Diese Tatsache läßt sich auf der Beckenübersichtsaufnahme nur vermuten, da der Schenkelhals streng seitlich im Profil getroffen ist und keinerlei projizierte Antetorsion zeigt. Der hier schwach erkennbare Abstand zwischen vorderer Pfannenbegrenzung und hinterer ist nicht sehr groß, während er in Abb. 28.25. erhöht erscheint. Hier wäre eine Computertomographie indiziert, um den ventralen Öffnungswinkel der Pfanne in der Sagittalebene zu beurteilen. Er ist hier vermutlich verringert (vgl. Abb. 11.2.). Da die Retrotorsion heute als eine präarthrotische Deformität aufzufassen ist (vgl. 27.4), sollte in solchen Fällen eine Korrektur zu normalen AT-Werten erfolgen, zumindest, wenn beginnende Beschwerden vorhanden sind

28.7.4 Spontanentwicklung bei Hüftdysplasie (Abb. 28.30–28.32)

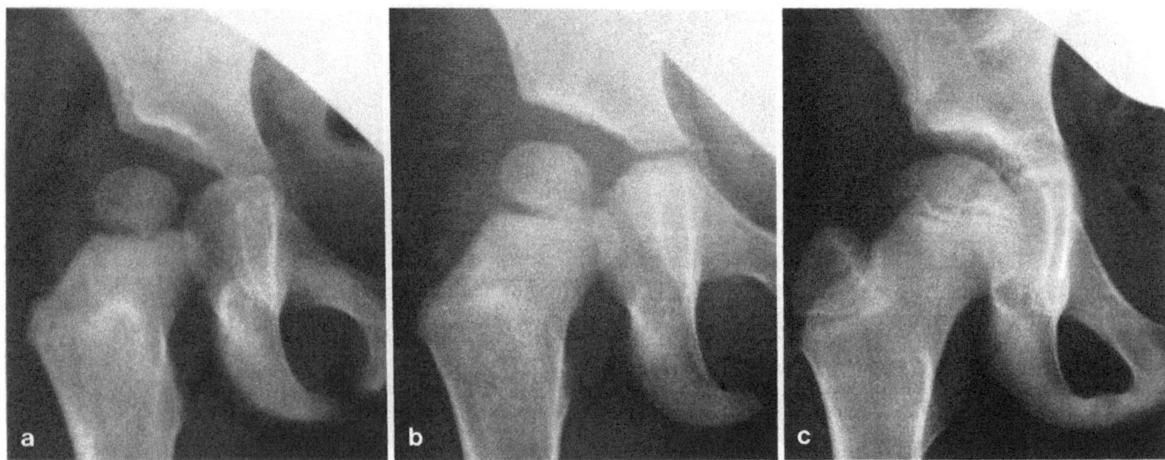

Abb. 28.30. **a** 1 Jahr, 10 Monate altes Mädchen, das links (Gegenseite) eine Hüftluxation hatte. Der Pfannendachwinkel rechts beträgt jetzt 28° und liegt damit genau an der 2s-Grenze. Pfannendach jedoch gerundet und gleichmäßig sklerosiert. Hüftkopf genügend tief eingestellt. Tränenfigur noch breit und V-förmig. **b** Im Alter von 1 Jahr, 5 Monaten: Pfannendachwinkel auf 22° gebessert. Er liegt genau auf der s-Grenze. **c** Das bisher letzte Kontrollbild im Alter von 7 Jahren, 7 Monaten zeigt mit 14° einen normalen AC-Winkel. Kopf tief in der Pfanne eingestellt. Tränenfigur jetzt von normaler Form. Die Breite des Pfannendachs ist jedoch noch nicht ganz regelrecht. Der CE-Winkel beträgt erst 20°, der Ullmann-Sharp-Winkel 50°. Weitere Kontrollen müssen durchgeführt werden

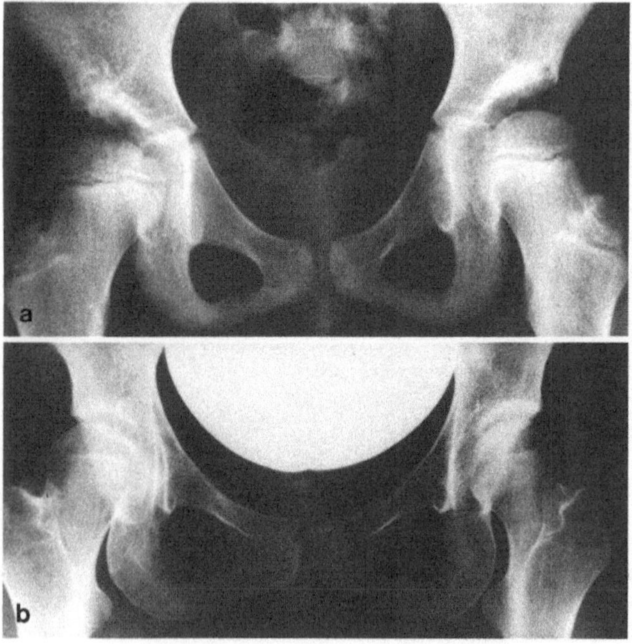

Abb. 28.31. **a** 4jähriger Junge: Zustand nach Hüftluxation beiderseits. Hüftköpfe tief zentral und stabil eingestellt, Pfannendächer jedoch stark dysplastisch und unregelmäßig, AC-Winkel oberhalb der 2s-Grenze. Operative Maßnahmen unterblieben. **b** Erneute Röntgenaufnahme im Alter von 22 Jahren wegen Hüftschmerzen links. Die Hüftköpfe blieben während der Entwicklung reponiert, keine erneute Lateralisation. Die linke Hüftpfanne ist jedoch im ganzen nur flach. Die Pfannendächer sind in seitlicher Richtung zu kurz und überdachen die Hüftköpfe ungenügend. Die Entwicklung führte nicht zu normalen Werten. In diesem Fall hätten wir im Alter von 4 Jahren sofort eine Azetabuloplastik beiderseits durchgeführt. Im Alter von 22 Jahren kommt nur die Hüftpfannenschwenkung durch Dreifachosteotomie als Therapie in Frage

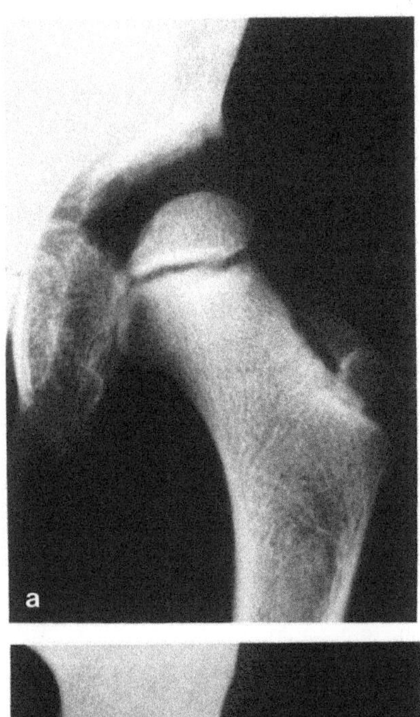

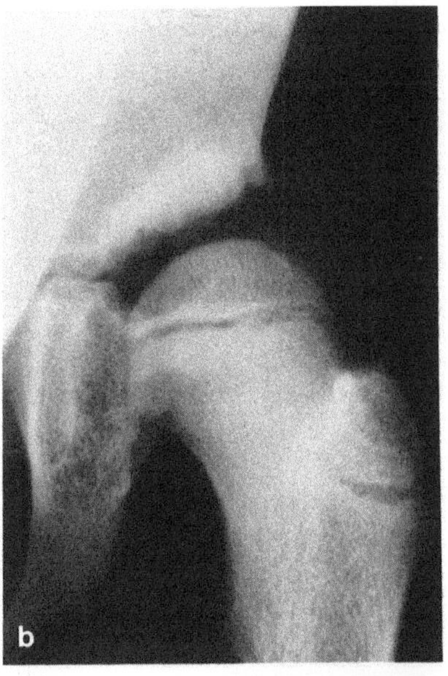

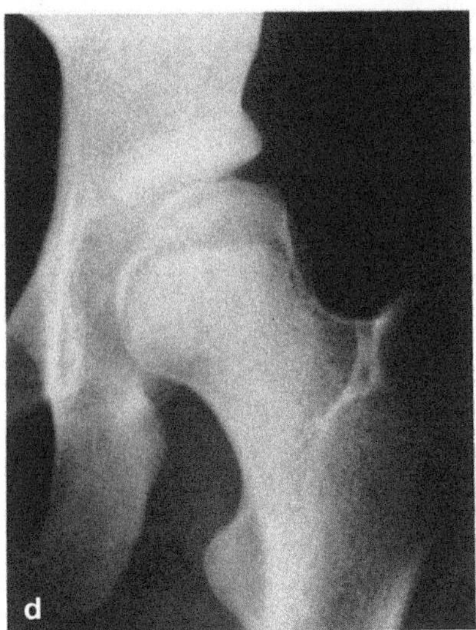

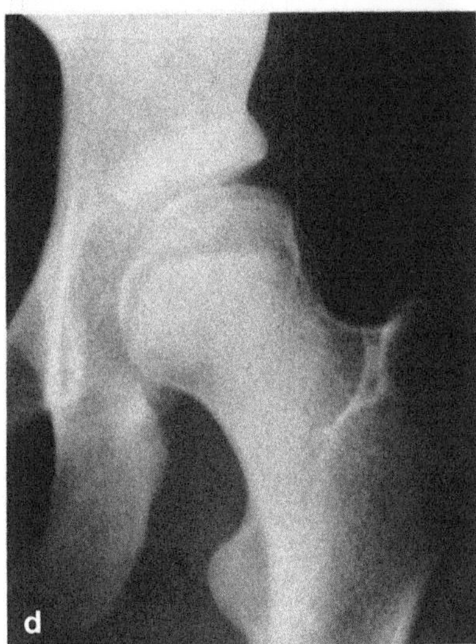

Abb. 28.32 a–d. Röntgenbildverlaufsserie eines dysplastischen Hüftgelenks. **a** Zustand nach konservativer Hüfteinstellung, Alter 2 Jahre, 2 Monate. Pfannendachwinkel mit 33° deutlich oberhalb der 2s-Grenze. Der Hüftkopf ist kranial verschoben, überschreitet die Hilgenreiner-Linie deutlich und steht nicht tief genug vor dem ischialen Pfannensektor. **b** Im Alter von 4 Jahren ist der Pfannendachwinkel mit 30° weiterhin stärker erhöht, der Hüftkopf weiter zu hochstehend, Pfannendach sklerosiert. **c** Die Kontrolle im Alter von 8 Jahren, 3 Monaten zeigt einen AC-Winkel von 23°, eine zunehmende Entwicklung des Pfannenerkers. Die Hüftepiphyse steht aber oberhalb der Hilgenreiner-Linie. Keine genügend tiefe Einstellung vor die Tränenfigur. **d** Nach Abschluß des Wachstums im Alter von 19 Jahren hat das Gelenk eine deutliche Fehlform behalten. Das Pfannendach überwölbt den Hüftkopf zwar mit einem relativ horizontal gestellten Dachanteil, jedoch nicht in ausreichendem Maße. CE-Winkel nur 13° (Grenze in diesem Alter 27–30°). Außerdem ist die Pfanne sehr steil in ihrem Neigungswinkel. Ullmann-Sharp-Winkel mit 50° stark erhöht (Grenze des Normalen 43°). Eine spontane Besserung des Gelenks blieb also aus. Bei einem Pfannendachwinkel deutlich über der 2s-Grenze des Normalen ist eine Pfannendachplastik angezeigt. In diesem Fall war der Hüftkopf außerdem nicht genügend tief vor den ischialen Pfannensektor reponiert und behinderte durch seinen Hochstand die weitere Entwicklung des Pfannenerkers

28.8 Das Röntgenbild der Hüftdysplasie bei Jugendlichen und Erwachsenen

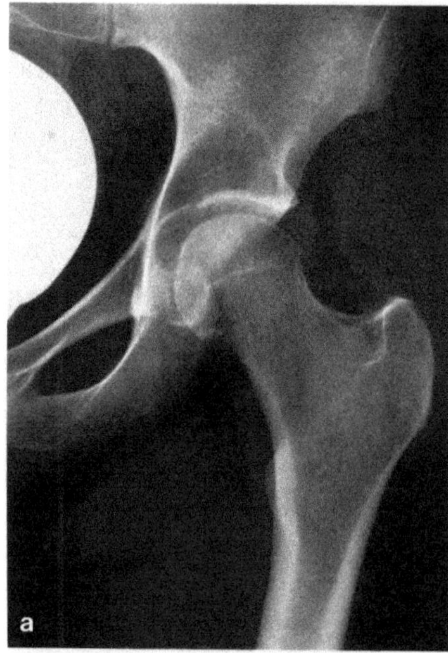

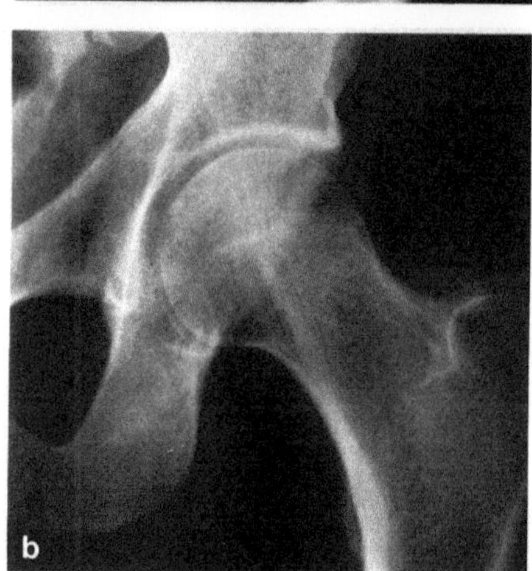

◁ **Abb. 28.33 a,b.** Hüftgelenksbilder von zwei gesunden Erwachsenen. **(a)** Bei dieser 30jährigen Frau ist das Becken stärker gekippt, wie die hoch sichtbare Beckenlichtung und das querovale Foramen obturatum zeigen. Der Gelenkspalt ist von normaler Höhe, die Sklerosierungszone gut ausgeprägt und breit. Die Fossa acetabuli erscheint hier vertieft. Der Abstand Hüftkopf-Pfannenboden kann aber auch bei Gesunden 6–11 mm betragen und schwankt (vgl. 6.48 c). Die Schenkelhalsstellung ist regelrecht, keine Außen- oder Innenrotation. **(b)** Die Röntgenaufnahme eines 35jährigen Mannes zeigt im Vergleich ein mehr aufgerichtetes Becken. Soweit der kurze Ausschnitt erkennen läßt, ist die Beckenlichtung mehr queroval und das Foramen obturatum höher als im vorhergehenden Bild. Hier ist die Fossa acetabuli nur als geringe Vertiefung erkennbar. Der gesamte Gelenkspalt ist auch schmaler als in der Vergleichsaufnahme. Sklerosierungszone und Hüftkopfüberdachung sowie Schenkelhalsstellung regelrecht. Die beiden Aufnahmen zeigen die Variationsmöglichkeiten auch bei gesunden Hüftgelenken.

▽ **Abb. 28.34 a,b.** Hüftgelenk eines 13jährigen Mädchens, dessen Meßwerte gerade an der Grenze der Norm liegen. CE-Winkel 30°, Ullmann-Winkel 44° **(a)**, VCA-Winkel der Faux-profil-Aufnahme 30° **(b)**. Das Pfannendach müßte den Hüftkopf in beiden Ebenen noch etwas mehr überragen, um ganz im Bereich des Normalen zu sein

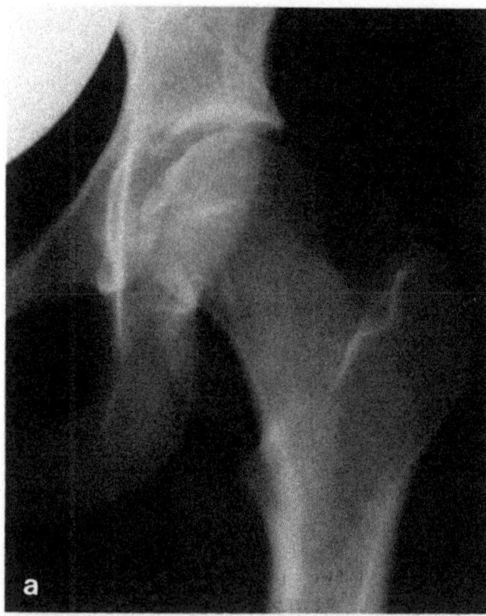

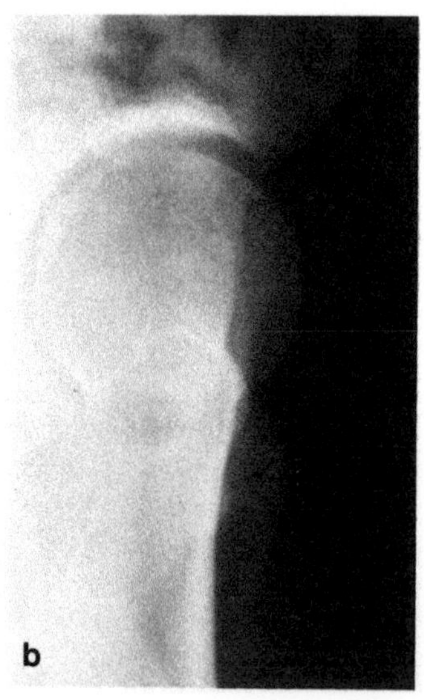

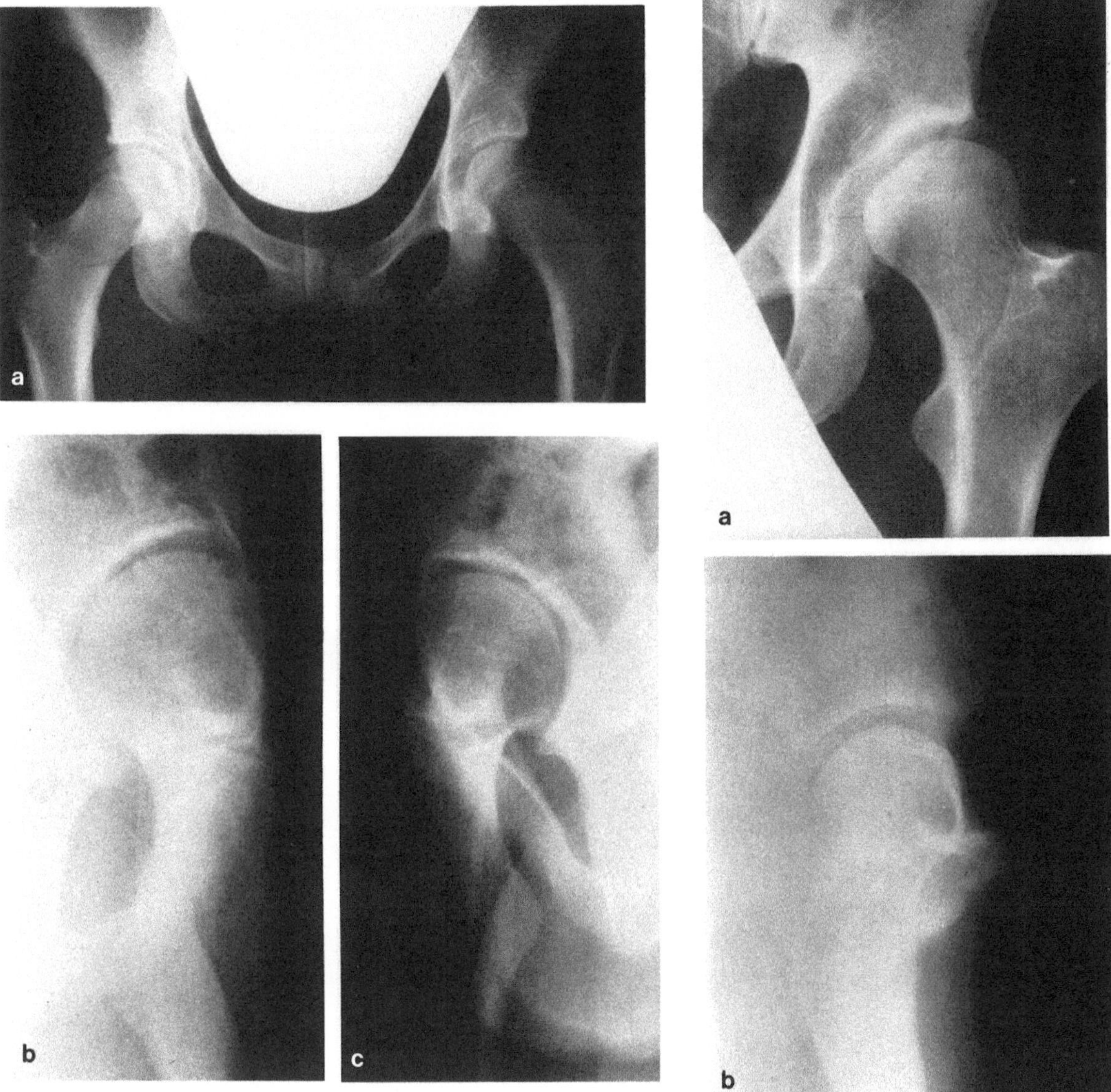

Abb. 28.35. a Beckenübersicht bei 17jährigem Mädchen. Es bestehen beiderseits seit mehreren Monaten Schmerzen im Trochanterbereich, die regelmäßig nach Überanstrengungen auftreten. Bisher kein Leistenschmerz. Nach den Meßwerten liegt eine geringgradige Hüftdysplasie vor, links deutlicher als rechts. Ullmann-Sharp-Winkel 47° links, 42° rechts, CE-Winkel 20° links, 25° rechts. Die Faux-profil-Aufnahmen **(b, c)** zeigen eine deutliche vordere Pfannendysplasie, links **(b)** mit einem VCA-Winkel von 10° deutlicher ausgeprägt als rechts **(c)** mit einem VCA-Winkel von 16°. Vor allem die Inkongruenz am vorderen Gelenkspalt links ist auffallend. – Sowohl nach dem Beckenübersichtsbild wie der Schenkelhalsstellung auf den Faux-profil-Aufnahmen könnte man auch an eine verringerte Antetorsion, möglicherweise sogar Retrotorsion denken. Rippstein-Aufnahmen liegen nicht vor. Rotation jedoch frei

Abb. 28.36. Stärker ausgeprägte Hüftdysplasie bei 29jährigem Mann. Die Meßlinien der verschiedenen Winkel sind schwach eingezeichnet, außerdem der Abstand des Hüftkopfes zum Pfannenboden, der gegenüber dem Gelenkspalt am Pfannenerker deutlich vergrößert ist. Ullmann-Sharp-Winkel 45° (Grenzwert 43°), CE-Winkel 14° (Grenzwert 27–30°), AC-Winkel der Sklerosierungszone 20° (Grenzwert 10°) **(a)**. Der VCA-Winkel auf der Faux-profil-Aufnahme **(b)** ist nicht genau meßbar wegen Unschärfe. Der projizierte CCD-Winkel beträgt 150°. Die Antetorsion war hier zusätzlich erhöht. Bei den hier mittelgradigen Meßwertabweichungen kann eine Varisierungsosteotomie zur Verringerung der Belastung noch durchgeführt werden; eine Korrektur der Deformität ist aber nur von der Hüftpfannenschwenkung durch Dreifachosteotomie zu erwarten

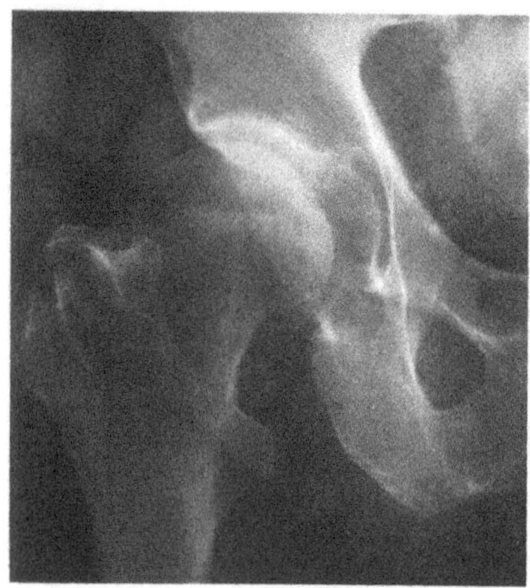

◁ **Abb. 28.37.** 68jähriger Mann, der auf der Gegenseite mit einer Hüfttotalendoprothese versorgt wurde. Das rechte Hüftgelenk weist jedoch keinerlei Beschwerden auf. CE-Winkel nur 18°, Ullmann-Sharp-Winkel mit 37° im Normbereich, AC-Winkel der Sklerosierungszone mit 10° im Grenzbereich. Die Pfanne selbst ist daher nur gering verformt. Pathologisch ist die Vergrößerung des Kopfes und seine Kopf-im-Nacken-Lage. Der Befund zeigt, daß für das Auftreten von Schmerzen in erster Linie die Pfannenmeßwerte entscheidend sind und hier vor allem eine genügende Überdachung in der horizontalen Ebene

28.9 Operative Möglichkeiten zur Behandlung der Hüftdysplasie im Erwachsenenalter (Abb. 28.38–28.44)

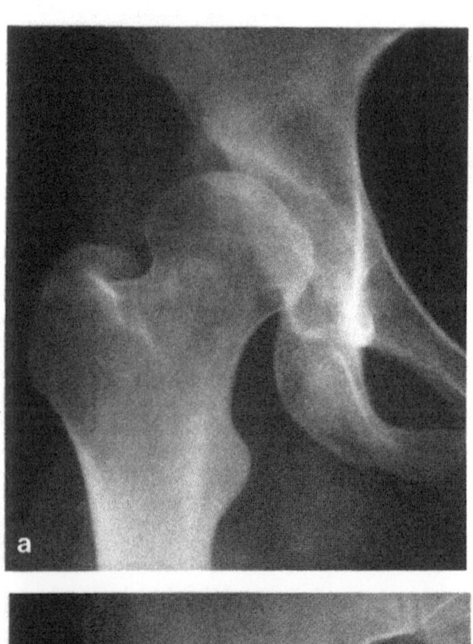

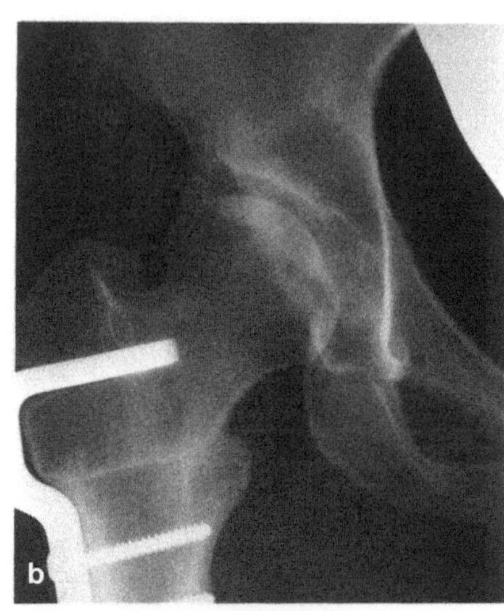

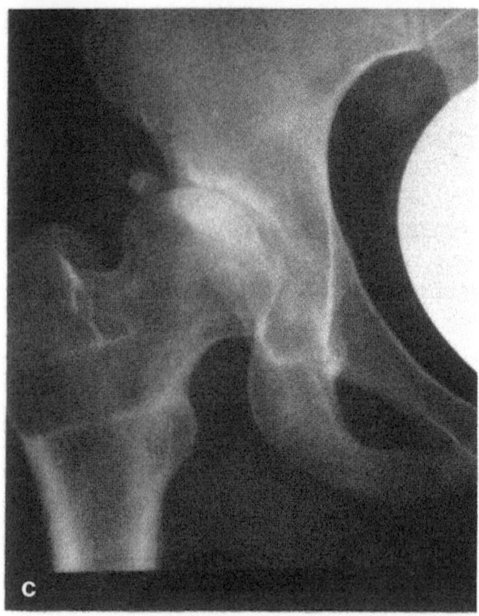

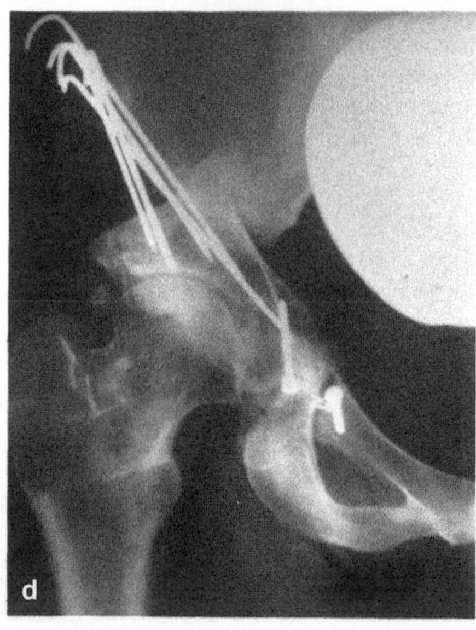

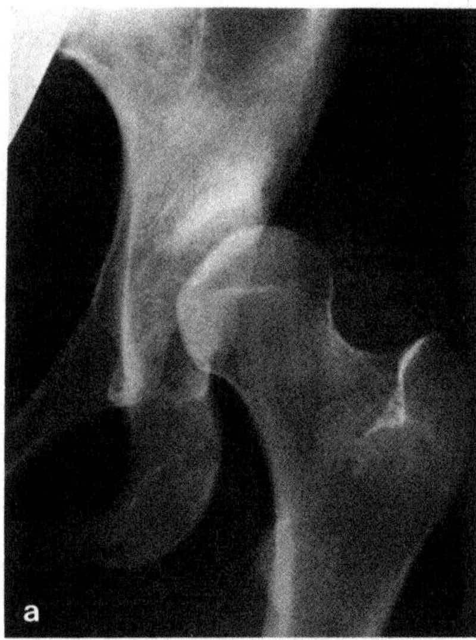

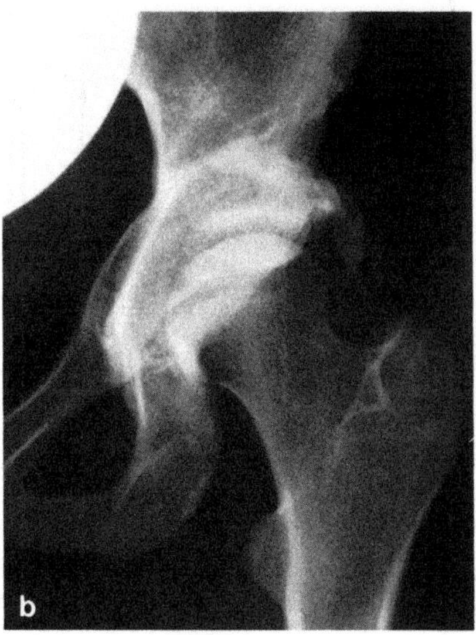

Abb. 28.39 a,b. Starke Hüftdysplasie bei 22 Jahre alter Frau. CE-Winkel 0°, Ullmann-Sharp-Winkel 55° **(a)**. Eine Varisierungsosteotomie ist nicht sinnvoll. **b** Nach Dreifachosteotomie: volle Deckung des Hüftkopfes und regelrechte Pfannenneigung

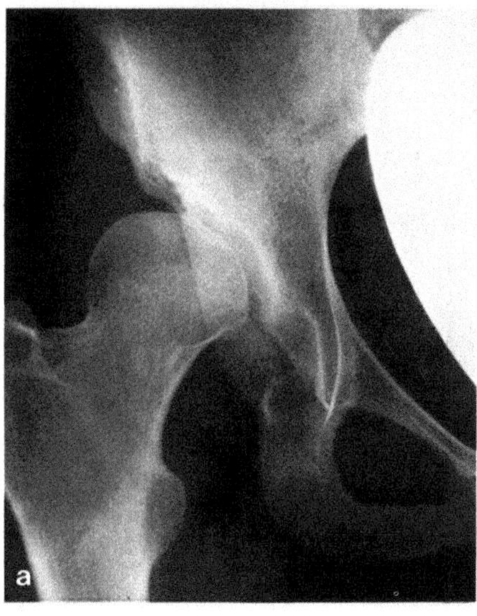

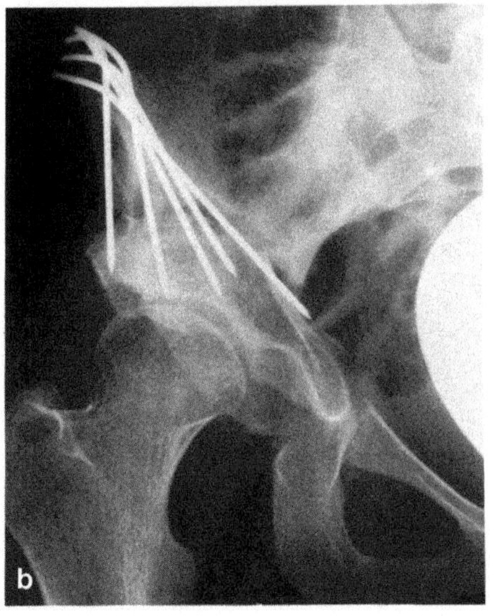

Abb. 28.40 a, b. Angeborene Hüftluxation in Sekundärpfanne bei 27jähriger Frau. Die Sekundärpfanne ist jedoch sehr steilgestellt **(a)**. Durch die Dreifachosteotomie **(b)** läßt sich auch die Sekundärpfanne über den Hüftkopf zu ausreichender Deckung und bis zu regelrechtem Neigungswinkel schwenken

◁ **Abb. 28.38 a–d.** Beispiel für die Grenze der Varisierungsosteotomie zur Behandlung der Hüftdysplasie. **a** Hüftdysplasie bei 25jähriger Frau. CE-Winkel −5°, Ulmann-Sharp-Winkel 53°, AC-Winkel der Sklerosierungszone 24°. **b** Es wurde eine Varisierungsosteotomie durchgeführt. **c** 11 Jahre später hatten die Schmerzen ein solches Ausmaß angenommen, daß eine erneute operative Behandlung erfolgen mußte: starke Verschmälerung des kranialen Gelenkspalts im Sinne einer fortschreitenden Arthrose. **d** Nach Dreifachosteotomie ist die Hüftpfanne nach lateral und vorn über den Hüftkopf geschwenkt und überdacht ihn in regelrechtem Maße. Der Gelenkspalt bleibt allerdings verschmälert, die Auflagefläche ist jedoch wieder breiter verteilt, die Patientin beschwerdefrei. Hier würden wir heute sofort eine Dreifachosteotomie durchführen, die Pfannendeformität ist für eine Varisierungsosteotomie zu schwer

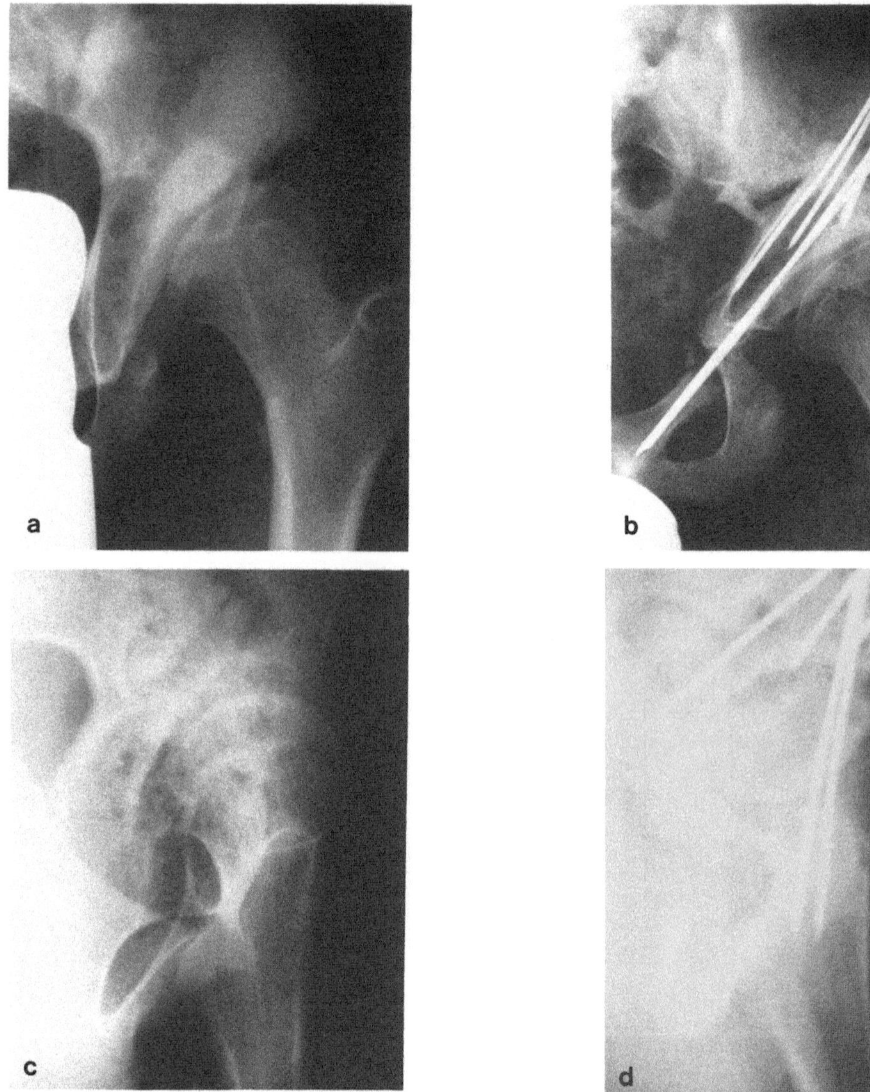

Abb. 28.41 a–d. Extrem flache und steile, ausgezogene Hüftpfanne bei 16jährigem Jungen. Der Hüftkopf hat sich entlang dem Pfannendach hochgeschoben **(a)**. Auch in diesem extremen Fall ließ sich das Pfannendach zu der gewünschten Überdachung und Pfannenneigung bringen **(b)**. Wegen des Klaffens der Sitz- und Schambeinosteotomie mußten allerdings später zusätzlich noch Knochenspäne angelagert werden, um Festigkeit zu erreichen. **c** Faux-profil-Aufnahme vor der Operation. Pfannendach hier nur im dorsalen Teil abgrenzbar, kranial nicht. **d** Pfannendach jetzt nahezu horizontal von dorsal her über den Hüftkopf auch nach ventral geschwenkt. Die 2 parallelen K-Drähte liegen im oberen Schambeinast. Sie sind von der Osteotomie zunächst nach lateral durchgeschossen worden und dann in das Schambein

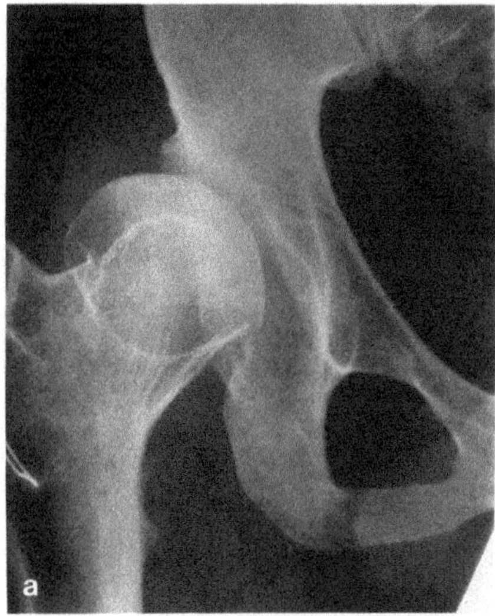

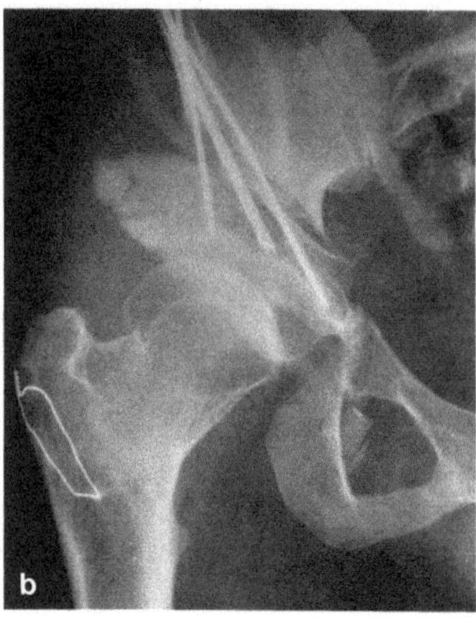

Abb. 28.42 a, b. Auch bei Hüftkopfverformungen nach Nekrose, wie in diesem Fall von starker Kopf-im-Nacken-Lage **(a)**, läßt sich die Hüftpfanne durch Dreifachosteotomie bis in die gewünschte Überdachungsstellung und auf einen annähernd horizontalen Neigungswinkel bringen. Nur in extremen Fällen muß vorher eine Varisierungsosteotomie durchgeführt werden

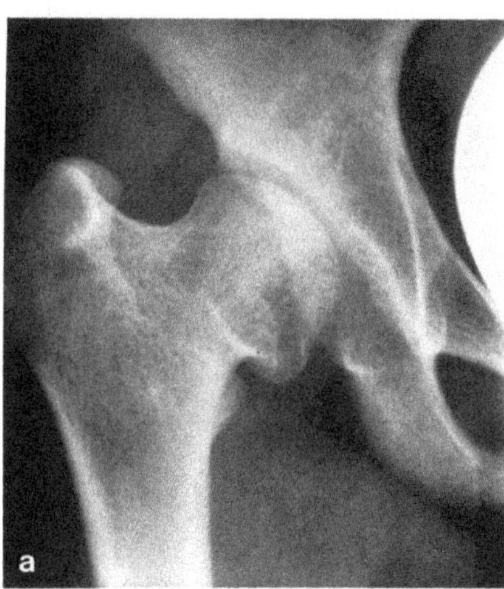

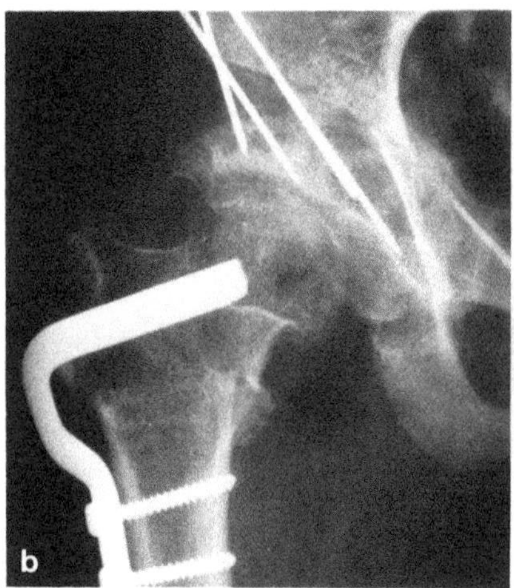

Abb. 28.43. Bei Pfannendysplasien mit starker Coxa vara **(a)** sollte zuerst eine Valgisierungsosteotomie erfolgen, um Hüftkopf und Schenkelhals in die richtige Belastungsrichtung zu bringen. Damit läßt sich die Hüftpfanne auch weiter seitlich schwenken. Nach der Valgisierungsosteotomie und Dreifachosteotomie bei 14jährigem Mädchen **(b)** stehen Hüftkopf und Schenkelhals weitgehend in einer Normalstellung, und auch die Pfanne weist eine gute Überdachung und einen nur geringen Neigungswinkel auf

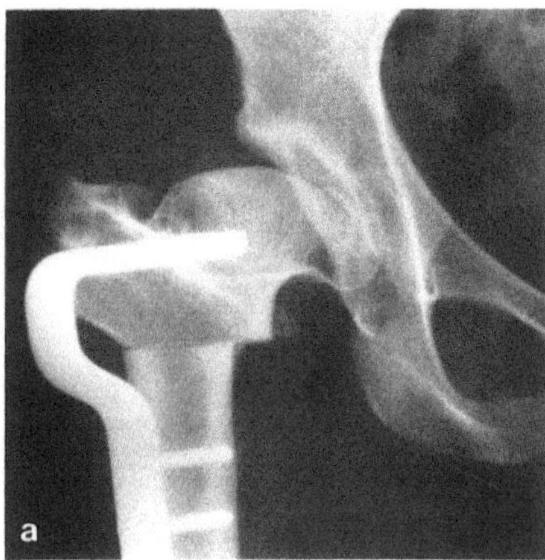

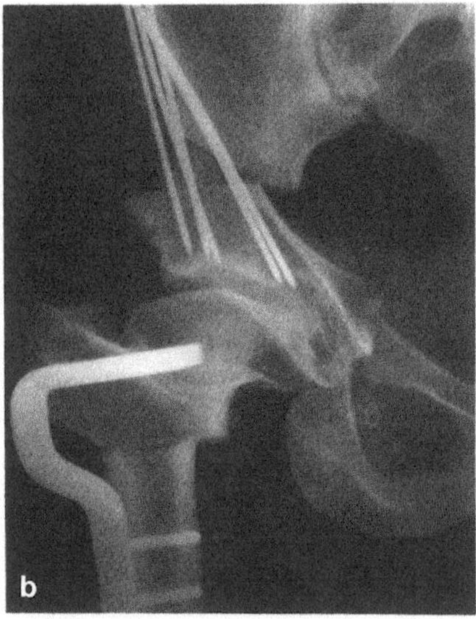

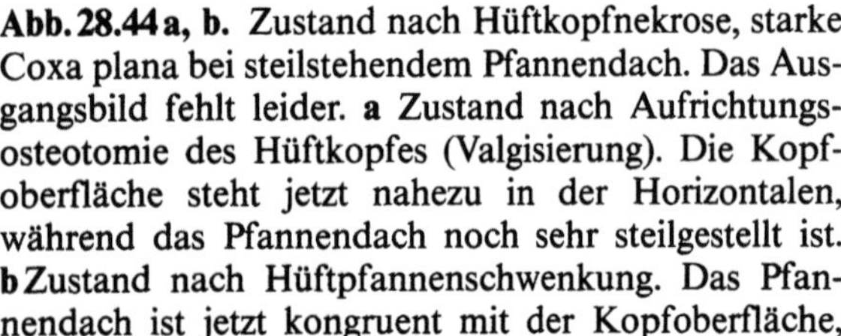

Abb. 28.44 a, b. Zustand nach Hüftkopfnekrose, starke Coxa plana bei steilstehendem Pfannendach. Das Ausgangsbild fehlt leider. **a** Zustand nach Aufrichtungsosteotomie des Hüftkopfes (Valgisierung). Die Kopfoberfläche steht jetzt nahezu in der Horizontalen, während das Pfannendach noch sehr steilgestellt ist. **b** Zustand nach Hüftpfannenschwenkung. Das Pfannendach ist jetzt kongruent mit der Kopfoberfläche, überdacht die Coxa plana größtenteils und weist einen nur geringen Neigungswinkel auf. Alter der Patientin 35 Jahre. Bei einer kürzlichen Nachuntersuchung gab sie jedoch noch Beschwerden an. Wahrscheinlich ist das Gelenk doch zu walzenförmig und stellt eine Indikationsgrenze dar. Die besten Voraussetzungen bieten selbstverständlich Kugelgelenke (vgl. Abb. 24.39)

28.10 Verhalten bei Komplikationen (Abb. 28.45–28.48)

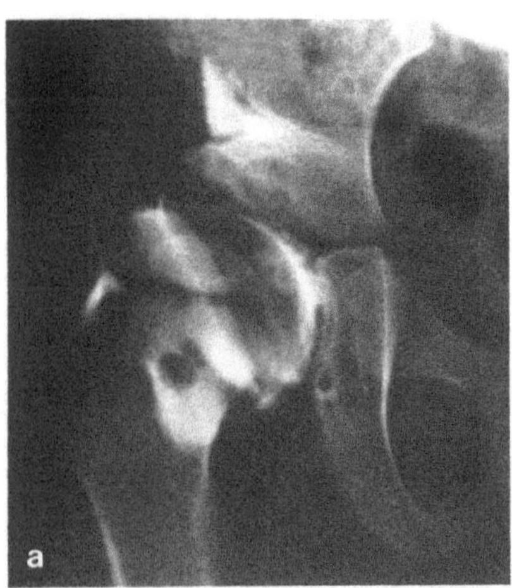

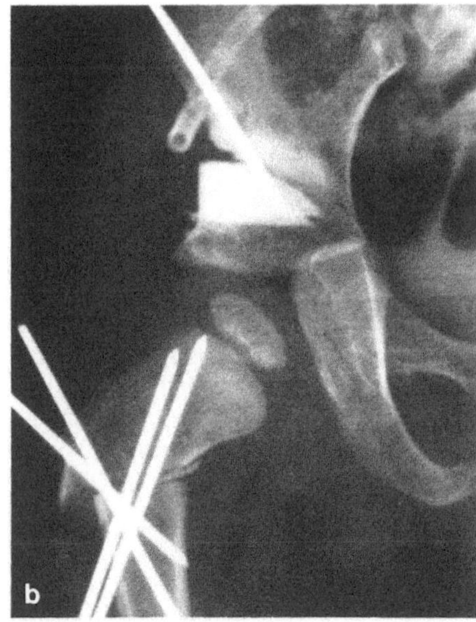

Abb. 28.45. a 2 Jahre, 3 Monate altes Mädchen nach operativer Hüfteinstellung und ungenügender Azetabuloplastik: Die Osteotomie erfolgte nicht auf den am dorsalen Ende der Y-Fuge liegenden Knickpunkt. Das Pfannendach wurde nicht genügend herabgebogen. Der Hüftkopf subluxiert wieder. **b** Nochmalige Azetabuloplastik und gleichzeitige DVO, damit wird der Hüftkopf tiefer in die Pfanne zentriert. Das Pfannendach wird jetzt auf einen normalen Winkel herabgebogen. Eine Wiederholung von Azetabuloplastiken ist, wie in diesem Falle, erforderlich, wenn das Erstergebnis ungenügend ist. Die DVO war bei dem sehr breiten etwas abgeflachten knorpeligen Hüftkopf eine bessere Voraussetzung für das Herabbiegen des Pfannendachs

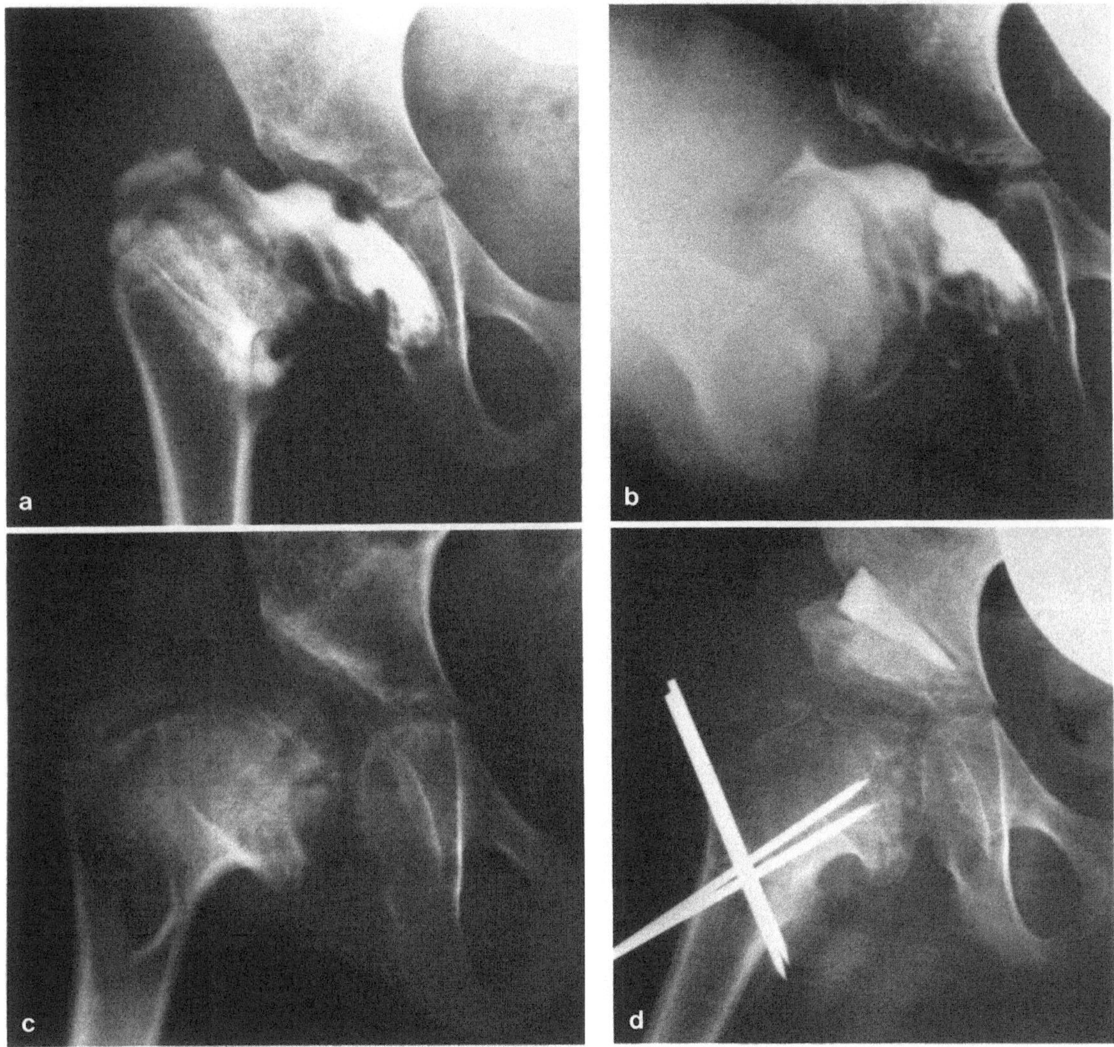

Abb. 28.46. Andernorts vorbehandeltes 4 Jahre, 8 Monate altes Mädchen: Sowohl die Mittelstellung **(a)** wie die Repositionsstellung **(b)** zeigen, daß der Hüftkopf nicht reponiert ist. Arthrographisch läßt sich erkennen, daß ein schmaler Kapselschlauch vorhanden ist, in den sich der Hüftkopf nicht einstellen kann. Er ist bereits breit verformt und weist eine erhebliche Antetorsion und Anteflexion auf. **c** Trotz der ungünstigen Formverhältnisse wird eine operative Hüfteinstellung vorgenommen. Der Hüftkopf steht danach jedoch noch nicht genügend tief vor dem ischialen Pfannensektor. Daher erfolgt 2 Monate später eine Azetabuloplastik und Varisierung **(d)**. Damit wird der Hüftkopf in die gewünschte Stellung zum Pfannenboden gebracht. Das Pfannendach hätte für die Mittelstellung allerdings noch bis zu einem AC-Winkel von 10° herabgebogen werden müssen

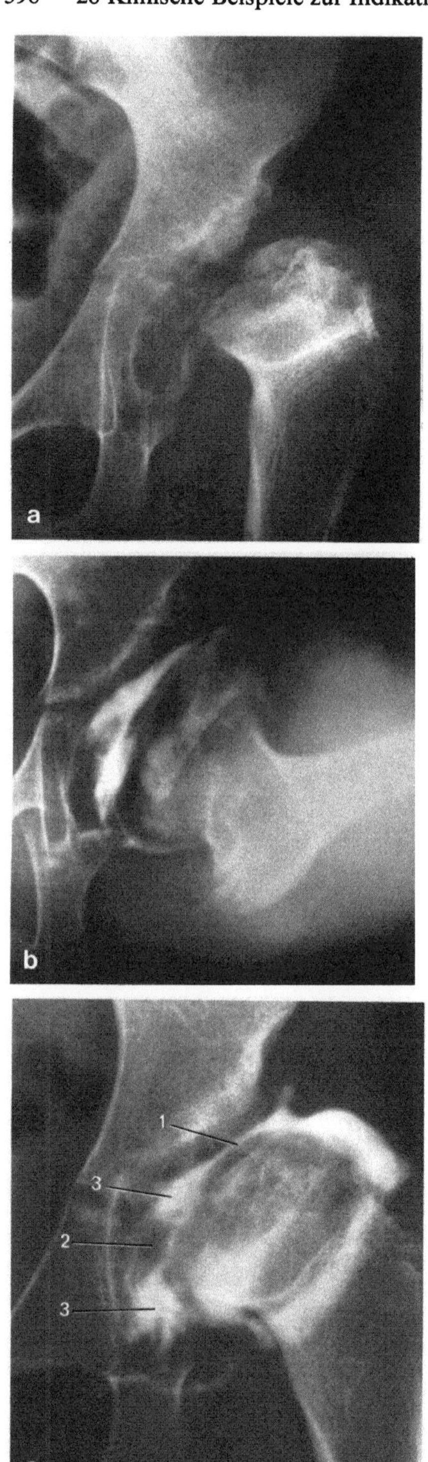

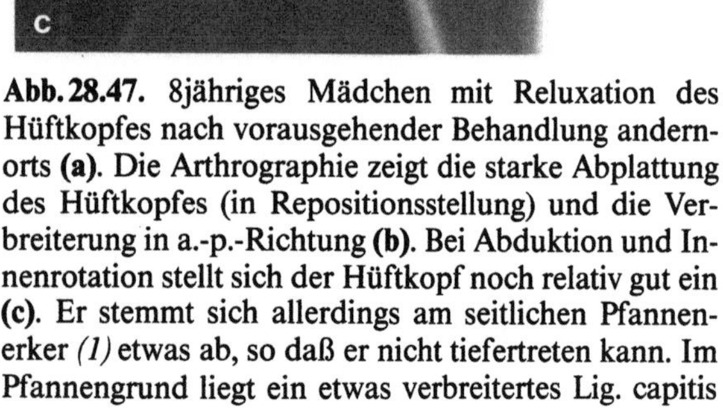

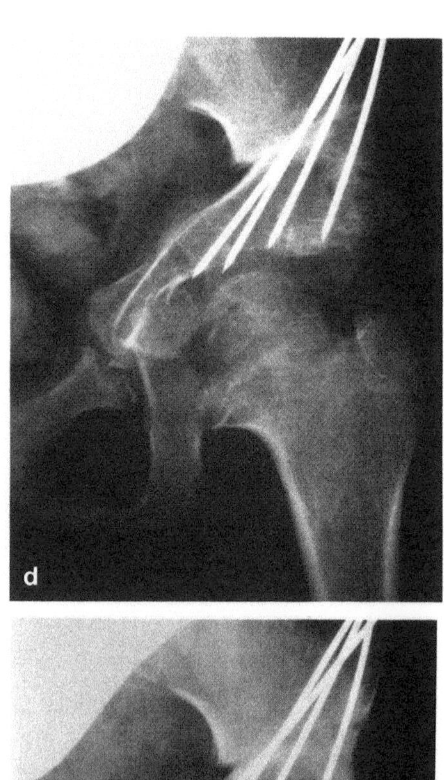

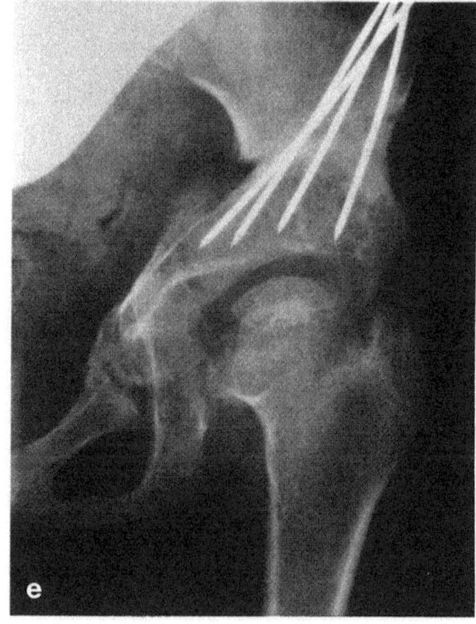

Abb. 28.47. 8jähriges Mädchen mit Reluxation des Hüftkopfes nach vorausgehender Behandlung andernorts **(a)**. Die Arthrographie zeigt die starke Abplattung des Hüftkopfes (in Repositionsstellung) und die Verbreiterung in a.-p.-Richtung **(b)**. Bei Abduktion und Innenrotation stellt sich der Hüftkopf noch relativ gut ein **(c)**. Er stemmt sich allerdings am seitlichen Pfannenerker *(1)* etwas ab, so daß er nicht tiefertreten kann. Im Pfannengrund liegt ein etwas verbreitertes Lig. capitis *(2)*, sonst füllt sich das Gelenk mit Kontrastmittel *(3)*. Daraufhin erfolgte die Dreifachosteotomie mit starker Hüftpfannenschwenkung nach lateral und ventral. Damit wurde gute Überdachung sowohl bei leichter Abduktionsstellung **(d)** wie in Mittelstellung **(e)** erreicht. Das ventral-kaudal stehende, ausgezogene Stück des Hüftkopfes dürfte keinen Pfannenkontakt haben. Es ist zu hoffen, daß der Hüftkopf sich dem Pfannendach in seinem Wachstum anpaßt und sich weiter rundet

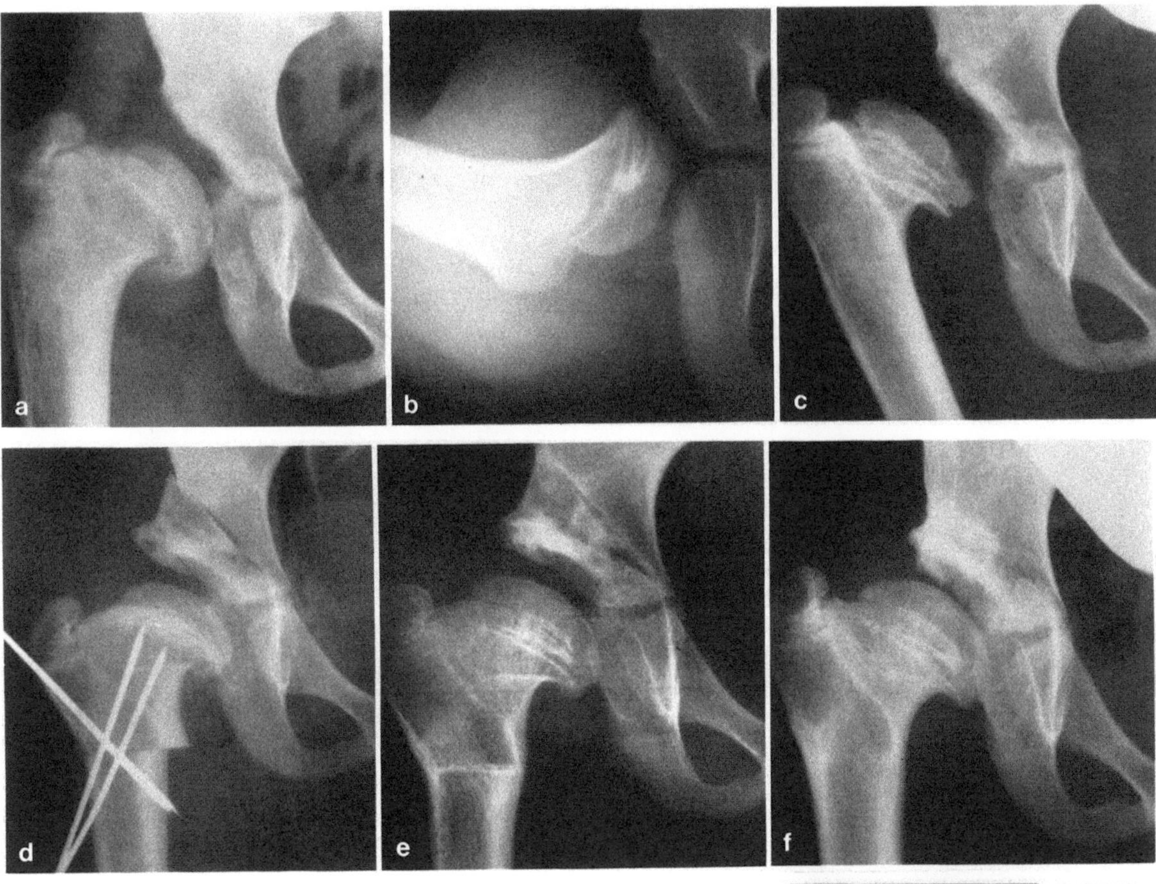

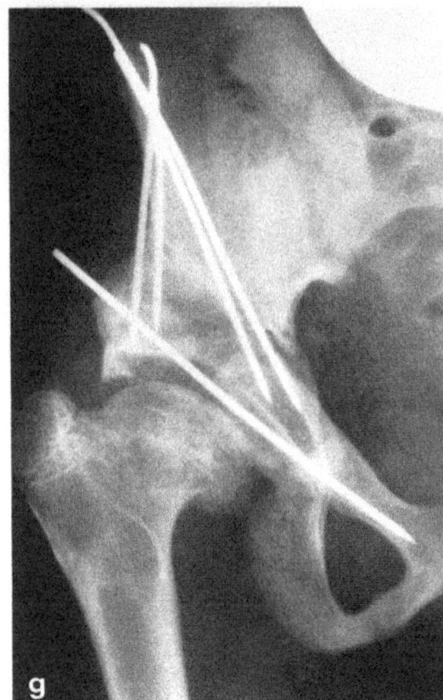

Abb. 28.48 a–g. Zustand nach Hüftluxationsbehandlung andernorts, Reluxation durch starke Pfannendysplasie bei 7jährigem Mädchen. Verformung des Kopfes durch Hüftkopfnekrose zur Coxa plana **(a, b)**. Auf der Adduktionsaufnahme stellt sich der Hüftkopf nicht dicht genug vor die Pfanne **(c)**. Es wird eine operative Hüfteinstellung und gleichzeitige Valgisierungsosteotomie zur Aufrichtung des Hüftkopfs vorgenommen, zusätzlich Azetabuloplastik. Der Hüftkopf steht dann kongruent in der Pfanne und auch tiefer als auf der Voraufnahme **(d)**. Im weiteren Verlauf zeigt sich aber **(e, f)**, daß sich das Pfannendach wieder abbaut. Die Aufrichtungsosteotomie und die Azetabuloplastik hätten sowohl Pfannendach wie Hüftkopf nahezu in die Horizontale bringen müssen. Damit wäre der Hüftkopf auch noch tiefer vor den ischialen Pfannensektor getreten, und ein weiteres Hochtreten an der steilen Pfannendachwand hätte vermieden werden können. **g** Im Alter von 9 Jahren erfolgte daraufhin die Hüftpfannenschwenkung durch Dreifachosteotomie, damit breitere Überdachung des Hüftkopfs mit herabgesetztem Pfannenneigungswinkel

28.11 Zur Indikation operativer Maßnahmen nach Hüftkopfnekrosen (Abb. 28.49–28.53)

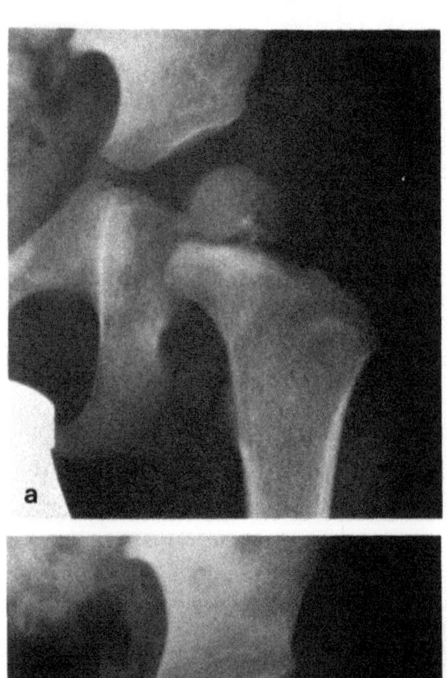

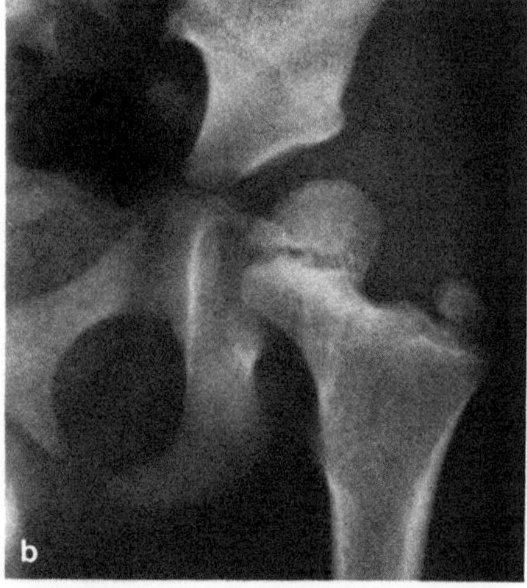

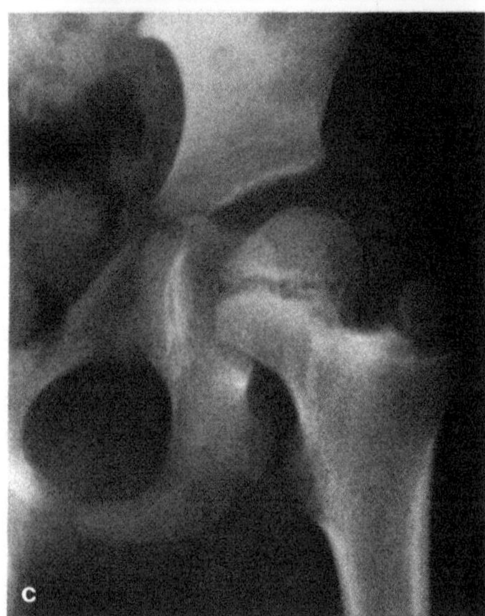

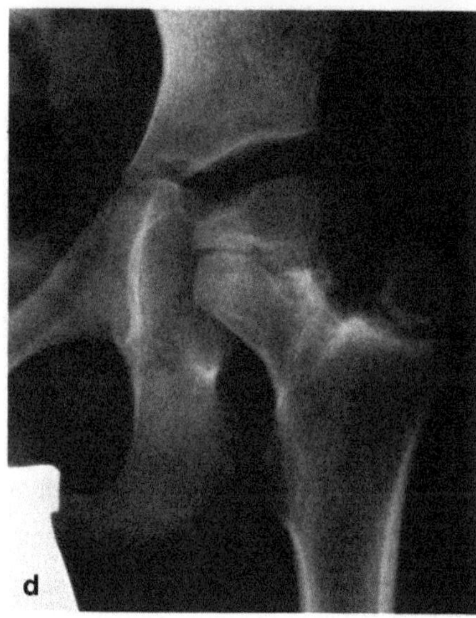

Abb. 28.49 a–d. Verlaufsbeobachtung des Wachstums bei einer lateralen Epiphysen- und Schenkelhalswachstumsstörung nach Nekrose bei Dysmorphiesyndrom. Von einer Varisierungsosteotomie wurde abgesehen. Der Verlauf zeigt die Richtigkeit der Entscheidung. Allenfalls nach Abschluß des Wachstums könnten bei Beschwerden Umstellungsmaßnahmen erörtert werden. Das Pfannendach hat sich gut und breit und mit geringem Neigungswinkel entwickelt. Es ist daher eine ausreichend gute Druckübertragungsfläche vorhanden. Alter des Kindes bei **a** 2½ Jahre, **b** 4 Jahre, **c** 5½ Jahre, **d** 10½ Jahre

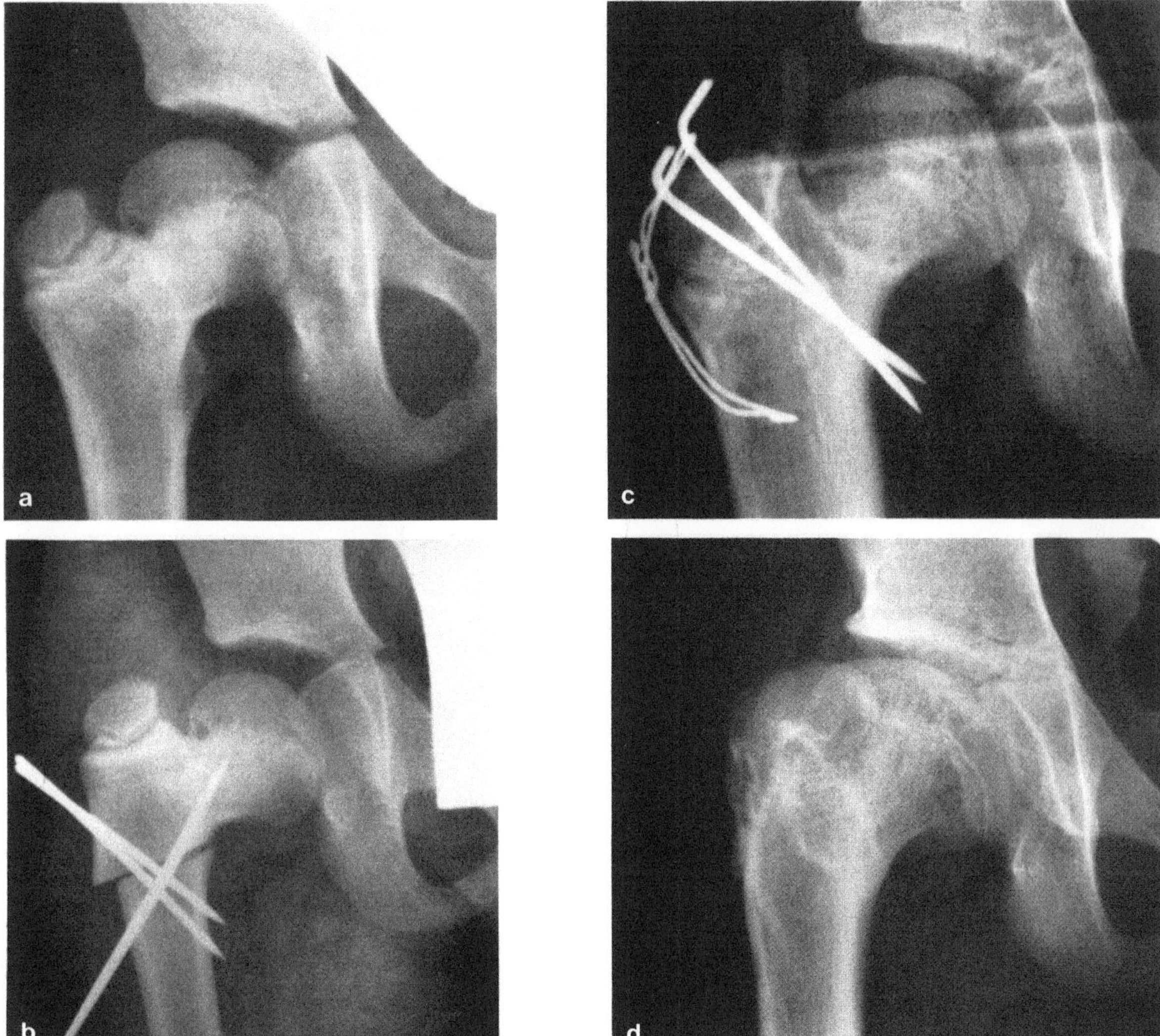

Abb. 28.50 a–d. Verlaufsbeobachtung bei ähnlich gelagertem Fall wie in Abb. 28.49, aber Durchführung einer Varisierungsosteotomie. Laterale Hüftkopfnekrose und Schenkelhalswachstumsstörung nach Luxationsbehandlung andernorts. **a** Im Alter von etwa 6 Jahren: starke Kopf-im-Nacken-Lage, laterale Kopfkappe berührt fast den Trochanter, allerdings auch Projektionseffekt durch vermehrte Antetorsion. Pfannendach breit und normal entwickelt. Die Epiphysenzone des Schenkelhalses ist jedoch nach lateral gerichtet. **b** Zustand nach Varisierungs- und Detorsionsosteotomie. Die Epiphysenzone ist jetzt parallel zum Pfannendach gestellt, auch die Kopfkappe gut unter der Pfanne, der Trochanter jedoch hochgerückt. **c** Im Alter von etwa 9 Jahren: Wegen Hochstand wurde der Trochanter versetzt. Der Hüftkopf ist noch gut eingestellt, hat sich jedoch zunehmend verbreitert. **d** Letzte Aufnahme im Alter von fast 12 Jahren. Der Hüftkopf ist in erster Linie in die Breite gewachsen, sowohl zum Trochanter hin wie zum kaudalen Schenkelhalsrand hin. Durch seinen sehr flachen Radius ist auch die Hüftpfanne zunehmend flacher geworden, wenn man sie mit den Ausgangsbildern vergleicht. Auch der Trochanter steht auf der Höhe des Hüftkopfes. Die Varisierungsosteotomie hat die Verhältnisse nicht verbessert, sondern verschlechtert. Vor Abschluß des Wachstums sollte sie möglichst nicht durchgeführt werden

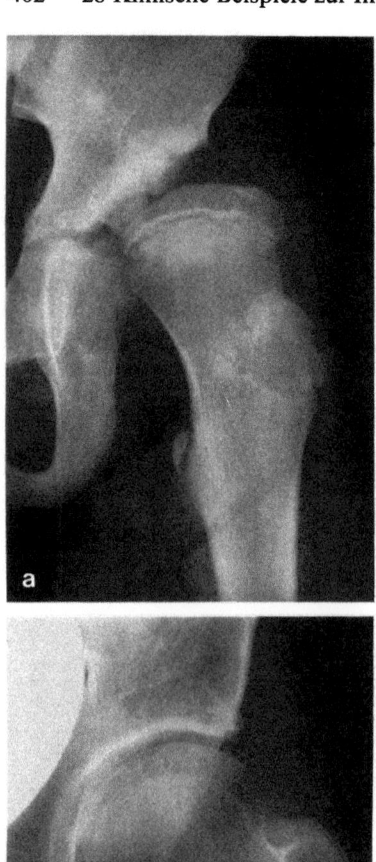

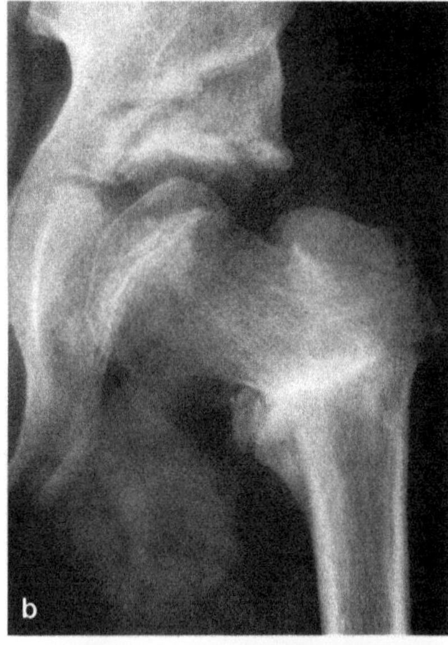

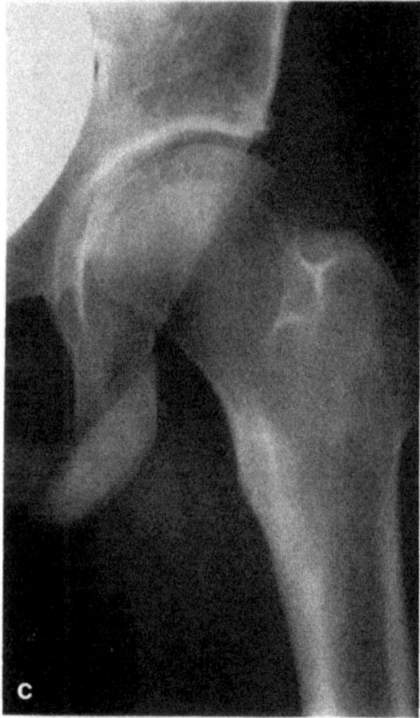

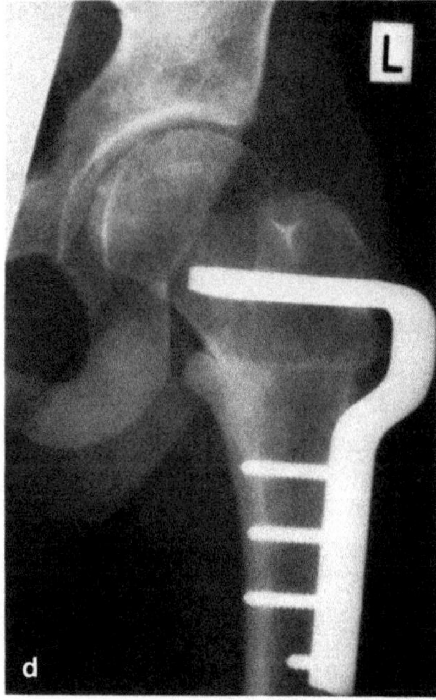

Abb. 27.51. **a** Folgezustand einer schweren Hüftkopfnekrose nach Einstellung einer Hüftluxation, starke Kopfabflachung und -verbreiterung. Erneute Subluxation des Hüftkopfes an dem steilen dysplastischen Pfannendach. **b** Im Alter von fast 10 Jahren tiefe Einstellung des Hüftkopfes durch offene Reposition, DVO stärkeren Grades und Herabbiegen des Pfannendachs bis fast zur Horizontalen. Dadurch ließ sich der Hüftkopf vor dem ischialen Pfannensektor wieder reponieren und halten. **c** Nach der starken Varisierung hat sich der Hüftkopf wieder aufgerichtet und dabei nach lateral zum Trochanter hin verbreitert. Die vorliegende Aufnahme entstand schon in Abduktionsstellung vor der Varisierungsosteotomie. In Mittelstellung ragt der Hüftkopf seitlich wieder stärker aus der Pfanne heraus durch extreme Kopf-im-Nacken-Lage. Die tiefe Reposition hat sich jedoch gehalten. Alter des Mädchens jetzt 18 Jahre. **d** Nach Varisierungsosteotomie: Gelenkeinstellung jetzt befriedigend. In diesem Fall mußten operative Maßnahmen wegen der starken Fehlstellung erfolgen. Sie zeigen aber das zu erwartende Fehlwachstum der Epiphyse bei stärkerer Varisierung. Für die tiefe Reposition ist sie in einzelnen Fällen erforderlich (vgl. 28.21, 28.46), sollte jedoch etwas geringer gehalten werden

Abb. 28.52. Beckenübersicht bei 9jährigem Mädchen mit Fehlstellung der Epiphysenzone nach früherer Hüftdysplasiebehandlung beiderseits. Die Neigung der Epiphysenzone muß im Regelfall 15–20° zur Pfanne hin betragen (gemessen von der Hilgenreiner-Linie aus). Die Epiphysenzonen weisen hier aber nach lateral. Die Pfannendächer sind jedoch breit und im Neigungswinkel regelrecht. Eine Varisierungsosteotomie auch im Hinblick auf den projektorisch steilen Schenkelhals ist nicht angezeigt und würde nur zum Fehlwachstum führen

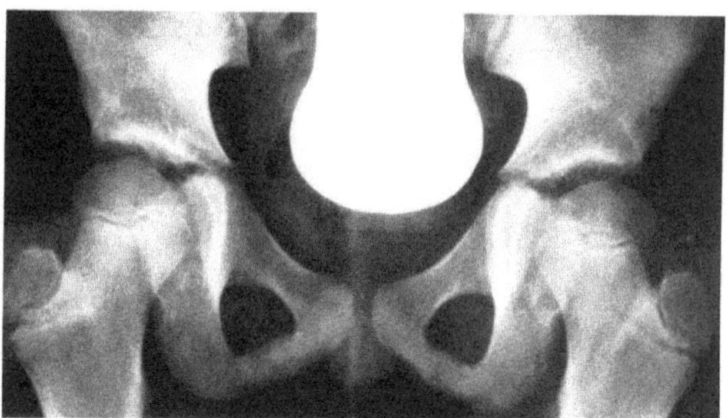

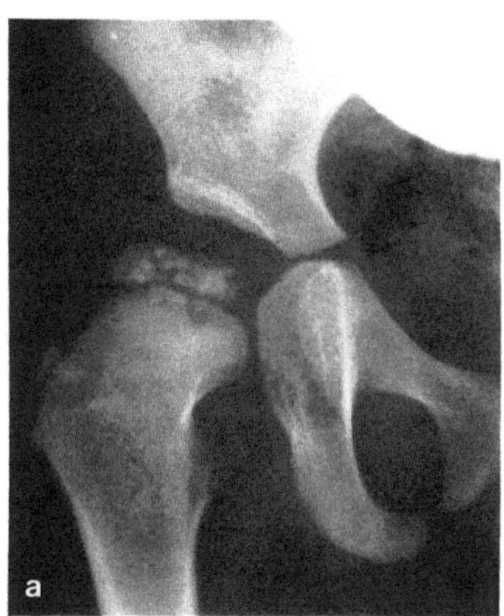

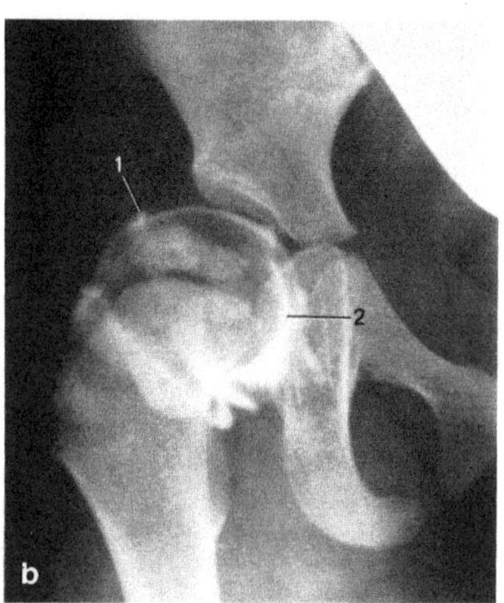

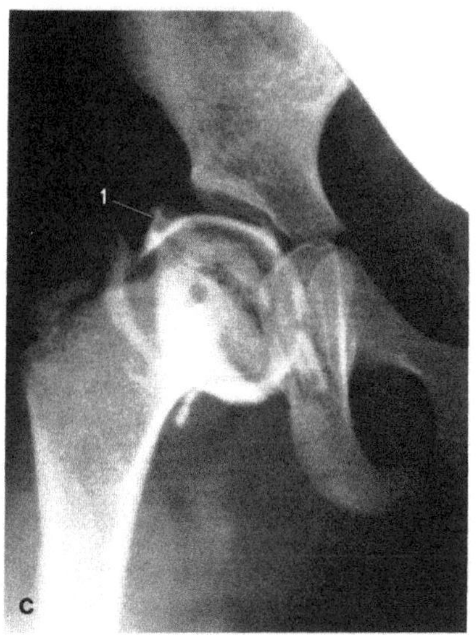

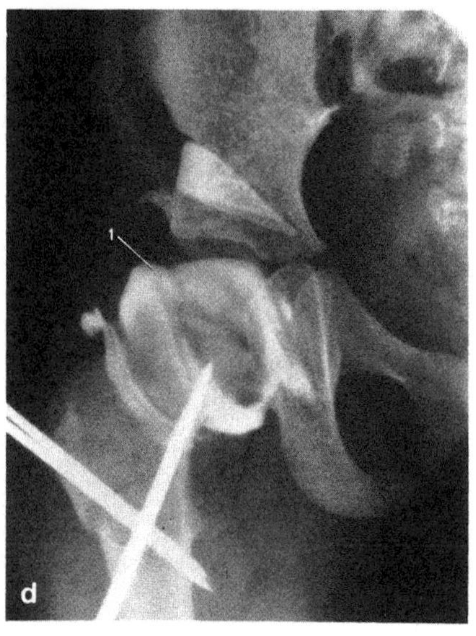

Abb. 28.53. **a** Schwere Hüftkopfnekrose nach Luxationsbehandlung (Aufnahme im Alter von 2 Jahren, 4 Monaten). **b** Arthrogramm des rechten Hüftgelenks im Alter von 2 Jahren, 9 Monaten. Hier zeigt sich, wie weit der knorpelige Hüftkopfanteil außerhalb der Pfanne steht. Der Kopf liegt dem Pfannenboden auch nicht dicht an (*1* seitliche Limbusspitze, die auf dem Hüftkopf, nicht seitlich von ihm liegt; *2* medialer Kontrastmittelsee). **c** Auf der Abduktions-Innenrotations-Aufnahme stellt sich der Hüftkopf dichter an den ischialen Pfannensektor. Der obere Limbus *(1)* umgreift die Kopfkappe seitlich. **d** Es wurde eine Azetabuloplastik und eine Varisierung mäßigen Grades gleichzeitig durchgeführt. Durch die Azetabuloplastik wird der Hüftkopf mehr vom Limbus *(1)* umfaßt, ebenso durch die Varisierung. Die Varisierung sollte jedoch nicht zu stark sein, um kein Fehlwachstum in die Kopf-im-Nacken-Lage zu erzeugen

Literatur*

1 Anatomische Grundlagen

Basmajian JV (1958) Electromyography of the iliopsoas. Anat Rec 132: 127–132

Baumann F (1974) Statisch-dynamische Muskelfunktion und muskuläre Gelenkbeanspruchung der gesunden Hüfte aufgrund elektromyographischer Untersuchungen. Orthop Prax 10: 150–153

Baumann F, Behr O (1969) Elektromyographische Untersuchungen der Hüftmuskulatur nach Arthrodese. Arch Orthop Trauma Surg 66: 1–17

Breitenfelder J (1975) Das elektromyographische Verhalten der Gluteal- und Adduktorenmuskulatur im Arthrodesensimulationsversuch des Hüftgelenks. Arch Orthop Trauma Surg 82: 299–304

Burkhardt A, Taillard W (1973) Die Statik und Dynamik der versteiften Hüfte: Eine elektromyographische Untersuchung. Z Orthop 111: 710–723

Chassard, Lapiné (1923) Étude radiographique de l'arcade pubienne chez la femme enceinte. J Radiol 7: 113

Close JR (1964) Motor function in the lower extremity. Thomas, Springfield

Fick A (1845) Lehrbuch der physiologischen Anatomie. Leipzig

Fick R (1904) Handbuch der Anatomie und Mechanik der Gelenke, Bd 1. Fischer, Jena

Hipp E (1962) Die Gefäße des Hüftkopfes, Anatomie, Angiographie und Klinik. Z Orthop 96 (Beilageheft)

Inman VT (1953) The pattern of muscular activity in the lower extremity during walking. Institute of Engineering Research, Univ. of California, Ser II, Issue 25

Joseph J, Williams PL (1957) Electromyography of certain hip muscles. J Anat 91: 286–294

Kaiser G (1958) Die angeborene Hüftluxation. Fischer, Jena, S 7

Keagy RD, Brumlik J, Bergan JJ (1966) Direct electromyography of the psoas major muscle in man. J Bone Joint Surg [Am] 48: 1377–1382

Kurrat HJ, Breul R, Oberländer W (1978) Untersuchungen zur Ausdehnung des Knorpelbelages am proximalen Femurende. Z Orthop 116: 318–324

Lange F, Pitzen P (1921) Zur Anatomie des oberen Femurendes. Z Orthop 41: 105

Lanz T von (1950) Anatomische und entwicklungsgeschichtliche Probleme am Hüftgelenk. Verh Dtsch Orthop Ges, 37. Kongr 1949. Z Orthop 79: 7–40 (Beilageheft)

Lanz T von, Wachsmuth W (1938) Das Hüftgelenk. In: Praktische Anatomie, 1. Bd, Teil 4: Bein und Statik. J Springer, Berlin, S 138–175

Le Damany P (1903) Les torsions osseuses. J Anat Physiol 126–165, 313–337, 426–450, 534–545

Le Damany P (1908) Die angeborene Hüftgelenksverrenkung. Z Orthop 21: 129–169

Mikulicz J (1878) Über individuelle Formdifferenzen am Femur und an der Tibia des Menschen. His Arch Anat Abt 1: 351–405

Müller ME (1957) Die hüftnahen Femurosteotomien. Thieme, Stuttgart (2. Aufl. 1971)

Pauwels F (1936) Zur Frage der den Schenkelhals aufrichtenden Kräfte. Verh Dtsch Orthop Ges, 30. Kongr 1935. Z Orthop 64: 361–371 (Beilageheft)

Pauwels F (1948) Die Bedeutung der Bauprinzipien des Stütz- und Bewegungsapparates für die Beanspruchung der Röhrenknochen. Z Anat Entwicklungsgesch 114: 129–166

Pauwels F (1950) Die Bedeutung der Bauprinzipien der unteren Extremitäten für die Beanspruchung des Beinskelettes. Z Anat Entwicklungsgesch 114: 525–538

Pauwels F (1965) Gesammelte Abhandlungen zur funktionellen Anatomie des Bewegungsapparates. Springer, Berlin Heidelberg New York

Ravelli A (1953) Röntgenzeichen und Meßmethoden zur Erkennung der angeborenen Dysplasie der Hüfte. Z Orthop 84: 28

Sharp IK (1961) Acetabular dysplasia. The acetabular angle. J Bone Joint Surg [Br] 43: 268–272

Tönnis D (1966 a) Elektromyographische Untersuchungen über die Rollwirkung des M. iliopsoas. Z Orthop 102: 61–68

Tönnis D (1966 b) Elektromyographische Untersuchun-

---

* ***Hinweis für den Leser:*** Manche Zeitschriften haben im Laufe der Jahre ihren Namen gewechselt. Es ist heute international üblich, daß ältere Arbeiten nicht mehr unter dem früheren Zeitschriftentitel zitiert werden, sondern unter dem heutigen (z. B.: Z. orthop. Chir. →Arch. orthop. Unfall-Chir. →Arch. Orthop. Trauma Surg.)

gen über die Beteiligung des M. iliopsoas an der Ad- und Abduktion des Oberschenkels. Z Orthop 102: 68–74

Tönnis D, Tarhan O (1981) Änderungen in der Rotation des Kniegelenkes bei Gangbildstörungen und Achsenfehlern. Orthop Prax 17: 235–238

Ullmann K (1939) Zur Frage der röntgenologischen Beurteilung des knöchernen Pfannendaches mit weiteren Ergebnissen der Röntgenstammbaumforschung. Verh Dtsch Orthop Ges, 33. Kongr 1938. Z Orthop 69: 268–271 (Beilageheft)

2 *Entwicklung des Hüftgelenks*

Altmann FR (1925) Untersuchungen über die Torsio femoris und damit in Zusammenhang stehende Fragen. Z Anat 75: 82–126

Anders G (1970) Tierexperimentelle Untersuchungen zur Problematik der sog. angeborenen Hüftverrenkung. Med. Dissertation, Universität Köln

Anders G, Menge M, Schumpe G (1980) Vergleichende Untersuchungen zur konservativen Therapie der Hüftdysplasie bzw. Hüftluxation zwischen sogenannter klassischer Methode und Hanausek-Behandlung. Orthop Prax 16: 784–789

Anders G, Thelen E, Schmitt O (1984) Die Entwicklung des Schenkelhalses nach Detorsions-Varisierungsosteotomie. In: Tönnis D (Hrsg) Die operative Behandlung der Hüftdysplasie, Technik und Ergebnisse. Enke, Stuttgart (im Druck)

Baake M, Tönnis D (1974) Erworbene Hüftgelenksdysplasie nach Versteifung der Gegenseite in Abduktion. Z Orthop 112: 78–95

Bardeen CR (1905) Studies in the development of the human skeleton. Am J Anat 4: 265

Bardeen CR, Lewis WH (1901) Development of the limbs, body wall and back in man. Am J Anat 1: 1

Behrens K, Tönnis D (1984) Die Entwicklung der Hüftkopfepiphyse nach Detorsions-Varisierungsosteotomie. In: Tönnis D (Hrsg) Die operative Behandlung der Hüftdysplasie, Technik und Ergebnisse. Enke, Stuttgart (im Druck)

Bernbeck R (1949) Die pathologische Femurtorsion und Coxa valga. Z Orthop 78: 303–313

Bernbeck R (1950) Aussprache zum Thema: Das Torsionsproblem der Hüftluxation. Verh Dtsch Orthop Ges, 37. Kongr 1949. Z Orthop 79: 201–207 (Beilageheft)

Bernbeck R (1951) Zur Pathologie der luxatio coxae congenita. Virchows Arch [Pathol Anat] 320: 238–263

Bernbeck R (1962) Zur Genese, Diagnostik und Korrektur der pathologischen Torsionsverhältnisse am Beinskelett. Verh Dtsch Orthop Ges, 59. Kongr 1961. Z Orthop 96: 155–166 (Beilageheft)

Bjerkreim I (1974) Secondary dysplasia and osteoarthritis of the hip joint in functional and in fixed obliquity of the pelvis. Acta Orthop Scand 45: 873–882

Blechschmidt E (1961) The stages of human development before birth. Saunders, Philadelphia

Böhm M (1934) Weitere Untersuchungen über die Entwicklung des Hüftgelenks. Z Orthop 60: 401

Böhm M (1935) Das menschliche Bein. Enke, Stuttgart

Bösch J (1978) Die Gesetze des Pfannenwachstums. Arch Orthop Trauma Surg 91: 247–258

Brandes M (1924) Vorschlag zu einer physiologischen Behandlung der Coxa vara. Arch Orthop Trauma Surg 22: 411–417

Brandes M, Horeyseck L (1951) Ergebnisse der Resektion des Trochanter major femoris bei Coxa vara. Verh Dtsch Orthop Ges, 38. Kongr 1950. Z Orthop 80: 301–302 (Beilageheft)

Brückl R, Tönnis D (1979) Zum Wachstum des Hüftgelenkes. Eine planimetrische Untersuchung an Röntgenbildern. Arch Orthop Trauma Surg 93: 149–159

Büschelberger J (1961) Untersuchungen über Eigenarten des Hüftgelenkes im Säuglingsalter und ihre Bedeutung für die Pathogenese, Prophylaxe und Therapie der Luxationshüfte. Habilitationsschrift, Universität Dresden

Büschelberger J (1964) Ätiologie, Prophylaxe und Frühbehandlung der Luxationshüfte. Beitr Orthop Traumatol 11: 535–548

Dega W (1973) Entwicklung und klinische Bedeutung der dysplastischen Hüftgelenkspfanne. Orthopade 2: 202–218

Dega W (1978) Development and clinical importance of the dysplastic acetabulum. In: Weil UH (ed) Acetabular dysplasia, skeletal dysplasias in childhood. (Progress in Orthopaedic Surgery, vol 2, pp 47–72), Springer, Berlin Heidelberg New York

De Santo DA, Colonna PC (1939) Embryology of the hip joint. Arch Surg 39: 448

Ehler E (1959) Beitrag zum Aufbau der Hüftpfanne bei Säugetieren und Mensch. Anat Anz 107: 145–167

Engelhardt P (1977) Entwicklungsvorgänge am Hüftgelenk. Ther Umsch 34: 215–221

Fairbank HAT (1930) Congenital dislocation of the hip. With special reference to the anatomy. Br J Surg 17: 380–416

Falk E (1908) Die Entwicklung und Form des fötalen Beckens. Karger, Berlin

Ferrer-Torelles M, Ceballos T (1982) Embryology of the hip in relation to congenital dislocation. In: Tachdjian M (ed) Congenital dislocation of the hip. Livingstone, New York Edinburgh London Melbourne, pp 1–25

Fettweis E (1968) Sitzhockstellungsgips bei Hüftgelenksdysplasien. Arch Orthop Trauma Surg 63: 38–51

Fettweis E (1970) Über Entstehung und Verhütung pathologischer Valgitäten und Antetorsionen des Schenkelhalses beim Hüftluxationsleiden. Z Orthop 107: 221–231

Flöhr HJ (1981) Die Ergebnisse der Einrenkungsbehandlung der angeborenen Hüftluxation nach Fettweis. Med. Dissertation, Universität Münster

Francillon MR (1937) Beitrag zur Kenntnis der angeborenen Hüftluxation. Z Orthop 66: 65–72 (Beilageheft)

Gardener E, Gray DJ (1950) Prenatal development of the human hip joint. Am J Anat 87: 163–211

Graf P (1909) Zur Lehre von der Entstehung der angeborenen Hüftverrenkung. Anatomische Untersuchungen an Hüftgelenken und Becken von Föten und Neugeborenen. Bruns Beitr Klin Chir 64: 152

Gross F, Haike H, Idelberger K (1969) Die Antetorsion des koxalen Femurendes bei ausschließlich funktioneller Behandlung der Hüftdysplasie. Arch Orthop Trauma Surg 65: 293–312

Grunewald (1919) Über Torsionserscheinungen an den langen Röhrenknochen des Menschen. Z Morphol Anthropol 21: 103

Haike H, Schulze H (1963) Röntgenologische Studien über das Femurwachstum im Säuglings- und Kindesalter. Z Orthop 97: 241–243

Haike HJ (1965) Tierexperimentelle Untersuchungen zur Frage der Entstehung der Osteochondrose des Schenkelkopfes, der Coxa vara und valga, sowie der pathologischen Antetorsion des koxalen Femurendes. Z Orthop 100: 416–439

Harrison TJ (1958) The growth of the pelvis in the rat. A mensural and morphological study. J Anat 92: 236–260

Harrison TJ (1961) The influence of the femoral head on pelvic growth and acetabular form in the rat. J Anat 95: 12–24

Hilgenreiner H (1925) Zur Frühdiagnose und Frühbehandlung der angeborenen Hüftgelenksverrenkung. Med Klin 21: 1385–1388, 1425–1429

Hoffmann-Daimler S (1970) Zur biomechanischen Regelung der Hüftgelenksentwicklung. Verh Dtsch Ges Orthop Traumatol, 56. Kongr 1969. Enke, Stuttgart, S 110–114

Imhäuser G (1947) Die Pfannenbodendicke bei der Protrusio acetabuli und der Hüftverrenkung. Z Orthop 76: 251

Imhäuser G (1952) Die physiologische intrapelvine Vorragung des Hüftpfannenbodens. Z Orthop 81: 161

Jansen M (1925) Platte Hüftpfanne und ihre Folgen. Coxa plana, valga, vara und malum coxae. Z Orthop 46: 1–42

Kaiser G (1958) Die angeborene Hüftluxation. Fischer, Jena

Kopf R (1970) Radiometrischer Beitrag zur Wachstumskinetik des Darmbeines mit besonderer Berücksichtigung des Pfannendaches. Med. Dissertation, Universität Hamburg

Krug K (1981) Das embryonale und fetale Hüftgelenk – Rückschlüsse zur Luxationshüfte. Beitr Orthop Traumatol 28: 313–319

Lacroix (1951) The organisation of bones. Churchill, London

Lange F (1910) Die Stellung des Oberschenkels im Verband nach der Reposition. Z Orthop 25: 164

Lange F, Pitzen P (1921) Zur Anatomie des oberen Femurendes. Z Orthop 41: 105–134

Lanz T von (1950) Anatomische und entwicklungsgeschichtliche Probleme am Hüftgelenk. Verh Dtsch Orthop Ges, 37. Kongr 1949. Z Orthop 79: 7–40 (Beilageheft)

Lanz T von, Mayet A (1953) Die Gelenkkörper des menschlichen Hüftgelenkes in der progredienten Phase ihrer umwegigen Ausformung. Z Anat Entwicklungsgesch 117: 317

Lanz T von, Wachsmuth W (1938) Praktische Anatomie Bd 1, Teil 4. Springer, Berlin

Laurenson RD (1965) Development of the acetabular roof in the fetal hip. J Bone Joint Surg [Am] 47: 975–983

Le Damany P (1903) Les torsions osseuses. J Anat Physiol 126–165, 313–337, 426–450, 534–545

Le Damany P (1908) Die angeborene Hüftverrenkung. Z Orthop 21: 129–169

Le Damany P (ed) (1912) La cavité cotyloide. In: La luxation de la hanche. Alcan, Paris, p 187

Lilienthal M (1909) Anatomische Untersuchungen zum Os acetabuli. Med. Dissertation, Universität Königsberg

Lindemann K (1930) Das Wachstum des Schenkelhalses bei der sogenannten Entlastungs-Coxa-valga. Dtsch Z Chir 228: 249–260

Lindemann K (1934) Zur Pathogenese der Coxa valga. Verh Dtsch Orthop Ges, 28. Kongr 1933. Z Orthop 60: 329–336 (Beilageheft)

Lindemann K (1936) Die Coxa valga bei der congenitalen Muskelatonie. Verh Dtsch Orthop Ges, 30. Kongr 1935. Z Orthop 64: 401–412 (Beilageheft)

Mareel (1967) Recherches sur la relation inductrice entre chondrocytes et perioste dans le tibia embryonaise de poulet. Arch Biol 78: 145–166

Martin R (1928) Lehrbuch der Anthropologie, Bd II. Fischer, Jena

Mau H (1958) Formveränderungen des proximalen Femur bei kindlichen Beinverkürzungen. Verh Dtsch Ges Orthop, 45. Kongr 1957. Z Orthop 90: 107–112 (Beilageheft)

Mayet A (1950) Über die embryonale Entwicklung der Gelenkkörper des menschlichen Hüftgelenkes. Med. Dissertation, Universität München

Mikulicz J (1878) Über individuelle Formdifferenzen am Femur und an der Tibia des Menschen. Arch Anat Abt 1: 351–404

Münzenberg KJ (1964) Statistische Untersuchungen zur Tiefe der Hüftgelenkspfanne. Z Orthop 99: 218–222

Nauck ET (1931) Über „umwegige" Entwicklungsvorgänge am Skelett der unteren Gliedmaßen des Menschen. Gegenbaurs Morphol Jahrb 66: 65

Nishizuka T (1926) Beiträge zur Osteologie. Z Morphol Anthropol 25: 1

Ogden JA (1983) Development and growth of the hip. In: Siffert RS, Katz JF (eds) Management of hip disorders in children. Lipincott, Philadelphia + Toronto, pp 1–32

Ogden JA, Moss HL (1978) Pathologic anatomy of congenital hip disease. In: Weil UH (ed) Acetabular dysplasia, skeletal dysplasias in childhood. (Progress in Orthopaedic Surgery, vol 2, pp 3-45), Springer, Berlin Heidelberg New York

Otte P (1970) Zur Pfannenentwicklung des Hüftgelenkes. Verh Dtsch Ges Orthop Traumatol, 56. Kongr 1969. Enke, Stuttgart, S 63-65

Otte P (1975) Die normale und die gestörte Entwicklung (Wachstumskinetik des Pfannendaches). Vortrag Symposium Orthop Danubianum, Bratislava (Kurzfassung der Kongreßreferate)

Papadopulos JA, Hofmann A (1972) Das periostale Wachstum, Hauptmittel zur funktionellen Anpassung des Schenkelhals-Schaft-Winkels (CCD-Winkel). Arch Orthop Trauma Surg 73: 33-46

Pauwels F (1958) Funktionelle Anpassung des Knochens durch Längenwachstum. Verh Dtsch Orthop Ges, 45. Kongr 1957. Z Orthop 90: 34-56 (Beilageheft)

Pauwels F (1965) Funktionelle Anpassung des Knochens durch Längenwachstum. In: Pauwels F (Hrsg) Gesammelte Abhandlungen zur funktionellen Anatomie des Bewegungsapparates. Springer, Berlin Heidelberg New York, S 400-423

Pauwels F (1980) Biomechanics of the locomotor apparatus. Contributions on the functional anatomy of the locomotor apparatus (Translation from German). Springer, Berlin Heidelberg New York

Peič S (1975) Über die Reifung des Hüftpfannenbodens unter physiologischen und pathologischen Bedingungen. Orthop Prax 11: 177-180

Perna G (1922) Sulla ossificazione dell'acetabulum e sul significato del tuberculum supracotyloideum nell'uomo. Chir Org Mov 6: 485-568

Petersen H (1893) Untersuchungen zur Entwicklung des menschlichen Beckens. Arch Anat Entwicklungsgesch 67

Ponseti IV (1978) Growth and development of the acetabulum in the normal child. Anatomical, histological and roentgenographic studies. J Bone Joint Surg [Am] 60: 575-585

Pratje A (1934) Die postembryonale Entwicklung des Hüftbeines. Z Morphol Anthropol 34: 321-342

Pratje A (1936) Angeborene Hüftgelenksverrenkung und Ablauf der Ossifikation. Verh Anat Ges 3: 229-239

Putti V (1929) Early treatment of congenital dislocation of the hip. J Bone Joint Surg 17: 798

Putti V (1937) Die angeborene Hüftgelenksverrenkung. Enke, Stuttgart

Ralis Z, McKibbin B (1973) Changes in shape of the human hip joint during its development and their relation to its stability. J Bone Joint Surg [Br] 55: 780-785

Roux W (1895) Gesammelte Abhandlungen über Entwicklungsmechanik der Organismen, Bd I, II. Engelmann, Leipzig

Roux W (1912a) Terminologie der Entwicklungsmechanik der Tiere und Pflanzen. Engelmann, Leipzig

Roux W (1912b) Anpassungslehre, Histomechanik und Histochemie. Berichtigungen zu R. Thomas gleichnamigem Aufsatz. Mit Bemerkungen über die Entwicklung und Formgestaltung der Gelenke. Virchows Arch [Pathol Anat] 209: 168

Ruckensteiner E (1931) Die normale Entwicklung des Knochensystems im Röntgenbild. In: Radiol Praktika, Bd 15, Thieme, Leipzig

Sallis JG, Smith RG (1965) A study of the development of the acetabular roof in congenital dislocation of the hip. J Bone Joint Surg [Br] 52: 44-46

Salter RB (1966) Role of innominate osteotomy in the treatment of congenital dislocation and subluxation of the hip in the older child. J Bone Joint Surg [Am] 48: 1413-1439

Schinz HR (1950) In: Schinz HR, Baensch WE, Friedl E (Hrsg) Lehrbuch der Röntgendiagnostik, Bd II. Thieme, Stuttgart, S 434

Schlegel KF (1961) Die angeborene Hüftluxation. In: Hohmann G, Hackenbroch M, Lindemann K (Hrsg) Handbuch der Orthopädie, Bd IV, Teil 1. Thieme, Stuttgart, S 69-189

Schmid F, Halden L (1969) Die postfetale Differenzierung und Größenentwicklung der Extremitätenknochenkerne. Fortschr Med 87: 975-984

Schmidt H (1969) Wechselbeziehungen zwischen Neigung der Pfanneneingangsebene und Richtung der Schenkelhalsachse. Ergeb Chir Orthop 52: 118-156

Siffert RS (1981) Patterns of deformity of the developing hip. Clin Orthop 160: 14-29

Smith WS, Ireton RJ, Coleman CR (1958) Sequelae of experimental dislocation of a weight-bearing ball-socket joint in a young growing animal. J Bone Joint Surg [Am] 40: 1121

Smith WS, Coleman CR, Olix ML, Slager RF (1963) Etiology of congenital dislocation of the hip. J Bone Joint Surg [Am] 45: 491

Stanisavljevic S, Mitchell CL (1963) Congenital dysplasia, subluxation and dislocation of the hip in stillborn and newborn infants. J Bone Joint Surg [Am] 45: 1147-1158

Storck H (1940) Die angeborene Hüftverrenkung als orthopädisch-geburtshilfliches Problem. Z Orthop: 70 (Beilageheft)

Strayer LM (1943) The embryology of the human hip joint. Yale J Biol Med 16: 13

Strayer LM (1971) Embryology of the human hip joint. Clin Orthop 74: 221

Watanabe RS (1974) Embryology of the human hip. Clin Orthop 98: 8-26

Wilkinson JA (1962) Femoral anteversion in the rabbit. J Bone Joint Surg [Br] 44: 386-397

Zcebök Z, Molnar R, Nagy E (1952) Deutung des Röntgenbildes bei Frühdiagnose der sogenannten angeborenen Hüftverrenkung. Z Orthop 82: 556-571

3 Entwicklung des Gefäßsystems am Hüftgelenk und seine Variation im Hinblick auf Ischämien

Batory I (1981a) Die Entstehung und Bedeutung der latenten, ischämischen Phase als ätiologischer Faktor des Morbus Perthes. Z Orthop 119: 277-283

Batory I (1981 b) Die Grenzen des Physiologischen und Anfänge des Pathologischen in der Entwicklung der proximalen Femurepiphyse. Z Orthop 119: 374–381

Batory I (1981 c) Die Ätiologie des Luxationsperthes und seine Beziehung zu dem typischen Morbus Legg-Calvé-Perthes. Z Orthop 119: 498–503

Batory I (1982) Ätiologie der pathologischen Veränderungen des kindlichen Hüftgelenkes. Enke, Stuttgart (Bücherei des Orthopäden, Bd 32)

Chung SM (1976) The arterial supply of the developing proximal end of the human femur. J Bone Joint Surg [Am] 58: 961–970

Crock HV (1965) A revision of the anatomy of the arteries supplying the upper end of the human femur. J Anat 99: 77–88

Crock HV (1967) The blood supply of the lower limb bones in man. Livingstone, Edinburgh

Hipp E (1962) Die Gefäße des Hüftkopfes, Anatomie, Angiographie und Klinik. Z Orthop 96 (Beilageheft)

Howe WW jun, Lacey T II, Schwartz RP (1950) Study of the gross anatomy of the arteries supplying the femur and the acetabulum. J Bone Joint Surg [Am] 32: 856–866

Kaiser G (1958) Die angeborene Hüftluxation. Fischer, Jena

Lagrange J, Dunoyer J (1962) La vascularisation de la tête femorale de l'enfant. Rev Chir Orthop 2: 123–137

Lanz T von (1950) Anatomische und entwicklungsgeschichtliche Probleme am Hüftgelenk. Verh Dtsch Orthop Ges, 37. Kongr 1949. Z Orthop 79: 7–40 (Beilageheft)

Lanz T von, Wachsmuth W (1938) Praktische Anatomie, Bd 1, 4. Teil: Bein und Statik, Springer, Berlin, S 171

Lauritzen J (1974) The arterial supply to the femoral head in children. Acta Orthop Scand 45: 724–736

Müssbichler H (1970) Arteriographic investigations of the hip in adult human subjects. Acta Orthop Scand [Suppl] 132

Nußbaum A (1924) Die arteriellen Gefäße der Epiphysen des Oberschenkels und ihre Beziehung zu normalen und pathologischen Vorgängen. Bruns Beitr Klin Chir 130: 91

Ogden JA (1974 a) Anatomic and histologic study of factors affecting development and evolution of avascular necrosis in congenital hip dislocation. The Hip. Proceed 2. meeting Hip Soc 1974. Mosby, St Louis, pp 125–153

Ogden JA (1974 b) Changing patterns of proximal femoral vascularity. J Bone Joint Surg [Am] 56: 941–950

Ogden JA (1982) Normal and abnormal circulation. In: Tachdjian MO (ed) Congenital dislocation of the hip. Livingstone, New York Edinburgh London Melbourne, pp 59–92

Savitt S, Thompson RC (1965) Distribution and anastomoses of arteries supplying the head and the neck of the femur. J Bone Joint Surg [Br] 47: 3

Schwaiger M (1936) Das Ligamentum teres femoris und seine Gefäße. Z Orthop 65: 297–317

Tönnis D (1963) Rückenmarkstrauma und Mangeldurchblutung. In: Tönnis W (Hrsg) Beiträge zur Neurochirurgie, Heft 5. Barth, Leipzig

Trueta J (1957) The normal vascular anatomy of the human femoral head during growth. J Bone Joint Surg [Br] 39: 358–394

Trueta J, Harrison MHM (1953) The normal vascular anatomy of the femoral head in adult man. J Bone Joint Surg [Br] 35: 442

Tucker RF (1949) Arterial supply to the femoral head and its clinical importance. J Bone Joint Surg [Br] 31: 82–93

Vereby K (1942) Die Blutversorgung des Femurkopfes. Anat Anz 93: 225

Wolcott WE (1943) The evolution of the circulation in the developing femoral head and neck. Surg Gynecol Obstet 77: 61–68

4 Einführung in die Biomechanik des Hüftgelenks

Amtmann E, Kummer B (1968) Die Beanspruchung des menschlichen Hüftgelenks. II. Größe und Richtung der Hüftgelenksresultierenden in der Frontalebene. Z Anat Entwicklungsgesch 127: 286–314

Bartel DL, Johnston RC (1969) Mechanical analysis and optimization of a cup arthroplasty. J Biomech 2: 97–102

Baumann JU (1973) Cinephotographische und elektromyographische Ganguntersuchungen. Habilitationsschrift, Universität Basel

Braune W, Fischer O (1889) Über den Schwerpunkt des menschlichen Körpers. Hirzel, Leipzig

Brinckmann P, Hoefert H, Jongen HT, Polster J (1974) Die Biomechanik des Hüftgelenks. Orthopade 3: 104–118

Brinckmann P, Frobin W, Hierholzer E (1978) Belastete Gelenkfläche und Beanspruchung des Hüftgelenks. SFB 88/Cl Nr. 12. Arbeitsgruppe Biomechanik, Münster

Brinckmann P, Frobin W, Hierholzer E (1980) Belastete Gelenkfläche und Beanspruchung des Hüftgelenkes. Z Orthop 118: 107–115

Brinckmann P, Frobin W, Hierholzer E (1981) Stress on the articular surface of the hip joint in healthy adults and persons with idiopathic osteoarthrosis of the hip joint. J Biomech 143: 149–156

Burstein AH, Frankel VH (1968) The viscoelastic properties of some biological materials. Ann NY Acad Sci 146: 158–165

Busse J, Gasteiger W, Tönnis D (1972) Eine neue Methode zur röntgenologischen Beurteilung eines Hüftgelenkes – der Hüftwert. Arch Orthop Trauma Surg 72: 1–9

Byers PD, Contepomi CA, Farkas TA (1970) A postmortem study of the hip joint. Ann Rheum Dis 29: 15–31

Camosso ME, Marotti G (1962) The mechanical beha-

vior of articular cartilage under compressive stress. J Bone Joint Surg [Am] 44: 699–709
Chiari K (1955) Ergebnisse mit der Beckenosteotomie als Pfannendachplastik. Z Orthop 87: 14–26
Chiari K (1965) Bericht über die Beckenosteotomie als Pfannendachplastik nach eigener Methode. In: Chapchal G (Hrsg) Beckenosteotomie-Pfannendachplastik. Thieme, Stuttgart, S 70–75
Chiari K (1970) Der pfannenbildende Eingriff. Verh DGOT, 56. Kongr Wien 1969. Enke, Stuttgart, S 193–199
Chiari K (1974a) Spätergebnisse nach Beckenosteotomie-Verhütung der Präarthrose. Z Orthop 112: 603–605
Chiari K (1974b) Medial displacement osteotomy of the pelvis. Clin Orthop 98: 55–71
Day WH, Swanson SAV, Freeman MAR (1975) Contact pressures in the loaded human cadaver hip. J Bone Joint Surg [Br] 57: 302–313
Debrunner HU (1975) Studien zur Biomechanik des Hüftgelenkes I. Ein neues Modell für die Berechnung der Hüftbelastung. Z Orthop 113: 377–388
Debrunner HU (1979) Mechanical analysis of the hip joint and surgical procedures. Preprint, Bern
Debrunner HU, Mäder GE (1972) Ganguntersuchung an Patienten. Z Orthop 110: 549–555
Denham RA (1959) Hip mechanics. J Bone Joint Surg [Br] 41: 550–557
Dunlap K, Shands AR, Hollister L, Gaul S, Streit H (1953) A new method for determination of torsion of femur. J Bone Joint Surg [Am] 35: 289–311
Edwards J (1967) Physical characteristics of articular cartilage. Symposium on Lubriation and Wear in Living and Artificial Joints. Inst. of Mech. Eng., London
Ekholm R, Norbäck B (1951) On the relationship between articular changes and function. Acta Orthop Scand 21: 81–98
Fick A (1850) Statische Betrachtungen der Muskeln des Oberschenkels. Z Rat Med 9: 94
Fick R (1904) Handbuch der Anatomie und Mechanik der Gelenke, Bd I: Anatomie der Gelenke. Fischer, Jena
Fick, R (1911) Handbuch der Anatomie und Mechanik der Gelenke, Bd III: Spezielle Mechanik. Fischer, Jena
Fischer O (1899) Der Gang der Menschen. Teubner, Leipzig
Fischer O (1913) Medizinische Physik. Hirzel, Leipzig
Francillon MR (1953) Zur Rolle der Antetorsion in der Luxatio coxae congenita. Schweiz Med Wochenschr 35: 114
Goodfellow JW, Bullough PG (1968) Studies on age changes in the human hip joint. J Bone Joint Surg [Br] 50: 222
Greenwald AS, Haynes DW (1972) Weight-bearing areas in the human hip joint. J Bone Joint Surg [Br] 54: 157–163
Gruber K, Legal H, Ruder H (1982) Biomechanische Analyse der Bewegungsabläufe an der unteren Extremität. I. Beschleunigungen. Z Orthop 120: 761–884
Gruber K, Legal H, Ruder H (1983) Biomechanische Analyse der Bewegungsabläufe an der unteren Extremität. II. Gelenkkräfte. Z Orthop 121: 115–222
Grünewald J (1920) Die Beanspruchung der langen Röhrenknochen. Z Orthop Chir 39: 27–49, 129–147, 257–286
Hackenbroch M (1957) Die Arthrosis deformans des Hüftgelenks. Verh Dtsch Ges Orthop, 44. Kongr Nürnberg 1956. Z Orthop 88: 28–59 (Beilageheft)
Hackenbroch M (1961) Die degenerativen Erkrankungen des Hüftgelenkes. In: Handbuch der Orthopädie, Bd IV/1. Thieme, Stuttgart, S 321–360
Hackenbroch M (1971) Faktoren, die die Entstehung und Entwicklung der Arthrose beeinflussen. Arztl Prax 23: 3723–3726
Hamacher P (1974) Die Auswirkung von Varisierungs- und Beckenosteotomie auf die Belastung des Hüftgelenks, dargestellt im Belastungsdiagramm (II). Orthop Prax 3/X: 169–173
Hamacher P, Roesler H (1971) Die Berechnung von Größe und Richtung der Hüftgelenksresultierenden im Einzelfall. Arch Orthop Trauma Surg 70: 26–35
Hamacher P, Roesler H (1972) Ergebnisse der Berechnung von Größe und Richtung der Hüftgelenksresultierenden im Einzelfall. Arch Orthop Trauma Surg 72: 94–106
Hamacher P, Roesler H (1974) Belastungsdiagramme bei Hüftgelenkserkrankungen. Z Orthop 112: 176–186
Harrison MHM, Schajowicz F, Trueta J (1953) Osteoarthritis of the hip: A study of the nature and evolution of the disease. J Bone Joint Surg [Br] 35: 598–626
Hayes W (1972) Some viscoelastic properties of human articular cartilage. Acta Orthop Belg 38: 23–31
Hopf A (1966) Hüftpfannenverlagerung durch doppelte Beckenosteotomie zur Behandlung der Hüftgelenksdysplasie und Subluxation bei Jugendlichen und Erwachsenen. Z Orthop 101: 559–586
Idelberger K, Frank A (1952) Eine neue Methode zur Bestimmung des Pfannendachwinkels. Z Orthop 82: 571–577
Inman VT (1947) Functional aspects of the abductor muscles of the hip. J Bone Joint Surg [Am] 29: 607–619
Jentschura G (1951) Über die praktische Anwendung der Methode Wibergs für die Beurteilung der kongenitalen Dysplasie des Hüftgelenkes beim Erwachsenen. Z Orthop 80: 34–39
Johnston RC, Smidt GL (1969) Measurement of the hip joint motion during walking. Evaluation of the electrogoniometric method. J Bone Joint Surg [Am] 51: 1083–1094
Koch J (1917) The laws of bone architectures. Am J Anat 21: 177
Köhler A (1953) Grenzen des Normalen und Anfänge des Pathologischen im Röntgenbild des Skelettes. Thieme, Stuttgart
Konermann H (1971) Funktionelle Analyse der Knor-

pelstruktur des Talonavicularegelenkes. Z Anat Entwicklungsgesch 133: 1–36

Kummer B (1959) Bauprinzipien des Säugerskelettes. Thieme, Stuttgart

Kummer B (1962) Die Torsion der unteren Extremität, ihre Entstehung und funktionelle Bedeutung. Verh Dtsch Orthop Ges, Zürich 1961. Z Orthop 96: 115–135 (Beilageheft)

Kummer B (1968) Die Beanspruchung des menschlichen Hüftgelenkes. I. Allgemeine Problematik. Z Anat Entwicklungsgesch 127: 277–285

Kummer B (1969) Die Beanspruchung der Gelenke, dargestellt am Beispiel des menschlichen Hüftgelenkes. Verh DGOT, 55. Kongr Kassel 1968. Enke, Stuttgart, S 301–311

Kummer B (1974 a) Grundlagen der Biomechanik des Hüftgelenks. Med Orthop Tech 5/74: 118–124

Kummer B (1974 b) Biomechanik der Gelenke (Diarthrosen). 7. Wissenschaftliche Konferenz Deutscher Naturforscher und Ärzte. Springer, Berlin Heidelberg New York, S 19–26

Kummer B (1976) Biomechanics of the hip and knee joint. In: Schaldach M, Hohmann D (eds) Advances in artificial hip and knee joint technology. Springer, Berlin Heidelberg New York, pp 24–52

Lanz T von (1950) Anatomische und entwicklungsgeschichtliche Probleme am Hüftgelenk. Verh Dtsch Orthop Ges, 37. Kongr München 1949. Z Orthop 79: 7–40 (Beilageheft)

Le Coer P (1965) Ostéotomie isthmique de bascule. In: Chapchal G (Hrsg) Beckenosteotomie – Pfannendachplastik. Thieme, Stuttgart, S 112–114

Legal H (1977) Biomechanische Analyse des Hüftgelenks. Ein Beitrag mit besonderer Berücksichtigung der Druckberechnung und der klinischen Anwendung. Habilitationsschrift, Universität Erlangen Nürnberg

Legal H, Ruder H (1977) Zur biostatischen Analyse des Hüftgelenks. Z Orthop 115: 215–234

Legal H, Ruder H (1979 a) Biomechanisch fundierte Planung gelenkerhaltender Operationen am Hüftgelenk. Orthopade 8: 224–244

Legal H, Ruder H (1979 b) Biometrische Analyse von Funktionsaufnahmen bei der Dysplasiehüfte des Erwachsenen. In: Morscher E (Hrsg) Funktionelle Diagnostik in der Orthopädie. Enke, Stuttgart, S 194–196

Legal H, Reinecke M, Ruder H (1978) Zur biostatischen Analyse des Hüftgelenks II. Z Orthop 116: 889–896

Legal H, Reinecke M, Ruder H (1980) Zur biostatischen Analyse des Hüftgelenks III. Z Orthop 118: 804–815

McLeish RD, Charnley J (1970) Abduction forces in the onelegged stance. J Biomech 3: 191–199

Merchant AC (1965) Hip abductor muscle force. J Bone Joint Surg [Am] 47: 462–476

Molzberger H (1973) Die Beanspruchung des menschlichen Hüftgelenks. IV. Analyse der funktionellen Struktur der Tangentialfaserschicht des Hüftpfannenknorpels. Z Anat Entwicklungsgesch 139: 283–306

Mow VC, Lai WM, Eisenfeld J, Redler J (1974) Some surface characteristics of the articular cartilage II. J Biomech 7: 457–468

Müller ME (1957) Die hüftnahen Femurosteotomien. Thieme, Stuttgart

Müller ME (1971) Die hüftnahen Femurosteotomien. Thieme, Stuttgart

Nigg BM (1977) Biomechanik. Juris, Zürich

Nigg BM (1979) Biomechanische Überlegungen zur Belastung des Bewegungsapparates. 3. Heidelberger Orthopädie-Symposion

Oberländer W (1973) Die Beanspruchung des menschlichen Hüftgelenkes. V. Die Verteilung der Knochendichte im Acetabulum. Z Anat Entwicklungsgesch 140: 367–384

Osborne GV, Fahrni WH (1950) Oblique displacement osteotomy for osteoarthritis of the hip joint. J Bone Joint Surg [Br] 32: 148–160

Paul JP (1965) Biomechanics of the hip joint. Biomechanics and related bioengineering topics. Pergamon Press, Oxford

Paul JP (1966/1967) Forces transmitted by joints in the human body. Proc Inst Mech Engrs 181/3: 8–15

Paul JP (1970 a) Load actions on the human femur in walking and some resultant stresses. Exp Mech 11/3: 121–125

Paul JP (1970 b) The effect of walking speed on the force actions transmitted at the hip and knee joint. Proc R Soc Med 63: 200–202

Paul JP (1976) Loading on normal hip and knee joints and on joint replacements. In: Schaldach M, Hohmann D (eds) Advances in artificial hip and knee joint technology. Springer, Berlin Heidelberg New York, pp 53–70

Pauwels F (1935) Der Schenkelhalsbruch, ein mechanisches Problem. Grundlagen des Heilungsvorganges, Prognose und kausale Therapie. Z Orthop Chir 63 (Beilageheft)

Pauwels F (1960) Eine neue Therapie über den Einfluß mechanischer Reize auf die Differenzierung der Stützgewebe. Z Anat Entwicklungsgesch 121: 478–515

Pauwels F (1965) Gesammelte Abhandlungen zur funktionellen Anatomie des Bewegungsapparates. Springer, Berlin Heidelberg New York

Pauwels F (1966) Über die Bedeutung einer Zuggurtung für die Beanspruchung des Röhrenknochens und ihre Verwendung zur Druckosteosynthese. Verh Dtsch Ges Orthop, 52. Kongr Stuttgart 1965. Z Orthop 101: 231–257 (Beilageheft)

Pauwels F (1973) Atlas zur Biomechanik der gesunden und kranken Hüfte. Springer, Berlin Heidelberg New York

Radin EL, Paul JL, Lowy M (1970) A comparison of the dynamic force transmitting properties of the subchondral bone and articular cartilage. J Bone Joint Surg [Am] 52: 444–456

Rippstein J (1955) Zur Bestimmung der Antetorsion

des Schenkelhalses mittels zweier Röntgenaufnahmen. Z Orthop 86: 345–360

Roesler H, Hamacher P (1972 a) Die biostatische Analyse der Belastung des Hüftgelenkes, I. Teil. Z Orthop 110: 67–75

Roesler H, Hamacher P (1972 b) Die biostatische Analyse der Belastung des Hüftgelenkes, II. Teil. Z Orthop 110: 186–196

Rydell NW (1966) Forces acting on the femoral head-prosthesis. Acta Orthop Scand [Suppl 88] 37

Ryder CT, Crane L (1953) Measuring femoral anteversion. J Bone Joint Surg [Am] 35: 321–328

Salter RB (1961) Innominate osteotomy in the treatment of congenital dislocation and subluxation of the hip. J Bone Joint Surg [Br] 43: 518–532

Salter RB (1966) Role of innominate osteotomy in the treatment of congenital dislocation and subluxation of the hip in the older child. J Bone Joint Surg [Am] 48: 1413–1439

Salter RB, Dubos JP (1974) The first fifteen years personal experience with innominate osteotomy in the treatment of congenital dislocation and subluxation of the hip. Clin Orthop 98: 72–103

Severin F (1943) Spätresultate unblutiger Behandlung von Luxatio coxae congenita. Z Orthop Chir 74: 52–75

Sillár P, Czoboly E, Kéry L (1972) Deformations of the articular cartilage of the head of femur and humerus under mechanical stress. Arch Orthop Trauma Surg 74: 231–236

Sillár P, Kéry L, Czoboly E (1974) A comparative study of the deformations of the intact and pathologic articular cartilage under mechanical stress. Arch Orthop Trauma Surg 78: 21–23

Simon WH (1971) Thickness and elasticity in the deformability of the articular cartilage. Arthritis Rheum 14: 493–502

Steel HH (1973) Triple osteotomy of the innominate bone. J Bone Joint Surg 55: 343–350

Steger D, Brussatis F, Blümlein H, Busch P (1979) Ganganalytische Untersuchungen vor und nach Implantation von Hüftgelenks-Totalendoprothesen. In: Morscher E (Hrsg) Funktionelle Diagnostik in der Orthopädie. Enke, Stuttgart, S 102–105

Storck H (1931) Körperschwere und Gelenke. Arch Orthop Trauma Surg 29: 1–25

Tillmann B (1969) Die Beanspruchung des menschlichen Hüftgelenks. III. Die Form der Facies lunata. Z Anat Entwicklungsgesch 128: 329–349

Tönnis D, Behrens H, Tscharani F (1981) Eine neue Technik der Dreifachosteotomie zur Schwenkung dysplastischer Hüftpfannen bei Jugendlichen und Erwachsenen. Z Orthop 119: 253–265

Wagner H (1965) Korrektur der Hüftgelenksdysplasie durch die sphärische Pfannendachplastik. In: Chapchal G (Hrsg) Beckenosteotomie-Pfannendachplastik. Thieme, Stuttgart, S 68–69

Wagner H (1973) Erfahrungen mit der Pfannenosteotomie bei der Korrektur der dysplastischen Hüftgelenkspfanne. Orthopade 2: 253–259

Wagner H (1974) Indikation und Ergebnisse der Pfannenosteotomie. Orthop Prax 10: 223–224

Wiberg G (1939) Studies on dysplastic acetabula and congenital subluxation of the hip joint. Acta Chir Scand [Suppl 58] 83

Wiberg G (1945) Mechanisch-funktionelle Faktoren als Ursache der Arthritis deformans im Hüft- und Kniegelenk. Z Orthop 75: 260–285

Williams M, Lissner HF (1962) Biomechanics of human motion. Saunders, Philadelphia

Wolff J (1982) Das Gesetz der Transformation der Knochen. Hirschwald, Berlin

5 Entstehung der angeborenen Hüftluxation

Aarskog D, Støa KF, Thorsen T (1966) Urinary oestrogen excretion in newborn infants with congenital dysplasia of the hip joint. Acta Paediatr Scand 55: 394

Ackermann HJ, Parcyk M (1978) Untersuchungen zur Frage einer generalisierten Gelenkhypermobilität bei der Luxationshüfte. Beitr Orthop Traumatol 25: 194–199

Adams W (1887) On the treatment of congenital displacement of hip. Br Med J 866

Andrén L (1961) Etiology and diagnosis of congenital dislocation of the hip in newborns. Radiologe 1: 89–94

Andrén L (1962) Pelvic instability in newborns with special reference to congenital dislocation of the hip and hormonal factors. Acta Radiol [Suppl] (Stockh) 212–278

Andrén L, Rosen S von (1958) The diagnosis of dislocation of the hip in newborns and the primary results of immediate treatment. Acta Radiol Scand 49: 89–95

Andrén L, Borglin NE (1960) A disorder of oestrogen metabolism as a causal factor of congenital dislocation of the hip. Acta Orthop Scand 30: 169

Andrén L, Palmén K (1963) Seasonal variation of birth dates of infants with congenital dislocation of the hip. Acta Orthop Scand 33: 127

Baake M, Tönnis D (1974) Erworbene Hüftgelenksdysplasie nach Versteifung der Gegenseite in Abduktion. Z Orthop 112: 78–95

Barlow TG (1962) Early diagnosis and treatment of congenital dislocation of the hip. J Bone Joint Surg [Br] 44: 292–301

Bauer F (1936) Die Entstehung der angeborenen Hüftverrenkung durch Zwangshaltung. Schlußfolgerungen für ihre Erkennung, Verhütung und Behandlung. Z Orthop 65: 318–340

Berezin D (1954) Pelvic insufficiency during pregnancy and after parturition. Acta Obstet Gynecol Scand [Suppl] 3

Bjerkreim I (1974) Secondary dysplasia and osteoarthrosis of the hip joint in functional and in fixed obliquity of the pelvis. Acta Orthop Scand 45: 873–882

Bjerkreim I, Hagen CB van der (1974) Congenital dislocation of the hip joint in Norway. V. Evaluation of genetic and environmental factors in the etiology of congenital dislocation of the hip. Clin Genet 5: 433

Böhm M (1935) Das menschliche Bein. Seine normale Entwicklung und die Entstehung der Wuchsfehler. Enke, Stuttgart (Deutsche Orthopädie, Bd 9)

Bradford FK (1914) Beiträge zur kongenitalen Hüftgelenkluxation. Z Orthop 34: 390

Buchthal F, Rosenfalck P (1963) Electrophysiological aspects of myopathy with particular reference to progressive muscular dystrophy. In: Bourne GH, Golarz MN (eds) Muscular dystrophy in man and animals, chapt IV. Karger, Basel, pp 193–262

Büschelberger H (1964) Ätiologie, Prophylaxe und Frühbehandlung der Luxationshüfte. Beitr Orthop Traumatol 11: 535–548

Büschelberger H (1982) Die Luxationshüfte. In: Matzen PF (Hrsg) Lehrbuch der Orthopädie, 2. Bd, 3. Aufl, VEB Verlag Volk u. Gesundheit, Berlin, S 914–976

Carter CO, Wilkinson JA (1964) Genetic and environmental factors in the etiology of congenital dislocation of the hip. Clin Orthop 33: 119–128

Coleman SS (1968) Congenital dysplasia of the hip in the Navajo infant. Clin Orthop 56: 179

Coleman SS (1978) Congenital dysplasia and dislocation of the hip. Mosby, St. Louis, p 31

Corrigan C, Segal S (1950) The incidence of congenital dislocation of the hip at Island Lake, Manitoba. Can Med Assoc J 62: 535

Courrier R (1945) Endocrinology de la gestation. Paris, p 120

Csato P (1963) Die territoriale Verteilung der Personen mit angeborener Hüftverrenkung. Beitr Orthop Traumatol 10: 353–357

Czeizel A, Vizkelety T, Szentpeteri J (1972) Congenital dislocation of the hip in Budapest, Hungary. Br J Prev Soc Med 26: 15–22

Czermack H (1952) Zur Frühdiagnose und Frühbehandlung der luxatio coxae congenita. Wien Med Wochenschr 102: 1017

Dallenbach D, Dallenbach-Hellweg G (1964) Immunologische Untersuchungen zur Lokalisation des Relaxins in der menschlichen Plazenta und Dezidua. Virchows Arch [Pathol Anat] 337: 301–316

Dogonadse MA (1973) Zur Ätiopathogenese angeborener Luxationshüften (Hüftdysplasie). Beitr Orthop Traumatol 20: 151–158

Dogonadse MA, Kandelaki TA, Bolkwadse TW (1974) Der Östrogenstoffwechsel bei der angeborenen Hüftluxation. Beitr Orthop Traumatol 21: 100–159

Dollinger (1876) Die angeborene Hüftverrenkung. Arch Klin Chir 20: 622

Drescher H (1957) Über die Beziehung zwischen Kindlage und luxatio coxae congenita unter besonderer Berücksichtigung der Beckenendlage. Zentralbl Gynäkol 79: 209

Dunn PM (1969 a) The influence of the intrauterine environment in the causation of congenital postural deformities, with special reference to congenital dislocation of the hip. Thesis for M.D. degree, University of Cambridge

Dunn PM (1969 b) Congenital dislocation of the hip (CDH) Necropsy studies at birth. Proc R Soc Med 62: 1035–1037

Dunn PM (1974) Congenital postural deformities: further perinatal associations. Proc R Soc Med 67: 1174–1178

Dunn PM (1976 a) Perinatal observations on the etiology of congenital dislocation of the hip. Clin Orthop 119: 11–22

Dunn PM (1976 b) The anatomy and pathology of congenital dislocation of the hip. Clin Orthop 119: 23–27

Dunn PM (1976 c) Congenital postural deformities. Br Med Bull 32: 71–76

Edelstein J (1964) Congenital dislocation of the hip in the Bantu. J Bone Joint Surg [Br] 48: 397

Faber A (1937) Erbbiologische Untersuchungen über die Anlage zur angeborenen Hüftverrenkung. Z Orthop 66: 140

Faber A (1938 a) Das Röntgenbild des Hüftgelenks beim Säugling. Verh Dtsch Orthop Ges, 32. Kongr 1937. Z Orthop 67: 251–258 (Beilageheft)

Faber A (1938 b) Zur Pathologie der angeborenen Dysplasie des Hüftgelenks. Verh Dtsch Orthop Ges, 32. Kongr 1937. Z Orthop 67: 259–272 (Beilageheft)

Faber A (1938 c) Untersuchungen über die Ätiologie und Pathogenese der angeborenen Hüftverrenkung. Eine röntgenologisch-erbklinische Studie. Thieme, Leipzig

Fettweis E (1971) Zur Prophylaxe des kindlichen Hüftluxationsleidens. Z Orthop 109: 905–911

Fettweis E (1973) Das Hüftluxationsleiden bei in Beckenendlage geborenen Kindern. Z Orthop 111: 168–178

Forbes TR (1955) Apparent secretion of progesteron by human and goat foetuses. Endocrinology 56: 699

Francillon MR (1937) Beitrag zur Kenntnis der angeborenen Hüftgelenksverrenkung. Z Orthop 66 (Beilageheft)

Fredensborg H (1976) Observations in children with congenital dislocation of the hip. Acta Orthop Scand 47: 175–180

Frieden E (1958) Nonsteroid ovarian hormones: Observation on the mechanism of the aquisition of relaxin resistance in guinea pigs. Endocrinology 62: 41

Frieden E, Stone N, Layman N (1960) Nonsteroid ovarian hormones. III. The properties of relaxin preparations purified by countercurrent distribution. J Biol Chem 235: 2267

Getz B (1918) The hip in lapps and its bearing on the problem of congenital dislocation. Acta Orthop Scand [Suppl] 22: 186

Giuntini L (1951) Etiopatogenesi della displasia congenita dell'anca. Capelli, Bologna

Gladisch M, Schippan R (1964) Über die jahreszeitliche Verteilung der Hüftdysplasie. Beitr Orthop Traumatol 11: 300–303

Grawitz P (1878) Über die Ursachen der angeborenen Hüftverrenkung. Virchows Arch [Pathol Anat] 74: 1

Guerin J (1841) Recherches sur les luxations congénitales. Paris
Hackenbroch M (1937) Die congenitale Minderwertigkeit des Hüftgelenkes. Verh Dtsch Orthop Ges 31 Kongr 1936. Z Orthop 66: 117 (Beilageheft)
Hamada G (1971) Congenital dislocation of the hip. Beitr Orthop Traumatol 18: 303
Hanák F (1975) Präventivbehandlung der kongenitalen Hüftdysplasien in Brno in den Jahren 1970–1974. Symposium Danubiense Orthopaedicum. Abstr, Bratislava
Harrenstein RJ (1925) Eine gefährliche Periode in der Entwicklung des Hüftgelenkes und ihre Bedeutung für das Entstehen der Hüftgelenksverrenkung. Z Orthop 46: 481–507
Hauberg G (1958) Die angeborene Hüftgelenksverrenkung und ihre Behandlung. Hüthig, Frankfurt/Main
Hayashi K, Matsuoka M (1913) Über die Erblichkeit der angeborenen Hüftgelenksverrenkung. Z Orthop 31: 400
Henßge J, Holland C, Dreiack D, Helmerking H (1971) Zur Prophylaxe der Hüftluxation und der Hüftdysplasie durch Prüfung des Schnapp-Phänomens an der Neugeborenenhüfte. Z Orthop 109: 380–408
Hilgenreiner H (1936) Zum angeborenen Charakter der „sog." angeborenen Hüftverrenkung. Z Orthop 65: 58–78
Hirsch HH (1897) Zur Frage der Entstehung der angeborenen Hüftverrenkung. Arch Pathol Anat 148: 1386
Hisaw FL (1926) Experimental relaxation of the pubic ligament of the guinea pig. Proc Soc Exp Biol Med 23: 661
Hisaw FL, Zarrow MX, Money WL, Taluage RVN, Abramowitz AA (1944) Importance of the female reproductive tract in the formation of relaxin. Endocrinology 34: 122
Hoaglund T, Kalamchi A, Poon R, Yau A, Chow S (1978) Congenital hip dysplasia in southern chinese. Abstr XIV World Congress of SICOT, Kyoto, Japan, pp 220–221
Hodgson AR (1961) Congenital dislocation of the hip. Br Med J 2: 647
Holtzmann H (1895) Die Entstehung der angeborenen Verrenkung der Hüfte und des Knies. Virchows Arch [Pathol Anat] 140: 272
Horvath M (1908) Beiträge zur Pathologie und Therapie der angeborenen Hüftverrenkung. Z Orthop 22: 441–556
Howorth MB (1960) Congenital dislocation of the hip is not a primary dysplasia of the acetabulum. Rapports of the 8th Internat Kongr SICOT, New York 1960. Imprimerie des Sciences, Bruxelles, pp 150–162
Howorth MB (1963) Etiology of congenital dislocation of the hip. Clin Orthop 29: 164
Idelberger K (1951) Die Erbpathologie der sog. angeborenen Hüftverrenkung. Bruns Beitr Klin Chir (Sonderband)
Illyes ZS (1968) Die Rolle der Jahreszeiten beim Entstehen der Hüftluxation. Beitr Orthop Traumatol 15: 416–419
Ishida K (1976) Prevention of the development of the typical dislocation of the hip. Clin Orthop 126: 167–169
Isigkeit E (1928) Untersuchungen über die Heredität orthopädischer Leiden. II. Die angeborene Hüftverrenkung. Arch Orthop Trauma Surg 26: 659
Jaros M (1959) Etiologie vrozeného vymknutí kyclí. Acta Chir Orthop Traumatol Cech 26: 353–362
Klopfer F (1950) Zur Problematik der Sofortbehandlung bei angeborener Hüftgelenksdysplasie. Z Orthop 79: 1–60
Kraus BS, Schwartzmann JR (1957) Congenital dislocation of the hip among the Fort Apache Indians. J Bone Joint Surg [Am] 39: 448
Kreuz L (1939) Das derzeitige Wissen vom Wesen des angeborenen Klumpfußes und der angeborenen Hüftgelenksverrenkung (Kritik und Ausblick). Verh Dtsch Orthop Ges 33. Kongr 1938. Z Orthop 69: 199–220 (Beilageheft)
Kupper H, Ackermann HJ (1982) Analyse stochastischer Beziehungen zwischen Hüftluxationshäufigkeiten und Monatsmitteltemperaturen. Beitr Orthop Traumatol 29: 294–299
Kupper H, Ackermann HJ, Schmerling S (1979) Statistische Untersuchung zur Beziehung zwischen Geborenenfolge und Geburtslage bei Luxationshüften. Beitr Orthop Traumatol 26: 689–693
Kupper H, Ackermann HJ, Schmerling S (1981) Untersuchungen zum Saisongang der Geburtsdaten bei Kindern mit Luxationshüften. Beitr Orthop Traumatol 28: 498–503
Lange M (1935) Erbbiologie der angeborenen Körperfehler. Z Orthop (Beilageheft)
Lanz T von (1950) Anatomische und entwicklungsgeschichtliche Probleme am Hüftgelenk. Verh Dtsch Orthop Ges 37. Kongr 1949. Z Orthop 79: 7–40 (Beilageheft)
Le Damany P (1912) La luxation congénitale de la hanche. Etudes d'anatomie comparée d'anthropogenie normale et pathologique, déductions therapeutique. Alcan, Paris
Lordkipanidse EF (1973) Die erhöhte Gelenkbeweglichkeit bei der angeborenen Hüftluxation. Beitr Orthop Traumatol 20: 91–97
Lordkipanidse EF (1977) Genetische Untersuchung der angeborenen Hüftluxation (Zwillingsanalyse). Beitr Orthop Traumatol 24: 13
Lorenz A (1920) Die sogenannte angeborene Hüftverrenkung. Ihre Pathologie und Therapie. Enke, Stuttgart
Maillot KV, Weiß M, Nagelschmidt M, Struck H (1977) Muttermundseröffnung und Relaxin. Arch Gynecol 223: 323–331
Malgaigne (1853) Revue et observations sur la diagnose differente des luxations congénitales et des luxations de la première enfance. Rev Med Chir
Martin R (1928) Lehrbuch der Anthropologie, Bd II. Fischer, Jena

Massie WK, Howorth MB (1951) Congenital dislocation of the hip. J Bone Joint Surg [Am] 33: 171–198

Mau C (1941) Zur Ätiologie der angeborenen Hüftgelenksverrenkung. Z Orthop 72: 284–326

Mau H (1958) Wachstumsstörungen des proximalen Femur bei kindlichen Beinverkürzungen. Verh Dtsch Ges Orthop 45. Kongr 1957. Z Orthop 90: 107–112 (Beilageheft)

McDermott W, Deuschle K, Adair J, Fulmer H, Laughlin B (1960) Introducing modern medicine in a Navajo community. Science 131: 197

McKibbin B (1970) Anatomical factors in the stability of the hip joint in the newborn. J Bone Joint Surg [Br] 52: 148

Medalie JH, Makin M, Alkalay E, Yofe J, Cochavi Z, Ehrlich D (1966) Congenital dislocation of the hip. A clinical-epidemiological study. Jerusalem 1954 to 1960. I. Retrospective incidence study. Isr J Med Sci 2: 212

Meerdervoort HF van (1974) Congenital dislocation of the hip in black patients. S Afr Med J 48: 2436

Mellbin T (1962) The children of Swedish nomad Lapps. A study of their health, growth and development. Acta Paediatr Scand [Suppl] 131

Michelson JE, Langenskjöld A (1972) Dislocation or subluxation of the hip, regular sequels of immobilization of the knee in extension in young rabbits. J Bone Joint Surg [Am] 54: 1177

Muller GM, Seddon HJ (1953) Late results of treatment of congenital dislocation of the hip. J Bone Joint Surg [Br] 35: 342

Nagura S (1955) Zur Ätiologie der angeborenen Hüftverrenkung. Zentralbl Chir 80: 1933–1943

Nagura S (1958) Zur Ätiologie der coxa valga congenita bzw. coxa valga luxans. Zentralbl Chir 83: 323

Nagura S (1968) Zur Ätiologie und Therapie der angeborenen Hüftverrenkung. Chugai Igakusha, Tokio 1967. Arch Orthop Trauma Surg 63: 288

Neel JV (1958) A study of major congenital defects in Japanese infants. Am J Hum Genet 10: 398

Nishimura H (1970) Incidence of malformations in-abortions. In: Traser FE, McKusick VA (eds) Congenital malformations. Excerpta Medica, Amsterdam, p 275

O'Malley AG (1965) Congenital dislocation of the hip. J Bone Joint Surg [Br] 47: 188

Ortolani M (1948) La lussazione congenita dell'anca. Capelli, Bologna

Pap K (1956) Einfluß der Jahreszeiten auf die Häufigkeit der angeborenen Hüftverrenkung. Zentralbl Chir 81: 2388–2389

Paterson DC (1976) The early diagnosis and treatment of congenital dislocation of the hip. Clin Orthop 119: 28–38

Pinkerton JHM (1959) Oestrogen production in the immature human ovary. J Obstet Gynaecol Br Emp 66: 820

Poli A (1937) Lussazione congenita dell'anca. Rilievi clinico-statistici sul materiale del Pio Instituto Rachilici di Milano del 1903 al 1936. Arch Orthop Milano 53: 3–69

Pravaz (1881) Considérations sur l'étiologie des luxations congénitales du fémur. Lyon Méd

Rabin DL, Barnett CR, Arnold WD, Freiberger RH, Brooks G (1965) Untreated congenital hip disease. A study of the epidemiology, natural history and social aspects of the disease in a navajo population. Am J Publ Health 55: [Suppl 2/11] 1–44

Record RG, Edwards JH (1958) Environmental influences related to the aetiology of congenital dislocation of the hip. Br J Prev Soc Med 12: 8–22

Rohlederer O (1938) Die Ätiologie der angeborenen Hüftgelenksverrenkung. Zentralbl Chir 65: 2708

Rohlederer O (1939) Das derzeitige Wissen vom Wesen des angeborenen Klumpfußes und der angeborenen Hüftgelenksverrenkung. Verh Dtsch Orthop Ges 33. Kongr 1938. Z Orthop 69: 221–232 (Beilageheft)

Rohlederer O (1950) Das entwicklungsmechanische Geschehen bei der sog. angeborenen Hüftgelenksverrenkung. Verh Dtsch Orthop Ges 37. Kongr 1949. Z Orthop 79: 58–69 (Beilageheft)

Rohlederer O (1951) Über den Stand der Luxationsforschung. Z Orthop 80: 278–287

Rosen S von (1963) Die Diagnose und Behandlung der kongenitalen Hüftgelenksluxation bei Neugeborenen. Verh Dtsch Ges Orthop 50. Kongr. Z Orthop 97: 430–437 (Beilageheft)

Rosen S von (1964) Weitere Erfahrungen in der Behandlung der Hüftgelenksverrenkung bei Neugeborenen. Z Orthop 99: 18–25

Roser W (1864) Die Lehre von den Spontanluxationen. Arch Heilkde 542–545

Roser W (1879) Über angeborene Hüftverrenkung. Langenbecks Arch Chir 24: 309–313

Salter RB (1966) Role of innominate osteotomy in the treatment of congenital dislocation and subluxation of the hip in the older child. J Bone Joint Surg [Am] 48 A: 1413–1439

Schanz A (1898) Die Ätiologie der angeborenen Hüftverrenkung. Z Orthop 5: 359

Schlegel KF (1961) Die angeborene Hüftluxation. In: Hohmann G, Hackenbroch M, Lindemann K (Hrsg) Handbuch der Orthopädie, Bd IV, Teil 1. Thieme, Stuttgart, S 69–189

Schmidt-Peter P (1962) Noch einmal: Einfluß der Jahreszeiten auf die Häufigkeit der Luxationshüfte. Beitr Orthop Traumatol 9: 32–34

Smith WS, Ireton RJ, Coleman CR (1958) Sequelae of experimental dislocation of a weight bearing ball-socket joint in a young growing animal. J Bone Joint Surg [Am] 40: 1121

Smith WS, Coleman CR, Olix ML, Slager RF (1963) Etiology of congenital dislocation of the hip. J Bone Joint Surg [Am] 45: 491

Sommerville EW (1962) Some mechanical factors in the causation of congenital dislocation of the hip. Dev Med Child Neurol 4: 147

Steinetz BG, Beach VL, Kroc RL, Stasili NR, Nußbaum RE, Nemith PJ, Dun RK (1960) Bioassay of relaxin using a reference standard: A simple and reliable method utilizing direct measurement of interpubic formation in mice. Endocrinology 67: 102

Stone M, Zuchermann M (1958) Relaxin-A critical evaluation. Am J Obstet Gynecol 76: 544–552

Storck H (1940) Die angeborene Hüftverrenkung als orthopädisch-geburtshilfliches Problem. Z Orthop 70 (Beilageheft)

Struck H (1967) Das Relaxin. Z Vita Horm Fermentforsch 14: 370–389

Struck H (1972) Untersuchungen über Reinigung, Bestimmung und Wirkung des Relaxin. Forschungsberichte des Landes Nordrh. Westfalen, Westdeutscher Verlag, Opladen

Thieme WT, Wynne-Davies R, Blair HAF, Bell ET, Loraine JA (1968) Clinical examination and urinary oestrogen assays in newborn children with congenital dislocation of the hip. J Bone Joint Surg [Br] 50: 546–549

Tönnis D (1968 a) Elektromyographische und histologische Untersuchungen zur Frage der Entstehung der angeborenen Hüftluxation. Z Orthop 105: 527–552

Tönnis D (1968 b) Elektromyographische und histologische Untersuchungen zur Frage der Entstehung des angeborenen Klumpfußes. Z Orthop 105: 595–615

Torklus D von (1967) Familiäre Hüftdysplasie bei Hüftluxation, eine biometrische Untersuchung. Thieme, Stuttgart

Uibe P (1959) Einfluß der Jahreszeiten auf die Häufigkeit der Luxationshüfte. Zentralbl Chir 84: 237–240

Valentin B (1961) Geschichte der Orthopädie. Thieme, Stuttgart

Vartan K (1948) The cause of breech presentation. Lancet 238, 239: 595–596

Verduc JP (1701) Pathologie de chirurgie, 2 edn. Paris 2: 418–509

Verneuil (1890) Sur les luxations prétendues congénitales de la hanche. Rev Orthop: 23–25

Vogel K (1905) Zur Ätiologie und pathologischen Anatomie der Luxatio coxae congenita. Z Orthop Chir 14: 132

Weiß M, Nagelschmidt M, Struck H (1979) Relaxin and collagen metabolism. Horm Metab Res 11: 408–410

Weissman SL, Salama R (1969) Treatment of congenital dislocation of the hip in the newborn infant. J Bone Joint Surg [Am] 51: 601–603

Wilkinson JA (1963) Prime factors in the etiology of congenital dislocation of the hip. J Bone Joint Surg [Br] 45: 268

Wilkinson JA (1972) A post-natal survey for congenital displacement of the hip. J Bone Joint Surg [Br] 54: 40–49

Wolf JR, Tönnis D (1970) Elektronenmikroskopische Untersuchungen der Muskulatur bei angeborenem Klumpfuß und angeborener Hüftluxation. Arch Orthop Trauma Surg 68: 95–107

Woolf CM, Koehn JH, Coleman SS (1968) Congenital hip disease in Utah: The influence of genetic and nongenetic factors. Am J Hum Genet 20: 430–439

Wynne-Davies R (1970) Acetabular dysplasia and familial joint laxity: two etiological factors in congenital dislocation of the hip. J Bone Joint Surg [Br] 52: 704–716

Yamada K (1978) On the significance of neonatal examinations and treatment for congenital dislocation of the hip. Abstr of XIV. World congress of SICOT, Kyoto, Japan, p 220

Yamamuro T (1972) Congenital dislocation of the hip in newborns. J Jpn Orthop Assoc 46: 695

Yamamuro T, Hama H, Takeda T, Shikata J, Sanada H (1977) Biomechanical and hormonal factors in the etiology of congenital dislocation of the hip joint. Int Orthop 1: 231–236

Zarrow MX, Holstrom EG, Salhnick A (1955) The concentration of relaxin in the blood serum and other tissues of women during pregnancy. J Clin Endocrinol Metab 15: 22–27

Zippel H (1971) Ätiologische Probleme der angeborenen Luxationshüfte unter besonderer Berücksichtigung zytogenetischer Untersuchungsbefunde (1. und 2. Teil). Beitr Orthop Traumatol 18: 485–503, 541–560

6 Pathologisch-anatomische Befunde bei angeborener Hüftluxation

Anders G, Thelen G, Schmidt O (1984) Die Entwicklung des Schenkelhalses nach Detorsions-Varisierungsosteotomie. In: Tönnis D (Hrsg) Die operative Behandlung der angeborenen Hüftdysplasie, Technik und Ergebnisse. Enke, Stuttgart (im Druck)

Bernbeck R (1950) Pathogenese und Heilungsvorgang der Luxationshüfte. Verh Dtsch Orthop Ges 37. Kongr 1949. Z Orthop 79: 44–54 (Beilageheft)

Bernbeck R (1951) Zur Pathologie der Luxatio coxae congenita. Virchows Arch [Pathol Anat] 320: 238

Bernbeck R (1952) Zur pathologischen Anatomie und funktionellen Pathologie der Hüftverrenkung und des Luxationsbeckens. Arch Orthop Trauma Surg 45: 268

Betrand P (1962) Malformations luxantes de la hanche. Doin, Paris

Böhm M (1935) Das menschliche Bein. Seine normale Entwicklung und die Entstehung der Wuchsfehler. Enke, Stuttgart (Deutsche Orthopädie, Bd 9, S 108 ff.)

Campos da Paz A jun, Kalil RK (1976) Congenital dislocation of the hip in the newborn. A correlation of clinical, roentgenographic and anatomical findings. Ital J Orthop Traumatol 2: 261–272

Crawford AH, Carothers TA (1982) Hip arthrography in the skeletally immature. Clin Orthop 162: 54–60

Dega W (1973) Entwicklung und klinische Bedeutung der dysplastischen Hüftpfanne. Orthopadie 2: 202–218

Dega W (1978) Development and clinical importance of the dysplastic acetabulum. In: Weil HU (ed) Acetabular dysplasia, skeletal dysplasias in childhood.

Springer, Berlin Heidelberg New York (Progress in orthopaedic surgery, vol 2, pp 47–72)
Dörr WM (1968) Makroskopisch-anatomische, osteologische und röntgenologische Untersuchungen an frühkindlichen Hüftluxationspräparaten. Habilitationsschrift, Universität Aachen
Dunn PM (1969 a) The influence of the intrauterine environment in the causation of congenital postural deformities with special reference to congenital dislocation of the hip. Thesis for M.D. degree, University of Cambridge
Dunn PM (1969 b) Congenital dislocation of the hip (CDH): Necropsy studies at birth. Proc R Soc Med 62: 1035–1037
Dunn PM (1974) Congenital postural deformities: Further perinatal associations. Proc R Soc Med 67: 1174–1178
Dunn PM (1976 a) Perinatal observations on the etiology of congenital dislocation of the hip. Clin Orthop 119: 11–22
Dunn PM (1976 b) The anatomy and pathology of congenital dislocation of the hip. Clin Orthop 119: 23–27
Dunn PM (1976 c) Congenital postural deformities. Br Med Bull 32: 71–76
Engelhardt P (1984) Die Entwicklung des Antetorsionswinkels nach Detorsions-Varisierungsosteotomie in Abhängigkeit von verschiedenen Faktoren. In: Tönnis D (Hrsg) Die operative Behandlung der Hüftdysplasie, Technik und Ergebnisse. Enke, Stuttgart (in Druck)
Faber A (1938) Untersuchungen über die Ätiologie und Pathogenese der angeborenen Hüftverrenkung. Thieme, Leipzig
Fairbank HAT (1930) Congenital dislocation of the hip with special reference to anatomy. Br J Surg 17: 380
Fettweis E (1970) Über Entstehung und Verhütung pathologischer Valgitäten und Antetorsionen des Schenkelhalses beim Hüftluxationsleiden. Z Orthop 107: 221–231
Geiser M (1975) Behandlungsergebnisse bei frühzeitig diagnostizierter typischer kongenitaler Hüftluxation. Z Orthop 113: 67–77
Geiser M (1977) Dysplasie und Pseudodysplasie des kindlichen Hüftgelenkes. Z Orthop 115: 1–8
Gocht H (1908) Weitere pathologisch-anatomische Untersuchungen aus dem Bereich der kongenital verrenkten Hüftgelenke. Z Orthop 22: 252
Graf P (1909) Zur Lehre von der Entstehung der angeborenen Hüftverrenkung. Anatomische Untersuchungen an Hüftgelenken und Becken von Föten und Neugeborenen. Bruns Beitr Klin Chir 64: 152
Grawitz P (1878) Über die Ursachen der angeborenen Hüftverrenkung. Virchows Arch [Pathol Anat] 74: 1
Gross F, Haike H, Idelberger K (1969) Die Antetorsion bei ausschließlich funktioneller Behandlung der Hüftdysplasie. Arch Orthop Trauma Surg 65: 293–312
Harrenstein RJ (1925) Eine vollständig ausgebildete Hüftverrenkung bei einem siebenmonatigen Foetus. Z Orthop 46: 399
Heusner L (1902) Über die angeborene Hüftluxation. Z Orthop 10: 571
Hilgenreiner H (1925) Zur Frühdiagnose und Frühbehandlung der angeborenen Hüftgelenksverrenkung. Med Klin 21: 1385–1388, 1425–1429
Hipp E (1962) Die Gefäße des Hüftkopfes, Anatomie, Angiographie und Klinik. Z Orthop 96 (Beilageheft)
Holtzmann H (1895) Die Entstehung der angeborenen Verrenkung der Hüfte und des Knies. Virchows Arch [Pathol Anat] 140: 272
Howorth MB (1960) Congenital dislocation of the hip is not a primary dysplasia of the acetabulum. 8. Kongr Soc Int Chir Orthop Traumatol (SICOT), New York 1960, Volume des Rapports, pp 150–162
Howorth MB (1962) Congenital dislocation of the hip. Its early diagnosis and treatment. Arch Pediatr 79: 1–17
Ishii Y, Weinstein SL, Ponseti IV (1980) Correlation between arthrograms and operative findings in congenital dislocation of the hip. Clin Orthop 153: 138–145
Jansen M (1925) Platte Hüftpfanne und ihre Folgen. Coxa plana, valga, vara und malum coxae. Z Orthop 46: 1–42
Kaiser G (1958) Die angeborene Hüftluxation. Fischer, Jena
Lanz T von (1950) Anatomische und entwicklungsgeschichtliche Probleme am Hüftgelenk. Verh Dtsch Orth Ges 37, Kongr 1949. Z Orthop 79: 7–40 (Beilageheft)
LeDamany P (1912) La luxation congénitale de la hanche. Études d'anatomie comparée d'anthropogenie normale et pathologique, deductions therapeutique. Alcan, Paris
Leveuf J (1947) Primary congenital subluxation of the hip. J Bone Joint Surg 29: 149–162
Leveuf J, Bertrand P (1937) L'arthrographie dans la luxation congénitale de la hanche. Presse Med 45: 437–440
Leveuf J, Bertrand P (1946) Luxations et subluxations congénitales de la hanche, leur traitment basé sur l'arthrographie. Doin, Paris
Lindemann K (1930) Das Wachstum des Schenkelhalses bei der sogenannten Entlastungs-coxa-valga. Dtsch Z Chir 228: 249
Lindemann K (1934) Zur Pathogenese der Coxa valga. Verh Dtsch Orth Ges, 28. Kongr 1933. Z Orthop 60: 329–336 (Beilageheft)
Michele AA (1962) Iliopsoas. Development of anomalies in man. Thomas, Springfield
Milgram JW, Tachdjian MO (1976) Pathology of the limbus in untreated teratologic congenital dislocation of the hip: a case report of a ten-month-old infant. Clin Orthop 119: 107–111
Oelkers H (1961) Die Sauerstoffüllung zur Diagnostik und Indikationsstellung bei der angeborenen Hüftluxation. Verh Dtsch Orthop Ges, 48. Kongr. Z Orthop 94: 327–329 (Beilageheft)

Ogden J (1982) Dynamic pathobiology of congenital hip dysplasia. In: Tachdjian MO (ed) Congenital dislocation of the hip. Livingstone, New York Edinburgh London Melbourne, pp 93–144

Ogden JA, Moss HL (1978) Pathologic anatomy of congenital hip disease. In: Weil UH (ed) Acetabular dysplasia, skeletal dysplasias in childhood. Springer, Berlin Heidelberg New York (Progress in Orthopedic Surgery, vol 2, pp 3–45)

Ortolani M (1948) La lussazione congenita dell'anca. Capelli, Bologna

Ortolani M (1961) L'anatomia della displasia congenita dell'anca nell feto nell prematuro e nell neonato. 8. Kongr Soc Int Chir Orthop. New York 1960. Imprimerie des Sciences, Bruxelles, pp 108–134

Ortolani M (1963) Les nouveaux problèmes de la luxation congénitale de la hanche. Rev Med Interne 80: 1

Ortolani M (1976) Congenital hip dysplasia in the light of early and very early diagnosis. Clin Orthop 119: 6–10

Peič S (1971) Die Limbusform vor und nach der Reposition des Hüftgelenkes. Verh Dtsch Ges Orthop Traumatol, 57. Kongr 1970. Enke, Stuttgart, S 170–176

Ponseti IV (1978) Morphology of the acetabulum in congenital dislocation of the hip. J Bone Joint Surg [Am] 60: 586–599

Putti V (1935) Anatomia della lussazione congenita dell'anca. Capelli, Bologna [Deutsche Übersetzung: Wollenberg GA, Wolff H (1937) Die Anatomie der angeborenen Hüftverrenkung. Enke, Stuttgart]

Saito S, Kuroki Y, Uchida T, Mori Y (1980) Experimentelle Untersuchungen über die Entstehung der Antetorsion am Femur. Verh Dtsch Ges Orthop Traumatol, 66. Kongr 1979. Z Orthop 118: 612

Salter RB (1966) Role of innominate osteotomy in the treatment of congenital dislocation and subluxation of the hip in the older child. J Bone Joint Surg [Am] 48: 1413–1439

Schlegel KF (1961) Die angeborene Hüftluxation. In: Hohmann G, Hackenbroch M, Lindemann K (Hrsg) Handbuch der Orthopädie, Bd IV, Teil 1. Thieme, Stuttgart, S 69–189

Schwetlick W (1971) Die kindliche Luxationshüfte. Arthrographisch-röntgenkinematographische Untersuchungen, Bücherei des Orthopäden, Bd 8 1. Aufl. Enke, Stuttgart, 2. Aufl. (1976)

Sèze S de, Lequesne M, Barbannaud F (1962) La dysplasie et la subluxation congénitales de la hanche chez l'adulte. La coxarthrose secondaire a ces malformations. Étude radiographique. Rev Rhum Mal Osteoartic 29: 395–414

Stanisavljevic S (1964) Congenital hip pathology in the newborn. Williams & Wilkins, Baltimore

Stanisavljevic S (1982) Anatomy of congenital hip pathology. In: Tachdjian M (ed) Congenital hip dislocation. Livingstone, New York Edinburgh London Melbourne, pp 34–57

Stanisavljevic S, Mitchell L (1963) Congenital dysplasia, subluxation, and dislocation of the hip in stillborn and newborn infants. J Bone Joint Surg [Am] 45: 1147–1158

Stracker O (1961) Die angeborene Hüftluxation. Enke, Stuttgart

Tillmann B, Konermann H (1979) Zur „Tragfunktion" der Gelenkkapsel bei der Hüftluxation – Funktionelle und morphologische Untersuchungen. Orthop Prax 15: 288–294

Tönnis D (1968) Elektromyographische und histologische Untersuchungen zur Frage der Entstehung der angeborenen Hüftluxation. Z Orthop 105: 527–552

Tönnis D (1976 a) Normal values of the hip joint for the evaluation of X-rays in children and adults. Clin Orthop 119: 39–47

Tönnis D (1976 b) Die Indikation zur Korrektur einer Coxa valga et antetorta. Orthop Prax 12: 255–259

Tönnis D (1979) Vierjährige Erfahrungen mit der Hüfteinstellung im Hocksitzgipsverband unter arthrographischer Kontrolle. Orthop Prax 15: 115–117

Tönnis D, Sprafke K (1977) Neue Ergebnisse der weiterentwickelten Azetabuloplastik nach Lance in Verbindung mit der Detorsionsvarisierungsosteotomie. Z Orthop 115: 743–752

Wedge JH, Wasylenko MJ (1978) The natural history of congenital dislocation of the hip. A critical review. Clin Orthop 137: 154–162

Weiss JW (1964) Die Arthrographie der Luxationshüfte. Hippokrates, Stuttgart

Wolf JR, Tönnis D (1970) Elektronenmikroskopische Untersuchungen der Muskulatur bei angeborenem Klumpfuß und angeborener Hüftluxation. Arch Orthop Trauma Surg 68: 95–107

7 Nomenklatur der angeborenen Hüftluxation und Einteilungsfragen

Baake M, Tönnis D (1974) Erworbene Hüftgelenksdysplasie nach Versteifung der Gegenseite in Abduktion. Z Orthop 112: 78–95

Bernbeck R (1950) Pathogenese und Heilungsvorgang der Luxationshüfte. Verh Dtsch Ges Orthop, 37. Kongr 1949. Z Orthop 79: 44–54 (Beilageheft)

Bjerkreim I (1974) Secondary dysplasia and osteoarthritis of the hip joint in functional and in fixed obliquity of the pelvis. Acta Orthop Scand 45: 873–882

Dunn PM (1969) Congenital dislocation of the hip (CDH): Necropsy studies at birth. Proc R Soc Med 62: 1035–1037

Dunn PM (1976) Perinatal observations on the etiology of congenital dislocation of the hip. Clin Orthop 119: 11–22

Faber A (1938) Untersuchungen über die Ätiologie und Pathogenese der angeborenen Hüftverrenkung. Thieme, Leipzig

Hackenbroch M (1937) Die kongenitale Minderwertigkeit des Hüftgelenkes. Verh Dtsch Orthop Ges, 31. Kongr 1936. Z Orthop 66: 117 (Beilageheft)

Hackenbroch M (1943) Die Arthrosis deformans der Hüfte. Thieme, Leipzig

Hass J (1934) Konservative und operative Orthopädie. Springer, Wien

Hilgenreiner H (1925) Zur Frühdiagnose und Frühbehandlung der angeborenen Hüftgelenksverrenkung. Med Klin 21: 1385–1388, 1425–1429

Hilgenreiner H (1936) Zum angeborenen Charakter der „sogenannten angeborenen Hüftverrenkung". Z Orthop 65: 58–78

Hilgenreiner H (1939) Zur angeborenen Dysplasie der Hüfte. Z Orthop 69: 30–51

Hoffa A (1898) Lehrbuch der orthopädischen Chirurgie. Enke, Stuttgart

Howarth MB (1960) Congenital dislocation of the hip is not a primary dysplasia of the acetabulum. 8. Intern Kongr SICOT, 1960, Rapport. Imprimerie des Sciences, Bruxelles, pp 150–162

Kölliker T (1895) Die Luxatio femoris congenita supracotyloidea. Zentralbl Chir 45: 1017

Lange F (1898) Die Behandlung der angeborenen Hüftverrenkung. MMW 15: 451, 16: 491

Lange F (1910) Die Stellung des Oberschenkels im Verband nach der Reposition. Z Orthop 25: 164

Leveuf J, Bertrand P (1937) L'arthrographie dans la luxation congénitale de la hanche. Presse Med 45: 437–440

Leveuf J, Bertrand P (1946) Luxations et subluxations de la hanche. Doin, Paris

Lorenz A (1920) Die sogenannte angeborene Hüftverrenkung. Enke, Stuttgart

Mau H (1958) Wachstumsstörungen des proximalen Femurs bei kindlichen Beinverkürzungen. Verh Dtsch Ges Orthop, 45 Kongr. Z Orthop 90: 107 (Beilageheft)

Phelps AM (1892) Congenital dislocation of the hip. Boston Med Surg J 77

Schwetlick W (1979) Die kindliche Luxationshüfte. Arthrographisch-röntgenkinematographische Untersuchungen, 2. Aufl. Enke, Stuttgart

Tönnis D et al (1978) Hüftluxation und Hüftkopfnekrose. Eine Sammelstatistik des Arbeitskreises für Hüftdysplasie. Enke, Stuttgart (Bücherei des Orthopäden, Bd 21)

Tönnis D et al (1982) Congenital dislocation of the hip - Avascular necrosis. Thieme - Stratton, New York

8 Klinische Untersuchung des Hüftgelenks

Ackermann HJ (1982) Die Frühestdiagnostik und -therapie der Luxationshüfte - eine 10-Jahresstudie mit Beiträgen zum Luxationsperthes und zur Ätiopathogenese. Promotionsschrift B, Halle (Saale)

Ackermann HJ, Hoferichter U (1979) Nachuntersuchungsergebnisse bei Abduktionshemmung am Hüftgelenk von Neugeborenen. Beitr Orthop Traumatol 26: 693–698

Artz TD, Levine DB, Lim WN, Salvati EA, Wilson PD (1975) Neonatal diagnosis, treatment and related factors of congenital dislocation of the hip. Clin Orthop 110: 112–136

Bade P (1908) Mitteilungen aus dem Gebiete der angeborenen Hüftverrenkung. 1. Doppelseitige Hüftluxation, 2 Tage nach der Geburt eingerenkt. Z Orthop 20: 592–616

Barlow TG (1962) Early diagnosis and treatment of congenital dislocation of the hip. J Bone Joint Surg [Br] 44: 292–301

Büschelberger H (1964) Ätiologie, Prophylaxe und Frühbehandlung der Luxationshüfte. Beitr Orthop Traumatol 11: 535–548

Coleman S (1956) Diagnosis of congenital dysplasia of the hip in the newborn infant. JAMA 162: 548

Coleman S (1978) Congenital dysplasia and dislocation of the hip. Mosby, St. Louis, pp 45–47

Debrunner HU (1982) Orthopädisches Diagnostikum, 4. Aufl. Thieme, Stuttgart

Dörr WM (1966) Zur Frühest- und Frühdiagnose der sogenannten angeborenen Hüftgelenksluxation. Dtsch Med Wochenschr 91: 227

Dörr WM (1968) Makroskopisch-anatomische, osteologische und röntgenologische Untersuchungen an frühkindlichen Hüftluxationspräparaten. Habilitationsschrift, Universität Aachen

Ducroquet R et al (1968) Walking and limping. A study of normal and pathological walking. Lippincott, Philadelphia

Dunn PM (1976) Perinatal observations on the etiology of congenital dislocation of the hip. Clin Orthop 119: 11–22

Dupuytren B (1826) Mémoire sur un déplacement originel ou congénital de la tête des fémurs. Rep Gen Anat Physiol Pathol Clin Chir (Paris) 2: 82

Dupuytren B (1833) Leçons orales de clinique chir. T. 1,2 et 8 (Paris)

Fettweis E (1971) Zur Prophylaxe des kindlichen Hüftluxationsleidens. Z Orthop 109: 905–911

Fettweis E (1973) Das Hüftluxationsleiden bei in Beckenendlage geborenen Kindern. Z Orthop 111: 168–178

Geiger M (1975) Behandlungsergebnisse bei frühzeitig diagnostizierter typischer kongenitaler Hüftluxation. Z Orthop 113: 67–77

Haas SS, Epps CH, Adams JP (1973) Normal ranges of hip motion in the newborn. Clin Orthop 91: 114–118

Haberler G von (1944) Neue Erkenntnisse der angeborenen Hüftgelenksverrenkung und ihre Behandlung. Z Orthop 75: 38–59

Harris LE, Lipscomb PR, Hodgson JR (1960) Early diagnosis of congenital dysplasia and congenital dislocation of the hip. Value of the abduction test. JAMA 173: 75–79

Heitner H, Jaster D, Bartolomaeus R (1977) Beitrag zur Diagnostik der Luxationshüfte beim Neugeborenen. Beitr Orthop Traumatol 24: 543–549

Hilgenreiner H (1925) Zur Frühdiagnose und Frühbehandlung der angeborenen Hüftgelenksverrenkung. Med Klin 21: 1385–1388, 1425–1429

Hilgenreiner H (1935) 10 Jahre Abduktionsschiene und Frühbehandlung der angeborenen Hüftverrenkung. Z Orthop 63: 344–388

Hoffer M (1980) Joint motion limitation in newborns. Clin Orthop 148: 94–96
Klopfer F (1949) Zur Problematik der Sofortbehandlung bei angeborener Hüftgelenksdysplasie. Z Orthop 79: 1–60
Komprda J (1974) Diagnostika vrozené dysplazie kycle u novorozencu. Acta Chir Traumatol Cech 41: 448–455
Kuhfuß K, Schildhauer M, Tönnis D (1973) Muscular tension and functional results in total hip prosthesis. In: Chapchal G (ed) Arthroplasty of the hip. Thieme, Stuttgart, pp 256–258
Kuhfuß K, Schildhauer M, Tönnis D (1975) Untersuchungen über die Abhängigkeit des funktionellen Ergebnisses der Hüfttotalplastik von der intraoperativ eingestellten Muskelspannung. Z Orthop 113: 316
Lange M (1971) Lehrbuch der Orthopädie und Traumatologie, Bd 1, 1. Aufl. Enke, Stuttgart, S 429
LeDamany P, Saiget J (1910) Hanches subluxables et hanches luxées chez les nouveau-nés. Rev Chir Orthop 42: 512–539
Lorenz A (1920) Die sogenannte angeborene Hüftverrenkung. Enke, Stuttgart
MacKenzie JG (1972) Congenital dislocation of the hip. J Bone Joint Surg [Br] 54: 18–39
Malgaigne (1859) Traité d'anat chirurgicale etc, 2. edn. (Paris)
Mitchell GP (1972) Problems in the early diagnosis and management of congenital dislocation of the hip. J Bone Joint Surg [Br] 54: 4–12
Mitchell GP (1981) Management of congenital dislocation of the hip. In: Abstracts of XV. World Congress of SICOT, Rio de Janeiro, pp 38–39
Ortolani M (1937) Un segno poco noto es sua importanza per la dignosi precoce de prelussazione congenita dell'anca. Pediatria 45: 129
Ortolani M (1948) La lussazione congenita dell'anca. Capelli, Bologna
Ortolani M (1951) Frühdiagnose und Frühbehandlung der angeborenen Hüftgelenksverrenkung. Kinderarztl Prax 19: 404
Ortolani M (1961) L'anatomia della displasia congenita dell'anca nell feto nell prematuro e nel neonato. 8. Kongr Soc Int Chir Orthop New York 1960. Imprimerie des Sciences, Bruxelles, pp 108–134
Ortolani M (1976) The classic: Congenital hip dysplasia in the light of early and very early diagnosis. Clin Orthop 119: 6–10
Palmén K (1957) Dysplasia coxae congenita. Sven Laekartidn 54: 1706
Palmén K (1961) Preluxation of the hip joint. Diagnosis and treatment in the newborn. Acta Paediatr Scand [Suppl] 50/129: 18–19
Parkkulainen KV, Solonen KA (1959) The influence of early treatment on the prognosis of congenital dislocation of the hip joint. Ann Paediatr Fenn 5: 290
Paterson DC (1976) The early diagnosis and treatment of congenital dislocation of the hip. Clin Orthop 119: 28–38
Peič S (1973 a) Diskussionsbemerkung. In: Rausch E, Otte P (Hrsg) Praktische Orthopädie, Bd 4. Vordruckverlag, Bruchsal, S 123–125
Peič S (1973 b) Frühdiagnose und Frühbehandlung der sogenannten angeborenen Hüftluxation. In: Rausch E, Otte P (Hrsg) Praktische Orthopädie, Bd 4. Vordruckverlag, Bruchsal, S 95–107
Peič S (1975) Der Entstehungsmechanismus des Ortolani-Zeichens. Z Orthop 113: 773–775
Peltessohn S (1920) Über die Erkennung und Behandlung der angeborenen Hüftgelenksverrenkung beim Säugling. Med Klin 18
Penners R (1955) Frühdiagnose und Sofortbehandlung der angeborenen Hüftluxation. Arch Orthop Trauma Surg 47: 391
Ponseti IV, Frigerio ER (1959) Results of treatment of congenital dislocation of the hip. J Bone Joint Surg [Am] 41: 823–846
Reiner M (1904) Beitrag zur Therapie der kongenitalen Hüftverrenkung. Zentralbl Chir 2
Rosen S von (1956) Early diagnosis and early treatment of congenital hip luxation. Acta Orthop Scand 26: 136–155
Rosen S von (1962) Diagnosis and treatment of congenital dislocation of the hip joint in the newborn. J Bone Joint Surg [Br] 44: 284–291
Roser W (1864) Die Lehre von den Spontanluxationen. Arch Heilkd 5: 542–545
Roser W (1879) Über angeborene Hüftverrenkung. Langenbecks Arch Chir 24: 309–313
Ryder CT, Mellin WG, Caffey J (1962) The infants hip – normal or dysplastic? Clin Orthop 22: 7–19
Schneider WHE (1960) Asymmetrie der Oberschenkel- und Gesäßfalten und ihre diagnostische Bedeutung. Z Orthop 93: 508–514
Schwetlick W (1971) Die kindliche Luxationshüfte. Arthrographisch-röntgenkinematographische Untersuchungen, Bücherei des Orthopäden, Bd 8 1. Aufl. Enke, Stuttgart, 2. Aufl. (1976)
Sommer J (1971) A typical hip click in the newborn. Acta Orthop Scand 42: 353–356
Stanisavljevic S (1964) Diagnosis and treatment of congenital hip pathology in the newborn. Williams & Wilkins, Baltimore
Stanisavljevic S (1982) Anatomy of congenital hip pathology. In: Tachdjian MO (ed) Congenital hip dislocation. Livingstone, New York Edinburgh London Melbourne, pp 34–57
Tönnis D (1970) Degenerative Veränderungen des Iliosakralgelenkes, ihre Symptomatik und Behandlung. Orthop Prax 17: 680
Tönnis D (1972) Pathologie und Therapie der Kreuzdarmbeinfugen. Orthop Prax 8: 224–226
Tönnis D (1977) Das Iliosakralsyndrom – Ursachen, Diagnostik, Therapie. Orthop Prax 8: 637–643
Tönnis D, Hördegen K, Bär HW (1970) Reizzustände des Iliosakralgelenkes, ihre Symptomatik und Behandlung. Arch Orthop Trauma Surg 68: 358–369
Tönnis D, Heinecke A, Nienhaus R, Thiele J (1979) Läßt sich das Auftreten von Arthrose, Schmerz und Bewegungseinschränkung des Hüftgelenkes bei

Hüftdysplasie vorausberechnen? Z Orthop 117: 808-815
Trendelenburg F (1895) Über den Gang bei der angeborenen Hüftverrenkung. Dtsch Med Wochenschr 21
Wilkinson JA (1972) A postnatal survey for congenital displacement of the hip. J Bone Joint Surg [Br] 54: 40-49

9-12 Allgemeine Röntgendiagnostik, Arthrographie, Computertomographie, Strahlenbelastung und -schutz

Almby B, Lönnerholm T (1978) Hip joint instability after the neonatal period. Acta Orthop Scand 49: 371-381
Alsberg A (1899) Anatomie und klinische Betrachtungen über Coxa vara. Z Orthop 6: 106
Altmann F (1925) Untersuchungen über die Torsio femoris und damit im Zusammenhang stehende Fragen. Z Anat Entwicklungsgesch 75: 82-126
Amtmann E, Kummer B (1968) Die Beanspruchung des menschlichen Hüftgelenkes. Z Anat Entwicklungsgesch 127: 286-314
Andrén L, Rosen S von (1958) The diagnosis of dislocation of the hip in newborns and the primary results of immediate treatment. Acta Radiol 49: 89-95
Astley R (1967) Arthrography in congenital dislocation of the hip. Clin Radiol 18: 253-260
Ball F (1979) Fehlermöglichkeiten bei der radiologischen Hüftdysplasiediagnostik. Roentgenpraxis 32: 58-74
Ball F, Kommenda K (1968) Sources of error in the roentgen evaluation of the hip in infancy. Ann Radiol (Paris) 11: 299-301
Behrens K, Tönnis D (1984) Die Entwicklung der Hüftkopfepiphyse nach Detorsions-Varisierungsosteotomie. In: Tönnis D (Hrsg) Die operative Behandlung der Hüftdysplasie. Technik und Ergebnisse. Enke, Stuttgart (Bücherei des Orthopäden) in Druck
Bernageau J, Bourdon R (1968) Mésure directe tomographique de l'angle de declinaison (antéversion) du col femoral chez l'adulte. Rev Rhum Mal Osteoartic 35: 200
Bernbeck R (1949) Die pathologische Femurtorsion und Coxa valga. Z Orthop 78: 303-313
Bernbeck R (1951) Einfache klinische Röntgendiagnostik der Femurtorsion bei Luxationshüften. ROFO 75: 331
Bertol P, Macnicol MF, Mitchell GP (1982) Radiographic features of neonatal congenital dislocation of the hip. J Bone Joint Surg [Br] 64: 176-179
Bertrand P (1962) Malformations luxantes de la hanche. Doin, Paris
Böhm M (1935) Das menschliche Bein. Enke, Stuttgart
Bogner G (1981) Strahlenschutz. In: Fries G, Tönnis D (Hrsg) Hüftluxation und Hüftdysplasie im Kindesalter. Med. Literarische Verlagsanstalt, Uelzen, S 73-76
Borak J, Goldhamer K (1925) Experimentelle Beiträge zur Röntgenanatomie und -pathologie der Gelenke. ROFO 33: 341
Brandes M (1921) Über die praktische Bedeutung der Antetorsion bei der Luxation coxae congenita und ihre Korrektur. Dtsch Z Chir 161: 289
Brandt G (1928) Die Torsion der unteren Extremität und ihre Bedeutung für die Deformitätenentstehung. Z Orthop 49: 481-542
Bronner H (1927) Der diagnostische Wert der Luftfüllung des Gelenkraumes bei der angeborenen Hüftverrenkung. Zentralbl Chir 54: 3237
Browning WH, Rosenkrantz H, Tarquinio T (1982) Computed tomography in congenital hip dislocation. J Bone Joint Surg [Am] 64: 27-31
Brückl R, Tönnis D (1981) Meßwerte des Röntgenbildes als Entscheidungshilfe zur Operationsindikation bei jugendlichen Hüftgelenken. In: Fries G, Tönnis D (Hrsg) Hüftluxation und Hüftdysplasie im Kindesalter. Med. Literarische Verlagsanstalt, Uelzen, S 193-197
Brückl W, Hepp R, Tönnis D (1972) Eine Abgrenzung normaler und dysplastischer Hüftgelenke durch den Hüftwert. Arch Orthop Trauma Surg 74: 13-32
Budin E, Chandler E (1957) Measurement of femoral neck anteversion. Radiology 69: 209
Bückart K (1933) Kontrastdarstellung der Gelenke. Zentralbl Chir 60: 2185-2186
Burr DB, Cook LT, Martin NL, Asher M (1981) Measurement accuracy of proximal femoral geometry using biplanar radiography. J Pediatr Orthop 1: 171-179
Burr DB, Cook LT, Cilento EV, Martin NL, Lark D, Asher M (im Druck) A method for radiographically measuring true femoral rotation. Clin Orthop
Busse J, Gasteiger W, Tönnis D (1972 a) Eine neue Methode zur röntgenologischen Beurteilung eines Hüftgelenkes - Der Hüftwert. Arch Orthop Trauma Surg 72: 1-9
Busse W, Gasteiger W, Tönnis D (1972 b) Die Bedeutung des Hüftwertes für die Diagnose und Prognose deformierter Hüftgelenke. Arch Orthop Trauma Surg 72: 245-252
Caffey J (1979) Pediatric X-ray diagnosis, 7th edn.
Caffey J, Ames R, Silverman WA, Ryder CT, Hough G (1956) Contradiction of the congenital dysplasia-predislocation hypothesis of congenital dislocation of the hip through a study of the normal variation in acetabular angles at successive periods in infancy. Pediatrics 17: 632-640
Calvé J (1921) Coxa plana. Presse Med 29: 383
Chassard, Lapiné (1923) Étude radiographique de l'arcade pubienne chez la femme enceinte. J Radiol Electrol 7: 113
Coleman SS (1956) Diagnosis of congenital dysplasia of the hip in the newborn infant. JAMA 162: 548
Coleman SS (1978) Congenital dysplasia and dislocation of the hip. Mosby, Saint Louis
Colonna PC (1953) Recognition and treatment of hip dysplasia in the infant. Surg Clin North Am 33: 1633
Cramer K (1920) Über die Stellung der Knorpelfuge des Schenkelhalses. Z Orthop 41: 366-367

Crawford AH, Carothers TA (1982) Hip arthrography in the skeletally immature. Clin Orthop 162: 54-60
Debrunner HU (1972) Was verstehen wir unter Antetorsion? Kritische Bemerkungen zur Arbeit von G. König. Z Orthop 110: 654-655
Doberti A, Manhood J (1968) A new radiological sign for early diagnosis of congenital hip dysplasia. Ann Radiol 11: 276
Dörr WM (1968) Makroskopisch-anatomische, osteologische und röntgenologische Untersuchungen an frühkindlichen Hüftluxationspräparaten. Habilitationsschrift, Universität Aachen
Drehmann G (1906) Beiträge zur Lehre der Coxa valga. Z Orthop 17: 431-441
Drehmann G (1909) Streitfragen aus dem Gebiet der angeborenen Hüftverrenkung. Anteversion und Sagittalstellung. Verh Dtsch Ges Orthop Chir, 8. Kongr 1909. Z Orthop 95: 1-19 (Beilageheft)
Dürrschmidt V (1981) Die Luxationshüfte als präarthrotische Deformität. Beitr Orthop Traumatol 28: 337-342
Dunlap K, Shands AR Jr, Hollister LC Jr, Gaul JS Jr, Streit HA (1953) A new method for determination of torsion of the femur. J Bone Joint Surg [Am] 35: 289-311
Dunlap K, Swanson AB, Penner RS (1956) Studies of the hip by means of lateral acetabular roentgenograms. J Bone Joint Surg [Am] 38: 1218-1230
Dunn PM (1952) Anteversion of the neck of the femur. A method of measurement. J Bone Joint Surg [Br] 34: 181-186
Dunn PM (1969) Congenital dislocation of the hip (CDH): Necropsy studies at birth. Proc R Soc Med 62: 1035-1037
Dunn PM (1976) Perinatal observations on the etiology of congenital dislocation of the hip. Clin Orthop 119: 11-22
Edgren W, Laurent LE (1956) A method of measuring the torsion of the femur in congenital dislocation of the hip in children. Acta Radiol [Diagn] (Stockh) 45: 371
Elsasser U, Walker N (1973) Zur Bestimmung der Torsion des Schenkelhalses. Z Orthop 111: 926-933
Erlacher P (1951) Hüftgelenksdysplasie. Wien Klin Wochenschr 62: 21
Evers WT (1966) Die röntgenologische Beurteilung von Formabweichungen des Hüftgelenkes. ROFO 104: 243-249
Eyre-Brook AL (1936) Osteochondritis deformans coxae juvenilis or Perthes disease. J Bone Joint Surg [Br] 24: 166
Eyring EJ, Bjornson DR, Peterson CA (1965) Early diagnostic and prognostic signs in Legg-Calvé-Perthes disease. Am J Roentgenol 93: 382
Faber A (1937) Erbbiologische Untersuchungen über die Anlage zur angeborenen Hüftverrenkung. Z Orthop 66: 140
Faber A (1938 a) Untersuchungen über die Ätiologie und Pathogenese der angeborenen Hüftverrenkung. Thieme, Leipzig
Faber A (1938 b) Das Röntgenbild des Hüftgelenks beim Säugling. Verh Dtsch Orthop Ges, 32. Kongr 1937. Z Orthop 67: 251-258 (Beilageheft)
Faber A (1938 c) Zur Pathologie der angeborenen Dysplasie des Hüftgelenks. Verh Dtsch Orthop Ges, 32. Kongr 1937. Z Orthop 67: 259-272 (Beilageheft)
Fabry G, MacEwen GD, Shands AR Jr (1973) Torsion of the femur. A follow-up study in normal and abnormal conditions. J Bone Joint Surg [Am] 55: 1726-1738
Fendel H, Goebel W (1968) Radiation exposure of infants in the radiological examination of the hip. Ann Radiol 11: 1
Fèvre M (1957) Enquête sur le dépistache précoce des luxations congenitale de la hanche. Bull Inst Nat Hyg (Paris) 12: 767-788
Fisher RL, Duncan AS, Bronzina JD (1972) The application of axial transverse tomography to the measurement of femoral anteversion. Clin Orthop 86: 6-12
Francillon MR (1938) Über die Entwicklung des Pfannendaches und ihre Bedeutung für die Entstehung der Luxation coxae congenita. Schweiz Med Wochenschr 14: 341
Fredensborg N (1976) The CE-angle of normal hips. Acta Orthop Scand 47: 403-405
Fürmaier A (1950) Die Bedeutung der Kontrastdarstellung des kindlichen Hüftgelenkes für die Diagnose und Therapie der Subluxation. Z Orthop 79: 469
Gäde EA (1978) Indirekter Gonadenschutz fukosnahobjektfern. Orthop Prax 14: 937-940
Gaugele K (1924) Zur Anatomie und Röntgenologie des kindlichen Femurs. Z Orthop 44: 439-452
Geiser M (1975) Behandlungsergebnisse bei frühzeitig diagnostizierter typischer kongenitaler Hüftluxation. Z Orthop 113: 67-77
Geiser M (1977) Dysplasie und Pseudodysplasie des kindlichen Hüftgelenkes. Z Orthop 115: 1-8
Glauner R, Marquardt W (1956) Röntgendiagnostik des Hüftgelenkes. Thieme, Stuttgart
Glogowski G (1962) Die Pathophysiologie des oberen Femurendes. Enke, Stuttgart
Gocht H (1908) Weitere pathologisch-anatomische Untersuchungen aus dem Bereiche des kongenital verrenkten Hüftgelenkes. Z Orthop 22: 252
Grech P (1972 a) Arthrography in hip dysplasia in children. Radiology 38: 172-179
Grech P (1972 b) Video-arthrography in hip dysplasia. Clin Radiol 23: 202-207
Grech P (1977) Hip arthrography. Chapman & Hall, London
Gross F (1967) Die Antetorsion bei der funktionellen Frühbehandlung der Hüftdysplasie sowie ihre röntgenologische Bestimmung. Inauguraldissertation, Universität Düsseldorf
Gross F (1972) Die röntgenologische Bestimmung der Antetorsion des koxalen Femurendes nach Rippstein - Genauigkeit und Fehlerquellen. Z Orthop 110: 998-1005
Gross F, Haike H (1970) Bestimmung der Genauigkeit

und der Fehlerquellen des Rippsteinschen Verfahrens zur Messung der Antetorsion des coxalen Femurendes. Arch Orthop Trauma Surg 67: 234–243

Grunewald J (1919) Über Torsionserscheinungen der langen Röhrenknochen des Menschen. Z Morphol Anthropol 21: 103

Guilleminet M, Stagnara P, Faysse R, Bertrand L (1952) Le traitment orthopédique des luxations congénitales de la hanche controlé par l'arthrographie. Rev Orthop 38: 476–493

Hackenbruch W, Bamert P (1977) Coxa valga antetorta. Orthop Prax 13: 740–745

Haike H, Breuckmann G, Schulze H (1969) Ein Beitrag zur operativen Behandlung der sogenannten Hüftluxation. Arch Orthop Trauma Surg 66: 277–285

Hamacher P (1974) Röntgenologische Normalwerte des Hüftgelenkes, CCD- und AT-Winkel. Orthop Prax 10: 23–28

Harris NH, Lloyd-Roberts GC, Gallien R (1975) Acetabular development in congenital dislocation of the hip. J Bone Joint Surg [Br] 57: 46–52

Hauberg G (1958) Die angeborene Hüftgelenksverrenkung und ihre Behandlung. Hüthig, Heidelberg Frankfurt

Heinrich R, Hennig A, Thiel KW (1968) Röntgenologische Untersuchung zur umwegigen Entwicklung der Femurtorsion bei hüftgesunden Kindern. Z Orthop 104: 555–561

Henriksson L (1980) Measurement of femoral neck anteversion and inclination. Acta Orthop Scand [Suppl] 186

Heublein GW, Greene GS, Conforti VP (1952) Hip joint arthrography. AJR 68: 736–747

Heyman CH (1936) Late results of treatment of congenital dislocation of the hip. JAMA 106: 11–15

Heyman CH, Herndon CH (1950) Legg-Perthes disease. A method for the measurement of the roentgenographic results. J Bone Joint Surg [Am] 32: 767–778

Hilgenreiner H (1925) Zur Frühdiagnose der angeborenen Hüftgelenksverrenkung. Med Klin 21: 1385–1388, 1425–1429

Hilgenreiner H (1935) 10 Jahre Abduktionsschiene und Frühbehandlung der angeborenen Hüftverrenkung. Z Orthop 63: 344–383

Hilgenreiner H (1939) Ein sicheres Verfahren zur Diagnose der angeborenen Hüftverrenkung (Bemerkungen zur gleichnamigen Mitteilung Kopits). Z Orthop 69: 488–490

Hofer H, Kainberger F (1962) Strahlenschutz bei Hüftgelenksröntgenaufnahmen von Kleinkindern. Klin. Medizin 17: 377–384

Hofer H, Kainberger F, Kallinger W (1977) Strahlenbelastung bei den Hüftgelenksröntgenuntersuchungen der Säuglinge. In: Messerschmidt O, Zimmer R (Hrsg) Vorsorgemedizin und Strahlenschutz (Risiko/Nutzen-Analyse). Thieme, Stuttgart, S 134–139

Hohmann G (1910) Zur Diagnose und Pathologie der Antetorsion und Retrotorsion bei der kongenitalen Hüftverrenkung. Z Orthop 25: 157–163

Horvath M (1908) Beiträge zur Pathologie und Therapie der angeborenen Hüftverrenkung. Z Orthop 22: 441

Howorth MB (1960) Congenital dislocation of the hip is not a primary dysplasia of the acetabulum. Soc Int Chir Orthop 8. Kongr. New York. Abstr 150–162

Hubbard DD, Staheli LT (1972) The direct radiographic measurement of femoral torsion using axial tomography. Technic and comparison with an indirect radiographic method. Clin Orthop 86: 16–20

Hübener KH (1981) Computertomographie des Körperstammes. Thieme, Stuttgart New York

Hug O (1974) Medizinische Strahlenbiologie. Thieme, Stuttgart

Idelberger K, Frank A (1952) Über eine neue Methode zur Bestimmung des Pfannendachwinkels bei Jugendlichen und Erwachsenen. Z Orthop 82: 571–577

Imhäuser G (1982) Irrtümer in der Beurteilung kindlicher Hüftgelenke durch die konventionelle Röntgentechnik. Z Orthop 120: 93–99

Immenkamp M (1978) Die operative Behandlung der sog. angeborenen Hüftluxation. Habilitationsschrift, Universität Münster

Ishii Y, Ponseti IV (1978) Long-term results of closed reduction of complete congenital dislocation of the hip in children under one year of age. Clin Orthop 137: 167–174

Ishii Y, Weinstein SL, Ponseti IV (1980) Correlation between arthrograms and operative findings in congenital dislocation of the hip. Clin Orthop 153: 138–145

Izadpanah M (1979) Die Bedeutung der Kombination von Arthrographie und Spezialaufnahme bei der Luxationshüfte. Z Orthop 117: 816–820

Jäger M, Refior HJ (1974) Der Kopfepiphysenwinkel. Orthop Prax 10: 32–36

Jani L (1979) Idiopathic anteversion of the femoral neck. Follow-up study of 51 patients on completion of growth. Int Orthop (SICOT) 2: 283–292

Jani L, Schwarzenbach U, Afifi K, Scholder P, Gisler P (1979) Spontanverlauf der idiopathischen Coxa antetorta (Kontrolluntersuchung von 148 Patienten bei Wachstumsabschluß). Orthopäde 8: 5–11

Jansen M (1925) Platte Hüftpfanne und ihre Folgen, Coxa plana, valga, vara und malum coxae. Z Orthop 46: 1–42

Jentschura G (1951) Über die praktische Anwendung der Methode Wibergs für die Beurteilung der kongenitalen Dysplasie des Hüftgelenkes beim Erwachsenen. Z Orthop 80: 34–39

Johansson S (1934) Roentgenological studies of the anatomy of the proximal end of the femur. Acta Orthop Scand 5: 358

Jones DA (1977) Subcapital coxa valga after varus-osteotomy for congenital dislocation of the hip. J Bone Joint Surg [Br] 59: 152–158

Katz JF (1967) Recurrent avascular necrosis of the proximal femoral epiphysis in the same hip in Gauchers disease. J Bone Joint Surg [Am] 49: 594

Kenin A, Levine J (1952) A technique for arthrography of the hip. Am J Roentgenol 68: 107–111

Kingsley PC, Olmsted KL (1948) A study to determine the angle of anteversion of the neck of the femur. J Bone Joint Surg [Am] 30: 745–751
Kleinberg S, Liebermann H (1936) Acetabular index in infants in relation to congenital dislocation of the hip. Arch Surg 32: 1049–1054
Köhler A (1905) Die normale und pathologische Anatomie des Hüftgelenkes und Oberschenkels in röntgenographischer Darstellung. Gräfe & Sillem, Hamburg
König G (1972) Eine praktische Methode zur röntgenologischen Bestimmung des Antetorsions- und Kollodiaphysenwinkels. Z Orthop 110: 76–82
König G (1977) Röntgenologische Darstellung des koxalen Femurendes für Winkelmessungen. Z Orthop 115: 310–320
König G, Schult W (1973) Der Antetorsions- und Schenkelhalsschaftwinkel des Femur. Enke, Stuttgart (Bücherei des Orthopäden, Bd 10)
Kopits E (1921) Spontanheilung der angeborenen Hüftgelenksverrenkung. Z Orthop 41: 385–392
Kopits E (1939) Ein sicheres Verfahren zur Frühdiagnose der angeborenen Hüftverrenkung. Z Orthop 69: 167
Krämer J (1975) Funktionelle Behandlung der Hüftdysplasie und Hüftverrenkung. Enke, Stuttgart (Bücherei des Orthopäden, Bd 14)
Krämer J, Spilker H, Inoue C (1975) Ergebnisse der Behandlung kindlicher Luxationshüften durch Extensionsreposition und Hanausek-Retention. Z Orthop 115: 6–11
Krepler P (1976) Ein spezieller Gonadenschutz für Hüftvergleichsaufnahmen bei Säuglingen. Roentgenblaetter 29: 309–311
Krepler P, Vana N, Havranek C (1977) Dosimetric studies in the radiological examination of the hips in young infants with a special fenestration method of the gonad protection. Pediatr Radiol 5: 231–235
Kristen H, Dorda W, Zweymüller K (1976) Gefahren der Statistik am Beispiel einer Dysplasieuntersuchung. Arch Orthop Trauma Surg 84: 169–177
Laage H, Barnett JC, Brady JM, Dulligan PJ, Fett HG Jr, Gallagher TF, Schneider BA (1953) Horizontal lateral roentgenography of the hip in children. J Bone Joint Surg [Am] 35: 387
LaGasse DJ, Staheli LT (1972) The direct radiographic measurement of femoral anteversion. A comparison of the fluoroscopic and biplane roentgenographic methods of measurement. Clin Orthop 86: 13–15
Lange F (1910) Die Stellung des Oberschenkels im Verband nach der Reposition der angeborenen Hüftverrenkung. Z Orthop 25: 164
Lange F, Pitzen P (1921) Zur Anatomie des oberen Femurendes. Z Orthop 41: 105–134
Lange M (1971) Lehrbuch der Orthopädie und Traumatologie, 2 Aufl, Bd 1. Enke, Stuttgart
Lasda NA, Levinsohn EM, Yuan HA, Bunell WP (1978) Computerized tomography in disorders of the hip. J Bone Joint Surg [Am] 60: 1099
Lanz T von (1950) Anatomische und entwicklungsgeschichtliche Probleme am Hüftgelenk. Verh Dtsch Orthop Ges, 37. Kongr. Z Orthop 79: 7–40 (Beilageheft)
Lanz T von, Mayet A (1953) Die Gelenkkörper des menschlichen Hüftgelenkes in der progredienten Phase ihrer umwegigen Ausformung. Z Anat Entwicklungsgesch 117: 317–345
Lanz T von, Wachsmuth W (1938) Praktische Anatomie, Bd 1, Teil 3. Springer, Berlin
Lauenstein W (1890) Bemerkungen zum Neigungswinkel des Schenkelhalses. Langebecks Arch Chir 40: 93
Laurenson R (1959) The acetabular index. J Bone Joint Surg [Br] 41: 702
Laurenson RD (1965) Development of the acetabular roof in the fetal hip. J Bone Joint Surg [Am] 47: 975–983
LeDamany P (1903) Les torsions osseuses. J Anat Physiol 126–165, 313–337, 426–450, 534–545
LeDamany P (1904) La cavité cotyloide. Evolution ontogenique comparée de sa profondeur chez l'homme et les animaux. J Anat Physiol 40: 387–413
LeDamany P (1908) Die angeborene Hüftgelenksverrenkung, ihre Ursachen, ihr Mechanismus, ihre anthropologische Bedeutung. Z Orthop 21: 129–169
LeDamany P (1923) La luxation congénitale de la hanche. Alcan, Paris
Lefebre J, Sauvegrain J, Savart P (1961) Une nouvelle méthode de mésure de l'antéversion du col fémoral. Ann Radiol 4: 4
Leger W (1952) Zur Torsionsbestimmung des Schenkelhalses. Z Orthop 81: 583–592
Lenz G, Drehmann H, Steinhaus M (1978) Ergebnisse der Behandlung kindlicher Luxationshüften durch Extensionsreposition und Hanausek-Retention. Z Orthop 116: 709–716
Lenz G, Völker A, Schleberger R (1981) Der Verlauf von Restdysplasien nach konservativer Behandlung der sogenannten angeborenen Hüftgelenksdysplasie. In: Fries G, Tönnis D (Hrsg) Hüftluxation und Hüftdysplasie im Kindesalter. Med. Literarische Verlagsanstalt, Uelzen, S 127–131
Lequesne M (1963) Coxométrie. Mesure des angles fondamentaux de la hanche radiographique de l'adulte par un rapporteur combiné. Rev Rhum Mal Osteoartic 30: 479
Lequesne M, Dijan A (1961) Les nouvelles incidences radiographiques pour l'étude de la hanche. Vie Med 42: 1629–1641
Lequesne M, Sèze S de (1961) Le faux profil du bassin. Nouvelle incidence radiographique pour l'étude de la hanche. Rev Rhum Mal Osteoartic 28: 643–652
Lequesne M, Lemoine A, Massare C (1964) Le „complet" radiographique coxa-fémoral. J Radiol Electrol 45: 27–44
Leveuf J (1946) Luxations et subluxations congénitales de la hanche, leur traitment basé sur l'arthrographie. Doin, Paris
Leveuf J (1948) Results of open reduction of „true" congenital luxation of hip. J Bone Joint Surg [Am] 30: 875–882

Leveuf J, Bertrand P (1937) L'arthrographie dans la luxation congénitale de la hanche. Presse Med 45: 437–440

Lindstrom JR, Ponseti IV, Wenger DR (1979) Acetabular development after reduction in congenital dislocation of the hip. J Bone Joint Surg [Am] 61: 112–118

Lingg G, Torklus D von (1981) Röntgenzeichen der azetabulären Hüftdysplasie bei Erwachsenen. Radiologe 21: 291–295

Loer F, Schulz U (1981) Zur Röntgendiagnostik der angeborenen Hüftluxation, des M. Perthes, der idiopathischen Skoliose und des M. Bechterew aus der Sicht der Strahlenbelastung. In: Fries G, Tönnis D (Hrsg) Hüftluxation und Hüftdysplasie im Kindesalter. Med. Literarische Verlagsanstalt, Uelzen, S 77–79

Lude L, Taillard W (1964) Le développement de la congruence articulaire de la hanche chez l'infant. Rev Chir Orthop 50: 757–778

Mäder G (1979) Die röntgenologische Untersuchung der kindlichen Hüfte. In: Müller ME (Hrsg) Hüfterkrankungen beim Kind. Huber, Bern Stuttgart Wien, S 23–27

Magilligan DJ (1956) Calculation of the angle of antetorsion by means of horizontal lateral roentgenography. J Bone Joint Surg [Am] 38: 1231–1246

Manlot G, Allamand D, Sauvegrain J (1964) Mésure directe de l'anteversion du col femoral chez l'enfant. J Radiol 45: 382

Massie WK, Howorth B (1950) Congenital dislocation of the hip. J Bone Joint Surg [Am] 32: 519–531

Matzen PF, Unger H (1956) Gerät zur Bestimmung des Antetorsionswinkels des Schenkelhalses. Zentralbl Chir 81: 1949

Mayet A (1950) Die embryonale Entwicklung der Gelenkkörper des menschlichen Hüftgelenks. Inauguraldissertation, Universität München

McKibbin B (1970) Anatomical factors in the stability of the hip joint in the newborn. J Bone Joint Surg [Br] 52: 148–159

Menke W (1982) Torsions- und Rotationsbestimmungen am Bein, eine computertomographische Methode. Med Orthop Techn 102: 47–49

Meyer A (1924) Über die Torsion des Schenkelhalses und ihre Bedeutung für die Behandlung der angeborenen Hüftgelenksverrenkung. Arch Orthop Trauma Surg 22: 240–260

Meyer J (1964) Treatment of Legg-Calvé-Perthes disease. Acta Orthop Scand 34: 183

Meyer J (1966) Treatment of Legg-Calvé-Perthes disease. Acta Orthop Scand [Suppl] 86

Meyer J (1977) Legg-Calvé-Perthes disease. Radiological results of treatment and their late clinical consequences. Acta Orthop Scand [Suppl] 167

Mikulicz J (1878) Über individuelle Formdifferenzen am Femur und an der Tibia des Menschen. Arch Anat Abt 1: 351–404

Mirzoewa JJ, Tikhonenkow EA (1968) Ortop Travmatol Protez 29: 10–15 (Russisch)

Mitchell GP (1963) Arthrography in congenital displacement of the hip. J Bone Joint Surg [Br] 45: 88–95

Mittelmeier H (1973) Die Hüftdysplasie aus der Sicht des Orthopäden. In: Imhäuser G, Hopf A, Rössler H (Hrsg) Praktische Orthopädie, Bd 4. Vordruckverlag, Bruchsal, S 165

Monticelli G, Tucci R (1956) Indicazioni e limit dell'artrografia nella lussazione congenita dell'anca. Ortop Traumatol Appar Mot 24: 415–434

Mose K (1964) Legg Calvé Perthes disease. A comparison between three methods of conservative treatment. Thesis, Arhus

Motta C (1965) Möglichkeiten und Grenzen der Kontrastfüllung bei der sogenannten angeborenen Hüftluxation. Arch Orthop Trauma Surg 58: 115–144

Müller ME (1955) Ischiométrie radiologique. Schweiz Med Wochenschr 40: 971

Müller ME (1957) Die hüftnahen Femurosteotomien, 1. Aufl. Thieme, Stuttgart

Müller ME (1971) Die hüftnahen Femurosteotomien, 2. Aufl. Thieme, Stuttgart

Münzenberg KJ (1965) Statistische Untersuchungen zur Tiefe der Hüftgelenkpfanne. Z Orthop 99: 218–222

Nagao Y, Miyoshi K, Yamazzaki M, Hamada Y (1981) Studies on angel of inclination of the acetabular axis in osteoarthritis of the hip. Abstr of the XV. World Congress Soc Int Chir Orthop Traumatol, Rio de Janeiro, p 271

Nagel JW (1978) Das Verhalten der kindlichen Hüftepiphyse nach Varisierungsosteotomie beurteilt an verschiedenen Epiphysenwinkeln und anderen Meßwerten des Hüftgelenkes. Inauguraldissertation, Universität Münster

Nakamura K (1968) Arthrographic study of congenital dislocation of the hip joint. J Jpn Orthop Assoc 42: 491

Nizard M (1981) Das Epiphysendreieck nach Mittelmeier als röntgenologische Hilfskonstruktion zur besseren Erfassung dysplastischer Gelenkdislokalisationen. In: Fries G, Tönnis D (Hrsg) Hüftluxation und Hüftdysplasie im Kindesalter. Med. Literarische Verlagsgesellschaft, Uelzen, S 62–63

Oelkers H (1961) Die Sauerstoffüllung zur Diagnostik und Indikationsstellung bei der angeborenen Hüftluxation. Verh Dtsch Orthop Ges, 48. Kongr. Z Orthop 94: 327–329 (Beilageheft)

Ogata K, Goldsand EM (1979) A simple biplanar method of measuring femoral anteversion and neck-shaft angle. J Bone Joint Surg [Am] 61: 846–850

Ombrédanne L (1923) Précis clinique et operatoire de chirurgie infantile. Masson, Paris

Ortolani M (1976) The classic: Congenital hip dysplasia in the light of early and very early diagnosis. Clin Orthop 119: 6–10

Ozonoff MB (1973) Controlled arthrography of the hip: a technic of fluoroscopic monitoring and recording. Clin Orthop 93: 260–264

Pape R, Zakowsky J, Harasata A (1964) Über die röntgendiagnostische Strahlenbelastung der Kinder in Spitälern und Ambulatorien. ROFO 100: 100–113

Peiċ S (1970) Was bildet die Köhlersche Tränenfigur? Verh Dtsch Ges Orthop Traumatol 56. Kongr 1969. Enke, Stuttgart, S 345–347

Peiċ S (1971 a) Die Köhlersche Tränenfigur und ihre Bedeutung in der Röntgendiagnostik. ROFO 114: 305–316

Peiċ S (1971 b) Die Limbusform vor und nach der Reposition des Hüftgelenkes. Verh Dtsch Ges Orthop Traumatol, 57. Kongr 1970. Enke, Stuttgart, S 170–176

Peiċ S (1975) Über die Reifung des Hüftpfannenbodens unter physiologischen und pathologischen Bedingungen. Orthop Prax 11: 177–180

Perkins G (1928) Signs by which to diagnose congenital dislocation of the hip. Lancet I: 648–650

Peterson HA, Klassen RA, McLeod RA, Hoffman AD (1981) The use of computerized tomography in dislocation of the hip and femoral neck anteversion in children. J Bone Joint Surg [Br] 63: 198–208

Peterson HA, Klassen RA, McLeod RA, Hoffman AD (1982) The use of computed tomography in dislocation of the hip and femoral neck anteversion in children. In: Tachdjian M (ed) Congenital dislocation of the hip. Livingstone, New York Edinburgh London Melbourne, pp 263–282

Pitzen P (1922) Das menschliche Femur während seiner Entwicklung. Arch Anthropol 19: 57–81

Ponseti IV (1978) Morphology of the acetabulum in congenital dislocation of the hip. J Bone Joint Surg [Am] 60: 586–599

Pöschl M (1971) Juvenile Osteo-Chondro-Nekrosen. In: Diethelm L, Heuck F, Olsson O, Strnad F, Vieten H, Zuppinger A (Hrsg) Handbuch der medizinischen Radiologie, Bd 5, Teil 4. Springer, Berlin Heidelberg New York, S 334

Ravelli A (1953) Röntgenzeichen und Meßmethoden zur Erkennung der angeborenen Dysplasie der Hüfte. Z Orthop 84: 28

Ravelli A (1975) Zum anatomischen und röntgenologischen Bild der Hüftpfanne. Z Orthop 113: 306–315

Reichelt A, Bläsius K, Weber M (1983) Computertomographische Untersuchungen nach Beckenosteotomie nach Chiari. In: Rütt A, Küsswetter W (Hrsg) Gelenknahe Osteotomien bei der Dysplasiehüfte des Adoleszenten und jungen Erwachsenen, Thieme, Stuttgart, S 62–65

Reimers J (1980) The stability of the hip in children. Acta Orthop Scand [Suppl] 184

Richard G (1950) Methodik der Torsionsbestimmung mit Hilfe des Röntgenbildes. Z Orthop 79: 636–644

Rippstein J (1955) Zur Bestimmung der Antetorsion des Schenkelhalses mittels zweier Röntgenaufnahmen. Z Orthop 86: 345–360

Rogers SP (1934) A method for determinate the angle of torsion of the neck of the femur. J Bone Joint Surg 13: 821–825

Ruby L, Mital MA, O'Connor J, Patel U (1979) Anteversion of the femoral neck. Comparison of methods of measurement in patients. J Bone Joint Surg [Am] 61: 46–51

Ryder CT, Crane L (1953) Measuring femoral anteversion: The problem and a method. J Bone Joint Surg [Am] 35: 321–328

Schellmann B (1970) Patienten-Dosimetrie bei Röntgenuntersuchungen im Kindesalter. Inauguraldissertation, Universität Erlangen

Schertlein A (1929) Die Bestimmung des Schenkelhalstorsionswinkels mit Hilfe von Röntgenstrahlen. ROFO 39: 304

Schmid F, Blassmann K (1969) Beckenskelettentwicklung. Fortschr Med 87: 1334–1335

Schmid F, Halden L (1969) Die postfetale Differenzierung und Größenentwicklung der Extremitätenknochen. Fortschr Med 87: 975–984

Schmidt H (1969) Wechselbeziehungen zwischen Neigung der Pfanneneingangsebene und Richtung der Schenkelhalsachse. Ergeb Chir Orthop 52: 118–156

Schneider J (1978) Der Hüftwert im Kindes- und Jugendalter und seine Aussage über die Prognose dysplastischer Hüftgelenke. Inauguraldissertation, Universität Dresden

Scholder P (1967) Mesures de l'antétorsion du col fémoral et évolution de la coxa antetorsa pura. Chir Repar Traumatol 9: 126–144

Scholder P (1968) L'antétorsion physiologique du col fémoral et la coxa antetorsa, en marge des dysplasies congénitales de la hanche. Ther Umsch 25: 545–550

Scholder P (1979) Was wird aus der operativ korrigierten Coxa antetorta? Orthopäde 8: 12–16

Schull WJ, Otake M, Neel JV (1981) Genetic effects of the atomic bombs: A reappraisal. Science 23: 1220–1227

Schulze KJ (1966) Gonadenschutz bei Beckenröntgenaufnahmen. Beitr Orthop Traumatol 13: 689–692

Schultz PJ (1924) Die Darstellung des Torsionswinkels vom Femur mit Hilfe von Röntgenstrahlen. Z Orthop 44: 325–334

Schuster W (1973) Röntgenologische Beurteilung der dysplastischen Hüftpfanne. Orthopäde 2: 219–225

Schwägerl W, Krepler P, Flamm C (1975) Vergleichende klinische und röntgenologische Untersuchungen zur Erfassung von Hüftdysplasien im Säuglingsalter. Z Orthop 113: 19–28

Schwarzenbach U (1971) Die Rückbildungstendenz der idiopathisch vermehrten Antetorsion des Schenkelhalses. Arch Orthop Trauma Surg 70: 230–242

Schwetlick W (1971) Die kindliche Luxationshüfte. Arthrographisch-röntgenkinematographische Untersuchung, 1. Aufl. Enke, Stuttgart (2. Aufl 1976)

Seidlein H (1973) Der Hüftwert als diagnostisches Hilfsmittel in der orthopädischen Praxis. Beitr Orthop 20: 625–637

Seidlein H, Heinrich K (1976) Aussagemöglichkeiten des Hüftwertes bei Zustand nach Luxationshüfte. Tagungsband 1976 der Gesellschaft für Orthopädie der DDR, S 161

Severin E (1939) Arthrography in congenital dislocation of the hip. J Bone Joint Surg 21: 304–313

Severin E (1941a) Contribution to the knowledge of congenital dislocation of the hip joint. Acta Chir Scand [Suppl 63] 84

Severin E (1941b) Arthrograms of hip joints of children. Surg Gynecol Obstet 72: 601–604

Severin E (1943) Spätresultate unblutiger Behandlung von Luxatio coxae congenita. Z Orthop 74: 52–75

Severin E (1950) Congenital dislocation of the hip – Development of the joint after reduction. J Bone Joint Surg [Am] 32: 507–518

Sèze S de, Lequesne M, Barbannaud F (1962) La dysplasie et la subluxation congénitales de la hanche chez l'adulte. La coxarthrose secondaire à ces malformations. Etude radiographique. Rev Rhum Mal Osteoartric 29: 395–414

Shands AR, Steele MK (1958) Torsion of the femur. A follow-up report on the use of the Dunlap method for its determination. J Bone Joint Surg [Am] 40: 803–816

Sharp IK (1961) Acetabular dysplasia. The acetabular angle. J Bone Joint Surg [Br] 43: 268–272

Sievers R (1927a) Röntgenographie der Gelenke mit Jodipin. ROFO 35: 16

Sievers R (1927b) Die Bedeutung des Jodipinverfahrens für die Klinik der angeborenen Hüftgelenksverrenkung. Verh Dtsch Orthop Ges. Z Orthop 22: 309 (Beilageheft)

Sjövall H (1942) Zur Frage der Behandlung der Coxa plana. Mit besonderer Berücksichtigung der Primärerfolge bei konsequenter Ruhigstellung. Acta Orthop Scand 13: 324

Skirving AP (1981) The center-edge angle of Wiberg in adult africans and caucasians. J Bone Joint Surg [Br] 63: 567–568

Smith WS, Badgley CE, Orwig JB, Haroer JM (1968) Correlation of postreduction roentgenograms and thirty-one-year follow-up in congenital dislocation of the hip. J Bone Joint Surg [Am] 50: 1081–1098

Somerville EW (1953) Open reduction in congenital dislocation of the hip. J Bone Joint Surg [Br] 35: 363–371

Soutter R, Bradford EH (1903) Twists in normal and in congenitally dislocated femora. Med Rec 1/78: 1071

Staheli LT (1980) Medial femoral torsion. Orthop Clin North Am 11: 39–49

Staheli LT, Lippert F, Denotter P (1977) Femoral anteversion and physical performance in adolescent and adult life. Clin Orthop 137: 213–216

Staheli LT, Dion M, Tuell JI (1978) The effect of the inverted limbus on closed management of congenital hip dislocation. Clin Orthop 137: 163–166

Steward SF, Karschner RG (1926) Congenital dislocation of the hip. A method of determining the degree of antetorsion of the femoral neck. Am J Roentgenol 15: 258

Stieda A (1909) Wie oft findet sich in den luxierten Gelenken eine Coxa valga? Verh Dtsch Ges Orthop Chir, 8. Kongr 1909. Z Orthop 95: 31–35 (Beilageheft)

Stracker O (1961) Die angeborene Hüftluxation. Z Orthop 95 (Beilageheft)

Stulberg SD, Harris WH (1974) Acetabular dysplasia and development of osteoarthritis of hip. In: The hip. Hip Society, 2nd meeting, pp 82–92

Sullivan JA, Vanhoutte JJ, Remondino B (1982) Femoral neck anteversion in overspective. Clin Orthop 163: 185–191

Thiele J (1978) In welchem Maße bedingt die Fehlform eines Hüftgelenkes Arthrose, Schmerz und Bewegungseinschränkung? Inauguraldissertation, Münster

Thiele U (1978) Untersuchungen über die Normalwerte der Hüftepiphysenwinkel und ihre Abhängigkeit von anderen Meßwerten des Hüftgelenks. Inauguraldissertation, Universität Münster

Thomas G (1960) Zur Technik der Arthrographie des Hüftgelenkes bei der Luxatio coxae congenitalis. Z Orthop 92: 306–308

Tönnis D (1962) Über Änderungen des Pfannendachwinkels der Hüftgelenke bei Dreh- und Kippstellung des kindlichen Beckens. Z Orthop 96: 462–478

Tönnis D (1976a) Die angeborene Hüftdysplasie läßt sich in den ersten Lebensmonaten nicht statistisch abgrenzen! Arch Orthop Trauma Surg 85: 237–240

Tönnis D (1976b) Die Indikation zur Korrektur einer Coxa valga. Orthop Prax 12: 255–259

Tönnis D (1976 c) Normal values of the hip joint for the evaluation of X-rays in children and adults. Clin Orthop 119: 39–47

Tönnis D (1979a) Vierjährige Erfahrungen mit der Hüfteinstellung im Hocksitzgipsverband unter arthrographischer Kontrolle. Orthop Prax 15: 115–117

Tönnis D (1979 b) Die Arthrographie des Hüftgelenkes zur Beurteilung einer schonenden Hüftreposition. In: Morscher E (Hrsg) Funktionelle Diagnostik in der Orthopädie. Enke, Stuttgart, S 182–186

Tönnis D (1981) Probleme der Abgrenzung normaler und dysplastischer Hüften. In: Fries G, Tönnis D (Hrsg) Hüftluxation und Hüftdysplasie in Kindesalter. Med. Literarische Verlagsgesellschaft. Uelzen, S 51–55

Tönnis D (1984) Methodik der Untersuchung. In: Tönnis D (Hrsg) Die operative Behandlung der angeborenen Hüftdysplasie, Technik u. Ergebnisse. Enke, Stuttgart (Bücherei des Orthopäden, in Druck)

Tönnis D, Brunken D (1968) Eine Abgrenzung normaler und pathologischer Hüftpfannendachwinkel zur Diagnose der Hüftdysplasie. Arch Orthop Trauma Surg 64: 197–228

Tönnis D, Kuhlmann GP (1968) Untersuchungen über die Häufigkeit von Hüftkopfnekrosen bei Spreizhosenbehandlung und verschiedenen konservativen Behandlungsmethoden der angeborenen Hüftdysplasie und Hüftluxation. Z Orthop 106: 651–672

Tönnis D, Trede B (1970) Untersuchungen über den Einfluß des Spreizhöschens auf die Hüftpfannendachwinkel bei angeborener Hüftdysplasie. Z Orthop 107: 263–276

Tönnis D, Gasteiger W, Hepp R (1971) Hüftgelenksmessungen bei Jugendlichen und Erwachsenen zur Prognose der Arthrose bei angeborener Hüftdysplasie. Verh Dtsch Ges Orthop Traumatol, 57. Kongr 1970. Enke, Stuttgart, S 138–142

Tönnis D et al (1978) Hüftluxation und Hüftkopfnekrose. Eine Sammelstatistik des Arbeitskreises für Hüftdysplasie der Dtsch Ges Orthop Traumatol. Enke, Stuttgart (Bücherei des Orthopäden, Bd 14)

Tönnis D, Heinecke A, Nienhaus R, Thiele J (1979) Läßt sich das Auftreten von Arthrose, Schmerz und Bewegungseinschränkung des Hüftgelenkes bei Hüftdysplasie vorausberechnen? Z Orthop 117: 808–815

Tönnis D et al (1982) Congenital hip dislocation – avascular necrosis. Collective statistics prepared by the commission for the study of hip dysplasia. Thieme & Stratton, New York

Tönnis D, Behrens K, Tscharani F (1981 a) Eine neue Technik der Dreifachosteotomie zur Schwenkung dysplastischer Hüftpfannen bei Jugendlichen und Erwachsenen. Z Orthop 119: 253–263

Tönnis D, Behrens K, Kalchschmidt K (1981 b) Die Arthrographie als Hilfe zur Wahl des schnellsten und sichersten Behandlungsverfahrens. In: Fries G, Tönnis D (Hrsg) Hüftluxation und Hüftdysplasie im Kindesalter. Med. Literarische Verlagsgesellschaft, Uelzen, S 117–129

Tönnis D et al (1984) Die operative Behandlung der angeborenen Hüftdysplasie. Technik und Ergebnisse. Enke, Stuttgart (Bücherei des Orthopäden, in Druck)

Trimble BK, Doughty JH (1974) The amount of hereditary disease in human populations. Ann Hum Genet 38: 199

Torklus D von (1967) Familiäre Hüftdysplasie bei Hüftluxation. Eine biometrische Untersuchung. Thieme, Stuttgart

Ullmann K (1939) Zur Frage der röntgenologischen Beurteilung des knöchernen Pfannendachs mit weiteren Ergebnissen der Röntgenstammbaumforschung. Verh Dtsch Ges Orthop, 33. Kongr, Z Orthop 69: 268–271 (Beilageheft)

Vare VB Jr (1952) The anatomy of the pelvic tear figure. J Bone Joint Surg [Am] 34: 167–169

Virenque J, Paquié M (1952) A propos de la technique de l'arthrographie de la hanche. Rev Orthop 38: 200–202

Visser JD, Jonkers A (1980) A method for calculating acetabular anteversion, femur anteversion and the instability of the hip joint. Neth J Surg 32: 146–149

Visser JD, Jonkers A, Hillen B (1982) Hip joint measurements with computerized tomography. J Pediatr Orthop 2: 143–146

Volkert R, Menke W, Scherer HW (1982) Konstruktive Merkmale des Beinrotations-Fixations-Apparates. Med Orthop Techn 102: 45–46

Weiner DS, Cook AJ, Hoyt WA, Oravec CE (1978) Computed tomography in measurement of femoral anteversion. Orthopedics 1: 299

Weintroub S, Green I, Terdiman R, Weissman SL (1979) Growth and development of congenitally dislocated hips reduced at early infancy. J Bone Joint Surg [Am] 61: 125–130

Weiss JW (1964) Die Arthrographie der Luxationshüfte. Hippokrates, Stuttgart

Weszycki S (1957) Über Formfaktoren des menschlichen Hüftgelenkes unter besonderer Berücksichtigung ihrer gegenseitigen Abhängigkeit. Anat Anz 104: 231–243

Wiberg G (1939) Studies on dysplastic acetabulum and congenital subluxation of the hip joint with special reference to the complication of osteoarthritis. Acta Chir Scand Vol 83 (Suppl 58)

Wiberg G (1941) Studien über das normale Arthrografiebild des Hüftgelenks bei Kleinkindern. Z Orthop 72: 35–47

Wilkinson J, Carter C (1960) Congenital dislocation of the hip. The results of conservative treatment. J Bone Joint Surg [Br] 42: 669–688

Yamamuro T, Chene SH (1975) A radiological study on the development of the hip joint in normal infants. J Jpn Orthop Assoc 49: 421–439

Zippel H (1971) Untersuchungen zur Normalentwicklung der Formelemente am Hüftgelenk im Wachstumsalter. Beitr Orthop 18: 255–269

Zcebök Z, Molnar R, Nagy E (1952) Deutung des Röntgenbildes bei Frühdiagnose der sogenannten angeborenen Hüftverrenkung. Z Orthop 82: 556–571

Zsernaviczky J (1973) Zur Röntgendiagnostik der sog. angeborenen Hüftgelenksverrenkung. Z Orthop 111: 914

Zsernaviczky J (1978) Möglichkeiten und Grenzen in der Beurteilung der dysplastischen und operativ behandelten Kinderhüfte. Habilitationsschrift, Universität Hamburg

13 Klinische und röntgenologische Bewertungsschemen zur Beurteilung von Behandlungsergebnissen

Bauer R, Kerschbaumer F (1975) Ergebnisse der Beckenosteotomie nach Chiari. Arch Orthop Trauma Surg 81: 301–314

Brückl R, Hepp WR, Tönnis D (1972) Eine Abgrenzung normaler und dysplastischer Hüftgelenke durch den Hüftwert. Arch Orthop Trauma Surg 74: 13–32

Busse J, Gasteiger W, Tönnis D (1972 a) Eine neue Methode zur röntgenologischen Beurteilung eines Hüftgelenks – Der Hüftwert. Arch Orthop Trauma Surg 72: 1–9

Busse J, Gasteiger W, Tönnis D (1972 b) Die Bedeutung des Hüftwertes für die Diagnose und Prognose deformierter Hüftgelenke. Arch Orthop Trauma Surg 72: 245–252

Cramer K (1920) Über die Stellung der Knorpelfuge des Schenkelhalses. Z Orthop 41: 366–367

Eyre-Brook AL (1936) Osteochondritis deformans coxae juvenilis or Perthes disease. J Bone Joint Surg [Br] 24: 166–182

Fabry G, MacEwen GD, Shands AR Jr (1973) Torsion of the femur. J Bone Joint Surg [Am] 55: 1726–1738

Gade HG (1947) A contribution to the surgical treatment of the osteoarthritis of the hip joint. Grøndahl, Oslo

Glogowski G (1962) Die Pathophysiologie des oberen Femurendes. Z Orthop 95 (Beilageheft)

Haike H, Breuckmann G, Schulze H (1969) Ein Beitrag zur operativen Behandlung der sogenannten kongenitalen Hüftluxation. Arch Orthop Trauma Surg 66: 277–285

Hamacher P (1974) Röntgenologische Normalwerte des Hüftgelenkes, CCD- und AT-Winkel. Orthop Prax 10: 23–28

Heinrich R, Hennig A, Thiel KW (1968) Röntgenologische Untersuchung zur umwegigen Entwicklung der Femurtorsion bei hüftgesunden Kindern. Z Orthop 104: 555–561

Heymann CH, Herndon CH (1950) Legg-Perthes disease. A method for the measurement of the roentgenographic results. J Bone Joint Surg [Am] 32: 767–778

Idelberger K, Frank A (1952) Über eine neue Methode zur Bestimmung des Pfannendachwinkels bei Jugendlichen und Erwachsenen. Z Orthop 82: 571–577

Jäger M, Refior HJ (1974) Der Kopfepiphysenwinkel. Orthop Prax 10: 32–36

Jentschura G (1951) Über die praktische Anwendung der Methode Wibergs für die Beurteilung der kongenitalen Dysplasie des Hüftgelenkes bei Erwachsenen. Z Orthop 80: 34

Lanz T von (1950) Anatomische und entwicklungsgeschichtliche Probleme am Hüftgelenk. Verh Dtsch Orthop Ges, 37. Kongr. Z Orthop 79: 7–40 (Beilageheft)

Larson CB (1963) Rating scale for hip disabilities. Clin Orthop 31: 85–93

LeDamany P (1904) La cavité cotyloide. Évolution ontogénique comparée de sa profondeur chez l'homme et les animaux. J Anat (Paris) 40: 387–413

Lindemann K (1950) Über den Heilungsbegriff der angeborenen Hüftverrenkung und die Bewertung der Ergebnisse. Verh Dtsch Orthop Ges, 37. Kongr 1949. Z Orthop 79: 116–120 (Beilageheft)

Massie WK, Howorth MB (1950) Congenital dislocation of the hip. Part 1: Method of grading results. J Bone Joint Surg [Am] 32: 519–531

Merle d'Aubigne R, Postel M (1954) Functional results of hip arthroplasty with acrylic prosthesis. J Bone Joint Surg [Am] 36: 451

Merle d'Aubigne R, Postel M (1970) Cotation chifrée de la fonction de la hanche. Rev Orthop 56: 481

Meyer J (1966) Treatment of Legg-Calvé-Perthes-disease. Acta Orthop Scand [Suppl] 86

Mose K (1964) Legg-Calvé-Perthes disease. Thesis, Kopenhagen

Mose K (1980) Methods of measuring in Legg-Calvé-Perthes disease with special regard to the prognosis. Clin Orthop 150: 103–109

Münzenberg KH (1965) Statistische Untersuchungen zur Tiefe der Hüftgelenkspfanne. Z Orthop 99: 218–222

Muller G, Seddon H (1953) Late results of treatment of congenital dislocation of the hip. J Bone Joint Surg [Br] 35: 342

Pöschl M (1971) Röntgenologische Meßmethoden bei Morbus Perthes und Hüftdysplasie. In: Diethelm L (Hrsg) Röntgendiagnostik der Skeletterkrankungen, Bd 5, Teil 4. Springer, Berlin Heidelberg New York, S 334

Schmidt H (1967) Wechselbeziehungen zwischen Neigung der Pfanneneingangsebene und Richtung der Schenkelhalsachse. Habilitationsschrift, Leipzig

Severin E (1941) Contribution to the knowledge of congenital dislocation of the hip joint. Acta Chir Scand [Suppl 63] 84

Shands AR, Steele MK (1958) Torsion of the femur. A follow-up report on the use of the Dunlap-method for its determination. J Bone Joint Surg [Am] 40: 803–816

Sharp IK (1961) Acetabular dysplasia. The acetabular angle. J Bone Joint Surg [Br] 43: 268–272

Sjövall H (1942) Zur Frage der Behandlung der Coxa plana. Acta Orthop Scand 3: 324

Stulberg SD, Harris WH (1974) Acetabular dysplasia and development of osteoarthritis of hip. In: The hip. Hip Society, 2nd meeting, pp 82–92

Thiele J (1978) In welchem Maße bedingt die Fehlform eines Hüftgelenkes Arthrose, Schmerz und Bewegungseinschränkung? Inauguraldissertation, Münster

Thiele U (1978) Untersuchungen über die Normalwerte der Hüftepiphysenwinkel und ihre Abhängigkeit von anderen Meßwerten des Hüftgelenkes. Inauguraldissertation, Münster

Tönnis D (1973) Zusammenfassender Bericht des Arbeitskreises für Hüftdysplasie, 59. Kongr DGOT. Z Orthop 111: 653–657

Tönnis D (1976) Normal values of the hip joint for the evaluation of X-rays in children and adults. Clin Orthop 119: 39–47

Tönnis D (1984) Methodik der Untersuchung. In: Tönnis D (Hrsg) Die operative Behandlung der angeborenen Hüftdysplasie. Technik und Ergebnisse. Enke, Stuttgart (Bücherei des Orthopäden, in Druck)

Tönnis D, Brunken D (1968) Eine Abgrenzung normaler und pathologischer Hüftpfannendachwinkel zur Diagnose der angeborenen Hüftdysplasie. Arch Orthop Trauma Surg 64: 197–228

Tönnis D, Heinecke A, Nienhaus R, Thiele J (1979) Läßt sich das Auftreten von Arthrose, Schmerz und Bewegungseinschränkung des Hüftgelenkes bei Hüftdysplasie vorausberechnen? Z Orthop 117: 808–815

Tönnis D et al (1984) Die operative Behandlung der Hüftdysplasie. Technik und Ergebnisse. Enke, Stuttgart (Bücherei des Orthopäden, in Druck)

Trevor D, Johns DL, Fixsen JA (1975) Acetabuloplasty in the treatment of congenital dislocation of the hip. J Bone Joint Surg [Br] 57: 167–174

Ullmann K (1939) Zur Frage der röntgenologischen Beurteilung des knöchernen Pfannendachs mit weiteren Ergebnissen der Röntgenstammbaumforschung. Verh Dtsch Ges Orthop, 33. Kongr. Z Orthop 69: 268–271 (Beilageheft)

Wiberg G (1939) Studies on dysplastic acetabula and congenital subluxation of the hip joint. Acta Chir Scand [Suppl 58] 83

Wilkinson J, Carter C (1960) Congenital dislocation of the hip. The results of conservative treatment. J Bone Joint Surg [Br] 42: 669–688

Zippel H (1971) Untersuchungen zur Normalentwicklung der Formelemente am Hüftgelenk im Wachstumsalter. Beitr Orthop 18: 255–270

14 Zur Geschichte der Behandlung der angeborenen Hüftluxation

Anders G, Hollain A (1978) „Physiologische" Heilung und Coxa-valga-Entwicklung bei kindlicher Hüftdysplasie und Hüftluxation. Z Orthop 116: 646–650

Bauer F (1936) Die Entstehung der angeborenen Hüftverrenkung durch Zwangshaltung. Schlußfolgerungen für ihre Erkennung, Verhütung und Behandlung. Z Orthop 65: 318

Becker F (1952) Kleine technische Neuerungen für die Praxis. Z Orthop 82: 324

Becker F (1961) Über 10jährige Erfahrungen mit der Spreizbehandlung der sog. kongenitalen Hüftluxation im Säuglings- und Kleinkindesalter. Z Orthop 95: 194

Behrend HW (1861) Zehnter Bericht über das gymnastisch-orthopädische Institut zu Berlin. Med Centr Z 30/36

Benesová-Plzaková M (1959) Konservative Behandlung der angeborenen Hüftverrenkung bei Kindern mit dem Apparat von Hanausek. Beitr Orthop Traumatol 6: 4–16

Brown B (1885) Double congenital displacement of the hip. Boston

Carnochan J (1850) On the etiology, pathology and treatment of congenital dislocation of the head of the femur. New York

Cole W (1935) The open treatment of congenital dislocation of the hip. J Bone Joint Surg 17: 18

Colonna PC (1932) Congenital dislocation of the hip in older subjects. J Bone Joint Surg 14: 277

Colonna PC (1936) An arthroplastic operation for congenital dislocation of the hip. Surg Gynecol Obstet 63: 777

Fettweis E (1968) Sitz-Hock-Stellungsgips bei Hüftgelenksdysplasien. Arch Orthop Trauma Surg 63: 38–51

Forrester M, Brown MS (1933) Apparechio per il trattamente della luzzazione congenita dell'anca nei neonati. Chir Organi Mov 18: 119

Freiberg AH (1935) Congenital luxation of the hip. J Bone Joint Surg 17: 1

Frejka B (1941) Prävention der angeborenen Hüftverrenkung durch Abduktionspolster. Wien Klin Wochenschr 91: 523

Galloway HPH (1920) The open reduction for congenital dislocation of the hip. Am J Orthop Surg 18: 390

Galloway HPH (1926) Open reduction for congenital dislocation of the hip – special reference to results. J Bone Joint Surg 8: 539

Hilgenreiner H (1925) Zur Frühdiagnose der angeborenen Hüftverrenkung. Med Klin 21: 1385–1388, 1425–1429

Hilgenreiner H (1935) 10 Jahre Abduktionsschiene und Frühbehandlung der angeborenen Hüftverrenkung. Z Orthop 63: 344–383

Hoffa A (1890) Zur operativen Behandlung der angeborenen Hüftgelenksverrenkung. Wien Med Wochenschr 11: 926–928

Hoffa A (1892) Zur operativen Behandlung der angeborenen Hüftgelenksverrenkung. Zentralbl. Chir. 19: 921

Hoffa A (1895) Die Endresultate der Operation der angeborenen Hüftverrenkung. Verh Dtsch Orthop Ges 24: 706–736

Hoffa A (1896) Zur unblutigen Behandlung der angeborenen Hüftverrenkung. Arch Klin Chir 53: 565

Hoffmann-Daimler S (1964) Vorläufige Mitteilung über eine funktionelle Methode zur Behandlung der sog. angeborenen Hüftluxation. Z Orthop 98: 447–451

Hoffmann-Daimler S (1967) Erstergebnisse und Konsequenzen der funktionellen Methode zur Behandlung der sog. angeborenen Hüftluxation. Z Orthop 102: 569–581

Howorth MB (1935) Shelf stabilization of the hip-report of 59 cases. J Bone Joint Surg 17: 945

Howorth MB, Smith HW (1932) Congenital dislocation of the hip treated by open operation. J Bone Joint Surg 14: 299

Kidner FC (1931) Open reduction of congenital dislocation of the hip. J Bone Joint Surg 13: 799

Kidner FC (1935) Comparative analysis of the results of open and closed reduction in congenital dislocation of the hip. J Bone Joint Surg 17: 25

Krämer J, Schneider A (1972) Funktionelle Behandlung der Hüftgelenksdysplasie und Hüftverrenkung mit dem Hanausek-Apparat. Arch Orthop Trauma Surg 72: 277–286

Lange F (1959) Ein Leben für die Orthopädie. Erinnerungen von Fritz Lange. Enke, Stuttgart

Lange M (1930) Die Endresultate der unblutigen Behandlung der angeborenen Hüftverrenkung. Verh Dtsch Orthop Ges, 24. Kongr 1929. Z Orthop 52: 117–168 (Beilageheft)

Lenz G, Drehmann H, Steinhaus M (1978) Ergebnisse der Behandlung kindlicher Luxationshüften durch Extensionsreposition und Hanausekretention. Z Orthop 116: 709–716

Lorenz Adolf (1892) Operative Therapie der angeborenen Hüftverrenkung. Zentralbl Chir 19: 633, 1041

Lorenz Adolf (1895 a) The operative treatment of congenital dislocation of the hip. Transact Am Orthop Assoc 1894, Philadelphia VII: 99–103

Lorenz Adolf (1895 b) Pathologie und Therapie der angeborenen Hüftverrenkung auf Grundlage von 100 operativ behandelten Fällen, Urban & Schwarzenberg, Wien–Leipzig

Lorenz Adolf (1895 c) Die operative Therapie der Luxatio coxae congenita. Atti XI° Congresso Medico Intern. Roma, 29.3.–5.4. 1894. IV: 357–360

Lorenz Adolf (1895 d) Über die mechanische Behandlung der angeborenen Hüftverrenkung. Zentralbl Chir 22: 153

Lorenz Adolf (1896 a) Zur Priorität der unblutigen Reposition der angeborenen Hüftverrenkung (offener Brief an Herrn Agostina Paci). Wien Klin Wochenschr 29: 658–660

Lorenz Adolf (1896 b) Über die unblutig-chirurgische Behandlung der angeborenen Hüftverrenkung mittels der funktionellen Belastungsmethode. Volkmanns Sammlung Klin. Vorträge, 151/152

Lorenz Adolf (1897) Zur congenitalen Luxation des Hüftgelenkes. Berl Klin Wochenschr 6: 112–114

Lorenz Adolf (1920) Die sogenannte angeborene Hüftverrenkung. Ihre Pathologie und Therapie. Enke, Stuttgart

Lorenz Albert (1935) Der gegenwärtige Stand der Hüftluxations-Therapie. Z Orthop 63: 93–128

Ludloff K (1908) Zur blutigen Einrenkung der angeborenen Hüftluxation. Z Orthop 22: 272–276

Ludloff K (1909) Vorschläge zu einer Sammelstatistik über die Ergebnisse der unblutigen Einrenkung der angeborenen Hüftluxation. Verh Dtsch Orthop Ges, 8. Kongr 191

Ludloff K (1911) Ergebnisse der Sammelforschung über die Endresultate der unblutigen Behandlung der angeborenen Hüftluxation. Verh Dtsch Orthop Ges, Kongr 1910. Z Orthop 28: 312–336 (Beilageheft)

MacAusland WR (1928) The treatment of congenital dislocation of the hip by open operation. Surg Gynecol Obstet 47: 697

Margary F (1884) Cura operative lussazione congenita dell'anca. Arch Ortop 1: 381

Mau H (1956) Techniken der amerikanischen Orthopädie. Arch Orthop Trauma Surg 48: 288–292

Mau H, Dörr W (1963) Erfahrungen mit der Abduktions-Extensionsbehandlung. Z Orthop 97: 16

Mittelmeier H (1961) Beitrag zur funktionellen Therapie und Spontanreposition der angeborenen Luxationshüfte mit Spreizhöschen und Pavlikbandage. Arch Orthop Trauma Surg 52: 465–522

Ogston A (1885) Operative treatment of congenital dislocation of the hip. Br Med J II: 1116

Paci A (1888) Studio ed osservazione sulla lussazione iliaca commune congenita e sua cura razionale. Geneva

Paci A (1895) Della lussazione iliaca commune congenita del femore. Atti XI° Congresso Med Intern Roma, 29.3.–5.4. 1894. IV: 378–411

Paci A (1896 a) Zur Lorenzschen Methode der unblutigen Behandlung der angeborenen Hüftgelenksluxation. Wien Klin Wochenschr 26: 567

Paci A (1896 b) Schlußwort zu meiner Diskussion mit Herrn Professor Lorenz. Wien Klin Wochenschr 33: 756

Pavlik A (1958) Die funktionelle Behandlung mittels Riemenbügelbandage als Prinzip der konservativen Therapie bei angeborener Hüftverrenkung des Säuglingsalters. Z Orthop 89: 341–352

Poggi A (1888) Contributo alla cura cruente lussazione congenita dell'anca. Arch Ortop 7: 105

Pravaz CG (1847) Traité théorique et pratique des luxations congénitales du fémur. Bailliére, Paris

Putti V (1929) Early treatment of congenital dislocation of the hip. J Bone Joint Surg 17: 798

Salter RB, Kostuik J, Dallas S (1969) Avascular necrosis of the femoral head as a complication of treatment for congenital dislocation of the hip in young children: A clinical and experimental investigation. Can J Surg 12: 44–61

Sherman H (1905) An argument concerning the method of treatment of congenital dislocation of the hip. Am J Orthop Surg 2: 240

Schede F (1892) Über die blutige Behandlung veralteter Luxationen nebst Bemerkungen über die Arthrotomie des Hüftgelenkes und die operative Behandlung der angeborenen Verrenkungen desselben. Arch Klin Chir 43: 352

Stewart SF (1935) The physiological treatment of congenital dislocation of the hip. J Bone Joint Surg 17: 11

Tönnis D (1979 a) Vierjährige Erfahrungen mit der Hüfteinstellung im Hocksitzgipsverband unter arthrographischer Kontrolle. Orthop Prax 15: 115–117

Tönnis D (1979 b) Die Arthrographie des Hüftgelenkes zur Beurteilung einer schonenden Hüftreposition. In: Morscher E (Hrsg) Funktionelle Diagnostik in der Orthopädie. Enke, Stuttgart, S 182–186

Tönnis D et al (1978) Hüftluxation und Hüftkopfnekrose. Eine Sammelstatistik des Arbeitskreises für Hüftdysplasie. Enke, Stuttgart (Bücherei des Orthopäden, Bd 21)

Tönnis D, Behrens K, Kalchschmidt K (1981) Die Arthrographie zur Wahl des schnellsten und sichersten Behandlungsverfahrens. In: Fries D, Tönnis D (Hrsg) Hüftluxation und Hüftdysplasie im Kindesalter. Med. Literarische Verlagsgesellschaft, Uelzen, S 117–120

Tönnis D et al (1982) Congenital hip dislocation – Avascular necrosis. Necrosis of the femoral head as a complication of different conservative and operative methods of reduction in congenital dislocation of the hip. Thieme-Stratton, New York

Tönnis D, Ito K, Heinecke A, Behrens K (1984) Die Einstellung der angeborenen Hüftluxation unter Arthrographiekontrolle, eine individuelle, risikoverringernde und zeitsparende Methode. *Teil 1:* Methodenwahl und Risikobeurteilung aufgrund des Arthrographiebefundes. Z Orthop 122: 50–61

Valentin B (1961) Geschichte der Orthopädie. Thieme, Stuttgart

15-20 Technik der konservativen Behandlung, Hüftkopfnekrose, Ergebnisberichte, Frühdiagnose und -behandlung, Ergebnisberichte, praktische Richtlinien

Aberle-Horstenegg W (1961) Zur anatomischen Grundlage des schweren Halsumbaus nach Behandlung der Hüftluxation. Arch Orthop Trauma Surg 53: 307-310

Ackermann HJ, Hoferichter U (1979) Nachuntersuchungsergebnisse bei Abduktionshemmung am Hüftgelenk von Neugeborenen. Beitr Orthop Traumatol 26: 693-698

Ackermann HJ, Nuschenpickel H (1972) Erhebungen zum Diagnosealter bei der sog. angeborenen Hüftgelenksverrenkung. Z Arztl Fortbild 66: 1204-1208

Ackermann HJ, Knauf G, Rudolf F (1974) Siebenjährige Erfahrungen mit organisierten Neugeborenenuntersuchungen zur Frühesterfassung und -therapie der Luxationshüfte. Beitr Orthop Traumatol 21: 624-633

Almby B, Lönnerholm T (1978) Hip joint instability after the neonatal period. Acta Orthop Scand 49: 371-381

Almby B, Rehnberg L (1977) Neonatal hip instability. Acta Orthop Scand 48: 642-649

Almby B, Hjelmstedt A, Lönnerholm T (1979) Neonatal hip instability. Acta Orthop Scand 50: 315-327

Alvik MI (1961) Congenital dysplasia of the hip. Verh 8. Kongr Soc Int Chir Orthop Traumatol, New York 1960. Imprimerie des Sciences, Brüssel, pp 23-42

Alvik I (1962) Increased anteversion of the femur as the only manifestation of dysplasia of the hip. Clin Orthop 22: 16-20

Anders G (1977) Behandlung der Hüftgelenksdysplasie und Hüftluxation mit dem Hanausek-Apparat. 2. Symposium des Arbeitskreises für Hüftdysplasie. Z Orthop 115: 645-646

Anders G, Hollain A (1978) „Physiologische" Heilung und Coxa-valga-Entwicklung bei kindlicher Hüftdysplasie und bei Hüftluxation. Z Orthop 116: 646-650

Anders G, Menge M (1981) Die Behandlung mit dem Hanausek-Apparat. In: Fries G, Tönnis D (Hrsg) Hüftluxation und Hüftdysplasie im Kindesalter. Med. Literarische Verlagsgesellschaft, Uelzen, S 100-103

Anders G, Menge M, Schumpe G (1980) Vergleichende Untersuchungen zur konservativen Therapie der Hüftdysplasie bzw. Hüftluxation zwischen sogenannter klassischer Methode und Hanausekbehandlung. Orthop Prax 16: 784-789

Anders G, Thelen E, Schmidt O (1984) Die Entwicklung des CCD-Winkels nach DVO in Abhängigkeit von verschiedenen Faktoren. In: Tönnis D (Hrsg) Die operative Behandlung der Hüftdysplasie, Enke, Stuttgart (Bücherei des Orthopäden, in Druck)

Andrén L (1962) Pelvic instability in newborns. Acta Radiol Scand [Suppl] 212

Andrén L, Rosen S von (1958) The diagnosis of dislocation of the hip in newborns and the primary results of immediate treatment. Acta Radiol Scand 49: 89-95

Artz TD, Levine DB, Lim WN, Salvati EA, Wilson PD (1975) Neonatal diagnosis, Treatment and related factors of congenital dislocation of the hip. Clin Orthop 110: 112-136

Arzimanoglu A (1976) Treatment of congenital hip dislocation by muscle release. Skeletal traction and closed reduction in older children. Clin Orthop 119: 70-75

Asshoff HH (1950) Hat die Art der Einrenkung einen Einfluß auf das Behandlungsergebnis? Verh Dtsch Orthop Ges, 37. Kongr 1949. Z Orthop 79: 152 (Beilageheft)

Baake M, Tönnis D (1974) Erworbene Hüftgelenksdysplasie nach Versteifung der Gegenseite in Abduktion. Z Orthop 112: 78-95

Bade P (1907) Die angeborene Hüftverrenkung. Enke, Stuttgart

Bade P (1929) Dauerresultate der Behandlung angeborener Hüftverrenkungen. Z Orthop 24: 180

Bätzner K, Ansel R (1970) Die Extensions- und Schienenbehandlung der angeborenen Hüftluxation. Z Orthop 91: 527

Ball F (1979) Fehlermöglichkeiten bei der radiologischen Hüftdysplasiediagnostik. Röntgenpraxis 32: 58-74

Ball F (1980) Normwerttabellen für Pfannendachwinkel und Hüftdysplasiediagnostik. Wiss Inf 6: 215-220 (Milupa, Friedrichsdorf/Taunus)

Ball F, Kommenda K (1968) Sources of error in the roentgen evaluation of the hip in infancy. Ann Radiol 11: 298-303

Barlow TG (1962) Early diagnosis and treatment of congenital dislocation of the hip. J Bone Joint Surg [Br] 44: 292-301

Barlow TG (1966) Congenital dislocation of the hip in the newborn. Early diagnosis and treatment of congenital dislocation of the hip in the newborn. Proc R Soc Med 29: 1103

Barta O (1977) Prophylaxe und funktionelle Frühbehandlung der Luxationshälfte mit dem Riemenbügel nach Pavlik. Beitr Orthop Traumatol 24: 262-269

Bartolomaeus R, Erfurth C, Jaster D, Tieth T (1971) Erfahrungen bei der konservativen Behandlung der Luxationshüfte. Beitr Orthop Traumatol 18: 515-520

Batory I (1981) Die Ätiologie des Luxationsperthes und seine Beziehung zu dem typischen Morbus Legg-Perthes-Calvé. Z Orthop 119: 498-503

Becker F, (1950) Nachuntersuchungen an 200 Fällen von Hüftverrenkungen aus der Orthop. Klinik Altdorf mit primären Behandlungsergebnissen. Verh Dtsch Orthop Ges, 37. Kongr 1949. Z Orthop 79: 146-149 (Beilageheft)

Becker F (1952) Kleine technische Neuerungen für die Praxis Z Orthop 82: 324

Becker F (1962) Über 10jährige Erfahrungen mit der Spreizbehandlung der sogenannten kongenitalen Hüftgelenksluxation im Säuglings- und Kleinkindesalter. Z Orthop 95: 194

Becker F (1963) Prophylaxe und Frühbehandlung der kongenitalen Dysplasie des Hüftgelenkes. Arch Orthop Trauma Surg 55: 218

Becker F (1969) Die konservative Behandlung der Hüftdysplasie und Hüftverrenkung. Z Orthop 106: 173–201

Becker F (1979) Probleme und Gefahren der funktionellen Behandlung dysplastischer Hüftgelenke im frühen Säuglingsalter. Z Orthop 117: 127–278

Becker F (1980) Vorhalte-Kissen zur entspannten Lagerung bei der Spreizbehandlung dysplastischer Hüften. Orthop Prax 16: 421

Behrens K, Anders G (1984) Die Hüftkopfnekrose als Komplikation der Becken- und intertrochantären Detorsions-Varisierungsosteotomie und ihre Auswirkung auf die Entwicklung des Pfannendaches. In: Tönnis D (Hrsg): Die operative Behandlung der Hüftdysplasie, Technik und Ergebnisse. Enke, Stuttgart (Bücherei des Orthopäden, in Druck)

Behrens K, Tönnis D (1984) Die Entwicklung der Hüftkopfepiphyse nach Detorsions-Varisierungsosteotomie. In: Tönnis D (Hrsg) Die operative Behandlung der Hüftdysplasie. Technik und Ergebnisse. Enke, Stuttgart (Bücherei des Orthopäden, in Druck)

Benesová-Plzaková M (1959) Konservative Behandlung der angeborenen Hüftverrenkung bei Kindern mit dem Apparat von Hanausek. Beitr Orthop 6: 4–16

Bernbeck R (1949 a) Untersuchungen über Pathologie und Ätiologie der Perthesschen Krankheit. Verh Dtsch Orthop Ges, 36. Kongr 1948. Z Orthop 78: 241–251 (Beilageheft)

Bernbeck R (1949 b) Die pathologische Femurtorsion und Coxa valga. Z Orthop 78: 303–313

Bernbeck R (1950 a) Zur Pathogenese der jugendlichen Hüftkopfnekrose. Arch Orthop Chir 44: 164

Bernbeck R (1950 b) Pathogenese und Heilungsvorgang der Luxationshüfte. Verh Dtsch Orthop Ges, 37. Kongr 1949. Z Orthop 79: 44–54 (Beilageheft)

Bernbeck R (1950 c) Diskussionsbeitrag. Verh Dtsch Orthop Ges, 37. Kongr 1949. Z Orthop 79: 201–207

Bernbeck R (1951 a) Zur Pathologie der luxatio coxae congenita. Virchows Arch [Pathol Anat] 320: 238–263

Bernbeck R (1951 b) Kritisches zum Perthesproblem der Hüfte. Arch Orthop Chir 44: 445

Bernbeck R (1953) Zur pathologischen Anatomie und funktionellen Pathologie der Hüftverrenkung und des Luxationsbeckens. Arch Orthop Trauma Surg 45: 268

Bernbeck R (1962) Zur Genese, Diagnostik und Korrektur der pathologischen Torsionsverhältnisse am Beinskelett. Verh Dtsch Orthop Ges, 49. Kongr 1961. Z Orthop 96: 155–166 (Beilageheft)

Bernbeck R, Sinios A (1975) Vorsorgeuntersuchungen des Bewegungsapparates im Kindesalter. Urban & Schwarzenberg, München Berlin Wien

Birmele HK (1964) Unsere Erfahrungen mit dem Hanausek-Apparat bei der Behandlung der Luxationshüfte. Beitr Orthop 11: 563

Bjerkreim I (1974 a) Secondary dysplasia and osteoarthritis of the hip joint in functional and in fixed obliquity of the pelvis. Acta Orthop Scand 45: 873–882

Bjerkreim I (1974 b) Congenital dislocation of the hip joint in Norway. IV. Incidence in southeast Norway. Acta Orthop Scand [Suppl] 157: 75–88

Bonnemann D, Gronert HJ (1981) Technik und Ergebnisse der neonatalen Untersuchung im Krankenhaus am Urban. In: Fries G, Tönnis D (Hrsg) Hüftluxation und Hüftdysplasie im Kindesalter. Med. Literarische Verlagsgesellschaft, Uelzen, S 32–36

Brandes M (1916) Über Spätdeformationen bei reponierter kongenitaler Hüftgelenksluxation und ihr Verhältnis zum Krankheitsbilde der Osteochondritis deformans juvenilis. Z Orthop 35: 274–300

Brandes M (1920) Über Fälle von einseitiger Luxatio coxae congenita mit Osteochondritis deformans juvenilis des nicht luxierten Hüftgelenkes. Arch Orthop Chir 17: 527–546

Brandes M (1924) Über die Einstellung des Femurkopfes bei der Luxatio coxae congenita. Z Orthop 44: 497–520

Brandes M (1928) Zur Tiefeinstellung des Femurkopfes bei der Reposition der angeborenen Hüftverrenkungen. Verh Dtsch Orthop Ges, 22. Kongr 1927. Z Orthop 49: 335–340 (Beilageheft)

Brandes M (1950) Das Repositionsverfahren in der Dortmunder Orthopädischen Klinik und seine Grundlagen. Verh Dtsch Orthop Ges, 37. Kongr 1949. Z Orthop 79: 144–146 (Beilageheft)

Brown D (1948) Treatment of congenital dislocation of the hip. Proc R Soc Med 41: 388

Buchholz RW, Ogden JA (1978) Patterns of ischemic necrosis of the proximal femur in nonoperatively treated congenital hip disease. Proc 6th Sci Meet Hip Soc, 1978. Mosby, St. Louis, pp 43–63

Büschelberger H (1961) Untersuchungen über Eigenarten des Hüftgelenkes im Säuglingsalter und ihre Bedeutung für die Pathogenese, Prophylaxe und Therapie der Luxationshüfte. Habilitationsschrift, Dresden

Büschelberger H (1964) Ätiologie, Prophylaxe und Frühbehandlung der Luxationshüfte. Beitr Orthop Traumatol 11: 535–548

Büschelberger H (1982) Die Luxationshüfte. In: Matzen PF (Hrsg) Lehrbuch der Orthopädie, 3. Aufl. 2. Bd. VEB Volk und Gesundheit, Berlin, S 914–976

Calot F (1905) Technique de traitemente de la luxation congénitale de la hanche. Masson, Paris [deutsch: Ewald (1906) Die Behandlung der angeborenen Hüftgelenksverrenkung. Enke, Stuttgart]

Caron JC (1973) Les resultats du traitement de la luxation congénitale de la hanche chez l'enfant depuis l'age de la marche jusqu'a la fin de la troisième année en fonction de la méthode et de la durée du traitment. In: Behandlungsergebnisse bei der congenitalen Hüftluxation. Jahreskongreß 1973, Schweizer Ges Orthop, pp 55–70 (Kongreßkurzfassung)

Chiari K (1953) Ergebnisse der Frühestbehandlung der

angeborenen Hüftgelenksverrenkung. Arch Orthop Trauma Surg 45: 644

Coleman SS (1956) Diagnosis of congenital dysplasia of the hip in the newborn infant. JAMA 162: 548-554

Coleman SS (1978) Congenital dysplasia and dislocation of the hip. Mosby, St. Louis

Cooperman DR, Wallenstein R, Stulberg SD (1980) Post-reduction avascular necrosis in congenital dislocation of the hip. Longterm follow-up study of twenty-five patients. J Bone Joint Surg [Am] 62: 247-258

Craig WA, Risser JC, Kramer WG (1955) Review of four hundred cases of congenital dysplasia and dislocation of the hip. Proceedings of the Western Orthopedic Association. J Bone Joint Surg [Am] 37: 403-404

Crego CH (1939) The use of skeletal traction in the treatment of early congenital dislocation of the hip. J Bone Joint Surg 21: 353

Cserhati MD (1973) Behandlung der congenitalen Hüftluxation ab dem 4. Lebensjahr. In: Behandlungsergebnisse bei der congenitalen Hüftluxation. Jahreskongreß der Schweizer Ges Orthop 1973. 79-107 (Kongreßkurzfassung)

Cyvin KB (1977) Unsatisfactory resultls fo early treatment of infants with unstable hips at birth. Acta Orthop Scand 48: 665-672

Dabadie J (1971) Resultat de 6 ans de dépistage et du traitment préventiv de la luxation congénitale de la hanche. Ann Chir Infant 12: 147-158

Dega W (1961) Results of early discovery and treatment of the dysplastic hip in the newborns. 8. Kongr Soc Int Chir Orthop Traumatol, New York 1960. Imprimerie de Sciences, Brüssel, S 179-183

Dördelmann P, Stuckensen H (1969) Zur Früherfassung der angeborenen Hüftverrenkung. Geburtshilfe Frauenheilkd 29: 561-569

Dunlap K, Shands AR, Hollister L, Gaul S, Streit H (1953) A new method for determination of torsion of the femur. J Bone Joint Surg [Am] 35: 289-311

Dunn PM (1969a) Congenital dislocation of the hip (CDH): Necropsy studies at birth. Proc R Soc Med 62: 1035-1037

Dunn PM (1969b) The influence of the intrauterine environment in the causation of congenital postural deformities, with special reference to congenital dislocation of the hip. Thesis for M. D. Degree, University of Cambridge

Dunn PM (1974) Congenital postural deformities: Further perinatal associations. Proc R Soc Med 67: 1174-1178

Dunn PM (1976a) Congenital postural deformities. Br Med Bull 32: 71-76

Dunn PM (1976b) Perinatal observations on the etiology of congenital dislocation of the hip. Clin Orthop 119: 11-22

Dunn PM (1976c) The anatomy and pathology of congenital dislocation of the hip. Clin Orthop 119: 23-27

Durbin F, Rettig H (1978) Langzeitbeobachtungen konservativ behandelter sogenannter angeborener Hüftluxationen. Orthop Prax 14: 665-659

Eichler J (1981) Die Behandlung der Hüftluxation und Hüftdysplasie mit der Wiesbadener Spreizschiene. In: Fries G, Tönnis D (Hrsg) Hüftluxation und Hüftdysplasie im Kindesalter. Med. Literarische Verlagsgesellschaft, Uelzen, S 164-167

Eichler J, Rexing F, Merx J (1977) Über eine neue Spreizschiene zur funktionellen Nachbehandlung operativ reponierter Hüftluxationen. Med Orthop Tech 28: 63-65

Ender A (1970) Die Behandlung der Hüftdysplasie bzw. Luxationshüfte und ihrer Ergebnisse an der Orthopädischen Abteilung der Krankenanstalten Hubertusburg seit ihrem Bestehen. Beitr Orthop Traumatol 17: 135-136

Engelhardt P (1984) Die Entwicklung des Antetorsionswinkels nach Detorsions-Varisierungsosteotomie in Abhängigkeit von verschiedenen Faktoren. In: Tönnis D, (Hrsg) Die operative Behandlung der Hüftdysplasie. Enke, Stuttgart, (Bücherei des Orthopäden, in Druck)

Esteve R (1960) Congenital dislocation of the hip. A review and assessment of results of treatment with special reference to frame reduction as compared with manipulative reduction. J Bone Joint Surg [Br] 42: 253-263

Eulert J (1973) Zur funktionellen Behandlung der sog. angeborenen Hüftluxation nach Methode Hoffmann-Daimlers. Med Orthop Tech 93: 80-82

Eulert J (1977) Repositionstechnik der sog. angeborenen Hüftluxation nach der Methode Hoffmann-Daimler. 2. Symposium des Arbeitskreises für Hüftdysplasie. Z Orthop 115: 641

Eulert J, Mann M (1978) Diskussionsbeitrag zur Anwendung der Hoffmann-Daimler-Bandage. In: Tönnis D (Hrsg) Hüftluxation und Hüftkopfnekrose. Enke, Stuttgart (Bücherei des Orthopäden, Bd 21, S 87)

Eulert J, Mann M (1982) Comment on the use of the Hoffmann-Daimler Harness. In: Tönnis D (ed) Congenital hip dislocation-avascular necrosis. Thieme & Stratton, New York, pp 95-96

Eulert J, Buschbaum L (1981) Die verschiedenen Spreizhosen, Spreizapparate und Spreizbelastungsschienen. In: Fries G, Tönnis D (Hrsg) Hüftluxation und Hüftdysplasie im Kindesalter. Med. Literarische Verlagsgesellschaft, Uelzen, S 159-163

Faber A (1938) Untersuchungen über die Ätiologie und Pathogenese der angeborenen Hüftverrenkung. Thieme, Leipzig

Fabry G, MacEwen GD, Shands AR (1973) Torsion of the femur. A follow-up study in normal and abnormal conditions. J Bone Joint Surg [Am] 55: 1726-1738

Felländer M, Gladnikiff H, Jacobsson E (1970) Instability of the hip in the newborn. Classification for selective treatment, pathogenesis of the dislocation and complications. Symp Swedish Orthop Assoc 1967. Acta Orthop Scand [Suppl] 130: 36-54

Fettweis E (1968) Sitz-Hock-Stellungsgips bei Hüftgelenksdysplasien. Arch Orthop Trauma Surg 63: 38–51

Fettweis E (1970a) Über Entstehung und Verhütung pathologischer Valgitäten und Antetorsionen des Schenkelhalses beim Hüftluxationsleiden. Z Orthop 107: 221–231

Fettweis E (1970b) Lassen sich pathologische Valgitäten und Antetorsionen bei der Behandlung der kindlichen Hüftdysplasie vermeiden? Orthop Prax 6: 117–118

Fettweis E (1971) Zur Prophylaxe des kindlichen Hüftluxationsleidens. Z Orthop 109: 905–911

Fettweis E (1972) Erwiderung auf die Bemerkungen von H. Mau über die Arbeit des Verfassers „Zur Prophylaxe des kindlichen Hüftluxationsleidens". Z Orthop 110: 272–275

Fettweis E (1973) Das Hüftluxationsleiden bei in Bekkenendlage geborenen Kindern. Zur Pathogenese und Bedeutung für das Luxationsproblem. Z Orthop 111: 168–178

Fettweis E (1974a) Therapeutische Nutzung der die Schenkelhalsachsen beeinflussenden biomechanischen Gesetzmäßigkeiten. Orthop Prax 10: 177–183

Fettweis E (1974b) Die Bedeutung der prä- und postnatalen Beinstellung für die Entwicklung und Ausreifung der Hüftgelenke. Orthop Prax 10: 486–490

Fettweis E (1975a) Die Behandlung des kindlichen Hüftluxationsleidens in Hockstellung. Eine entwicklungsphysiologische Alternative zu den auf Spreizung beruhenden Methoden. Orthop Prax 11: 113–126

Fettweis E (1975b) Die Behandlung des kindlichen Hüftluxationsleidens in Hockstellung. Orthop Prax 11: 113–126

Fettweis E (1976) Bauchlageschäden am Bewegungsapparat bei Säuglingen und Kleinkindern. Öffentl Gesundheitswes 38: 93–104

Fettweis E (1977) Die Behandlung der kongenitalen Hüftgelenksdysplasie mit dem Sitz-Hock-Gips. 2. Symposium des Arbeitskreises für Hüftdysplasie. Z Orthop 115: 648–649

Fettweis E (1981) Die Hüftreposition im Sitz-Hockgipsverband. In: Fries G, Tönnis D (Hrsg) Hüftluxation und Hüftdysplasie im Kindesalter. Med. Literarische Verlagsgesellschaft, Uelzen, S 112–116

Fisher RL, Cary JM (1978) Avascular necrosis complicating congenital dislocation of the hip. Course, prognosis and orthopedic management. Int Orthopedics (SICOT) 2: 229–240

Fleissner HK (1968) Die Ergebnisse der Röntgenreihenuntersuchung des Beckens im ersten Lebensjahr. Beitr Orthop Traumatol 15: 688–690

Flöhr HJ (1981) Die Ergebnisse der Einrenkungsbehandlungen der angeborenen Hüftluxation nach Fettweis. Inauguraldissertation, Münster

Fogarty EE, Accardo NJ Jr (1981) Incidence of avascular necrosis of the femoral head in congenital hip dislocation related to the degree of abduction during preliminary traction. J Pediatr Orthop 1: 307–311

Forrester M, Brown MS (1933) Apparechio per il trattamente dell lussazione congenita dell'anca neonati. Chir Organi Mov 18: 119–121

Francillon MR (1937) Beitrag zur Kenntnis der angeborenen Hüftverrenkung. Z Orthop 66: (Beilageheft)

Francillon MR (1953) Die Rolle der Antetorsion in der Luxatio coxae congenita. Schweiz Med Wochenschr 35: 114

Franz R (1972) Über Spätfolgen von Hüftkopfnekrosen bei behandelten Luxationshüften. Beitr Orthop Traumatol 19: 257–262

Franz R (1977) Prinzipien der konservativen Therapie der Luxationshüfte. Beitr Orthop Traumatol 24: 269–271

Franz R, Stohr A, Zechel HG (1974) Therapieplan der Luxationshüfte – konservative Therapie. Beitr Orthop Traumatol 21: 322–330

Fredensborg N (1976a) The results of early treatment of typical congenital dislocation of the hip in Malmö. J Bone Joint Surg [Br] 58: 272–278

Fredensborg N (1976b) The effect of early diagnosis of congenital dislocation of the hip. Acta Paediatr Scand 65: 323–328

Frejka B (1941) Prävention der angeborenen Hüftverrenkung durch Abduktionspolster. Wien Klin Wochenschr 91: 523

Freund E (1956) Gelenkerkrankungen. Urban & Schwarzenberg, München Berlin

Fritzsche KH (1952) Spätergebnisse der angeborenen Hüftverrenkung. Z Orthop 82: 228

Froelich R (1932) Zur Prophylaxe der angeborenen Hüftverrenkung. Z Orthop 56: 587–590

Gage JR, Winter RB (1972) Avascular necrosis of the capital femoral epiphysis as a complication of closed reduction of congenital dislocation of the hip. J Bone Joint Surg [Am] 54: 373–388

Geiser M (1975) Behandlungsergebnisse bei frühzeitig diagnostizierter typischer kongenitaler Hüftluxation. Z Orthop 113: 67–77

Geiser M (1977) Dysplasie und Pseudodysplasie des kindlichen Hüftgelenkes. Z Orthop 115: 1–8

Gibson RD (1967) Anteversion of the femoral neck. A method of measurement. Australas Radiol 11: 163–169

Glauber A, Vizkelety T (1972) Ergebnisse der Behandlung der angeborenen Hüftluxation mit dem Riemenbügel nach Pavlik. Z Orthop 110: 108–115

Gocht H (1905) Anatomische Untersuchungen aus dem Bereiche des kongenital verrenkten Hüftgelenkes. Z Orthop 14: 644

Grasset E (1973) La traitement de la luxation congenitale de la hanche dans les quinze premiers mois. In: Behandlungsergebnis bei der kongenitalen Hüftluxation. Jahreskongreß Schweiz Ges Orthop 1973. 31–46 (Kongreßkurzfassung)

Gross F, Haike H, Idelberger K (1969) Die Antetorsion des coxalen Femurendes bei ausschließlich funktioneller Behandlung der Hüftdysplasie. Arch Orthop Trauma Surg 65: 293–312

Hackenbroch M (1937) Die kongenitale Minderwertigkeit des Hüftgelenkes. Verh Dtsch Orthop Ges, 31. Kongr 1936. Z Orthop 66: 117 (Beilageheft)

Hackenbroch M (1942) Zur Behandlung der Wachstumsstörungen des oberen Femurendes. Verh Dtsch Orthop Ges, 36. Kongr 1941. Z Orthop 72: 222 (Beilageheft)

Haike H (1965) Über den Einfluß von Fixationsmaßnahmen der Hüftgelenke auf die Wachstumsrichtung der Femora beim Kaninchen. Z Orthop 100: 377-378

Haike HJ (1965) Tierexperimentelle Untersuchungen zur Frage der Entstehung der Osteochondrose des Schenkelkopfes, der Coxa vara und valga sowie der pathologischen Antetorsion des koxalen Femurendes. Z Orthop 100: 416-439

Hamacher G (1974) Röntgenologische Normalwerte des Hüftgelenkes, CCD-Winkel und AT-Winkel. Orthop Prax 10: 23-28

Hammel (1950) Aussprache zum Torsionsproblem der angeborenen Hüftluxation. Verh Dtsch Orthop Ges, 37. Kongr 1949. Z Orthop 79: 210-212 (Beilageheft)

Harris E, Lipscomb PR, Hodgson JR (1960) Early diagnosis of congenital dysplasia and congenital dislocation of the hip. Value of the abduction test. JAMA 173: 229-233

Harris NH (1976) Acetabular growth potential in congenital dislocation and some factors upon which it may depend. Clin Orthop 119: 99-106

Harris NH, Llyod-Roberts GC, Gallien G (1975) Acetabular development in congenital dislocation of the hip. J Bone Joint Surg [Br] 57: 46-52

Hart VL (1951) Congenital dysplasia of the hip joint and sequelae. Thomas, Springfield

Hass J (1951) Congenital dislocation of the hip. Thomas, Springfield

Heinrich R, Hennig A, Thiel KW (1968) Röntgenologische Untersuchung zur umwegigen Entwicklung bei hüftgesunden Kindern. Z Orthop 104: 555-561

Heipertz W (1957) Früh- und Spätergebnisse der sog. angeborenen Hüftverrenkung unter Berücksichtigung der jeweiligen Behandlung. Z Orthop 89: 328-341

Heitner H, Jaster D, Bartolomaeus R (1977) Beitrag zur Diagnostik der Luxationshüfte bei Neugeborenen. Beitr Orthop Traumatol 24: 543-549

Henßge J (1981) Der beste Zeitpunkt für Untersuchung und Diagnose. In: Fries G, Tönnis D (Hrsg) Hüftluxation und Hüftdysplasie im Kindesalter. Med. Literarische Verlagsgesellschaft, Uelzen, S 13-16

Henßge J, Holland C, Dreiack D, Helmerking H (1971) Zur Prophylaxe der Hüftluxation und der Hüftdysplasie durch Prüfung des Schnapp-Phänomen an der Neugeborenenhüfte. Z Orthop 109: 380-408

Herold HZ (1979) Avascular necrosis of the femoral head due to malposition in untreated congenital dislocation of the hip. Int Orthopedics (SICOT) 2: 293-296

Herold HZ (1980) Unilateral congenital hip dislocation with contralateral avascular necrosis. Clin Orthop 148: 196-202

Hiertonn T, James U (1968) Congenital dislocation of the hip. J Bone Joint Surg [Br] 50: 542-545

Hilgenreiner H (1925) Zur Frühdiagnose und Frühbehandlung der angeborenen Hüftgelenksverrenkung. Med Klin 21: 1385-1388, 1425-1429

Hilgenreiner H (1934) Zur Prognose der unblutigen Reposition der angeborenen Hüftverrenkungen. Z Orthop 60: 44-64

Hilgenreiner H (1935) 10 Jahre Abduktionsschiene und Frühbehandlung der angeborenen Hüftverrenkung. Z Orthop 63: 344-383

Hilgenreiner H (1936) Zum angeborenen Charakter der sog. angeborenen Hüftverrenkung. Z Orthop 65: 58-78

Hilgenreiner H (1939) Zur angeborenen Dysplasie der Hüfte. Z Orthop 69: 30-51

Hilgenreiner H (1940) Weiterer Beitrag zur Lehre und Behandlung der angeborenen Hüftverrenkung. Fort mit dem Gipsverband! Z Orthop 70: 212-234

Hilgenreiner H (1947a) Zur Schienenbehandlung der angeborenen Hüftverrenkung beim älteren Kind. Z Orthop 76: 4-29

Hilgenreiner H (1947b) Die Gefahr der prophylaktischen Behandlung der angeborenen Hüftverrenkung. Z Orthop 76: 148

Hipp E (1962) Die Gefäße des Hüftkopfes. Anatomie, Angiographie und Klinik. Z Orthop 96 (Beilageheft)

Hipp E (1963) Hüftkopfnekrose. Neue Gesichtspunkte ihrer Entstehung aufgrund angiographischer Untersuchungen. Z Orthop 50: 254

Hirsch C, Scheller S (1970) Result of treatment from birth to unstable hips. Prevention of congenital dislocation of the hip joint in Sweden. Symp Swedish Orthop Assoc 1967. Acta Orthop Scand [Suppl] 130: 25-29

Hirohashi K, Kanbara T, Okajima M, Nishiga T, Naruschima M, Lee Y, Shimazu A (1980) Indication of open reduction for congenital dislocation of the hip - especially based on arthrographic studies. J Jpn Orthop Assoc 54: 1264-1265

Hirohashi K, Kanbara T, Narushima M, Lee Y (1982) Ischemic necrosis following the treatment of congenital dislocation of the hip - its classification based on radiological patterns. (in Druck)

Hoffmann-Daimler S (1964) Vorläufige Mitteilung über eine funktionelle Methode zur Behandlung der sog. angeborenen Hüftluxation. Z Orthop 98: 447-451

Hoffmann-Daimler S (1967a) Erstergebnisse und Konsequenzen der funktionellen Methode zur Behandlung der sog. angeborenen Hüftluxation. Z Orthop 102: 569-581

Hoffmann-Daimler S (1967b) Indikation, Gegenindikation und Technik der funktionellen Behandlung der sog. angeborenen Hüftluxationen in Stichworten. Beitr Orthop Traumatol 9: 497

Hoffmann-Daimler S (1967c) Der Kopfumbau der sog. angeborenen Hüftverrenkung aus der Sicht der funktionellen Reposition und Retention. Arch Orthop Trauma Surg 61: 289

Hoffmann-Kuhnt M (1950) Fünfjahresergebnisse der Hüftluxationsbehandlung. Verh Dtsch Orthop Ges, 37. Kongr 1949. Z Orthop 79: 141 (Beilageheft)

Hohmann G (1935) Über die Früherkennung und Frühbehandlung der angeborenen Hüftluxation. Med Welt 9: 189

Hohmann G (1952) Bericht über die Sammelforschung der angeborenen Hüftverrenkungen. Verh Dtsch Orthop Ges, 39. Kongr 1951. Z Orthop 81: 140–145 (Beilageheft)

Horvath M (1908) Beiträge zur Pathologie und Therapie der angeborenen Hüftverrenkung. Z Orthop 22: 441

Howorth MB (1952) A textbook of orthopedics. Saunders, Philadelphia, p 449

Howorth MB (1962) Congenital dislocation of the hip – its early diagnosis and treatment. Arch Pediatr 79: 1–17

Howorth MB (1963) Etiology of congenital dislocation of the hip. Clin Orthop 29: 164

Howorth MB (1964) Dysvascular necrosis of the head of the femur. 9. Kongr Soc Int Chir Traumatol, Wien 1963. Imprimerie des Sciences, Brüssel, p 714

Huber W (1963) Behandlung der angeborenen Hüftluxation. MMW 105: 1062

Idelberger K-H (1951) Die Erbpathologie der angeborenen Hüftverrenkung. Bruns Beitr Klin Chir (Sonderband)

Idelberger K-H (1967) Primäre und sekundäre Veränderungen bei der Hüftdysplasie und Hüftluxation. Verh Dtsch Orthop Ges, 53. Kongr 1966. Enke, Stuttgart, S 86–90

Idelberger K-H, Frank A (1952) Über eine neue Methode zur Bestimmung des Pfannendachwinkels bei Jugendlichen und Erwachsenen. Z Orthop 82: 571–577

Ilfeld FW, O'Hara J, Robins G, Westin JW, Williamson M (1976) Congenital dislocation of the hip. Prognostic signs and methods of treatment with results. Clin Orthop 86: 21–27

Immenkamp M (1978) Die operative Behandlung der sog. angeborenen Hüftluxation, mit Berücksichtigung der Indikation, Methodik und Langzeitergebnisse der operativen Hüftgelenksreposition. Habilitationsschrift, Münster

Immenkamp M, Tönnis D, Strauss HJ (1977) Die operative Hüfteinstellung ohne Vorbehandlung (Statistische Auswertung). 2. Symposium des Arbeitskreises für Hüftdysplasie. Z Orthop 115: 650–652

Ishida K (1977) Prevention of the development of the typical dislocation of the hip. Clin Orthop 126: 167–169

Ishii Y, Ponseti IV (1978) Long-term results of closed reduction of complete congenital dislocation of the hip in children under one year of age. Clin. Orthop 137: 167–174

Ishii Y, Weinstein SL, Ponseti IV (1980) Correlation between arthrograms and operative findings in congenital dislocation of the hip. Clin Orthop 153: 138–145

Izumida S, Ishii Y, Kobayashi N, Hatakenaka T, Sakamaki T, Oyama M, Ando K (1978) Study on coxa magna in congenital dislocation of the hip – Clinical and experimental investigation. Abstr of 14th World Congr Soc Int Chir Orthop Traumatol, Kyoto 1978, p 292

Jäger M, Refior HJ (1974) Der Kopfepiphysenwinkel. Orthop Prax 10: 32–36

Jani L (1973) Entwicklung der dysplastischen Hüftgelenkspfanne nach der Overhead-Extension. Orthop Prax 9: 365–369

Jani L (1979) Idiopathic anteversion of the femoral neck. Follow-up study of 51 patients on completion of growth. Int Orthop (SICOT) 2: 283–292

Jani L, Schwarzenbach U, Afifi K, Scholder P, Gisler P (1979) Spontanverlauf der idiopathischen Coxa antetorta (Kontrolluntersuchung von 148 Patienten bei Wachstumsabschluß). Orthopade 8: 5–11

Jansen M (1925) Platte Hüftpfanne und ihre Folgen. Coxa plana, valga, vara und Malum coxae. Z Orthop 46: 2–42

Joachimsthal G (1905) Handbuch der orthopädischen Chirurgie, Bd II. Fischer, Jena

Joachimsthal G (1908) Über die frühzeitige Diagnose der angeborenen Hüftluxation. Verh Ges Dtsch Naturforsch und Ärzte 2: 186

Jones DA (1977 a) Sub-capital coxa valga after varus-osteotomy for congenital dislocation of the hip. J Bone Joint Surg [Br] 59: 152–158

Jones DA (1977 b) An assessment of the value of examination of the hip in the newborn. J Bone Joint Surg [Br] 59: 318–322

Kaiser G (1958) Die angeborene Hüftluxation. Fischer, Jena

Kalamchi A, MacEwen GD (1980) Avascular necrosis following treatment of congenital dislocation of the hip. J Bone Joint Surg [Am] 62: 876–888

Keller G (1975) Zum Aspekt der Hüftdysplasie in Klinik und Röntgenologie, II. Mitteilung. Z Orthop 113: 77–81

Kelz T, Nasseri O (1971) Funktionelle Behandlung der Hüftluxation. Z Orthop 109: 625–637

Koch F (1973) Die Entwicklung der dysplastischen Hüftgelenkspfanne unter funktioneller Behandlung. Orthop Prax 9: 361–365

Krämer J (1975) Funktionelle Behandlung der Hüftdysplasie und Hüftverrenkung. Enke, Stuttgart (Bücherei des Orthopäden, Bd 14)

Krämer J, Schneider A (1972 a) Vermeidung von Hüftkopfnekrosen durch schonende Einrenkung der Hüftluxation. Z Orthop 110: 642

Krämer J, Schneider A (1972 b) Funktionelle Behandlung der Hüftdysplasie und Hüftverrenkung mit dem Hanausek-Apparat. Arch Orthop Trauma Surg 72: 277–286

Krämer J, Spilker H, Inoue C (1975) Ergebnisse der Behandlung kindlicher Luxationshüften durch Extensionsreposition und Hanausek-Retention. Z Orthop 113: 6–11

Krämer J, Lenz G, Schleberger R (1981) Die Behandlung der kongenitalen Hüftluxation mit Extensionsresposition und Retentionsschiene. In: Fries G, Tönnis D (Hrsg) Hüftluxation und Hüftdysplasie im Kindesalter. Med. Literarische Verlagsgesellschaft, Uelzen, S 104–108

Kreuz L (1927) Die Frühdiagnose der angeborenen Hüftgelenksverrenkung und ihre Bedeutung. Verh Dtsch Orthop Ges, 21. Kongr 1926. Z Orthop 48: 399–402 (Beilageheft)

Kristen H, Dorda W, Zweymüller K (1976) Gefahren der Statistik am Beispiel einer Dysplasieuntersuchung. Arch Orthop Trauma Surg 84: 169–177

Kuhn C (1977) Die Winkelverhältnisse am koxalen Femurende bei funktioneller Behandlung dysplastischer Hüften mit dem Beckerschen Spreizhöschen. Beitr Orthop Traumatol 24: 10–13

Kupper H, Ackermann HJ, Schmerling S (1979) Bemerkungen zur Selbstheilungstendenz instabiler Hüftgelenke. Beitr Orthop Traumatol 26: 685–688

Lambrecht R (1977) Analyse der Umbaustörungen bei der Luxationshüfte in der Orthopädischen Klinik der Med. Akademie Magdeburg. Z Orthop 115: 95–99

Lang JF (1941) Über Art und Bedeutung der Kreislaufunterbrechung in der Ätiologie und Pathogenese der aseptischen Epiphysennekrosen. Bruns Beitr Klin Chir 171: 581

Lange F (1898) Die Behandlung der angeborenen Hüftverrenkung. MMW 31: 451, 491

Lange F (1910) Die Stellung des Oberschenkels im Verband nach der Reposition der angeborenen Hüftverrenkung. Z Orthop 25: 164–173

Lange F (1922) Lehrbuch der Orthopädie. Fischer, Jena

Lange F (1928) Die angeborene Hüftverrenkung. MMW 200

Lange Margarete (1958) Histologische Veränderungen in der Gelenkkapsel bei angeborener, traumatischer und paralytischer Hüftgelenksluxation. Z Orthop 90: 270

Lange Max (1930) Die Endresultate der unblutigen Behandlung der angeborenen Hüftverrenkung. Verh Dtsch Orthop Ges, 24. Kongr 1929. Z Orthop 52: 117–168 (Beilageheft)

Lange Max (1931) Zur Frage der Femurkopfverunstaltung nach unblutig eingerenkten angeborenen Hüftluxationen. ROFO 44: 227

Lange Max (Hrsg) Angeborene Hüftverrenkung. In: Lehrbuch Orthopädie und Traumatologie, Bd 1. Enke, Stuttgart, S 411–523

Law EG, Heistad DD, Marcus ML, Mickeson MR (1982) Effect of hip position on blood flow to the femur in puppies. J Pediatr Orthop 2: 133–137

LeDamany P (1908) Die angeborene Hüftgelenksverrenkung. Z Orthop 21: 129

LeDamany P (1923) La luxation congénitale de la hanche. Paris

Legal H, Weseloh G (1981) Die Behandlung mit der Hoffmann-Daimler-Bandage und Schiene. In: Fries G, Tönnis D (Hrsg) Hüftluxation und Hüftdysplasie im Kindesalter. Med. Literarische Verlagsgesellschaft, Uelzen, S 91–95

Lenz G (1977) Behandlung der kongenitalen Hüftluxation durch Extensionsreposition und Hanausek-Retention. 2. Symposium des Arbeitskreises für Hüftdysplasie. Z Orthop 115: 646–647

Lenz G, Jansen H (1980) Die Düsseldorfer Spreizschiene zur Retention der sog. angeborenen Hüftdysplasie und -luxation aller Schweregrade. Teufel, Stuttgart (Orthopädie 2000)

Lenz G, Drehmann H, Steinhaus M (1978) Ergebnisse der Behandlung kindlicher Luxationshüften durch Extensionsreposition und Hanausekretention. Z Orthop 116: 709–716

Lenz G, Völker A, Schleberger R (1981) Der Verlauf von Restdysplasien nach konservativer Behandlung der sogenannten angeborenen Hüftgelenksluxation. In: Fries G, Tönnis D (Hrsg) Hüftluxation und Hüftdysplasie im Kindesalter. Med. Literarische Verlagsgesellschaft, Uelzen, S 127–131

Lilienberg H (1972) Zur Hüftkopfnekrose nach Overhead-Extension. Beitr Orthop Traumatol 19: 113

Lindemann K (1950) Über den Heilungsbegriff der angeborenen Hüftverrenkung und die Bewertung des Ergebnisses. Verh Dtsch Orthop Ges, 37. Kongr 1949. Z Orthop 79: 116–120 (Beilageheft)

Lindstrom JR, Ponseti IV, Wenger DR (1979) Acetabular development after reduction in congenital dislocation of the hip. J Bone Joint Surg [Am] 61: 112–118

Lloyd-Roberts GC (1978) Congenital dislocation of the hip and associated conditions. In: Lloyd-Roberts GC, Ratliff AHC (eds) Hip disorders in children. Butterworths, London Boston, pp 35–90

Lloyd-Roberts GC, Swann M (1966) Pitfalls in the management of congenital dislocations of the hip. J Bone Joint Surg [Br] 48: 666

Lorenz Adolf (1895) Über die mechanische Behandlung der angeborenen Hüftverrenkung. Zentralbl Chir 22: 153

Lorenz Adolf (1896) Über die unblutig-chir. Behandlung der angeborenen Hüftverrenkung mittels der funktionellen Belastungsmethode, Volkmann, Sammlung klinischer Vorträge, 151/152

Lorenz Adolf (1920) Die sogenannte angeborene Hüftgelenksverrenkung, ihre Pathologie und Therapie. Enke, Stuttgart

Lorenz Albert (1935) Der gegenwärtige Stand der Hüftluxationstherapie. Z Orthop 63: 93–128

Ludloff K (1902) Zur Pathogenese und Therapie der angeborenen Hüftgelenksluxation. Fischer, Jena

Ludloff K (1911) Ergebnisse der Sammelforschung über die Endresultate der unblutigen Behandlung der angeborenen Hüftluxation. Verh Dtsch Orthop Ges, 9. Kongr 1910. Z Orthop 312–336 (Beilageheft)

MacKenzie IG (1972) Congenital dislocation of the hip. J Bone Joint Surg [Br] 54: 18–39

MacKenzie IG, Wilson JG (1981) Problems encountered in the early diagnosis and management of congenital dislocation of the hip. J Bone Joint Surg [Br] 63: 38–42

MacKenzie IG, Seddon HJ, Trevor D (1960) Congenital dislocation of the hip. J Bone Joint Surg [Br] 42: 689–705

Marguéri C (1962) (Thése:) Contribution à l'étude de l'ostéochondrite postréductionelle dans les luxations congénitales de la hanche, traitées avant l'age de cinq ans. Dissertation, Universität Paris

Massie WK (1951) Vascular epiphyseal changes in congenital dislocation of the hip. Results in adults compared with results in coxa plana and in congenital dislocation without vascular changes. J Bone Joint Surg [Am] 33: 284–304

Matzen PF Sen (1970) Orthopädie für Studierende, 2. Aufl. Barth, Leipzig, S 357

Matzen PF Jr (1978) Zur Behandlung der sogenannten angeborenen Hüftluxation. Beitr Orthop Traumatol 25: 190–194

Matzen PF, Matthäi D (1962) Indikation, Technik und Frühergebnisse der operativen Hüfteinrenkung. Arch Orthop Trauma Surg 53: 556–574

Mau C (1949) Aussprache. Verh Dtsch Orthop Ges, 37. Kongr 1949. Z Orthop 79: 160 (Beilageheft)

Mau C (1952) Welche Möglichkeiten haben wir zur Verbesserung der Behandlungsresultate der angeborenen Hüftverrenkung? Z Orthop 82: 166

Mau H (1956) Techniken der amerikanischen Orthopädie. Arch Orthop Trauma Surg 48: 288

Mau H (1957) Wachstumsfaktoren und -reaktionen des gesunden und kranken kindlichen Hüftgelenkes. Arch Orthop Trauma Surg 49: 427

Mau H (1958) Wachstumsstörungen des proximalen Femurs bei kindlichen Beinverkürzungen. Verh Dtsch Orthop Ges, 45. Kongr 1957. Z Orthop 90: 107 (Beilageheft)

Mau H (1963) Begleiterscheinungen und Verlauf der sog. Säuglingsskoliose. Verh Dtsch Orthop Ges, 50. Kongr 1962, Z Orthop 97: 464 (Beilageheft)

Mau H (1981) Hinweise auf Zusammenhänge und für die Diagnose wichtige Daten. In: Fries G, Tönnis D (Hrsg) Hüftluxation und Hüftdysplasie im Kindesalter. Med. Literarische Verlagsgesellschaft, Uelzen, S 17–19

Mau H, Dörr W (1963) Erfahrungen mit der Abduktions-Extensionsbehandlung. Z Orthop 97: 16

Maue M, Biehl G (1981) Ergebnisse der Dysplasiebehandlung mit der „Aktiv"-Spreizhose. In: Fries G, Tönnis D (Hrsg) Hüftluxation und Hüftdysplasie im Kindesalter. Med. Literarische Verlagsgesellschaft, Uelzen, S 168–171

Mayr O (1934) Über Ossifikationsstörungen vor und während der Luxationsbehandlung. Z Orthop 61: 66

Mayr O (1935) Neuere Beobachtungen über die Entstehung der Kopfdeformierungen bei der angeborenen Hüftverrenkung. Verh Dtsch Orthop Ges, 29. Kongr 1934. Z Orthop 133 (Beilageheft)

Meyer A (1923) Über die Torsion des Schenkelhalses und ihre Bedeutung für die Behandlung der angeborenen Hüftgelenksverrenkung. Arch Orthop Trauma Surg: 240–260

Meyer HR, Schreiber A (1964) Spätresultate konservativ behandelter kongenitaler Hüftluxationen unter besonderer Berücksichtigung der Winkel im Röntgenbild. Z Orthop 98: 281–288

Meznik F (1960) Zur postnatalen Entwicklung des dysplastischen Hüftgelenkes. Z Orthop 93: 224

Mitchell GP (1972) Problems in the early diagnosis and management of congenital dislocation of the hip. J Bone Joint Surg [Br] 54: 4–12

Mittelmeier H (1961) Beitrag zur funktionellen Therapie und Spontanreposition der angeborenen Luxationshüfte mit Spreizhöschen und Pavlik-Bandage. Arch Orthop Trauma Surg 52: 465–522

Mittelmeier H (1970) Fehler und Gefahren der funktionellen Hüftluxationsbehandlung. Prakt Orthop 1: 213–226

Mittelmeier H (1973) Die Hüftdysplasie aus der Sicht des Orthopäden. Prakt Orthop 4: 159–182

Mittelmeier H, Schmitt O, Schmitt J (1981) Die Behandlung durch Overhead-Extension und Retention in Lorenz-Stellung. In: Fries G, Tönnis D (Hrsg) Hüftluxation und Hüftdysplasie im Kindesalter. Med. Literarische Verlagsgesellschaft, Uelzen, S 96–99

Morel G (1975) The treatment of congenital dislocation and subluxation of the hip in the older child. Acta Orthop Scand 46: 364–399

Müller R, Zanoni A (1973) Der Luxationsperthes. In: Behandlungsergebnisse bei der congenitalen Hüftluxation (Analyse und Auswertung von 1361 Fällen). Jahreskongreß 1973, Schweizer Ges Orthop, S 121–144 (Kongreßkurzfassung)

Munzinger U. Meyer RP, Gschwend N (1979) Funktionelle Frühbehandlung der Hüftdysplasie und Hüftsubluxation. Orthopade 8: 22–29

Nagura S (1982) The early diagnosis and screening of congenital dislocation of the hip. In: Tachdjian M (ed) Congenital dislocation of the hip. Livingstone, New York Edinburgh London Melbourne, pp 145–148

Nicholson JT, Kopell HP, Mattei FA (1954) Regional stress angiography of the hip. A preliminary report. J Bone Joint Surg [Am] 36: 503–510

Nielsen HO (1975) Kongenit hofteluxation et 15-års materiale. Ugeskr Laeg 137: 2256–2259

Niethard FU, Gärtner BM (1981) Die prognostische Bedeutung qualitativer Hüftparameter bei der Verlaufsbeobachtung der Hüftdysplasie im Säuglings- und Kleinkindesalter. In: Fries G, Tönnis D (Hrsg) Hüftluxation und Hüftdysplasie im Kindesalter. Med. Literarische Verlagsgesellschaft, Uelzen, S 56–61

Oelkers H (1961) Die Sauerstoffüllung zur Diagnostik und Indikationsstellung bei der angeborenen Hüftluxation. Verh Dtsch Orthop Ges 48. Kongr. Z Orthop 94: 327–329 (Beilageheft)

Ogden JA (1974) Anatomic und histologic study of factors affecting development and evolution of avascular necrosis in congenital hip dislocation. In: The hip. Proc 2nd Meet Hip Soc 1974. Mosby St. Louis, pp 125–153

Ogden JA (1982) Normal and abnormal circulation. In: Tachdjian M (ed) Congenital dislocation of the hip. Livingstone, New York Edinburgh London Melbourne, pp 59–92

Ohl E, Nicod L (1976) Röntgenologische Hinweiszeichen auf schwere Kopfumbaustörungen bei der Behandlung kongenitaler Hüftluxationen. Z Orthop 114: 960–969

Ortolani M (1937) Un segno poco note e sua importanza per la diagnosi precoce prelussazione congenital dell'anca. Pediatria 45: 129

Ortolani M (1948) La lussazione congenita dell'anca. Capelli, Bologna

Ortolani M (1951) Frühdiagnose und Frühbehandlung der angeborenen Hüftgelenksverrenkung. Kinderarztl Prax 19: 404

Ortolani M (1976) Congenital hip dysplasia in the light of early and very early diagnosis. Clin Orthop 119: 6–10

Oster K (1971) Früherkennung der angeborenen Hüftgelenksdysplasie. Fortschr Med 89: 749–752

Paci A (1888) Studio ed osservazione sulla lussazione iliaca commune congenita e sua cura razionale. Geneva

Palmén K (1953) Congenital höftledsluxation. Sven Laekartid 501: 1433

Palmén K (1957) Dysplasia coxae congenita. Sven Laekartid 54: 1706

Palmén K (1970) Preluxation of the hip in the newborn. The diagnostic work in Sweden during the years 1953–1966. In: Prevention of congenital dislocation of the hip joint in Sweden. Symp Swedish Orthop Assoc 1967. Acta Orthop Scand [Suppl 130] 8–12

Papadopulos JS (1971) Die Wirkung der Spreizbehandlung auf den Schenkelhalsschaftwinkel kindlicher Hüftgelenke. Z Orthop 109: 39–47

Papadopulos JS (1972) Osteolytische Druckdefekte am Schenkelhals und Hüftkopfkern bei extremer Spreizbehandlung. Z Orthop 110: 182–186

Parsch K, Dippe K (1981) Die Behandlung der Hüftgelenksluxation in der neonatalen Periode. In: Fries G, Tönnis G (Hrsg) Hüftluxation und Hüftdysplasie. Med. Literarische Verlagsgesellschaft, Uelzen, S 83–87

Paterson DC (1976) The early diagnosis and treatment of congenital dislocation of the hip. Clin Orthop 119: 28–38

Paterson DC (1982) The early diagnosis and screening of congenital dislocation of the hip. In: Tachdjian M (ed) Congenital dislocation of the hip. Livingstone, New York Edinburgh London Melbourne, pp 145–158

Pavlik A (1957) Die funktionelle Behandlungsmethode mittels Riemenbügel als Prinzip der konservativen Therapie bei angeborener Hüftgelenksverrenkung der Säuglinge. Z Orthop 89: 341–352

Peič S (1975) Der Entstehungsmechanismus des Ortolani-Zeichens. Z Orthop 113: 773–775

Petit P, Queneau P, Borde J (1962) Traitement de luxations et subluxations congénitales de la hanche dans la première enfance. Rev Chir Orthop 48: 148

Pitzen P (1923) Das menschliche Femur während der Entwicklung. Arch Anthropol NF 57

Pitzen P (1929) Die Einrenkung schwerer Hüftgelenksverrenkungen mit einem besonderen Extensionsverfahren. Verh Dtsch Orthop Ges, 23. Kongr 1928. Z Orthop 51: 286–289 (Beilageheft)

Pitzen P (1935) Ein Extensionsnachtapparat zur Behandlung von angeborenen Hüftgelenksluxationen. Z Orthop 62: 110–112

Ponseti IV (1944) Causes of failure in the treatment of congenital dislocation of the hip. J Bone Joint Surg 26: 775

Ponseti IV (1966) Non-surgical treatment of congenital dislocation of the hip. J Bone Joint Surg [Am] 48: 1392–1403

Ponseti IV (1978) Morphology of the acetabulum in congenital dislocation of the hip. J Bone Joint Surg [Am] 60: 586–599

Ponseti IV, Frigerio ER (1959) Results of treatment of congenital dislocation of the hip. J Bone Joint Surg [Am] 41: 832–846

Pravaz CG (1847) Traité théorique et pratique des luxations congénitales du fémur. Baillère, Paris

Preiser C (1911) Die Coxa-vara-Bildung nach Hüftluxation und allgemeine Hypoplasie von Knochenkernen. Z Orthop Chir 29: 115

Puhl W (1977) Manuelle Einrenkung. 2. Symposium des Arbeitskreises für Hüftdysplasie. Z Orthop 115: 643–644

Putti V (1929) Early treatment of congenital dislocation of the hip. J Bone Joint Surg 17: 798

Putti V (1933) Early treatment of congenital dislocation of the hip. J Bone Joint Surg 15: 16

Rabl CR (1950) Zur unblutigen Behandlung der angeborenen Hüftverrenkung. Verh Dtsch Orthop Ges, 37. Kongr 1949. Z Orthop 79: 149 (Beilageheft)

Rabl CR (1974) Verdeckte Schäden durch unzweckmäßige Spreizlagerung des Säuglings. Orthop Prax 10: 6

Ramsey PL, Lasser S, MacEwen GD (1976) Congenital dislocation of the hip. Use of the Pavlik harness in the child during the first six months of life. J Bone Joint Surg [Am] 58: 1000–1004

Reichelt A (1970) Zur röntgenologischen Differenzierung der Hüftkopfkernentwicklung bei der Hüftgelenksdysplasie. Verh Dtsch Orthop Ges, 56. Kongr 1969. Enke, Stuttgart, S 168

Reichelt A, Ritter R (1975) Die Entwicklung des dysplastischen Hüftgelenkes nach konservativer Behandlung. Arch Orthop Trauma Surg 82: 285–297

Reiter R (1962) Erfahrungen mit dem Riemenzügel nach Pavlik. Z Orthop 95: 220

Renshaw TS (1981) Inadequate reduction of congenital dislocation of the hip. J Bone Joint Surg [Am] 63: 1114–1122

Riedl K (1977) Die Anwendung der Pavlik-Bandage bei der Behandlung der sog. angeborenen Hüftluxation. Z Orthop 115: 639–640

Rohlederer O (1949) Das Torsionsproblem der Luxatio coxae und seine klinische Behandlung. Verh Dtsch Orthop Ges, 36. Kongr 1948. Z Orthop 78: 277 (Beilageheft)

Rohlederer O (1950) Das Torsionsproblem der Hüftluxation. Eine kritische Betrachtung zur Lorenz-

Behandlung. Verh Dtsch Orthop Ges, 37. Kongr 1949. Z Orthop 79: 187 (Beilageheft)

Rosen S von (1956) Early diagnosis and early treatment of congenital hip luxation. Acta Orthop Scand 26: 136–155

Rosen S von (1962) Diagnosis and treatment of congenital dislocation of the hip joint in the new-born. J Bone Joint Surg [Br] 44: 284–291

Rosen S von (1968) Further experience with congenital dislocation of the hip in the new-born. J Bone Joint Surg [Br] 50: 538–541

Rosen S von (1970) Instability of the hip in the newborn. 15 years experience in Malmö. Acta Orthop Scand [Suppl] 130: 13–24

Rosen S von (1977) Prophylaxe, Frühdiagnostik und Frühbehandlung der Luxationshüfte. Beitr Orthop Traumatol 24: 257–261

Roser W (1864) Die Lehre von den Spontanluxationen. Arch Heilkd 5: 542–545

Roser W (1879) Über angeborene Hüftverrenkung. Langenbecks Arch Chir 24: 309–313

Rüdel G (1978) Ergebnisse der Neugeborenenuntersuchung der Jahre 1969 bis 1974 in den Frauenkliniken der Medizinischen Akademie Magdeburg. Beitr Orthop Traumatol 25: 257–260

Ryder CT, Mellin GW, Caffey J (1962) The infants hip – normal or dysplastic? Clin Orthop 22: 7–19

Saito S, Kuroki Y, Uchida Y, Mori Y (1980) Experimentelle Studien zur Klärung der verstärkten Antetorsion bei der Hüftluxation. Verh Dtsch Ges Orthop Traumatol, 66. Kongr 1979. Z Orthop 118: 612

Sakreida M (1971) Ergebnisse der Spreizhöschenbehandlung bei der Luxationshüfte unter besonderer Berücksichtigung der Prophylaxe. Kinderarztl Prax 2: 82–88

Salter RB (1961) Innominate osteotomy in the treatment of congenital dislocation and subluxation of the hip. J Bone Joint Surg [Br] 43: 518–539

Salter RB (1966) Role of innominate osteotomy in the treatment of congenital dislocation and subluxation of the hip in the older child. J Bone Joint Surg [Am] 48: 1413–1439

Salter RB, Field R (1960) The effects of continuos compression on living articular cartilage: An experimental investigation. J Bone Joint Surg [Am] 42: 31–49

Salter RB, Kostuik J, Dallas S (1969) Avascular necrosis of the femoral head as a complication of treatment for congenital dislocation of the hip in young children. A clinical and experimental investigation. Can J Surg 12: 44–61

Schede F (1901) Zur Anatomie und Behandlung der angeborenen Hüftverrenkung. Dtsch Med Wochenschr 12

Schede F (1913) Zur pathologischen Anatomie der kongenitalen Hüftverrenkung. Dtsch Z Orthop Chir 32: 427–439

Schede F (1934) Zur Frage der Endergebnisse der reponierten Hüftluxation. Z Orthop 60: 474

Schede F (1938) Zur Frühdiagnose und Frühbehandlung der angeborenen Hüftverrenkung. Verh Dtsch Orthop Ges, 32. Kongr 1937. Z Orthop 67: 247–251 (Beilageheft)

Schede F (1940) Die Ergebnisse unserer Behandlung der angeborenen Hüftverrenkung. Z Orthop 71: 3

Schede F (1950) Die unblutige Behandlung der angeborenen Hüftverrenkung. Verh Dtsch Ges, 37. Kongr 1949. Z Orthop 79: 133–140 (Beilageheft)

Schede F (1952) Die Ergebnisse der Luxationsbehandlung. Z Orthop 82: 1

Scheibner H (1952) Die Osteochondritis coxae juvenilis (Perthessche Erkrankung) nach Reposition angeborener Hüftluxation. Arch Orthop Trauma Surg 45: 343

Schildhauer M, Tiedtke-Schumann B, Tönnis D (1974) Untersuchungen zur Verringerung der Hüftkopfnekroserate bei der Behandlung der angeborenen Hüftgelenksverrenkung. Z Orthop 112: 283–293

Schlegel KF (1961) Die angeborene Hüftluxation. In: Hohmann G, Hackenbroch M, Lindemann K (Hrsg) Handbuch Orthopädie, Bd IV/1. Thieme, Stuttgart, S 69–189

Schmidt H (1967) Wechselbeziehungen zwischen Neigung der Pfanneneingangsebene und Richtung der Schenkelhalsachse. Habilitationsschrift, Universität Leipzig

Schmidt H (1969) Wechselbeziehungen zwischen Neigung der Pfanneneingangsebene und Richtung der Schenkelhalsachse. Ergeb Chir Orthop 52: 118–156

Schoenecker PL, Bitz DM, Whiteside LA (1978) The acute effect of position of immobilization on capital femoral epiphyseal blood flow. J Bone Joint Surg [Am] 60: 899–904

Scholder P (1967) Mesures de l'antetorsion du col fémoral et évolution de la coxa antetorsa pura. Chir Repar Traumatol 9: 126–144

Scholder P (1968) L'antétorsion physiologique du col fémoral et la coxa antetorsa en marge des dysplasies congénitales de la hanche. Ther Umsch 25: 545–550

Scholder P (1979) Was wird aus der operativ korrigierten Coxa antetorsa? Orthopade 8: 12–16

Schultheiß H (1965) Die Frühbehandlung der Hüftdysplasie durch atraumatische Spreizung. Sammelstatistik über Erfahrungen mit der Spreizhose an 1447 Patienten. Z Orthop 100 (Beilageheft)

Schumpe G, Anders G (1980) Die unterschiedlichen Einflüsse der Muskelkräfte auf die Entwicklung des Hüftgelenkes bei Lorenz- und mittlerer Beuge-Abduktionsstellung (Hanausek-Apparat). Orthop Prax 16: 770–775

Schwartz DR (1965) Acetabular development after reduction of congenital dislocation of the hip. J Bone Joint Surg [Am] 47: 705–711

Schwarzenbach U (1971) Die Rückbildungstendenz der idiopathisch vermehrten Antetorsion des Schenkelhalses. Arch Orthop Trauma Surg 70: 230–242

Scott JC (1953) Frame reduction in congenital dislocation of the hip. J Bone Joint Surg [Br] 35: 372–374

Severin E (1941) Contribution to the knowledge of congenital dislocation of the hip joint. Acta Chir Scand [Suppl 63] 84

Shands AR, Steele MK (1958) Torsion of the femur. A follow-up report on the use of the Dunlap method for its determination. J Bone Joint Surg [Am] 40: 803–816

Siffert RS (1981) Patterns of deformity of the developing hip. Clin Orthop 160: 14–29

Siffert RS, Ehrlich MG, Katz JF (1972) Management of congenital dislocation of the hip. Clin Orthop 86: 28–33

Siguda PF (1975) Behandlung der Hüftdysplasie durch das Spreizhöschen. Therapiewoche 25/39: 5458–5461

Sinios A (1963) Die Präluxation am Hüftgelenk des Neugeborenen. Monatsschr Kinderheilkd 111: 281–290

Sinios A (1971) Diagnose und Therapie der sog. Hüftdysplasie. Chir Prax 15: 99–112

Sinios A (1972) Vorsorgeuntersuchung der Hüftgelenke bei Neugeborenen und Säuglingen. Dtsch Ärztebl/Ärztl Mitt 69: 1255–1262

Smaill GB (1968) Congenital dislocation of the hip in the newborn. J Bone Joint Surg [Br] 50: 524–536

Smith WS, Badgley CEB, Orwig JB, Harper JM (1968) Correlation of postreduction roentgenograms and thirty-one-year follow up in congenital dislocation of the hip. J Bone Joint Surg [Am] 50: 1081–1098

Sommerville EW (1953) Development of congenital dislocation of the hip. J Bone Joint Surg [Br] 35: 568–577

Sommerville EW (1957) Persistent foetal alignment of the hip. J Bone Joint Surg [Br] 39: 106–113

Sommerville EW (1967) Results of treatment of 100 congenitally dislocated hips. J Bone Joint Surg [Br] 49: 258–267

Sommerville EW (1978) A long-term follow-up of congenital dislocation of the hip. J Bone Joint Surg [Br] 60: 25–30

Sommerville EW (1982) Displacement of the hip in childhood. Springer, Berlin Heidelberg New York

Sommerville EW, Scott JC (1957) The direct approach to congenital dislocation of the hip. J Bone Joint Surg [Br] 39: 623–648

Sommer J (1971) Atypical hip click in the newborn. Acta Orthop Scand 42: 343–356

Staheli LT, Dion M, Tuell JI (1978) The effect of the inverted limbus on closed management of congenital hip dislocation. Clin Orthop 137: 163–166

Stanisavljevic S (1964) Diagnosis and treatment of congenital hip pathology on the newborn. Williams & Wilkins, Baltimore

Stohr A (1974) Richtlinien bei der Behandlung von Luxationshüften mit der Pavlikbandage. Beitr Orthop Traumatol 21: 342–351

Stope H (1950) Ergebnisse der Frühbehandlung bei der sog. angeborenen Hüftgelenksverrenkung. Verh Dtsch Orthop Ges, 37. Kongr 1949. Z Orthop 79: 157 (Beilageheft)

Striegler F (1939) Über das Verhalten des Femurkopfepiphysenkernes bei angeborenen Hüftverrenkungen im ersten Lebensjahr. Z Orthop 69: 51

Stulberg SD, Harris WH (1974) Acetabular dysplasia and development of osteoarthritis of hip. In: The hip. Proc 2nd Meet Hip Soc 1974. Mosby, St. Louis, pp 83–92

Sudbrack J (1932) Die funktionelle Entwicklung der reponierten Hüfte unter dem Einfluß der Behandlung. Z Orthop 57: 50

Suzuki R (1979) Complications of the treatment of congenital dislocation of the hip by the Pavlik harness. Int Orthopedics (SICOT) 3: 77–79

Tachdjian MO (1972) Congenital dislocation of the hip. In: Tachdjian MO (ed) Pediatric orthopedics, vol 1. Saunders, Philadelphia London Toronto, pp 129–176

Tachdjian MO (1982) Treatment after walking age. In: Tachdjian MO (ed) Congenital dislocation of the hip. Livingstone, New York Edinburgh London Melbourne, pp 339–363

Thiele U (1978) Untersuchungen über die Normalwerte der Hüftepiphysenwinkel und ihre Abhängigkeit von anderen Meßwerten des Hüftgelenks. Inauguraldissertation, Universität Münster

Thieme WT, Wynne-Davies R (1968) Clinical examination and urinary oestrogen assays in newborn children with congenital dislocation of the hip. J Bone Joint Surg [Br] 50: 546–550

Timm H (1940) Das Schicksal der Schenkelkopfdeformitäten nach der Einrenkung der Hüftluxation. Z Orthop 70: 68

Tönnis D (1962) Über Änderungen des Pfannendachwinkels der Hüftgelenke bei Dreh- und Kippstellungen des kindlichen Beckens. Z Orthop 96: 462–478

Tönnis D (1976a) An evaluation of conservative and operative methods in the treatment of congenital hip dislocation. Clin Orthop 119: 76–88

Tönnis D (1976b) Zum Aspekt der Hüftdysplasie in Klinik und Röntgenologie. Stellungnahme zur gleichnamigen Arbeit von G. Keller. Z Orthop 114: 98–99

Tönnis D (1976c) Die angeborene Hüftdysplasie läßt sich in den ersten Lebensjahren nicht statistisch abgrenzen! Arch Orthop Trauma Surg 85: 237–240

Tönnis D (1976d) Normal values of the hip joint for the evaluation of x-rays in children und adults. Clin Orthop 119: 39–47

Tönnis D (1977) Statistische Auswertungen der Hüftkopfnekroserate bei konservativer und nachträglicher operativer Behandlung der angeborenen Hüftluxation. 2. Symposium des Arbeitskreises für Hüftdysplasie. Z Orthop 115: 653–658

Tönnis D (1979a) Vierjährige Erfahrungen mit der Hüfteinstellung im Hocksitzgipsverband unter arthrographischer Kontrolle. Orthop Prax 15: 115–117

Tönnis D (1979b) Die Arthrographie des Hüftgelenkes zur Beurteilung einer schonenden Hüftreposition. In: Morscher E (Hrsg) Funktionelle Diagnostik in der Orthopädie. Enke, Stuttgart, pp 182–186

Tönnis D (1980) Die heutigen Verfahren zur Frühbehandlung der Hüftdysplasie und der kongenitalen Hüftluxation. Dtsch Ärztebl 77: 747–753

Tönnis D (1981) Probleme der Abgrenzung normaler

und dysplastischer Hüften. In: Fries G, Tönnis D (Hrsg) Hüftluxation und Hüftdysplasie im Kindesalter. Med. Literarische Verlagsgesellschaft, Uelzen, S 151–155

Tönnis D (1984) Methodik der Untersuchung. In: Tönnis D (Hrsg) Ergebnisse der operativen Behandlung der angeborenen Hüftdysplasie. Enke, Stuttgart (Bücherei des Orthopäden, in Druck)

Tönnis D, Brunken D (1968) Eine Abgrenzung normaler und pathologischer Hüftpfannendachwinkel zur Diagnose der angeborenen Hüftdysplasie. Arch Orthop Trauma Surg 64: 197–228

Tönnis D, Kuhlmann GP (1968) Untersuchungen über die Häufigkeit von Hüftkopfnekrosen bei Spreizhosenbehandlung und verschiedenen konservativen Behandlungsmethoden der angeborenen Hüftdysplasie und Hüftluxation. Z Orthop 106: 651–672

Tönnis D, Sprafke K (1977) Neue Ergebnisse der weiterentwickelten Azetabuloplastik nach Lance in Verbindung mit der Derotations-Varisierungsosteotomie. Z Orthop 115: 743–752

Tönnis D, Trede B (1970) Untersuchungen über den Einfluß des Spreizhöschens auf den Hüftpfannendachwinkel bei angeborener Hüftdysplasie. Z Orthop 107: 263–276

Tönnis D et al. (1977) 2. Symposium des Arbeitskreises Hüftdysplasie: Die Häufigkeit von Hüftkopfnekrosen bei verschiedenen Einrenkungsverfahren der angeborenen Hüftluxation. Verh Dtsch Ges Orthop Traumatol, 63. Kongr 1976. Z Orthop 115: 636–659

Tönnis D et al. (1978) Hüftluxation und Hüftkopfnekrose. Eine Sammelstatistik des Arbeitskreises für Hüftdysplasie. Enke, Stuttgart (Bücherei des Orthopäden, Bd 21)

Tönnis D, Behrens K, Kalchschmidt K (1981) Die Arthrographie zur Wahl des schnellsten und sichersten Behandlungsverfahrens. In: Fries G, Tönnis D (Hrsg) Hüftluxation und Hüftdysplasie im Kindesalter. Med. Literarische Verlagsgesellschaft, Uelzen, S 117–120

Tönnis D et al. (1982) Congenital hip dislocation – avascular necrosis. Necrosis of the femoral head as a complication of different conservative and operative methods of reduction in congenital dislocation of the hip. Thieme-Stratton, New York

Tönnis D, Ito K, Heinecke A, Behrens K (1984a) Die Einstellung der angeborenen Hüftluxation unter Arthrographiekontrolle, eine individuelle, risikoverringernde und zeitsparende Methode. *Teil 1:* Methodenwahl und Risikobeurteilung aufgrund des Arthrographiebefundes. Z Orthop 122: 50–61

Tönnis D, Ito K, Heinecke A, Behrens K (1984b) Die Einstellung der angeborenen Hüftluxation unter Arthrographiekontrolle. *Teil 2:* Ergebnisse der Behandlung. Z Orthop, in Druck

Tredwell SJ, Bell HM (1981) Efficiacy of neonatal hip examination. J Pediatr Orthop 1: 61–65

Trueta J (1957) The normal vascular anatomy of the human femoral head during growth. J Bone Joint Surg [Br] 39: 358–394

Trueta J, Trias A (1961) The vascular contribution to osteogenesis. IV. The effect of pressure upon the epiphysial cartilage of the rabbit. J Bone Joint Surg [Br] 43: 800–813

Tucker FR (1949) Arterial supply to the femoral head and its clinical importance. J Bone Joint Surg [Br] 31: 82–93

Unger E (1966) Das Auftreten der Femurkopfnekrose während der Behandlung der Luxationshüfte in Abhängigkeit von der Behandlungsmethode und Behandungsdauer. Med. Dissertation, Universität Dresden

Walch H (1971) Ergebnisse nach konservativer Hüftluxationsbehandlung mit Bestimmung der Winkelverhältnisse am koxalen Femurende. Beitr Orthop Traumatol 18: 503–515

Watanabe RS (1974) Embryology of the human hip. Clin Orthop 98: 8–26

Weickert H (1969) Frühdiagnose und Frühbehandlung der Luxationshüfte in den orthopädischen Beratungsstellen der Stadt Dresden. Beitr Orthop Traumatol 16: 583–589

Weickert H (1970) Zur Differenzierung von Femurkopfnekrose und Femurkopfaufbaustörung bei der Behandlung der Luxationshüfte. Z Orthop 107: 440–447

Weickert H, Luther KP (1971) Ergebnisse der Frühbehandlung der Luxationshüfte mit dem Beckerschen Spreizhöschen. Kinderarztl Prax 39: 470–475

Weickert H, Voigt M (1977) Ergebnisse der funktionell-konservativen und der kombiniert-konservativen Behandlung der Luxationshüfte. Beitr Orthop Traumatol 24: 121–125

Weigel A, Lenz G (1981) 10jährige Behandlungs- und Beobachtungsergebnisse der Extensionsreposition und Retension in abgeschwächter Beugespreizstellung. In: Fries G, Tönnis D (Hrsg) Hüftluxation und Hüftdysplasie im Kindesalter. Med. Literarische Verlagsgesellschaft, Uelzen, S 109–111

Weiner DS, Hoyt WA Jr, O'Dell HW (1977) Congenital dislocation of the hip. The relationship of premanipulation traction and age to avascular necrosis of the femoral head. J Bone Joint Surg [Am] 59: 306–311

Weintroub S, Green I, Terdiman R, Weissman SI (1979) Growth and development of congenitally dislocated hips reduced in early infancy. J Bone Joint Surg [Am] 61: 125–130

Weiss JW (1977) Spreizhosenbehandlung. 2. Symposium des Arbeitskreises für Hüftdysplasie. Z Orthop 115: 638–639

Weissman SL, Salama R (1966) Treatment of congenital dislocation of the hip in the newborn infant. J Bone Joint Surg [Am] 48: 1319–1327

Weseloh G, Legal H, Schorr H, Probst KJ (1978) Zur Häufigkeit von Hüftkopfnekrosen bei der Behandlung der sog. angeborenen Hüftgelenksluxation nach Hoffmann-Daimler. Z Orthop 116: 877–884

Westin GW, Ilfeld FW, Provost J (1976) Total avascular

necrosis of the capital femoral epiphysis in congenital dislocated hips. Clin Orthop 119: 93–98

Weszycki S (1957) Über die Formfaktoren des menschlichen Hüftgelenkes unter besonderer Berücksichtigung ihrer gegenseitigen Abhängigkeit. Anat Anz 104: 231–243

Whiteside LA, Lesker PA, Simmons DJ (1977) Measurement of regional bone and bone marrow blood flow in the rabbit using the hydrogen washout technique. Clin Orthop 122: 340–346

Wigand W, Brinkmann T (1962) Kritische Betrachtungen über vergleichende Untersuchungen von Früherergebnissen behandelter Hüftluxationen nach der klassischen Methode und der sog. „Overhead-Methode". Z Orthop 95: 26

Wilkinson JA (1962) Femoral anteversion in the rabbit. J Bone Joint Surg [Br] 44: 386–397

Wilkinson JA (1972) A post-natal survey for congenital displacement of the hip. J Bone Joint Surg [Br] 54: 40–49

Wilkinson JA, Carter C (1960) Congenital dislocation of the hip. The results of conservative treatment. J Bone Joint Surg [Br] 42: 669–688

Williamson J (1972) Difficulties of early diagnosis and treatment of congenital dislocation of the hip in northern Ireland. J Bone Joint Surg [Br] 54: 13–17

Witt AN (1961) Fortschritte in der Behandlung der sog. angeborenen Hüftluxation. Med Klin 56: 873

Wynne-Davies R (1970) Acetabular dysplasia and familial joint laxity: Two etiological factors in congenital dislocation of the hip. J Bone Joint Surg [Br] 52: 704–716

Yamamuro T, Chene SH (1975) A radiological study on the development of the hip joint in normal infants. J Jpn Orthop Assoc 49: 421–439

Yamamuro T, Hama H, Takeda T, Shikata J, Sanada H (1977) Biomechanical and hormonal factors in the etiology of congenital dislocation of the hip. Int Orthopedics (SICOT) 1: 231–236

Yano S, Maruo S (1974) Antiluxationsdruckmessung bei der funktionellen Behandlung der Hüftgelenksverrenkung mit dem Hanausek-Apparat. Z Orthop 112: 506–509

Zapfe E (1977) Reposition mit der Overhead-Extension. 2. Symposium des Arbeitskreises für Hüftdysplasie. Z Orthop 115: 642–643

Zippel H (1971) Untersuchungen zur Normalentwicklung der Formelemente am Hüftgelenk im Wachstumsalter. Beitr Orthop 18: 225–269

21–22 Technik der operativen Einstellung

Acton RK (1973) Surgical approaches to the hip. In: Tronzo RG (ed) Surgery of the hip joint. Lea & Febinger, Philadelphia, p 79–104

Andrian-Werburg H von (1976) Transplantation autologen Hüftknochens zur Pfannenwiderlagerbildung bei der Totalalloarthroplastik des dysplastischen Hüftgelenkes. Nova Acta Leopold, Abh Dtsch Naturforsch Leopold 387–390

Arcq M (1978) Zur operativen Reposition der veralteten hohen Hüftluxation im jugendlichen Alter mit einem Distraktionsgerät. Orthop Prax 14: 660–663

Arcq M (1981) Die operative Behandlung (Repositions-Rekonstruktion) der veralteten hohen Hüftluxation mit einem Distrikationsgerät. In: Fries G, Tönnis D (Hrsg) Hüftluxation und Hüftdysplasie im Kindesalter. Med. Literarische Verlagsgesellschaft, Uelzen, S 145–149

Arzimanoglu A (1976) Treatment of congenital hip dislocation by muscle release, skeletal traction and closed reduction in older children. Clin Orthop 119: 70–75

Ashley R (1967) Arthrography in congenital dislocation of the hip. Clin Radiol 18: 253–260

Ashley R, Larsen LJ, James PM (1972) Reduction of dislocation of the hip in older children. J Bone Joint Surg [Am] 54: 545

Bak Z, Farkas B (1975) Früh- und Spätergebnisse der Operation nach Colonna. Z Orthop 113: 896–899

Baryluk M (1974) Die Ergebnisse operativer Behandlung der angeborenen Hüftluxation bei Kindern mit Anwendung der Beckenosteotomie nach Salter. Arch Orthop Trauma Surg 78: 298–308

Bedrina NP (1968) Ergebnisse rekonstruktiver Operationen bei Kindern mit angeborener Hüftgelenksverrenkung. Beitr Orthop Traumatol 15: 112

Bertrand P (1962) Malformations luxantes de la hanche. Doin, Paris

Bost FC, Hagey H, Schottstaedt ED, Larsen L (1948) Results of treatment of congenital dislocation of the hip in infancy. J Bone Joint Surg [Am] 30: 454

Bradford EH (1909) Congenital dislocation of the hip. Am J Orthop Surg 7: 57

Browne RS (1979) The management of late diagnosed congenital dislocation and subluxation of the hip. J Bone Joint Surg [Br] 61: 7–12

Büschelberger H (1982) Die Luxationshüfte. In: Matzen PF (Hrsg) Lehrbuch der Orthopädie, 3. Aufl. Bd 2. VEB Verlag, Berlin, S 914–976

Camera U (1932) Interventi cruenti nel trattamento radicale della lussazione congenita dell'anca. Atti 23, Congr Soc Ital Ortop, Bologna 1932, pp 64–65

Cech O (1970) Beitrag zur Operationstechnik des Zahradnicec- und Colonna-Verfahrens. Verh Dtsch Ges Orthop Traumatol, 56. Kongr Wien 1969. Enke, Stuttgart, S 182–190

Chiari K (1957) Die operative Behandlung am Hüftgelenk bei der angeborenen Hüftgelenksverrenkung. Wien Med Wochenschr 107: 1020–1022

Chung SM, Scholl HW, Ralston EL, Pendergrass E (1971) The Colonna capsular arthroplasty: A long-term follow-up study of 56 patients. J Bone Joint Surg [Am] 53: 1511

Codivilla A (1901) Über die operative Behandlung der angeborenen Hüftgelenksverrenkung. Z Orthop Chir 9: 123

Cole W (1935) The open treatment of congenital dislocation of the hip. J Bone Joint Surg 17: 18

Coleman SS (1976) Salvage procedure in congenital

dislocation of the hip utilizing femoral shortening. In: The hip. Proc 4th Sci Meet Hip Soc 1976. Mosby, St. Louis, pp 29–39

Coleman SS (1978) Congenital dysplasia and dislocation of the hip. Mosby, St. Louis

Colonna PC (1932) Congenital dislocation of the hip in older subjects. J Bone Joint Surg 14: 277–298

Colonna PC (1938) An arthroplastic procedure for congenital dislocation in children. J Bone Joint Surg 20: 604

Colonna PC (1953) Capsular arthroplasty for congenital dislocation of the hip. A two-stage procedure. J Bone Joint Surg [Am] 35: 179–197

Colonna PC (1965) Capsular arthroplasty for congenital dislocation of the hip: Indications and technique: Some long-term results. J Bone Joint Surg [Am] 47: 437–449

Crego CH, Schwartzmann JR (1948) Follow-up study of early treatment of congenital dislocation of the hip. J Bone Joint Surg [Am] 30: 428

Dega W (1964) Schwierigkeiten in der chirurgischen Reposition der veralteten kongenitalen Subluxation des Hüftgelenkes bei Kindern. Beitr Orthop Traumatol 11: 642–647

Dega W (1970) Hüftreposition mit Rekonstruktion der anatomischen Gelenkform nach Colonna. Zahradnicec u. a. und die abstützenden Osteotomien. Verh Dtsch Ges Orthop Traumatol, 56. Kongr Wien 1969. Enke, Stuttgart, S 171–180

Dega W, Król J, Polakowski L (1959) Surgical treatment of congenital dislocation of the hip in children. J Bone Joint Surg [Am] 41: 920–934

Deutschländer C (1909) Über eine neue Methode zur blutigen Reposition bei angeborener Hüftverrenkung. MMW 1: 45

Deutschländer C (1924) Erfahrungen über die Radikaloperation nach irreponiebler Hüftverrenkung. Verh Dtsch Ges Orthop 19: 172

Deutschländer C (1931) Erfahrungen über die Radikaloperation der angeborenen Hüftverrenkung bei Erwachsenen. Dtsch Z Chir 232: 52

Dörr WM (1968) Zur offenen Reposition nach Ludloff. Verh Dtsch Orthop Ges, 54. Kongr 1967. Z Orthop 104: 370–372 (Beilageheft)

Durbin F (1980) Ein Beitrag zur Behandlung hochstehender angeborener Hüftluxationen. Orthop Prax 16: 776–783

Edelmann P (1975) Offene Reposition angeborener Hüftluxationen nach der Methode von Ludloff. Therapiewoche 25: 5475–5477

Etienne E, Lapeyrie M, Campo A (1947) The route of internal access to the hip joint. Int Abstr Surg 84: 276

Farell BP, Lackum HL von, Smith AD (1926) Congenital dislocation of the hip – a report of 310 cases treated at the New York Orthopedic Hospital. J Bone Joint Surg 8: 551

Fengler F, Tomaschewski R (1976) Unsere Erfahrungen mit der operativen Reposition nach Ludloff. Beitr Orthop Traumatol 23: 208–213

Ferguson AB Jr (1973) Primary open reduction of congenital dislocation of the hip using a median adductor approach. J Bone Joint Surg [Am] 55: 671

Fischer V, Matzen K, Bruns H, Walcher K (1974) Soll die veraltete sog. angeborene Hüftverrenkung noch reponiert werden? Z Orthop 112: 96–105

Francillon MR (1954) Zur Hüftgelenksplastik nach Colonna in der Behandlung der Luxatio coxae congenita. Z Orthop 84: 177

Francillon MR (1960) Zur operativen Therapie der Dysplasia luxans coxae. Med Welt 1: 17–23

Freiberg AH (1935) Congenital dislocation of the hip. J Bone Joint Surg: 17: 1

Galloway HPH (1920) The open reduction for congenital dislocation of the hip. Am J Orthop Surg 18: 390

Galloway HPH (1926) Open reduction for congenital dislocation of the hip. Special reference to results. J Bone Joint Surg 8: 539

Gekeler J (1981 a) Zur Therapie der veralteten Hüftluxation. Z Orthop 119: 92–101

Gekeler J (1981 b) Die Operationsindikation bei veralteter Hüftluxation. In: Fries G, Tönnis D (Hrsg) Hüftluxation und Hüftdysplasie im Kindesalter. Med. Literarische Verlagsanstalt, Uelzen, S 139–142

Gibson A (1949) Vitallium-cup arthroplasty of the hip joint. J Bone Joint Surg [Am] 31: 861

Gibson A (1950) Posterior exposure of the hip joint. J Bone Joint Surg [Br] 32: 183

Gill AB (1948) Early treatment of congenital dislocation of the hip. J Bone Joint Surg [Am] 30: 442

Graf R (1981) Die operative Reposition der angeborenen Hüftgelenkluxation. Z Orthop 119: 491–497

Griss P, Jentschura G, Heimke G (1978) Zur Technik der Pfannenimplantation bei dysplastischem Acetabulum. Arch Orthop Trauma Surg 93: 57–63

Guerin J (1840) Sur l'étiologie et le traitement chirurgique des luxation congénitale de la hanche. Gaz Med Paris 1: 49

Harris WH, Crothers OD (1976) Autogenous bone grafting using the femoral head to correct severe acetabular deficiency for total hip replacement. In: The hip. Proc 4th Sci Meet Hip Soc 1976. Mosby, St. Louis, pp 161–185

Hepp O (1950) Die blutige Einrenkung der angeborenen Hüftverrenkung. Verh Dtsch Ges Orthop 37. Kongr 1949. Z Orthop 79: 171–186 (Beilageheft)

Herold HZ, Daniel D (1979) Reduction of neglected congenital dislocation of the hip in children over the age of six years. J Bone Joint Surg [Br] 61: 1–6

Hoffa A (1890) Zur operativen Behandlung der angeborenen Hüftgelenksverrenkung. Dtsch Ges Chir, 19. Kongr. Zentralbl Chir 87 (Beilageheft)

Hoffa A (1892) Zur operativen Behandlung der angeborenen Hüftgelenksverrenkung. Zentralbl Chir 19: 921

Howorth MB, Smith HW (1932) Congenital dislocation of the hip treated by open reduction. J Bone Joint Surg 14: 299–313

Huggler AH, Schreiber A (1978) Alloarthroplastik des Hüftgelenkes. Thieme, Stuttgart, S 83

Immenkamp M (1978) Die operative Behandlung der

sog. angeborenen Hüftluxation. Habilitationsschrift, Münster

Immenkamp M (1981) Die operative Reposition bei sog. angeborener Hüftluxation. In: Fries G, Tönnis D (Hrsg) Hüftluxation und Hüftdysplasie im Kindesalter. Med. Literarische Verlagsanstalt, Uelzen, S 132-138

Immenkamp M, Tönnis D, Strauß HJ (1977) Die operative Hüfteinstellung ohne Vorbehandlung. Z Orthop 115: 650-652

Ishii Y, Ponseti IV (1978) Long-term results of closed reduction of complete congenital dislocation of the hip in children under one year of age. Clin Orthop 137: 167-174

Izadpanah M (1975) Beckenosteotomie nach Salter zur Behandlung der kongenitalen Hüftluxation und -subluxation. Z Orthop 113: 295-305

Jäger M, Kossyk W, Bödefeld P (1972) Zur Frage der Hüftkopfepiphysenstörung und der operativen Behandlung konservativ nicht einstellbarer sog. angeborener kindlicher Hüftluxationen. Arch Orthop Trauma Surg 74: 1-12

Jaros M (1970) Diskussionsbeitrag. In: Podiumsdiskussion über große arthroplastische Wiederherstellung und abstützende Osteotomien. Verh Dtsch Ges Orthop Traumat, 56. Kongr 1969. Enke, Stuttgart, S 190

Jaster D, Mathes G (1976) Beitrag zur operativen Einstellung des Hüftgelenks. Beitr Orthop Traumatol 23: 434-441

Kaiser G (1958) Die angeborene Hüftluxation. Fischer, Jena

Kalamchi A, Schmidt T, MacEwen GD (1982) Congenital dislocation of the hip: open reduction by the medial approach. Clin Orthop 169: 127-132

Keyl W, Rosemeyer B (1972) Spätergebnisse der offenen Hüftluxation. Z Orthop 110: 571-578

Kidner FC (1931) Open reduction of congenital dislocation of the hip. J Bone Joint Surg 13: 104

Kirmisson E (1893) Contribution à l'étude de l'opération de'Hoffa. Rev Orthop 208

Klisic P, Jancovic L (1976) Combined procedure of open reduction and shortening of the femur in treatment of congenital dislocation of the hips in older children. Clin Orthop 119: 60-69

Koch FG (1970) Diskussionsbeitrag. In: Podiumsdiskussion über große arthroplastische Wiederherstellung und abstützende Osteotomien. Verh Dtsch Ges Orthop Traumat, 56. Kongr 1969. Enke, Stuttgart, S 191

Kocher T (1902) Chirurgische Operationslehre. Fischer, Jena

Krämer J, Silker H, Inoue C (1975) Ergebnisse der Behandlung kindlicher Luxationshüften durch Extensionsreposition und Hanausek-Retention. Z Orthop 113: 6-11

Lagrange J, Rigault P, Loisel P, Pouliquen JC, Guyonvarch G (1973) Notre expérience de l'opération de Colonna dans le traitement de la luxation congénitale de la hanche chez l'enfant. Rev Chir Orthop 59: 353-373

Langenbeck B von (1868) Über die Schußfrakturen der Gelenke und ihre Behandlung. Hirschwald, Berlin

Lenz G, Drehmann H, Steinhaus M (1978) Ergebnisse der Behandlung kindlicher Luxationshüften durch Extensionsreposition und Hanausek-Retention. Z Orthop 116: 709-716

Lenz G, Völker A, Schleberger R (1981) Der Verlauf von Restdysplasien nach konservativer Behandlung der sog. angeborenen Hüftluxation. In: Fries G, Tönnis D (Hrsg) Hüftluxation und Hüftdysplasie im Kindesalter. Med. Literarische Verlagsanstalt, Uelzen, S 127-131

Leveuf J (1948) Results of open reduction of „true“ congenital luxation of the hip. J Bone Joint Surg [Am] 30: 875

Leveuf J, Betrand P (1937) L'arthrographie dans la luxation congénitale de la hanche. Presse Med 45: 437-444

Leveuf J, Bertrand P (1946) Luxations et subluxations congénitales de la hanche. Doin, Paris

Lexer E (1916) Die Verwertung der freien Fettgewebsverpflanzung zur Wiederherstellung und Erhaltung der Gelenkbeweglichkeit samt einem Beitrag zur Operation der angeborenen Hüftluxation. Dtsch Z Chir 135: 389

Lexer E (1931) Die gesamte Wiederherstellungschirurgie. Barth, Leipzig

Lindemann K (1950) Über den Heilungsbegriff der angeborenen Hüftverrenkung und die Bewertung der Ergebnisse. Verh Dtsch Orthop Ges 37: 116-120

Lindstrom JR, Ponseti IV, Wenger DR (1979) Acetabular development after reduction in congenital dislocation of the hip. J Bone Joint Surg [Am] 61: 112-118

Lloyd-Roberts GC (1978) Congenital dislocation of the hip and associated conditions. In: Lloyd-Roberts GC, Ratliff AHC (eds) Hip disorders in children. Butterworths, London Boston (Postgraduate orthopedics series, p 35)

Loeffler F (1932) Zur Lösung des Problems der operativen Behandlung der unblutig nicht einrenkbaren angeborenen Hüftgelenksverrenkung. Arch Klin Chir 173: 817

Loeffler F, Matzen PF, Knöfler E (1979) Orthopädische Operationen, 2. Aufl. Enke, Stuttgart, S 488

Loeffler K (1934) Ist die Frage der Behandlung nicht einrenkbarer angeborener Hüftluxationen als gelöst zu betrachten. Verh Dtsch Ges Orthop 29: 338-346

Lorenz Adolf (1892) Operative Therapie der angeborenen Hüftverrenkung. Zentralbl Chir 19: 633, 1041

Lorenz Adolf (1895 a) The operative treatment of congenital dislocation of the hip. Trans Am Orthop Assoc 7: 99-103

Lorenz Adolf (1895 b) Über die mechanische Behandlung der angeborenen Hüftverrenkung. Zentralbl Chir 22: 153

Lorenz Adolf (1895 c) Über die unblutige Behandlung der angeborenen Hüftverrenkung. Zentralbl Chir 22: 761

Lorenz Adolf (1920) Die sogenannte angeborene Hüftverrenkung. Enke, Stuttgart

Ludloff K (1908) Zur blutigen Einrenkung der angeborenen Hüftluxation. Z Orthop Chir 22: 272–276

Ludloff K (1913) The open reduction fo the congenital hip dislocation by an anterior incision. Am J Orthop Surg 10: 438–454

Ludloff K (1914) Die Erfahrungen bei der blutigen Reposition der angeborenen Hüftluxation mit einem vorderen Schnitt. Zentralbl Chir 41: 156–160

MacKenzie IG, Seddon HJ, Trevor D (1960) Congenital dislocation of the hip. J Bone Joint Surg [Br] 42: 689–705

Machacek F, Salzer M (1977) Ergebnisse der offenen Hüftgelenksreposition nach Ludloff. Beitr Orthop Traumatol 24: 1–9

Margary F (1884) Cura operative della lussazione congenita dell' anca. Arch Ortop 1: 381

Marquart W (1970) Die offene Hüftreposition. Verh Dtsch Orthop Ges, 56. Kongr 1969. Enke, Stuttgart, S 116–123

Matzen PF, Matthäi D (1964) Die operative Einrenkung der sogenannten angeborenen Hüftgelenksluxation. Beitr Orthop Traumatol 11: 592–608

Matzen PF, Matzen PF Jr, Nenning H (1974) Die operative Rekonstruktion der Dysplasiehüfte. Beitr Orthop Traumatol 21: 654–670

Mau H, Dörr WM, Henkel L, Lutsche J (1971) Open reduction of congenital dislocation of the hip by Ludloffs method. J Bone Joint Surg [Am] 53: 1281–1288

Merle d'Aubigne R (1952) Reposition with arthroplasty for congenital dislocation of the hip in adults. J Bone Joint Surg [Br] 34: 22–29

Meystre JL (1979) 10-Jahres-Resultate der Hüftarthroplastik nach Colonna. Orthopade 8: 49–52

Mitchell GP (1963) Arthrography in congenital displacement of the hip. J Bone Joint Surg [Br] 45: 88–95

Mitchell GP (1972) Problems in the early diagnosis and management of congenital dislocation of the hip. J Bone Joint Surg [Br] 54: 4–12

Mittelmeier H (1961) Beitrag zur funktionellen Therapie und Spontanreposition der angeborenen Luxationshüfte mit Spreizhöschen und Pavlikbandage. Arch Orthop Trauma Surg 52: 465–522

Monticelli G (1976) Intertrochanteric osteotomy in the treatment of congenital dislocation of the hips in older children. Clin Orthop 119: 48–53

Moore AT (1957) The self-locking metal hip prothesis. J Bone Joint Surg [Am] 39: 811

Morel G (1975) The treatment of congenital dislocation and subluxation of the hip in the older child. Acta Orthop Scand 46: 364–399

Murphy JB (1913) Arthroplasty. Ann Surg 57: 593–647

Ober FR (1924) Posterior arthrotomy of the hip joint. JAMA 83: 1500

Ogston A (1885) Operative treatment of congenital dislocation of the hip. Br Med J II: 1116

Ombrédanne L (1932) Précis clinique et opératoire de chirurgie infantile. Masson, Paris

Ozonoff MB (1973) Controlled arthrography of the hip: A technique of fluoroscopic monitoring and recording. Clin Orthop 93: 260–264

Paci A (1888) Studio ed osservazione sulla lussazione iliace commune congenita e sua cura razionale. Genf

Peic S (1971) Die Limbusform vor und nach der Reposition des Hüftgelenkes. Verh Dtsch Ges Orthop Traumatol, 57. Kongr 1970. Enke, Stuttgart, S 170–176

Peic S (1979) Funktionelle Hüftarthrographie als Grundlage für die Erfassung des Störungsgrades des Hüftgelenkes. In: Morscher E (Hrsg) Funktionelle Diagnostik. Enke, Stuttgart, S 186–187

Poggi A (1888) Contributo alla cura cruente lussazione congenita dell'anca. Arch Orthop 7: 105

Ponseti IV (1966) Non-surgical treatment of congenital dislocation of the hip. J Bone Joint Surg [Am] 48: 1392–1403

Pravaz CG (1847) Traité théorique et pratique des luxation congénitales du fémur. Baillère, Paris

Putti V (1929) Early treatment of congenital dislocation of the hip. J Bone Joint Surg 11: 798

Putti V, Zanoli R (1931) Tecnica dell'artrotomia per la riduzione della lussazione congenita dell'anca. Chir Organi Mov 16: 1

Retamal-Rival A, Zichner L (1981) Zur Therapie veralteter hoher Hüftluxationen: ein Vergleich konservativer und chirurgischer Maßnahmen. In: Fries G, Tönnis D (Hrsg) Hüftluxation und Hüftdysplasie im Kindessalter. Med. Literarische Verlagsanstalt, Uelzen, S 153–156

Ritter MA, Wilson PD Jr (1968) Colonna capsular arthroplasty. J Bone Joint Surg [Am] 50: 1305–1326

Sage FP (1980) Congenital dysplasia of the hip. In: Edmonson AS, Crenshaw AH (eds) Campbells operative orthopaedics, 6th edn, vol 2. Mosby. St. Louis, p 1850

Salter R (1961) Innominate osteotomy in the treatment of congenital dislocation and subluxation of the hip. J Bone Joint Surg [Br] 43: 518–539

Salzer M, Zuckriegl H (1964) Über die offene Reposition der angeborenen Hüftgelenksverrenkung. Beitr Orthop Traumatol 11: 627–628

Salzer M, Zuckriegl H (1967) Die Operationstechnik der offenen Hüftgelenksreposition nach Ludloff. Z Orthop 103: 409–417

Scaglietti O, Calandriello B (1962) Open reduction of congenital dislocation of the hip. J Bone Joint Surg [Br] 44: 257–283

Schede F (1892) Über die blutige Reposition veralteter Luxationen nebst Bemerkungen über die Arthrotomie des Hüftgelenks und die operative Behandlung der angeborenen Verrenkungen desselben. Arch Klin Chir 43: 352

Schneider PG, Thull-Emden J (1971) Ligamentum capitis femoris und operative Reposition kindlicher Luxationshüften. Histologische und röntgenologische Untersuchungen. Z Orthop 109: 365–379

Schulitz KP, Griss P (1976) Was hat uns die Colonna-Plastik gebracht? Arch Orthop Trauma Surg 86: 183–194

Schwetlick W (1971) Die kindliche Luxationshüfte. Arthrographisch-röntgenkinematographische Untersuchung, 1. Aufl. Enke, Stuttgart, 2. Aufl. 1976

Severin E (1941) Contribution to the knowledge of congenital dislocation of the hip joint. Acta Chir Scand, Vol 84 (Suppl 63)

Severin E (1950) Congenital dislocation of the hip: Development of the joint after closed reduction. J Bone Joint Surg [Am] 32: 507

Sherman H (1905) An argument concerning the method of treatment of congenital dislocation of the hip. Am J Orthop Surg 2: 240

Simons GW (1980) A comparative evaluation of the current methods for open reduction of the congenitally displaced hip. Orthop Clin North Am 11: 161-181

Smith-Petersen MN (1917) A new supra-articular subperiostal approach to the hip joint. Am J Orthop Surg 15: 592

Smith-Petersen MN (1936) Treatment of malum coxae senilis ... by means of acetabuloplasty. J Bone Joint Surg 18: 869

Smith-Petersen MN (1949) Approach to an exposure of the hip joint for mold arthroplasty. J Bone Joint Surg [Am] 31: 40-46

Smith-Petersen MN, Cace EF, Vangorder GW (1931) Intracapsular fractures of the neck of the femur. Arch Surg 23: 715

Somerville EW (1953) Open reduction in congenital dislocation of the hip. J Bone Joint Surg [Br] 35: 363-371

Somerville EW (1982) Displacement of the hip in Childhood. Springer, Berlin Heidelberg New York

Somerville EW, Scott JC (1957) The direct approach to congenital dislocation of the hip. J Bone Joint Surg [Br] 39: 623-640

Soutter R, Lovett RW (1924) Congenital dislocation of the hip: A study of 227 dislocations. JAMA 82: 171

Sprengel O (1897) Zur operativen Nachbehandlung alter Hüftresektionen. In: Beneke R (Hrsg) Beitr. z. Wiss. Medizin, Festschrift 69. Versamml. Dtsch Naturforsch. u. Ärzte, Braunschweig. S 51-82

Staheli LT (1982) Medial approach open reduction for congenitally dislocated hips. A critical analysis of forty cases. In: Tachdjian MO (ed) Congenital dislocation of the hip. Livingstone, New York Edinburgh London Melbourne, pp 295-304

Staheli LT, Dion M, Tuell JI (1978) The effect of the inverted limbus on closed management of congenital hip dislocation. Clin Orthop 137: 163-166

Stegelmann U, Tönnis D (1984) Die Gesamtbeurteilung der klinischen und röntgenologischen Behandlungsergebnisse nach Abweichungsgraden vom Normalen. In: Tönnis D (Hrsg) Die operative Behandlung der Hüftdysplasie. Technik und Ergebnisse. Enke, Stuttgart (Bücherei des Orthopäden, in Druck)

Stewart SF (1935) The physiological treatment of congenital dislocation of the hip. J Bone Joint Surg 17: 11

Strauß HJ (1980) Indikation, Technik und Ergebnisse unserer operativen Hüfteinrenkung. Orthop Prax 16: 790-793

Tillmann B, Konermann H (1979) Zur Tragfunktion der Gelenkkapsel bei der Hüftluxation - Funktionelle und morphologische Untersuchungen. Orthop Prax 15: 288-294

Tönnis D (1976) An evaluation of conservative and operative methods in the treatment of congenital hip dislocation. Clin Orthop 119: 76-88

Tönnis D (1977) Statistische Auswertung der Hüftnekrose bei konservativer und nachträglicher operativer Behandlung. Z Orthop 115: 653-658

Tönnis D (1978) Der Leistenschnitt als Zugang zur operativen Hüftreposition. Z Orthop 116: 130-132

Tönnis D (1979a) Vierjährige Erfahrungen mit der Hüfteinstellung Hocksitzgipsverband unter arthrographischer Kontrolle. Orthop Prax 15: 115-117

Tönnis D (1979b) Die Arthrographie des Hüftgelenkes zur Beurteilung einer schonenden Hüftreposition. In: Morscher E (Hrsg) Funktionelle Diagnostik in der Orthopädie. Enke, Stuttgart, S 182-186

Tönnis D (1979c) Eine neue Form der Hüftpfannenschwenkung durch Dreifach-Osteotomie zur Ermöglichung späterer Hüftprothesenversorgung. Orthop Prax 15: 1003-1005

Tönnis D (1980) Die heutigen Verfahren zur Frühbehandlung der Hüftdysplasie und der kongenitalen Hüftluxation. Dtsch Arztebl 77: 747-753

Tönnis D et al. (1978) Hüftluxation und Hüftkopfnekrose. Eine Sammelstatistik des Arbeitskreises für Hüftdysplasie. Enke, Stuttgart (Bücherei des Orthopäden, Bd 21)

Tönnis D, Behrens K, Kalchschmidt K (1981a) Die Arthrographie als Hilfe zur Wahl des schnellsten und sichersten Behandlungsverfahrens. In: Fries G, Tönnis D (Hrsg) Hüftluxation und Hüftdysplasie im Kindesalter. Med. Literarische Verlagsanstalt, Uelzen, S 117-120

Tönnis D, Behrens K, Tscharani F (1981b) Eine neue Technik der Dreifachosteotomie zur Schwenkung dysplastischer Hüftpfannen bei Jugendlichen und Erwachsenen. Z Orthop 119: 231-330

Tönnis D, Behrens K, Tscharani F (1981c) A modified technique of the triple osteotomy: Early results. J Pediatr Orthop 1: 241-249

Tönnis D et al. (1982) Congenital hip dislocation - Avascular necrosis. Necrosis of the femoral head as a complication of different conservative and operative methods of reduction in congenital dislocation of the hip. Thieme-Stratton, New York

Tönnis D, Itoh K, Heinecke A, Behrens K (1984) Die Einstellung der angeborenen Hüftluxation unter Arthrographiekontrolle. Teil 1: Methodenwahl und Risikobeurteilung aufgrund des Arthrographiebefundes. Z Orthop 122: 50-61, Teil 2: Ergebnisse der Behandlung. Z Orthop in Druck

Tönnis D et al. (1984) Die operative Behandlung der Hüftdysplasie. Technik und Ergebnisse. 2. Sammelstatistik des Arbeitskreises für Hüftdysplasie. Enke, Stuttgart (Bücherei des Orthopäden, in Druck)

Tsuchiya K, Yamada K (1978) Open reduction of congenital dislocation of the hip in infancy using Ludloff's approach. Int Orthopedics (SICOT) 1: 337–340

Watson-Jones R (1936) Fractures of the neck of the femur. Br J Surg 23: 787

Weinstein SL, Ponseti IV (1979) Congenital dislocation of the hip. Open reduction through a medial approach. J Bone Joint Surg [Am] 61: 119–124

Weiss JW (1964) Die Arthrographie der Luxationshüfte. Hippokrates, Stuttgart

Yamaguchi M, Izumida S (1976) Pfannendachbildender Effekt verschiedener operativer Eingriffe in der Behandlung der sog. kongenitalen Hüftluxation. Z Orthop 114: 156–161

Zahradnicek J (1934) Beitrag zur Reposition der hohen angeborenen Hüftverrenkung. Langenbecks Arch Klin Chir 180: 353

Zapfe E (1981) Ergebnisse der Behandlung der hochstehenden Luxation beim Schulkind und Adoleszenten. In: Fries G, Tönnis D (Hrsg) Hüftluxation und Hüftdysplasie im Kindesalter. Med. Literarische Verlagsanstalt, Uelzen, S 143–144

23, 26 Femurosteotomien als gelenkverbessernde Maßnahmen

Anders G, Thelen E, Schmitt O (1984) Die Entwicklung des Schenkelhalses nach Detorsions-Varisierungsosteotomien. In: Tönnis D (Hrsg) Die operative Behandlung der Hüftdysplasie. Enke, Stuttgart (Bücherei des Orthopäden, in Druck)

Baeyer H von (1918) Operative Behandlung von nicht reponierten angeborenen Hüftverrenkungen. MMW 65: 1216

Baeyer H von (1924) Die Bifurkation nach v. Baeyer/Lorenz. Z Orthop Chir 44: 591

Barton JR (1827) On the treatment of ankylosis by the formation of artificial joints – new operations. North Am Med Surg J 1: 279, 4: 310

Batchelor JS (1944/45) Excision of the femoral head and neck in cases of ankylosis and osteoarthritis of the hips. Proc R Soc Med 38: 689

Batchelor JS (1948) Excision of the femoral head and neck for ankylosis and arthritis of the hip. Postgrad Med J 24: 241

Becker F (1957) Beschreibung einer einfachen Klammer zur Erleichterung der subtrochanteren Osteotomie. Z Orthop 89: 125

Becker F (1962) Erfahrungen mit der Detorsionsosteotomie. Verh Dtsch Orthop Ges, 49. Kongr 1961. Z Orthop 96: 199 (Beilageheft)

Behrens K, Anders G (1984) Die Hüftkopfnekrose als Komplikation der Becken- und intertrochantären Detorsions-Varisierungsosteotomie und ihre Auswirkung auf die Entwicklung des Pfannendaches. In: Tönnis D (Hrsg) Die operative Behandlung der Hüftdysplasie. Technik und Ergebnisse. Enke, Stuttgart (Bücherei des Orthopäden, in Druck)

Behrens K, Tönnis D (1984) Die Entwicklung der Hüftkopfepiphyse nach Detorsions-Varisierungsosteotomie in Abhängigkeit von verschiedenen Faktoren. In: Tönnis D (Hrsg) Die operative Behandlung der Hüftdysplasie. Technik und Ergebnisse. Enke, Stuttgart (Bücherei des Orthopäden, in Druck)

Behrens K, Kalchschmidt K, Mussnig H, Papaspyrou P, Storch K, Tönnis D (1984) Ergebnisse von Femur- und Beckenosteotomien und Totalprothesen in der Versorgung der Dysplasie-Arthrosen. Orthop Prax (in Druck)

Bernbeck R (1949) Die pathologische Femurtorsion und Coxa valga (Ihre operative Beseitigung durch intertrochantere Femurosteotomie). Z Orthop 78: 303–313

Bernbeck R (1950a) Intertrochantere Drehosteotomie zur Korrektur der Antetorsion und Coxa valga bei Hüftluxation. Zentralbl Chir 75: 1559

Bernbeck R (1950b) Aussprache zum Torsionsproblem der Hüftluxation. Verh Dtsch Orthop Ges, 37. Kongr 1949. Z Orthop 79: 201–207

Bernbeck R (1952) Bisherige klinische Erfahrungen mit der operativen Lange-Stellung bei Luxationshüften. Verh Dtsch Orthop Ges, 39. Kongr 1951. Z Orthop 81: 255–267 (Beilageheft)

Bernbeck R (1952) Zur Genese, Diagnostik und Korrektur der pathologischen Torsionsverhältnisse am Beinskelett. Verh Dtsch Orthop Ges, 49. Kongr 1961. Z Orthop 96: 155–166 (Beilageheft)

Bernbeck R (1976) Die Indikationsstellung zur operativen Korrektur von Antetorsion und Valgität bei Luxationshüften aufgrund 25jähriger Erfahrung mit der intertrochanteren Derotations-Varisierungsosteotomie. Orthop Prax 12: 258

Bombelli R (1976a) Biomechanik der kranio-lateralen Hüftarthrosen; Ziel und Technik der Extensions-Valgisations-Osteotomie; Ziel und Technik der Extensions-Varus-Osteotomie, Ergebnisse. Orthopade 8: 245–263

Bombelli R (1976b) Osteoarthritis of the hip – pathogenesis and consequent therapy. Springer, Berlin Heidelberg New York

Bombelli R (1981) Radiological pattern of the normal hip joint and its biomechanical meaning. In: Draenert K, Rütt A (eds) Histo-Morphologie des Bewegungsapparates, Bd 1. Art & Science, München, pp 113–139

Brandes M (1921a) Über die praktische Bedeutung der Antetorsion bei der Luxatio coxae congenita und ihre Korrektur. Dtsch Z Chir 161: 289–237

Brandes M (1921b) Über die praktische Bedeutung der Antetorsion bei der Luxatio coxae congenita und ihre Korrektur. Verh Dtsch Orthop Ges, 15. Kongr 1920. Z Orthop 40: 322–328 (Beilageheft)

Brandes M (1924) Ein Korrekturverfahren hochgradiger Antetorsion bei der Luxatio coxae congenita. Z Orthop Chir 44: 489–497

Brandes M (1950) Unser Detorquierungsverfahren bei störender Antetorsion des koxalen Femurendes. Z Orthop 79: 218–220 (Beilageheft)

Brückl R, Kerschbaumer F (1984) Haben verschiedene Fixationsgeräte der Detorsions-Varisierungsosteotomie oder die Zeitdauer ihres Verbleibens im Körper einen Einfluß auf das Ergebnis. In: Tönnis D (Hrsg) Die operative Behandlung der Hüftdysplasie. Technik und Ergebnisse. Enke, Stuttgart (Bücherei des Orthopäden, in Druck)

Bruns H, Fischer V, Matzen K (1975) Die Revalgisierung nach intertrochanterer Varisierung im Kleinkindesalter. Arch Orthop Trauma Surg 81: 273–278

Brussatis F (1974) Der Einfluß der Schenkelhalsstellung auf die Entwicklung der dysplastischen Hüftgelenkspfanne. Orthop Prax 10: 77–79

Castaing J, Bucket C, Delanean J (1959) Problémes posés par l'ostéotomie de varisation de Pauwels. Rev Chir Orthop 45: 717

Cech O (1970) Beitrag zur Operationstechnik des Zahradnicek - und Colonna-Verfahrens. Verh Dtsch Ges Orthop Traumatol, 56. Kongr 1969. Enke, Stuttgart, S 182–186

Chapchal GJ (1976) The intertrochanteric osteotomy in the treatment of congenital dysplasia of the hip. Clin Orthop 119: 54–59

Chuinard EG (1955) Early weight bearing and correction of anteversion in the treatment of congenital dislocation of the hip. J Bone Joint Surg [Am] 37: 229

Chuinard EG (1972) Femoral osteotomy in the treatment of congenital dysplasia of the hip. Orthop Clin North Am 3: 157–174

Chuinard EG, Logan HD (1963) Varus-producing and derotational subtrochanteric osteotomy in the treatment of congenital dislocation of the hip. J Bone Joint Surg [Am] 45: 1397

Codivilla A (1901 a) Über die operative Behandlung der angeborenen Hüftverrenkung. Z Orthop Chir 9: 123–137

Codivilla A (1901 b) The operative treatment of congenital dislocation of the hip. NY Med J

Coleman SS (1978) Congenital dysplasia and dislocation of the hip. Mosby, St. Louis, p 121

Dega W (1970) Hüftreposition mit Rekonstruktion der anatomischen Gelenkform nach Colonna, Zahradnicec u. a. und die abstützenden Osteotomien. Verh Dtsch Orthop Ges, 56. Kongr 1969. Enke, Stuttgart, S 171–180

Drehmann G (1906) Beiträge zur Lehre der Coxa valga. Z Orthop 17: 431–441

Dürrschmidt V (1981) Die Luxationshüfte als präarthrotische Deformität. Beitr Orthop Traumatol 28: 337–342

Dürrschmidt V (im Druck a) Die Entwicklung des Schenkelhalsschaftwinkels konservativ und operativ behandelter Luxationshüften. Beitr Orthop Traumatol, in Druck

Dürrschmidt V (1982) Der negative azetabuloplastische Effekt der intertrochantären Rotations-Varisations-Osteotomie. Z Orthop 120: 860–864

Engelhardt P (1984) Die Entwicklung des Antetorsionswinkels in Abhängigkeit von verschiedenen Faktoren. In: Tönnis D (Hrsg) Die operative Behandlung der Hüftdysplasie. Technik und Ergebnisse. Enke, Stuttgart (Bücherei des Orthopäden, in Druck)

Eyre-Brook AL (1968) Some aspects of congenital dysplasia of the hip. Ann R Coll Surg Engl 43: 1–18

Fengler F, Brauer G (1975) Spätkomplikationen nach Drehvarisierungsosteotomien. Beitr Orthop Traumatol 22: 378–385

Francillon MR (1953) Zur Rolle der Antetorsion in der Luxatio coxae congenita. Schweiz Med Wochenschr 35: 114

Froelich M (1909) Traitement de la luxation congénitale de la hanche chez le sujet agés. Rev Orthop 20: 35

Fuhrmann H (1972) Spätergebnisse nach Chiarischer Beckenosteotomie. Z Orthop 110: 956

Galeazzi R (1910) Über die Torsion des verrenkten oberen Femurendes und ihre Beseitigung. Verh Dtsch Orthop Ges, 9. Kongr 1910. Z Orthop 28: 334–352 (Beilageheft)

Glogowski G (1962) Die Pathophysiologie des oberen Femurendes. Z Orthop 95 (Beilageheft)

Goldie I, Andersson GBJ, Olsson SS (1973) Long-term follow-up of intertrochanteric osteotomie in osteoarthritis in the hip joint. Clin Orthop 93: 265–270

Groh P, Biehl G, Harms J (1974) Ergebnisse der Osteosynthesen bei kindlichen intertrochanteren Femurosteotomien mit selbstspannenden Winkelplatten. Med Orthop Tech 94: 109–111

Hackenbroch M (1926) Coxa valga luxans, Perthessche Erkrankung und Arthritis deformans. Verh Dtsch Orthop Ges, 20. Kongr 1925. Z Orthop Chir 47: 76–92 (Beilageheft)

Hackenbroch M (1935) Das malum coxae senile. Chirurg 7: 857

Hackenbroch M (1941) Zur operativen Behandlung bestimmter Formen von Arthrosis deformans des Hüftgelenkes. Z Orthop 74: 238

Hackenbroch M (1960) Zur Frage der operativen Behandlung des formal-funktionell defekten Hüftgelenkes. Z Orthop 92: 610

Hackenbroch M (1961) Die Abstützungs- oder Stützosteotomie. In: Hohmann G, Hackenbroch M, Lindemann R (Hrsg) Handbuch der Orthopädie, Bd IV, T 1. Thieme, Stuttgart, S 47–58

Hackenbruch W, Bamert P (1977) Coxa valga antetorta. Orthop Prax 13: 740–745

Hamacher P, Schulitz KP (1970) Die Entwicklung des Schenkelhalses bei extremen Varisierungen. Arch Orthop Trauma Surg 67: 334–344

Harris NH, Wilson DW (1970) Significance of femoral neck anteversion and the neck-shaft angle in the management of congenital dislocation of the hip. J Bone Joint Surg [Br] 52: 775–776

Hass J (1927) Neue Anwendungsgebiete der Lorenzschen Bifurkation (Gabelung des oberen Femurendes). Zentralbl Chir 54: 783

Hass J (1928) Die Lorenzsche Gabelung und ihre Anwendungsgebiete. Ergeb Chir Orthop 21: 457

Hass J (1943) A subtrochanteric osteotomy for pelvic support. J Bone Joint Surg 25: 281

Hibbs A (1915) Anteversion of the neck of the femur. Am Med Assoc 66th Meet, San Francisco 1915

Hohmann G (1910) Zur Diagnose und Pathologie der Antetorsion und Retrotorsion der kongenitalen Hüftverrenkung. Z Orthop Chir 25: 157

Hohmann G (1952) Bericht über die Sammelforschung über die Behandlung der angeborenen Hüftluxation. Verh Dtsch Orthop Ges, 39. Kongr 1951. Z Orthop 81: 140–145 (Beilageheft)

Hohmann G (1957) Über die Coxa valga. Arch Orthop Trauma Surg 49: 341–354

Holland C (1970) Podiumsdiskussion über die Behandlung der Schenkelhalsfehlstellungen. Verh Dtsch Orthop Ges, 56. Kongr 1969. Enke, Stuttgart, S 148

Imhäuser G (1954) Die operative Behandlung der pathologischen Antetorsion am coxalen Femurende. Z Orthop 85: 395–405

Immenkamp M (1978) Die operative Behandlung der sog. angeborenen Hüftluxation. Habilitationsschrift, Münster

Jani L (1973) Die intertrochantäre Derotations-Varisationsosteotomie bei der kongenitalen Hüftluxation. Jahreskongreß 1973 der Schweizerischen Gesellschaft für Orthopädie, S 157–177 (Kurzfassung der Kongreßreferate)

Jani L (1979) Idiopathic anteversion of the femoral neck. Follow-up study of 51 patients on completion of growth. Int Orthopedics (SICOT) 2: 283–292

Jani L, Warner H (1968) Spätergebnisse der Bernbeckschen Drehvarisierungsosteotomie. Arch Orthop Trauma Surg 66: 30

Jani L, Schwarzenbach U, Afifi K, Scholder P, Gisler P (1979) Spontanverlauf der idiopathischen Coxa antetorta (Kontrolluntersuchung von 148 Patienten bei Wachstumsabschluß). Orthopade 8: 5–11

Jaros M (1970) Resultate und ihre Dauerhaftigkeit. In: Podiumsdiskussion über arthroplastische Wiederherstellung und abstützende Osteotomien. Verh Dtsch Ges Orthop Traumatol, 56. Kongr 1969. Enke, Stuttgart, S 190

Jaster D (1964) Beitrag zur intertrochanteren Varisations- und Derotationsosteotomie. Arch Orthop Trauma Surg 56: 515–527

Jödicke G (1955) Zur Indikation der subtrochanteren Osteotomie nach Schanz. Z Orthop 85: 534–552

Jones DA (1977) Sub-capital coxa valga after varus-osteotomy for congenital dislocation of the hip. J Bone Joint Surg [Br] 59: 152–158

Kaiser G (1956) Die verstärkte Antetorsion des proximalen Femurendes bei der angeborenen Hüftluxation und ihre Behandlung. Arch Orthop Trauma Surg 48: 17–31

Kirmisson E (1894) De l'ostéotomie sous-trochantérienne à certains cas de luxations de la hanche. Rev Orthop 5: 137

Klapp R (1905) Die Ermöglichung genauer Kontrolle reponierter angeborener Hüftverrenkungen. Zentralbl Chir 962

Kleine L (1961) Nachuntersuchungen von kongenitalen Hüftdysplasien nach intertrochanterer Varisations- und Derotationsosteotomie. Z Orthop 94: 266–286

Korkusuz Z, Mengi Y, Turhan D (1974) Ein mechanischer Vergleich der verschiedenen varisierenden Osteotomien der Hüfte. Z Orthop 112: 321–327

König G, Schult W (1973) Die Antetorsions- und Schenkelhalsschaftwinkel des Femur. Enke, Stuttgart (Bücherei des Orthopäden, Bd 10)

Lance M (1935) Les ostéotomies sous-trochantériennes dans le traitement des luxations invéterées de la hanche. Masson, Paris

Lange M (1958) Die Rotationsosteotomie als prophylaktische Maßnahme zur Verbesserung der Behandlungsergebnisse der angeborenen Hüftverrenkungen. Med Klin 14: 560

Langhagel J (1956) Zur operativen Inversionsstellung des Hüftgelenkes. Z Orthop 87: 214

Leger W (1978) Was leistet die Korrekturosteotomie in der Behandlung der Hüftarthrose? Z Orthop 116: 180–186

Leveuf J, Bertrand P (1946) Luxations et subluxations congénitales de la hanche. Doin, Paris

Lindemann K (1930) Das Wachstum des Schenkelhalses bei der sog. Entlastungs-Coxa-valga. Dtsch Z Chir 228: 249

Lindemann K (1950) Über den Heilungsbegriff der angeborenen Hüftverrenkung und die Bewertung der Ergebnisse. Verh Dtsch Orthop Ges, 37. Kongr. 1949. Z Orthop 79: 116–120 (Beilageheft)

Lindemann K, Jentschura G (1953) Die Anwendung der Laschenschraube bei der hüftgelenknahen Femurosteotomie. Arch Orthop Trauma Surg 46: 453–461

Lloyd-Roberts GC, Swann M (1966) Pitfalls in the management of congenital dislocation of the hip. J Bone Joint Surg [Br] 48: 666–681

Lorenz A (1912) Über die künstliche Detorsion des Schenkelhalses bei kongenitaler Hüftverrenkung. Verh Dtsch Orthop Ges, 11. Kongr 1912. Z Orthop 30: 83–91 (Beilageheft)

Lorenz A (1919) Behandlung irreponibler Hüftverrenkungen oder Schenkelhalsfrakturen (Bifurkation des oberen Femurendes). Wien Klin Wochenschr 32: 997

Mau C (1952) Welche Möglichkeiten haben wir heute zur Verbesserung der Behandlungsresultate der angeborenen Hüftverrenkung? Z Orthop 82: 166

Mau H (1960) Spontaneous straightening of the femoral neck following adduction osteotomy in congenital dysplasia of the hip. Abstracts 8. Kongr Soc Int Chir Orthop, New York 1960. Imprimerie des Sciences, Bruxelles, pp 242–247

Mau H (1962) Grundlagen und Probleme der intertrochanteren Adduktions-Detorsionsosteotomie bei der Behandlung der Hüftdysplasie. Arch Orthop Trauma Surg 53: 524–555

Mau H (1970) Die Entwicklung des koxalen Femurendes unter normalen und pathologischen Bedingungen. Verh Dtsch Ges Orthop Traumatol, 56. Kongr 1969. Enke, Stuttgart, S 75–80

Mau H (1974) Gesetzmäßigkeiten des Knochenwachstums unter pathologischen Bedingungen. Arch Orthop Trauma Surg 80: 119–126

McMurray TP (1935) Osteoarthritis of the hip joint. Br J Surg 22: 716

McMurray TP (1938) Fracture of the neck of the femur treated by oblique osteotomy. Br Med J I: 330–333

McMurray TP (1959) Osteotomy of the femur with internal fixation in the treatment of osteoarthritis. J Bone Joint Surg [Br] 38: 595

Milch H (1941) The „pelvic-support" osteotomy. J Bone Joint Surg 23: 581–595

Milch H (1955) The resection-angulation operation for hip joint disabilities. J Bone Joint Surg [Am] 37: 699–717

Milch H (1963) Surgical treatment of the stiff, painfull hip. The resection-angulation operation. Clin Orthop 31: 48

Mittelmeier H (1974) Prinzipien der Osteosynthesetechnik mit „selbstspannenden Platten". Med Orthop Tech 94: 90

Mittelmeier H, Jäger M (1969) Ergebnisse der Antetorsionskorrektur bei der intertrochanteren Femurosteotomie dysplastischer Hüften im Kindesalter. Arch Orthop Trauma Surg 65: 1–12

Monticelli G (1976) Intertrochanteric femoral osteotomy with concentric reduction of the femoral head in the treatment of residual congenital acetabular dysplasia. Clin Orthop 119: 48–53

Morscher E (1961) Die mechanischen Verhältnisse des Hüftgelenkes und ihre Beziehungen zum Halsschaftwinkel und insbesondere zur Antetorsion des Schenkelhalses während der Entwicklungsjahre. Z Orthop 94: 374–394

Müller ME (1957) Die hüftnahen Femurosteotomien, 1. Aufl. Thieme, Stuttgart (2. Aufl. 1971)

Müller ME (1973) Intertrochanteric osteotomy in the treatment of the arthritic hip joint. In: Tronzo RG (ed) Surgery of the hip joint. Lea & Febiger, Philadelphia, pp 627–643

Müller ME (1975) Intertrochanteric osteotomies in adults: Planning and operating technique. In: Cruess RL, Mitchell NS (eds) Surgical management of degenerative arthritis of the lower limb. Lea & Febiger, Philadelphia, chapt 6

Müller ME (1979) Planung einer komplexen intertrochanteren Osteotomie. Z Orthop 117: 145–150

Müller ME, Allgöwer M, Schneider R, Willenegger H (1977) Manual der Osteosynthese, 2. Aufl. Springer, Berlin Heidelberg New York

Mussnig M, Börgermann J, Tönnis D (1979) Die Rotations- und Reizosteotomie am Hüftgelenk zur Vermeidung frühzeitiger Prothesenversorgung. Z Orthop 117: 433–434

Niethard FU, Puhl W, Strauß J (1984) Die Entwicklung des Pfannendaches nach Detorsions-Varisierungsosteotomie in Abhängigkeit von verschiedenen Faktoren. In: Tönnis D (Hrsg) Die operative Behandlung der Hüftdysplasie. Technik und Ergebnisse. Enke, Stuttgart (Bücherei des Orthopäden, in Druck)

Nissen KI (1960) The arrest of primary osteoarthritis of the hip. J Bone Joint Surg [Br] 42: 423

Nissen KI (1966) The early arrest of idiopathic coxarthrosis. Arch Orthop Trauma Surg 60: 128

Nissen KI (1971) The rationale of early osteotomy for idiopathic coxarthrosis (epichondro-osteoarthrosis of the hip). Clin Orthop 77: 98

Noesberger B, Albrecht HU (1977) Die operative Behandlung der kongenitalen Hüftluxation und der Hüftsubluxation. Ther Umsch 34: 246–257

Papadopulos J (1971 a) Die Entwicklung des Schenkelhals-Schaft-Winkels (CCD-Winkel) kindlicher Hüftgelenke nach Varisierungs- und Detorsionsosteotomie. Z Orthop 109: 244–254

Papadopulos J (1971 b) Ursachen absoluter Revalgisierung kindlicher Hüftgelenke nach Varisierungs- und Detorsionsosteotomie. Arch Orthop Trauma Surg 70: 189–207

Papadopulos J (1972) Das periostale Wachstum, Hauptmittel zur funtionellen Anpassung des Schenkelhals-Schaftwinkels (CCD-Winkel). Arch Orthop Trauma Surg 73: 33–46

Pauwels F (1935) Der Schenkelhalsbruch, ein mechanisches Problem. Z Orthop Chir 63 (Beilageheft)

Pauwels F (1936 a) Zur Frage der den Schenkelhals aufrichtenden Kräfte. Verh Dtsch Orthop Ges, 30. Kongr 1935. Z Orthop 64: 361–371 (Beilageheft)

Pauwels F (1936 b) Zur Therapie der kindlichen Coxa valga. Verh Orthop Ges, 30. Kongr 1935. Z Orthop 64: 372–387 (Beilageheft)

Pauwels F (1950 a) Über eine kausale Behandlung der Coxa valga. Z Orthop 79: 305–315

Pauwels F (1950 b) Aussprache zum Torsionsproblem der Hüftluxation. Verh Dtsch Orthop Ges, 37. Kongr 1949. Z Orthop 79: 208–209 (Beilageheft)

Pauwels F (1957) Funktionelle Anpassung des Knochens durch Längenwachstum. Verh Dtsch Orthop Ges, 45. Kongr. Z Orthop 34: 361 (Beilageheft)

Pauwels F (1962) Neue Richtlinien für die operative Behandlung der Koxarthrose. Verh Dtsch Orthop Ges, 48. Kongr 1961. Z Orthop 94: 332–366 (Beilageheft)

Pauwels F (1973) Atlas zur Biomechanik der gesunden und kranken Hüfte. Springer, Berlin Heidelberg New York

Pauwels F (1975) Eine klinische Beobachtung als Beispiel und Beweis für funktionelle Anpassung des Knochens durch Längenwachstum. Z Orthop 113: 1–5

Pauwels F (1976) Biomechanics of the normal and diseased hip. Theoretical foundation, technique and results of treatment. Springer, Berlin Heidelberg New York

Peič S (1970) In: Podiumsdiskussion über die Behandlung der Schenkelhalsfehlstellungen. Verh Dtsch Ges Orthop Traumatol, 56. Kongr 1969. Enke, Stuttgart, S 149

Platou E (1953) Rotation osteotomy in the treatment of congenital dislocation of the hip. J Bone Joint Surg [Am] 35: 48

Putti V (1942) Die operative Behandlung der Schenkelhalsbrüche. Enke, Stuttgart

Refior HJ, Hackenbroch MH (1976) Die Indikation zur intertrochanteren Femurosteotomie aufgrund von Spätergebnissen. Arch Orthop Trauma Surg 85: 369

Reichelt A, Hansen L (1975) Die Entwicklung des dysplastischen Hüftgelenkes nach intertrochanterer varisierender Drehosteotomie. Z Orthop 113: 995–1004

Reiner M (1909) Die Osteoklasie zur Beseitigung der pathologischen Anteversion als Vorakt der Luxationsbehandlung. Z Orthop Chir 23: 557–563

Reiner M (1910) Über die präliminare Detorquierung. Z Orthop Chir 25: 775–791

Rohlederer O (1948) Das Torsionsproblem der Luxatio coxae und seine klinische Bedeutung. Verh Dtsch Orthop Ges, 35. Kongr 1947. Z Orthop 36: 277 (Beilageheft)

Rohlederer O (1950) Das Torsionsproblem der Hüftluxation – eine kritische Betrachtung zur Lorenz-Behandlung. Verh Dtsch Orthop Ges, 37. Kongr 1949. Z Orthop 79: 187–201 (Beilageheft)

Rüter A (1978) Die Kontaktflächen des menschlichen Hüftgelenkes und ihre Beeinflussung durch Änderung von Belastung und Stellung des koxalen Femurendes. Habilitationsschrift, Universität Ulm

Rüter A, Rudzki M (1979) Veränderungen der Kontaktflächen des menschlichen Hüftgelenkes durch Variationen der Stellung des koxalen Femurendes. Verh Dtsch Orthop Ges, 65. Kongr 1978. Z Orthop 117: 432–433

Rydell N (1966a) Intravital measurement of forces acting on the hip joint. In: Evans FG (ed) Studies on the anatomy and function of bone and joints. Springer, Berlin Heidelberg New York, pp 52–68

Rydell NW (1966b) Forces acting on the femoral headprothesis. Acta Orthop Scand [Suppl 88] 37

Rydell NW (1973) Biomechanics of the hip joint. Clin Orthop 92: 6–15

Saito S, Kuroki Y, Uchida T, Mori Y (1980) Experimentelle Untersuchungen über die Entstehung der Antetorsion am Femur. Verh Dtsch Ges Orthop Traumatol, 66. Kongr 1979. Z Orthop 118: 612

Scaglietti O, Calandriello B (1962) Open reduction of congenital dislocation of the hip. J Bone Joint Surg [Br] 44: 257–283

Schanz A (1922) Zur Behandlung der veralteten angeborenen Hüftverrenkung. Verh Dtsch Orthop Ges, 16. Kongr 1921. Z Orthop 42: 442–444 (Beilageheft)

Schanz A (1928) Praktische Orthopädie. Springer, Berlin

Schede F (1901a) Zur Anatomie und Behandlung der angeborenen Hüftverrenkung. Dtsch Med Wochenschr 12

Schede F (1901b) Die angeborene Hüftluxation. Z Orthop Chir 8: 386–387

Schede F (1926) Die Behandlung der veralteten Subluxation der Hüfte. Verh Dtsch Orthop Ges, 20. Kongr 1925. Z Orthop Chir 47: 362–363 (Beilageheft)

Scheier H (1967) Zur Wiederaufrichtung des Schenkelhalses nach intertrochanterer Derotations- und Varisationsosteotomie. Z Orthop 103: 139–147

Schindlmaisser H (1970) In: Podiumsdikussion über die Behandlung der Schenkelhalsfehlstellungen. Verh Dtsch Ges Orthop Traumatol, 56. Kongr 1969. Enke, Stuttgart, S 147–148

Schlegel KF (1961) Die subtrochanteren Osteotomien. In: Hohmann G, Hackenbroch M, Lindemann K (Hrsg) Handbuch der Orthopädie, Bd IV, T 1. Thieme, Stuttgart, S 167–174

Schlegel KF (1962) Entwicklung der Femurtorsion vor und nach korrigierender Operation. Verh Dtsch Orthop Ges, 49. Kongr 1961. Z Orthop 96: 141–148 (Beilageheft)

Schmelzeisen H, Weller S, Holz U, Knapp U, Pfister U (1979) Die Valgisationsosteotomie zur Behandlung der Koxarthrose. Z Orthop 117: 942–951

Schmid-Ullrich K (1976) Die Revalgisierung nach operativer Korrektur der Coxa valga im Kindesalter – ein Beitrag zur Indikationsstellung. Orthop Prax 12: 258

Schneider PG (1962) Die Revalgisierung nach intertrochanterer Osteotomie bei Hüftluxationen in muskelmechanischer Sicht. Z Orthop 96: 440

Schneider PG (1969) Das Problem der Medialisierung bei intertrochanteren Osteotomien im Kindes- und Erwachsenenalter. Z Orthop 99: 25–42

Schneider PG, Cigala (1966a) Entwicklung der Antetorsion nach intertrochanterer Osteotomie bei kindlichen Dysplasiehüften. Arch Orthop Trauma Surg 59: 249

Schneider PG, Cigala (1966b) Behandlungsergebnisse der intertrochanteren Osteotomie bei der einfachen Hüftdysplasie im Kleinkindesalter. Z Orthop 101: 63

Schneider R (1979) Die intertrochantäre Osteotomie bei Coxarthrose. Springer, Berlin Heidelberg New York

Scholder-Hegi P (1959) Considération sur l'ostéotomie intertrochantérienne oblique dérotation-varisation. Rev Chir Orthop 45: 710

Scholder-Hegi P (1962) Mathematische Betrachtungen über die schräge Varisations- und Derotationsosteotomie nach Bernbeck. Z Orthop 96: 298–305

Scholder-Hegi P (1979) Was wird aus der operativ korrigierten Coxa antetorta? Orthopade 8: 12–16

Schreiber A, Weber H (1974) Entwicklung der dysplastischen Hüftgelenkspfanne unter dem Einfluß der verschiedenen Behandlungsmethoden der Hüftluxation und Hüftdysplasie. Orthop Prax 10: 2

Schulitz KP (1970) Die Retrotorsion des Femur nach Derotations-Varisierungsosteotomien im Kindesalter. Z Orthop 107: 241–262

Schwarzenbach U (1971) Die Rückbildungstendenz der idiopathisch vermehrten Antetorsion des Schenkelhalses. Arch Orthop Trauma Surg 70: 230–242

Seeber E (1976) Revalgisierung und Wachstumstendenz am proximalen Femur nach intertrochanteren Osteotomien. Beitr Orthop Traumatol 23: 391–398

Simons B (1931) Zur Entstehung der Coxa Valga luxans. Arch Orthop Chir 30: 260–269

Simons B (1933) Untersuchungen zur Entstehung der Coxa valga, insbesondere der Entlastungs- und Adduktoren-Coxa-valga. Arch Orthop Chir 32: 32

Somerville EW (1953) Open reduction in congenital dislocation of the hip. J Bone Joint Surg [Br] 35: 363
Somerville EW (1967) Results of treatment of 100 congenitally dislocated hips. J Bone Joint Surg [Br] 49: 258-267
Somerville EW, Scott JC (1957) The direct approach to congenital dislocation of the hip. J Bone Joint Surg [Br] 39: 623-640
Steinhäuser J (1965 a) Zur Frage der intertrochanteren Reizosteotomie bei der Coxarthrose. Z Orthop 100: 555-558
Steinhäuser J (1965 b) Zur intertrochanteren Reizosteotomie am Hüftgelenk. Verh Dtsch Orthop Ges, 51. Kongr 1964. Z Orthop 100: 364-365 (Beilageheft)
Storck H (1933) Coxa valga. Ein Beitrag zur Frage der den Knochen formenden Kräfte. Arch Orthop Chir 32: 133
Storck H (1936) Coxa valga. Verh Dtsch Orthop Ges, 30. Kongr 1935. Z Orthop 30: 345-360 (Beilageheft)
Storck H (1950) Osteotomien am Hüftgelenk. Verh Dtsch Ges Orthop, 37. Kongr 1949. Z Orthop 79: 274-280 (Beilageheft)
Thelen E, Anders G (1984) Die Entwicklung der dysplastischen Hüfte nach Bernbeck-Osteotomie im Vergleich zur intertrochanteren Detorsions-Varisierungsosteotomie. In: Tönnis D (Hrsg) Die operative Behandlung der Hüftdysplasie. Technik und Ergebnisse. Enke, Stuttgart (Bücherei des Orthopäden, in Druck)
Tillmann K (1976) Die biologischen Auswirkungen von Osteotomien. Orthop Prax 12: 239-241
Tillmann K (1977) Überlegungen zur Pathogenese der Arthrosen und ihre Bedeutung für die operative Therapie. Aktuel Rheumatol 2: 53-68
Tönnis D (1976) Die Indikation zur Korrektur einer Coxa valga et antetorta. Orthop Prax 3: 255-259
Tönnis D (1977) Indikation und Wirksamkeit verschiedener Operationsmethoden bei angeborener Hüftdysplasie. Z Orthop 115: 726-737
Tönnis D, Letz A (1969) Untersuchungen über das Verhalten des Pfannendach- und des CCD-Winkels nach intertrochanterer Derotations-Varisierungsosteotomie und die Indikation zur Acetabuloplastik. Arch Orthop Trauma Surg 66: 171-191
Tönnis D, Sprafke K (1977) Neue Ergebnisse der weiterentwickelten Azetabuloplastik nach Lance in Verbindung mit der Detorsions-Varisierungsosteotomie. Z Ortho 115: 743-752
Tönnis D et al. (1978) Hüftluxation und Hüftkopfnekrose. Eine Sammelstatistik des Arbeitskreises für Hüftdysplasie. Enke, Stuttgart (Bücherei des Orthopäden, Bd 21, S 81)
Tönnis D et al. (1982) Congenital hip dislocation - avascular necrosis. Thieme-Stratton, New York
Tönnis D et al. Die operative Behandlung der Hüftdysplasie. Technik und Ergebnisse. Enke, Stuttgart (Bücherei des Orthopäden, in Druck)
Trevor D (1958) Osteotomy in the treatment of congenital dislocation of the hip. Proc R Soc Med 51: 1045-1048
Wagner H (1976) Osteotomies for congenital hip dislocation. In: The hip. Proc 4th Sci Meet Hip Soc. Mosby, St. Louis, pp 45-66
Wagner H (1977) Prinzipien der Korrekturosteotomie am Bein. Orthopade 6: 145-177
Wagner H (1978) Femoral osteotomies for congenital hip dislocation. In: Weil UH (ed) Acetabular dysplasia, skeletal dysplasias in childhood. Springer, Berlin Heidelberg New York (Progress in orthopedic surgery, vol 2, pp 85-105)
Watermann H (1936) Form und Funktion der Hüftgelenksgabelung. Verh Dtsch Orthop Ges, 30. Kongr 1935. Z Orthop 64: 79-82 (Beilageheft)
Weickert H (1964) Zum Problem der operativen Einstellung des Schenkelhalsschaftwinkels bei der Derotations-Varisations-Osteotomie bei der Luxationshüfte. Z Orthop 99: 223-237
Witt AN, Mittelmeier H (1959) Zur Operationstechnik der intertrochanteren Rotations- und Varisierungsosteotomie der Luxationshüfte mit einer modifizierten Stahlklammer nach Becker. Arch Orthop Trauma Surg 50: 597
Zahradnicek J (1934) Beitrag zur Reposition der hohen angeborenen Hüftverrenkung. Langenbecks Arch Chir 180: 353-363
Zahradnicek J (1958) Unsere Erfahrungen mit blutiger Behandlung der angeborenen Hüftverrenkung. Beitr Orthop Traumatol 5: 86
Zeiler G (1973) Die Indikation zur intertrochanteren Osteotomie bei der dysplastischen Hüftgelenkspfanne beim Jugendlichen und Erwachsenen. Orthopade 2: 226-233

24, 26 Pfannendacheingriffe zur Beseitigung der Hüftdysplasie

Albee FH (1915 a) The bone graft wedge. NY Med J 52: 433-435
Albee FH (1915 b) Bone-graft surgery. Philadelphia, Saunders
Ansel R, Bätzner K, Kessler K (1962) Frühergebnisse der intertrochanteren Schrägosteotomie bei Fehlstellung des koxalen Femurendes nach angeborener Hüftverrenkung. Arch Orthop Trauma Surg 54: 40-47
Baryluk M (1974) Die Ergebnisse operativer Behandlung der angeborenen Hüftluxation bei Kindern mit Anwendung der Beckenosteotomie nach Salter. Arch Orthop Trauma Surg 78: 298-308
Bauer R, Kerschbaumer F (1975 a) Ergebnisse der Beckenosteotomie nach Salter. Arch Orthop Trauma Surg 81: 315-331
Bauer R, Kerschbaumer F (1975 b) Ergebnisse der Beckenosteotomie nach Chiari. Arch Orthop Trauma Surg 81: 301-314
Behrens K, Kalchschmidt K (1981) Die Leistungsfähigkeit verschiedener Operationsmethoden als Grundlage für ihre Indikation. In: Fries G, Tönnis D (Hrsg) Hüftluxation und Hüftdysplasie im Kindesalter. Med. Literarische Verlagsgesellschaft, Uelzen, S 208-210

Bertrand P, Bérnard HM, Chassegne A (1965) Perspectives de l'ostéotomie pelvienne dans la luxation du grand enfant et de l'adulte. Rev Chir Orthop 51: 249

Bickel W, Breivis JS (1975) Shelf operation for congenital subluxation und dislocation of the hip. Clin Orthop 106: 27-34

Biehl G, Harms J, Heretsch P (1981) Differentialindikation zwischen Pfannendachplastik mit gleichzeitiger Femurosteotomie unter Verwendung des Osteotomiekeiles, Appositions-Pfannendachplastik und Chiari-Osteotomie. In: Fries G, Tönnis G (Hrsg) Hüftluxation und Hüftdysplasie im Kindesalter. Med. Literarische Verlagsgesellschaft, Uelzen, S 221-223

Blavier L, Blavier J (1962) Traitement de la subluxation de la hanche. Rev Chir Orthop 48: 208-213

Bosworth DM, Fielding JW, Liebler WA, Ishizuka T, Cohen P (1960) Hip shelves in children. J Bone Joint Surg [Am] 42: 1223

Bosworth DM, Fielding JW, Eshizukat T, Ege R (1961) Hip shelf operation in adults. J Bone Joint Surg [Am] 43: 93

Brückl R, Endler M, Kerschbaumer F (1984) Die Entwicklung des Schenkelhalses nach Chiariosteotomie. In: Tönnis D (Hrsg) Die operative Behandlung der Hüftdysplasie. Technik und Ergebnisse. Enke, Stuttgart (Bücherei des Orthopäden, in Druck)

Brunner C (1979) Die Beckenosteotomie nach Chiari mit oder ohne Spanunterführung. 10-Jahres-Resultate. Orthopade 8: 40-43

Brussatis F (1968) Ergebnisse der Beckenosteotomie nach Chiari in Abhängigkeit von der Operationstechnik. Verh Dtsch Ges Orthop Traumatol, 54. Kongr 1967. Z Orthop 104: 373 (Beilageheft)

Buschbaum L, Eulert J (1984) Der Einfluß der postoperativen Zentrierung des Hüftkopfes auf die Hüftpfannenentwicklung bei verschiedenen Beckeneingriffen. In: Tönnis D (Hrsg) Die operative Behandlung der Hüftdysplasie. Technik und Ergebnisse. Enke, Stuttgart (Bücherei des Orthopäden, in Druck)

Chapchal G (1965) Schlußwort. In: Chapchal G (Hrsg) Beckenosteotomie-Pfannendachplastik. Int. Symposium 1965. Thieme, Stuttgart, S 126-131

Chapchal G (1974) Indications for the various types of pelvic osteotomy. Clin Orthop 98: 111-115

Chiari K (1953) Beckenosteotomie zur Pfannendachplastik. Wien Med Wochenschr 103: 707-713

Chiari K (1955) Ergebnisse mit der Beckenosteotomie als Pfannendachplastik. Z Orthop 87: 14-26

Chiari K (1965) Bericht über die Beckenosteotomie als Pfannendachplastik nach eigener Methode. In: Chapchal G (Hrsg) Beckenosteotomie-Pfannendachplastik. Int. Symposium 1965. Thieme, Stuttgart, S 70-75

Chiari K (1970) Der pfannenbildende Eingriff. Verh Dtsch Ges Orthop. 56. Kongr 1969. Enke, Stuttgart, S 193-199

Chiari K (1974a) Medial displacement osteotomy of the pelvis. Clin Orthop 98: 55-71

Chiari K (1974b) Die Biomechanik der Beckenosteotomie. Orthop Prax 10: 175-177

Chiari K (1976) Geschichte und aktuelle Indikation der pfannenbildenden Eingriffe am Hüftgelenk. Arch Orthop Trauma Surg 86: 67

Coleman SS (1974) The incomplete pericapsular (Pemberton) and innominate (Salter) osteotomies. A complete analysis. Clin Orthop 98: 116-123

Coleman SS (1978) Congenital dysplasia and dislocation of the hip. Mosby, St. Louis

Compere EL, Phemister DB (1935) The Tibial peg shelf in congenital dislocation of the hip. J Bone Joint Surg 27: 60

Crellin RQ (1974) Innominate osteotomy for congenital dislocation and subluxation of the hip. Clin Orthop 98: 171-177

Dega W (1964) Schwierigkeiten in der chirurgischen Reposition der veralteten kongenitalen Subluxation des Hüftgelenkes bei Kindern. Beitr Orthop Traumatol 11: 642-647

Dega W (1965) Der klinische Wert der Pfannendachplastik in der Behandlung der angeborenen Hüftluxation. In: Chapchal G (Hrsg) Beckenosteotomie-Pfannendachplastik. Int. Symposium 1965. Thieme, Stuttgart, S 7-11

Dega W (1973) Entwicklung und klinische Bedeutung der dysplastischen Hüftgelenkpfanne. Orthopade 2: 202-218

Dega W, Polakowski L (1959) Surgical treatment of congenital dislocation of the hip in children: A one-stage procedure. J Bone Joint Surg [Am] 41: 920-934

Denton JR, Ryder CT (1974) Radiographic follow-up of Salter innominate osteotomy for congenital dysplasia of the hip. Clin Orthop 98: 210-213

Dickson FD (1935) The shelf operation in the treatment of congenital dislocation of the hip. J Bone Joint Surg 17: 43

Donner K (1981) Die Pfannendachentwicklung nach Chiarischen Beckenosteotomien. In: Fries G, Tönnis D (Hrsg) Hüftluxation und Hüftdysplasie im Kindesalter. Med. Literarische Verlagsanstalt, Uelzen, S 227-230

Dubousset J (1975) Les ostéotomies du bassin dans le traitement de la luxaton coxo-fémorale par ostéotomie de l'isthme iliaque. Rev Chir Orthop [Suppl II] 61: 313-322

Ender A, Ewers B, Ewers A, Ender I (1981) Die Azetabuloplastik nach Weickert bei der operativen Rekonstruktion der Luxationshüfte. Beitr Orthop Traumatol 28: 305-312

Endler M, Kerschbaumer F, Brückl R (1984) Indikation und Technik der Beckenosteotomie nach Chiari im Kindesalter. In: Tönnis D (Hrsg) Die operative Behandlung der Hüftdysplasie. Technik und Ergebnisse. Enke, Stuttgart (Bücherei des Orthopäden, in Druck)

Eppright RH (1970) The dial osteotomy. Presented at the Annual Meeting of the Clinical Orthopedic Society. Houston 1970 (nicht veröffentlicht)

Eppright RH (1974) Dial osteotomy of the acetabulum

in the treatment of dysplasia of the hip. International Symposium on Congenital Hip Pathology, Royal Oak 1974 (nicht veröffentlicht)

Eppright RH (1975) Dial osteotomy of the acetabulum in the treatment of dysplasia of the hip. J Bone Joint Surg [Am] 57: 1172

Eulert J (1974) Erfahrungen mit der Salterschen Bekkenosteotomie. Z Orthop 112: 1119–1126

Eulert J, Bitterauf H (1973) Die Entwicklung des Hüftgelenkes und der Wirbelsäule nach der Salterschen Beckenosteotomie. Arch Orthop Trauma Surg 77: 243–253

Eulert J, Gekeler J (1979) 10-Jahres-Ergebnisse der Beckenosteotomie nach Salter, teilweise kombiniert mit offener Reposition und/oder intertrochanterer Femurosteotomie. Orthopade 8: 36–39

Eulert J, Jani L Behrens K, Buschbaum L (1984) Die Entwicklung der dysplastischen Hüftgelenkspfanne nach verschiedenen Beckeneingriffen mit und ohne Femurosteotomie. In: Tönnis D (Hrsg) Die operative Behandlung der Hüftdysplasie. Technik u. Ergebnisse. Enke, Stuttgart (Bücherei des Orthopäden, in Druck)

Exner G (1970) Pfannendachplastiken mit Beckenkammspan. Z Orthop 108: 1–15

Eyre-Brook AL, Jones DA, Harris FC (1978) Pembertons acetabuloplasty for congenital dislocation or subluxation of the hip. J Bone Joint Surg [Br] 60: 18–24

Faber A (1938) Untersuchungen über die Ätiologie und Pathogenese der angeborenen Hüftverrenkung. Thieme, Stuttgart

Franke J, Fengler F, Ackermann HJ, Brauer G (1976) Unsere Rehabilitation der sog. angeborenen Hüftluxation unter besonderer Berücksichtigung der transsiliakalen Beckenosteotomie nach Dega. Z Gesamte Hyg 22: 919–926

Fuhrmann H (1972) Spätergebnisse nach Chiarischer Becken-Osteotomie. Z Orthop 110: 956

Ghormley RK (1931) Use of the anterior superior spine and crest of ilium in surgery of the hip joint. J Bone Joint Surg 13: 784

Gill AB (1928) The shelf-operation. J Bone Joint Surg 10: 696

Gill AB (1935) Plastic construction of an acetabulum in congenital dislocation of the hip – the shelf-operation. J Bone Joint Surg 17: 48–59

Güntz E (1949) Pfannendachplastik. Zentralbl Chir 75: 332

Güntz E (1950) Bemerkungen über die Entwicklung des Hüftkopfes anhand eines Luxationspräparates und daraus sich ergebende Gesichtspunkte für die Pfannendachplastik. Verh Dtsch Ges Orthop, 37. Kongr 1949. Z Orthop 79: 252–256 (Beilageheft)

Harris NH, Lloyd-Roberts GC, Gallien R (1975) Acetabular development in congenital dislocation of the hip. J Bone Joint Surg [Br] 57: 46–52

Hauberg G (1958) Die angeborene Hüftgelenksverrenkung und ihre Behandlung, Hüthig, Heidelberg Frankfurt

Hellinger J (1977) Zum Stellenwert pfannendachbildender Operationen bei der Luxationshüftenbehandlung. Beitr Orthop Traumatol 24: 272–279

Hellinger J, Walch H (1976) Ergebnisse der perikapsulären Iliumosteotomie zur Therapie der Flachpfanne bei Luxationshüften. Beitr Orthop Traumatol 23: 65–74

Hertel E, Gördes W (1970) Spätergebnisse von Pfannendachplastiken. Z Orthop 107: 582–592

Hille E, Schulitz KP, Stein W, Winkelmann W (1981) Ist die Operation nach Chiari im Kindesalter indiziert? In: Fries G, Tönnis D (Hrsg) Hüftluxation und Hüftdysplasie im Kindesalter. Med. Literarische Verlagsgesellschaft, Uelzen, S 224–226

Hopf A (1966a) Eine biologische Methode zur Pfannengestaltung bei der Hüftdysplasie der Jugendlichen und Erwachsenen. Verh Dtsch Ges Orthop Traumatol, 52. Kongr 1966. Enke, Stuttgart, S 420–423

Hopf A (1966b) Hüftpfannenverlagerung durch doppelte Beckenosteotomie zur Behandlung der Hüftgelenkdysplasie und Subluxation bei Jugendlichen und Erwachsenen. Z Orthop 101: 559–586

Hopf A (1970) Podiumsdiskussion zur Beckenosteotomie. Verh Dtsch Ges Orthop Traumatol, 56. Kongr 1969. Enke, Stuttgart, S 223

Howarth MB (1935) Shelf stabilization of the hip. Report of 59 cases. J Bone Joint Surg 17: 945

Ieda H, Winkler W (1979) Langzeitergebnisse der Bekkenosteotomie nach Chiari durchgeführt an Kindern im Vorschulalter. Orthopade 8: 44–48

Immenkamp M, Zsernaviczky J (1983) Die Schenkelhalsentwicklung nach Pfannendachoperationen ohne Detorsions-Varisierungsosteotomie. In: Tönnis D (Hrsg) Die operative Behandlung der Hüftdysplasie. Technik und Ergebnisse. Enke, Stuttgart (Bücherei des Orthopäden, in Druck)

Ishii Y, Asai H (1978) Zur Indikation der dreifachen Beckenosteotomie. Z Orthop 116: 776–788

Izadpanah M (1975) Beckenosteotomie nach Salter zur Behandlung der kongenitalen Hüftluxation und -subluxation. Z Orthop 113: 295–305

Jäger M, Fischer V, Zenker H (1972) Indikation und Ergebnisse von Azetabuloplastik und Beckenosteotomie nach Chiari bei angeborener Hüftdysplasie. Arch Orthop Trauma Surg 73: 245–260

Jani L (1974) Die operative Behandlung der präarthrotischen Deformitäten der Hüftgelenkspfanne bei der kongenitalen Hüftluxation. Z Orthop 112: 605–609

Jones E (1920) The operative treatment of irreducible paralytic dislocation of the hip joint. Am J Orthop Surg 18: 183–195

Judet J, Judet H (1979) Ergebnisse der Pfannendachplastik nach mehr als 10 Jahren. Orthopade 8: 269–275

Jünnemann R (1973) Beurteilung des Einbaues von Knochenspänen und des Pfannendachwinkels bei der Luxationshüfte. Dissertation, Medizinische Akademie Magdeburg

Kawamura B (1959) The transverse pelvic osteotomy. J Jpn Orthop Soc 32: 65

Kawamura B, Hosono S, Yokogushi K (1982) Dome osteotomy of the pelvis. In: Tachdjian MO (ed) Congenital dislocation of the hip. Livingstone, New York Edinburgh London Melbourne, pp 609–623

Kerschbaumer F, Bauer R (1979) The Chiari pelvic osteotomy-indications and results. Arch Orthop Trauma Surg 95: 51–55

Kerschbaumer F, Brückl R, Endler M (1984) Die Entwicklung des Pfannendaches nach Chiari-Osteotomie. In: Tönnis D (Hrsg) Die operative Behandlung der Hüftdysplasie. Technik und Ergebnisse. Enke, Stuttgart (Bücherei des Orthopäden, in Druck)

König F (1891) Bildung einer knöchernen Hemmung für den Gelenkkopf bei der kongenitalen Luxation. Zentralbl Chir 17: 146–147

Kooijman MAP, Anders G (1984) Komplikationen bei und nach Detorsions-Varisierungsosteotomien und Beckenosteotomien. In: Tönnis D (Hrsg) Die operative Behandlung der Hüftdysplasie. Technik und Ergebnisse. Enke, Stuttgart (Bücherei des Orthopäden, in Druck)

Küsswetter W, Cording R (1981) Vergleichende Langzeituntersuchungen zur Beckenosteotomie durch Salter und Chiari. In: Fries G, Tönnis D (Hrsg) Hüftluxation und Hüftdysplasie im Kindesalter. Med. Literarische Verlagsanstalt, Uelzen, S 231–234

Lance M (1925 a) Constitution d'une butée ostéoplastique dans les luxation et subluxation congénitales de la hanche. Presse Med 33: 925–948

Lance M (1925 b) Le traitement palliativ des luxation congénitales inveterées de la hanche. Rev Orthop 12: 557

Lance M (1927) Trente-trois operations ostéoplastique pour subluxation et luxation congénitales de la hanche. Bull Mem Soc Nat Chir 53: 11–31

Lance M (1950) Technique actuelle de la butée de la hanche. Presse Med 7: 105

Le Coeur P (1965 a) Correction des défauts d'orientation de l'articulation coxo-fémorale par ostéotomie de l'isthme iliaque. Rev Chir Orthop 51: 211–212

Le Coeur P (1965 b) Osteotomie isthmique de bascule. In: Chapchal G (Hrsg) Beckenosteotomie – Pfannendachplastik. Int. Symposium 1965. Thieme, Stuttgart, S 112–114

Leitz G (1971) Pfannendachplastik bei Hüftdysplasie – eine Modifikation der geraden, einfachen Beckenosteotomie nach Chiari für Erwachsene. Z Orthop 109: 47–53

Leitz G (1974) Voraussetzungen zur Pfannenschwenkoperation nach Hopf. Orthop Prax 10: 16–20

Leitz G (1979) Necessarily disappointing results after tripleosteotomy in the dysplastic hip joint. Arch Orthop Trauma Surg 95: 271–273

Loeffler F (1950) Zugbrückenplastik. Zentralbl Chir 75: 1369

Love BRT, Stevens PM, Williams PF (1980) A long-term review of shelf arthroplasty. J Bone Joint Surg [Br] 62: 321–325

Lowman CL (1931) The double-leaf shelf operation for congenital dislocation of the hip. J Bone Joint Surg 13: 511

Mäder G, Brunner C, Ganz R (1979) 10-Jahresresultate der Beckenosteotomie nach Salter. Orthopade 8: 30–35

Maronna U, Homma W, Küsswetter W, Staudte W (1984) Die Entwicklung des Schenkelhalses nach Beckenosteotomien und zusätzlicher DVO (ohne Chiari-Osteotomie). In Tönnis D (Hrsg) Die operative Behandlung der Hüftdysplasie. Technik und Ergebnisse. Enke, Stuttgart (Bücherei des Orthopäden, in Druck)

Matthiass HH (1970) Pfannendachplastik und Azetabuloplastik (Podiumsdiskussion) Verh Dtsch Ges Orthop Traumatol, 56. Kongr 1969. Enke, Stuttgart, S 201–208

McKay DW (1974) A comparison of the innominate and the pericapsular osteotomy in the treatment of congenital dislocation of the hip. Clin Orthop 98: 124–132

Meiss K (1940) Ergebnisse der Pfannendachplastik. Z Orthop 70: 58–68

Merki A (1973) Diskussionsbeitrag zur Chiari-Beckenosteotomie. Jahreskongreß 1973 der Schweizer Gesellschaft für Orthopädie, S 213–218 (Kurzfassung Kongreßreferate)

Mitchell GP (1974) Chiari medial displacement osteotomy. Clin Orthop 98: 146–150

Mittelmeier H (1964) Zur Kombination von intertrochanterer Femurosteotomie und Pfannendachplastik (unter Verwendung des Osteotomiekeiles). Beitr Orthop Traumatol 11: 624–626

Mittelmeier H (1965) Simultane Kombination der intertrochanteren Femurosteotomie mit der Pfannendachplastik nach Lance unter Verwendung des Osteotomiekeiles. In: Chapchal G (Hrsg) Beckenosteotomie-Pfannendachplastik. Int. Symposium 1965. Thieme, Stuttgart, S 54–55

Mörbe G (1972) Vorläufige Ergebnisse der Pfannendachplastik. Beitr Orthop Traumatol 19: 262–268

Morscher E (1973) Die Beckenosteotomie nach Salter in der Behandlung der dysplastischen Hüftgelenkpfanne. Orthopade 2: 250–252

Müller ME (1965) Zur Pfannendachplastik. In: Chapchal G (Hrsg) Beckenosteotomie-Pfannendachplastik. Int. Symposium 1965. Thieme, Stuttgart, S 44

Nyga W (1972) Spätergebnisse der Frühpfannendachplastik. Z Orthop 110: 170–181

Nyga W, Weiss JW (1979) Erfahrungen mit der Azetabuloplastik nach Pemberton. Z Orthop 117: 863–1034

Otte P (1975) Die normale und gestörte Entwicklung (Wachstumskinetik des Pfannendaches). Vortrag Symposium Orthop. Danubianum, Prag 1975 (Kurzfassung Kongreßreferate)

Padovani JP (1976) La réorientation du cotyle par triple ostéotomie du bassin. Technique de Pol Le Coeur. Nouv Presse Med 5: 921–923

Padovani JP, Rigault P (1977) Triple ostéotomie pelvienne de Pol Le Coeur. SO.F.C.O.T. Réunion anuelle 1976. Rev Chir Orthop [Suppl II] 63: 24-30

Paterson DC (1974) Innominate osteotomy. Its role in the treatment of congenital dislocation and subluxation of the hip. Clin Orthop 98: 198

Pemberton PA (1965) Pericapsular osteotomy of the ilium for treatment of congenital subluxation and dislocation of the hip. J Bone Joint Surg [Am] 47: 65-86

Pemberton PA (1968) Iliac osteotomy for congenital dislocation of the hip. A follow-up study. Preceedings. Am Acad Orthop Surg 50: 832

Pemberton PA (1974) Pericapsular osteotomy of the ilium for the treatment of congenitally dislocated hips. Clin Orthop 98: 41-54

Purath W (1979) Die Beobachtung des sog. Anti-Chiari-Effektes nach Beckenosteotomie bei Kindern. Z Orthop 117: 279-410

Refior HJ, Hackenbroch MH (1976) Die Indikation zur intertrochanteren Femurosteotomie auf Grund von Spätergebnissen. Arch Orthop Trauma Surg 85: 369-377

Reich M (1974) Ergebnisse nach Pfannendachplastik. Beitr Orthop Traumatol 21: 670-677

Roth A, Gibson DA, Hall JE (1974) The experience of five orthopedic surgeons with innominate osteotomy in the treatment of congenital dislocation and subluxation of the hip. Clin Orthop 98: 178-182

Salter RB (1961) Innominate osteotomy in the treatment of congenital dislocation and subluxation of the hip. J Bone Joint Surg [Br] 43: 518-539

Salter RB (1966) Role of innominate osteotomy in the treatment of congenital dislocation and subluxation of the hip in the older child. J Bone Joint Surg [Am] 48: 1413- 1439

Salter RB (1969) An operative treatment for congenital dislocation and subluxation of the hip in the older child. In: Apley AG (ed) Recent advances in Orthopedics. Churchill, London, p 325

Salter RB, Dubos JP (1974) The first fifteen years personal experience with innominate osteotomy in the treatment of congenital dislocation and subluxation of the hip. Clin Orthop 98: 72-103

Salvati EA, Wilson PC (1974) Treatment of irreducible hip subluxation by Chiari's iliac osteotomie. Clin Orthop 98: 151-161

Schede F (1933) Die Pfannendachplastik. Verh Dtsch Orthop Ges, 27. Kongr 1932. Z Orthop Chir 58: 277 (Beilageheft)

Schede F (1935) Die Pfannendachplastik. Zentralbl Chir 46: 2735-2741

Schreiber A (1976) Ostéotomie du bassin selon Chiari. Rev Chir Orthop 62: 569

Schreiber A (1979) Langzeitergebnisse der Beckenosteotomie nach Chiari beim Erwachsenen. Orthopade 8: 264-268

Schuckmann W, Jäckle T (1975) Erfahrungen mit der konservativen und operativen Behandlung der Luxationshüfte. Beitr Orthop 22: 284-291

Schulitz KP (1973) Der Wert der Pfannendachplastik. Arch Orthop Trauma Surg 76: 155-174

Schulze H, Krämer J (1975) Ergebnisse der Beckenosteotomie nach Chiari. Z Orthop 113: 891-895

Schulze KJ, Schmidt H, Hillig M (1980) Nachuntersuchungsergebnisse der Azetabuloplastik nach Dega. Z Orthop 118: 905-914

Spitzy H (1923) Künstliche Pfannendachbildung, Benutzung von Knochenbolzen zur temporären Fixation. Z Orthop Chir 43: 284-294

Spitzy H (1928) Dauerresultat nach künstlicher Pfannendachbildung. Zentralbl Chir 55: 2

Staheli L (1981) Slotted acetabular augmentation. J Pediatr Orthop 1: 321-327

Steel HH (1973) Triple-osteotomy of the innominate bone. J Bone Joint Surg [Am] 55: 343-350

Steel HH (1977) Triple-osteotomy of the innominate bone. Clin Orthop 122: 116-127

Steel HH (1982) Triple-osteotomy of the innominate bone. In: Tachdjian MO (ed) Congenital dislocation of the hip. Livingstone, New York Edinburgh London Melbourne, pp 567-594

Stegelmann U, Tönnis D (1984) Die Gesamtbeurteilung der klinischen und röntgenologischen Behandlungsergebnisse nach Abweichungsgraden vom Normalen. In: Tönnis D (Hrsg) Die operative Behandlung von Hüftdysplasie. Technik und Ergebnisse. Enke, Stuttgart (Bücherei des Orthopäden, in Druck)

Strauß J, Kreutzer R, Daum H (1973) Erfahrungen mit der Beckenosteotomie nach Chiari bei dysplastischen Hüftpfannen unterhalb des 20. Lebensjahres. Orthopade 2: 245-249

Störig E (1973) Das Verhalten des CE-Winkels und des CCD-Winkels nach varisierender Drehosteotomie und Chiarischer Beckenosteotomie bei angeborener Hüftdysplasie. Z Orthop 111: 827-836

Stryhal F, Cech O (1965) Pfannendachplastik nach dem zehnten Lebensjahr. In: Chapchal G (Hrsg) Beckenosteotomie-Pfannendachplastik. Int. Symposium 1965. Thieme, Stuttgart, S 45-49

Sutherland DH (1982) Double innominate osteotomy in congenital hip dysplasia. In: Tachdjian MO (ed) Congenital dislocation of the hip. Livingstone, New York Edinburgh London Melbourne, pp 595-608

Sutherland DH, Greenfield R (1977) Double innominate osteotomy. J Bone Joint Surg [Am] 59: 1082-1091

Thomas G (1969) Die dysplastische Hüftgelenkspfanne. Enke, Stuttgart (Bücherei des Orthopäden, Bd 1)

Tönnis D (1976) An evaluation of conservative and operative methods in the treatment of congenital hip dislocation. Clin Orthop 119: 76-88

Tönnis D (1977) Indikation und Wirksamkeit verschiedener Operationsverfahren bei angeborener Hüftdysplasie. Z Orthop 115: 726-737

Tönnis D (1978) A new technique of triple osteotomy for acetabular dysplasia in older children and adults. Abstracts 14th World Congr Soc Int Chir Orthop Traumatol, Kyoto 1978, p 192

Tönnis D (1979) Eine neue Form der Hüftpfannenschwenkung durch Dreifachosteotomie zur Ermöglichung späterer Hüftprothesenversorgung. Orthop Prax 15: 1003–1005

Tönnis D (1982) Triple osteotomy close to the hip joint. In: Tachdjian MO (ed) Congenital dislocation of the hip. Livingstone, New York Edinburgh London Melbourne, pp 555–565

Tönnis D (1984) Die Acetabuloplastik nach Lance und ihre Modifikation. In: Tönnis D (Hrsg) Die operative Behandlung der Hüftdysplasie. Technik und Ergebnisse. Enke, Stuttgart (Bücherei des Orthopäden, in Druck)

Tönnis D, Veigel B, Groher W, Rauterberg E (1972) Nachuntersuchungsergebnisse einer Azetabuloplastik kombiniert mit der Derotations-Varisierungsosteotomie unter gleichzeitiger Verwendung des Osteotomiekeiles. Z Orthop 110: 489–504

Tönnis D, Barteck U (1973) Die Bedeutung der Pfannendachplastik für die Behandlung der Pfannendysplasie. Orthopade 2: 234–244

Tönnis D, Sprafke K (1977) Neue Ergebnisse der weiterentwickelten Azetabuloplastik nach Lance in Verbindung mit der Derotations-Varisierungsosteotomie. Z Orthop 115: 743–752

Tönnis D, Behrens K, Tscharani F (1981 a) Eine neue Technik der Dreifachosteotomie zur Schwenkung dysplastischer Hüftpfannen bei Jugendlichen und Erwachsenen. Z Orthop 253–263

Tönnis D, Behrens K, Tscharani F (1981 b) A modified technique of the triple pelvic osteotomie. J Pediatr Orthop 1: 241–149

Tönnis D et al. (1984) Die operative Behandlung der Hüftdysplasie. Technik und Ergebnisse. 2. Sammelstatistik des Arbeitskreises für Hüftdysplasie. Enke, Stuttgart (Bücherei des Orthopäden, in Druck)

Trevor D, Johns DL, Fixsen JA (1975) Acetabuloplasty in the treatment of congenital dislocation of the hip. J Bone Joint Surg [Br] 57: 167–174

Wagner H (1965) Korrektur der Hüftgelenksdysplasie durch die sphärische Pfannendachplastik. In: Chapchal G (Hrsg) Beckenosteotomie-Pfannendachplastik. Int. Symposium 1965. Thieme, Stuttgart, S 68–69

Wagner H (1973) Erfahrungen mit der Pfannenosteotomie bei Korrektur der dysplastischen Hüftgelenkspfanne. Orthopade 2: 253–259

Wagner H (1976) Osteotomies for congenital hip dislocation. In: The hip. Proc 4th Open Sci Meet Hip Soc 1976. Mosby, St. Louis, pp 45–66

Wagner H (1978) Experiences with spherical acetabular osteotomy for the correction of the dysplastic acetabulum. In: Weil UH (ed) Acetabular dysplasia – Skeletal dysplasias in childhood. Springer, Berlin Heidelberg New York (Progress in orthopaedic surgery, vol 2, pp 131–146)

Wagner H, Keck P (1973) Ergebnisse der operativen Behandlung der Dysplasiearthrose des Hüftgelenkes. Orthopade 2: 260–267

Weber A (1973) Beckenosteotomie und Azetabuloplastik in der Behandlung der residuellen Hüftdysplasie. Jahreskongreß 1973 der Schweizer Gesellschaft für Orthopädie, S 183–211 (Kurzfassung Kongreßreferate)

Wedge JH, Salter RB (1974) Innominate osteotomy: Its role in the arrest of secondary degenerative arthritis of the hip in the adult. Clin Orthop 98: 214–224

Weickert H (1974) Die Azetabuloplastik bei der Behandlung der Luxationshüfte. Beitr Orthop Traumatol 21: 333–338

Wiberg G (1944) Pfannendachplastik bei Dysplasia Acetabuli, Subluxatio und Luxatio Coxae, unter besonderer Berücksichtigung der Entwicklung des oberen Pfannenrandes. Arch Orthop Trauma Surg 43: 314–369

Wiberg G (1953) Shelf operation in congenital dysplasia of the acetabulum and in subluxation and dislocation of the hip. J Bone Joint Surg [Am] 35: 65–80

Wilson JC Jr (1974) Surgical treatment of the dysplasia acetabulum in adolescence. Clin Orthop 98: 137–145

Winkler W, Weber A (1977) Beckenosteotomie nach Chiari. Z Orthop 115: 167–174

Witt AN, Jäger M (1966) Die Berechtigung und Indikation autoplastischer Spantransplantation in der heutigen Chirurgie. Chir Plast Reconstr 2: 48

Zenker H, Fischer V (1974) Ergebnisse der Beckenosteotomie nach Chiari. Z Orthop 112: 105–111

25 Totalprothese zur Behandlung der Dysplasiearthrose des Hüftgelenks

Andrian-Werburg H von (1976) Transplantation autologen Hüftknochens zur Pfannenwiderlagerbildung bei der Totalalloarthroplastik des dysplastischen Hüftgelenkes. Nova Acta Leopold Abh Dtsch Naturforsch Leopold 287–390

Charnley J (1960) Anchorage of the femoral head prothesis to the shaft of the femur. J Bone Joint Surg [Br] 42: 28

Charnley J (1961) Arthroplasty of the hip. A new operation. Lancet II: 1129–1132

Griss P, Jentschura G, Heimke G (1978) Zur Technik der Pfannenimplantation bei dysplastischem Acetabulum. Arch Orthop Traum Surg 93: 57–63

Harris WH, Carothers OD (1976) Autogenous bone grafting using the femoral head to correct severe acetabular deficiency for total hip replacement. In: The Hip. Proc 4th Sci Meet Hip Soc 1976. Mosby. St. Louis, pp 161–185

Huggler AH, Schreiber A (1978) Alloarthroplastik des Hüftgelenkes. Thieme, Stuttgart, S 83

McKee GK, Watson-Farrar J (1966) Replacement of the arthritic hips by the McKee-Farrar prothesis. J Bone Joint Surg [Br] 48: 245–259

Merle d'Aubigne R (1952) Reposition with arthroplasty for congenital dislocation of the hip in adults. J Bone Joint Surg [Br] 34: 22–29

Tönnis D, Asai H (1976) Untersuchungen über die Lokkerungsraten verschiedener Hüftgelenksprothesen und unterschiedlicher Halslängen. Arch Orthop Trauma Surg 86: 317–332

27 Überlegungen zur Indikation konservativer und operativer Behandlungsmaßnahmen

Abt B, Altekruse M, Brinckmann P (1981) Die Beanspruchung von Hüftgelenken mit idiopathischer Koxarthrose im Vergleich zur Beanspruchung gesunder Hüftgelenke. Z Orthop 119: 331–432

Brinckmann P, Frobin W, Hierholzer E (1981) Stress on the articular surface on the hip joint in healthy adults and persons with idiopathic osteoarthrosis of the hip joint. J Biomech 14: 149–156

Brückl R, Tönnis D (1979) Zum Wachstum des jugendlichen Hüftgelenkes. Eine planimetrische Untersuchung an Röntgenbildern. Arch Orthop Trauma Surg 93: 149–159

Brückl R, Tönnis D (1981) Der Hüftwert als Entscheidungshilfe zur Operatonsindikation bei der jugendlichen Dysplasiehüfte. Z Orthop 119: 486–490

Brückl R, Hepp WR, Tönnis D (1972) Eine Abgrenzung normaler und dysplastischer Hüftgelenke durch den Hüftwert. Arch Orthop Trauma Surg 74: 13–32

Busse J, Gasteiger W, Tönnis D (1972a) Eine neue Methode zur röntgenologischen Beurteilung eines Hüftgelenkes – Der Hüftwert. Arch Orthop Trauma Surg 72: 1–9

Busse J, Gasteiger W, Tönnis D (1972b) Die Bedeutung des Hüftwertes für die Diagnose und Prognose deformierter Hüftgelenke. Arch Orthop Trauma Surg 72: 245–252

Dürrschmidt V (1981) Die Luxationshüfte als präarthrotische Deformität. Beitr Orthop Traumatol 28: 337–342

Engelhardt P (1984) Die Entwicklung des Antetorsionswinkels nach Detorsions-Varisierungsosteotomie in Abhängigkeit von verschiedenen Faktoren. In: Tönnis D (Hrsg) Die operative Behandlung der Hüftdysplasie. Technik und Ergebnisse. Enke, Stuttgart (Bücherei des Orthopäden, in Druck)

Geiser M (1977) Dysplasie und Pseudodysplasie des kindlichen Hüftgelenkes. Z Orthop 115: 1–8

Harris NH, Lloyd-Roberts GC, Gallien R (1975) Acetabular development in congenital dislocation of the hip. J Bone Joint Surg [Br] 57: 46–52

Ishii Y, Ponseti IV (1978) Long-term results of closed reduction of complete congenital dislocation of the hip in children under one year of age. Clin Orthop 137: 167–174

Lenz G, Völker A, Schleberger R (1981) Der Verlauf von Restdysplasien nach konservativer Behandlung der sog. angeborenen Hüftgelenksluxation. In: Fries G, Tönnis D (Hrsg) Hüftluxation und Hüftdysplasie im Kindesalter. Med. Literarischer Verlag, Uelzen, S 127–131

Lindstrom JR, Ponseti IV, Wenger DR (1979) Acetabular development after reduction in congenital dislocation of the hip. J Bone Joint Surg [Am] 61: 112–118

Otte P, Seybold HA (1974) Die Rolle der Coxa valga als präarthrotischer Faktor des Hüftgelenkes. Z Orthop 112: 597–599

Schneider J (1978) Der Hüftwert im Kindes- und Jugendalter und seine Aussage über die Prognose dysplastischer Hüftgelenke. Inauguraldissertation, Dresden

Schulitz KP (1970) Die Retrotorsion des Femur nach Derotations-Varisierungsosteotomien im Kindesalter. Z Orthop 107: 241–262

Schwartz DR (1965) Acetabular development after reduction of congenital dislocation of the hip. J Bone Joint Surg [Am] 47: 705–711

Seidlein H (1973) Der Hüftwert als diagnostisches Hilfsmittel in der orthopädischen Praxis. Beitr Orthop Traumatol 20: 625–637

Seidlein H, Heinrich K (1976) Aussagemöglichkeiten des Hüftwertes bei Zustand nach Luxationshüfte. Tagungsband der Tagung 1976 der Gesellschaft für Orthopädie der DDR, S 161 (Kurzfassung Kongreßreferate)

Sèze S de, Lequesne M, Barbannaud F (1962) La dysplasie et la subluxation congénitales de la hanche chez l'adulte. La coxarthrose secondaire à ces malformations. Etude radiographique. Rev Rhum Mal Osteoartric 29: 395–414

Stulberg SD, Harris WH (1974) Acetabular dysplasia and development of osteoarthritis of hip. In: The hip. Proc 2nd Open Sci Meet Hip Soc. Mosby, St. Louis, pp 82–92

Tönnis D, Brunken D (1968) Eine Abgrenzung normaler und pathologischer Hüftpfannendachwinkel zur Diagnose der angeborenen Hüftdysplasie. Arch Orthop Trauma Surg 64: 197–228

Tönnis D, Heinecke A, Nienhaus R, Thiele J (1979) Läßt sich das Auftreten von Arthrose, Schmerz und Bewegungseinschränkung des Hüftgelenkes bei Hüftdysplasie vorausberechnen? Z Orthop 117: 808–815

Weintroub S, Green I, Terdiman R, Weissman SI (1979) Growth and development of congenitally dislocated hips reduced in early infancy. J Bone Joint Surg [Am] 61: 125–130

Sachverzeichnis

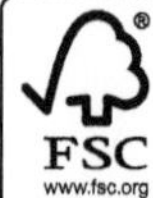

MIX
Papier aus verantwortungsvollen Quellen
Paper from responsible sources
FSC® C105338

If you have any concerns about our products,
you can contact us on
ProductSafety@springernature.com

In case Publisher is established outside the EU,
the EU authorized representative is:
Springer Nature Customer Service Center GmbH
Europaplatz 3, 69115 Heidelberg, Germany

Printed by Libri Plureos GmbH
in Hamburg, Germany